Illustrierte Geschichte der Medizin

Prof. Dr. med. Richard Toellner

Illustrierte Geschichte der Medizin

Deutsche Bearbeitung unter
der fachlichen Beratung
des Instituts für Theorie und Geschichte der Medizin
an der Universität Münster,
Fachwissenschaftliche Beratung:
Priv.-Doz. Dr. Nelly Tsouyopoulos, Dr. Wolfgang Eckart
Prof. Dr. med. Axel Hinrich Murken, Dr. Peter Hucklenbroich

Genehmigte Sonderauflage

© Société française d'éditions professionnelles, médicales et scientifiques. Albin Michel-Laffont-Tchou, Paris 1978

Titel der Originalausgabe: Histoire de la Médicine, de la Pharmacie, de l'Art Dentaire et de l'Art Vé térinaire
Raymond Villey, Felix Brunet, Guillaume Valette, Jaques Rouot, Emmanuel Leclainche, Jean-Charles Sournia, Guy Mazars, Alain Briot, Henri-Roger Plénot, Gastone Lambertini, Jean Turchini, J. Theodorides

© Deutsche Ausgabe: Andreas & Andreas, Verlagsanstalt Vaduz, 1992
Genehmigte Sonderausgabe für Karl Müller Verlag, Erlangen, 1992

Nachdruck von Bildern und Texten – auch auszugsweise – nur mit ausdrücklicher Genehmigung von Andreas & Andreas, Verlagsanstalt Vaduz, gestattet

Redaktionelle Bearbeitung der deutschen Ausgabe: Rabe Verlagsgesellschaft mbH, Stuttgart
Redaktion: Rüdiger Werle / Ruth Werle, Peter Dirnberger

Übersetzung: Inge Fristel, Heidy Ganady, Michael Hesse, Marie-Pierre Hazera / Dieter Volgnandt, Hildegard Krug-Riehl, Monika Lell, Johannes Zwanzger

Fachliche Beratung: Institut für Theorie und Geschichte der Medizin der Universität Münster, Direktor: Prof. Dr. Richard Toellner
Fachwissenschaftliche Beratung: Priv.-Doz. Dr. Nelly Tsouyopoulos unter Mitarbeit von Bernhard Krabbe, Ulrich Scherzler, Horst Seithe und Judith Wilcox, Dr. Wolfgang Eckart unter Mithilfe von Isabell Magnus, Dr. Peter Hucklenbroich, Prof. Dr. med. Axel Hinrich Murken
Aktuelle Bearbeitung: Prof. Dr. Renè Hitz, Dr. Hans Ruedi Jäger

Printed in Spain

ISBN 3-86070-204-1

Geschichte der Medizin, der Pharmazie, der Zahnheilkunde und der Tierheilkunde

Band 1
Die Paläopathologie
Die altchinesische Medizin
Die Medizin in Mesopotamien
Die Medizin im Alten Ägypten
Die Medizin in den Weden
Die altiranische Medizin
Die Medizin bei den Griechen
Hippokrates — Mutmaßungen über seinen Lebenslauf
Hippokrates und die griechische Medizin des klassischen Zeitalters
Die griechische Medizin nach Hippokrates
Die Medizin in Rom: Galen
Die Spätantike und die byzantinische Medizin
Die Pharmazeutik in der Antike
Die Zahnheilkunde in der Antike
Die Tierheilkunde in der Antike

Band 2
Die arabische Medizin
Die klassische indische Medizin
Die japanische Medizin
Die präkolumbische Medizin
Die Schule von Salerno und die Universitäten von Bologna und Padua
Die französische Medizin im Mittelalter
Die französischen Schulen im Mittelalter
Die hebräische Medizin bis zum Mittelalter
Geschichte der Anatomie
Die Chirurgie bis Ende des 18. Jahrhunderts
Gynäkologie und Geburtshilfe vom Altertum bis zum Beginn des 18. Jahrhunderts
Die Kardiologie bis Ende des 18. Jahrhunderts
Geschichte der Neurologie

Band 3
Geschichte der Augenheilkunde
Geschichte der Kardiologie vom 19. Jahrhundert bis zur Gegenwart
Geschichte der Gynäkologie vom 18. Jahrhundert bis zur Gegenwart
Geschichte der Geburtshilfe vom 18. Jahrhundert bis zur Gegenwart
Geschichte der Urologie
Geschichte der Geschlechtskrankheiten
Geschichte der Hautkrankheiten
Stationäre Behandlung in Frankreich
Geschichte der Orthopädie und der Traumatologie
Die Pharmazeutik vom 3. Jahrhundert bis zur Gegenwart
Tierheilkunde vom Mittelalter bis Ende des 18. Jahrhunderts

Band 4
Geschichte der Magen-Darm-Heilkunde
Geschichte der Histologie
Geschichte der Embryologie
Geschichte der Psychiatrie
Zahnheilkunde vom Mittelalter bis zum 18. Jahrhundert
Geschichte der Altenpflege
Die pathologische Anatomie
Die Sozialmedizin
Geschichte der Radiodiagnostik
Geschichte der Radiotherapie
Die ansteckenden Krankheiten
Geschichte der Homöopathie
Gicht und Rheumatismus
Die traditionelle Medizin in Schwarzafrika
Geschichte der Psychoanalyse

Band 5
Geschichte der Arbeitsmedizin
Geschichte der Mikrobiologie
Allgemeine Geschichte der Kinderheilkunde von ihren Anfängen bis zum Ende des 18. Jahrhunderts
Geschichte der Kinderheilkunde im 19. und 20. Jahrhundert
Geschichte der Chirurgie vom Ende des 18. Jahrhunderts bis zur Gegenwart
Geschichte der Tropenkrankheiten
Geschichte der physikalischen Therapie und der Rehabilitation
Geschichte der Tiermedizin von der Mitte des 19. Jahrhunderts bis zur Gegenwart
Geschichte der Hals-, Nasen- und Ohrenheilkunde
Geschichte der Endokrinologie
Geschichte der Lungenheilkunde
Geschichte der Tuberkulose
Geschichte des Krebses
Geschichte der großen physiologischen Konzepte
Geschichte der plastischen und wiederherstellenden Chirurgie
Geschichte der Parasitologie
Geschichte der Militärmedizin

Band 6
Geschichte der Schiffahrtsmedizin am Beispiel der Schiffschirurgen
Geschichte der Luftfahrtmedizin
Die Zahnmedizin vom 18. Jahrhundert bis zur Gegenwart
Geschichte der Akupunktur
Geschichte der medizinischen Fachsprache
Geschichte der internationalen Gesundheitsbehörden
Geschichte der Endokrinologie nach dem Zweiten Weltkrieg
Lexikon
Register

Inhalt

2361 Geschichte der Arbeitsmedizin
2368 Die Berufsmedizin im 17. Jahrhundert

2389 Geschichte der Mikrobiologie
2409 Von 1944 bis heute: Die molekulare Mikrobiologie

2429 Geschichte der Kinderheilkunde von ihren Anfängen bis zum Ende des 18. Jahrhunderts

2455 Geschichte der Kinderheilkunde im 19. und 20. Jahrhundert

2471 Geschichte der Chirurgie vom Ende des 18. Jahrhunderts bis zur Gegenwart
2502 Antisepsis und Asepsis
2507 Der Aufstieg der modernen Chirurgie

2539 Geschichte der Tropenkrankheiten
2568 Geschichte der Pest

2579 Geschichte der physikalischen Therapie und der Rehabilitation

2611 Geschichte der Tiermedizin von der Mitte des 19. Jahrhunderts bis zur Gegenwart

2641 Geschichte der Hals-, Nasen- und Ohrenheilkunde

2679 Die Geschichte der Endokrinologie bis zum Zweiten Weltkrieg

2703 Geschichte der Lungenheilkunde

2735 Geschichte der Tuberkulose

2757 Geschichte des Krebses

2789 Geschichte der großen physiologischen Konzepte

2819 Geschichte der plastischen und wiederherstellenden Chirurgie

2841 Geschichte der Parasitologie

2869 Geschichte der Militärmedizin

2906 Bibliographie

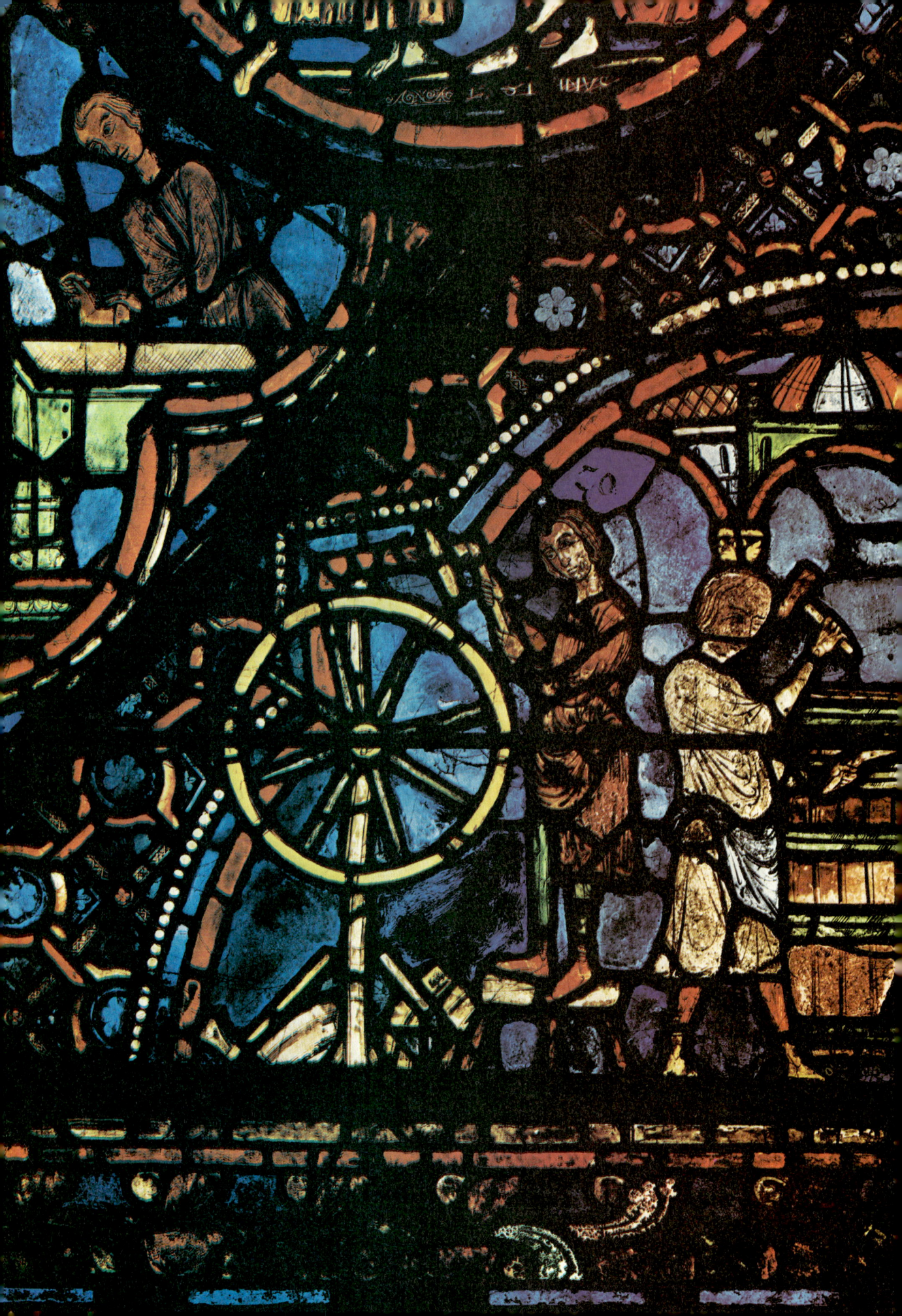

Geschichte der Arbeitsmedizin

von Michel Valentin

Die Arbeitsmedizin ist wahrscheinlich genauso alt wie die menschliche Arbeit. Sie umfaßt zugleich die Toxikologie der Stoffe und die Kenntnis der Berufe, die Berufskrankheiten und die Beurteilung der menschlichen Fähigkeiten, die Sorge um die Hygiene und um die Atmosphäre an den Arbeitsstätten, schließlich das Aufspüren und die Verhütung von psychischen und physischen Überlastungen und von Unfallrisiken. Ihre tatsächliche Entstehung ist so jung, daß wir den Eindruck haben, sie habe sich vor unseren Augen entwickelt. Wer sich jedoch neugierig darauf einläßt, die alten Bücher, Archive, Traditionen und Gesetze zu erforschen, findet vereinzelte Spuren in der ältesten Vergangenheit, vor allem wenn er beachtet, was die Menschen seit Jahrtausenden unternehmen, um die mit ihren beruflichen Arbeiten verbundenen Leiden zu verringern oder die Techniken den geringen Möglichkeiten anzupassen. Dies bedeutet, daß man ihre Geschichte nicht von jener der sogenannten Ergonomie und der Arbeitssicherheit trennen kann. Die Bedeutung und die Geistesschärfe jener Vorläufer, Wissenschaftler und Ärzte aller Zeiten und aller Länder, tragen dazu bei, die Arbeitsmediziner zu unterstützen und die Historiker zu ermutigen.

Die spärlichen Angaben in den antiken Dokumenten, auf Abbildungen und Gegenständen müssen vorsichtig gedeutet werden. In den Theokratien, die alle primitiven Gesellschaftsformen prägen, kommt dem obersten Priester eher die Rolle eines Fürsprechers der übernatürlichen Mächte zu als jene eines Deuters objektiv festgestellter und auf rationale Gründe zurückführbarer Phänomene. Das Wohl des Stammes und das Schicksal des einzelnen wird vom göttlichen Willen bestimmt. Unter diesem Blickwinkel muß auch das Gebot der Sabbatruhe, der Sonntagsruhe, gesehen werden, die durch göttlichen Willen auferlegt wurde; so lehren uns die Schriften des Pentateuch, die Bücher Genesis, Exodus, Levitikus und Deuteronomium, deren Quellen auf Moses, in die Regierungszeit Ramses II. im 8. Jahrhundert v. Chr., zurückgehen.

Die Angaben auf Papyrusrollen und Inschriften des Alten Ägypten müssen ebenfalls damit verglichen werden. Jürgen Thorwald erwähnt den Titel »großer Arzt«, der auf dem Grabmahl eines Praktikers steht, der die Arbeiter eines Dorfes im Tal der Könige betreut haben soll, und die Bezeichnung »Arzt der Leibeigenen« für einen gewissen Imhotep. Herodot schreibt um 450 v. Chr., daß die Männer, welche an der Errichtung der Pyramide mitarbeiteten, für mehr als eintausendsechshundert Silbertalente Meerrettich, Zwiebel und Knoblauch erhalten haben, Nahrungsmittel, die damals als vorbeugend gegen bestimmte Krankheiten galten.

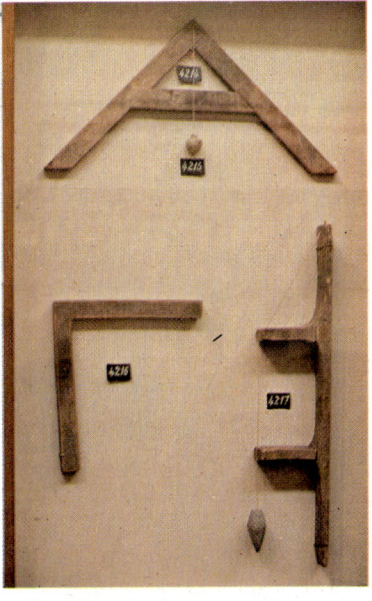

Die Anhaltspunkte aus der Antike

Abbildung 2642 (gegenüber) Ausschnitt aus einem Glasfenster im nördlichen Chorumgang der Kathedrale von Chartres, welches dem Leben des heiligen Julius gewidmet ist. Links oben kann man einen Tischler erkennen, der an seiner Hobelbank arbeitet, in der Mitte einen Wagner. (Chartres, 12. Jh.)

Abbildung 2643 (oben) Arbeitsgeräte eines Arbeitsleiters aus Der el Medine, einer Gegend bei Theben am westlichen Nilufer, gegenüber von Luxor. Hier standen die Dörfer der Menschen, welche im Tal der Könige von 1580 bis 1080 v. Chr. die Gräber aus den Felsen herausarbeiteten und sie schmückten.

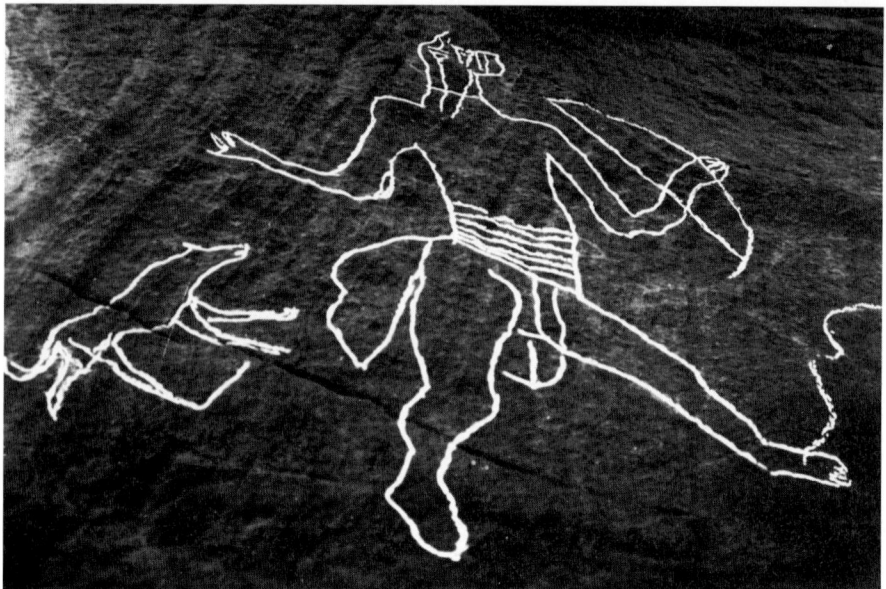

*Abbildung 2644
Felsmalerei,
Mann mit Hundekopf,
bewaffnet mit einem Bogen.
Ritzung auf schwarzer Patina.
(Algerien, Tassili, Wadi Dschanet)*

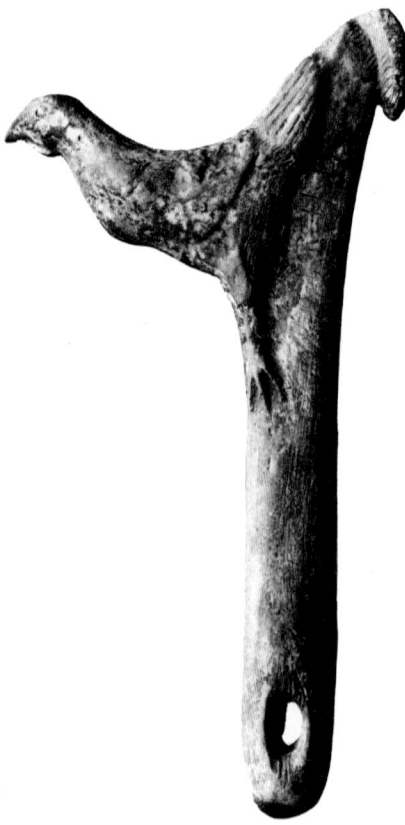

*Abbildung 2645
Ein mit einem Auerhahn verzierter Wurfhebel aus Mas-d'Azil, Ariège.
(Frankreich, Saint-Germain-en-Laye, Museum der Nationalen Altertümer)
Der Wurfhebel wurde in Europa im Zeitalter des Rentiers verwendet und diente zum Auswerfen einer Harpune oder einer Lanze, deren Wurfkraft und Zielsicherheit dadurch beträchtlich erhöht wurden.*

Seit den Anfängen der Geschichte gibt es Gegenstände, Hausrat und Werkzeuge, die Zeugnis von der Sorge um Sicherheit und Annehmlichkeit bei der Arbeit ablegen. Einige Sicheln aus der jüngeren Steinzeit besitzen einen Schutzrand, so wie jene aus weichem Holz, deren Klingen aus Feuerstein mit Bitumenkitt befestigt waren; solche hat Sir Flinders Petrie in Ägypten gefunden. Raymond Furon ist der Ansicht, daß schon in jener frühen Zeit das Handgelenk des Bogenschützen durch einen Schild aus Schiefer oder Knochen geschützt war. Jean-Jacques Gillon zeigte an der großartigen Axt aus poliertem Stein, die in den Sümpfen der Marne ausgegraben wurde, wie erstaunlich genau die ovale Öffnung dem Stiel angepaßt war, der so präzise befestigt wurde, daß er nicht herausrutschen konnte.

Als die Kupfer-, Bronze- und Eisenerzeugung aufkam, wurden einige Details an der Ausführung, die der Sicherheit dienen sollten, noch verfeinert. Man findet zunächst noch sehr einfache Schutzvorrichtungen bei Klingen, nicht nur bei Waffen, ganz abgesehen davon, daß Schilder und Helme zuerst aus Leder und später aus Metall hergestellt wurden. Schließlich wird die Nadel, mit oder ohne Öhr, gemeinsam mit einem bescheidenen, friedlichen und vertrauten Schutz, dem Fingerhut, verwendet. Dieser bestand zuerst aus einer Muschel oder einem hohlen Knöchelchen, später aus einem kegelförmig gebogenen Metallblatt, wie man es noch viel später aus der Zeit der Römer findet; die Ausgrabungen von Herculaneum beweisen es.

Im 7. Jahrhundert v. Chr. versuchten in Griechenland die Philosophen und Naturbeobachter die biologischen Phänomene auf physikalische Ursachen zurückzuführen, woraus einige Jahrhunderte später die moderne klinische und experimentelle Medizin entsteht. Nach Pythagoras (etwa 582–492 v. Chr.) gelang Hippokrates (460–377 v. Chr.) in Kos die umfassendste und dauerhafteste Darstellung, welche die Medizin jemals hervorgebracht hat. In *De morbo vulgari* findet man die erste Beschreibung der Bleikolik, die Tanquerel des Planches folgendermaßen übersetzt: »Der Arbeiter, der mit der Metallgewinnung beschäftigt war, spürte ein Zusammenziehen in der Magengegend, der Bauch verhärtete sich, wurde wenig frei und füllte sich mit Gas, die Gewebe verfärbten sich. Das Übel befiel dann das linke Knie, stieg daraufhin wieder in den Bauch und endete mit einer Krise« (Buch IV, Art. 20). Zur gleichen Zeit schrieb der aus Athen verbannte Xenophon in der *Kyropädie* die erste bekanntgewordene Beobachtung über die Arbeitsteilung: »Ein Mensch, dessen Arbeit sich auf eine abgegrenzte Aufgabe beschränkt, muß notwendigerweise darin sehr geschickt werden.« Diese allerdings sehr optimistische Anschauung stammt daher, daß er als Stratege einen Blick auf die riesigen Küchen des Kyros geworfen hatte (VIII, 2, 3). Um 132 v. Chr. heißt es im Buch Jesus Sirach des Alten Testaments über das Schicksal der Schmiede: »Zerfressen vom Feuer, betäubt vom Lärm des Hammers . . .« Doch »diese Menschen, die alles von ihren Händen erwarten . . . die in den Versammlungen nicht ausgezeichnet werden . . . sie tragen die Schöpfung!« Sein Zeitgenosse, der Grieche Nikander, beschreibt die Bleikoliken, verbunden mit der »Aufnahme von Bleiglätte oder Bleiweiß«, mit ihren Schmerzen, ihrem Kollaps und ihren Komplikationen: »Der Kranke läßt keinen Urin mehr ab . . . und ist beeinträchtigt im Gebrauch seiner Gliedmaßen, die herabhängen . . .«

Im Römischen Reich sind einige Folgeerscheinungen der menschlichen Arbeit bekannt: Plautus macht sich im 2. Jahrhundert v. Chr. über Haltungsschäden bei Schneidern lustig; 200 Jahre später spotten Juvenal und Martial über die Augenentzündungen bei den Herstellern von Schwefelhölzchen und bei den Schmieden, ebenso über die Krampfadern der Priester, die lange stehen müssen. Plinius der Ältere kennt die von Vitruv im Augusteischen Zeitalter angeführten Krankheitserscheinungen durch Blei und weist darauf hin, daß sich die Mennigepolierer durch eine Maske schützen. Die Bronzetafeln von Aljustrel enthüllen die Arbeitsbedingungen in den römischen Bergwerken Spaniens im 1. Jahrhundert n. Chr. Unter Tiberius rät Celsus zu

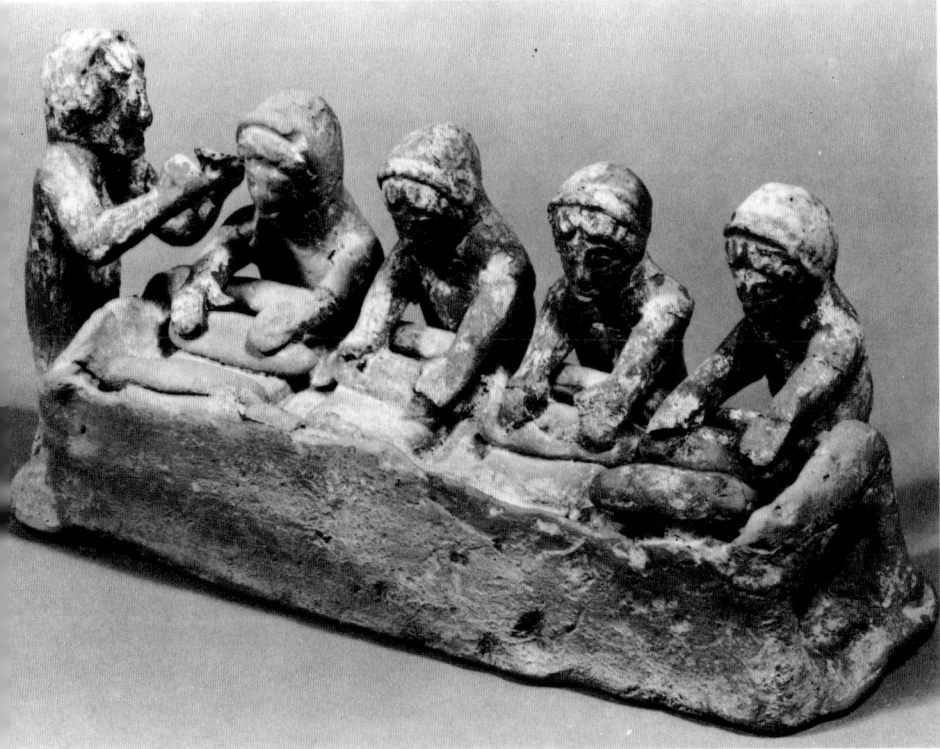

Abbildung 2646
Die Bäcker.
Terrakotta. Böotien,
7.–6. Jh. v. Chr.
(Paris, Louvre)

2363

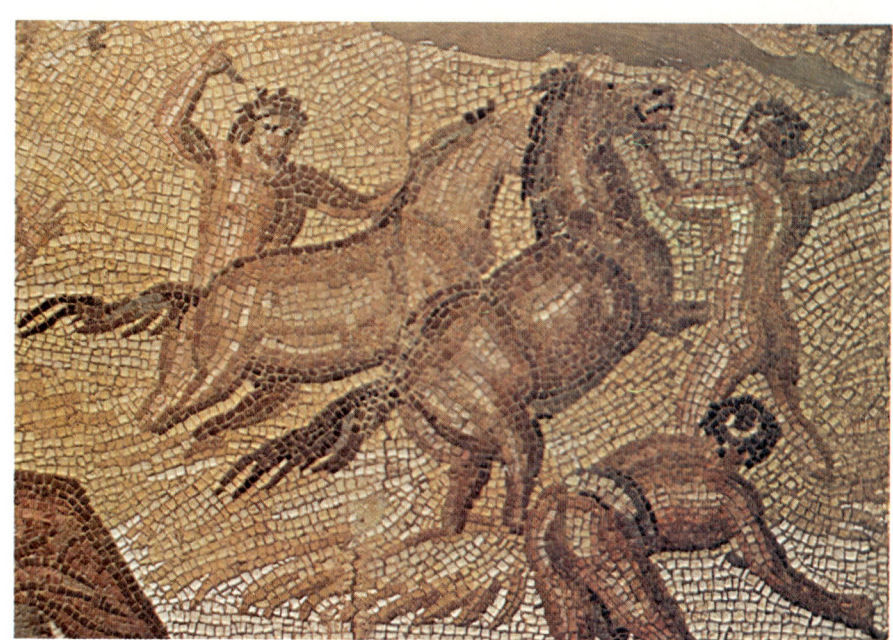

Abbildung 2647
Das Dreschen des Getreides. Mosaik aus dem 1. oder 2. Jh. n. Chr. in Leptis Magna (Libyen, Museum von Tripolis)

Abbildung 2648
Paulus von Ägina (625?–690?) Ausschnitt aus dem Titelblatt eines Werkes von Galen mit dem Titel Galeni ... methodus medendi vel de morbis curandis libri quatuordecim, Paris 1530. *(Paris, Bibl. der Alten Med. Fakultät)*

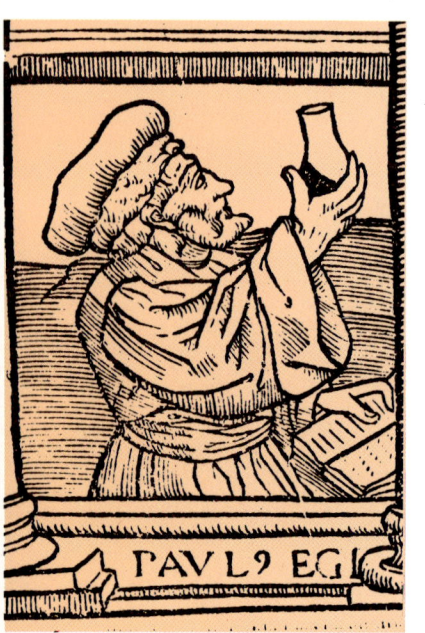

einem Brechmittel bei einer Vergiftung durch Bleiweiß. Unter Nero faßt Dioskurides in seiner *De materia medica* das gesamte Problem der Bleikoliken zusammen, welche durch die Verwendung von Bleiweiß, Menninge oder Bleiglätte auftreten und zu Komplikationen in Form von Beschwerden nervöser Art oder der Harnwege führen. Sie können jedoch durch das Tragen von Masken aus transparenter Blase vermieden werden.

Die Gefahren des Quecksilbers waren weitgehend bekannt, denn schon Lukrez hatte das Schicksal der Bergarbeiter beklagt und geschrieben: »Siehst du denn nicht, begreifst du denn nicht, daß sie viel zu schnell sterben und viel zu kurz ihr Leben ist?« Vielleicht war die toxische Wirkung von Blei und Quecksilber mit ein Grund, daß diese Metalle in der seltsamen Welt der Alchimie eine dominierende Rolle spielten. Im Sog der Schule von Alexandrien hinterläßt Galen im 2. Jahrhundert nur Zitate von Dioskurides über die Bleivergiftung, aber auch eine Beschreibung der Verrenkungen der Ringkämpfer und einen Bericht über die Atembeschwerden, die bei den Arbeitern in den Vitriolbergwerken Zyperns festgestellt worden waren. In seinem umfangreichen Lexikon *Onomasticon* erwähnt Julius Pollux Entlüfter, Blasbälge, Handschuhe, Stiefel, Helme und Masken zum Schutz der Grubenarbeiter. Nach Aetius im 4. Jahrhundert in seinem *Tetrabiblon* faßt schließlich Paulus von Ägina im 6. Jahrhundert die gesamten Kenntnisse der Antike über die Berufskrankheiten zusammen, und diese Schriften, von den arabischsprachigen Wissenschaftlern weitergegeben, sollten 1512 in einer lateinischen Übersetzung unter dem Titel *Praecepta salubria* wieder auftauchen.

Denn nach den Eroberungen des Islam bedienten sich die mohammedanischen und jüdischen Ärzte, die Christen des Ostens und die Anhänger Zarathustras der arabischen Sprache und gaben somit die noch erhaltenen medizinischen und wissenschaftlichen Kenntnisse der Griechen und Römer an das Mittelalter und die Renaissance weiter.

So wurden Razes, Haly Abbas und sogar Avicenna, ein ismaelitischer Mohammedaner aus Persien, zum Symbol der arabischen Wissenschaft im

10. Jahrhundert, dem »zweiten des Aristoteles«. Alle drei greifen auf Dioskurides zurück, dessen Aussagen sie durch persönliche Beobachtungen bestätigen.

Danach verlagert sich der Fortschritt nach Spanien: in Cordoba, wo die Omaijaden eine Bibliothek von sechshunderttausend Bänden zusammengetragen hatten, wurde am 30. März 1135 der große Maimonides, der »Moses von Spanien«, geboren. Er wurde Schüler von Averroës und sollte später den heiligen Thomas von Aquin inspirieren und der Arzt von Saladin in Kairo werden. In seinem beachtlichen, in arabischer Sprache geschriebenen Werk behandeln einzelne Bücher die Probleme der Hygiene, der Umwelt und der Anpassung, eines ist den Giften gewidmet.

Die Entdeckung der berufsbedingten Umgebung

Bis dahin waren einige Störungen in der Arbeitsumgebung nur als nebensächlich betrachtet worden. Grmek hat ganz deutlich aufgezeigt, daß dreißig Jahre nach dem Tod von Maimonides Arnaud de Villeneuve der erste systematische Vorläufer der Arbeitsmedizin werden sollte. Er wurde um 1235, zweifellos in der Provence, geboren und studierte in Aix, Paris, Montpellier und Valence Theologie und Medizin. Er war Hofarzt der Könige von Aragon, wurde dann aus Spanien verbannt und zog nach Montpellier. Als politisch einflußreicher Mann reiste er nach Palermo. Während seiner Rückreise nach Avignon, wohin ihn der erkrankte Papst Clemens V. rief, starb er 1311 auf hoher See. In *De regimine sanitatis* widmet er die Kapitel XXV bis XXX der Arbeitshygiene. Das Kapitel LXXIX im *Speculum medicinalium introductionum* nannte er »De artibus«. Er beschreibt neben schädlichen Faktoren wie Hitze, Feuchtigkeit, Staub, giftigen Dämpfen auch solche, welche die Arbeiter zwingen, schlechte Haltung einzunehmen oder ihnen Beschwer-

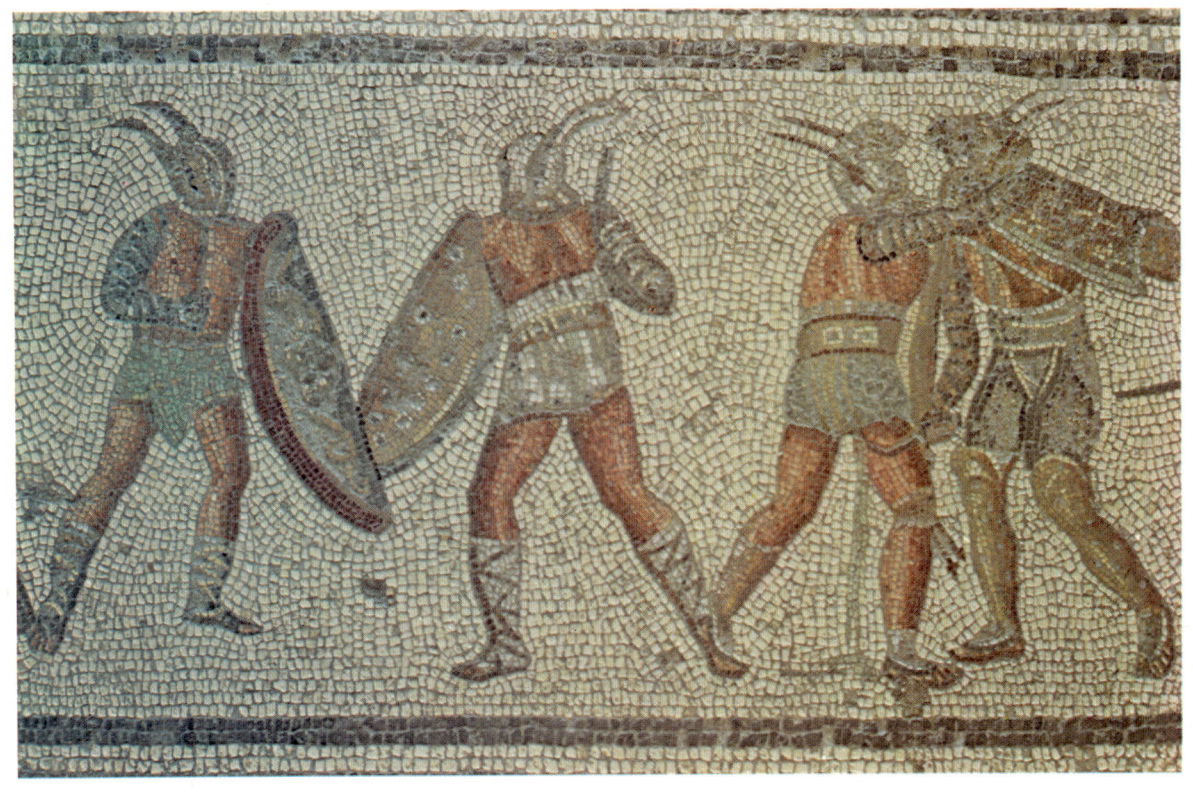

*Abbildung 2649
Die Spiele in der Arena.
Villa Zelten. Umgebung von
Leptis Magna. 2. Jh. n. Chr.
(Libyen, Museum von Tripolis)*

Abbildung 2650 (unten links) Arbeitsgeräte des Alchimisten. Rechts vom Kamin ein Paar Schutzhandschuhe. Aus Johannes Augustinus Pantheus: Voarchadumia contra Alchimiam: ars distincta ab archimia et sophia. *Venedig 1530. (Venedig, Stiftung G. Cini)*

Abbildung 2651 (unten rechts) Druck, der Arnaud de Villeneuve darstellt. Titelseite aus Schatz der Armen von Meister Arnault de Villenove, Meister Gérard de Solo und mehreren anderen Doktoren der Medizin von Montpellier, *16. Jh. (Paris, Ikonographische Sammlung der Alten Med. Fakultät)*

den verursachen. Er führt die Schmiede, die Glasbläser, die Gießer, die Flachs- und Hanfbereiter, die Bademeister und Walker, die Kalker, Vergolder mit Quecksilber und sogar die Notare an, die bei schlechtem Licht sitzend arbeiten.

Erst zwei Jahrhunderte später wurden diese Untersuchungen der durch bestimmte Berufe hervorgerufenen Krankheiten wieder aufgegriffen, nämlich zu Beginn der Renaissance. Obwohl der leicht aufbrausende Paracelsus (1493–1541) wie sein Vater Grubenarzt war, beinhaltet sein *De morbis metallicis* nur unsinnige Darstellungen, aus denen die Medizin keinerlei Nutzen ziehen kann. Sein Zeitgenosse, der sächsische Arzt Agricola, der eigentlich Georg Bauer hieß (1494–1555), setzte sich wirklich für die allgemeine Verbreitung von Techniken zur Metallgewinnung und im Hüttenwesen ein. In seinem Werk *De re metallica,* das 1546 in Basel, mit wunderschönen Holzschnitten illustriert, gedruckt wurde, macht er auf die Leiden der Bergarbeiter von Meißen aufmerksam: Geschwüre an Beinen und Händen, Hitzschläge, Kräfteverfall der Arbeiter in Salzbergwerken.

Er kennt die Gefahren des Quecksilbers und des Bleis, und er kennt die Bedeutung einer ausgeglichenen Arbeitszeit für den Bergarbeiter, den »rechtschaffenen und ernsthaften Mann«. Doch bei den Schlagwetterexplo-

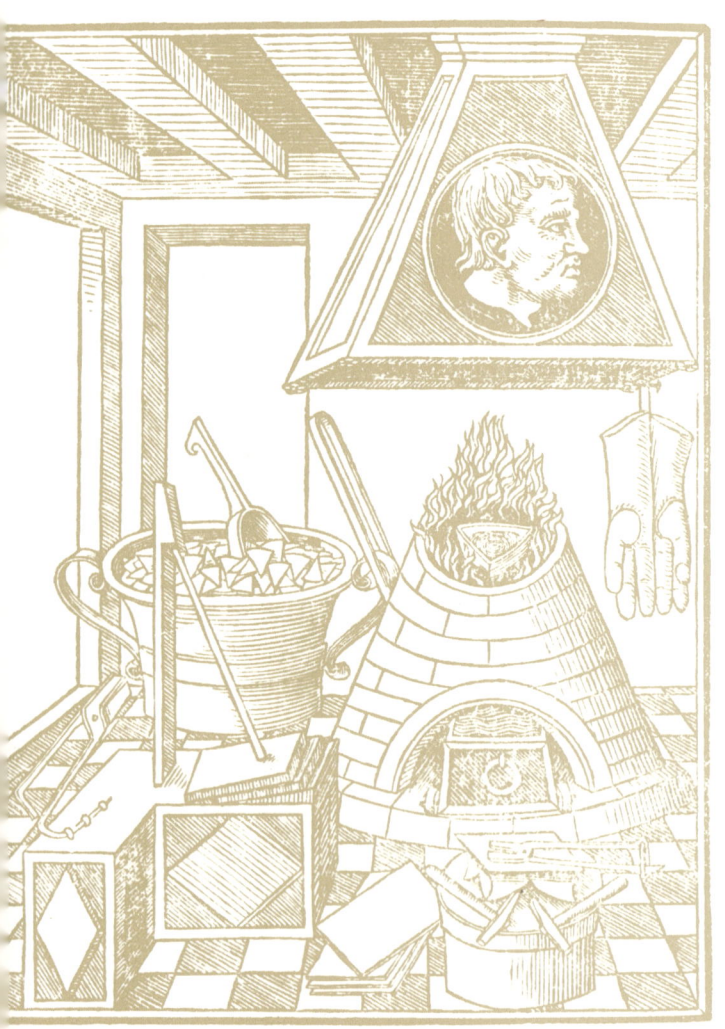
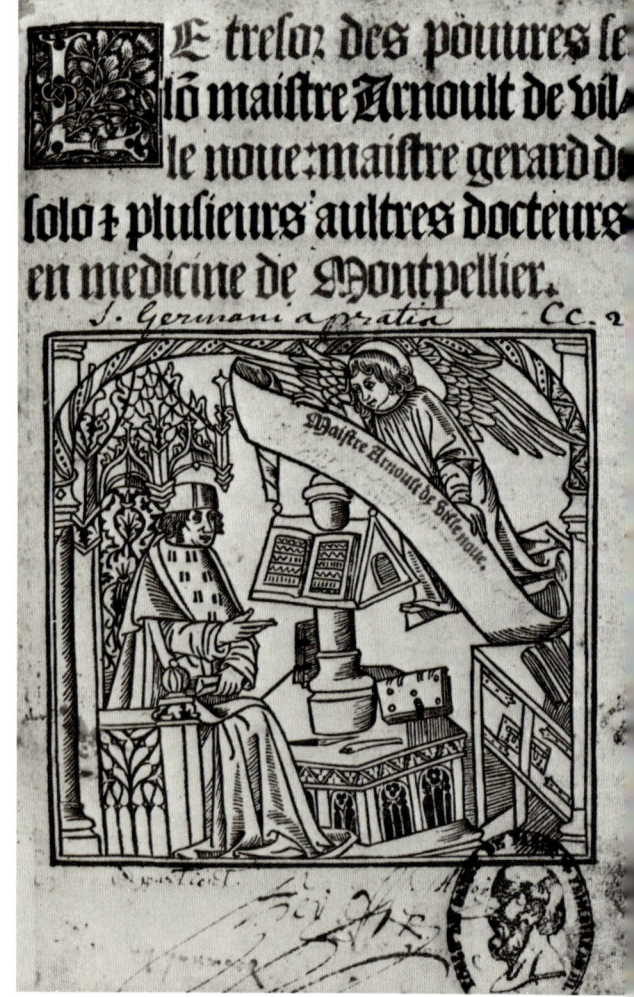

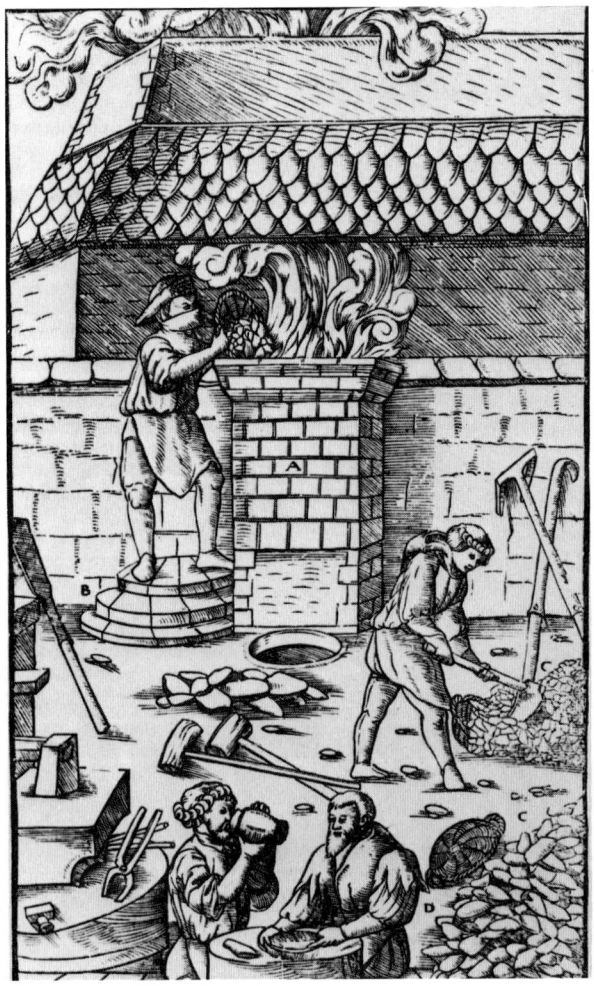 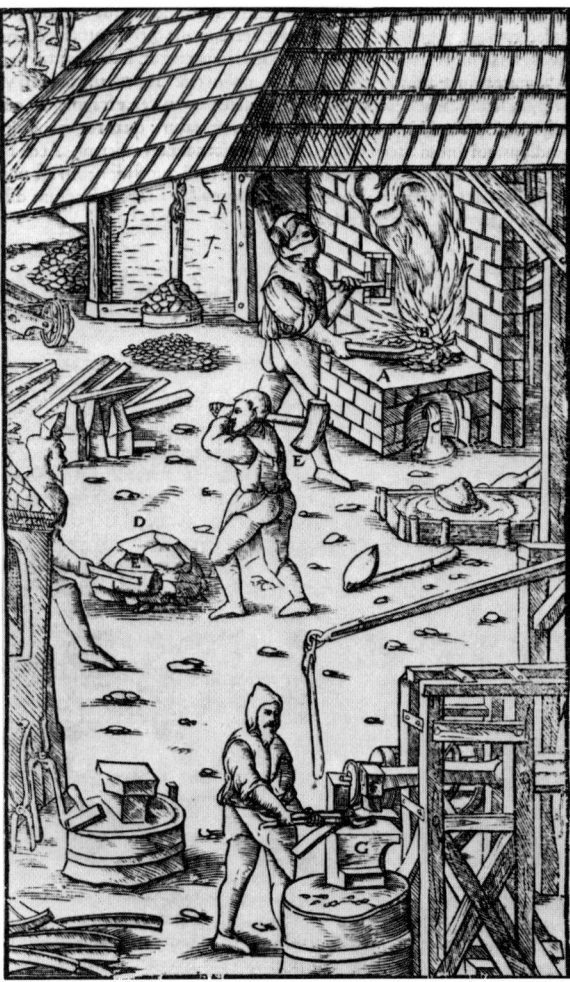

sionen glaubt er noch an Minengeister, diese »Knauff Kriegen«, auf die sich noch im darauffolgenden Jahrhundert Athanasius Kircher und Ramazzini berufen ... Seine Abbildungen zeigen allerdings beachtliche Entlüftungsvorrichtungen und einfache Schutzmasken.

Die Toxikologie und die Pathologie der Berufe gehen ihren Weg. In Frankreich beschreibt Jean Fernel (1497–1558) die Koliken, Lähmungen und Krämpfe durch Bleivergiftung bei den Malern, die Quecksilbervergiftung bei den Vergoldern und die Geschlechtskrankheiten der Hand bei den Hebammen. In Italien weist Amato auf die Gefahren beim Hanfrösten hin. Der Arzt Jean Kraft, genannt Crato, aus Mähren, bringt 1582 die Lähmungen der Weinbauern mit der Behandlung des Weins durch Bleiglätte in Verbindung. Falloppio beschreibt die harten Arbeitsbedingungen der Bergleute in den Quecksilberminen. Und in Padua greift Mercuriale die alte Geschichte auf, die Juvenal schon am Herzen lag, daß es nämlich Zusammenhänge zwischen Krampfadern und einer stehenden Beschäftigung geben müsse. 1566 unterzeichnet Karl IX. von Frankreich das erste Dokument, welches festlegt, daß bei Arbeitsunfällen den Arbeitgeber die Verantwortung trifft. Dies war eine Verordnung über den Status der Dachdecker, die für alle vereidigten Mitglieder der Pariser Zunftgenossenschaft, welche die festgelegten Regeln nicht befolgten, Strafen bestimmte: »... legt fest, daß diese Strafen ange-

Abbildungen 2652–2654 (oben und nachf. Seite oben) Stiche aus De re metallica *von Georg Agricola, Basel, 1671, Buch 9, welche die Arbeit mit Metallen darstellt. Von den Arbeitern trägt einer eine Schutzmaske gegen das Feuer. (Paris, Nat. Bibl.)*

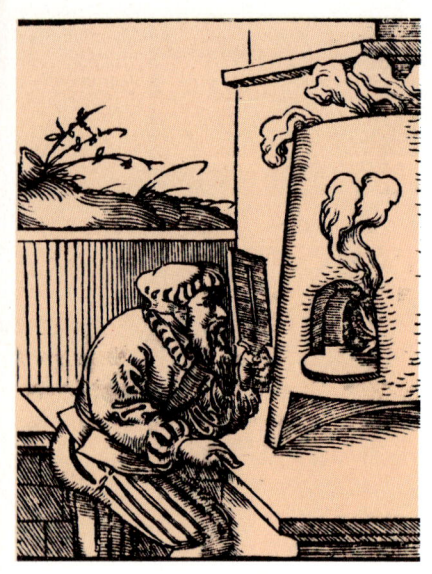

wandt werden sollen, um den armen Arbeitern des genannten Berufs, die gewöhnlich von den Dächern der Häuser herunterfallen, wie dies auch geschehen mag, und den anderen armen Bedürftigen dieses Berufes materielle Hilfe und Genüge zu leisten.« 1578 unterzeichnete Philipp II. von Spanien einen Erlaß über Arbeitsunfälle, doch er wußte wahrscheinlich nicht, daß schon im 12. Jahrhundert Ibn Abdoun in Sevilla dieses Problem erörtert hatte. Leonardo da Vinci (1452–1519) hatte schon in seiner *Abhandlung über die Malerei* versucht, die Möglichkeiten der Schwingungsweite der Gelenke zu definieren. Ein Jahrhundert danach legte Galileo Galilei (1564–1642) die Prinzipien einfacher Maschinen fest und stützte sich bei seinem Versuch, die Müdigkeit bei körperlicher Arbeit zu erklären, auf die Wirkung der Schwerkraft und die Bewegung körperlicher Massen. Sein Zeitgenosse, der Arzt Sanctorius, Professor in Padua, unternahm 1610 Experimente über die Tätigkeiten und die Arbeit des Menschen, wobei er sich eines auf einer römischen Waage aufgehängten Sitzes bediente, um den Umfang der Ausscheidungen und der Transpiration, die Gewichtsschwankungen, die Frequenz des Pulses und die Körpertemperaturen zu messen. Später zeigte Borelli (1608–1678) in seinem *De motu animalium* auf, daß die Muskeln die Knochensegmente wie Hebel bewegen und daß man ihre Kraft ganz genau abschätzen kann.

Die Berufsmedizin im 17. Jahrhundert

Im Lauf des 17. Jahrhunderts machte die Berufspathologie Fortschritte. Der Alchimist und Arzt Poterius beschrieb 1617 die Krankheiten der Töpfer. Der berühmte Belgier van Helmont, der den »Spiritus sylvester« entdeckt und den Ausdruck Gas geschaffen hat für das, was später Kohlendioxyd genannt werden sollte, untersuchte das »Asthma« der Gruben- und Metallarbeiter, das er einem »metallischen Gas« zuschrieb, »welches die Luft in ihre Lungen trägt«. Dasselbe Übel wird in der *Mineralogie* von Caesius (aus Modena), erschienen 1636, und in der *Physica subterrannea* von Becher aus dem Jahr 1669 erwähnt. Pignorius aus Padua weist in seinem *De servis* auf Müller hin, die sich durch Stoffmasken vor dem Staub schützen. Der 1674 gestorbene Holländer Diemerbroeck berichtet in seinen *Dissertationen,* daß bei der Autopsie von Steinschneidern die Lungen gefüllt waren »mit Sandhäufchen . . ., so daß man glaubt, das Skalpell auf Kies zu führen«.

Von nun an richtet sich das Interesse hauptsächlich auf die Erforschung der durch Blei und Quecksilber hervorgerufenen Berufserkrankungen. 1665 wird gleichzeitig in der Royal Society in London und in Jena durch Wedel auf das Schicksal der Bergleute in den Quecksilbergruben hingewiesen und auf die Haltungsschäden und die Sehstörungen jener Arbeiter aufmerksam gemacht, die Präzisionsarbeiten durchführen. 1674 beschreiben Borrichius aus Kopenhagen, etwas später Ettmuller aus Leipzig und Tozzius aus Neapel das Zittern und die Lähmungen bei Vergoldern, hervorgerufen durch Quecksilber.

Auf dem Gebiet der berufsbedingten Bleivergiftungen sollten die Probleme der Ätiologie der berühmten »Kolik von Poitou« einen wissenschaftlichen Streit auslösen, der über zwei Jahrhunderte dauerte. Seit 1616 beschrieben in Poitiers Dekan Milon, danach sein Nachfolger Citois dieses Syndrom, das sie auf den Genuß von säuerlichen Wein zurückführten. Sie wußten auch, daß Bleiarbeiter, Maler und Lackierer unter denselben Störungen litten, wagten es aber nicht, aus dieser Erkenntnis auf die gemeinsame

Abbildung 2655 (gegenüber)
Ein Schmied in seiner Schmiede.
Das Gemälde wird Louis Le Nain (1593–1648) zugeschrieben.
(Paris, Louvre)

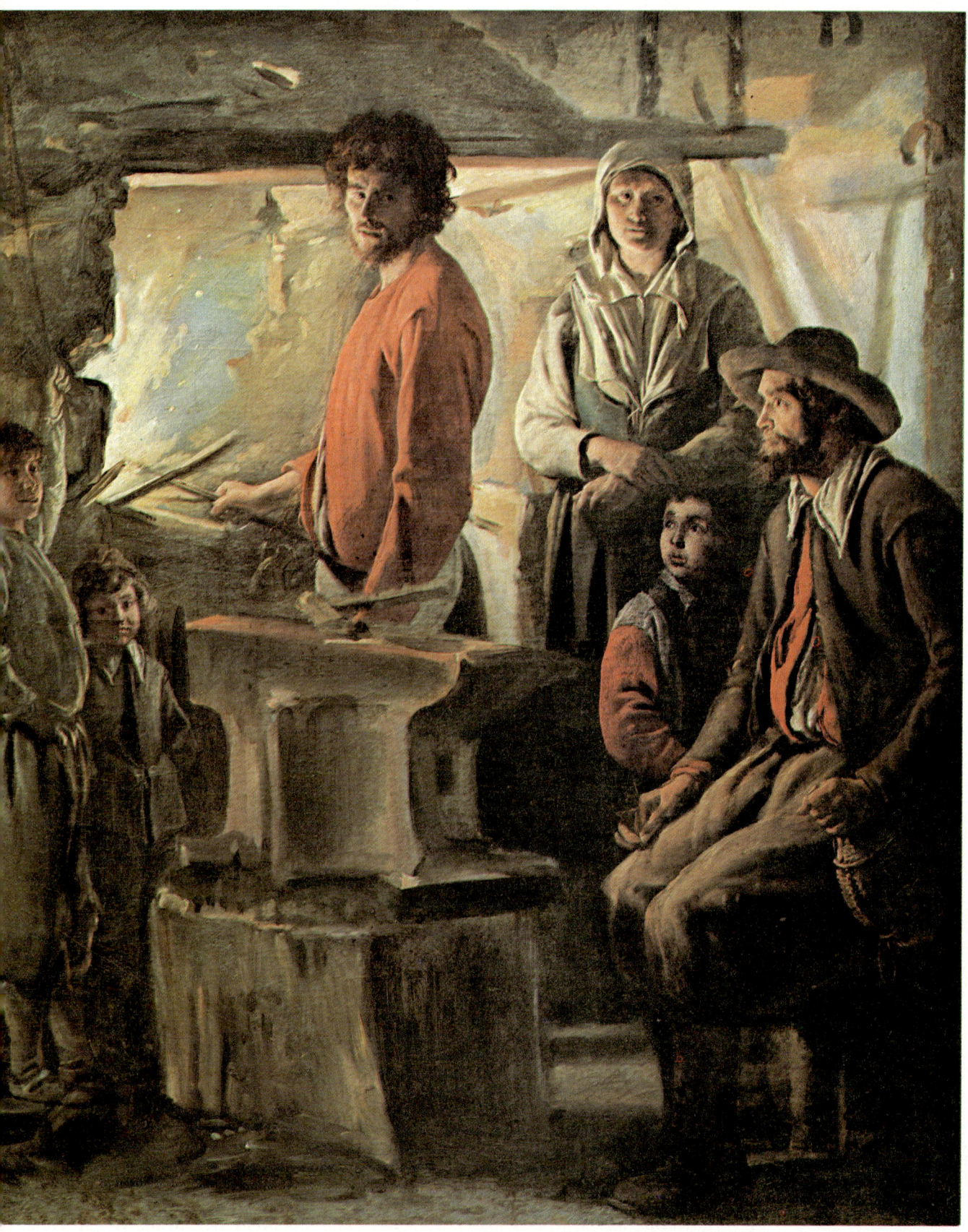

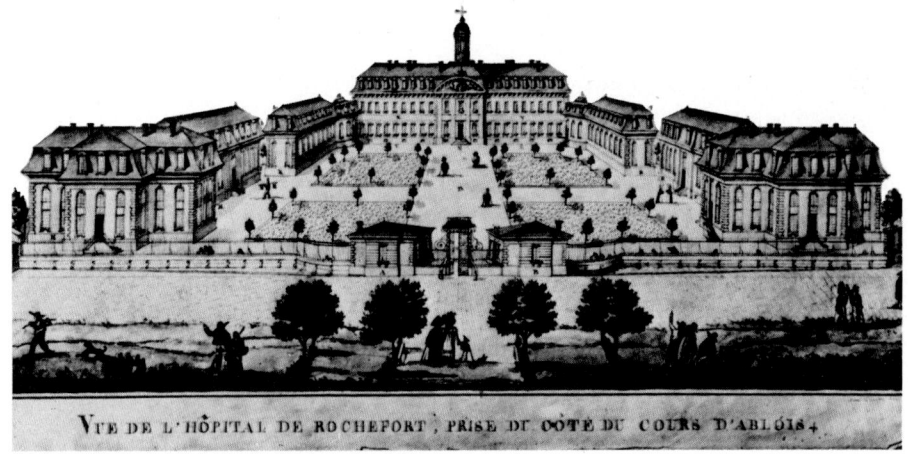

*Abbildung 2656 (rechts)
Ansicht des Krankenhauses von Rochefort, von der Hofseite von Ablois.
(Vom Autor zur Verfügung gestelltes Bild)*

*Abbildung 2657 (gegenüber oben)
Jean Kraft, Hofarzt von Kaiser Maximilian II., genannt Crato von Kraftheim.
Holzschnitt, 16. Jh.
(Vom Autor zur Verfügung gestelltes Bild)*

*Abbildung 2658 (gegenüber links)
Druck aus einer französischen Ausgabe des Werkes* La médecine statique ou l'art de conserver la sauté par la transpiration *(Die statische Medizin oder die Kunst, die Gesundheit durch das Schwitzen zu bewahren). Paris 1722.
(Paris, Bibl. der Alten Med. Fakultät)
In diesem Werk, dessen erste Auflage aus dem Jahr 1614 stammt, versucht Sanctorius (1561–1636), jene menschlichen Funktionen wissenschaftlich zu untersuchen, die den Stoffwechsel regulieren. Er befestigte seinen Tisch und sein Ruhelager an einer Waage und setzte sich geduldig einer Selbstbeobachtung aus, wobei er genauestens seine* Ingesta *und seine* Excreta *abwog.*

*Abbildung 2659 (gegenüber rechts)
Arbeiter, die mit dem Bau von Festungswerken beschäftigt sind.
Stich, 1685.
(Paris, Bibl. der Angewandten Künste)*

Die Bedeutung der wissenschaftlichen Untersuchungen

Ätiologie zu schließen, ebensowenig wie Charles Le Pois in Pont-à-Mousson 1618, Lazare Rivière in Montpellier 1640 oder Jean Riolan der Jüngere in Paris 1649 oder der große Sydenham in London 1685. 1656 hatte allerdings Stockhausen in Goslar in seinen »Hüttenkatzen« – nach Versuchen mit Katzen – die durch Blei verursachten Lähmungen der Streck- und Hebemuskeln beschrieben und hinzugefügt, daß »die Bleikolik von Poitou von Partikeln hervorgerufen wird, die bei der Bleiverarbeitung durch die Arbeiter freigesetzt werden«. 1671 zeigt der Schweizer Arzt Wepfer nochmals auf, daß die schädliche Gewohnheit, die Weine mit Bleiglätte zu klären, der Grund für Lähmungen ist. Doch noch lange danach behielten die Anhänger einer »vegetalen« Ätiologie die Oberhand über die These der gemeinsamen Ätiologie der Kolik von Poitou (*colica pictonum*) und der Kolik der Maler (*colica pictorum*) als ein und dieselbe, durch Blei verursachte Krankheit.

In diesen nicht enden wollenden Diskussionen der Fakultäten taten sich die Staatsmänner als Pragmatiker hervor. Seit Heinrich IV. hatten die Könige Frankreichs die Schaffung großer Kristall- und Textilfabriken und das Kunsthandwerk begünstigt, gleichzeitig entwickelten sich der Bergbau, die öffentlichen Arbeiten und das Hüttenwesen. Der Generalinspektor, der diese Fabriken kontrollierte, kümmerte sich nicht um die Tausende von Menschen, die darin arbeiteten. Dies traf jedoch nicht für den Bereich zu, den der König selbst befehligte: die Marinearsenale. Carré betonte deutlich, daß die Marine das Privileg hatte, als erste ein Gesetz zur medizinischen Hilfe für die Arbeiter zu schaffen, welches zwei Jahrhunderte lang das einzige blieb: In der Verordnung, die Colbert am 15. April 1689 unterzeichnen ließ, legt der Abschnitt II des Buches 20 über »die in den Häfen errichteten Krankenhäuser« fest, daß »dort die Arbeiter aufgenommen werden sollen, die sich in den Werkstätten verletzen und jene, die dort krank werden und keine Möglichkeit haben, sich zu Hause behandeln zu lassen, oder jene, die nicht in diesem Orte wohnen ... Sie werden auf Kosten seiner Majestät ernährt, verbunden und mit Medikamenten versorgt.« Diese Einrichtung sollte bis in unsere Zeit erhalten bleiben.

Es ist kaum bekannt, daß die Akademie der Wissenschaften ab dem Ende des 17. Jahrhunderts Interesse für die physiologischen Probleme der menschlichen Arbeit zeigt. Der spätere Marschall von Vauban, der ihr Ehrenmitglied werden sollte und der ständig die Sümpfe unzähliger Baustellen in Frankreich durchstreifte, war empört über die Arbeitsbedingungen der »Leute beim Festungsbau«. 1680 berechnete er mit den Arbeitern die

»Menge Erde, die sie bewegen sollen«. 1681 lehnte er sich in einem Brief an Louvois gegen die Sonntagsarbeit auf. Schließlich untersuchte er in seiner »Anweisung« vom 13. Juli 1688 rein experimentell die optimalen Belastungen in der Ebene und auf Berghängen, die »aufzuarbeitenden« Überbelastungen, die abzuschaffenden Zwänge, die genaue Arbeitszeit, die Unterbrechungen und kommt zu folgendem Schluß: »Wenn man sie noch weiter treibt, bedeutet das, sie zu verärgern und dazu aufzufordern, krank zu werden.« Und der Schriftsteller Fontenelle meint: »Er hat vom Himmel die Mathematik angefordert, um sie für die Bedürfnisse der Menschen einzusetzen.«

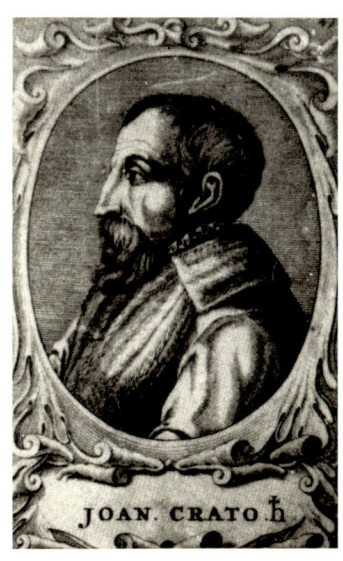

1690 zeigte Philippe de La Hire (1640–1718), ein weltweit vor allem als Astronom anerkannter Wissenschaftler, Jakob II. von England im Observatorium Modelle von Spillen und sprach mit ihm über die Belastung ihrer Bedienungsmannschaft und deren Sicherheit, »damit keine Männer getötet werden«. 1699 und 1702 stellte er der Akademie mehrere Abhandlungen über *Die Kraft der Menschen, Lasten zu bewegen,* vor. Dies war das Ergebnis

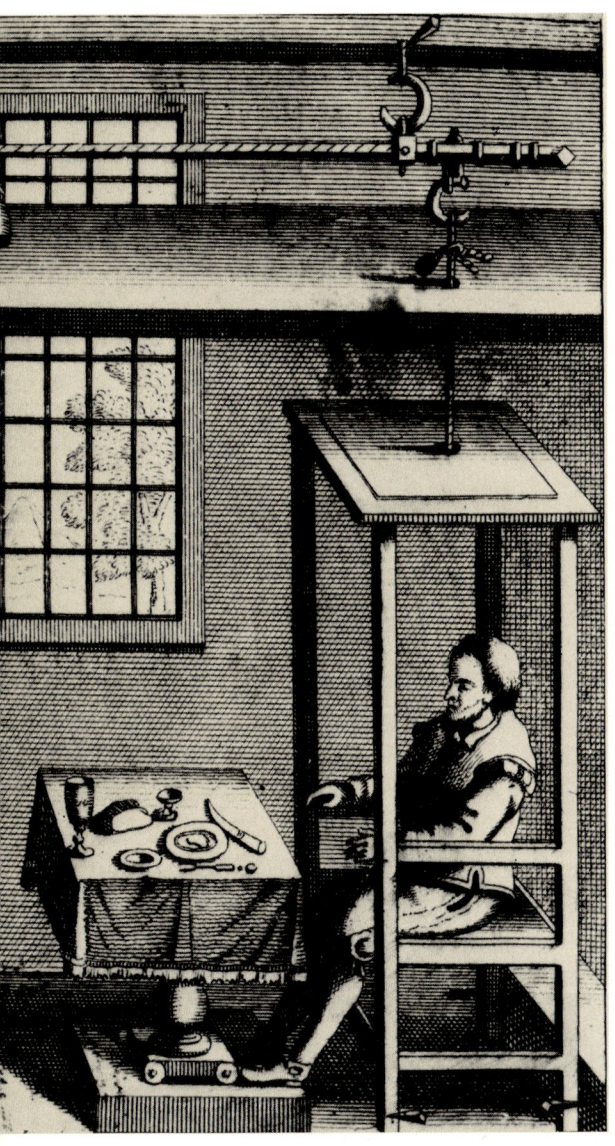
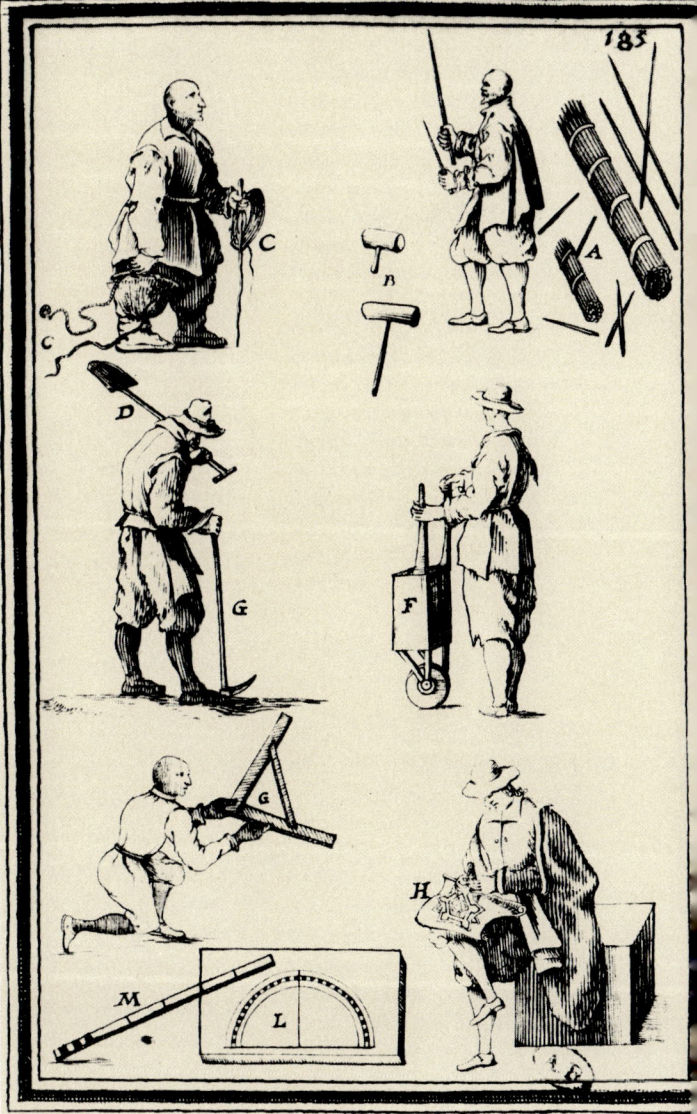

*Abbildung 2660
Glocke für Unterwasserarbeiten.
Stich aus Band 2
des Lehrbuchs über
experimentelle Physik
von J.-T. Désaguliers.
(Paris 1751)*

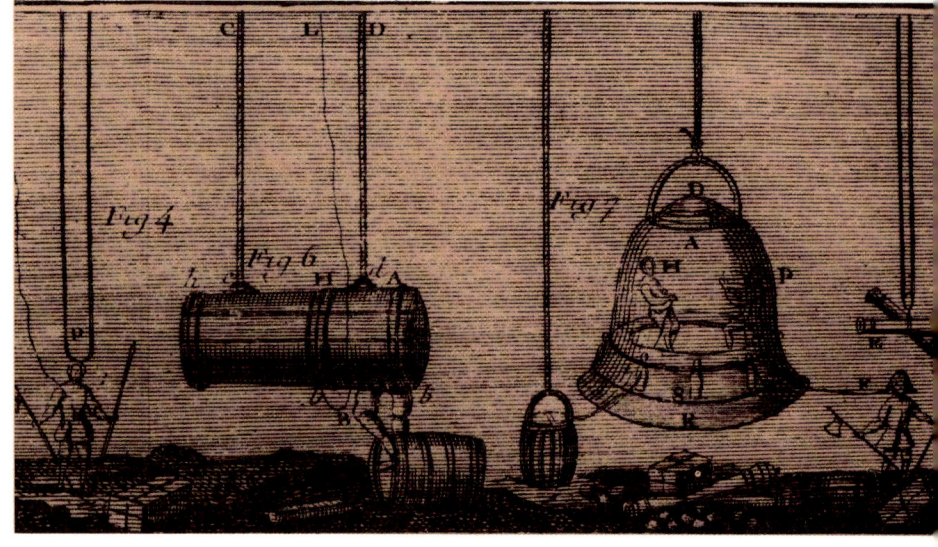

*Abbildung 2661 (gegenüber
unten links)
Die »Feuermühle« von Guillaume Amontons aus »Mittel,
die Kraft der Menschen und der
Pferde zur Bewegung von
Maschinen durch die Wirkung
des Feuers zu ersetzen«, in der
Geschichte der Königlichen
Akademie der Wissenschaften,
mit Berichten der Mathematik
und Physik für das Jahr 1699,
Paris 1718, S. 123.
(Paris, Bibl. der
Alten Med. Fakultät)
Amontons bewies die Vermutungen über die Verwendung
von Wärmeenergie und entwickelte ein echtes Turbinentriebwerk. Ihm zufolge »entwickelte
die Feuermühle eine Kraft, die
der von dreißig Pferden entspricht«.*

*Abbildung 2662 (gegenüber
unten rechts)
Versuche über das Ziehen von
Förderwagen auf Schienen.
Stich aus Band 1 des Lehrbuchs
über experimentelle Physik von
Jean-Théophile Désaguliers,
Paris 1751.
(Paris, Nat. Bibl.)
Désaguliers nahm die früheren
Arbeiten von Borelli über das
Gehen und die Bewegungen
wieder auf und stellte Messungen der »Kraft der Menschen«
und der Muskeln, die durch das
Tragen schwerer Lasten beansprucht werden, an.*

von langen Versuchen über den Einfluß des Gewichts des Arbeiters auf die Leistungen. Dabei schätzte er die Kraft der Arme, der Beine, der Oberschenkel und vor allem der Lenden in den verschiedenen Stellungen und bei unterschiedlichen Neigungen ab und leitete daraus die Höchstlasten, die ein Arbeiter, mit oder ohne Rollenblock, aufheben und tragen kann, ab.

Ebenfalls 1699 legte Guillaume Amontons (1663–1705), der Erfinder des ersten optischen Telegraphen, der Akademie die Pläne einer erstaunlichen Dampfturbine vor, die dazu bestimmt war, »die Kraft des Menschen durch die Wirkung des Feuers zu ersetzen«. Die Schlüsselprotokolle seiner Versuche vergleichen die menschliche Dynamik auch mit jener der Zugtiere. Dieser Forschungsarbeit fügt er »Beobachtungen über Arbeiter, die Spiegel polieren« hinzu, wobei er die Lasten mit einer Schnellwaage berechnet und die Arbeitsstunden, die Pausen und die Leistungen der Polierer, die auf einen gebogenen Holzbalken Druck ausüben, festlegt. 1703 untersuchte er die Leistungen der Korbträger und danach jene der Brettschneider, die »in 145 Sekunden die Säge 200 mal hin und ebenso oft zurück führen und mit ihren Händen eine Strecke von 18 Zoll mit einer Belastung von 25 Pfund zurücklegen. Sie hätten keine drei Minuten weiterarbeiten können, ohne außer Atem zu geraten.«

Joseph Sauveur (1653–1716), Akustiker, obwohl taub, Professor am Collège de France, berechnete als erster die Durchschnittskraft eines Arbeiters, der mit einer Kurbel mehrere Stunden ununterbrochen und mit bestimmter Belastung eine Arbeit ausführt, ohne kurzzeitige Höchstleistung. In Mitteilungen aus den Jahren 1699 bis 1704 erklärte Antoine Parent (1666–1716) den Mechanismus des Gehens auf einer schrägen Fläche. 1722 veröffentlichte ein verarmter lothringischer Adeliger, der Ritter von Camus, die erstaunliche Abhandlung *Traité des forces mouvantes* (Über die Bewegungskräfte), die er dem jungen Ludwig XV. widmete, »um seine Majestät auf ernsthafte und nützliche Betätigungen vorzubereiten«. Der damals noch regierende Ludwig XIV. hatte nämlich dem kleinen Dauphin auf dem großen Beratungstisch einen wunderbaren Automaten vorgeführt, eine kleine Kutsche »mit Dame, ihrem Husar und ihren Pferden, die man für lebendig halten konnte«. Zehn Jahre danach beschreibt sein Buch die gesamte Mechanik der damaligen Zeit, das Verladen, das Aufheben und Tragen von Lasten, die Bedeutung des Schwerpunktes, »damit man weniger ermüdet und die Kraft des Menschen weniger beansprucht wird«, damit auch die Maschinen eingestellt werden, »bevor mit der Arbeit begonnen wird«. Von der Vorstellung her war dies schon Ergonomie. Aus unerklärlichen Gründen von der Akademie ausgeschlossen, im Bann der Erfindung einer Rudermaschine, die ihm die Engländer stahlen, starb er in bedauernswertem Zustand etwa 1732 in London.

Ebenfalls in England lebte Jean-Théophile Désaguliers (1683–1743). Er war der Sohn eines Pastors aus La Rochelle, der ihn in einer Tonne versteckt hatte, um den Folgen der Aufhebung des Ediktes von Nantes zu entfliehen. Als Physikprofessor in Oxford bereitete er Newton bei der Royal Society den Weg, war Kaplan von Georg I., später von Georg II., und Großmeister der Loge von London. Er erfand eine Entlüftungsmaschine und untersuchte den Giftgehalt des »Grubendampfes« in den Bergwerken. In seinem *Cours de physique expérimentale* (Lehrbuch der experimentellen Physik) zeigte er die Funktion der Muskeln bei der Durchführung von Schwerarbeit; er konstruierte mit Graham eine Maschine zur Messung der Leistung der verschiedenen Abschnitte und bewies damit, daß jene der Oberschenkel und der Unterschenkel kräftiger und weniger empfindlich sind als die Lendensegmente. Doch er endete 1743, wie Camus, in einem elenden Loch, *entirely out of*

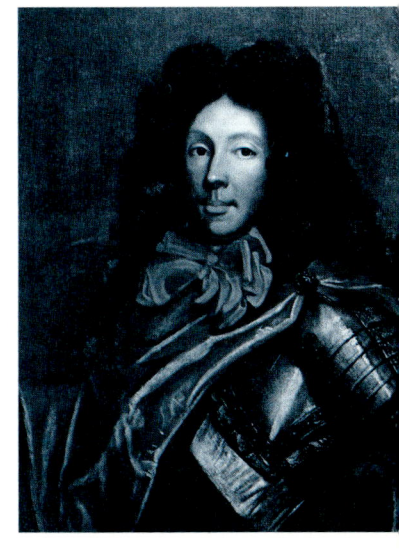

Abbildung 2663 (oben). Sébastien Le Prestre de Vauban, Marschall von Frankreich (1633–1707). Gemälde von Joseph Parrocel (1646–1704). (Paris, Akademie der Wissenschaften)

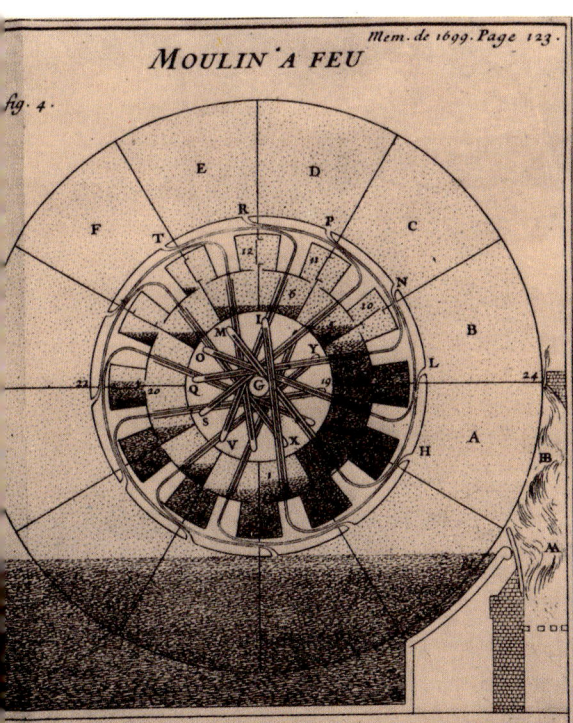

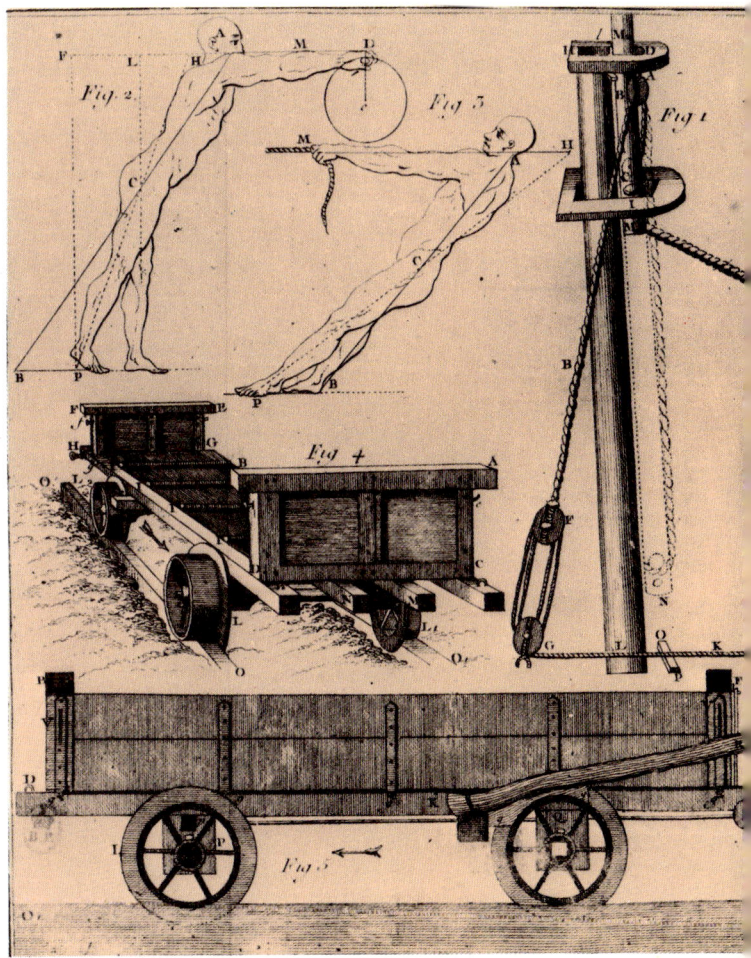

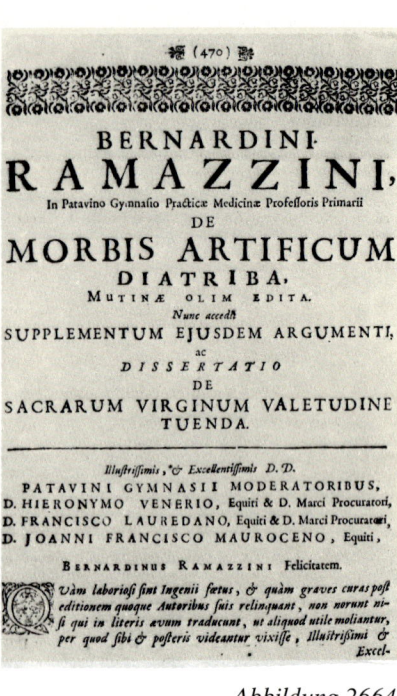

Abbildung 2664
Titelseite des berühmten Werkes von Bernadino Ramazzini, De morbis artificum diatriba, *Modena 1701.*

money. In London war er dem berühmten S'Gravesande (1682–1742), Professor in Leiden, begegnet, der in seinen *Physices elementa mathematica* die Schnelligkeit und den Ertrag der menschlichen Arbeit untersucht hatte.

In Twickenham schließlich erfand der Reverend Stephen Hales (1677–1771), der als erster den Blutdruck gemessen hatte, 1744 ein Entlüftungssystem für Bergwerke und große Gebäude. Dieser »Ventilator« war für einen Luftaustritt mit einem Tempo von 0,1 m pro Sekunde berechnet, eine heute als mäßig angesehene Geschwindigkeit. Die Kontrolle wurde durch U-förmige Rohre erreicht, die in vertikalen Hüllen befestigt waren.

In Paris stellte Dortous de Mairan (1678–1771) der Akademie das »Maß für die Bewegungskräfte des Körpers« vor. In einer Abhandlung über das »Gehen« arbeitete er mit Réaumur (1683–1757) zusammen, diesem universellen Wissenschaftler, der die Methode zur Wärmemessung erfand, ein Vorläufer der ergonomischen Untersuchung der Wärme war und überdies noch das Werk *Description des arts et métiers* (Beschreibung der Künste und Handwerke) verfaßte. Bélidor (1693–1761) räumte 1737 dem Studium der menschlichen Arbeit einen bedeutenden Platz in seiner bewunderswerten *Architecture hydraulique* ein.

Schließlich zeigte der Seefahrer Bouguer (1698–1758), daß bei der Arbeit der Ruderer die Leistung bei einem zu schnellen Rhythmus abnimmt, und er erfand ein Photometer, um die Beleuchtung zu studieren. Zur selben Zeit unternahmen die Schweizer Euler (1707–1783) und Daniel Bernoulli (1700–1782), danach Deparcieux (1703–1768) und Lambert (1728–1777) mathematische Untersuchungen der menschlichen Arbeit.

Wir müssen nun wieder etwas weiter zurückgreifen: die Aufzählung der verkannten Wegbereiter der Arbeitsphysiologie darf den gewaltigen Fortschritt in den Jahren um 1700 in der Geschichte der Medizin nicht im dunkeln lassen. 1701 erschien in Modena das erste grundlegende Buch über »die

Abbildung 2665
Die Glasbläserei.
Abbildung aus der Bildersammlung der Enzyklopädie der Gewerbe, *Paris 1785.*
(Paris, Bibl. d. Angewandten Künste)
Man erkennt den Schirm zum Schutz des Glasbläsers, dem ein Jugendlicher hilft.

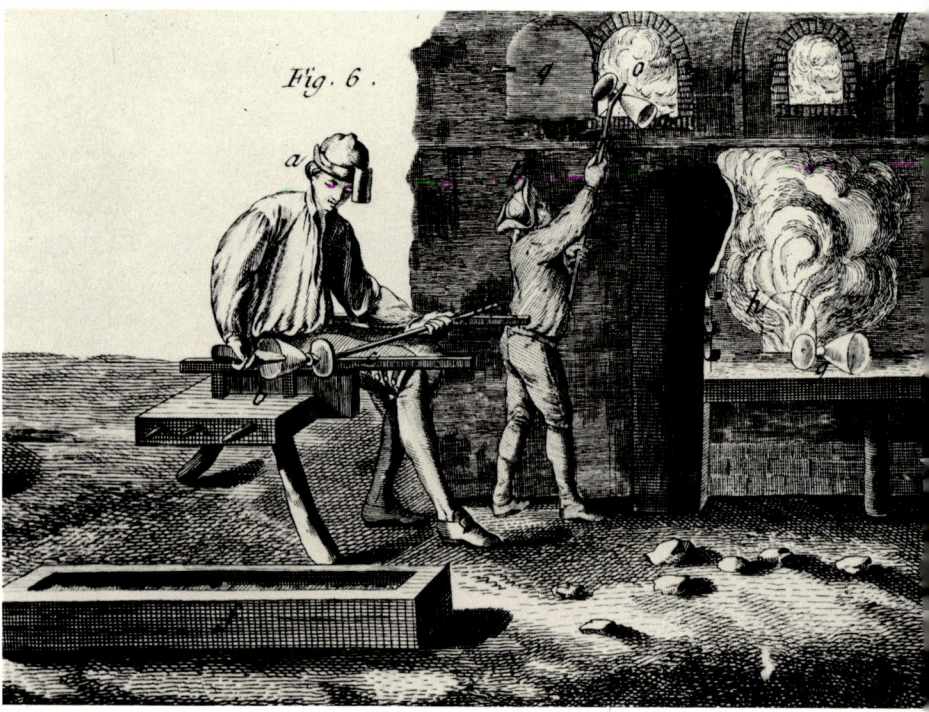

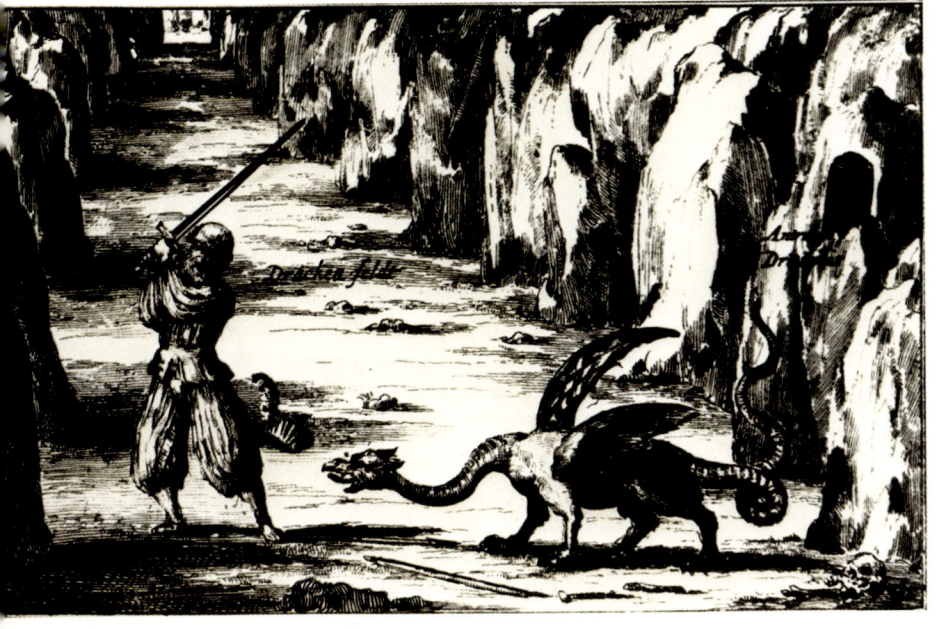

*Abbildung 2666
Der Bergwerkdrache.
Stich aus* Mundus subterraneus
in XII libros digestus *von
Athanasius Kircher,
Amsterdam 1678.
(Paris, Nat. Bibl.)
Bis zur Zeit Ramazzinis, der
ebenfalls noch diesen Glauben
teilte, wurden die schrecklichen
Schlagwetter in den Minen dem
Drachen »Knauff Kriegen«
zugeschrieben, der dem auf dem
Stich abgebildeten ähnlich war
und eine unterirdische Welt
bewohnte, die plötzlich feuer-
spuckend wütete.*

Krankheiten der Arbeiter«, wenn man den lateinischen Titel *De morbis artificum diatriba*, welchen sein Autor, Bernardino Ramazzini, gewählt hat, auf moderne Art übersetzt. Er wurde am 5. November 1633 auf Capri geboren, war Arzt der Herzöge von Este und bis 1700 Professor an der Universität von Modena. Dann wurde er vom Senat von Venedig auf den Lehrstuhl für Allgemeinmedizin berufen. Schließlich war er Rektor der berühmten Universität von Padua, mit ihren sechstausend Studenten die bekannteste von Europa. Ramazzini war ein umfassender Wissenschaftler und korrespondierte mit den bedeutendsten Männern seiner Zeit, vor allem mit Leibniz. Als Physiker veröffentlichte er mehrere Werke über den atmosphärischen Druck und das Bohren artesischer Brunnen. Als Arzt untersuchte er die Eigenschaften von Petroleum, trat für die Verwendung der Chinarinde ein, unterstützte die Doktrin von Harvey und war ein begeisterter Medizinhistoriker. Neben seiner Aufgabe, die hohen Würdenträger und die Patrizierfamilien medizinisch zu versorgen, fand er noch Zeit, sich in die ärmsten Viertel zu begeben, um den Arbeitern zu helfen und die Ursachen ihrer Leiden unter ihren Arbeitsbedingungen zu suchen. Er besuchte nicht nur die Werkstätten und Fabriken, die Höhlen der Weber und jene der Glasbläser, sondern durchstreifte auch in den Bergen die Bergwerksstollen und die »Erdöl«-Förderschächte, aus denen man schon Grundstoffe für die »Parfumerien« und die Apotheken gewann. Er schrieb: »Ich habe nicht verachtet, die geringsten Werkstätten zu besuchen, um sorgfältig alle Mittel zu beobachten, die in den mechanischen Werkstätten verwendet werden.« Und weiter: »Beim Durchstreifen der Werkstätten, die in dieser Hinsicht die einzige Schule sind, in der man darüber etwas lernen kann, habe ich mich bemüht, Mittel zu finden, um die Krankheiten, welche sie befallen, zu heilen und ihnen vorzubeugen.« Aus diesen endlosen Streifzügen entstand sein Werk. Er starb am 9. November 1714 in den Armen seines Lieblingsschülers, des großen Jean-Baptiste Morgagni, der herbeigeeilt war, ihn aufzurichten.

Die *Diatriba* und ihre Ergänzung von 1713 enthalten zweiundfünfzig Abhandlungen. Jede von ihnen gibt eine technologische Beschreibung eines

*Abbildung 2667
Porträt von
Bernardino Ramazzini
in* Opera omnia medica et
physiologica, *Genf 1717.
(Paris, Bibl. der Alten Med.
Fakultät)*

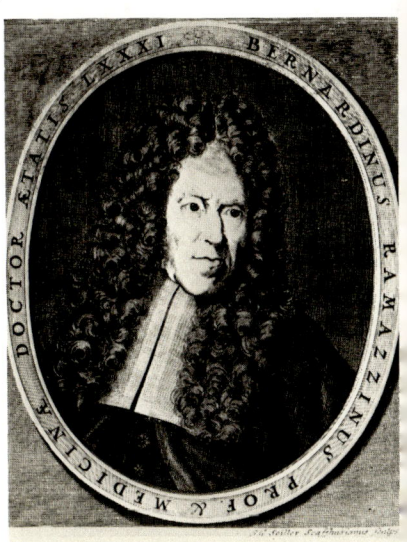

2375

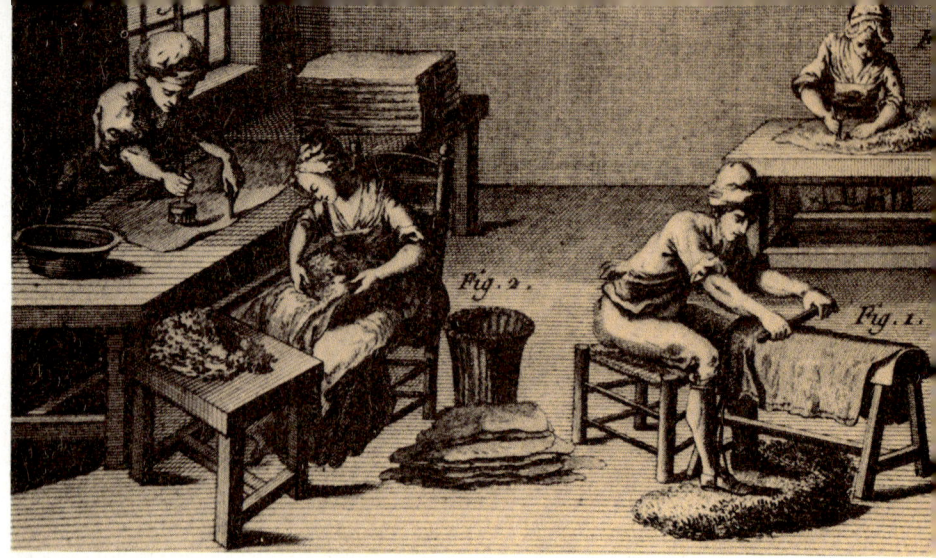

Abbildung 2668 (unten) Die Kunst des Hutmachers. Abziehen, Bearbeitung und Zuschnitt. Abbildung aus der Enzyklopädie der Gewerbe, Paris 1785. (Paris, Nat. Bibl.) Die Haut wurde mit einer Lösung von Quecksilber in Salpetersäure bearbeitet, um das Verfilzen der Haare zu verhindern; diese wurde »Stärkewasser der Hutmacher« genannt. Dieser gefährliche Vorgang verursachte bei den Arbeitern schwere Quecksilbervergiftungen, und die meisten von ihnen konnten mit fünfundvierzig Jahren nicht mehr arbeiten.

Berufes, seiner Pathologie und Hinweise auf ältere Autoren, die sich schon früher damit befaßt haben. Ramazzini kennt die Atembeschwerden der Grubenarbeiter und die Gefahr gesundheitsschädlicher Gase, rät zur Ausstattung mit »Belüftungsmaschinen«, welche die verbrauchte Luft abziehen und reine Luft zuführen sollen, und zur Verwendung von Masken aus Glas oder aus Blasen. Dazu verfaßte er eine präventive Pharmakopöe. Er schlägt schon Luftschächte vor zur Abführung ungesunder Dämpfe, die Joseph d'Arcet dann hundert Jahre später verwirklicht.

Mit diesen technischen Verfahren und mit Maßnahmen der Körperhygiene möchte Ramazzini die Quecksilberlähmungen und das Zittern der Vergolder, Maler und der Arbeiter in den Zinnoberminen und die Vergiftungen durch Bleiweiß verhindern. Er sucht den durch Lichteinwirkung hervorgerufenen Sehstörungen bei Glasbläsern vorzubeugen, ebenso denen, die bei den Präzisionsarbeitern durch forcierte Akkomodation verursacht werden, wie zum Beispiel bei den jüdischen Feinwäschenäherinnen und den Miniaturmalern. Er ist über die berufsbedingten septischen Unfälle und die Geschlechtskrankheiten der Ammen, Hebammen und Totengräber ebenso besorgt wie über den inhalationsbedingten Alkoholismus der Schnapsbrenner. Er weist auf zahlreiche Asthmaerscheinungsformen bei Arbeitern hin, die viel Staub einatmen, wie Bäcker, Müller, Kalkbrenner und viele andere und räumt den schweren Atmungsinfektionen der Steinbrucharbeiter durch Sandstaub, der »so fein ist, daß er durch die Masken aus Ochsenblasen dringt« und in ihren Lungen »Ablagerungen« bildet, einen besonderen Platz ein. Auch zeigt er Schäden durch verspannte Haltung, einseitige Belastung oder unnatürliches Stehen, »wie jenes der Edelleute am Hofe Spaniens«, auf. Weiter macht er darauf aufmerksam, wie wichtig eine gute, den Schwerpunkt ausgleichende Haltung beim Tragen von Lasten ist und nimmt die modernen Methoden der Beförderung vorweg. Er beklagt die Berufstaubheit der Kupferschmiede Venedigs, die diese zu verhindern suchen, indem sie sich die Ohren zustopfen.

Im Jahrhundert der Aufklärung machten sich allerdings seine Übersetzer über gewisse Zeugnisse seiner Leichtgläubigkeit lustig: er wies das Vorhandensein von *Knauff Kriegen*, dieser Gespenster, welche die Bergwerke heimsuchen, nicht von der Hand. Über die Seeleute bemerkte er – vielleicht naiv einen Witz wiederholend –: »Wenn sie den Äquator überqueren, bekommen sie vom Schatten, der bald rechts, bald links ist, Kopfschmerzen...«

Das Werk Ramazzinis hatte tiefgreifende und langanhaltende Auswirkung. Seine Abhandlung erfuhr sechzehn Neuauflagen in Latein und wurde zu seinen Lebzeiten in die deutsche, englische, holländische und italienische Sprache übersetzt. Die gesamte wissenschaftliche Welt des 18. Jahrhunderts ließ sich davon beeinflussen, wie Linné in der Dissertation seines Schülers Nicolas Skragge, 1764. In England widmete William Buchan (1729–1805), Professor in Edingburgh, »den Berufen als Ursache für Krankheiten« sechzig Seiten seiner berühmten *Domestic medicine*, die Duplanil, Arzt des Grafen von Artois, 1770 ins Französische übersetzte. Zur gleichen Zeit untersuchten seine Zeitgenossen, der Schotte Lind und der Holländer Rouppe, die Berufskrankheiten der Seeleute. In Paris veröffentlichte Philippe Hecquet (1661–1737), ein alter Einzelgänger vom Port-Royal, in seiner 1740 erschienenen *Arzney und Chirurgie der Armen*, die Autoren des *Lexikons der Gesundheit*, 1760, und des *Lexikons der Medizin*, 1772, ganze Abschnitte von Ramazzini, ohne dessen Namen zu erwähnen. In seinen Sektionsprotokollen mißt der berühmte Morgagni, (1682–1771), der seinem alten Meister stets treu geblieben ist, dem früheren Beruf der von ihm sezierten Leichen besondere Bedeutung bei. François Boissier de Sauvages (1706–1767), auf den Montpellier so stolz ist, stützt sich in seiner *Nosologie* oft auf das Kriterium des Berufs. Trotz eines ungeheuer ausgefüllten wissenschaftlichen Lebens und unzähliger Reisen übte Antoine de Jussieu (1686–1758) bis zu seinem Tod seine Arzttätigkeit in den elendsten Vierteln aus.

Jacques Tenon (1724–1816) dachte in der Salpêtrière an andere Opfer der Quecksilbervergiftung. Dort starben die Hutmacherinnen an den Folgen der Absonderung von Quecksilbernitrat. Er besuchte Filzfabriken in Paris,

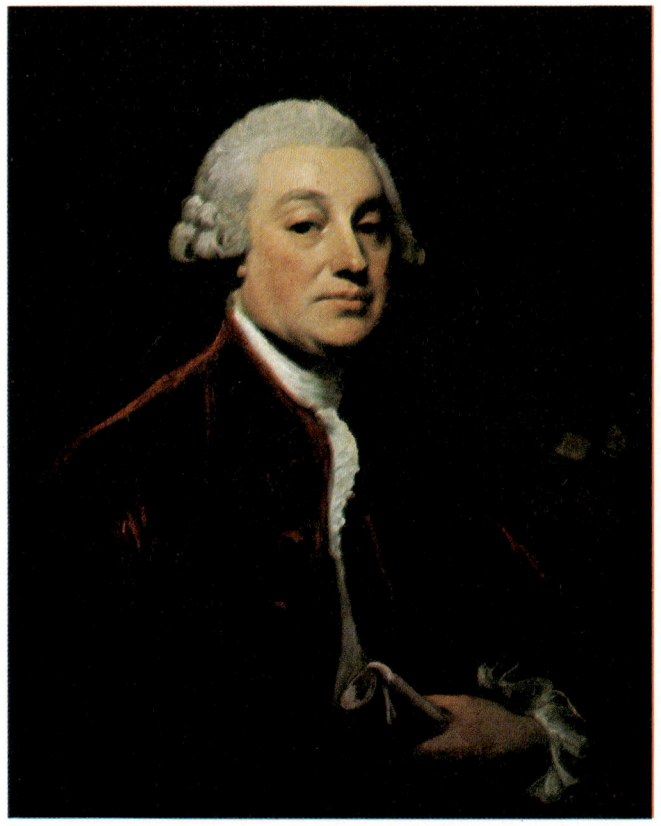

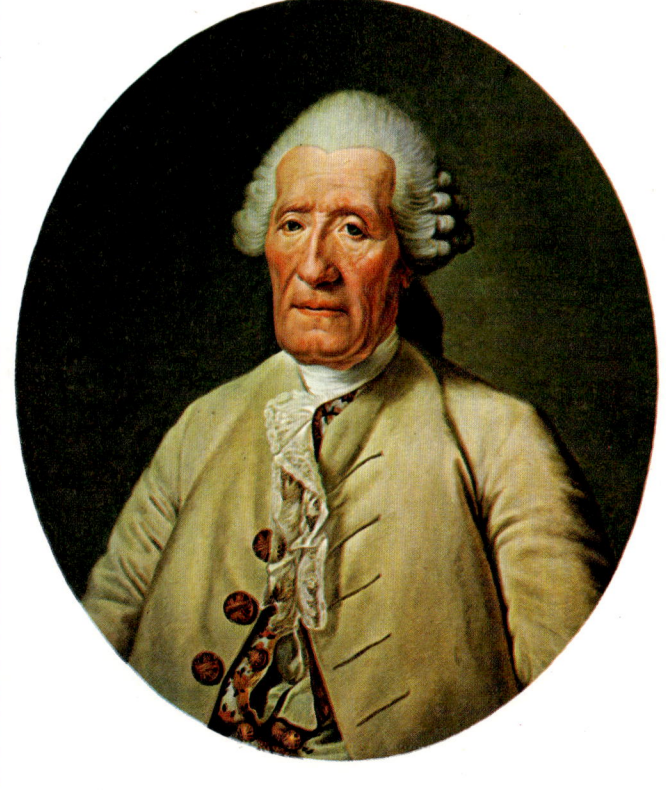

Abbildung 2669 (unten links)
Sir Percival Pott (1714–1788), gemalt von George Romney (1734–1802)
(London, Sammlung des Royal College of Surgeons)

Abbildung 2670 (unten rechts)
Jacques de Vaucanson (1709–1782).
Porträt von Joseph Boze (1745–1826).
(Paris, Akademie der Wissenschaften).
Außer seinem berühmten, heute verlorenen Automaten hatte Vaucanson einen automatischen Webstuhl erfunden, den Jacquard zum Vorbild nahm, um seinen eigenen zu entwickeln.

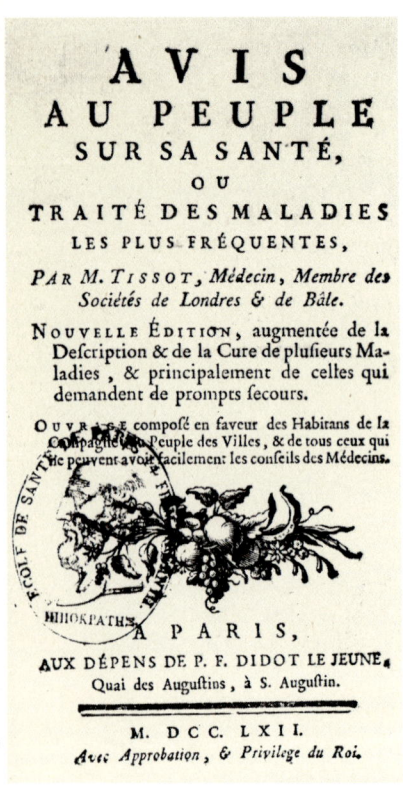

Abbildung 2671
Titelseite des Buches von Samuel-Auguste Tissot, Ratgeber für das Volk über die Gesundheit oder Abhandlung der häufigsten Krankheiten, Paris 1762.
(Paris, Bibl. der Alten Med. Fakultät)
Auguste Tissot war der medizinische Stolz Europas im Zeitalter der Aufklärung und so berühmt, daß der österreichische Kaiser Joseph II., der inkognito durch Lausanne kam, darauf bestand, ihn kennenzulernen. Als man ihm Voltaire vorstellen wollte, hatte er sich jedoch geweigert. Tissot bemühte sich sehr, die medizinischen Kenntnisse seiner Zeit einer möglichst breiten Bevölkerungsschicht zugängig zu machen.

und sein Bericht von 1757 an die Akademie der Wissenschaften, den er fast fünfzig Jahre später, am 2. Fruktidor des Revolutionsjahres XII (20. August 1804), wiederholt, ist ein Paradebeispiel für die Aufgabe der Arbeitsmediziner. Er untersuchte nicht nur das gesamte Personal, sondern auch die Unternehmensleiter, und er fand, daß sie vorzeitig alterten, unterernährt waren und an »allgemeinen Beschwerden und Störungen« der Verdauung, der Atmung und der Harnwege litten. Außerdem besuchte er abschließend die Werkstätten und beschrieb die Arbeitsplätze, das Wollkämmen und die Verarbeitung. Das einzige Mittel, »um das Leben der Arbeiter zu schonen«, wäre die Reduzierung der Verwendung von Quecksilbernitrat oder diese völlig aufzugeben und ein neues Verfahren zu erfinden. Einige Jahre danach findet Le Blanc (1725–1800) noch immer Staub in den Lungen der Steinbrucharbeiter, die vom »Übel von Saint Roch« befallen sind, mineralische Ablagerungen, an denen sie ersticken. Boucher (1715–1780) beschrieb die durch Vibrationen verursachten Störungen bei den Schleifern.

Doch das uralte, aber immer wieder diskutierte Hauptthema blieb die Bleivergiftung, die von Zeller, Boerhaave, Antoine de Haen und Henkel behandelt wurde, der 1725 die Ansicht vertrat, daß die »trockenen Koliken« allein durch Blei verursacht werden. Huxham 1739, Astruc und Bordeu 1751, Dubois de Rochefort 1775 glauben, Blei sei nicht die einzige Ursache. Sie erhalten Unterstützung durch den berühmten Tronchin (1709–1781) mit seinem einzigen, 1757 geschriebenen Buch: *De colica pictonum*, in dem er sieben weitere Ursachen außer Blei angibt, darunter sogar die »Leidenschaft der Seele«. Die Vertreter der Gegenpartei erhalten Genugtuung durch ein zündendes Pamphlet von Philippe Bouvard. Diese Meinungsverschiedenheiten bestanden mehr als hundert Jahre und ließen den Zweifel darüber, ob Blei die Ursache für die »Kolik von Poitou« gewesen sei, weiterhin bestehen. Selbst eine neuere Übersetzung des Werkes von Stockhausen durch Gardane 1768 und die Unterstützung englischer Ärzte, wie George Baker und James Hardy, schufen keine Klarheit. Inzwischen wies Antoine Portal (1742–1832) in seinem Bericht von 1774 die Akademie darauf hin, daß das Blei bei den Arbeitern, die damit zu tun haben, oft durch den Mund eindringe. 1783 riet der Chemiker Guyton de Morveau, das giftige Bleiweiß durch das unschädliche Zinkweiß zu ersetzen, »zum Wohl der Arbeiter«.

1768 veröffentlichte der Schweizer Arzt Tissot (1728–1798), ein Schüler von Haller und Professor in Lausanne, ein kleines Büchlein, das rasch Berühmtheit erlangte: *De la santé des gens de lettres* (Über die Gesundheit der Literaten) über die Krankheiten der führenden Kreise. Er wurde von Joseph II. zum Professor in Pavia ernannt. Sein Nachfolger, Pierre Frank (1745–1821), war Leibarzt des Zaren und des Kaisers von Österreich, Verfasser eines umfassenden *Systems der medizinischen Polizei* und Vorkämpfer der Sozialmedizin. Tissot arbeitete einen Reformplan aus, den er am 19. September 1790 der Nationalversammlung vorlegte und der Erziehungskrankenhäuser vorsah »mit besonderen Abteilungen für Krankheiten der Handwerker«. Unter derselben Bezeichnung legte der kaum einundzwanzigjährige Antoine-François de Fourcroy (1755–1809) am 12. November 1776 der jungen Königlichen medizinischen Gesellschaft die erste französische Übersetzung der Abhandlung von Ramazzini vor. So erfuhr das Werk *Essai sur les maladies des artisans* (Über die Krankheiten der Handwerker) des Lehrmeisters aus Padua mit de Lassone, de Vicq d'Azyr und den hervorragendsten Denkern der Medizin und der Wissenschaft im Kampf gegen die verkalkte medizinische Fakultät einen neuen Aufschwung. Die kritische Ausgabe von Fourcroy aktualisierte das Problem der Berufskrankheiten gerade in dem Augenblick, als die genialen Beobachtungen von Percival Pott (1713–1788) ins Französische übertragen wurden, der berichtete, daß der Krebs der Schornsteinfeger berufsbedingt sei. Der große englische Chirurg schrieb nicht nur die ungewöhnliche Häufigkeit von Hodensacktumoren bei alten Schornsteinfegern dem Kontakt mit dem fetten Anthrazitruß zu, sondern er wies auch auf die beharrlich lange Inkubationszeit vor dem Auftreten des Krebses hin. Pott starb, bevor die ungeheure Wichtigkeit seiner Entdeckung genügend verstanden wurde. Fourcroy ging andere Wege; er widmete sich der Politik und der Chemie, wurde Mitglied des Konvents, im Kaiserreich sogar Graf, und er begründete mit den Überlebenden der alten Akademie der Wissenschaften die moderne Chemie.

Zu jener Zeit war die Königliche Akademie die umfassendste wissenschaftliche Gesellschaft Europas und jene, die sich mit den Lebensbedingungen der Menschen am meisten befaßte. In einer ihrer Sitzungen im Jahr 1775 verlas der Physiker Charles Auguste de Coulomb (1736–1806), ein Pionieroffizier, die erste Fassung seiner Abhandlung *Sur la force des hommes* (Über die Kräfte der Menschen), die bis heute Grundlage der Arbeitsphysiologie geblieben ist. In Experimenten, die er gemeinsam mit Borda auf Martinique unternahm, verglich er die Arbeitsleistung und die Müdigkeit, die kurzzeitigen Höchstleistungen und die langzeitigen Durchschnittsleistungen und versuchte schließlich, den optimal nutzbaren Wert zu finden, ebenso ein Mittel, welches Belastungen und Überbelastungen durch ein wirtschaftlich sinnvolles Tempo, verbunden mit Ruhezeiten, verringert und so das Gleichgewicht der Funktionen herbeiführt. In einer anderen Sitzung der Königlichen Akademie, am 17. April 1782, kündigte d'Alembert die Schaffung eines »Preises für die Aufzeigung gesundheitsschädlicher Handwerke« an, der die Arbeiter vor beruflich bedingten Unfällen und Krankheiten bewahren sollte und der »die Durchführung der mechanischen Handarbeiten weniger gesundheitsschädlich und weniger gefährlich machen« sollte. Diese zunächst anonyme Gründung war den großzügigen Spenden des Barons de Montyon zu verdanken. Bis 1789 waren drei Maler die Preisträger, die unschädliche Farben verwendeten, und zweimal der Genfer Chemiker Henri-Albert Gosse (1753–1816), der später die *Considérations générales sur les maladies des professions* (Allgemeine Betrachtungen über die Berufskrankheiten) schrieb und damals eine Maske für die mit Quecksilber arbeitenden Vergolder erfunden hatte. Man sollte nicht vergessen, daß zur selben Zeit Pilâtre de Rozier (1754–1785), der das erste Opfer von Flugreisen wurde, ein Atemschutzgerät mit einem Glasvisier, einem Behälter und einer Luftzuführung und somit die erste Gasmaske konstruierte.

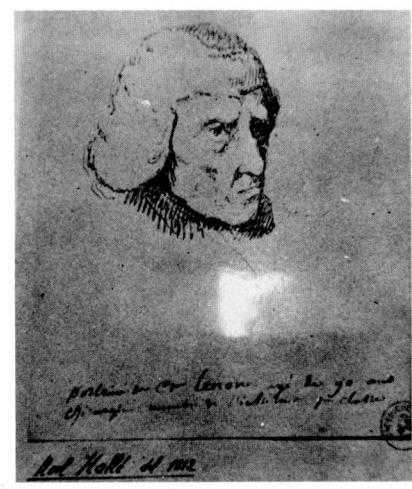

Abbildung 2672
Jacques Tenon, 1812. Nach einer Zeichnung von Hallé, angefertigt im Institut.
(Paris, Archives de l'Assistance publique. Vom Autor zur Verfügung gestelltes Bild.)

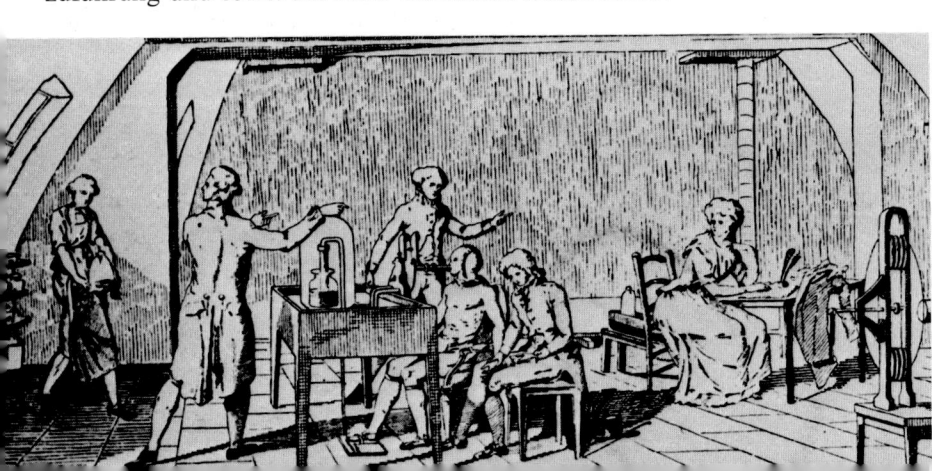

Abbildung 2673
Untersuchung der Atmung des Menschen bei der Arbeit. Versuch von Lavoisier an Seguin. Nach einer Zeichnung von Frau Lavoisier, abgedruckt in Physiologische Organisation der Arbeit *von Jules Amar, Paris 1917.*
Man erkennt hier Armand Seguin (1767–1835) mit nacktem Oberkörper, wie er mittels Fußhebeln eine Maschine bewegt, die an ein Meßinstrument angeschlossen ist. Er atmet unter einer Maske mit Ansaugstutzen, während ihm ein Assistent den Puls mißt. Man sieht auch Frau Lavoisier, die sich an einem kleinen Tisch Notizen macht.

Abbildung 2674
Der verletzte Maurer, *von Francisco de Goya (1746–1828) (Madrid, Prado)*

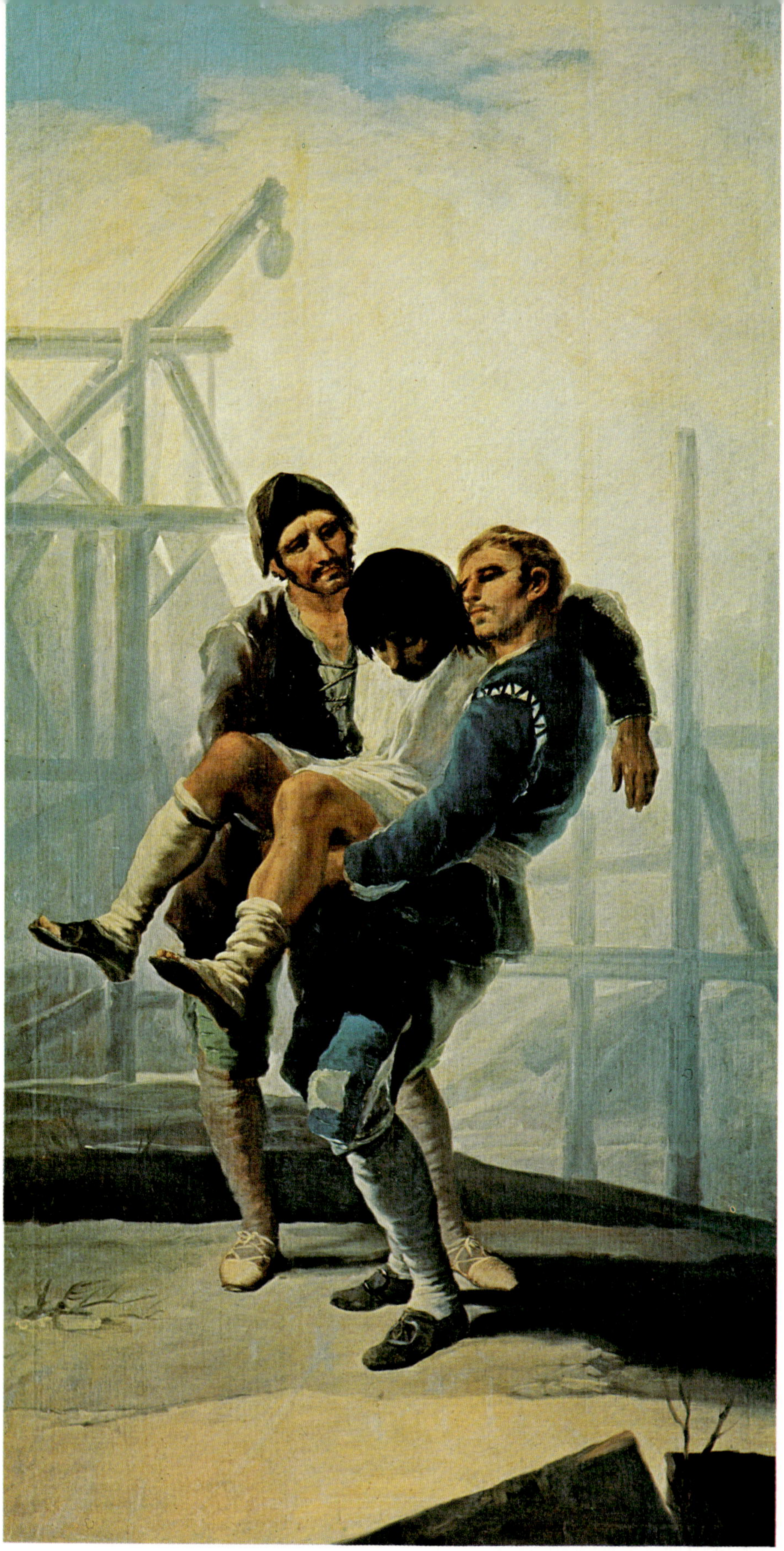

Abbildung 2675 (unten)
Porträt des jungen Antoine Lavoisier, nach einem zeitgenössischen Stich. Jean-Marc Nattier zugeschrieben. (Paris, Sammlung des Autors)

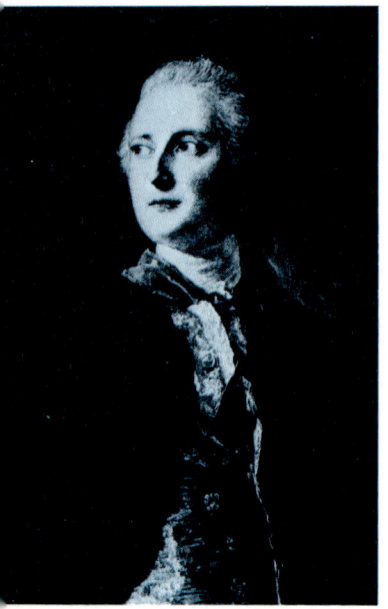

Der wunderbare Bericht, den wahrscheinlich Lavoisier über den Preis von 1783 verfaßt hat, ist nur wenig bekannt. Er zählt die Berufe von Arbeitern auf, »die eine Reihe von Opfern sind«, weiter »die giftigen, beißenden Teilchen oder Staubkörnchen, welche die Lunge befallen..., das Feuer..., die Zwangslagen, die übermäßigen Lasten...« Der Text fährt fort: »Oft verursacht die Art der Arbeiten einen gewaltsamen Tod oder tödliche Unfälle. Dies ist das Schicksal der leidgeprüften Menschen... Welch trauriges Ergebnis der Industrie! Unsere Gebäude sind mit Blut zementiert...« Und die Schlußfolgerung ist glänzend: »Sollen doch Maschinen die Arbeiter ersetzen, soll der Arbeiter vom Objekt Abstand halten, sollen doch Geräte seine Tätigkeit erleichtern...«

Der geniale Antoine-Laurent Lavoisier (1743–1794) befaßte sich mit Physiologie ebenso wie mit Chemie und ging grundlegend auf die Probleme menschlicher Arbeit ein. Gemeinsam mit Laplace (1767–1835) trieb er kalorimetrische Studien, die seither auf diesem Gebiet häufig verwendet werden. Seine 1789 mit Armand Seguin (1767–1835) verfaßten *Expériences sur la respiration de l'homme au travail et au repos* (Versuche über die Atmung des Menschen bei der Arbeit und bei der Rast), in denen durch zwei Zeichnungen von Frau Lavoisier eine ergreifende Spur vorhanden ist, sind der erste Versuch, die Tätigkeit eines Arbeiters durch die Analyse der Menge des verbrauchten Sauerstoffs und die Aufzeichnung anderer Parameter zu bewerten: Temperatur, Puls, Belastungen, Arbeitsklima; ebenso wird heute bei Untersuchungen der Arbeitsbedingungen verfahren. Vom Sturm der Revolution hinweggerafft, erlebt Lavoisier die Auswirkungen seiner Forschungen nicht mehr. Seguin flüchtete in die Kriegsindustrie und in das Bankgeschäft und machte in der Gerberei der Sèvre-Insel ein ungeheures Vermögen. Ironie des Schicksals – er sollte die begonnenen Forschungen nie beenden.

Mit Beginn des Napoleonischen Kaiserreiches erlebte die Untersuchung der Arbeit einen neuen Aufschwung. Es ist vielleicht zu wenig bekannt, daß Jacquard (1752–1824), der in der Gewerbeschule seine berühmte Maschine herstellte, versuchte, durch eine automatische und programmierte »Mechanik« die ermüdende Arbeit der Kinder abzuschaffen, von denen verlangt wurde, unter den Webstühlen »die Fäden zu ziehen«. Er hatte den durchbohrten Zylinder von Vaucanson (1709–1782) durch eine endlose Rolle aus rechteckigen Kartons ersetzt, einem echten Informations-»Gedächtnis«.

Zur selben Zeit war der Graf von Rumford (1753–1814) nach Paris gekommen, um hier die letzten Jahre seines unsteten Lebens als englandtreuer Amerikaner zu verbringen. Er wurde der zweite Ehemann von Frau Lavoisier, die er jedoch schon bald verließ, um danach sein Leben voll und ganz seinen Untersuchungen über die Hitze, die Beleuchtung, die Bekleidung und die Ernährung der Bevölkerungsschichten zu widmen. Er wurde ein seltsamer Vorkämpfer der Ergonomie. Sein ehemaliger Assistent, Humphrey Davy (1778–1829), der der berühmteste Chemiker Großbritanniens wurde, wurde mitten im Krieg vom Institut und am Kaiserlichen Hof empfangen. Einige Jahre danach, 1816, entwickelte er eine Grubenlampe mit einer Hülse aus feinem Metallgewebe, welche Schlagwetterexplosionen verhinderte und sie vor allem durch eine Veränderung der Flamme, einem Symbol für die vollkommene Sicherheit bei der Arbeit, anzeigte. Alexander von Humboldt (1769–1859), ein umfassender Gelehrter, und Dr. Koreff (1783–1851) verhalfen ihr zur Verbreitung. Jean Aldini (1762–1834), ein

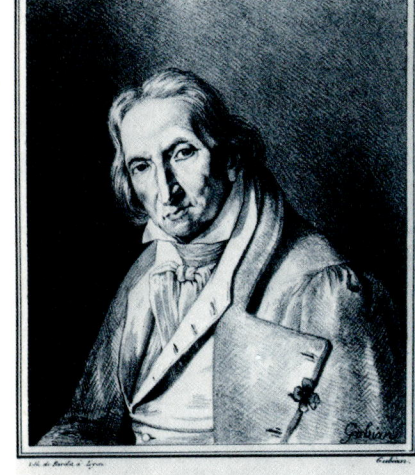

Abbildung 2676
Joseph-Marie Jacquard. Stich aus dem 19. Jh.
(Paris, Museum Carnavalet)

Abbildung 2677
Lyoner Seidenarbeiter. Werkstatt mit dem Webstuhl von Jacquard um 1830.
(Paris, Nat. Bibl.)

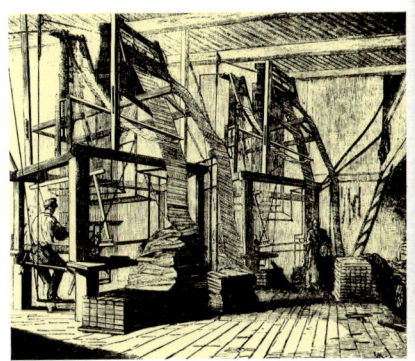

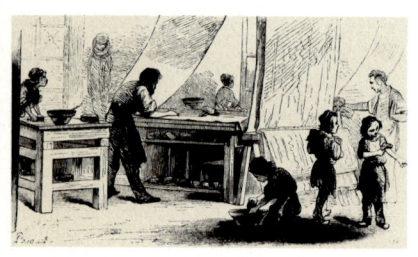

Das 19. Jahrhundert

Abbildung 2678 (oben) Fabrikkinder. Stich um 1842. (Paris, Bibl. d. Angewandten Künste)
Obwohl Kinderarbeit seit dem Beginn des 19. Jh. oft als Mißbrauch angeprangert wurde, setzte man das Mindestalter für Kinder, die in Unternehmen mit mehr als zwanzig Arbeitern beschäftigt waren, erst 1841 auf acht Jahre fest, und 1851 wurde ihr Arbeitstag auf zehn Stunden beschränkt.

Abbildung 2679 (unten) Der Taucheranzug mit Druckausgleich von Louis Denayrouze. Illustration aus Merveilles de la science *(Wunderwerk der Wissenschaft) von Louis Figuier, 1867–1891.*
Der Taucheranzug von Denayrouze, angeregt durch den Druckausgleich nach Rouquayrol, wurde 1864 zum erstenmal eingesetzt und ist der Vorläufer der modernen Tauchapparate.

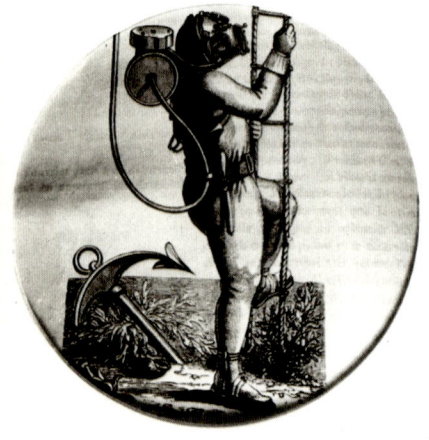

Neffe von Galvani und Erfinder des Elektroschocks, 1804, verwendete das feine Metallgewebe von Davy für das erste antithermische Gewand aus »hauchdünnem Eisendrahtschleier« mit Asbest, um Arbeiter und Feuerwehrleute zu schützen. Schließlich setzte ein sehr erfolgreicher Erfinder, der sowohl das Kombinationsschloß, die Baumschere und die Mittagskanone vom Palais Royal entwickelte, Edme Régnier (1751–1825), Konservator am Museum der Artillerie, die methodischen Forschungen über die »Kraft des Menschen« fort, dank einem Apparat, den er das »Dynamometer mit Zeiger« nannte und der praktisch bis heute in der Verwendung gleichgeblieben ist. Er machte damit gemeinsam mit Chaussier (1746–1828) Versuche.

Gleichzeitig entwickelt sich auch die Berufsmedizin. François-Victor Mérat (1780–1851) widmet 1803 Corvisart seine Dissertation über die *metallische Kolik,* die er 1812 durch eine Abhandlung über das Zittern der Vergolder vervollständigt. Er glaubt noch, es gäbe zwei Ätiologien, die »pflanzliche« und die durch Blei. In seiner *Description des maladies de la peau* (Beschreibung der Hautkrankheiten), die Jean-Louis Alibert (1768–1837) 1806 begonnen hatte, behandelt er die Beziehungen zwischen »der Haut und den Berufen«. Moreau de La Sarthe schreibt im Kapitel »Medizin« der *Methodischen Enzyklopädie* über die »Gewerbe«. Cadet de Gassicourt (1769–1821), Erster Apotheker des Kaisers und Vorkämpfer der Berufsberatung, vergleicht Krankheiten und Gewerbe in Statistiken. Orfila (1787–1853), der von den Balearen nach Frankreich gekommen war, veröffentlichte zwischen 1813 und 1821 seine Abhandlungen über Toxikologie, medizinische Chemie und Gerichtsmedizin, welche auch berufsbezogene Komponenten enthielten.

Schließlich brachte Philibert Pâtissier (1781–1863) eine modisch abgestimmte Version der *Krankheiten der Handwerker* nach Ramazzini heraus. Er beschreibt darin die neuesten Errungenschaften, so die neutralisierende Maske von Brizé-Fradin, die Methode der frühzeitigen Ausschneidung vom Krebs der Schornsteinfeger nach Guillaume Dupuytren (1777–1835) und schließlich das System der Belüftung durch die »Luftschächte« von Joseph d'Arcet (1777–1844). Dieser hatte 1818 für seine Erfindung einen von der Akademie der Wissenschaften gestifteten Preis für den »Erfinder eines Mittels zu vergolden, ohne Gefährdung durch Quecksilber« bekommen. Joseph d'Arcet war ein leidenschaftlicher Verfechter der Vorbeugung und der Hygiene in Industriebetrieben; er erfand auch Schutzbekleidungen und Sicherheitsgürtel und besuchte mehr als dreihundert Werkstätten. Im Buch von Pâtissier taucht zum erstenmal in Statistiken über den Zusammenhang zwischen Krankheitshäufigkeit und Berufen der Name Louis-René Villermé (1782–1863) auf, der unter den großen Wegbereitern der Arbeitsmedizin und der Ergonomie eine entscheidende Rolle gespielt hat. Als Militärchirurg im Kaiserreich war er vom unbarmherzigen Kriegsgeschehen, den Leiden der Zivilbevölkerung und der Gefangenen betroffen. Seiner ersten Untersuchung, *Des prisons telles qu'elles sont et telles qu'elles devraient être* (Gefängnisse, wie sie sind und wie sie sein sollten), folgten bald Arbeiten über die Berufspathologie und über Arbeitsbedingungen. Villermé wurde zum Mitglied des Instituts ernannt, das ihn 1837 mit einer Untersuchung über das Leben der »Arbeiterklassen« beauftragte. Er wählte die Textilindustrie, während Benoisten de Châteauneuf das Leben der Bauern in Westfrankreich erforschte. Villermé reiste drei Jahre lang durch Nordfrankreich, die Ardennen, das

Elsaß, die Gegend um Lyon, die Provence, das Languedoc und – zum Vergleich – durch den Kanton Zürich. Als Ergebnis unzähliger methodischer Notizen, die er im Laufe dieser Reisen aufgezeichnet hatte, erschien 1840 das Werk *Tableau de l'état physique, et moral des ouvriers employés dans les manufactures de coton, de laine et de soie* (Schilderung des physischen und moralischen Zustandes der in den Baumwoll-, Woll- und Seidenfabriken beschäftigten Arbeiter) in zwei Bänden mit 900 Seiten. Er beschreibt von jeder besuchten Fabrik die Werkstätten, notiert Flächen, Rauminhalt, Temperaturen und Luftfeuchtigkeit, macht sich Sorgen wegen des Staubs und der Erschütterungen, informiert sich über den Bau »geeigneter Maschinen«, die Vorschriften über das Tragen von Masken und beschönigt nichts. Noch energischer als Adam Smith, 1776, stellt Villermé die ständig sich wiederholende Arbeit in Frage und den »Überdruß einer Arbeit, die sich auf einige Bewegungen beschränkt und im engen Rahmen desselben Saales mit erdrückender Eintönigkeit wiederholt«. Er verweist auch auf die harten Arbeits- und Lebensbedingungen der Frauen, die langen Arbeitswege, die ärmliche Kleidung, die viel zu hohe Miete für Elendsbehausungen und die Betten ohne Leintücher hin. Er lehnt sich auf gegen das Elend, die Unmoral und den Alkoholismus, die daraus entstehen. Zahlreiche Darstellungen geben Einzelheiten über die Löhne, die Kategorien der Anstellungen, alle Preise für tägliche Ausgaben, die Quote der eine Schule besuchenden Kinder, den pathologischen Zustand der Rekruten und die tägliche Nahrungsmenge an. Vor allem aber quält ihn das erschütternde Schicksal der Kinder, die ab dem fünften Lebensjahr bis zu fünfzehn Stunden pro Tag arbeiten. Schon in der Sitzung der Fünf Akademien vom 2. Mai 1837 verkündet er, daß Tausende von Kindern mehr arbeiten als Sträflinge oder die letzten Sklaven der Antillen, die nach den Regelungen nur zu neun Arbeitsstunden pro Tag verpflichtet waren. Dank seiner Freunde im Parlament begannen im Mai und Juni 1839 das Oberhaus und das Abgeordnetenhaus sich mit diesem Drama zu befassen; auf Anregung von Graf Tascher, Vicomte Dubouchage, Marquis de Laplace und François Delessert wurden Kommissionen eingesetzt. Schließlich legte das Gesetz vom 22. März 1841 fest, daß Kinder erst ab dem achten Lebensjahr angestellt werden dürften, doch die Arbeitszeit wurde erst 1851 auf zehn Stunden pro Tag beschränkt. Schließlich wurde diese Altersgrenze auf zwölf Jahre angehoben, und Arbeitsinspektoren überwachten die Einhaltung dieser Verfügungen.

In zahlreichen Schriften von Villermé befinden sich noch viele andere Warnungen. 1850 schrieb er einen Bericht über *die Unfälle, welche in den Industriewerkstätten durch mechanische Apparate verursacht werden*. Er gibt darin Möglichkeiten an, wie Gefahren durch bewegliche Maschinenteile vermieden werden könnten, er beschreibt die Sicherheitsbegrenzungen, Gehäuse, Schutzgitter, obligatorische Dienstvorschriften über Inbetriebnahme und Abschalten, über Wartung oder Schmierung, die Vergrößerung der Umlaufgänge, die Beleuchtung, und schließlich schlägt er die Schaffung einer Überwachungsstelle zur Untersuchung der Unfälle vor. Zum Abschluß ruft er den Unternehmensführern die strafrechtliche Seite in Erinnerung: »Jeder ist verantwortlich für den Schaden, der durch seine Tat, seine Nachlässigkeit oder seine Unvorsichtigkeit verursacht wird.«

Nach dem Tod von Villermé wurde seine Tätigkeit von der Industriegesellschaft Mülhausen weitergeführt, die ihn immer unterstützt hatte. Sie war

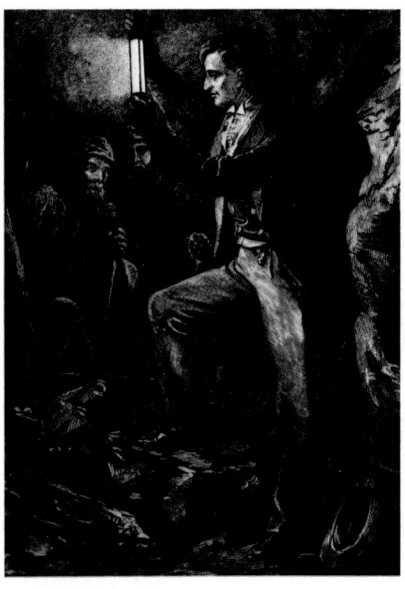

Abbildung 2680
Humphrey Davy testet seine Lampe.
Englischer Stich aus dem 19. Jh.
(Paris, Privatsammlung).
Die Lampe von Davy besteht aus einem Behälter mit einem 3 cm langen Docht und einem Zylinder aus feinem Metallgewebe, der die Flamme luftdicht umgibt. Sie ist nicht nur explosionsgeschützt, sondern zeigt auch die Schlagwetter an: wenn Grubengas sich mit Luft vermischt, flammt das Licht auf und verlöscht. Ab 1816, dem Datum ihrer Erfindung, brachte sie somit den Grubenarbeitern eine völlige Sicherheit.

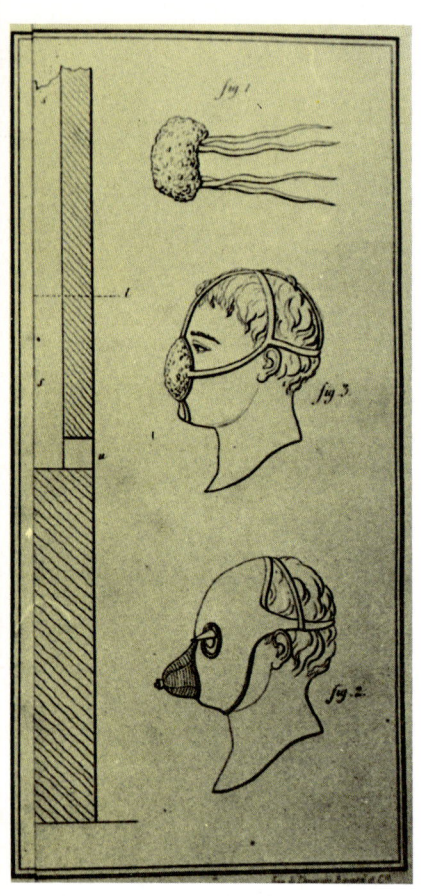

Abbildung 2681
Masken zur Bekämpfung von Bleivergiftungen, beschrieben und gezeichnet von Tanquerel des Planches. (Vom Autor zur Verfügung gestelltes Bild.)

1826 von den Familien Köchlin, Schlumberger und Dollfus, also von Liberalen, die bisweilen auch Angehörige der politischen Geheimgesellschaft Charbonnerie (Karbonari) waren, gegründet worden; sie hatte die Aufmerksamkeit auf die Dissertation von Dr. Jean Gerspach aus Thann (1827), *Über den Einfluß von Spinnereien und Webereien auf die Gesundheit der Menschen*, gelenkt. Ihre Förderer, Dr. Penot und Frédéric Engel-Dollfus, gründeten 1867 die erste »Vereinigung zur Verhütung von Unfällen in Fabriken«.

In den angelsächsischen Ländern führten Thackrah in England 1831 und Walker in New York 1837 methodische Untersuchungen über die Berufskrankheiten durch. In Frankreich veröffentlichte Tanquerel des Planches 1839 seinen *Traité des maladies du plomb* (Abhandlung der Bleikrankheiten), eine echte Zusammenfassung aller Kenntnisse über Bleivergiftungen. Doch die Gegner der Auffassung, daß Blei die Ursache der »trockenen Kolik« oder der »Koliken von Poitou« sei, sollten erst zwanzig Jahre später durch das Werk des Marinearztes Amédée Lefèvre (1798–1869) widerlegt werden. Seine *Recherches sur les causes de la colique sèche* (Untersuchungen über die Ursache der trockenen Kolik) mit dem Anhang von Herland, *Manuel sommaire d'analyse chimique* (Zusammenfassung der chemischen Analyse), ermöglichten das leichte Erkennen bleihaltiger Gifte. Es war das ungeheure Verdienst von Lefèvre, aufgezeigt zu haben, daß es an Bord der Schiffe überall Blei oder Bleisalze gab, Dutzende von Tonnen: in den Farben, in den »Pökelkammern« oder den Wasserbehältern, in »verzinntem« Geschirr ebenso wie in dem von den Matrosen verwendeten Tongeschirr aus Lannilis. Er belehrte die Ärzte, nach dem Burtonschen Bleisaum zu suchen, und er veranlaßte vor allem den Minister, Admiral Hamelin, die Verwendung von Blei, von Bleiweiß und von Mennige zu verbieten, das durch andere Metalle oder durch Zinkweiß ersetzt werden konnte.

Um 1840 konnte im Kampf gegen Quecksilbervergiftungen ein entscheidendes Ergebnis verzeichnet werden. Die Entwicklung der Galvanoplastik ersetzte dank der Arbeiten von Elkington, Auguste de La Rive, Ruolz und Christofle das Quecksilber bei der Vergoldung, wobei die Entdeckungen in

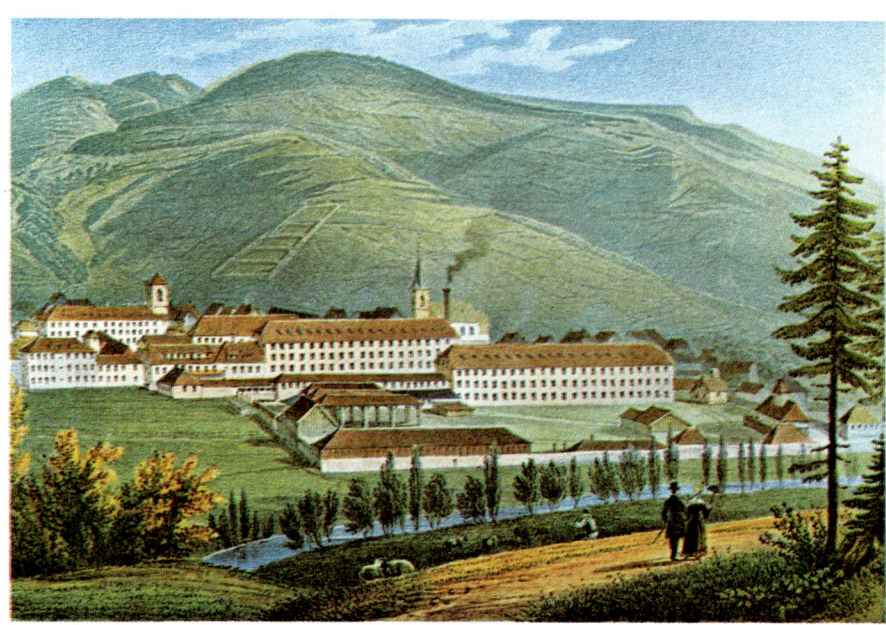

Abbildung 2682
Fabrik von M. Hartmann und Sohn *in Münster (Elsaß)*. Mechanische Weberei mit einer Abteilung für bemalte Stoffe, *1842*. (Paris, Nat. Bibl.)

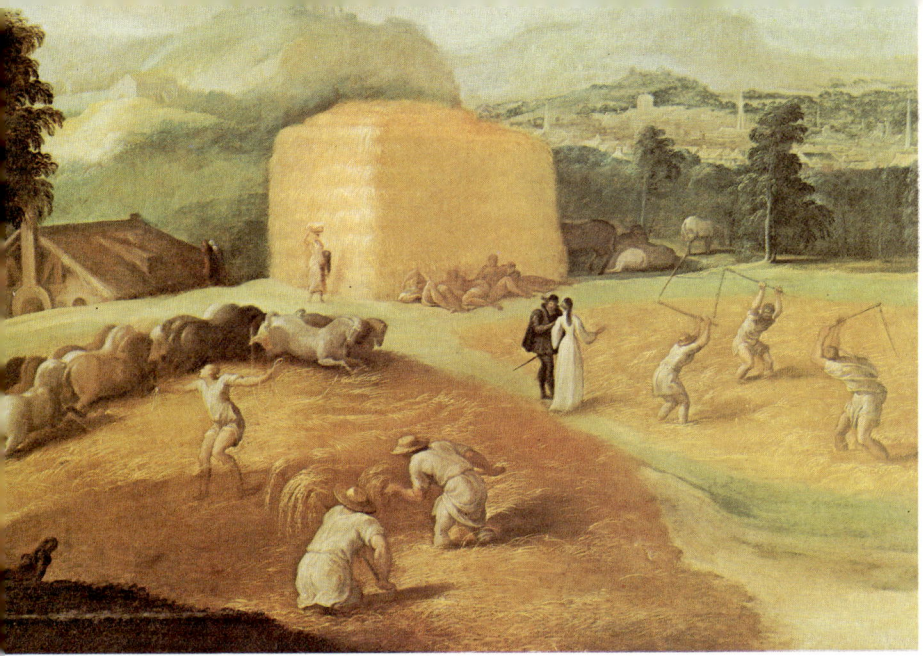

Abbildung 2683
Landschaft mit Getreidedreschern.
Das Bild wird Giulio Camillo Dell'Abate zugeschrieben, 16. Jh.
(Paris, Louvre)

Sankt Petersburg von Henri Jacobi und Maximilien de Beauharnais, Fürst von Leuchtenberg (1817–1852), Sohn von Herzog Eugen und Schwiegersohn von Nikolaus I., dessen Name leider allzu oft vergessen wird, angewandt wurden. Ab 1845 beschrieben Miquel und später Maurin die Rohrkrankheit der Provence. 1847 entdeckte Kopp (1817–1875), Professor der Fakultät in Straßburg, den roten, amorphen Phosphor, welcher anstelle des weißen Phosphors verwendet werden konnte. Dieser war für die schrecklichen Brandwunden der Streichholzhersteller verantwortlich, eine Krankheit, die von Sédillot, Géhin und Ulysse Trélat dem Jüngeren untersucht wurde. Dessen Vater, Ulysse Trélat (1795–1879), Psychiater und Anhänger der Karbonari, hatte zwischen 1828 und 1848 mit Arago und Tardieu vergeblich versucht, in der Gewerbeschule einen Kurs für Hygiene in den Industriebetrieben einzurichten; dies gelang erst Frédéric Heim de Balsac, 1905. Trotzdem mehrten sich die Krankheiten, die neuen Produkten zuzuschreiben waren, wie Blasengeschwüre und Erkrankungen durch Anilin und Nitrobenzol, auf die 1861 Letheby, Olivier, Bergeron und 1885 Rehn aufmerksam machten. Die durch Chrom verursachten Geschwüre wurden ab 1851 von Chevallier in Frankreich, Ducatel in den Vereinigten Staaten und Heathcote in Großbritannien und 1869 von Hillairet und Delpech beschrieben, der schon 1856 die Vergiftung durch Schwefelkohlenstoff beschrieben hatte. Das 1854 erschienene *Lexikon der Hygiene* von Ambroise Tardieu und die Sammlung der *Annales d'hygiène publique et de médecine légale* (Jahrbücher der öffentlichen Hygiene und der Gerichtsmedizin) machten die Berufspathologie allgemein bekannt. Ein Beispiel dafür ist die 1859 erschienene Abhandlung von Vernois über die durch Arsen verursachten Geschwüre, die 1860 Bazin in seinem Unterricht am Saint-Louis-Krankenhaus über die berufsbedingten Ausschläge wieder aufgriff. 1862 widmete Michel Lévy am Krankenhaus Val de Grâce hundertsechzig Seiten seiner neuen *Abhandlung der Hygiene* der Berufspathologie, ihm folgte 1870 Hirt in Deutschland.

Schon Mitte des 19. Jahrhunderts konnte man von Ergonomie sprechen; merkwürdigerweise war der Ausdruck selbst 1857 von dem polnischen Naturforscher Jastrzebowski in einem Leitartikel der Zeitschrift *Natur und Industrie* geschaffen worden. Diese Bezeichnung geriet zwar wieder in Vergessenheit, doch dank Magendie, Claude Bernard und ihren Schülern setzte

Abbildung 2684 (unten)
Ein Läufer, ausgestattet mit Apparaten zur Aufzeichnung der verschiedenen Gangarten. Abbildung aus *Machine animale* von Etienne-Jules Marey, Paris 1882.
(Paris, Bibl. der Alten Med. Fakultät)
E.-J. Marey untersuchte als erster wissenschaftlich den Gang des Menschen und der Tiere und den Flug der Vögel. Er entwickelte eine photographische Büchse, die zwölf Bilder in der Sekunde aufnahm, und etwas später, 1887, einen chronophotographischen Apparat mit beweglichem Film, den Vorläufer der photographischen Kamera.

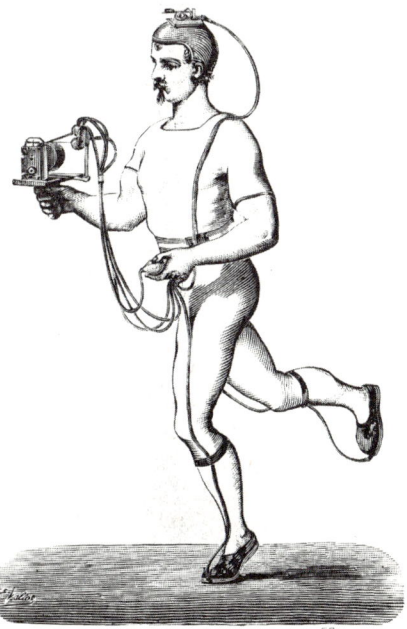

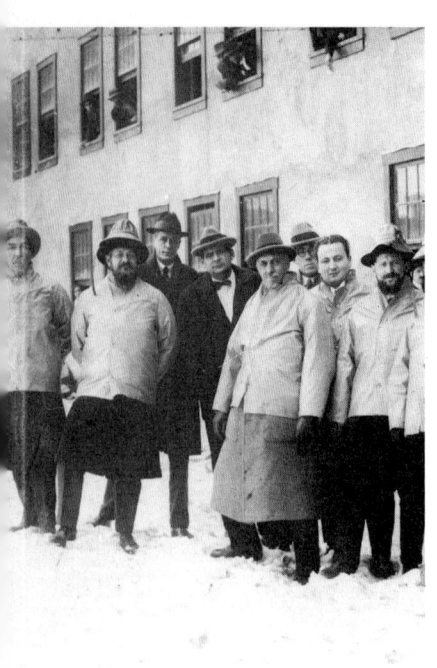

*Abbildung 2685
Albert Thomas, erster Direktor des Internationalen Arbeitsamtes von 1919 bis 1932, beim Besuch einer Kupfermine in Chile, 1925 (Bildmitte).*

sich dieser Gedanke in der Folge der experimentellen Physiologie mehr und mehr durch. Ihnen zur Seite sind zwei große Wissenschaftler zu stellen, Chauveau (1827–1917) und Marey (1830–1904), deren Entdeckungen der Arbeitsphysiologie noch immer zur Ehre gereichen. Sie entwickelten die graphische Aufzeichnung physiologischer und mechanischer Parameter durch pneumatische Gehäuse und eine rotierende Registriertrommel. So konnten die Leistungen und Bewegungen der Arbeiter sowie Atmung und Kreislauf untersucht werden. Der Universalgelehrte Chauveau setzte die Arbeiten von Robert Mayer (1850) und von Hirn (1855) fort, stellte die Gesetze der Dynamik und der Muskelenergie auf und bereitete jene der Thermodynamik und der Bioenergie vor, welche von Rubner (1894), Zunts, Magnus Lévy, Benedict, Atwater und Jules Lefèvre untersucht wurden. Marey nahm die Forschungen von Jannsen und von Muybridge wieder auf und erfand 1887 die chronophotographische Büchse, den Vorgänger des Films.

Gleichzeitig sollten Arbeiten bei Tauchmanövern oder in gesundheitsschädlicher Luft, die bis dahin mit Glocken oder Taucheranzügen ohne automatische Luftzufuhr ausgeführt wurden, von einer vergessenen Entdeckung profitieren, welche das moderne Tauchen erst erlaubte: 1863 konstruierten der Ingenieur Rouquavrol, der Marineleutnant Denayrouze und sein Bruder, Absolvent der Technischen Hochschule und Bühnenautor, ihr »Aerophor« mit automatischem Druckausgleich, dessen Regulierventil die Luftzufuhr entsprechend dem äußeren Druck steuert. Der Marinearzt Juvénal machte Versuche mit diesem Gerät, mit dem er die Herz- und Atemfrequenz feststellte. Zur selben Zeit stellte Paul Bert (1833–1886) von 1869 bis 1877 die Gesetze der Kompressionsverminderung auf, die der Engländer Haldane zwanzig Jahre danach ausnützte, um seine Tauchertabelle zu erstellen, welche die zu beachtenden Tiefen angab.

Nach 1900

Nach 1900 machte die Arbeitsphysiologie mit Jules Amar (1879–1935) einen entscheidenden Schritt nach vorne. Amar war Schüler von Chauveau und untersuchte die Arbeitsbedingungen in Nordafrika. Er stand unter dem Schutz von Viviani, dem ersten Arbeitsminister, und Ministerpräsident Georges Clemenceau (1841–1929), der Arzt und Verteidiger aller Unterdrückten war. 1904 hatte er in der Tageszeitung *Aurore* einen Feldzug gegen das Bleiweiß geführt und ein Verfahren in Gang gesetzt, das dessen Verbot zur Folge hatte. Amar kehrte mit einer bemerkenswerten Dissertation nach Frankreich zurück, die er 1909 unter dem Titel *Le Rendement de la machine humaine* (Ertrag der menschlichen Maschine) der Sorbonne vorlegte. Er schuf an der Gewerbeschule ein Laboratorium für Berufsarbeit und bereitete dort sein grundlegendes Buch, *Le Moteur humain* (Der menschliche Motor), vor, das 1914 erschien und dem 1917 das Werk *L'Organisation physiologique du travail* (Physiologische Organisation der Arbeit) sowie Hunderte von Artikeln und Mitteilungen an die Akademie der Wissenschaften folgten. Darin findet sich schon die gesamte künftige Ergonomie: Ergonomische Vergleichsmessungen mit dem Einrad, Untersuchung des Pulses, der Belastungen, der Arbeitszeiten, der Unterbrechungen, der Stimmung, Temperatur, Beleuchtung, Strahlung, Vibration, des Lärms, Drucks, der Lüftung, Ernährung, Kleidung ... Er verwendete dynamographische Geräte, Registriergeräte und Filme und paßte die Arbeitsgeräte den Erfordernissen der Menschen an. Damals wurden in Deutschland die Kaiser-Wilhelm-Institute, die späteren Max-Planck-Institute, zu Stätten der Forschung über die Arbeit. Diese Einrichtungen wurden in der ganzen Welt nachgeahmt, »um die Anstrengungen des Menschen bei der Arbeit zu untersuchen«, wie es Camille Soula ausdrückte, der sich diesem Anliegen widmete.

Der Erste Weltkrieg veranlaßte Jules Amar zu Arbeiten über die Rehabilitation von Versehrten. Doch erst der Zweite Weltkrieg sollte der Ergonomie, der »Tochter der Kriegsfolgen«, wie Quéro meinte, eine offizielle Daseinsberechtigung verleihen. Der inzwischen in Vergessenheit geratene Ausdruck von Jastrzebowski wurde von dem Waliser Murrel zu Beginn des wiedererlangten Friedens aufgegriffen, um die Gesamtheit der technischen physiologischen und psychologischen Maßnahmen zur Anpassung der Arbeit an den Menschen zu definieren. Dieses Vorhaben wurde während des Krieges in den Fabriken der Alliierten unter dem Einfluß amerikanischer und britischer Wissenschaftler aus den verschiedensten Wissenschaftszweigen durchgeführt. Schließlich ermöglichten die friedlichen Tätigkeiten eine weltweite Verbreitung der Ergonomie, im Osten wie im Westen... Während die Untersuchungen der Arbeitsunfälle seit dem Ende des vorigen Jahrhunderts durch das Gesetz von 1898 veranlaßt wurden, erfuhr während des Ersten Weltkriegs auch die Erforschung der Berufskrankheiten einen ersten Aufschwung. In Frankreich ging das vor allem auf den Einfluß von Albert Thomas zurück, dem Minister für Rüstung, der zwei Ärzten, Mazel aus Lyon und Leclerc aus Lille, die Schaffung einer Präventivmedizin in den Rüstungsfabriken anvertraute. Das Gesetz vom 25. Oktober 1919 anerkannte zum erstenmal offiziell die Liste der berufsbedingten Krankheiten. In einigen großen Unternehmen wurden Beratungsstellen eingerichtet, und in der Zwischenkriegszeit verhalfen Duvoir, Piédelièvre, Barthe und viele andere der Berufstoxikologie zu einem großen Fortschritt in Frankreich, wo, wie auf der ganzen Welt, Institute gegründet wurden. Während der deutschen Besetzung wandte die Stiftung Carrel bei der Arbeitsmedizin die Methoden der Psychologen Langlois, Lahy und Laugier an, um die Einzelleistungen durch Vergleich der von Bonnardel durch Gitternetze bildlich dargestellten Arbeitsplätze zu untersuchen und festzuhalten. Ein Gesetz vom 28. Juli 1942 bewirkte, daß bei einigen großen Berufszweigen medizinische Beratungsstellen eingerichtet wurden. Doch erst mit dem großen Aufschwung nach der Befreiung Frankreichs setzte sich die Notwendigkeit der Arbeitsmedizin mit dem Gesetz vom 11. Oktober durch, das von Desoille, Mazel, Simonin, Barthe und Jean-Jacques Gillon ausgearbeitet wurde.

Später verstärkten in Frankreich weitere Dekrete den präventiven Charakter dieser Medizin, die zugleich über die Gesundheit der Arbeitnehmer wachen sollte und jegliche Ursachen für eine Schädigung am Arbeitsplatz aufspüren und ändern sollte. So stellt die Arbeitsmedizin die Eignung der Menschen fest und soll gleichzeitig Überbelastungen oder schädliche Tätigkeiten, gefährliche Materialien oder Umgebungen, Stimmungen sowie unnötige Zwangsverfahren abschaffen. Tausende von Ärzten führen diese Aufgabe in der Welt aus, davon mehr als viertausend in Frankreich, die prinzipiell ein Drittel ihrer Zeit in Werkstätten verbringen sollen, wie es Ramazzini wünschte. Das wachsende Interesse der öffentlichen Meinung an den Arbeitsbedingungen erfordert wohl diese Anstrengung.

Zum Abschluß könnte mit Chevalier de Camus gesagt werden, daß es »der Zweck der Maschinen sein sollte, die Menschen zu entlasten«.

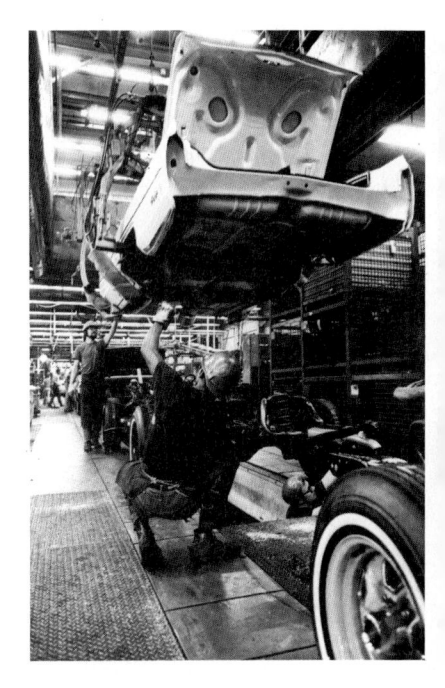

Abbildung 2686
Die Fließbandarbeit 1973 in den Fabriken von Oldsmobile in Lansing, Michigan (USA).

Abbildung 2687 (unten)
Messungen der Arbeitsleistung, des Sauerstoffaustausches in der Lunge, der Hauttemperatur und des Pulses. Hygienelaboratorien des Zentralinstitutes für Arbeit in Indien.

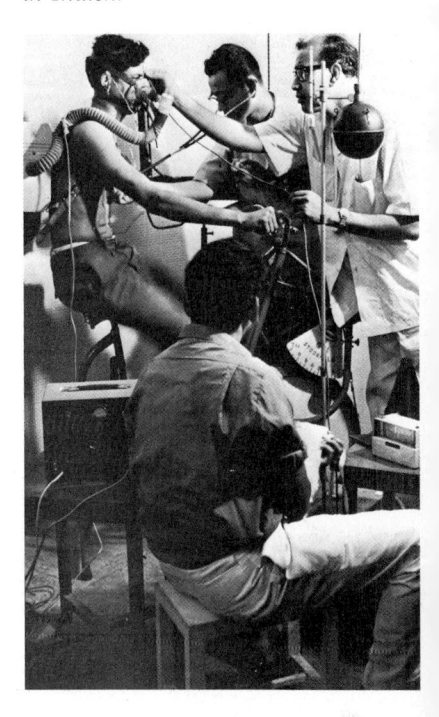

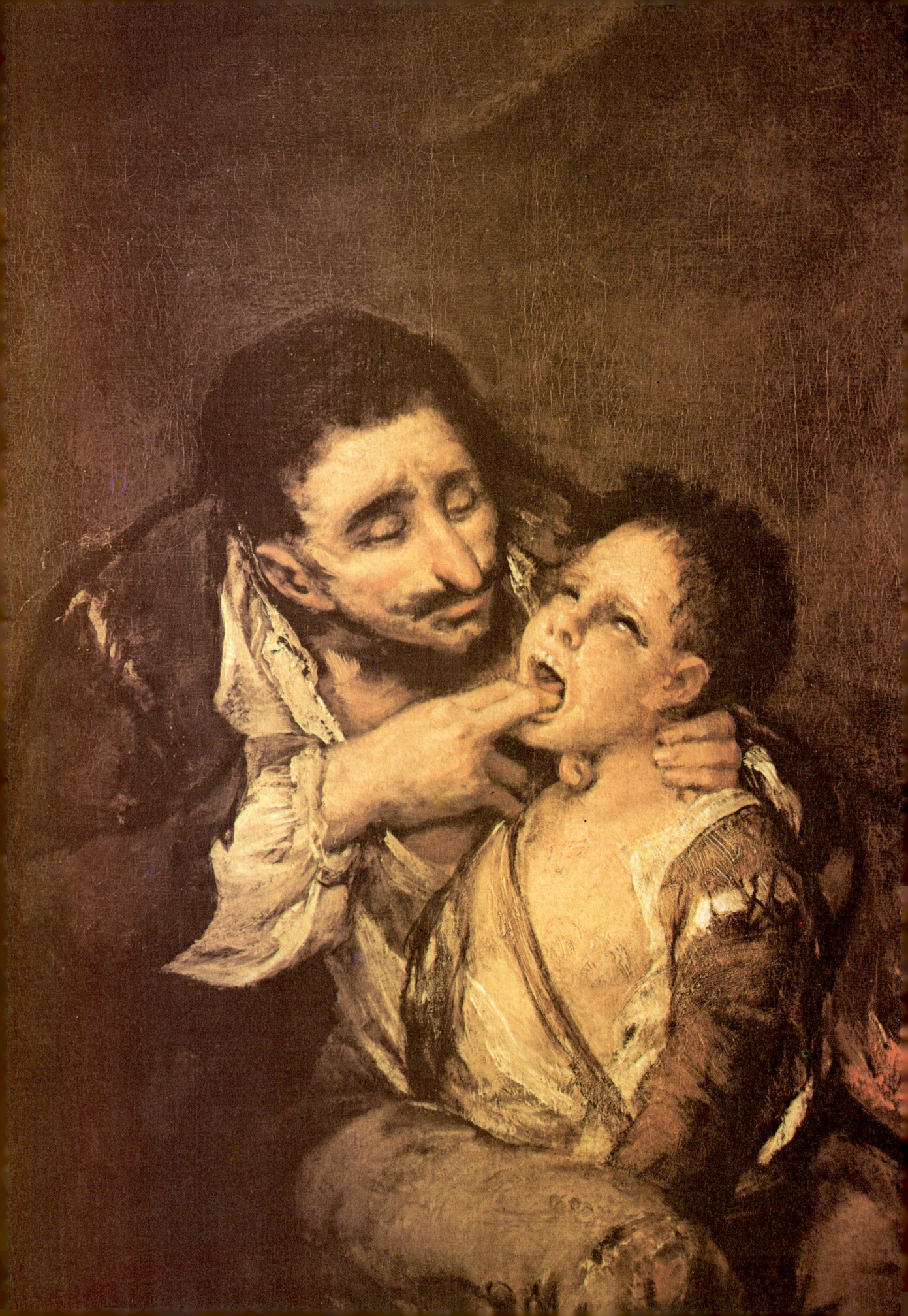

Geschichte der Mikrobiologie

von Robert Fasquelle und Albert Delaunay

*Abbildung 2688 (gegenüber)
Der Krupp.
Gemälde von
Francisco de Goya,
1746–1828.
(Madrid, Sammlung von
Dr. Meraño)*

Die Geschichte der Mikrobiologie ist aufs engste mit jener allen Lebens auf der Erde verbunden. Mit dem sehenswerten Mikroskop von van Leeuwenhoek hatte man zwar schon vor Pasteur neben Pflanzen und Tieren das Vorhandensein von »diertjes« oder Animalculi aufgezeigt, von denen man bis dahin nichts geahnt hatte; doch die Naturgeschichte war vor allem analytisch, und so wurde auch diese neue Reihe von Lebewesen einfach als ein zusätzliches Kapitel unseres Wissens aufgenommen. Hingegen waren die Entdeckungen Pasteurs der Ausgangspunkt zu einer echten Revolution in der Denkungsart, die man damals noch nicht biologisch nannte. Sie gingen aus von der optischen Asymmetrie von Molekülen und zeigten die Vielzahl der Mikro-Elemente auf, der Mikroben, die einen eng begrenzten spezifischen Wirkungsbereich besitzen und für die seit jeher vom Menschen genützte Gärung verantwortlich sind (Sauerteig, vergorene Getränke). Mikroben entstehen nicht durch Urzeugung, sondern durch Verunreinigung aus der Umgebung. Diese Vorstellung war Ausgangspunkt für eine Infektionspathologie, die die Infektionskrankheiten nicht durch die verschiedenen »Beschaffenheiten« der höheren Organismen entstehen ließ, wie man bis dahin geglaubt hatte, sondern durch äußere Übertragung. Dies war die Entwicklung jener Fachgebiete, die es sich zur Aufgabe gemacht haben, die Parasitologie, die Bakteriologie, die Virologie und die immunologischen Reaktionen der befallenen Organismen genauer zu untersuchen und Mittel zu bestimmen, um die unbekannten Substanzen zu erkennen. Heute jedoch haben die Mikroben eine weitaus größere Bedeutung erlangt, denn sie liefern den Wissenschaftlern das einfachste Modell zur Erforschung der Biologie auf der Ebene des Moleküls und beweisen darüber hinaus noch die Einheit der Biologie.

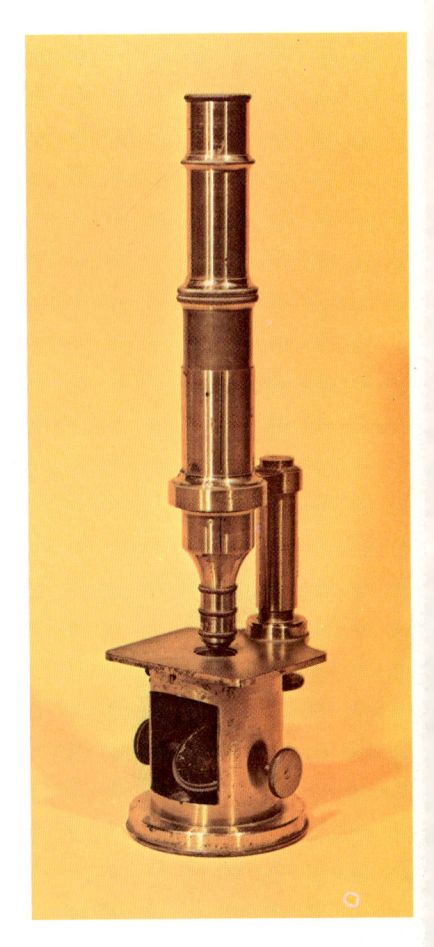

Einführung

Es hätte wohl kaum einen Sinn, der Mikrobiologie vor Pasteur eine lange entwicklungsgeschichtliche Einleitung zu widmen. Wir dürfen nicht vergessen, daß vor ihm nur ein einziger pathogener Keim, nämlich der Milzbranderreger, von Davaine 1850 bemerkt worden war. Eine Milzbrandseuche hatte den Viehbestand der Beauce, der Landschaft südwestlich von Paris, reduziert. Davaine konnte im Blut eines erkrankten Schafes neben den roten Blutkörperchen kleine, glasartige Stäbchen in der Größe des Durchmessers eines roten Blutkörperchens feststellen und beschreiben. Doch erst 1863, nachdem er die Arbeiten von Pasteur über die Gärungserreger kennengelernt und in einem Versuch den Bazillus einem Meerschweinchen eingeimpft

*Abbildung 2689 (oben)
Das Mikroskop, das Pasteur verwendete, um die molekulare Asymmetrie zu untersuchen.
(Paris, Museum Institut Pasteur)*

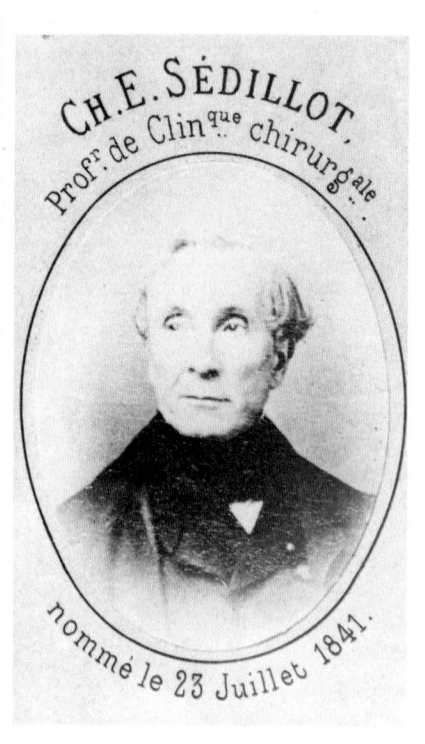

*Abbildung 2690
Charles-Emmanuel Sédillot, 1804–1883, französischer Militärchirurg, wurde 1841 zum Professor der chirurgischen Klinik der medizinischen Fakultät von Straßburg ernannt. Wir verdanken ihm den Ausdruck Mikroben zur Bezeichnung der pathogenen Keime.
(Paris, Museum der Geschichte der Medizin)*

hatte, wagte er zu behaupten, daß diese Bakterien sowohl für den Brand bei Tieren wie auch für den Milzbrand beim Menschen verantwortlich seien. Es soll auch daran erinnert werden, daß das Wort *Mikrobe* selbst erst 1878 von dem französischen Chirurgen Charles-Emmanuel Sédillot geschaffen wurde, der es zuerst von Littré bestätigen ließ und dann vorschlug, »denn es hat den Vorteil, kurz und von allgemeinerer Bedeutung zu sein« gegenüber den bisher fast dreißig verschiedenen Bezeichnungen für diese kleinen Wesen. Zur Einführung ist es hingegen interessant, in der langen Naturgeschichte vor Pasteur einige allgemeine Ideen aufzuzeigen, mit denen dann die Mikrobiologie von Pasteur konfrontiert wurde.

Zunächst hatten die Beobachter zu allen Zeiten den Eindruck der *Einheitlichkeit,* wenn sie die verschiedenen Lebewesen betrachteten: »Die Feder ist für den Vogel das, was für den Fisch die Schuppe ist«, sagte Aristoteles. »Alle möglichen Kombinationen wurden im Laufe der Jahrhunderte durchprobiert, bis an jener festgehalten wurde, die am ehesten fortbestehen kann, so daß der Zufall, dem wir den Fortschritt verdanken, eher als die Notwendigkeit, von der Welt Zeugnis ablegt«, überliefert uns Lukrez von Epikur, *Natura appetit unitatem* (Augustinus), und »Das Höchste Wesen wollte nur ein Mittel anwenden und es gleichzeitig auf alle Arten verändern« (Buffon).

Diesem Gefühl der Einheitlichkeit steht – als zweiter Hauptgedanke – das Bedürfnis nach Klassifizierung gegenüber, um die Lebewesen einzuteilen. Und hier müssen natürlich bei Beschreibungen in erster Linie die *Verschiedenheiten* hervorgehoben werden: die wichtigsten Unterschiede zwischen Pflanzen und Tieren, zwischen Fischen, Vierfüßlern, Fliegen und Würmern, Unterschiede, die immer geringer werden, wenn man von den Klassen zur Ordnung, den Familien, Gattungen und Arten hinuntergeht.

Der dritte wichtige Gedanke ist das Problem der Zeugung oder *Fortpflanzung.* Am weitesten verbreitet war der Standpunkt der *kontinuierlichen Fortpflanzung der Arten* (Linné). Alle Naturforscher waren immer wieder von der Erhaltung der Eigenschaften bei Einzelwesen derselben Art fasziniert. Daher stellte man sich vor, daß zu Beginn aller Zeiten gleichzeitig und nach demselben Modell alle Keime der Einzelwesen geschaffen worden waren, die sich nach und nach aus einer Art entwickeln sollten. Man glaubte, sie seien eines in den Körper des anderen eingeschlossen wie die russischen Puppen, die jede eine gleiche, kleinere in sich trägt; sie warten nur auf einen günstigen Augenblick, um die Schale zu verlassen und in das Leben einzutreten. Dies war eine einwandfreie, logische Theorie der »Vorexistenz der Keime«; sie erklärte alles, vor allem die Beständigkeit der Art. Doch sie vernachlässigte die Bedeutung der Eltern und tat sie als nebensächlich ab, denn sie besagte ja, daß der Keim, zwar in kleinster Form, doch mit allen seinen Teilen schon seit der Schöpfung existiere. Weiter bot sie den Vorteil, als reine Schöpfung des Geistes keinerlei Verifizierung unterworfen werden zu können, denn die durch Definition unendliche Kleinheit der Keime machte sie, wie man meinte, für jede Erforschung unerreichbar. Trotz ihrer Unwahrscheinlichkeit ist der Erfolg bekannt, den diese Theorie der Vorexistenz der Keime – in mehr oder weniger abgewandelter Form – jahrhundertelang hatte.

Hingegen ist die Erkenntnis der *Zeugung durch die Eltern* ein Ergebnis der direkten Beobachtung von Tatsachen oder Versuchen. Zwei Kinder, die von derselben Mutter geboren wurden, besitzen gemeinsame Merkmale, die im

Laufe der darauffolgenden Generationen ebenfalls wieder auftreten. Wenn man das männliche und weibliche Wesen derselben Gattung paart, erzeugen sie Nachkommen, deren Merkmale eine wohlgeordnete Reproduktion jener der Rasse sind. Durch die Geburt von Nachkommen, die selbst wieder in der Lage sind, für Nachkommenschaft zu sorgen, wurde der Beweis für die Zugehörigkeit zweier Einzelwesen verschiedenen Geschlechts zur selben Rasse erbracht. Wenn man nicht weiß, wieweit der männliche Samen und der weibliche Samen für diese schöne Reihenfolge verantwortlich sind, glaubt man zumindest in der Beobachtung von Monstren dafür einen Beweis durch das Absurde zu sehen: könnte nicht die Unordnung ihrer Organisation, die mit dem Leben nicht vereinbar ist, ein Irrtum, eine widernatürliche Paarung zwischen Tieren verschiedener Arten sein? Doch alles wird unklar, wenn der Dichter, der auf Schreckgestalten und Wundersames erpicht ist, nach eigenem Vergnügen Riesenpolypen, Sirenen, Dinosaurier, Zentauren, Einhörner und ähnliches Getier entstehen läßt. Somit bleibt hinsichtlich der Fortpflanzung noch die berühmte Frage nach der *Urzeugung* offen, die zu allen Zeiten gestellt wurde. Früher nahm man an, daß Mäuse aus Nilschlamm oder in *mit einem Tuch verschlossenen Topf mit Getreidekörnern* geboren werden könnten. Noch zur Zeit Descartes wunderte man sich nicht, daß »so viele Tiere,

Abbildung 2691 (unten links) Stich aus dem Werk von Bernard Albinus Supellex anatomica *(Leiden, 1725), der eine anatomische mikroskopische Untersuchung im Studierzimmer von Professor Rau in Leiden zeigt. (Paris, Bibl. d. Alten Med. Fakultät)*

Abbildung 2692 (unten rechts) Der Herzog von Roquelaure. Er verdeckt die untere Gesichtshälfte, um sich gegen Ansteckung zu schützen. Stich aus dem 18. Jh. (Paris, Nat. Bibl.) Dieser Schutz beruhte darauf, daß man die Ansteckung, unter anderem, den »faulen giftigen Ausdünstungen« der Luft zuschrieb, die durch Gärung und Zersetzung entstehen.

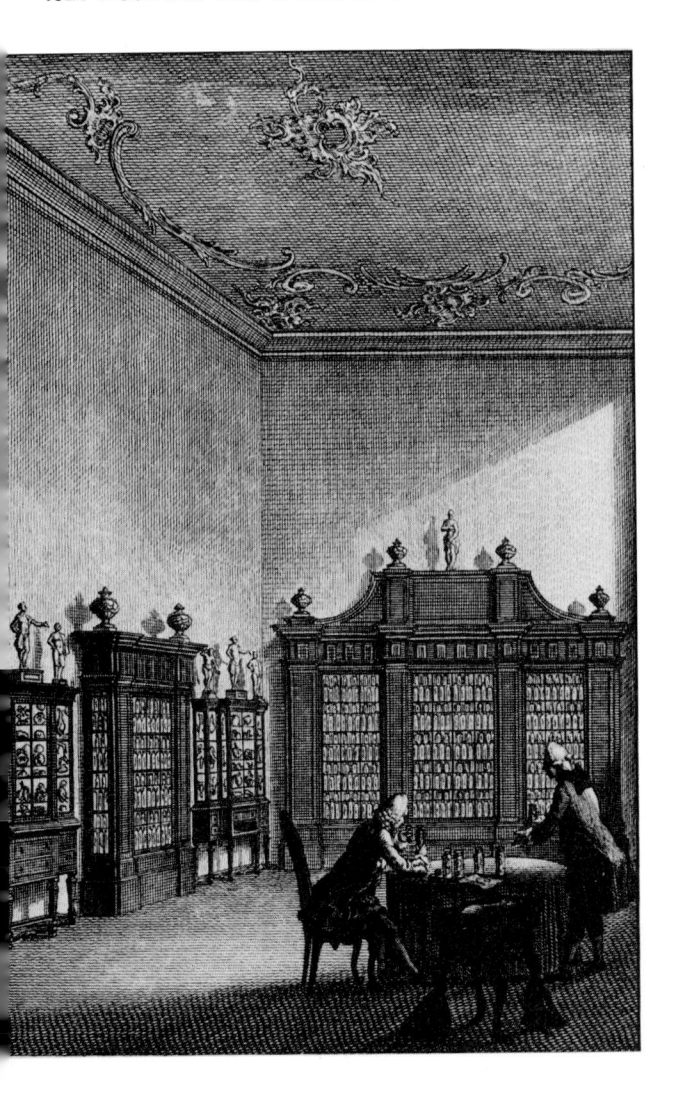

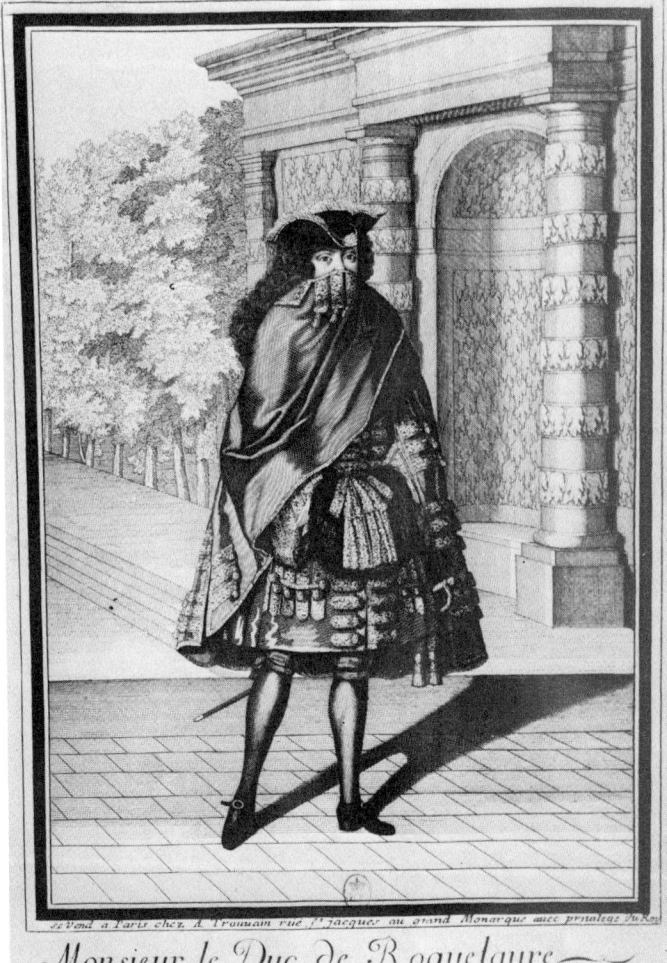

so viele Würmer und so viele Insekten ohne ersichtliche Ursache unter unseren Augen in allen verwesenden Materien entstehen...« Das Mikroskop von van Leeuwenhoek trug nur dazu bei, das Problem der Urzeugung auf eine andere Ebene zu übertragen, nachdem es nach und nach von der Ebene der Fliegen verschwunden war: ein Regentropfen enthält nichts, wenn er fällt; wenn er einige Augenblicke später von der Erde aufgenommen ist, wimmelt er von Animalculi. Und dann? Dann kam Pasteur.

Louis Pasteur

Pasteur wurde am 27. Dezember 1822 in Dôle im Jura geboren. Sein Vater, ein Gerber, ließ sich 1827 in Arbois, unweit von Dôle, nieder. In dieser Kleinstadt verlebte er seine Jugend. 1839 ging er an die Höhere Schule von Besançon und bestand dort die Reifeprüfung mit der Note »mit-

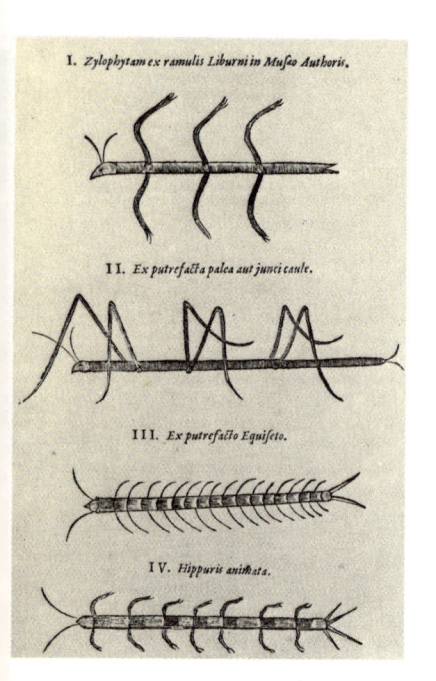

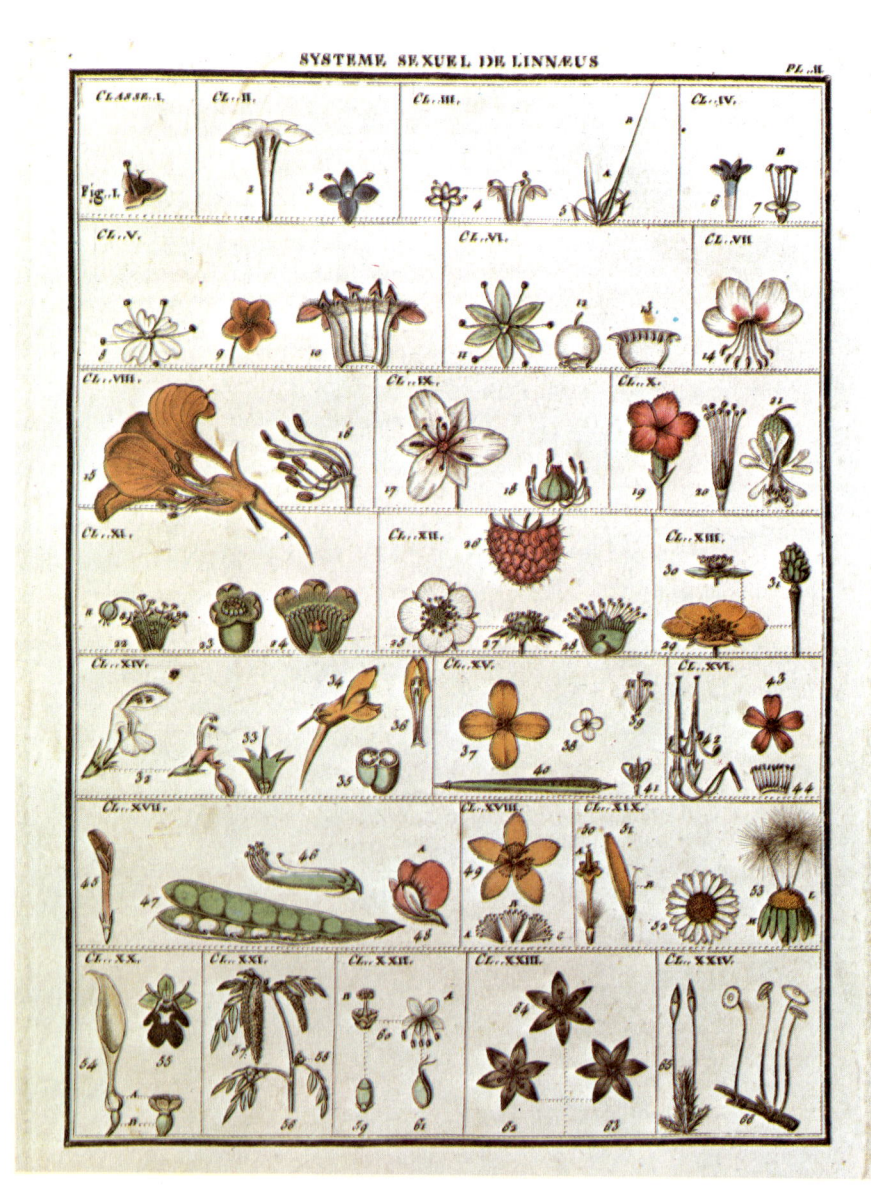

Abbildung 2693 (oben)
Die Urzeugung von Insekten.
Illustration aus dem Buch von
Athanasius Kircher Mundus subterraneus, *1665.*
(Bibl. d. Alten Med. Fakultät)
Die Urzeugung von Insekten, kleinen Tieren oder Bakterien war Jahrhunderte lang eine der Theorien, die am festesten in den Menschen verankert war. Erst die entscheidenden Versuche von Pasteur und seine Mitteilungen an die Akademie der Wissenschaften zwischen 1860 und 1865 zerstörten diesen Glauben endgültig.

Abbildung 2694
Das von Carl von Linné, 1707–1778, ausgearbeitete System der Klassifizierung der Pflanzen beruht auf den Merkmalen der Staubgefäße und der Fruchtknoten.
Aus dem Elementaren Lexikon der Botanik von M. Bulliard, Paris, 1797.
(Maison-Alfort, Bibl. d. Nationalen Veterinärschule)

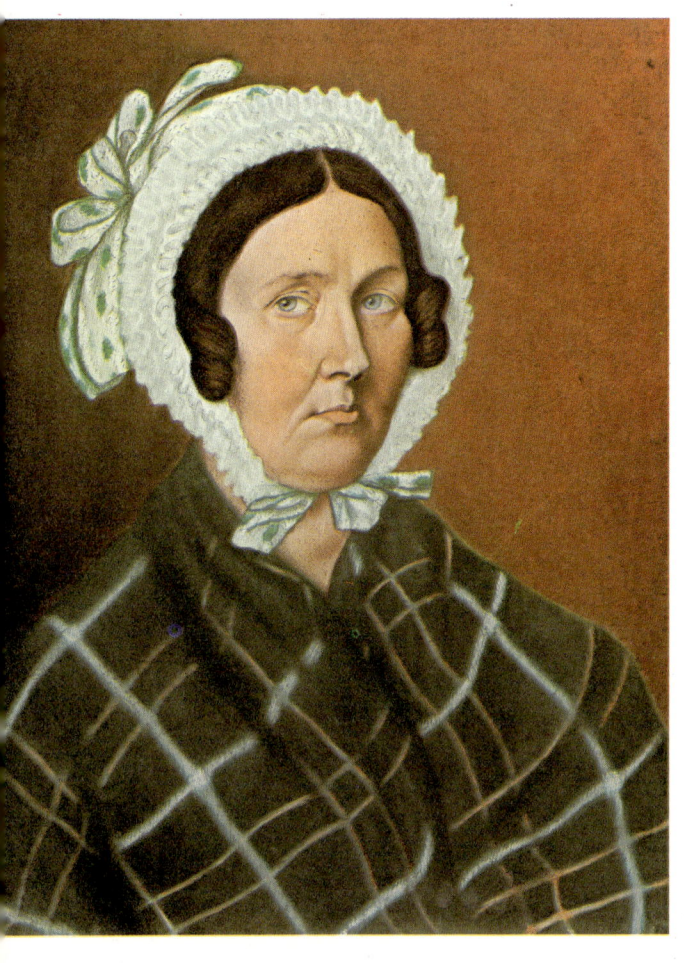

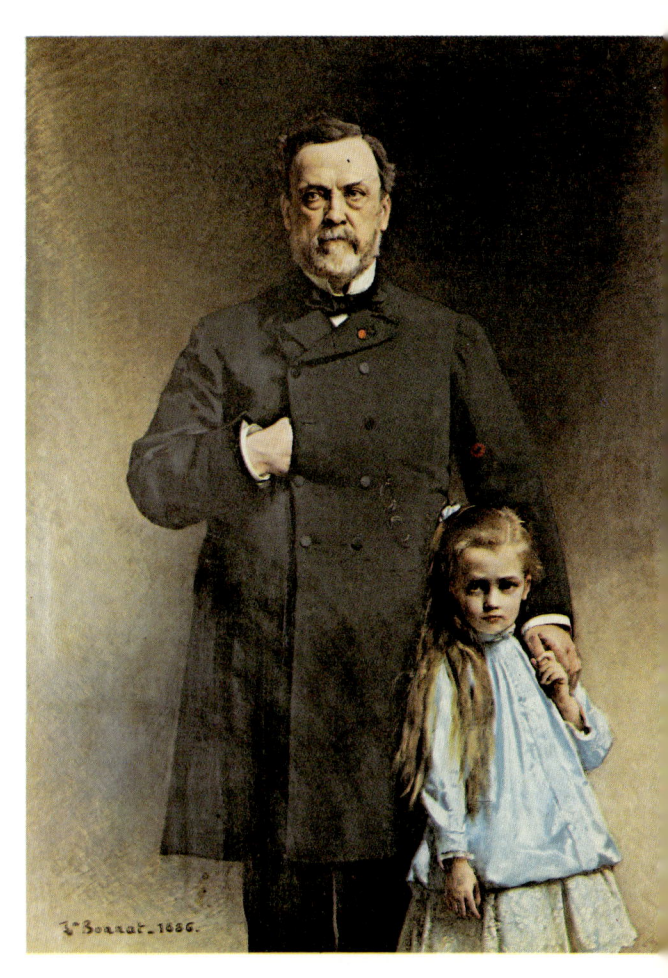

telmäßig« in Chemie. 1843 wurde er als Fünftbester in die École normale in Paris aufgenommen. Dort wurde er Laborgehilfe für Physik und schrieb seine Dissertation in Physik und Chemie. Daraufhin betrat er als Forscher die leblose Welt der Kristalle.

Seine Arbeiten über die Kristalle begründeten das fundamentale Wissen um die *molekulare Asymmetrie*. Pasteur drückte dieses grundlegende Gesetz folgendermaßen aus: »Nur die Produkte der *lebenden* Natur reagieren aktiv auf polarisiertes Licht.« Ab diesem Zeitpunkt war ein neuer Zweig der Wissenschaft geboren, der in unserer heutigen Zeit eine außerordentliche Entwicklung erfahren sollte: die *Stereochemie*. 1849 wurde Pasteur zum stellvertretenden Professor für Chemie an die wissenschaftliche Fakultät in Straßburg berufen. Am 29. Mai desselben Jahres heiratete er Marie Laurent, die Tochter des Rektors der Universität dieser Stadt. 1854 wurde er Dekan der neugegründeten naturwissenschaftlichen Fakultät in Lille. Auf Grund seiner Forschungen über die molekulare Asymmetrie interessierte sich Pasteur auch für die Phänomene der Gärung. Und deshalb nahm er auch die ihm angetragene Zusammenarbeit mit den Industriellen der Region sehr freundlich auf, die mit der Bitte zu ihm gekommen waren, die Arbeit in den Destillerien zu überwachen. Erneut ging er an die Arbeit und kam zu fundamentalen Ergebnissen.

Von seinen wichtigsten Entdeckungen müssen zumindest die folgenden genannt werden:

Abbildung 2695 (oben links)
Porträt der Mutter von Pasteur, das er im Alter von dreizehn Jahren selbst in Pastell malte.
(Paris, Museum Institut Pasteur)
»*Er wollte sie darstellen, wie sie jeden Tag aussah, wenn sie zum Markt ging, mit einer weißen Haube, die Schultern mit einem blauen Schottenschal umhüllt.*«

Abbildung 2696 (oben rechts)
Pasteur mit seiner Enkelin Camille Vallery-Radot.
Gemälde von Léon Bonnat, 1833–1922.
(Paris, Museum Institut Pasteur).
Dieses Gemälde wurde von dem dänischen Bierbrauer C. Jacobsen in Auftrag gegeben; es war ein Beweis seiner Dankbarkeit für Pasteurs Arbeiten über das Bier und wurde Frau Pasteur als Geschenk überreicht.

2393

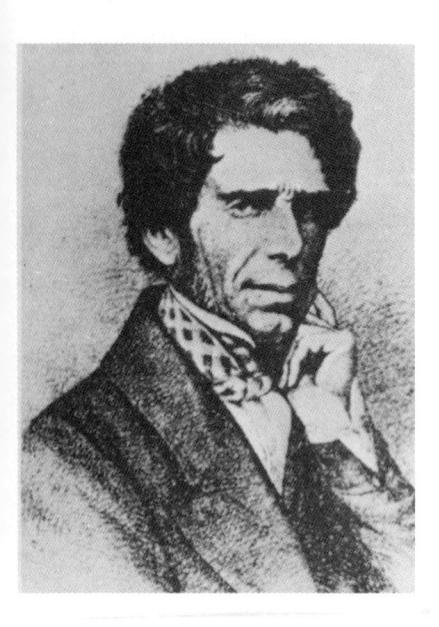

Abbildung 2697
Félix Pouchet, 1800–1872.
(Paris, Photographisches Archiv Museum Pasteur)
Félix Pouchet, der an die Urzeugung der Mikroben glaubte, war auf diesem Gebiet einer der erbittertsten Gegner von Pasteur.

1. Alle Gärungen gehen auf das Wirken eines kleinen lebenden Organismus (des *Gärungserregers*) zurück. Man muß deshalb darin ein »Werk des Lebens« und nicht ein Werk des Todes sehen, wie damals allgemein angenommen wurde.

2. Jeder Gärung entspricht ein besonderes Ferment (daher ist es notwendig, in der Praxis nur *Reinkulturen* zu verwenden). Einige Fermente haben Dauerformen, die *Sporen* genannt werden.

3. Der normale Gärungsprozeß kann gestört werden, wenn ein fremdes Ferment neben dem normalen Ferment wirkt. Daher wird die Gärung von Rübensaft (*alkoholische Gärung*) fehlerhaft, wenn sich dort, wo dieser Vorgang abläuft, auch ein Mikroorganismus entwickelt, der Milchsäure produzieren kann (*Milchsäuregärung*).

4. Einige Fermente können nur leben, wenn Sauerstoff vorhanden ist, für andere hingegen ist Sauerstoff Gift. Durch diese Entdeckung wurde zum erstenmal zwischen *Aeroben* und *Anaeroben* unterschieden.

5. Wie werden tierische und pflanzliche Materien nach dem Tod zerstört? Wie kehren die Elemente, die auch vom Pflanzenreich aufgenommen werden, ständig wieder in die Luft und in die Welt der Minerale zurück? Anders ausgedrückt, wie geht der unaufhörliche Zyklus des Lebens und des Todes auf der Oberfläche der Erde vor sich? Schon Lavoisier hatte diese Frage gestellt, ohne darauf eine Antwort zu finden. Pasteur zeigte durch seine Beobachtungen, daß als eigentliche Träger dieser Phänomene die Mikroorganismen anzusehen sind.

1857 beginnt ein neuer Abschnitt. Pasteur war zum Verwalter der École normale in Paris und zum Direktor der wissenschaftlichen Studien dieser Schule ernannt worden. Er beschäftigt sich nun mit der Herkunft der Gärungserreger. Werden sie aus ähnlichen Keimen geboren, oder tauchen sie ohne ersichtliche Ursache in einer gärungsfähigen Umwelt auf? Er kommt schließlich zum Schluß, daß die Doktrin der *Urzeugung* ein Trugbild ist. »Es gibt keine Religion noch Philosophie, weder Atheismus noch Materialismus noch Spiritualismus, die fortbesteht ... Um so schlimmer für jene, deren philosophische Ideen durch meine Studien gestört werden.« Pasteur führte die verschiedenartigsten Versuche durch, um seine Widersacher zu überzeugen, deren hartnäckigster vielleicht Professor Pouchet aus Rouen war; denken wir zum Beispiel an das Experiment, bei dem er Ballons mit sterilisiertem Hefewasser auf das Eismeer legte, das bei seiner niedrigen Temperatur hier keimfrei war.

Die Grundlagenforschung beschäftigte Pasteur zwar weiterhin sehr, doch er vernachlässigte deshalb keineswegs mögliche praktische Anwendungen. Zu dieser Zeit gelang es ihm, die genauen Bedingungen für eine gute Gärung zu bestimmen: »Man muß ein reines Ferment (das Mikroskop ist in der Destillerie ein unerläßliches Instrument) und eine geeignete Umwelt verwenden.« Drei große Gärungsindustrien profitierten besonders von seinen Ratschlägen: jene der *Essig*herstellung (dabei spielt ein Kahmpilz die entscheidende Rolle), der *Wein*erzeugung (hier wandeln die Gärungsstoffe den Traubenzucker in Alkohol um, die Gärstoffe waren vorher durch den Staub der Luft auf die reifen Trauben getragen worden) und schließlich der *Bier*herstellung. Pasteur konnte feststellen, daß fremde Fermente, die für die Krankheiten des Weins verantwortlich sind, durch schnelles Erhitzen auf eine mehr oder weniger hohe Temperatur zerstört werden können. Diese Erkenntnis

Abbildung 2698 (gegenüber)
Eine Ecke des Laboratoriums für allgemeine Mikrobiologie des Institut Pasteur, 1890. Stich aus der Illustration *vom 28. Juni 1890.*
(Paris, Bibl. d. Angewandten Künste)

wird bekanntlich noch heute unter der Bezeichnung *pasteurisieren* praktisch angewandt.

Durch seine Erforschung der Gärung kam Pasteur auf den Gedanken, daß auch die *ansteckenden Krankheiten* durch Mikroorganismen verursacht werden könnten. Er fühlte sich daher von der Untersuchung pathologischer Phänomene angezogen. Da er jedoch weder Arzt noch Tierarzt war, wagte er sich leider auf diesem Gebiet nicht weiter voran. 1865 jedoch wurde er von seinem Lehrer J.-B. Dumas dazu gedrängt, sich mit der Seidenraupenepidemie, der *Pebrine,* zu befassen.

1. Pasteur reiste nach Alès im Departement Gard, wo diese Krankheit besonders viele Opfer forderte.
2. Bei einigen Raupen entdeckte er »*Körperchen*«. Er kam sogleich auf den Gedanken, es könne sich um Infektionserreger handeln. Er bemerkte, wie diese »Körperchen« von der Raupe auf die Puppe, weiter auf den Schmetterling und schließlich auf die Eier gelangten. Die Krankheit war vererblich und zugleich ansteckend, doch es schien möglich, sie zu verhüten. Pasteur erfand nun eine Methode, die er »Eierlegen in Einzelzellen« nannte. Dabei mußte jeder weibliche Schmetterling dazu gebracht werden, seine Eier von den anderen getrennt zu legen. Nach dem Eierlegen mußte das Schmetterlingsweibchen zerdrückt und unter dem Mikroskop untersucht werden. Wenn diese Masse »Körperchen« enthielt, dann mußten die Eier (Brut) verbrannt werden, denn sie enthielten mit Sicherheit ebenfalls diese »Körperchen«.

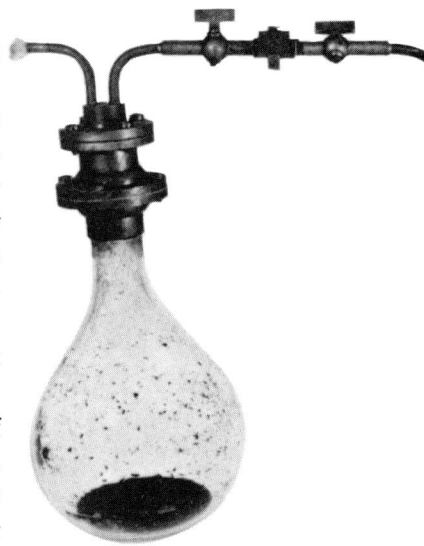

Abbildung 2699 (oben)
Apparat, den Pasteur zur Untersuchung des durch Säuregärung entstandenen Gases verwendete.
(Paris, Photogr. Archiv Museum Pasteur)

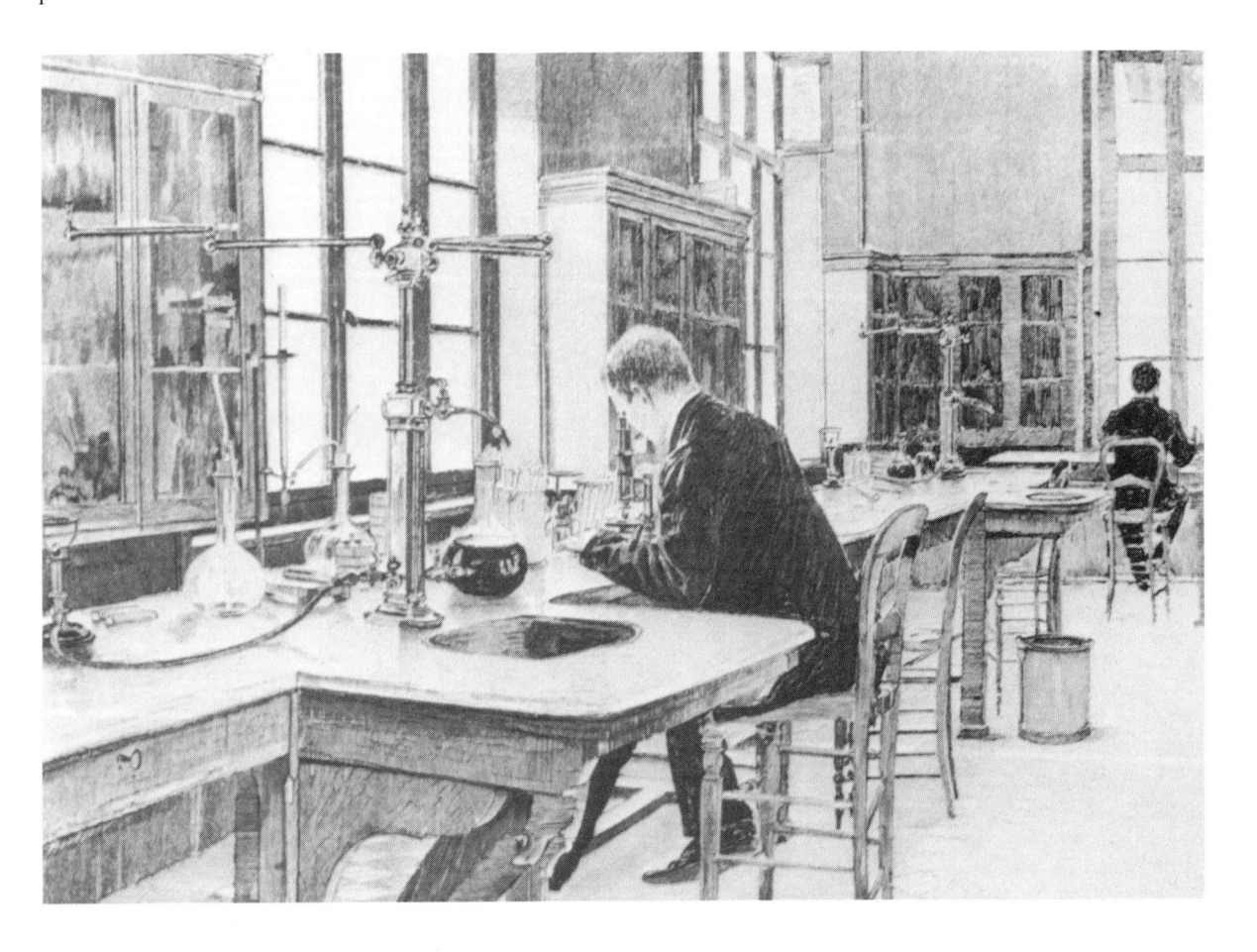

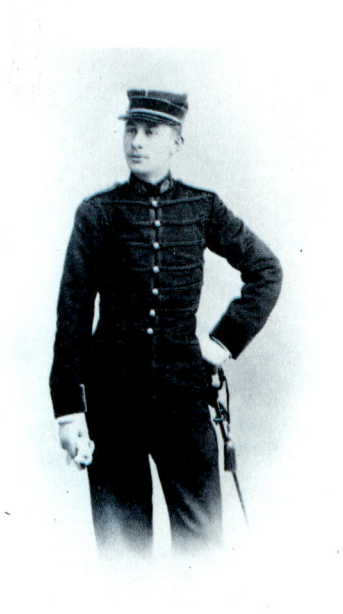

Abbildung 2700
Ernest Duchesne, 1874–1912, Militärarzt von Lyon. (Paris, Museum von Val-de-Grâce)
Auf Grund des Gegenstandes und der Schlußfolgerungen seiner Dissertation aus dem Jahr 1897, Concurrence vitale bei den Mikroorganismen. Antagonismus zwischen den Schimmelpilzen und den Mikroben, *kann Duchesne als ein Wegbereiter für die Entdeckung des Penicillins angesehen werden. Leider fanden seine Arbeiten keine Leser, denn das Interesse der wissenschaftlichen Welt galt einzig den Impfungen.*

Abbildung 2701
Meningitis durch Pneumokokken
(Aufnahme von F. Poutrel und J. Gautier, mikrobiologisches Laboratorium der Medizinischen Fakultät Paris)

3. Nebenbei entdeckte Pasteur, daß es bei den Seidenraupen außer der Pebrine noch eine andere Krankheit gibt, nämlich die *Flacherie.* Sie tritt vor allem bei einer fehlerhaften Zucht (Überfüllung, schlechte Entlüftung) oder durch ungünstige meteorologische Bedingungen (Gewitter, Wind, hohe Temperaturen) auf. Pasteur schloß aus allen diesen Faktoren zu Recht, daß die *Umgebung* bei der infektiösen Pathologie eine wichtige Rolle spielt.

1868 erlitt Pasteur einen Schlaganfall, von dem ihm eine linke halbseitige Lähmung zurückblieb. Dieses Unglück wirkte sich zwar nicht auf sein Denkvermögen aus, doch seit dieser Zeit mußte er mit einem gebeugten und verkrampften Unterarm leben und konnte nur noch schwer und langsam gehen. Der Krieg von 1870 hielt ihn kurz von der Hochschule fern. Seit 1867 übte er dort keine Verwaltungstätigkeiten mehr aus, doch die Regierung hatte für ihn ein Laboratorium für physiologische Chemie geschaffen, wo er seine Arbeit fortsetzen konnte.

Im Februar 1874 erhielt Pasteur einen Brief vom englischen Chirurgen Joseph Lister. Dieser beglückwünschte ihn zu seiner Entdeckung, daß die Verwesung von Menschen und Tieren durch Keime ausgelöst werde, und er dankte ihm, daß er es ihm ermöglicht habe, ein wirksames Schutzsystem zu entwickeln: das *antiseptische Verfahren* (das in diesem Fall verwendete Desinfizienz war Phenol). Dieser Brief ließ die letzten Bedenken Pasteurs schwinden. Er entschloß sich, selbst das Studium der Human- und Veterinärpathologie aufzunehmen.

1. Zunächst untersuchte er den Milzbrand. Schon bald stieß er in dieser Frage viel weiter vor als sein Vorläufer, der Arzt Davaine (Bakterienreinkulturen, Klarstellung der Bedeutung der Regenwürmer bei der Verbreitung des Milzbrandes). Er wandte sich an Ärzte und Chirurgen: »Wenn ich die Ehre hätte, einer von Ihnen zu sein ... würde ich nur Verbandmull, Binden und Schwämme verwenden, die einer auf eine Temperatur von 130° C bis 150° C

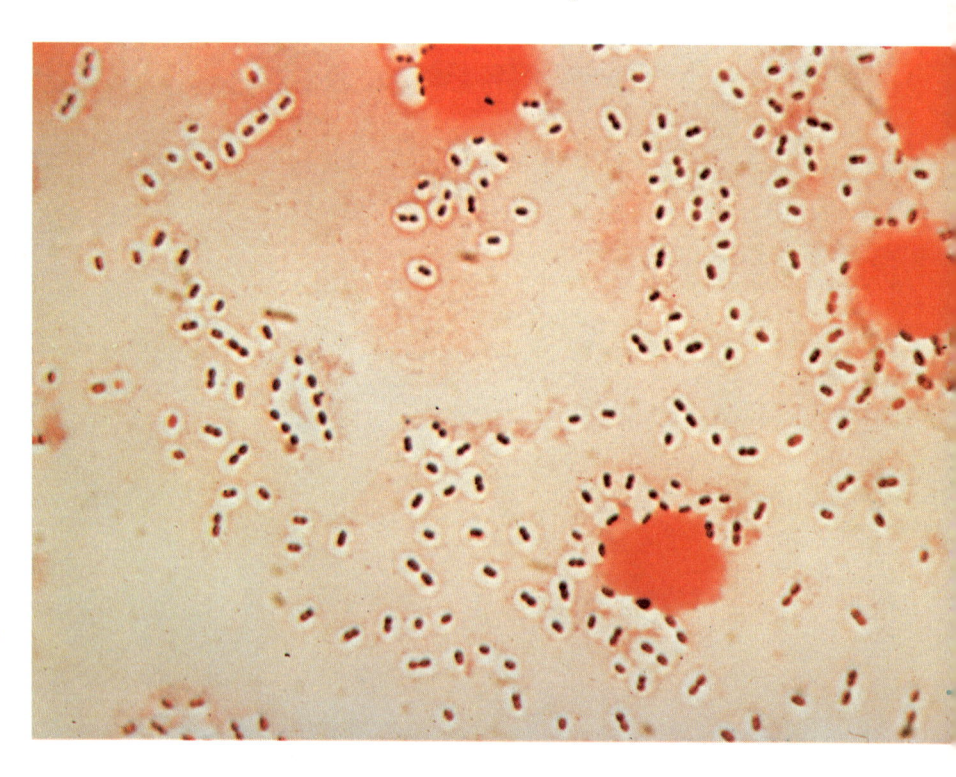

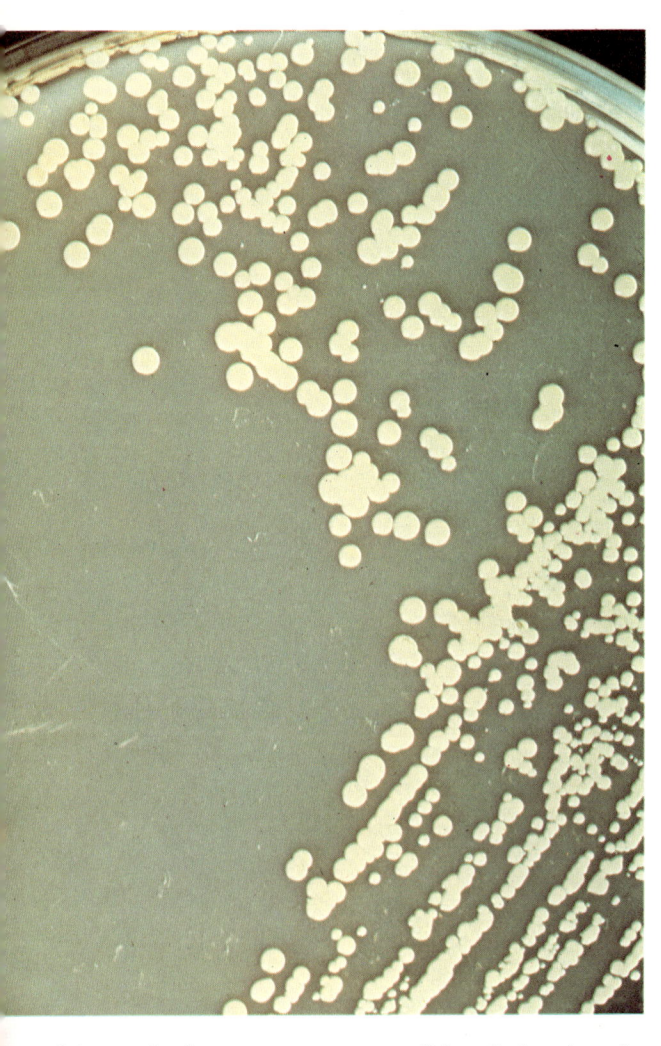

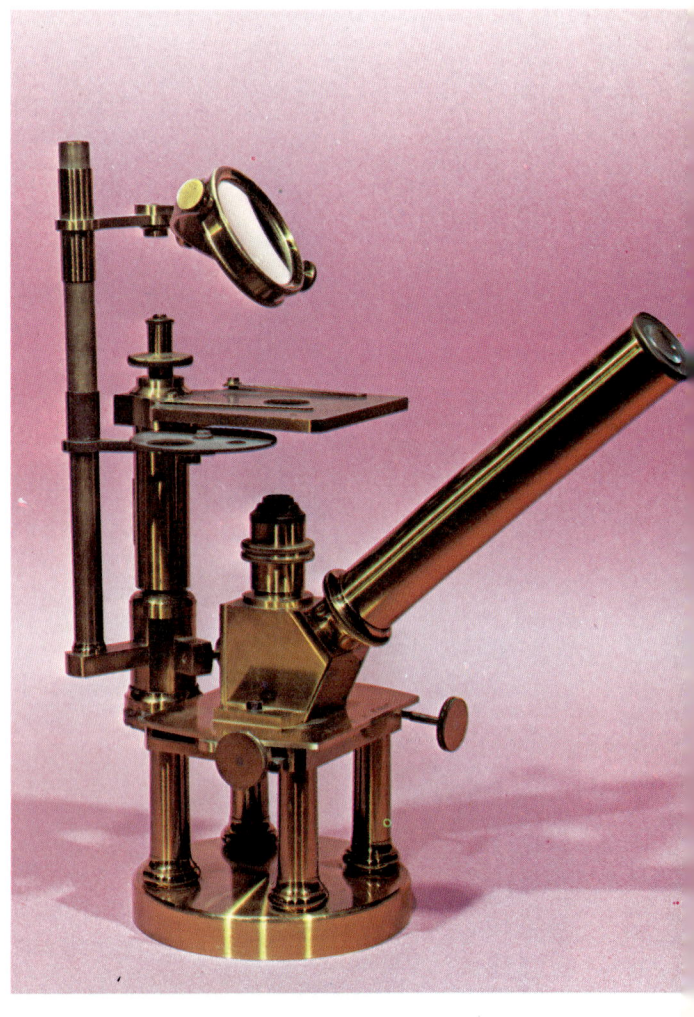

erhitzten Luft ausgesetzt waren. Ich würde niemals ein Wasser verwenden, das nicht auf 110° C bis 120° C erhitzt worden war ...«

2. Im Laufe der darauffolgenden Jahre entdeckte Pasteur neue pathogene Mikroben: den *Vibrio*, der *Sepsis* hervorrufen kann (1877), den *Staphylokokkus* (1880), den *Streptokokkus* (1880), die Erreger der Hühnercholera (1880) und den *Pneumokokkus* (1880).

3. Schließlich begann die erstaunliche Geschichte der *Impfungen*. Knapp nacheinander entdeckte Pasteur einen Impfstoff gegen die Hühnercholera, den Rotlauf der Schweine und vor allem gegen den Milzbrand. Von da kam er zu einer Krankheit der Menschen: der Tollwut. Hier stieß er auf eine besondere Schwierigkeit: der pathogene Keim blieb unauffindbar. Doch dem Genie Pasteur gelang es, auch diese Schwierigkeit zu umgehen. Ein junger Elsässer, Joseph Meister, der einige Tage zuvor von einem tollwütigen Hund gebissen worden war, wurde geimpft und gerettet.

1888 wurde es Pasteur durch großzügige öffentliche Spenden ermöglicht, in Paris sein eigenes Institut zu beziehen. Am 27. Dezember 1892 wurde an der Sorbonne sein siebzigster Geburtstag gefeiert. Am 28. September 1895 ereilte ihn der Tod in Garches, auf dem Besitz von Villeneuve-l'Étang.

Kein Mensch kann sich rühmen, mit einem so umfangreichen und wichtigen Werk einen derartigen Einfluß ausgeübt zu haben wie Louis Pasteur.

Abbildung 2702 (oben rechts) Eines der Mikroskope, die Pasteur gehörten. (Paris, Museum Institut Pasteur)

Abbildung 2703 (oben links) Staphylokokken (Aufnahme von F. Poutrel und J. Gautier, mikrobiologisches Laboratorium der Medizinischen Fakultät Paris)

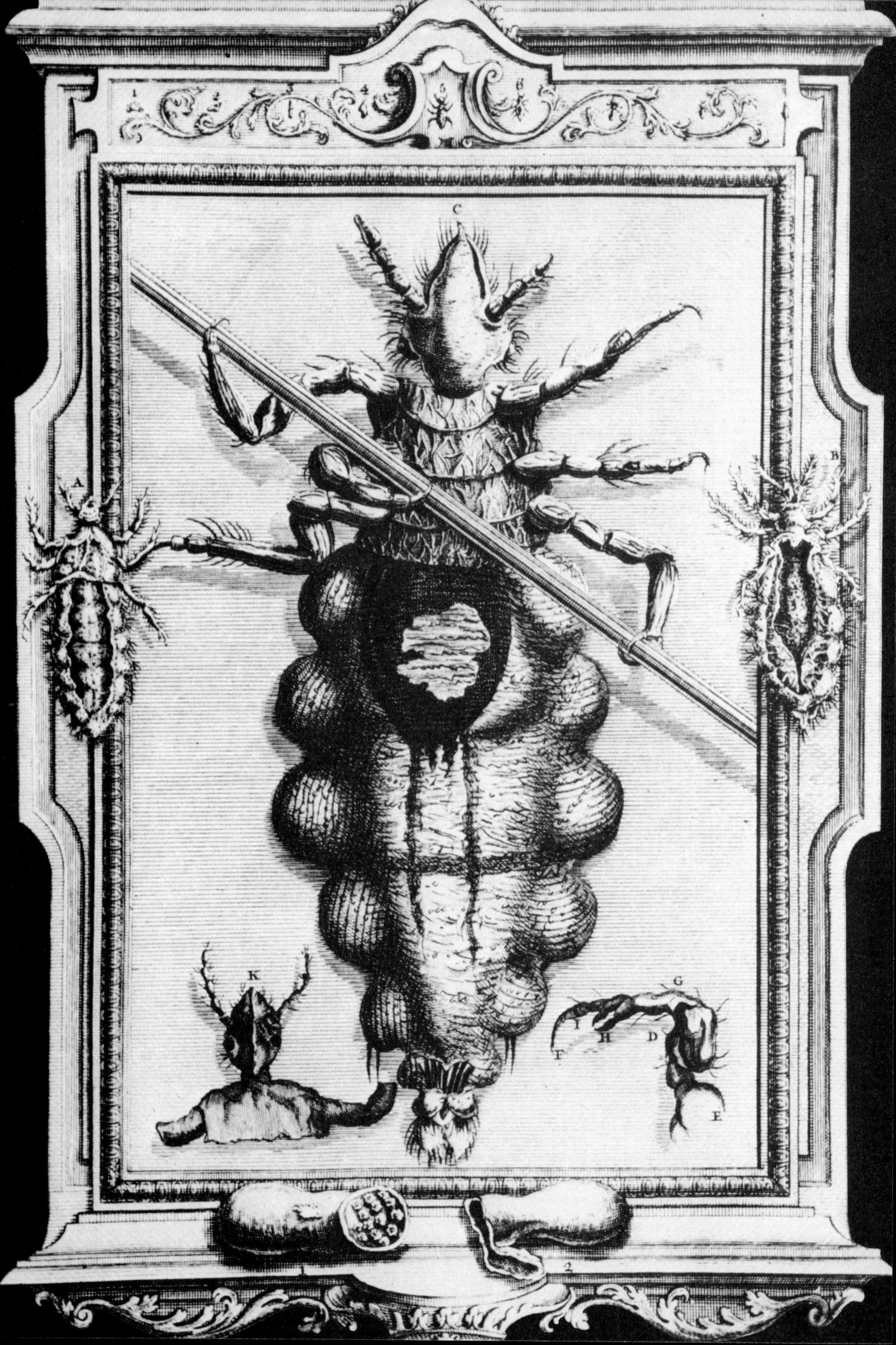

1
2
3
4
5
6
C
A
B
K
G
I
H
D
F
E
1
2

Die Parasitologie

Mit dem Ausdruck *Parasitologie* wird jener Zweig der Biologie bezeichnet, der die krankheitserregenden Parasiten betrifft und als solcher die Ärzte beschäftigt. Die Parasiten gehören zu den größten Mikroorganismen. Manche sind sogar mit bloßem Auge erkennbar. Lange Zeit waren Läuse und Flöhe, Spul-, Maden- und Bandwurm die einzigen Parasiten, denen Aufmerksamkeit zugewandt wurde. Man kannte ihre bösen Folgen, und die Ärzte bemühten sich, ihre Patienten davon zu befreien. Doch war niemals eine echte wissenschaftliche Untersuchung durchgeführt worden.

Die Parasitologie wurde erst im 17. Jahrhundert ein eigenes Fachgebiet, ihr Begründer war der Italiener Francesco Redi (1626–1698). Allgemein begnügt man sich damit, von seinem Verdienst, die Krätzmilbe beschrieben zu haben, zu berichten; dies ist jedoch nur ein Teil seines Werkes. Wir verdanken ihm vor allem eine bedeutende Untersuchung über die Würmer, welche die Eingeweide von Menschen und Tieren befallen; in erster Linie suchte er nach ihrem Ursprung. In dieser Richtung gab es viele Nachfolger (darunter Nicolas Andry in Frankreich), so daß man wohl sagen kann, daß seit dem Beginn des 19. Jahrhunderts die *Helminthologie* (Lehre von den Eingeweidewürmern) ein echtes Spezialgebiet geworden ist.

1842 entdeckte der dänische Naturforscher Steenstrup bei der Untersuchung der Entwicklung der Leberwürmer den *Entwicklungszyklus*. 1849 erbrachte der belgische Naturwissenschaftler P.-J. van Beneden neue Erkenntnisse über die geschlechtliche Vermehrung der Bandwürmer. Zwischen 1880 und 1882 erklärte der Italiener Perroncito die pathogene Bedeutung der Hakenwürmer bei der Anämie der Grubenarbeiter und zeigte die Gefahr der Eingeweidewürmer auf. Verschiedene Ärzte unterstützten die Annahme, daß die Helminthen auch deswegen gefährlich seien, weil sie das Eindringen pathogener Bakterien oder Viren, auch krebserregender, in den Organismus erleichtern.

Im Lauf des 19. Jahrhunderts entstand noch eine andere Disziplin, die aus der Parasitologie hervorgegangen ist, nämlich die *Mykologie*. Ihr Begründer war der ungarische Arzt David Gruby, der am Krankenhaus Saint-Louis in Paris arbeitete. Er konnte unter anderem beweisen, daß die Erreger der unter dem Namen Grind oder Schwämmchen bekannten Krankheiten Pilze sind, die als Parasiten auf der Oberfläche der Haut oder der Schleimhaut leben. Etwas später gelang es Sabouraud, ebenfalls am Krankenhaus Saint-Louis, aufzuzeigen, daß Grinderkrankungen durch Radiotherapie, ein kurz zuvor entstandenes Fachgebiet, geheilt werden können. – In den letzten Jahrzehnten hat sich das Gebiet der Mykologie plötzlich sehr erweitert: die Antibiotika haben die normale Mikrobenflora der Eingeweide verändert und die Entwicklung einiger Parasiten begünstigt. Daraus entstand eine neue Pathologie.

1880 wurde eine großartige Entdeckung gemacht und 1907 mit dem Nobelpreis ausgezeichnet, nämlich die des Militärarztes Laveran. Er wies darauf hin, daß die Erreger des Sumpffiebers Protozoen sind, die sich im Blut des Menschen entwickeln. Wenig später konnte die pathogene Rolle einer Amöbe bei der Ruhr, eines Trypanosomas bei der Schlafkrankheit und eines Treponemas bei der Syphilis aufgezeigt werden. Ab hier entstand ein neues Kapitel in der Parasitologie, jenes der *Protozoen*, der einzelligen Lebewesen, das immer umfangreicher wird.

Abbildung 2704 (gegenüber)
Die Laus.
Stich aus der Physica sacra *von Johann Scheuchzer, 1732.*
(Paris, Nat. Bibl.)

Abbildung 2705
Mutter, die ihr Kind entlaust, in den Spanischen Pyrenäen, um 1860.
(Paris, Bibl. d. Angewandten Künste)

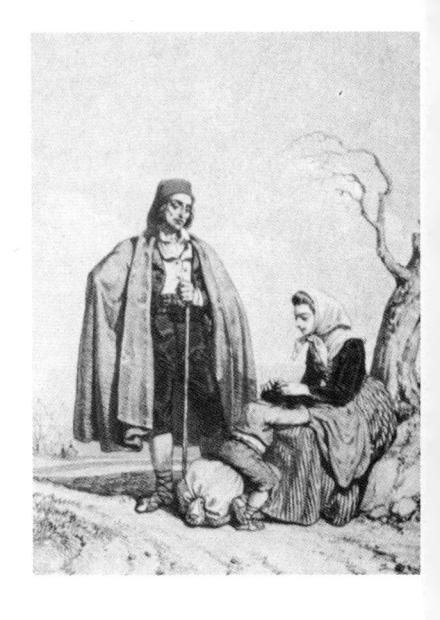

Ende des 19. Jahrhunderts wurde ein neuer Fortschritt erzielt. Den beiden Engländern P. Manson und R. Ross gelang es nachzuweisen, daß Mücken für die Übertragung der Fadenwürmer in das Blut und insbesondere der Blutparasiten der Malaria verantwortlich sind. Einige Jahre danach erfuhr man, daß ebenfalls Mücken das Gelbfieber, Flöhe den Pesterreger (Simond) und Läuse den Erreger des Fleckfiebers (Charles Nicolle) übertragen. Dies genügt wohl, behaupten zu können, daß heute zahlreiche Parasitologen auch Spezialisten auf dem Gebiet der *Entomologie* sein müssen.

Wir haben zu Beginn den Namen Redi genannt und auf einige seiner Arbeiten hingewiesen. Wir müssen nun auch noch sein Verdienst hervorheben, seit 1668 die Hypothese der *Urzeugung* völlig widerlegt zu haben, indem er aufzeigte, daß die Würmer, die sich im verdorbenen Fleisch entwickeln, in Wirklichkeit aus Eiern stammen, die von Fliegen gelegt wurden. Leider genügte seine Arbeit nicht, um die Wahrheit zu verbreiten. Dazu war drei Jahrhunderte danach die Stimme Pasteurs nötig. Seitdem stellt die Parasitologie einen ungeheuer großen Wissenschaftszweig dar, der sich auf Methoden der Botanik, der Zoologie und der Bakteriologie stützt. Ihre Kenntnisse sind von besonders großer Bedeutung, besonders seit durch die Entwicklung des Verkehrswesens weite Reisen möglich geworden sind. Zum Glück gibt es heute schon zahlreiche Präventivmethoden und therapeutische Heilverfahren. Die Chemotherapie erreicht die Trägerinsekten, so beim

Abbildung 2706
Der Baron J.-L. Alibert bei der Behandlung von Typhuskranken im Krankenhaus Saint-Louis. (Rathaus von Villefranche-de-Rouergue, Aveyron)

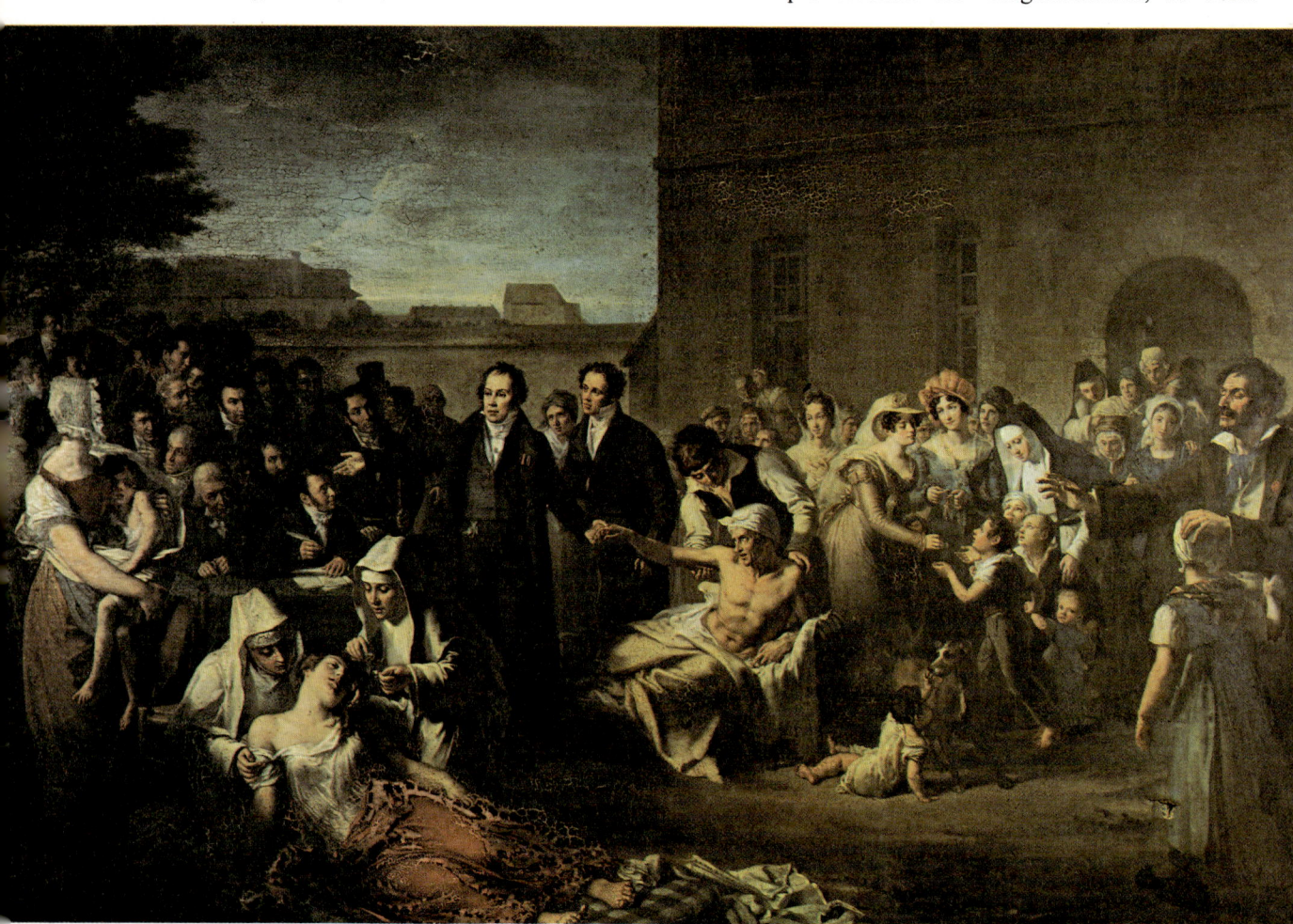

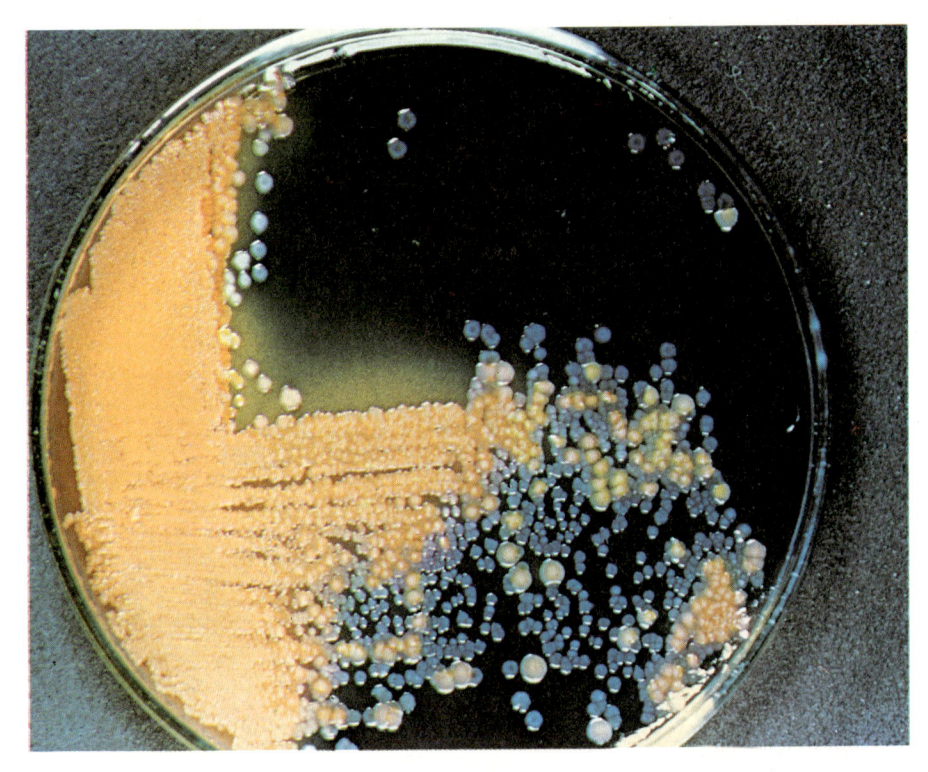

*Abbildung 2707
Kolibakterien auf Laktose-
Indikator-Nährboden.
(Aufnahme von F. Poutrel
und J. Gautier,
mikrobiol. Laboratorium der
Medizinischen Fakultät Paris)*

DDT, oder wirkt auf die Parasiten selbst ein, wie bei der Chemotherapie gegen Malaria. Seit einiger Zeit erleben die biologischen Methoden ein vielversprechendes Wiederaufblühen. Spricht man nicht auch schon von einem Impfstoff gegen Malaria?

Bakteriologie und Virologie

Zunächst waren die Unterschiede zwischen der Bakteriologie und der Virologie noch undeutlich, bis die Techniken der Viruskulturen ihre Autonomie in den Laboratorien der Virologie festlegten; der heutige Stand der Wissenschaft verhilft ihnen jedoch wieder zu ihrer Einheit in der Molekularbiologie. Für die vorliegende Abhandlung war eine Auswahl nötig. Nach Beratung mit dem Redaktionskomitee haben wir uns entschlossen, nur die wichtigsten klassischen Infektionserreger anzuführen; doch auch diese Einschränkung bietet einen Überblick über die Weiterentwicklung der Ideen.

Drei Gründe scheinen für dieses Verfahren zu sprechen:

1. die Geschichte zahlreicher Keime, so jene der typhoiden Fieber, der Tuberkulose, der Diphtherie, des Tetanus, der Tollwut, der Poliomyelitis usw., scheinen in anderen Kapiteln auf (vor allem in dem über ansteckende Krankheiten);

2. man kann dem Leser, der an zusätzlichen Details interessiert ist, leicht raten, sich an die großen klassischen Abhandlungen über Mikrobiologie, oder einfacher noch, an zwei kleine Bücher zu halten, die einer der beiden Autoren den *Elementen der Bakteriologie* und den *Elementen der medizinischen Virologie* gewidmet hat (erschienen bei Flammarion); darin geht der Untersuchung jeder Mikrobe eine Zusammenfassung ihrer klinischen und bakteriologischen (oder virologischen) Geschichte voran;

3. man muß versuchen – doch wie kompromittierend ist das! – auf die Aussichten hinzuweisen, welche die heutigen Kenntnisse für morgen offenlassen.

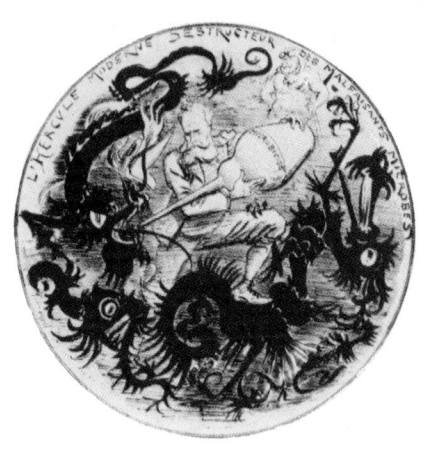

*Abbildung 2708
Der Kampf gegen Mikroben.
Stich von Albert Robida
für sein Buch*
Das 20. Jahrhundert, das elektrische Leben,
*Paris, 1895.
(Paris, Bibl. d. Angew. Künste)*

Von Pasteur bis 1939: die klassische Mikrobiologie

Die von Pasteur begründete *Bakteriologie* entwickelte sich sehr rasch. Jeden Tag tauchten neue Erscheinungsformen auf, die sich wie eine mikroskopische Illustration der verschiedenen Kapitel über Infektionskrankheiten zusammenfügten. Hier sollen nur einige genannt werden: *Staphylokokken* und *Streptokokken* (Pasteur, 1876–1880), Pneumokokken (Talamon, 1882), *Meningokokken* (Weichselbaum, 1887), *Gonokokken* (Neisser, 1879); *Pasteurella septicaemiae* (Pasteur, 1880), *Malassez-* und *Vignal-Bazillus* (1883), *Pasteurella pestis* (Yersin, 1891); die *Brucella: Brucella melitensis* (David Bruce, 1887) und ihre Serodiagnostik (Wright, 1897), mit *Brucella abortus bovi* (Bang und Stribolt, 1896) und *Brucella abortus suis* (Traum, 1914); die *hämophilen Bakterien:* die *Pfeiffer-Bakterien* (1889), die *Ducrey-Bakterien* (1889) und die *Bordet-Gengou-Bakterien* (1906).

Danach folgen die *Enterobacteriaceen: Salmonella* (Eberth, 1880) und ihre Serodiagnostik (Widal, 1896) mit den *Paratyphusbakterien* A, B, C, D usw., *Shigella* (Shiga, 1888), *Escherichia* (Kolibakterie von Escherich, 1885), *Klebsiella* (Bacterium pneumoniae von Friedländer, 1882) und *Proteus* (Hauser, 1885). Alle Enterobakterien besitzen dieselbe allgemeine Struktur. Die Beschreibung aus dem Jahr 1933 von Boivin und Mesrobeanu des O-Antigens, das gleichzeitig ein Endotoxin mit Glyco-Lipid-Polypeptid-Struktur ist, stellt ein bedeutendes Datum in der Geschichte der Bakteriologie dar.

Die Reihe setzt sich fort mit der *Vibrio comma* (Koch, 1883), den *Tuberkelbakterien* (Koch, 1882), den *Diphtheriebakterien* (Klebs, 1874) mit dem Diphtherietoxin (Roux und Yersin, 1888–1890), den *Tetanusbazillen* (Nicolaier, 1885), den anaeroben sporenbildenden Bakterien (Kitasato, 1887) mit ihrem Toxin (Knud Faber, 1890), das von Gaston Ramon (1923) (wie das Diphtherietoxin) in ein Anatoxin umgewandelt wurde. Andere anaerobe toxische Sporenbildner: *Clostridium botulinum* (van Ermengen, 1895: der Schinken der Musiker von Ellezelles), dessen Toxin, das Gift der Borgia, das wirksamste aller Gifte ist und dessen Sporen sich in ungenügend sterilisierten Lebensmittelkonserven bei Temperaturen von 20–25 Grad entwickeln; die Anaeroben der Gasbranderkrankung *(Clostridium septicum, Bacterium oedematiens, Clostridium histolyticum* und *Clostridium perfringens).* Den in der Erde vorkommenden Anaeroben stehen diejenigen Anaeroben gegenüber, die auf den Schleimhäuten leben, weder Sporen noch Toxine besitzen und sich aus unendlich vielen Arten zusammensetzen, die unter dem Namen Veillonellaceae (1898) bekannt sind. Diese lange Reihe endet mit dem *Treponema pallidum* (Schaudinn und Hoffmann, 1905) und den *Leptospiren (Leptospira icterohaemorrhagiae;* Inada und Ido, 1904).

Nach dieser Aufzählung der wichtigsten Bakterien erhebt sich eine Frage: Nach welchen Gesichtspunkten sollen wir aus den vorgeschlagenen Klassifizierungen wählen? Die französische Klassifizierung von Prévot (1924) ist berühmt. Die Internationale Kommission für Nomenklatur regelt jedesmal, wenn dies notwendig wird, die offizielle Klassifizierung neu, die in den fortlaufenden Ausgaben von *Bergey's Manual* erscheinen. Um fortfahren zu können, müssen wir die durch Bakterien hervorgerufenen Krankheiten von jenen durch *Viren* verursachten unterscheiden. Wir könnten im Wort selbst eine Rechtfertigung finden, das zu Beginn einen sehr umfassenden Sinn hatte. Littré zufolge bedeutete *Virus* im Lateinischen Saft, Speichel, Gift. Ambroise Paré benützte es folgendermaßen: »Aus dem krebsartigen Geschwür kommt ein stinkender und widerlicher Virus.« So war es naheliegend, das Wort für den Krankheitserreger zu verwenden. Von da an löste es nach und nach die Bezeichnung Miasma ab, nachdem immer deutlicher wurde, daß die Infektionskrankheiten auf besondere Erreger zurückgehen. Erst 1903 verhalf Émile Roux in der Nummer 1 des *Bulletin de l'Institut Pasteur* vom 28. Februar der Virologie zu ihrer Entstehung. Er meinte: »Pasteur vertrat schon 1881 die Hypothese, der Tollwutvirus sei so klein, daß wir ihn nicht sehen können. Bis 1898 waren die unsichtbaren Mikroben nur mit dem Verstand faßbar; die Arbeiten der letzten Jahre haben ihnen Wirklichkeit verliehen.« Roux unterstrich, daß diese Viren uns völlig unbekannt geblieben wären, wenn sie nicht auch Tiere befallen würden. »Es wäre daher besonders wünschenswert, daß man Verfahren zur Erzeugung von Kulturen zu deren Darstellung findet, um diesen neuen Zweig der *Mikrobiologie* zu entwickeln.« Und er schließt mit einem prophetischen Ausblick auf das Elektronenmikroskop.

Da es unmöglich war, Kulturen dieser Keime *in vitro* auf bakteriologischen Nährböden zu züchten, mußte man sich, um sie untersuchen zu können, an spezialisierte Mikrobiologen wenden, die später die Bezeichnung Virologen erhielten. Zunächst hielt man sich an besonders empfängliche *Tiere:* an Kälber für Kuhpocken (Negri, 1801; Chambon, 1864), an Hasen für die Tollwut (Pasteur, 1881). Später stellten Borrel und Carrel eine Kultur auf Zellen im hängenden Tropfen her (1908), Kulturen auf Zellen *in vitro,* wie

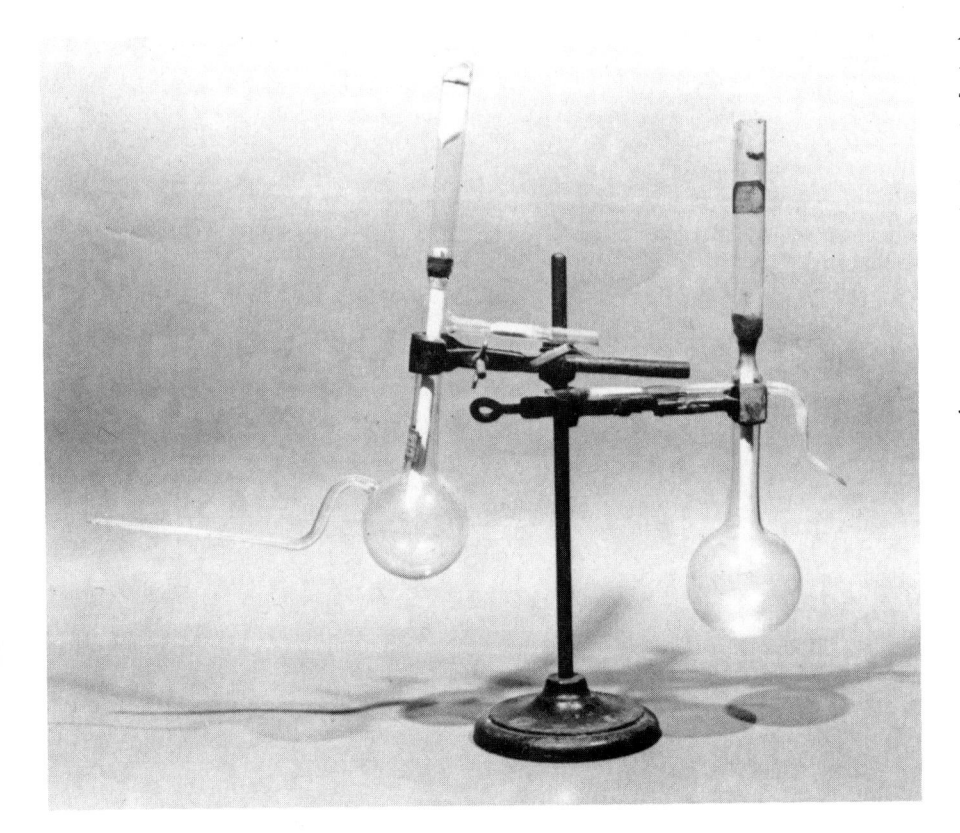

Abbildung 2709
Erstes, von Chamberland hergestelltes Filtrierrohr, mit einem Pfeifenröhrchen aus Ton. (Paris, Museum Institut Pasteur)
Dieser Apparat wurde im Laboratorium von Pasteur verwendet, um das Blut der vom Milzbrand befallenen Tiere zu filtern. Pasteur hatte aufgezeigt, daß die Filtrate die roten Blutkörperchen im normalen frischen Blut agglutinieren können.

Abbildungen 2710–2713
(Oben links)
Klebsiella pneumoniae (Friedländerbakterien) (Aufnahme von F. Poutrel und J. Gautier, mikrobiol. Laboratorium der Medizinischen Fakultät Paris)
(Oben rechts)
Eiter mit Staphylokokken. (Paris, ebd.)
(Unten links)
Enterokokken (Paris, ebd.)
(Unten rechts)
Die von Klebs 1883 entdeckten und von Löffler 1884 in Kulturen gezüchteten Diphtheriebakterien. (Paris, ebd.)

sie später bekanntlich von Enders (1949) und Dulbecco (1952) entwickelt wurden. Dabei muß auch die Kultur auf Hühnerembryonen angeführt werden, deren Verfahren Woodruf und Goodpasture erdachten (Kuhpocken, 1932). Diese Techniken der Kultivierung haben zur Unterscheidung zwischen Bakterien- und Virenerkrankungen geführt.

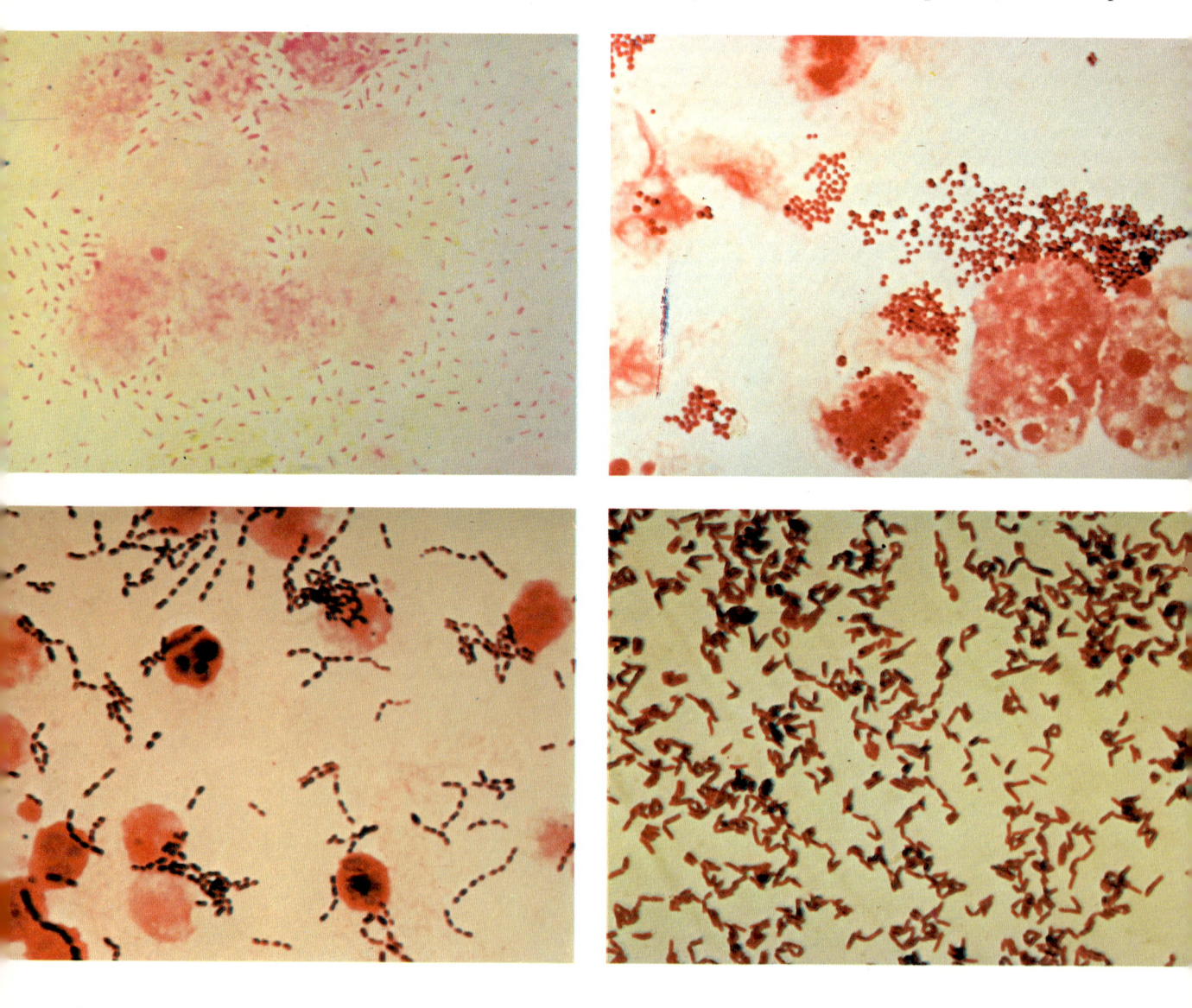

Die weitere Erforschung des *Pocken-Virus* verdient eine eingehende Beschreibung, denn sie hat nicht nur auf diesem Gebiet grundlegende Kenntnisse erbracht, sondern als Modell für alle anderen Viren gedient. Die Guarnieri-Körperchen (1893), zytoplasmische Zelleinschlüsse der Cornea, die durch einen Impfvirus eingebracht wurden, waren das erste mikroskopische Bild davon, bevor das Elektronenmikroskop die »elementaren Korpuskeln« erkennen ließ (Levaditi, 1938); man weiß heute, daß es sich bei ihnen um extranukleäre Viren mit einer Größe von 250 bis 300 Mikron im Durchmesser handelt, die größten aller Viren. Dies gilt für alle Pocken-Viren, bei denen man mehrere Gruppen unterscheidet. Zur ersten Gruppe gehören die Viren der Variola und der Kuhpocken, die Vaccinia-Viren, die der Pferdepocken, der Kamelpocken, der Kaninchenpocken, der Affenpokken und jene der Ektromelie der Maus. Zur zweiten Gruppe zählen das Virus der ulcerativen Dermatitis der Schafe, jenes der papulösen Stomatitis der Rinder, das der Melkerknoten usw. Die dritte umfaßt die Pocken der Vögel (fowl-pox) und die vierte die Poxviren der Nagetiere, die Erreger des Fibroms des Kaninchens und des Myxoms des Kaninchens (oder der Myxomatose von Sanarelli). Der fünften Gruppe gehört das *Molluscum contagiosum* des Menschen an.

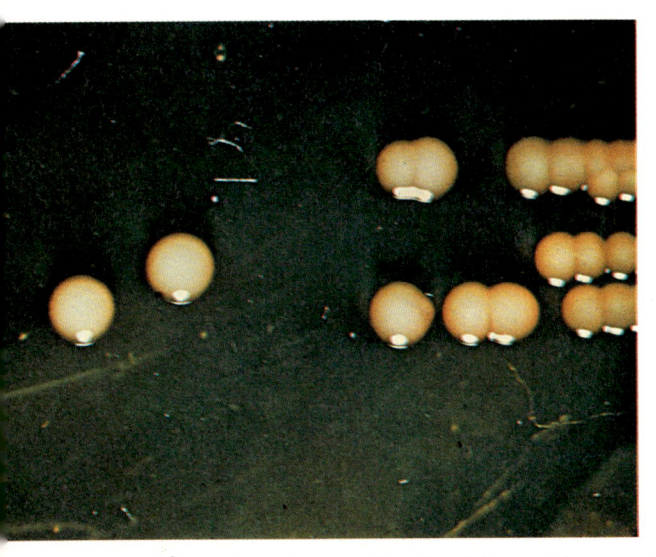

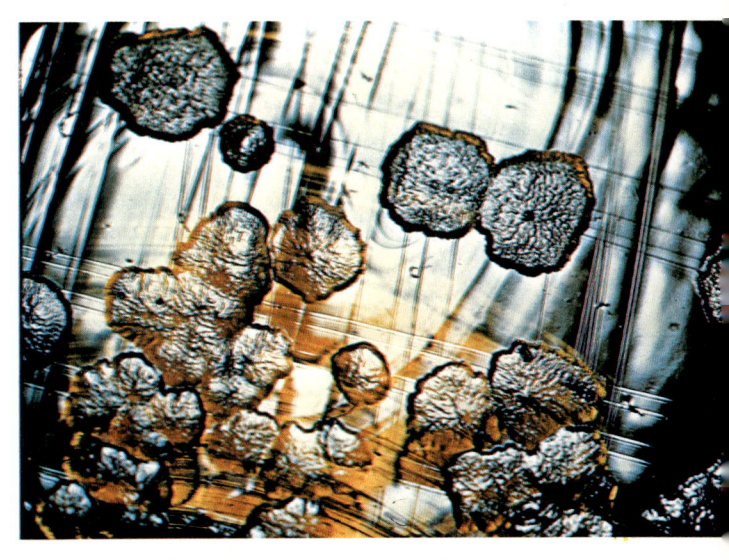

Unter den Pocken-Viren der ersten Gruppe besteht ein antigener Zusammenhang, der von Béclère, Chambon und Saint-Yves Ménard von 1896 bis 1899 in ihren Studien über das Serum von geimpften Kälbern aufgezeigt wurde. Er besteht jedoch nicht zwischen Pocken-Viren von verschiedenen Gruppen. Die für verschiedene Pocken-Viren empfänglichen Tiere wurden bevorzugt zu Untersuchungen herangezogen. Für das Variola-Virus ist der Affe empfänglich (Teissier, Castinel und Reilly), jedoch nicht das Kaninchen, auch nicht Mäuse, Ratten, Hunde oder Schweine, die alle hingegen für das Vacciniavirus empfänglich sind. Deshalb möchten wir auf die Geschichte der Pocken-Impfung bei Rindern näher eingehen. Es stellt sich die Frage: Sollte das Impfvirus nur ein abgeschwächtes Pockenvirus sein? Der Versuch, Rindern den Pocken-Virus zu impfen, mußte erst gemacht werden. Von 1900 bis 1911 widersprachen sich die Antworten auf diese Frage; den deutschen Forschern gelang es meistens, nach Einimpfung des Pocken-Virus ein Impfvirus zu erhalten, während die französischen Ärzte nur einige Bläschen feststellten, die abfielen und nicht verwendbar waren. Von 1909 bis 1911 wiesen Kelsch, Teissier, Lucien Camus Tanon und Duvoir nach, daß bei Kälbern, die im Krankenhaus von Claude-Bernard in einem neuen Stall untergebracht waren, immer ein Mißerfolg verzeichnet wurde. Bei den gleichen Kälbern in den Ställen der Akademie der Medizin, in denen gewöhnlich von Pocken befallene Kälber behandelt wurden, führte eine einfache Glyzerinemulsion schon zum Auftreten typischer Pockenpusteln, obwohl das gesamte verwendete Material sterilisiert wurde. Man kann sich vorstellen, wie verdächtig die Erfolgsmeldungen über die Umwandlung der Variolaviren in Impfviren, die man in der Regel in Impfzentren erzielte, wurden.

Ein Problem blieb noch, 1936 von Berry und Dedrick beschrieben. Sie beobachteten, daß, wenn man einem Hauskaninchen die Mischung aus einem

Abbildung 2714 (oben links) Kolonien virulenter Keime (Enterobakterien), die gerade aus dem Organismus isoliert wurden und die ein glattes Aussehen aufweisen – daher die Bezeichnung S-Kolonien (smooth). *(Paris, ebd.)*

Abbildung 2715 (oben rechts) Rauhe R-Kolonien (rough), *die aus denselben Keimen bestehen wie die der vorstehenden Abbildung, jedoch auf einer Kultur wiedergegeben und daher stark verändert sind, was eine Identifizierung erschwert. (Paris, ebd.)*

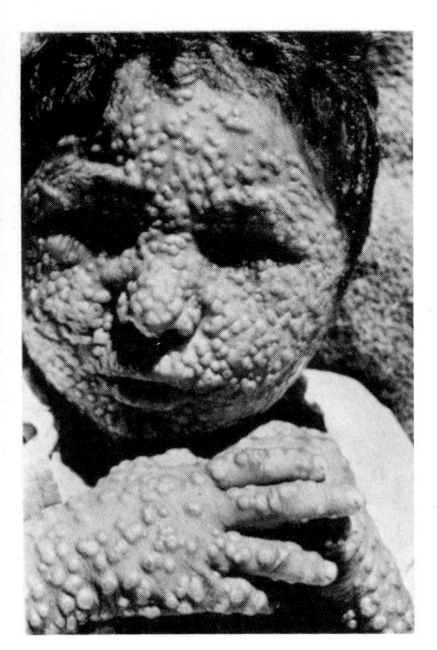

Abbildung 2716
Ein bei einer Epidemie im Iran von Pocken befallenes Kind, 1962.
(Photographie von Dr. Pourmaki vom Institut Pasteur im Iran, ein von Dr. Jacques Fasquelle, dem Direktor des Impfinstitutes, zur Verfügung gestelltes Dokument)

normalen Fibromvirus (Shope-Virus) und einem Myxomatose-Virus, das durch Hitze inaktiviert wurde, impft, dies eine Myxomatose mit blitzartig-tödlichem Verlauf hervorruft. Es macht den Eindruck, als würde das *Shope*-Virus, das gewöhnlich ein harmloses Fibrom zur Folge hat, den durch Hitze inaktivierten Myxomatose-Virus reaktivieren. Dieses Phänomen wurde dank der Molekularmikrobiologie weiter untersucht. Doch von diesem Augenblick an schenkte man dem Zusammenwirken von Pocken-Viren bei anfälligen Tieren mehr Aufmerksamkeit, und dieses Phänomen gab den Blick frei auf den Ursprung und die Entwicklung der Virenstämme des Pocken-Virus. Doch die Hoffnung, einen davon eliminieren zu können, ist eine Utopie. Doch die Ergebnisse des weltweiten Kampfes gegen die Variola lassen dank der allgemeinen Anwendung der Impfung auf eine vollkommene Kontrolle der Variola hoffen. Wenn aber die Achtsamkeit nachläßt, bleibt noch die Möglichkeit bestehen, daß früher oder später ein *Variola*-Virus aus den Poxviren reaktiviert und genetisch neu kombiniert wird, selbst wenn man glaubt, für die Erhaltung der Ansteckungsfähigkeit des Variola-Virus in den ausgetrockneten Krusten der Pockenkranken sei die Zeit längst vorbei und die Affenpocken oder die Pocken von Nagetieren könnten heute beim Menschen keine tödliche Variola mehr hervorrufen.

Wie bei den Bakterien gab es auch hier zahlreiche Versuche einer nichtklinischen Klassifizierung. Wir möchten jene von Constantin Levaditi anführen, die, entsprechend den Affinitäten der Viren, die Ektodermosen und die neurotropen Ektodermosen den Mesodermosen gegenüberstellten. Doch die Grenzen der Viruskrankheiten waren ungenau. Das »Virus« der Krankheit von Nicolas Favre, der Psittakose und der Ornithose sowie des Trachoms galt zwar als echtes Virus, doch die Rickettsien wurden als sehr nahe Verwandte angesehen, weil sie sich nur in lebenden Zellen vermehren und – mit Vorbehalt – in den Abhandlungen über Viruserkrankungen standen (Levaditi und Lépine, 1938). Hingegen muß unterstrichen werden, daß sich alle Forscher,

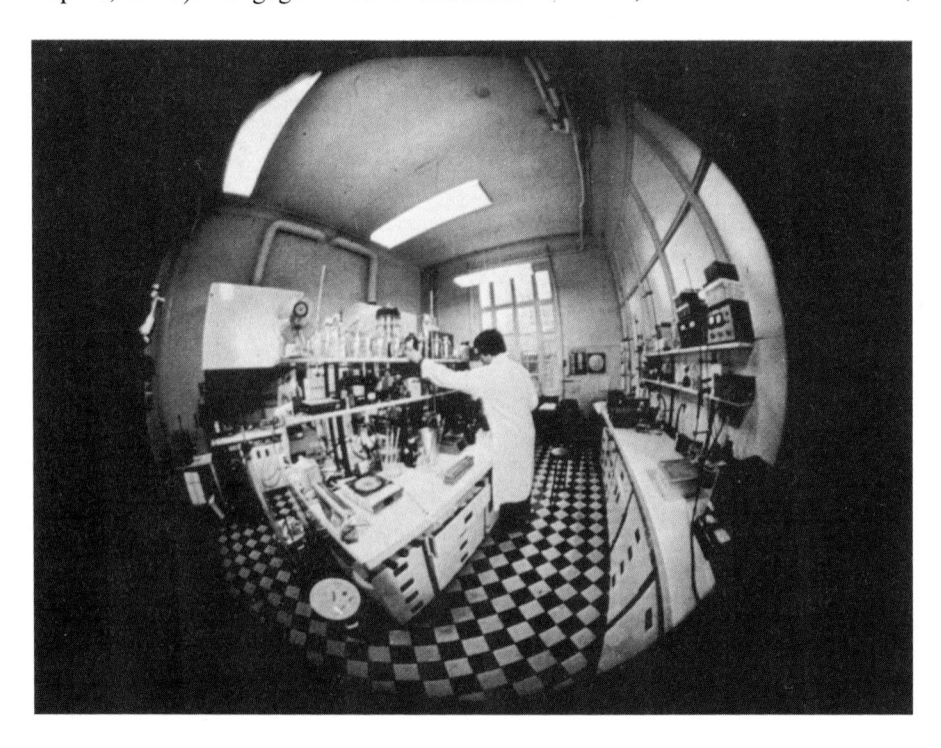

Abbildung 2717
Laboratorium
(Photothek Institut Pasteur)

die sich mit Viren befaßten, darüber einig waren, die *Bakteriophagen* als authentische Viren der Bakterien anzusehen, denn sie hatten genau dieselben Merkmale wie die für die Erkrankungen der Menschen oder der Tiere verantwortlichen Viren. Sie wurden von Twort (1915) zum erstenmal beschrieben, und d'Hérelle (1917) gab ihnen die Bezeichnung *Bakteriophagen,* um damit zu betonen, daß er sie als lebende und autonome Partikeln ansah, die sich in Bakterien vermehren und sie auflösen, ebenso wie ein Virus, das sich in einer menschlichen oder tierischen Zelle vermehrt und diese zerstört.

Im Jahr 1938 erregte jedoch eine Hypothese großes Aufsehen, die das Ehepaar Eugène Wollman vom Institut Pasteur aufstellte. Sie behaupteten, daß die Bakteriophagen, anstatt die Bakterien von außen zu kontaminieren, einen *endogenen* Ursprung haben könnten, als wären sie eine Art genetischer Faktor und in der Lage, eine Bakterie zu verlassen und in eine andere einzudringen, um dort zur Lyse zu führen, kurz, ein lysogenes, »wanderndes Gen«, wie einige ironisch formulierten.

1939–1944: Von der Mikrobiologie zur Mikro-Biologie

Dann kam der Krieg. Die französischen Forscher, auf sich selbst gestellt und mittellos, mußten sich mit einfachen Versuchen und Überlegungen begnügen. Auf dem Gebiet der fundamentalen Mikrobiologie erschienen in Frankreich zwei Bücher, die Geschichte machten. In *La Croissance des cultures bactériennes* (Das Wachsen von Bakterienkulturen) bewies Jacques Monod 1942, wie wichtig für die wissenschaftliche und bakterienphysiologische Untersuchung die ansteigende Kurve (Schema 1) und die Unterscheidung zwischen konstitutiven Enzymen und adaptativen (induzierbaren) Enzymen ist. 1943 veröffentlichte André Lwoff die *Evolution physiologique; étude des pertes de fonction chez les micro-organismes* (Physiologische Evolution; Untersuchung der Funktionsverluste bei den Mikroorganismen). Während Kolibakterien als prototroph gelten, weil sie alle Synthesen, von den einfachsten chemischen Elementen ausgehend, durchführen, müssen die hämophilen Bakterien *(auxotrophe* Keime durch das Hinzufügen von *Wachstumsfaktoren* unterstützt werden, das heißt, von essentiellen Metaboliten, die schon vorgefertigt in das Nährmedium eingebracht werden müssen (Faktor X oder Hämatin; Faktor V oder Pyridin-Nukleoside). Lwoff heizt die Diskussion an, indem er die Hypothese aufstellte, daß die Entwicklung des Lebens auf der Erde, wie auch die der Bakterien, in Richtung Funktionsverluste fortschreite; je entwickelter und spezialisierter ein Lebewesen ist, desto weniger ist es fähig, allein die Gesamtheit seiner wesentlichen Bedürfnisse sicherzustellen.

Zur selben Zeit trägt die finanzielle Unterstützung durch die öffentliche Hand in den Vereinigten Staaten zur Verwirklichung des Projekts der industriellen Herstellung von Penicillin bei, das Fleming 1929 entdeckte, und kündet somit die Machtübernahme der Antibiotika an. Allerdings hatte schon 1935 das Prontosil von Domagk den infektionsbekämpfenden Medikamenten den Weg geöffnet, vor allem seit Jacques Tréfouel erkannt hatte, daß nicht der Farbstoff, sondern das Sulfonamid der wirksame Teil ist und er

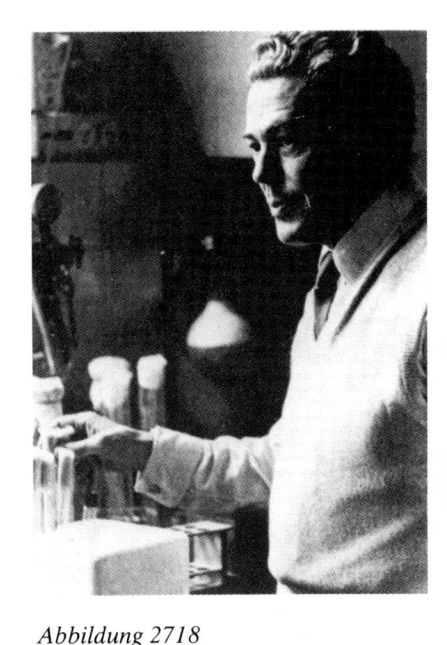

Abbildung 2718
Jacques Monod (1910–1976), Nobelpreisträger für Physiologie und Medizin 1965, gemeinsam mit André Lwoff und François Jacob.
(Paris, Photogr. Archiv Museum Pasteur)
Die Arbeiten von Jacques Monod erbrachten unter anderem einen wichtigen Beitrag zur Erkennung des Mechanismus der Biosynthese von Proteinen, die von den chemischen »Messengers« von Chromosomen der Zelle gesteuert werden.

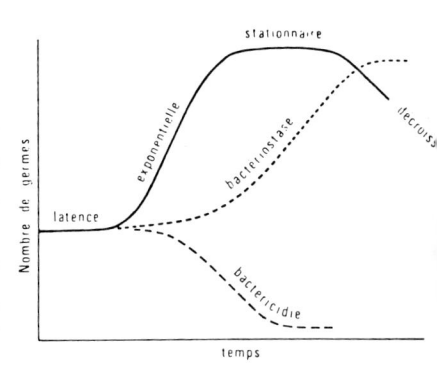

auch dessen molekularen Wirkungsmechanismus festgestellt hatte. Doch erst das Penicillin, das in amerikanischen Armeefahrzeugen über die ganze Welt verbreitet wurde, eröffnet das Zeitalter der Antibiotika. Das Penicillin wurde bald von anderen Antibiotika unterstützt, die ebenfalls aus Pilzkulturen entwickelt wurden: Streptomycin, Tetracycline, Chloramphenicol und deren Nachfolger, von den Molekular-Biochemikern mehr oder weniger abgeändert oder *in vitro* imitiert. Von nun an sind die großen Geißeln, wie Pest, Typhus, Cholera, Geschlechtskrankheiten, Tuberkulose und Kindbettfieber, unter Kontrolle, sogar die Lungen- und Bronchial-Infektionen werden beherrscht, woraus sich ein starkes Absinken der Kindermortalität und eine um mindestens zehn Jahre längere Lebenserwartung ergibt. Die Antibiotika spielen somit zwar eine überragende Rolle in der medizinischen Mikrobiologie, doch sie werfen auch neue Fragen dieser Wissenschaft auf. Die Meinung, daß sich Bakterien durch Teilung fortpflanzen und daß die Bakterientochterzellen untereinander und mit ihrer Mutter gleichartig seien, war ziemlich

*Abbildung 2719
Die Doppelhelix der DNS
(Desoxyribonukleinsäure).
(Paris, Photothek Institut Pasteur)
Eine englische Gruppe in Cambridge (Kendrew und Perutz, Crick, Wilkins und Watson) brachte die Struktur dieses biologischen Informations- und Erbträgers, der DNS, ans Licht. Die Nukleinsäure der Chromosomen bewirkt, daß die chemischen »Botschafter« von der Desoxyribonukleinsäure (DNS) des Zellkerns auf die Ribonukleinsäure (RNS) des Zytoplasmas übertragen werden.*

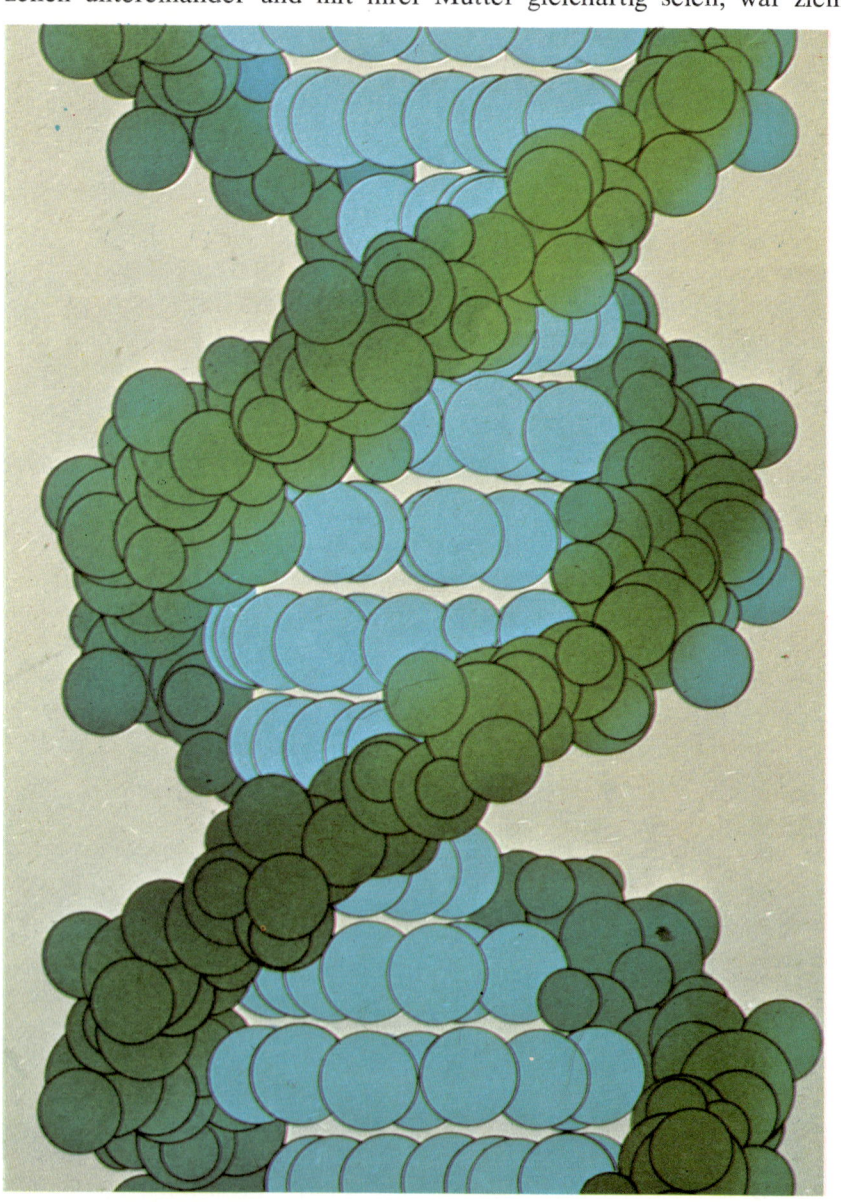

verbreitet: Ein Klon besteht somit nur aus gleichartigen Bakterien. Bei der Untersuchung von Bakterien, die eine genetisch einheitliche Gruppe von Nachkommen bilden, die aus einem auf ein Antibiotikum ansprechenden Bakterium hervorgegangen sind, hat sich jedoch gezeigt, daß einige davon gegen dieses Antibiotikum resistent geworden sind. Veränderung oder Anpassung? Somit ist es notwendig, die Mikrobiologie auf molekularer Ebene zu erforschen.

Von 1944 bis heute: Die molekulare Mikrobiologie

In den Vereinigten Staaten nimmt Avery 1944 die Arbeiten von Griffith (1928) und Dawson (1931) wieder auf, die entdeckt hatten, daß man Bakterien eines Stammes von Pneumokokken in Bakterien eines anderen Stammes umwandeln kann, indem man lebende Kulturen des umzuwandelnden Stammes R mit durch Hitze abgetöteten Exemplaren des Stammes S, den man erhalten möchte, *in vivo* oder *in vitro* in Kontakt bringt. Er zeigt auf, daß das im Bakterienextrakt enthaltene aktive Prinzip, das die Umwandlung bewirkt, die DNS jenes Bakteriums ist, das dem anderen seine Merkmale aufzwingt. Diese DNS verhält sich wie ein Gen, welches die Erbmerkmale trägt. Von ihr sind die Enzyme abhängig, welche die Merkmale bestimmen. Die Formel »Ein Gen, ein Enzym« findet somit ihre molekulare Rechtfertigung. 1948 würdigt André Boivin die Entdeckung von Avery und berichtet, daß er seit 1945 mit seinen Mitarbeitern, unabhängig von den amerikanischen Forschern, bei den Kolibakterien »gesteuerte Mutationen« festgestellt habe, welche die Rolle der DNS bei den Bakterien bestätigen. Und er schloß mit einigen wirklich hellseherischen Bemerkungen über den gewöhnlichen, vielleicht haploiden Zustand der Bakterien, ihr wahrscheinlich einziges Chromosom, ihre offenbar gelegentliche Geschlechtlichkeit und die hierarchische Gliederung der Physiologie eines Bakteriums in drei Ebenen (siehe Schema 1): die DNS der Gene, die eine Art Zellkern darstellt, die RNS der plasmogenen Mikrosome (die später Ribosome genannt werden sollten), die im Zytoplasma vorkommen, und die Proteid-Enzyme, welche die Art der metabolischen Ketten determinieren. Von nun an überschlagen sich die Ereignisse.

Die *Struktur der DNS*, wie auch ihre Replikation, wird durch das Schema von Watson und Crick (1953) klar dargelegt (Schema 2 und 3): Die DNS, die aus zwei Strängen besteht, die zu einer Doppelschraube angeordnet sind, ist die Erbmasse des Bakteriums. Die *genetische Sprache* wird klar verständlich und erklärt somit ebenso die Übertragung von Merkmalen des Mutterbakteriums auf die Tochterbakterien bei ihrer Reduplikation der DNS wie auch die Physiologie der Bakterien, dank ihrer spezifischen Proteid-Enzyme. Das Bakterium ändert sich häufig; die molekulare Mikrobiologie muß diesen Veränderungen Rechnung tragen (Luria und Delbrück 1943, Demerec 1945, Lederberg 1952). Die spontane *Mutation*, die auf einen Fehler bei der Verdoppelung der DNS zurückgeht, ist selten, ihre Rate beträgt $1:10^7$ bis $1:10^{10}$; doch in Anbetracht der Anzahl der in einer Kultur enthaltenen Keime ist sie leicht anzutreffen. Die *Anpassungsfähigkeit der Enzyme* stellt die Genetik nicht in Frage. Die einfachste betrifft direkt die Wirkung der

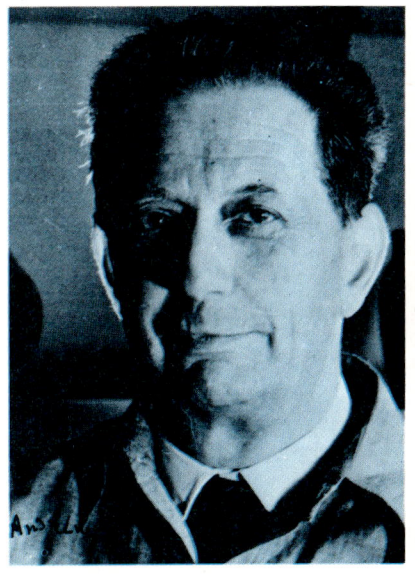

Abbildung 2720 (oben)
André Lwoff (geboren 1902), Nobelpreisträger für Physiologie und Medizin 1965, mit Jacques Monod und François Jacob. (Paris, Photogr. Archiv Museum Pasteur)
Seine Arbeiten behandeln wie jene von Monod die Zellbiologie und die Evolution der Lebewesen. Sie zeigen unter anderem, daß die zunehmende Kompliziertheit der Lebewesen mit einem Verlust an Enzymen in Zusammenhang zu stehen scheint. Seiner Meinung nach ist die Evolution eine biochemische Regression.

Abbildung 2721   Schema 1

Schema 2   Schema 3

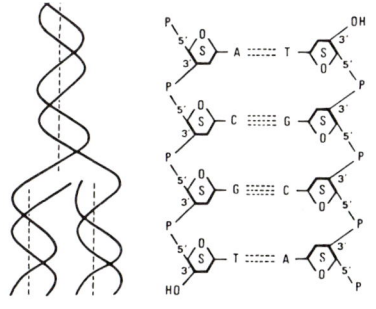

Abbildung 2722

Akridin
F + → F –

übertragbares Geschlecht

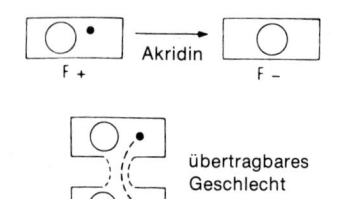

Schema 4

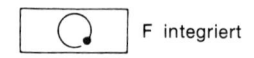

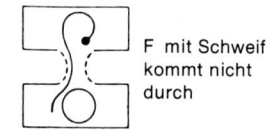

F integriert

F mit Schweif kommt nicht durch

Schema 5

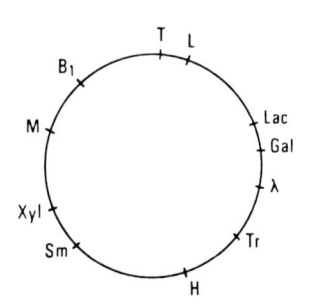

SYNTHESE:

T. – Threonin
L. – Leucin
Tr. – Tryptophan
M. – Methionin
B₁ – Thiamin

GÄRUNG:

Lac. – Laktose
Gal. – Galaktose
Xyl. – Xylose

EMPFINDLICHKEIT:

Sm. – Streptomycin

LOKALISIERUNG:

Phage λ

Schema 6

Enzyme, das Endprodukt der Stoffwechselkette blockiert das aktive Zentrum des Enzyms und unterbricht die Biosynthese, wenn der Bedarf des Bakteriums gedeckt ist. Die Regulation (Jacob und Monod, 1961) kann aber auch auf Ebene der DNS dank des Wirkens des regulierenden Gens vor sich gehen, wobei die *adaptativen* Enzyme, je nach Beschaffenheit der physiologischen Situation im Bakterium, induziert oder gehemmt werden. Sie sind der Beweis für die Gesundheit des Bakteriums, die ein Gleichgewicht zwischen Angebot und Nachfrage herstellt. Wenn jedoch das regulierende Gen verschwindet (es handelt sich dabei um eine Mutation), wird die Enzymproduktion nicht mehr gesteuert, sondern *enthemmt;* dann erschöpft sich das Bakterium bei ihrer Herstellung, obwohl sie unnütz sind, und dies wird für das Bakterium zur Katastrophe, denn es gerät in eine so schlechte Lage, daß es im Überlebenskampf verschwindet.

Folgende Entdeckungen wurden gemacht: – Die genetischen Rekombinationen (Lederberg und Talum, 1946) der *Konjugation: der Sexualvorgang bei den Bakterien* (Wollman und Jacob, 1959) nach Schema 4 und 5 scheint ziemlich eigenartig zu sein; wenn der Genomtyp F + (männliches Genom mit dem Faktor F) mit Akridin behandelt wird, verliert er den Faktor F und wird weiblich; es findet also eine Geschlechtsumwandlung statt. Ein weibliches Genom (genannt F –), das von einem männlichen Genom befruchtet wurde, kann den Faktor F bekommen; das Geschlecht ist übertragbar. Besser noch: einige Genome F + geben tausendmal mehr Rekombinationen als andere; sie werden Hfr (Hochfrequenz-Rekombinationen) genannt und tragen einige Merkmale der Donor-Zelle F + ; doch wandeln sich die weiblichen Genome gewöhnlich nicht in männliche um.

– *Die Rolle der Bakteriophagen bei der genetischen Rekombination:* 1950 fand Lwoff die Antwort auf die ungeklärte Frage nach der exogenen oder endogenen Herkunft der Bakteriophagen mit Hilfe einer sehr schönen experimentellen Untersuchung auf einem *Megatherium*bazillus mit dem Mikromanipulator. Er zeigte, daß der Bakteriophage, wenn er ein Bakterium verläßt und in ein anderes eindringt, sich entweder dort vermehrt, indem er dieses Bakterium zerstört – man sagt dann, es handle sich um einen virulenten Phagen –, oder sich in dieses Bakterium integriert, ohne es zu zerstören, ihm seinen lysogenen Charakter verleiht und ihm somit die Fähigkeit gibt, in Zukunft einen virulenten Phagen freizusetzen. In diesem zweiten Fall ist dieser Phage sogar in der Lage, dem Rezipienten, außer dem lysogenen Charakter, auch noch einige Merkmale der Donor-Zelle, aus welcher er kommt, zu übertragen; man sagt dann, der Bakteriophage habe einige Merkmale des ersten Bakteriums auf das zweite *transduziert*. Mit der Konjugation und der Transduktion stehen also den Molekular-Mikrobiologen zwei Methoden zur Verfügung, die es ihnen erlauben, genetische Rekombinationen hervorzurufen.

– Das Bewunderswerte an *Bakterienchromosomen mit Ringstruktur* – siehe Schema 6 – ist, daß man sie sich schon vorstellte, bevor sie im Elektronenmikroskop durch Autoradiographie gesehen wurden (Cairns, 1963).

– Die *Episomen* und *Plasmide* schließlich sind Fragmente der DNS, die in zwei Formen im Zytoplasma auftreten können, entweder frei und von einem Bakterium auf ein anderes, durch Konjugation oder Transduktion übertragbar, oder in das Chromosom integriert, wobei sie dann gleichzeitig mit ihm repliziert werden, um in die Tochterzellen überzugehen. Wollman hatte

Episom vorgeschlagen – das war ein schönes Wort, doch der Ausdruck Plasmide hatte mehr Erfolg. Wichtig ist aber nur die Tatsache, sie haben ungeheure Bedeutung, denn die Resistenz-Plasmide gegen Antibiotika können die Resistenz gegen zahlreiche Antibiotika von dem Donor-Bakterium auf das rezipierende Bakterium übertragen (Chabbert). Doch die Plasmidologie ist auch für die fundamentale Bakteriologie von großer Bedeutung, denn zahlreiche metabolische Merkmale können übertragbare Plasmide als Träger haben (Le Minor), so daß man nicht mehr genau weiß, welche Merkmale eine Bakteriengruppe zu definieren erlauben. Daher ist es für die Taxonomie nur folgerichtig, sich auf die statistische Untersuchung der gemeinsamen Merkmale zu stützen (Véron). Besser noch: die Molekular-Mikrobiologie liefert ein Mittel, den Homologiegrad zwischen zwei Bakterien festzustellen, nämlich durch die Untersuchung der Kreuzung zwischen ihren beiden DNS. Dieses Mittel lehnt sich an die von den Naturwissenschaftlern empfohlene Kreuzung der höheren Organismen an. Bei diesem Vorgang werden die beiden DNS-Doppelstränge aus den zwei Bakterien herausgelöst und erhitzt, wobei die beiden Stränge freigesetzt werden. Danach wird durch Renaturierung bestimmt, ob jeder der beiden Stränge des ersten Bakteriums in der Lage ist, sich mit denen des zweiten zu paaren. Der Prozentsatz der gebildeten hybriden Moleküle gegenüber der gesamten renaturierten DNS würde es erlauben, den Verwandtschaftsgrad festzustellen. Trotzdem verleiht das Plasmid dem Rezipientenbakterium ein neues Merkmal, das auf dessen Nachkommen übertragen wird. Ist dies nicht der Beweis, den man seit Lamarck für die Vererbung eines erworbenen Merkmals suchte?

Schließlich verbessert und vervollständigt die Virologie die Geschichte der Molekular-Mikrobiologie:

– Über die *Anatomie der Viren*, ihre Struktur, wenn sie als Virion in der äußeren Umwelt auftreten: das Virion enthält nur eine Nukleinsäure, entweder DNS oder RNS, niemals jedoch beide, und es ist von einer Schutzhülle aus Proteinen umgeben. Seine Struktur ist symmetrisch (Schema 7 und 8). Auf diesen Gegebenheiten beruht die Klassifizierung von Lwoff, Horne und Tournier (1969).

– Über die *Physiologie der Viren* bei ihrer Replikation im Inneren einer Zelle. Der Zyklus erfolgt in vier aufeinanderfolgenden Phasen: Penetration, Eklipse, Maturation, Liberation; sein Verlauf ist mit dem lytischen Zyklus der Bakteriophagen vergleichbar. Nachdem man den lytischen und lysogenen Zyklus der Bakteriophagen erkannt hatte, war man versucht sich vorzustellen, daß es bei den tierpathogenen Viren ebenfalls neben einem zur Lyse der Zelle führenden Zyklus noch die Möglichkeit eines zweiten Zyklus gäbe, bei welchem das Virus sich in das Chromosom integrieren könnte, ohne es zu zerstören.

Genau hier setzt die *Hypothese vom viralen Ursprung einiger Krebsarten* an. Die menschenpathogenen Adenoviren sind für keine andere Gattung pathogen, zumindest nicht für erwachsene Tiere. Wenn man sie hingegen neugeborenen Hamstern einimpft, bewirkt das Adeno-Virus des Typs 12, 18 und 30 in einigen Wochen das Auftreten von Sarkomen. Ihr Einbringen in eine Kultur *in vitro* von Hamster-, Ratten- oder Kaninchenzellen »verändert« diese Zellen ebenso, das heißt, sie erhalten bestimmte Merkmale von Krebszellen: unbegrenzte Vermehrung, abnormales Karyogramm, Verlust der Kontakthemmung: wenn zwei normale Zellen in Kontakt kommen, stel-

Abbildung 2723

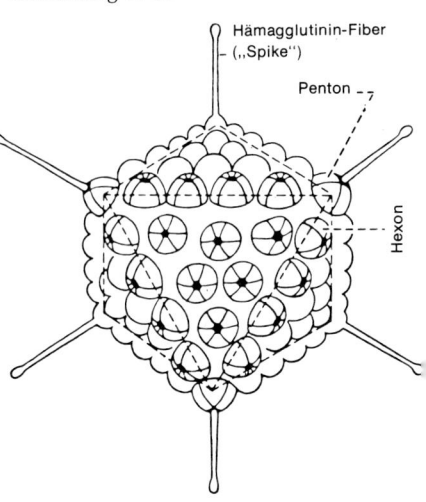

Schema 7

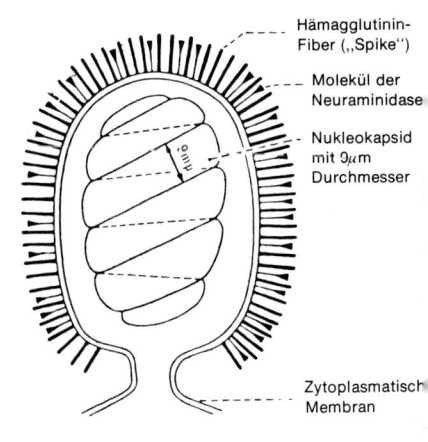

Schema 8

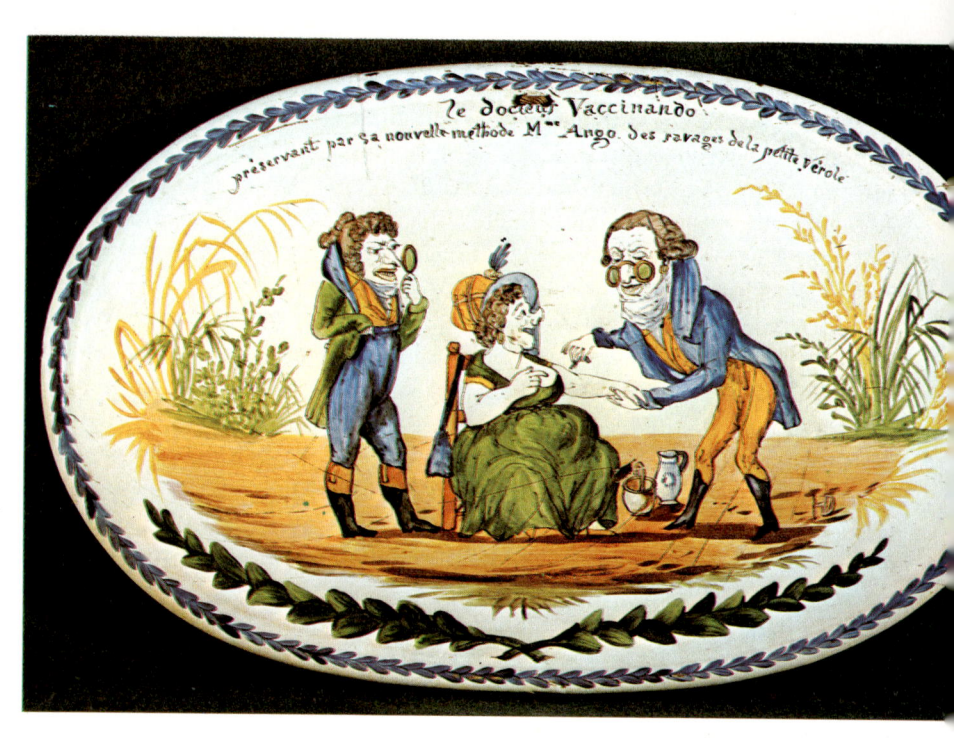

Abbildung 2724
Dr. Vaccinando bewahrt Frau Ango durch seine neue Methode vor den üblen Folgen der Blattern.
Fayence, 19. Jh.
(Paris, Sammlung Impfinstitut)

len sie ihre Vermehrung ein, als wären sie um gute Nachbarschaft besorgt; hingegen setzen veränderte Zellen ihre Vermehrung fort, überlagern die benachbarten Zellen und bilden eine Reihe kleiner Tumoren, indem sich die einen auf die anderen schichten. Dieses Verhalten schreibt man dem Auftreten eines Oberflächen-Antigens zu, welches in einer normalen Zelle nicht vorkommt. Sowohl die Krebszellen wie die veränderten Zellen der Gewebekultur produzieren kein Virion. Hingegen tragen sie ein T-Antigen (T = Tumor), welches normale Zellen nicht besitzen. Es handelt sich um ein Protein, das frühzeitig in den Zellen auftaucht, in welche das Virus injiziert wurde, und das sich von den später auftretenden Proteinen, welche die Hülle des Adenovirus bilden, wenn sie sich in einer menschlichen Zelle entwickeln, unterscheidet. Dies wurde so ausgelegt, daß das Chromosom der veränderten oder Sarkomzelle einen Teil des Virusgenoms aufgenommen hätte, der weiterhin ein Provirus bliebe, was dem vom Chromosom der lysogenen Kolibakterie inkorperierten Prophagen entsprechen würde. Die Molekular-Mikrobiologie stellt somit einen zusätzlichen Punkt in der Geschichte der Viren dar, nämlich den viralen Ursprung von Krebsarten, der bis jetzt beim Menschen noch niemals aufgezeigt wurde. Diese Hypothese ist verlockend, denn sie schlägt eine Erklärung des Krebses durch das Auftreten des Oberflächen-Antigens vor, welches die Kontakthemmung verschwinden läßt. Damit ist eine Forschungsmethode geliefert, denn man kann nun versuchen, in einer Krebszelle die Herstellung eines frühzeitigen T-Antigens nachzuweisen, das normale Zellen nicht besitzen und das der Beweis für die Aufnahme eines Virus von einem Zellchromosom ist.

Schließlich müssen noch zwei Betrachtungen angeführt werden. Die erste ist philosophischer Art: Wenn ein Virus eine Zelle befällt, könnte es sich vermehren und die Zelle zerstören oder sich in sein Genom integrieren, indem es einige Oberflächen-Antigene modifiziert. Vom Standpunkt der Zelle aus ist der erste Verlauf verhängnisvoll, der zweite jedoch eher harmlos. Für einen vielzelligen Organismus ist das allerdings umgekehrt. Es bedeutet nicht viel, ob eine gewisse Anzahl von Zellen zerstört werden. Wenn aber einige von ihnen eine leichte Veränderung erfahren, welche zum Verlust der Kontakthemmung führt, kommt dies für den Organismus einem Todesurteil gleich! – Die zweite Betrachtung ist historischer Art: Nach der heutigen Auffassung von Molekülen ist ein in ein Zellchromosom eingeschlossenes Virus eine Art endogenes Virus; es steht dem historisch klassischen Virus, dem Pocken-, Tollwut-, Gelbfiebervirus usw., gegenüber, das von außen kommend einen Gegenstand kontaminiert. Könnte man dann nicht sagen, daß, je weniger exogen die Viren in der Geschichte der Mikrobiologie werden, um so mehr die Krebsarten etwas mit Viren zu tun haben scheinen?

Die Immunologie

Mit *Immunologie* bezeichnet man jene Wissenschaft, die sich mit der Untersuchung der Immunität beschäftigt. Zunächst wurde die Bezeichnung *Immunität* im juristischen Sinn verwendet, der bis heute erhalten ist, wenn man zum Beispiel von der Immunität der Diplomaten oder der Parlamentarier spricht. Dieser Ausdruck erhielt durch die Arbeiten von Pasteur eine biologische Bedeutung und hat seither seinen Platz in der Pathophysiologie. Lange Zeit blieb diese Stellung jedoch sehr beschränkt. In erster Linie bezeichnete die Immunologie die Erforschung der Mittel zur Abwehr von

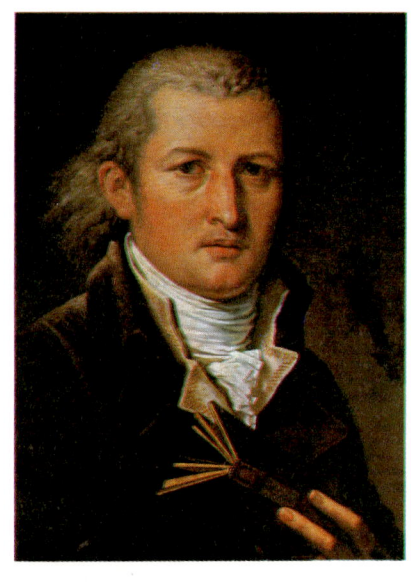

Abbildung 2725
Porträt von Edward Jenner, gemalt von Meynier, im Jahr 1803.
(Paris, Sammlung Impfinstitut)

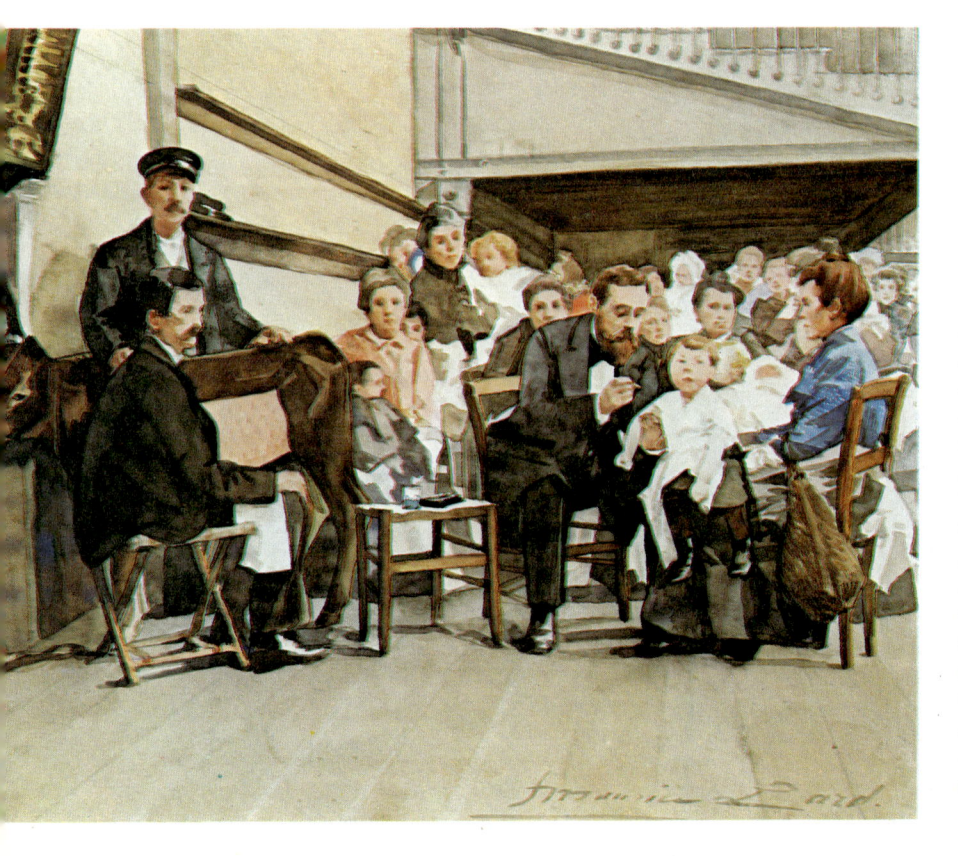

Abbildung 2726
Impfungen am Impfinstitut, zu Ende des 19. Jh.s.
Aquarell von Maurice Liard.
(Paris, Sammlung Impfinstitut)
Das Impfinstitut wurde 1864 von Ernest Chambon gegründet, um die Tiervakzine auf den Menschen zu übertragen. Diese Methode barg in der Tat nicht die Gefahren einer Mensch-zu-Mensch-Impfung in sich und ergab einen Impfstoff von besserer Qualität. Die regelmäßigen Impfsitzungen fanden in diesen Räumen mit Kälbern statt, die im Institut selbst geimpft worden waren.

Mikroben, der Stoffe, über die der Organismus natürlich verfügt, und die Entwicklung von therapeutischen Methoden (vor jeglicher Impfung). Später, auf Grund neuer Erkenntnisse, erhielt die Immunologie einen weit wichtigeren Platz. Heute ist sie, per Definition, die Lehre von den Reaktionen auf alle Antigenstimulationen, das heißt auf Substanzen, die der Organismus als Fremdstoffe erkennt. Anders ausgedrückt könnte man sagen, daß die Immunologie jene Lehre geworden ist, die es zu erkennen erlaubt, wie sich ein Organismus verhält, um zwischen verträglichen und unverträglichen Substanzen zu unterscheiden.

Von der Antike bis Pasteur

Abbildung 2727
Pasteur in den Barackenlagern der Rue Vauquelin, nicht weit von der École Normale entfernt. Er ruft die von Hunden Gebissenen auf, die von Dr. Grancher (rechts sitzend) geimpft werden sollen. Guaschmalerei, ausgeführt nach einem Gemälde von Bayard.
(Paris, Museum Pasteur)

Empirische Gegebenheiten

Seit jeher haben die Menschen versucht, sich gegen die Krankheiten zu schützen, die sie am meisten fürchteten, nämlich die ansteckenden Krankheiten. Auf diese Art entstanden die merkwürdigsten Methoden, die manchmal sogar ganz wertvoll waren.

So hatten im 17. Jahrhundert Tscherkessen und Georgier die Gewohnheit, um die Schönheit ihrer Töchter zu bewahren, diese an verschiedenen Stellen der Haut mit Nadeln zu stechen, die in den Inhalt von Pockenpusteln getaucht worden waren. Dann kam die Impfung von Jenner (1796).

Das Werk von Pasteur

Nachdem Pasteur zuerst aufgezeigt hatte, inwieweit die Mikroorganismen Krankheitserreger darstellen, beschäftigte er sich damit, wirksame Waffen gegen sie zu finden. Anders gesagt, er wollte neue Arten von *Impfstoffen*

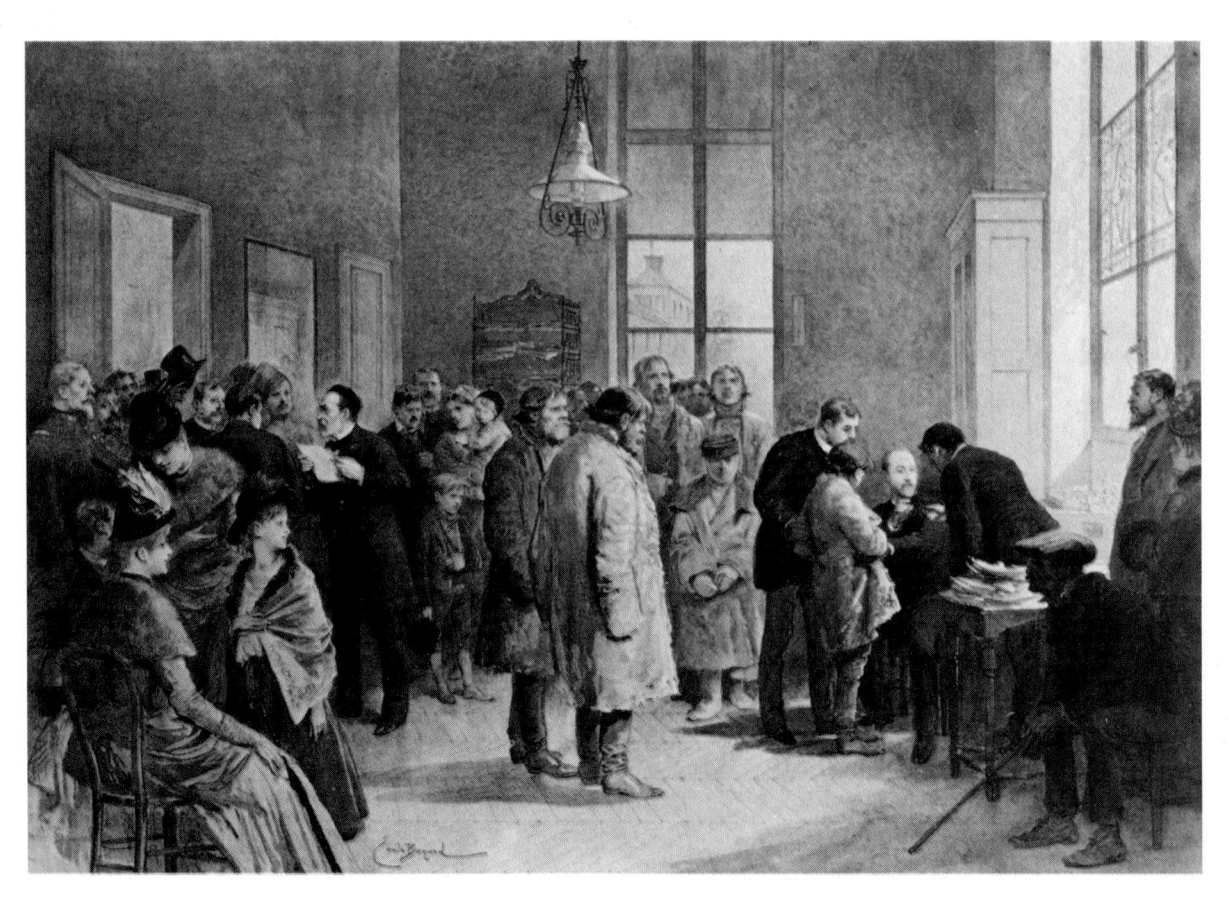

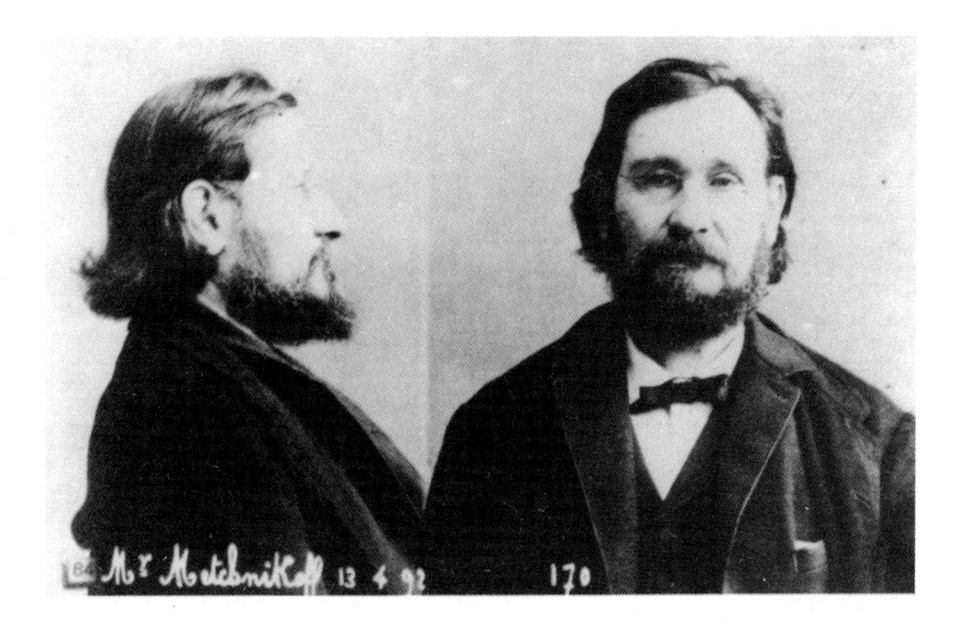

*Abbildung 2728
Anthropometrisches Blatt von Elias Metchnikoff, 1845–1916.
(Paris, Polizeiarchiv)*

finden. Bemerkenswert ist, daß ihm dies fast sofort gelang. Nacheinander wurden Impfungen gegen die Hühnercholera, den Schweinerotlauf und den Milzbrand gefunden. Von den Erkrankungen der Tiere ging der Wissenschaftler dann zur Untersuchung der menschlichen Krankheiten über, und zwar zu einer der gefürchtetsten: der *Tollwut*. Auch hier hatte er Erfolg, trotz der besonderen Schwierigkeiten, die sich ihm entgegenstellten.

Die Entdeckung der Serotherapie

1898 hatten Roux und Yersin das Diphtherietoxin entdeckt. Im darauffolgenden Jahr fand Knud Faber das Tetanustoxin. Zur gleichen Zeit versuchten der Deutsche Behring und sein Mitarbeiter Kitasato, Tiere zu »impfen«, indem sie ihnen kleine Dosen von Diphtherietoxin injizierten. Dieser Versuch hatte ein unerwartetes Ergebnis; die beiden Ärzte bemerkten, daß das Blut der geimpften Tiere, wenn es mit einer tödlichen Toxindosis gemischt wurde, diese für ein anderes Tier unschädlich machte. Was konnte der Grund für dieses Phänomen sein? Es gab nur eine mögliche Antwort: Im Blut war ein Gegengift, ein Antitoxin, aufgetaucht. Man versuchte sofort, dieses Antitoxin für die Behandlung von Diphtherie und Tetanus zu verwenden. Den bemerkenswertesten Erfolg erlangten die Franzosen, die Doktoren Roux, Martin und Chaillou. Die Geburt der »Serotherapie« wurde offiziell auf dem Kongreß von Budapest im September 1894 bekanntgegeben. Ein Jahr darauf starb Pasteur.

Grundlagen der Immunität

Wie kann sich ein Organismus unter natürlichen Bedingungen gegen schädliche Eindringlinge, beispielsweise Mikroben, schützen? Dieses Problem sollte erst durch Arbeiten gegen Ende des 19. Jahrhunderts erhellt werden.

Zelluläre und humorale Immunität

Im Herbst 1882 entdeckte ein russischer Zoologe namens Metchnikoff bei einem Aufenthalt in Messina den Abwehrmechanismus, der heute allgemein

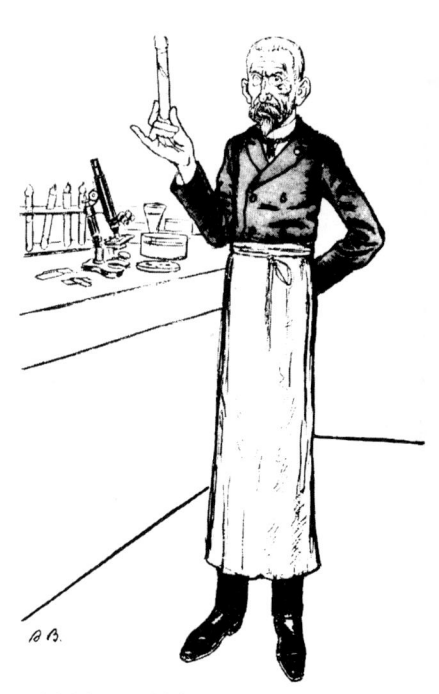

*Abbildung 2729
Dr. Emile Roux, 1853–1933.
Karikatur, Anfang 20. Jh.
(Paris, Museum d. Geschichte der Medizin)*

Von 1885 bis 1910

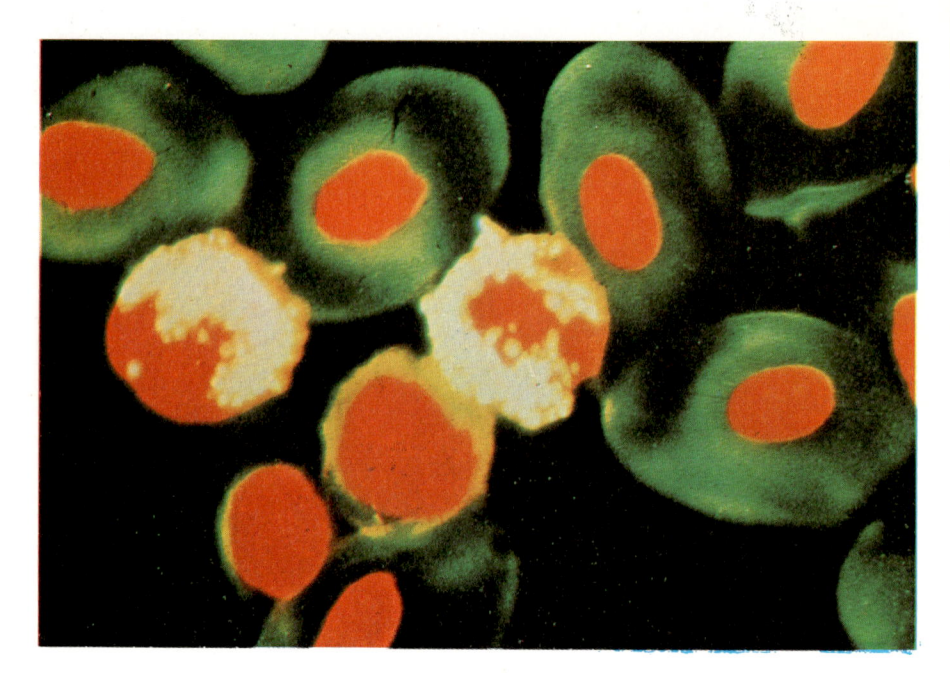

*Abbildung 2730
Immunofluoreszenz.
Antigene. Antikörper.
(Paris, Photothek Institut
Pasteur)
Das Antigen ist eine Substanz,
die das Auftreten von Antikörpern in den Flüssigkeiten oder
den Geweben bewirken kann.*

unter der Bezeichnung *Phagozytose* bekannt ist. Metchnikoff meinte, es gebe in allen vielzelligen Organismen besondere Zellen, *Phagozyten* genannt, deren Ziel darin besteht, die Fremdkörper, beispielsweise Mikroben, die in ihr Inneres eingedrungen waren, zu ergreifen und zu zerstören. Diese kaum bekannte Auffassung wurde völlig verworfen. Die Gegner, die hauptsächlich in Deutschland arbeiteten, waren der Ansicht, daß der wirkliche Mechanismus auf der Wirkung von Substanzen beruhe, die in den Körperflüssigkeiten der Tiere gelöst und mit bakteriziden Eigenschaften ausgestattet seien. Natürlich entstanden außerordentlich lebhafte Streitgespräche. Zuerst schien Metchnikoff, der Anhänger Pasteurs geworden war, den Sieg davonzutragen, doch kurz danach wendete sich das Blatt. In Deutschland hatten Pfeiffer und Issaeff bemerkt, daß Choleravibrionen im Bauchfell infizierter Meerschweinchen ohne das Eingreifen von Phagozyten zerstört werden können. Was geschah also wirklich? Noch vor 1900 erbrachte Jules Bordet die Erklärung. Beim Mechanismus der Bakteriolyse wirken zwei in den Körperflüssigkeiten vorhandene Substanzen, die eine ist der *Sensibilisierer,* die andere das *Alexin*. Heute wird der Ausdruck Sensibilisierer durch *Antikörper* ersetzt, und das Wort Alexin wich der Bezeichnung *Komplement*.

Nach 1900 wurde zwischen den beiden großen Theorien (zellulärer und humoraler) eine Brücke geschlagen und behauptet, der Immunitätsmechanismus könne nun erklärt werden. Diese Brücke beruht auf der Theorie der *Opsonine*. Opsonine sind Antikörper, die sich an die Mikroben heften und es den Phagozyten erleichtern, sie zu umschließen (Wright). Von 1900 bis 1910 wurden wichtige Einzelheiten über Antikörper und Komplemente bekannt. Die damals aufgestellte Definition von *Antikörpern* ist noch heute in Gebrauch: es sind Substanzen, die im Organismus entstehen, wenn dieser mit einer anderen, Antigen genannten Substanz in Berührung kommt. Eine wichtige Tatsache sollte sehr bald erkannt werden: jedem Antigen entspricht ein besonderer Antikörper, und es gibt zwischen einem Antigen und *seinem* Antikörper eine so enge Beziehung, daß sich die beiden Substanzen bei ihrer Begegnung verbinden. Diese Antigen-Antikörper-Reaktion kann *in vivo* und *in vitro* vor sich gehen. Ab 1910 verfügte man über zahlreiche Methoden, um das Vorhandensein eines Antikörpers in einer Lösung zu entdecken. Dieses Aufspüren war auch für die Medizin sehr wichtig, zum Beispiel für die Diagnose der Syphilis, und konnte auch in der Gerichtsmedizin angewandt werden, unter anderem zur Feststellung der Herkunft eines Blutflecks.

Blutgruppen

In einem Organismus kann es auch Antikörper geben, die nicht auf Grund eines zufällig von außen eingedrungenen Antigens entstanden sind. Dies wurde bewiesen, als K. Landsteiner 1902 aufzeigen konnte, daß das Blut der Menschen nicht gleich ist. Einige Blutgruppen können *Agglutinogene*, natürliche Antikörper für die roten Blutkörperchen einer anderen menschlichen Blutgruppe, enthalten. Es gelang Landsteiner, schon zu Beginn seiner Untersuchungen vier Blutgruppen abzugrenzen.

Aufschwung der Impfung und der Serotherapie

Pasteur hatte als Grundstoff für seine Impfungen abgeschwächte, noch lebende Keime verwendet. Doch schon 1910 wurde gezeigt, daß auch abgetötete Keime von Nutzen sein können.

Anaphylaxie und Allergie

Als Charles Richet und Portier 1902 die durch eine Injektion von *Aktinokongestin*, der alkoholischen Ausfällung einer wäßrigen Aufschwemmung von Seerosententakeln, hervorgerufenen physiologischen Reaktionen untersuchten, stellten sie fest, daß diese Substanz zwar bei der ersten Einimpfung vom Hund gut toleriert wurde, jedoch bei einer einige Wochen später durch-

*Abbildung 2731
Wasserkeim (eindringender Proteus), Bakterium mit beweglichen Geißeln. Man sieht die Wellen seiner Fortpflanzung auf der Kultur, in die er eingebracht wurde.
(Aufnahme von F. Poutrel und J. Gautier, mikrobiol. Laboratorium der Medizinischen Fakultät Paris)*

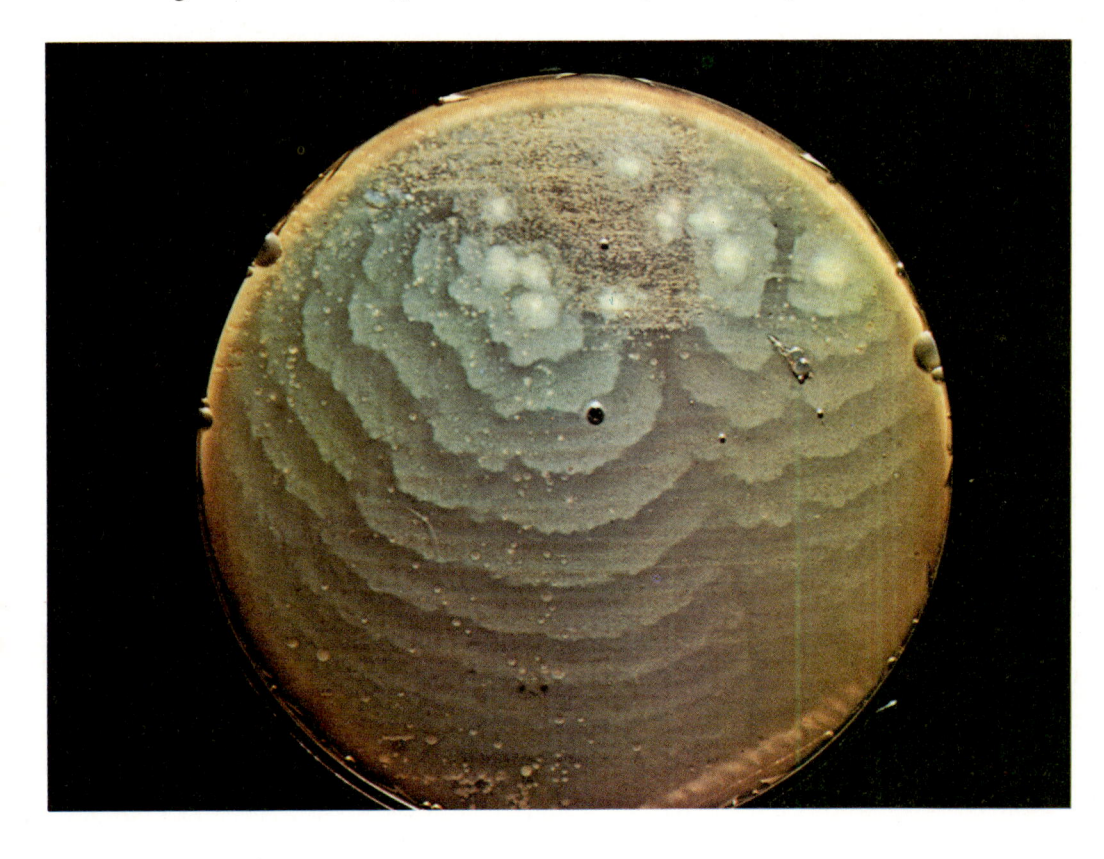

geführten zweiten Injektion schwere, ja sogar tödliche Erkrankungen bewirken kann. Diesen Zustand der Überempfindlichkeit nannten die beiden Ärzte *Anaphylaxie*. Ab 1903 konnte, dank Arthus, zwischen allgemeinen Reaktionen, die den von Richet und Portier entdeckten entsprachen, und lokalisierten Reaktionen unterschieden werden. 1906 schuf der Wiener Kinderarzt Clemens von Pirquet ein neues Wort: *Allergie*. Er bezeichnete damit alle durch Übersensibilisierung hervorgerufenen Reaktionszustände des Organismus. Zahlreiche Krankheiten sind von einem allergischen Zustandsbild begleitet: Tuberkulose (Koch), Kuhpocken, Rotz, Melioidos, weicher Schanker usw. Eine Sensibilisierung kann auch auftreten, wenn besondere Antigene, *Allergene* genannt, in den Organismus eindringen.

Von 1910 bis 1945

Phagozytose

Metchnikoff hatte die Zellen mit phagozytischer Eigenschaft in zwei Gruppen eingeteilt: die *Mikrophagen* und die *Makrophagen*. Die ersteren sind Zellen in der Blutbahn, die zweite Gruppe gehört dem Bindegewebe an. Kurz nach dem Ersten Weltkrieg schlug Aschoff vor, die Bindegewebszellen, welche Vitalfarbstoffe, zum Beispiel Trypanblau phagozytieren können, zu einer großen Einheit zusammenzuschließen. Diese nannte er *retikulo-endotheliales System*.

Antigene, Antikörper und Komplement

Antigene. Schließlich wurden zwei große Gruppen von Antigenen festgelegt: die *bakteriellen Antigene* und die *keinem Bakterium zuzuordnenden Antigene*. Zur ersten Gruppe gehören die *Exotoxine* und, ab 1933, die *Endotoxine* (Boivin und Mesrobeanu). Um 1930 wurden die *Haptene* (Landsteiner) erkannt. *Haptene* nennt man eine nicht direkt antigene Substanz, die sich *in vitro* und *in vivo* an ihren spezifischen Antikörper binden kann. Man könnte die Antigene auch nach ihrer chemischen Natur unterscheiden; die einen sind Proteine, die anderen Polysaccharide.

Antikörper. Die neuen Untersuchungstechniken, die um 1930 entstanden (Ultrazentrifuge, Elektrophorese, Ultrafilter), ermöglichten es, immer reinere Antikörper zu erhalten, bis man schließlich wußte, daß es sich um Gamma-Globuline handelte.

Damals wurde allgemein angenommen, daß die Antikörper in den verschiedenen Elementen des retikulo-endothelialen Systems entstehen, und die vorteilhafte Wirkung der Antikörper wurde immer besser erkannt. Bei den Blutgruppen wurden Untergruppen und kurz darauf auch der Rhesusfaktor beschrieben.

Komplement. Zwischen 1920 und 1940 bemerkte man, daß dieser Name in Wahrheit einen ganzen Komplex verbarg; man bemühte sich, die einzelnen Elemente dieses Komplexes abzugrenzen. Gleichzeitig wurden die *Konglutinine* untersucht, Stoffe, die oft die Wirkung der Komplemente unterstützen.

Praktische Immunologie

Serumtherapie. 1923 ermöglichte die Entdeckung der Anatoxine (Toxoide) durch Ramon, die Immunisierungsdauer beim Pferd bei der Gewinnung des Diphtherie-Serums und des Tetanus-Serums stark zu verkürzen. Demselben Arzt verdanken wir die Einführung der *Adjuvantia* bei der Impfpraxis. Diese Adjuvantia sind anorganische Substanzen (Tapioka, Calciumchlorid), welche

Abbildung 2732
Charles Nicolle, 1866–1936, Nobelpreisträger für Physiologie und Medizin 1928. Die Arbeiten von Nicolle zeigten auf, daß das Fleckfieber, dessen pathogener Erreger eine aus den Exkrementen der Läuse entstehende Rickettsie ist, durch die Kleiderlaus übertragen wird.

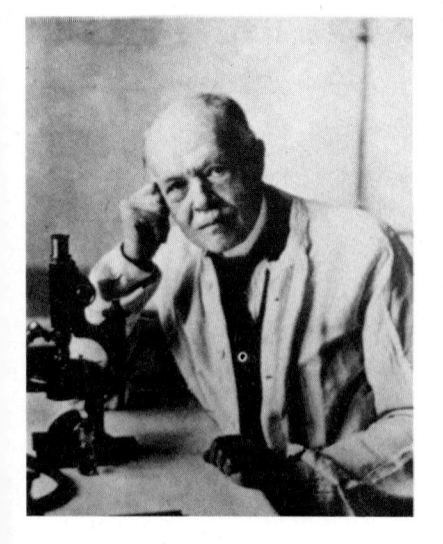

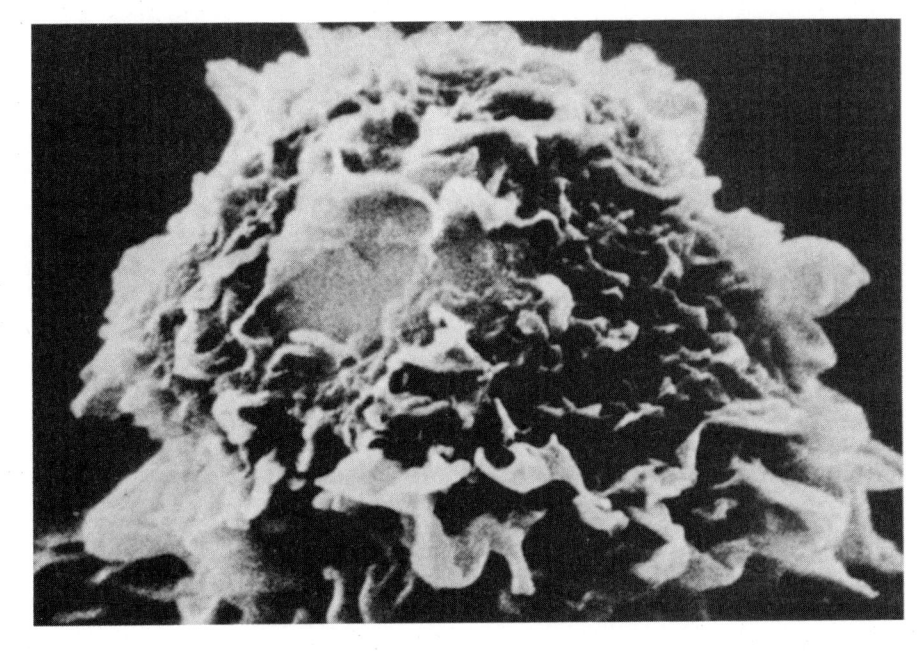

Abbildung 2733
Makrophage
(Paris, Phothothek Institut Pasteur)
Der Makrophage ist ein Phagozyt großen Ausmaßes, der aus dem Bindegewebe, dem Endothel der Gefäße, der Milz und dem Knochenmark stammt und dessen Aktion gegen große Teilchen, zum Beispiel rote Blutkörperchen, Staubkörnchen usw., gerichtet ist.

die Antitoxinbildung anregen können, wenn sie mit den Antigenen eingeimpft werden. Arnold Netter und Charles Nicolle fühlten sich völlig im Recht, als sie die Verwendung von *Rekonvaleszenten-seren* empfahlen; die Serumtherapie, mit einem artfremden Serum, kann Früh- (anaphylaktischer Schock) oder Spät- (Serumkrankheit) Schädigungen hervorrufen. Um beide zu vermeiden, wurde die Präventivmethode von Besredka entwickelt und die Verwendung von Antihistaminika empfohlen (Bovet, Halpern usw.).

Impfungen. Die Typhus-Paratyphus-Schutzimpfung (mit abgetötetem Erreger) rettete Millionen Leben während der beiden Weltkriege. Calmette und Guérin entwickelten den BCG-Impfstoff gegen Tuberkulose.

Immunologie wird eine vorrangige Wissenschaft

Die wirklich außergewöhnliche Entwicklung hat zahlreiche verschiedene Gründe: erweiterte Kenntnisse über die Struktur der Makromoleküle, Entwicklung neuer Techniken, Verwendung ausgewählter Tiere usw.

Phagozyten und Phagozytose

Man mußte schließlich bemerken, daß die große Mehrheit der Makrophagen ihren Ursprung nicht im Bindegewebe, sondern im Blut hat. Es gelang, den Mechanismus der entzündlichen Reaktionen zu präzisieren. In diesem Fall wurden die Fortschritte durch eine bessere Kenntnis der wichtigsten Bestandteile des Bindegewebes (Kollagen und Glycosaminoglycane) und mehr noch durch die Identifizierung der bis dahin unbekannten chemischen Mediatorstoffe erleichtert. Man drang schließlich immer tiefer in den Mechanismus der phagozytischen Vorgänge ein.

Unspezifische humorale Immunität

In den Flüssigkeiten, in den Zellen und den Geweben wurden Stoffe gefunden, die sich von den Antikörpern unterschieden und die bakterizide oder bakteriostatische Wirkung besitzen: Inhibine, Lactenine, Phagozytine, Leukine. Das *Properdin* (Pillemer) machte am meisten von sich reden, doch

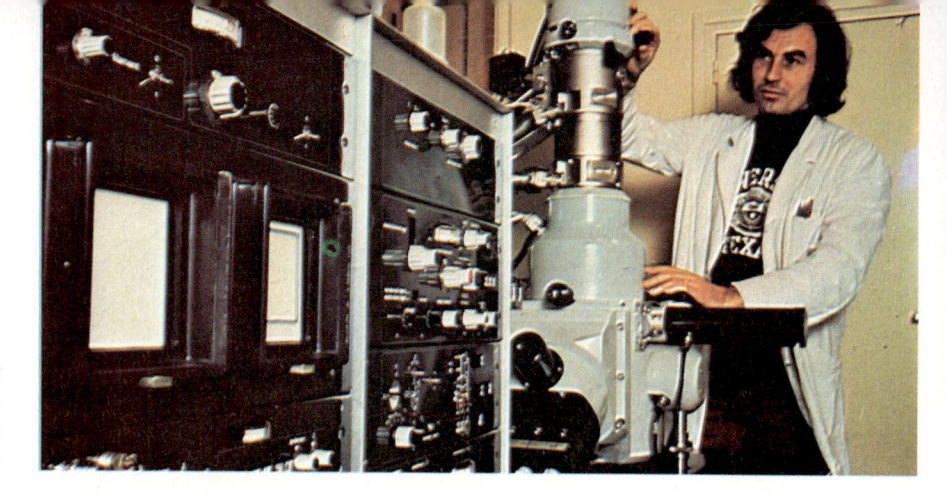

*Abbildung 2734
Rasterelektronenmikroskop
(Paris, Photothek Institut
Pasteur)*

dieses Interesse hielt nicht lange an. Hingegen wandte sich die Aufmerksamkeit immer mehr dem 1928 von Fleming entdeckten *Lysozym* zu.

Antigene

Neben den Bakterien-Antigenen interessierte man sich mehr und mehr für *Zell- und Gewebs-Antigene*. Die Forschung auf diesem Gebiet wurde durch die häufig gewordene Anwendung von Transplantationen und plastischer Operationen angespornt. Dausset gelang es, die *Antigene der Histokompatibilität* (HLA-System beim Menschen) abzugrenzen. Auf der anderen Seite wurde die Möglichkeit einer gekreuzten Immunität zwischen bestimmten Bakterien-Antigenen und Gewebs-Antigenen aufgezeigt. Im Institut Pasteur legte J. Oudin Einzelheiten über die antigene Wirkung von Serum-Proteinen *(Allotypen* und *Idiotypen)* vor. Zwischen den Weltkriegen gelang es Landsteiner, *künstliche Antigene* herzustellen; nach 1945 entwickelte Sela *synthetische Antigene*. Man entdeckte neue Einzelheiten über *Allergene*.

Antikörper

Die Reaktionen, welche sie produzieren konnten, wurden immer zahlreicher. Porter und Edelmann (Nobelpreis 1972) gelang es aufzuzeigen, daß ein Molekül eines Immunglobulins gewöhnlich vier Polypeptidketten, zwei leichte und zwei schwere, beinhaltet. Zunächst erfuhr man, daß die bis dahin mißachtete *Thymusdrüse* eine entscheidende Rolle auf dem Gebiet spielt, das wir behandeln (Miller, Good, Waksmann usw.). Schließlich konnte man in der Gruppe des lymphoretikulären Systems zwei deutliche Kategorien unterscheiden, die nicht durch morphologische, sondern durch funktionelle Kriterien definiert sind. Bestimmte Lymphozyten wurden *T-Lymphozyten,* andere *B-Lymphozyten* genannt. Die *T-Lymphozyten* sollten eine besonders große Rolle bei der Auslösung der Phänomene der Überempfindlichkeit spielen. Die *B-Lymphozyten,* Vorläufer der *Plasmazellen,* sollen ihrerseits die echten Produzenten der Antikörper sein. Noch heute weiß man nicht genau, wie diese Antikörper entstehen. Dazu gibt es mehrere Theorien: die *informativen Theorien* (Burnet) und die *selektiven Theorien* (Jerne).

Das *Komplement* scheint heute eine außergewöhnlich komplexe Substanz zu sein. Wahrscheinlich ist es für die Physiologie von großer Bedeutung.

Immuntoleranz

Unter diesem Begriff faßt man besondere biologische Eigenschaften zusammen, welche seit 1950 Anlaß zu zahlreichen Untersuchungen gaben. Die einen befaßten sich mit der Aufhebung der Transplantationsimmunität (Billingham, Brent und Medawar), andere mit der Lähmung, bei der immunitäre Mechanismen beteiligt sind (Felton). Es handelt sich dabei um spezifische Phänomene. Es gibt aber auch eine nichtspezifische Toleranz, welche auf die Durchführung immun-suppressiver Methoden zurückgeht (ionisierende Strahlung, Hormone, Antilymphozyten-Serum).

Immunpathologie

Seit Ende des letzten Jahrhunderts kennen die Immunologen die überempfindlichen Reaktionen auf exogene Substanzen (vergl. das klassische Gebiet der Allergien). In den letzten Jahren bemerkten sie, daß es auch auf endogene Substanzen hypersensible Reaktionen geben kann. Somit begann das umfassende Kapitel der *Autoimmunopathien* (Autoaggressionskrankheiten). Als Autoaggression bezeichnet man jenen Zustand eines Organismus, in dem sich, erstaunlich genug, immunitäre Phänomene entwickeln, die gegen Bestandteile des eigenen Körpergewebes gerichtet sind. Heute versucht man, die Beschaffenheit der *Autoantigene* zu erforschen und eine Liste der menschlichen Krankheiten aufzustellen, welche durch *Autosensibilisierung* verursacht werden könnten.

Gewebsplastik und Transplantation von Organen

Während und nach dem Zweiten Weltkrieg konnte man dank experimenteller Untersuchungen erkennen, warum homologe und noch weit mehr heterologe Transplantationen niemals erfolgreich durchgeführt werden können.

Abbildung 2735
Schmerz und Fieber.
Radierung von Thomas Rowlandson, 1756–1827, London, 1792. Nach einer Zeichnung von James Dunthorne. (Philadelphia, Museum der Künste)

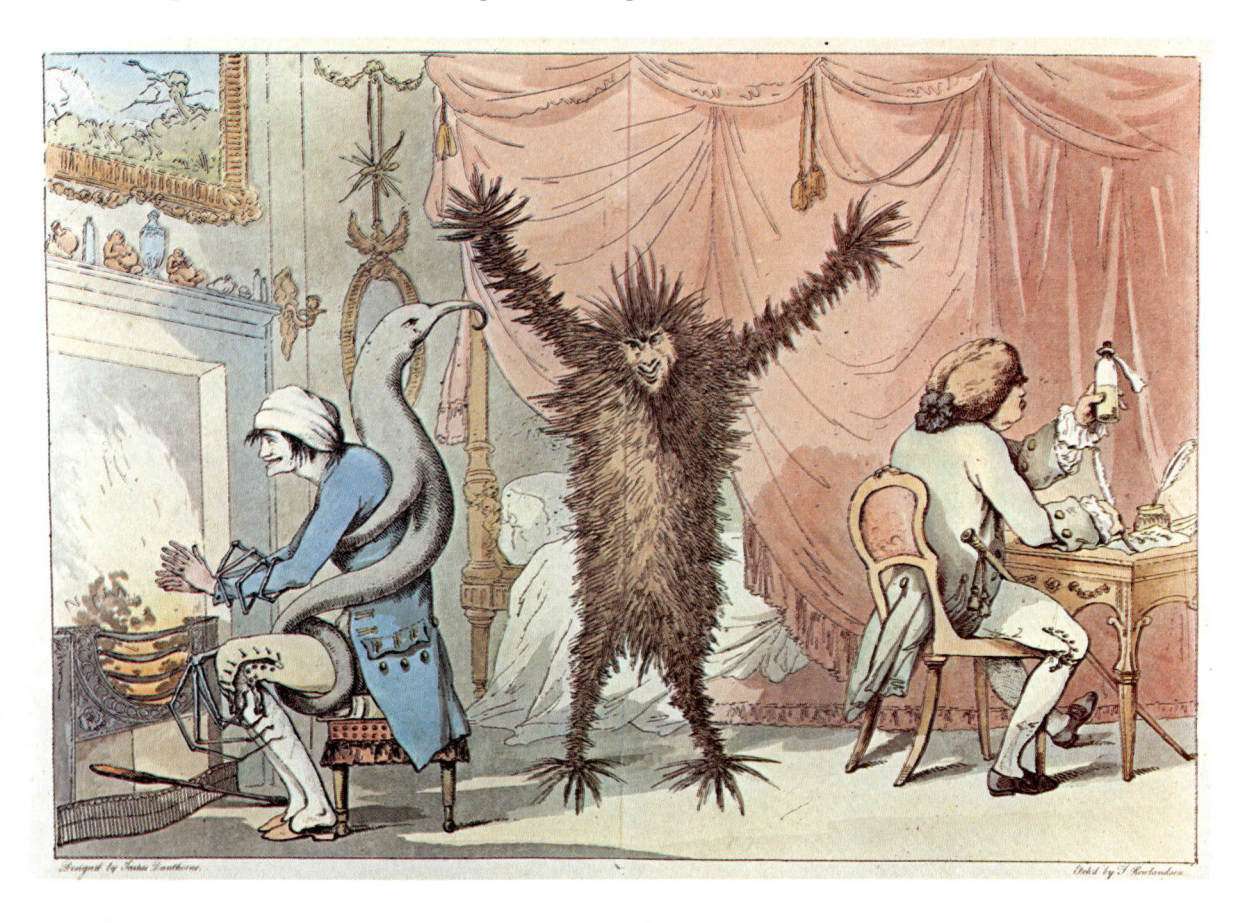

2421

*Abbildung 2736
Durch Manipulationen an der DNS der Bakterien konnten Forscher der Universität von Californien die Gene, die bei der Ratte die Insulinproduktion kontrollieren, auf die Bakterien transplantieren, die ihrerseits begannen Insulin herzustellen. Dieser Versuch kann eines Tages beträchtliche Tragweite erlangen, wenn es gelingt, ihn von der Ratte auf den Menschen zu transferieren und diese Bakterien menschliches Insulin herstellen zu lassen.*

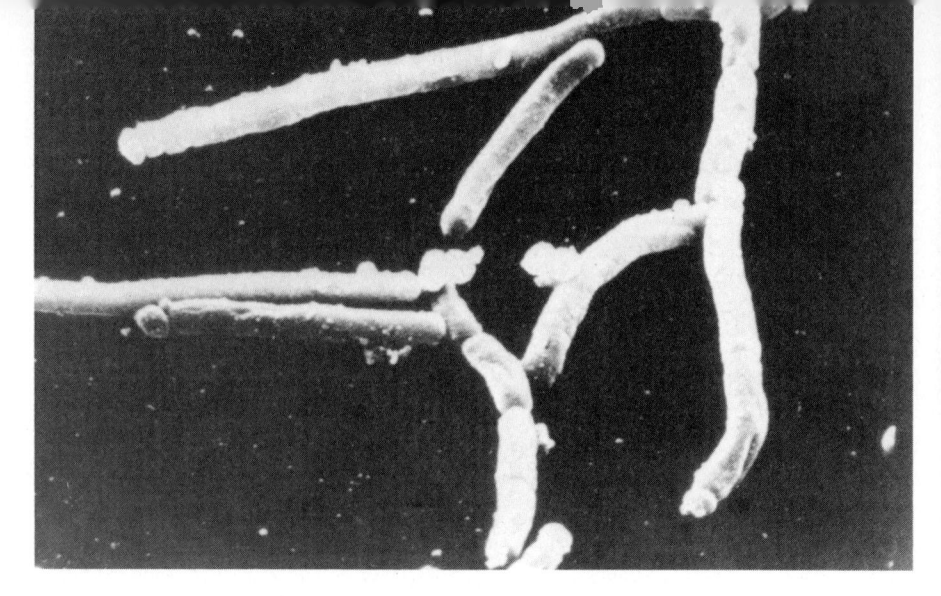

Man wurde sich bewußt, daß auch hier Antikörper dafür verantwortlich waren (Medawar). Ihre Abwehrreaktion ist darauf zurückzuführen, daß es bei den Individuen große genetische Unterschiede gibt. Vor kurzem konnte aufgezeigt werden, daß zwischen gewissen Phänomenen von Histokompatibilität und der Empfänglichkeit gegenüber bestimmten Krankheiten Beziehungen bestehen. Über die Perfektion der Technik bei der Durchführung von Herztransplantationen wird zwar diskutiert, hingegen ist die Nierentransplantation zu einer weltweit angewandten Operation geworden.

Interferenz, Interferon

Die Reaktion auf Infektion einer Zelle mit zwei identischen oder verschiedenen Virusarten, gleichzeitig oder kurz hintereinander, nennt man *Virus-Interferenz*. In den meisten Fällen manifestiert sich dies durch eine Hemmung: das zweite Virus kann sich nicht mehr vermehren. Natürlich können mehrere Gründe für das Einsetzen einer Interferenz verantwortlich sein. Eine häufige Ursache ist, daß die vom ersten Virus infizierten Zellen besondere, *Interferon* genannte Substanzen bilden. Seit der ersten Untersuchung durch Isaacs und Lindemann (1957) wurden dem Interferon zahlreiche Arbeiten gewidmet. Doch trotz allem bleibt dieses Gebiet noch unklar.

Versuch einer Schlußfolgerung

Die Zukunft der Immunologie erscheint ungeheuer groß. Es steht fest, daß immunologische Phänomene bei zahlreichen Reaktionen des Organismus eine Rolle spielen. Wenn die Phänomene besonders komplex sind, kann ihre wirkliche Bedeutung bis heute nicht genau festgelegt werden. Die Immunologie verweist auf komplizierte Beziehungen zwischen den Mikroben und dem infizierten Organismus und zeigt damit auf, wieviele definitive Antworten die Molekularmikrobiologie im Laufe der Jahre auf die ungelösten Fragen der Biologie erbracht hat. Die DNS in der einfachsten lebenden Zelle, die bei den Bakterien auch prokaryot genannt wird, ist in weit komplizierterer Form (Eukaryonten) ebenfalls der Kern der pflanzlichen und tierischen Zelle. Somit wird die Einheit jeden Lebens, welche die Naturwissenschaftler schon immer erahnten, bestätigt und diesmal auch wissenschaftlich und experimentell bewiesen. Das Virus erbringt den Beweis: wenn man durch osmotischen Schock das Poliomyelitis-Virus mit RNS *gewaltsam* in die Zelle einer Tierart einbringt, die nicht spontan sensibel ist, gelingt es, die Vermehrung des Virus für einen ersten Reproduktionszyklus zu erreichen. Die RNS verträgt sich also mit jeder dieser Zellen. Unter gewöhnlichen Umständen fehlt der Punkt zum Eindringen des Virus in diese Zelle. Besser noch: die Arbo-Viren vermehren sich in Zellen von Insekten ebenso wie in jenen höherer Tiere und Menschen. Noch besser: einige pflanzenpathogene Viren (wie das Virus der Gelbfärbung der Gartenaster) könnten in einem Insekt einen echten Zyklus durchmachen, denn dieses impft sie erst wieder der Pflanze ein, in deren Zellen sie sich vermehren, mehrere Stunden oder sogar Tage, nachdem es sich infiziert hat. Vielleicht ist es ganz interessant darauf zu verweisen, daß ein Insekt, jedesmal wenn es miteinbezogen wird, das Virus durch *Effraction* in die Zelle einbringt. Schließlich noch etwas überraschendes: ein künstlich in eine Prokaryontenzelle einer *Bakterie* eingebrachter Impfvirus kann sich dort vermehren! Diese Vereinbarkeit von Viren mit tierischen, pflanzlichen und Prokaryonten-Zellen ist der offenkundige Beweis für die Einheit des Lebens. Diese Einheit wird noch dadurch bestätigt, daß man eine *Escherichia coli,* wenn man ihr das nötige DNS-Fragment eingibt, Proteine herstellen lassen kann, die den menschlichen Hormonen (Insulin) oder dem Ovalbumin entsprechen.

Das Leben hat also nur eine einzige Sprache: die Sprache ist das Gebot des Nukleinsäure-Triplets, dem die Ribosomenmaschinerie gehorcht, welche die Aminosäuren in der vorgeschriebenen Reihenfolge zur Herstellung der entsprechenden Protein-Enzyme ordnet. Dies ist das grundlegende Wirken der Biologie. Die Membranen, welche die verschiedenen Elemente trennen, die Berührungspunkte, welche Kontakte erlauben und der Verschluß dieser Punkte infolge von konkurrierenden Affinitäten, all diese, im Grunde nebensächlichen Bedingungen verdecken vor den Augen des Beobachters den wesentlichen Vorgang, nämlich das Spiel der DNS. Man betrügt sich selbst, wenn man versucht, die Verschiedenheiten, auf denen die Klassifizierungen der Lebewesen beruhen, klar herauszustreichen; man läßt im Schatten, was deren Einheit beweist. Gewiß steht die Beobachtung der Generationen bei den Tierarten der Vererbung eines unter Umwelteinfluß erworbenen Merkmals gegenüber, wie die Übertragung eines Plasmids einer Bakterienzelle auf eine andere. Gewiß ist die Zeugung durch die Eltern bei den Säugetieren ein

Abbildung 2737 (unten links)
Dr. Albert Calmette,
1863–1933, mit den beiden
ersten malaysischen Kindern aus
Singapur, die 1891 von ihm
gegen Tollwut behandelt
wurden.
Illustration aus der Medizinischen Biographie, *Paris,*
1930–1936.
(Paris, Bibl. d. Alten Med.
Fakultät)

Abbildung 2738 (unten rechts)
Pasteur bei der Abnahme von
Speichel von einem tollwütigen
Hund.
Kohlezeichnung von Alfons
Mucha, 1860–1939.
(Paris, Museum Pasteur)

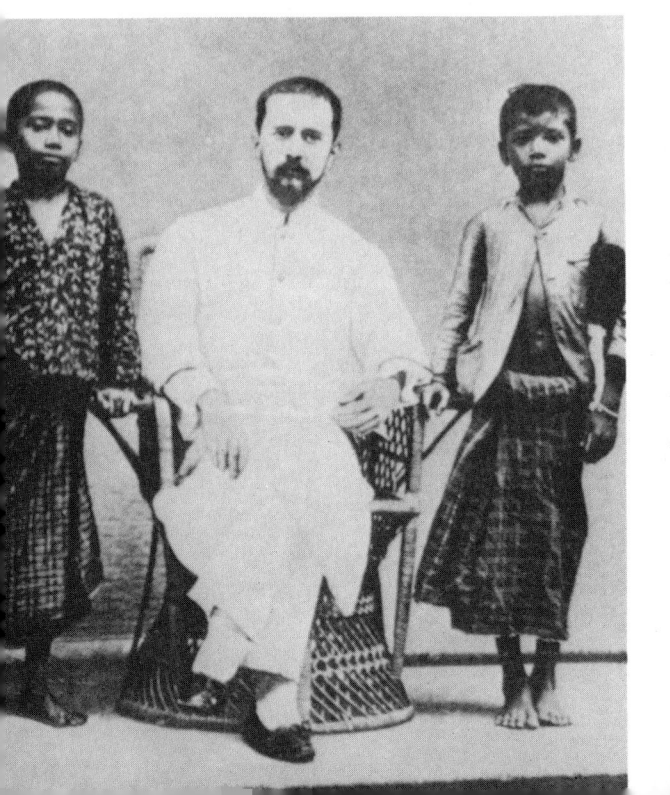

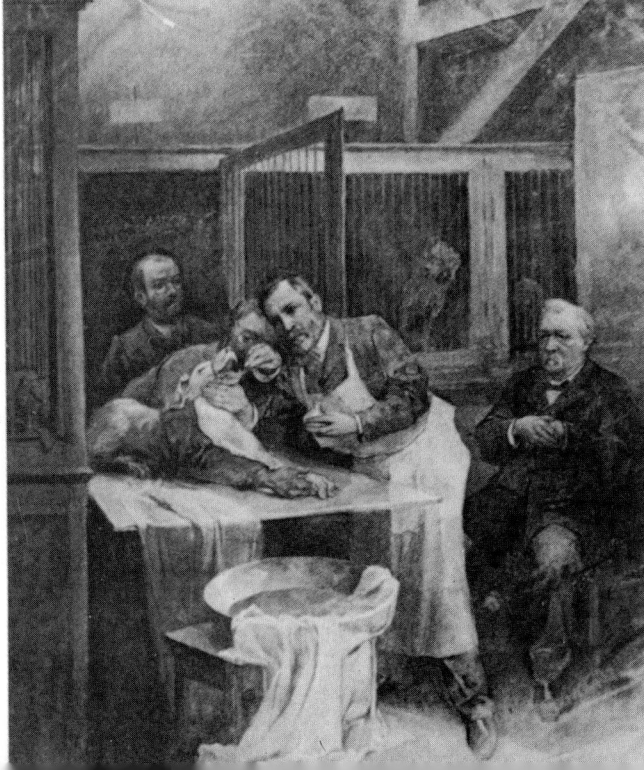

*Abbildung 2739
(gegenüber, oben)
Das Wasser. Tapisserie aus einer Folge von vier Darstellungen der Elemente. Gobelin, gefertigt 1664, nach Kartons von Charles Le Brun, 1619–1690.
(Paris, Kunstsammlung der Alten Med. Fakultät)
Diese wunderbaren Gobelins wurden der École de Santé von der Kommission für nationale Einkommen am 7. pluviose IV (27. Januar 1796) zugeteilt.*

*Abbildung 2740
(gegenüber, unten)
Das Feuer. Gobelin aus derselben Folge.
(Paris, ebd.)*

Gegensatz zur Fortpflanzung durch Teilung bei Bakterien. Gewiß wird die Hypothese der Urzeugung heute auf allen Stufen der Lebewesen zurückgewiesen. Und trotzdem verpflichtet die Einheit allen Lebens, deren gemeinsame Sprache der Nukleotide und Proteine ein Zeugnis dafür ist, zu der Auffassung, daß alle Lebewesen einen gemeinsamen Ursprung haben.

Doch wie soll man sich diesen Ursprung vorstellen? Zahlreiche Forscher meinen, man könne ihn in Form eines Virus sehen. Dagegen läßt sich allerdings leicht einwenden, daß ein Virus sich nur in einer lebenden Zelle fortpflanzen kann, und somit löst diese Hypothese das Problem nicht. Andere wenden sich den phototrophen Bakterien zu, wobei die Lichtenergie diese Überlegungen sehr erleichtert; doch dabei ist es nicht leicht, *de novo* so komplizierte Organismen auftreten zu lassen, die das Licht nützen können. Die Aufmerksamkeit wird also auf die einfachsten heterotrophen Bakterien gelenkt; doch woher sollte die organische Materie kommen, die das Wesen ihrer Substanz und das ihrer Umwelt ausmacht? Wie sollte man sich die Urzeugung dieser Bakterien erklären?

So entdeckte man nach und nach, daß man das Leben nicht auf einen ganz bestimmten Ursprung zurückführen konnte, sondern auf eine progressive Evolution, die im Zusammenhang mit den von den Geochemikern in Betracht gezogenen Etappen unseres Planeten steht.

Sie behaupten, daß zu Beginn der Zeiten, vor ungefähr fünf Milliarden oder wahrscheinlich wesentlich mehr Jahren, sich Gase und metallische Dämpfe von den peripheren Schichten der Sonne trennten. Temperatur 6000 Grad Celsius; eine molekulare Verbindung ist nicht möglich. Abkühlung auf 3000 Grad Celsius; erste chemische Reaktionen, Atmosphäre aus Wasserstoff und Helium. Neuerliche Abkühlung; der Wasserstoff reduziert die Metalloxide der Eisengruppe, es entsteht der Wasserdampf, er zersetzt die metallischen Karbide und Nitride, Atmosphäre aus Wasserdampf, aus Kohlensäure und Stickstoff um die aus kristallisierten mineralogischen Stükken bestehende Erdrinde. Die umgebende Temperatur ermöglicht die Synthese von heterozyklischen Kernen.

Eine weitere Abkühlung; das Wasser kondensiert und bildet die Meere. Die Atmosphäre aus Kohlensäure, die Wärme der Meeresgewässer und das Sonnenlicht leiten die Bildung der ersten sogenannten organischen Stoffe ein. Die einfachste Hypothese lautet, daß die ultravioletten Strahlen mit einer Wellenlänge unter 2200 Angström, als sie auf die Oberfläche der mit Ammoniak und Kohlensäure gesättigten Meere fielen, die Synthese des Formaldehyds hervorriefen (später jene der Kohlehydrate und der Ameisensäure), wobei der Niederschlag dieser beiden Derivate die Aminoessigsäure und später die anderen Aminosäuren ergab. Gleichzeitig entweicht freier Sauerstoff von gleichem Volumen wie die bei der Bildung des Formaldehyds gebundene Kohlensäure, er breitet sich in der Atmosphäre aus, macht diese für ultraviolette Strahlen undurchdringlich und wird zum Schöpfer der photochemischen Synthese (wie wir gerade gesehen haben), aber auch zum Zerstörer jeden möglichen Lebens.

Von da an schwammen fast vier Milliarden Jahre lang Bänke gallertartiger Materien in den Ammoniakgewässern auf der Oberfläche der Ozeane; diese Materien konnten sich weder zersetzen noch fermentieren, da es noch keine Keime gab; sie konnten weder brennen noch explodieren durch Kontakt mit dem Sauerstoff in der Luft, denn sie befanden sich im Wasser; doch sie bar-

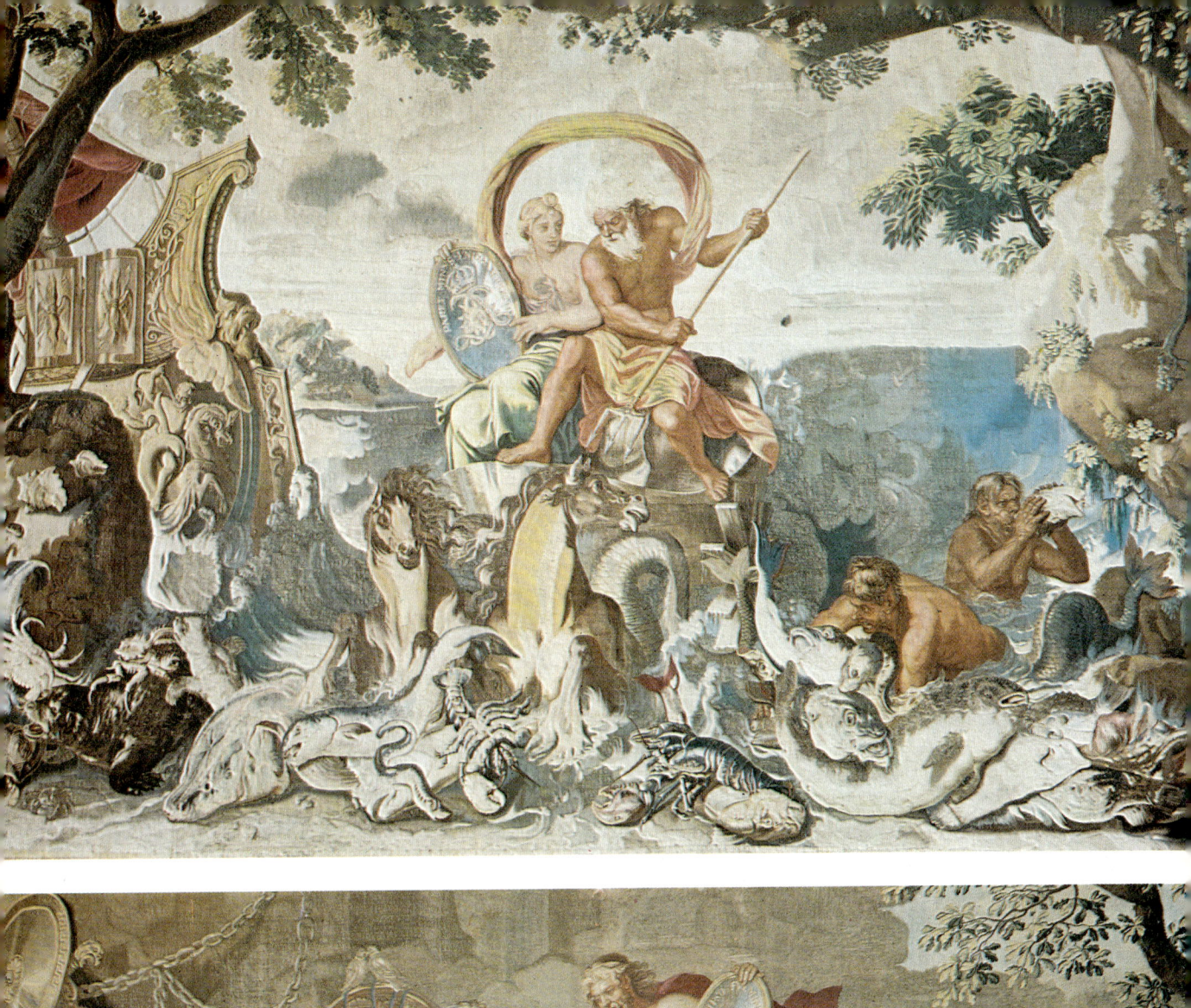

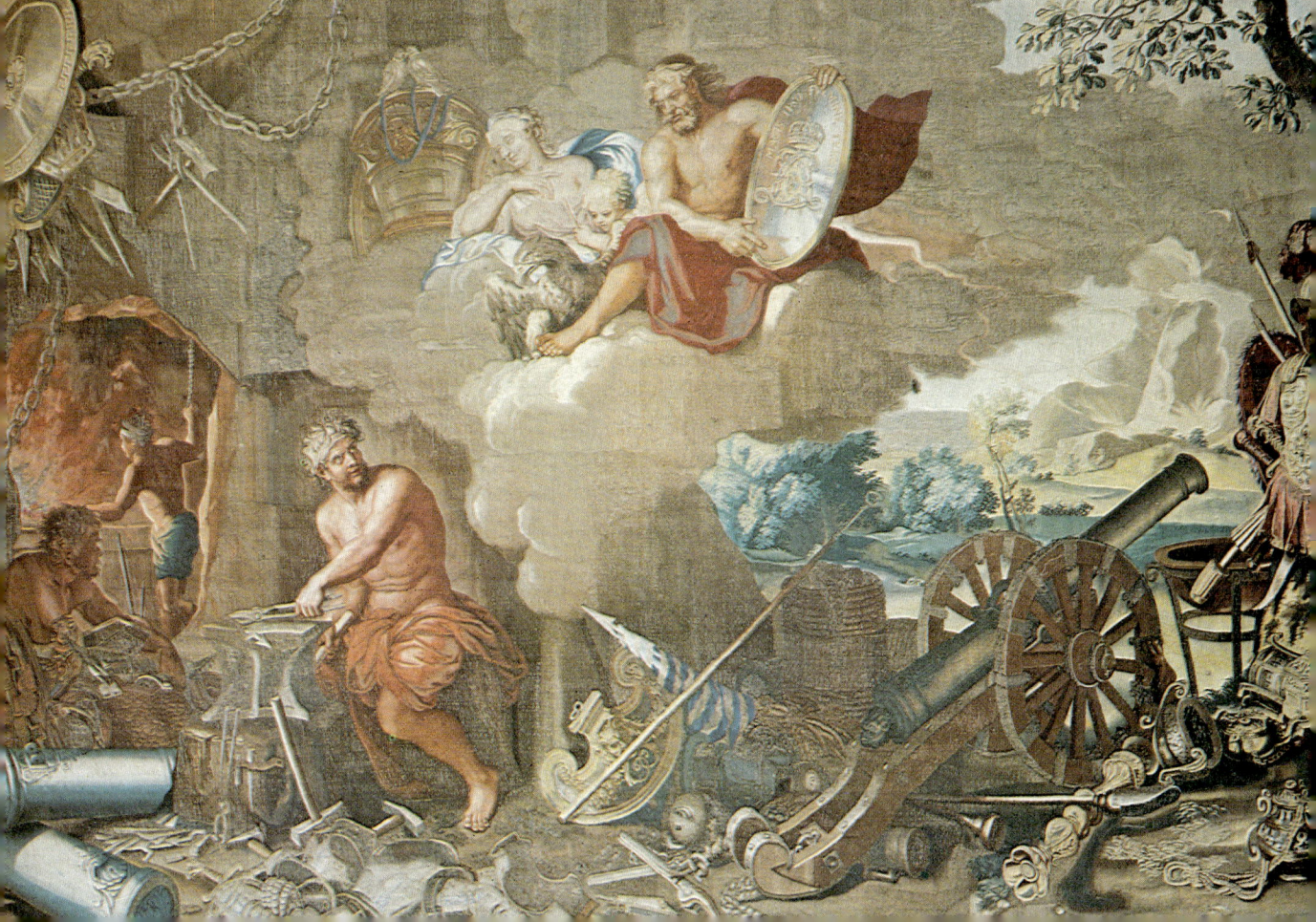

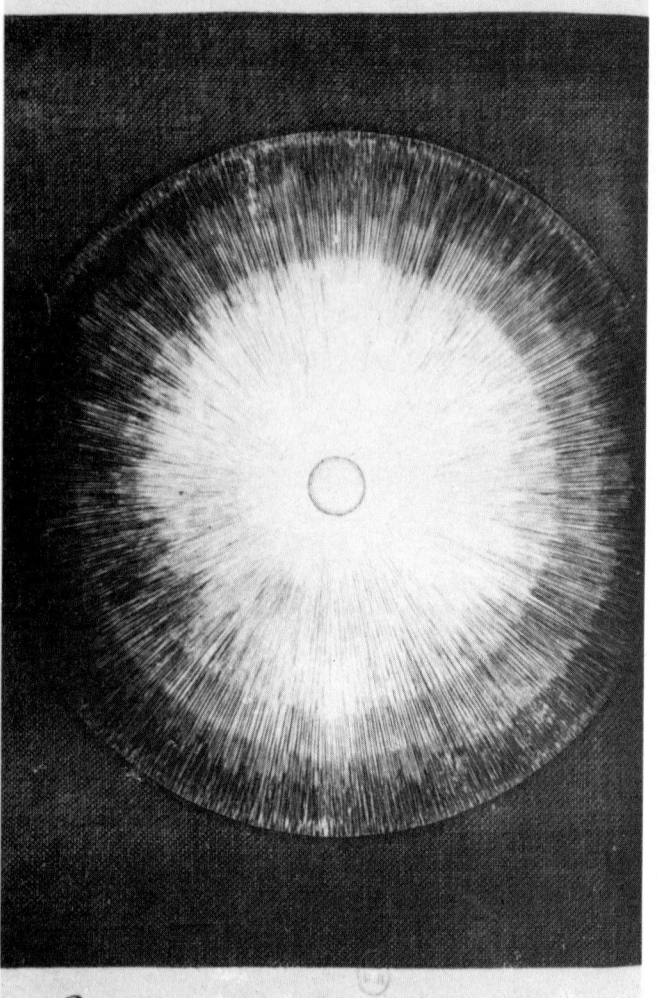

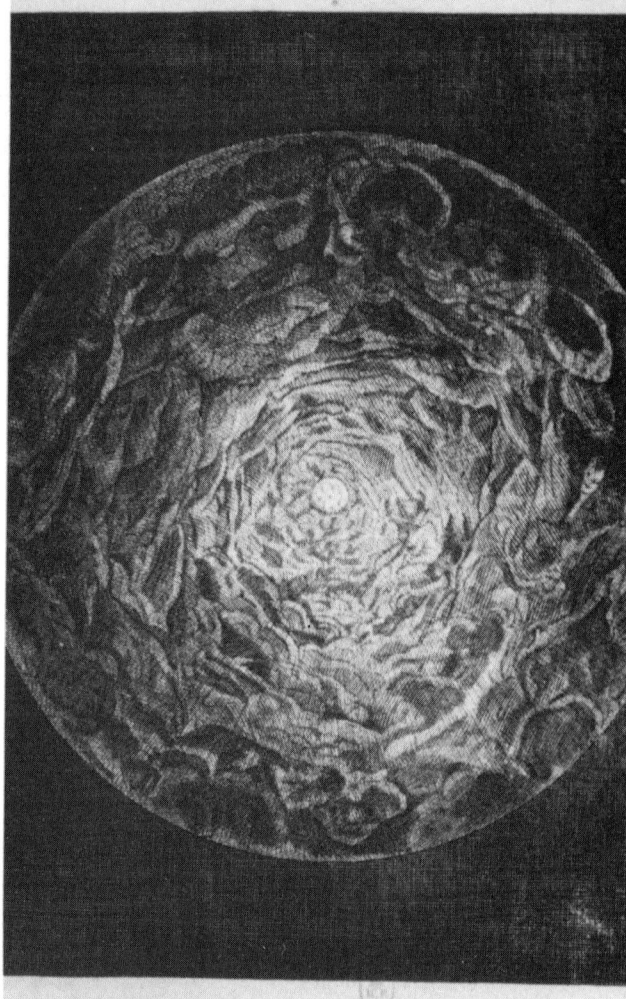

Abbildung 2741 (oben links)
Die Hitze und das Licht.
Stich aus dem Werk von Barent Coenders von Helpen: Schatzkammer der Philosophie der Antike, in dem der Leser schrittweise zur Kenntnis der Metalle und Mineralien und der Art, sie zu bearbeiten, und sich ihrer zu bedienen, um zur Vervollkommnung des großen Werkes zu gelangen, geleitet wird. *Köln 1693. (Paris, Nat. Bibl.)*

Abbildung 2742 (oben rechts)
Das Chaos.
Stich aus demselben Werk.

gen eine »enorme« Energie in sich, welche ihre Synthese vorübergehend vor dem Abbau bewahrt hatte.

Doch wann soll man den Zeitpunkt annehmen, an dem eine Kreispolarisation stattgefunden hat, bei der das Licht auf eine zufällige Ansammlung von Quarz oder Spat gefallen ist, welche die Synthese von *asymmetrischen* organischen Substanzen, dem Kennzeichen der Bestandteile von Lebewesen, verwirklichen konnte? Wann soll man annehmen, hat der *Zufall* die Struktur einer Nukleinsäure geschaffen, welche in der Lage war, die sie umgebenden Substanzen anzuregen, sich nach sich selbst zu gestalten und sich dann von ihr zu lösen? Wann trat der *Zufall* ein, daß sich um dieses metabolische Hauptzentrum Sekundarzentren und um diese herum *selektive Membranen* anordneten? Wann begann die Fähigkeit eines dieser Zentren, mit Hilfe einer vorher bestehenden heterozyklischen Substanz ein *Organit* zu bilden, *das in der Lage war, die Lichtenergie* zur Synthese organischer Substanzen zu verwenden und somit die Bedeutung der ultravioletten Strahlung abzulösen, welche ab diesem Zeitpunkt vom Sauerstoff oder dem Ozon der Atmosphäre absorbiert wurde? Aus welcher Zeit stammt der *Zufall,* der die Gruppierung von Zellen in Kolonien und die Entwicklung von immer komplizierter werdenden Strukturen ermöglichte: Zellkolonien, plurizelluläre Organismen mit differenzierten Organen, Tiere mit einem immer entwickelteren Nervensystem und schließlich eine höhere Gattung, die mit einem Gehirn ausgestattet ist, das ihr ermöglicht zu verstehen, wie sich die geobiologische Evolution bis zu ihrem Entstehen abgespielt hat.

Es ist sicher vergnüglich, die Dinge auf diese Weise zu betrachten. Wenn man die Schwierigkeit aufteilt, wird das Verständnis für die Überschreitung jeder Stufe zu einer zufriedenstellenden Hypothese erleichtert. Es handelt sich nicht mehr um die Schöpfung des Lebens *ex nihilo.* Ebenso wie eine wissenschaftliche Entdeckung immer durch die Darlegung früherer, *fast* äquivalenter Tatsachen widerlegt werden kann, ebenso wie der Kristallisierung einer Flüssigkeit eine Übersättigung vorangeht, die dazu führt, daß diese Kristallisierung potentiell notwendig wird, ebenso kann man annehmen, daß unter den gegebenen Umständen jede Stufe des Lebens Aussichten hatte, sich zu verwirklichen. Wenn man unbedingt den wichtigsten Augenblick festlegen will, wäre es vielleicht das Auftreten der DNS. Der Desoxyribonukleinsäure-Doppelstrang stellt somit den spiralförmigen molekularen Mikrokeim, die Seele des Lebens, dar. Doch er entstand nicht durch Urzeugung; viele Stufen gingen ihm voraus und folgten ihm, die für die Herstellung der Form des Lebens genauso wichtig waren. Jede äußere Form hängt von den ökologischen Bedingungen der Sonnenbestrahlung, der Wärme, des momentanen atmosphärischen Drucks im Laufe der verschiedenen Altersstufen der Erde in ihren aufeinanderfolgenden Abläufen ab. Vielleicht können wir heute Spuren davon finden: die Bakterienkultur gelingt in Anwesenheit von Kohlensäure leichter, die Erinnerung an eine frühzeitige Ökologie; das einzige haploide zirkuläre Chromosom des Bakteriums, manchmal vorübergehend mit einem lokalisierten diploiden Ansatz; phototrophe Bakterien, die versuchen, den Mechanismus der Photosynthese einzuleiten, den die Pflanzen so wunderbar durchführen; der Versuch der Bakterien, neben ihrer gewöhnlichen, so praktischen Fortpflanzung durch Teilung eine Sexualität zu entwickeln, die bei den Tieren zur Regel geworden ist; schließlich ermöglichen es diese Bakterienplasmide, die einzigen bisher bekannten, den Bakterien, erworbene Merkmale zumindest über einige Generationen rasch und durch Vererbung weiterzugeben. Dies sind, unserer Meinung nach, lauter Erinnerungen an die große gemeinsame »Ursuppe«, als die Bildung der molekularen Schichten, welche die Rolle von selektiven Membranen spielten, noch nicht, entsprechend ihrer Disposition, diesen oder jenen Punkt festgelegt hatte; die Rangordnung der Wesen stand vielleicht im Zusammenhang mit der Anzahl dieser Membranen, die nebeneinander oder konzentrisch angeordnet waren und die sie sich zufällig einverleibt hatten.

Sollte die Geschichte des Lebens auf eine Folge von Zufällen zurückzuführen sein? Man stellt dem vielleicht entgegen, daß dies wohl hieße, eine allzu große Zahl von Zufällen vorauszusetzen. Doch was kann nicht alles geschehen, wenn man über fünf Milliarden Jahre und eine ständig erneuerte Energie verfügt? Eine solche Reihenfolge von Zufällen, meinen einige, veranlasse einen, davor in die Knie zu sinken. Zu einem Gebet? Das ist die ganze Frage. Doch diese Frage steht außerhalb der Geschichte der Mikrobiologie und der Geschichte der Medizin.

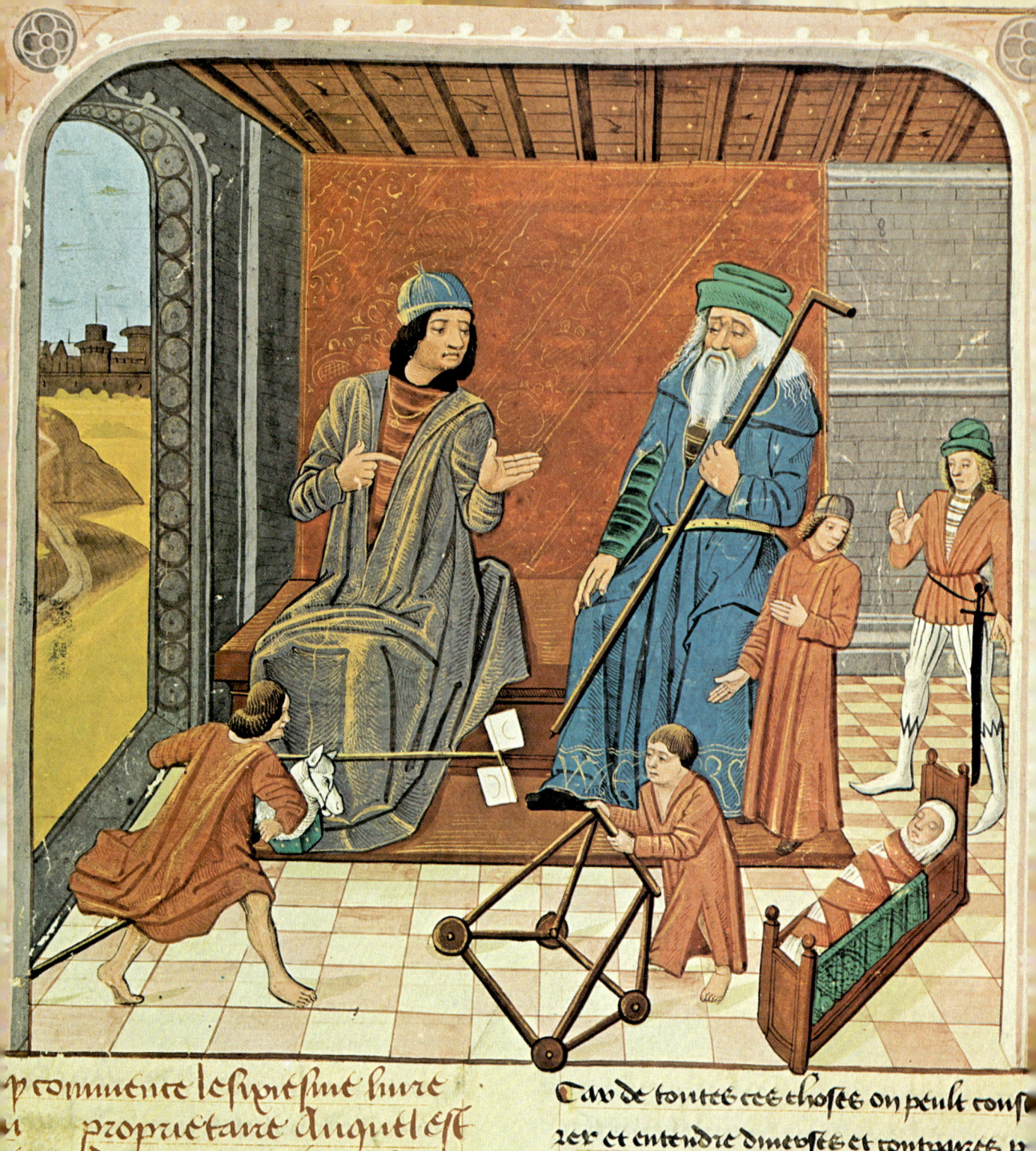

p commence le septsme liure
propriétaire Auquel est
uute des eages Et est le pre
mier chappitre de lomme en ge
neral et en especial. chapre 1.

ꝑ que nous auons
du des propriete3 de
lomme en especial il
reste adire de ses pro
prietez en general et
especial selon la variation de laage et

Car de toutes ces choses on peult cons
rer et entendre diuerses et contraires p
prietez de homme et de femme. Leage
somme selon Remy nest autre chose for
que la teneur des beutes naturelles si
contraires mouuements ou selon le se⸺
qui est entre deux consideré. Car selon
deux choses vnt homme passe son eage
et va a la mort et nest iamais en vn
et tut. Selon ysidore l'eage est lespasse

Geschichte der Kinderheilkunde von ihren Anfängen bis zum Ende des 18. Jahrhunderts

von Samuel Kotek

Vorgeschichte

Erst um die Mitte bis gegen Ende der Steinzeit gelang es dem Menschen, Haustiere heranzuziehen. Von da an wurde die Ernährung des Säuglings durch Tiermilch möglich. Hierzu sei vermerkt, daß Amerika vor Kolumbus die Zucht von Milchvieh nicht gekannt zu haben scheint. Vorher war der Säugling natürlich von seiner Mutter oder einer Amme gestillt worden, danach erhielt er Nahrungsmittel, die von seiner Mutter vorgekaut und mit Speichel durchsetzt worden waren*. Die Kindersterblichkeit war außergewöhnlich hoch. Unter den von der Kinderheilkunde erkannten Krankheiten kann man die Rachitis (trotz des Lebens im Freien!) und den Hydrozephalus (Wasserkopf) anführen. Die Kinder wurden trepaniert, doch es ist schwer zu sagen, wie groß der Anteil der Magie bei den Indikationen eines solchen Eingriffs war.

* Dieses Vorkauen blieb auch im Altertum üblich und wurde noch von Avicenna und sogar von Bagellardi (1472) empfohlen. Der große Naturforscher Buffon betonte die Wichtigkeit der Speicheltätigkeit bei der Verdauung von Nahrungsmitteln.

Das Altertum und untergegangene Kulturen

Völker mit hochentwickelten Kulturen, wie die Sumerer, die Babylonier und die Assyrer, haben uns nur wenige Mitteilungen von pädiatrischem Interesse hinterlassen. So beschreibt der berühmte Codex Hammurabi (17. Jahrhundert v. Chr.) in einem Abschnitt zum Beispiel die Bestrafung eines Kindes durch eine Amme. Aus anderer Quelle wieder erfahren wir, daß schon zur Zeit König Assurbanipals (7. Jahrhundert v. Chr.) der Säugling mit Kuhmilch ernährt wurde.

Die Medizin Mesopotamiens ist aber vor allem durch den überwiegenden Einfluß der Magie, des Dämonenglaubens und der Wahrsagungen gekenn-

Mesopotamien

Abbildung 2743 (gegenüber)
Die Altersstufen des Lebens. Miniatur aus dem Buch der Eigenschaften der Dinge *von Bartholomäus Anglicus. Handschrift, 15. Jh.*
(Paris, Nat. Bibl.)

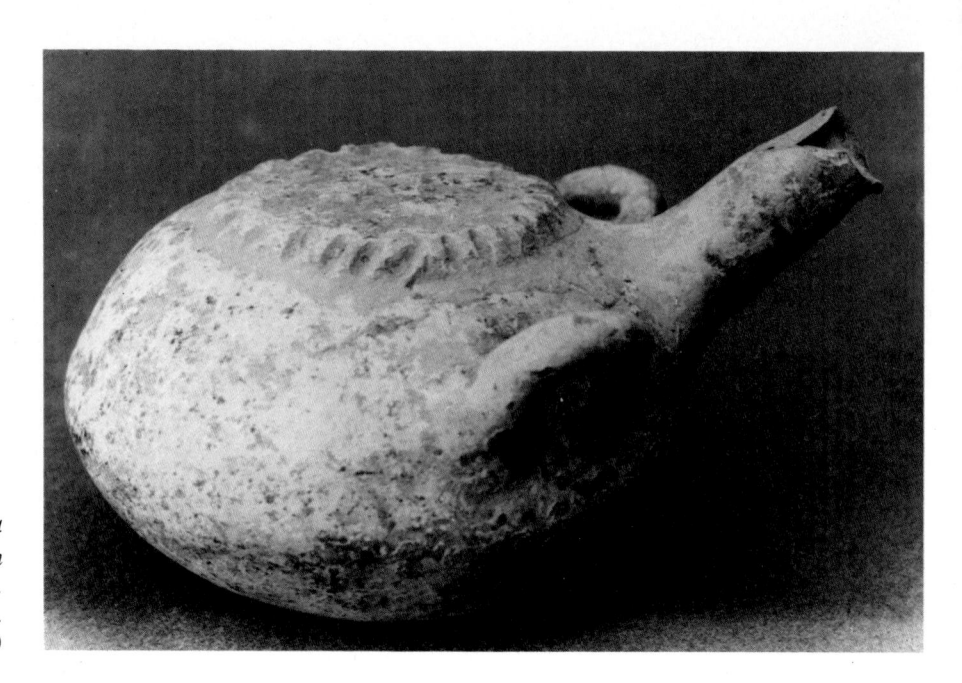

*Abbildung 2744
Fläschchen mit Henkeln
und Schnabel.
Terrakotta aus Luristan (Iran).
(Paris, Louvre)*

* Neben anderen Missetaten
schrieb man diesem Dämon das
Entstehen nächtlicher
Schrecken zu.

** Unter den babylonischen
Dämonen kennt man drei,
deren Namen an die Lilith der
Hebräer anklingen: Lilu, Lilitu
und Ardat-Lili.

zeichnet: »Wenn eine Frau ein Kind gebiert, das kein rechtes Ohr hat, dann wird der König sterben. Wenn eine Frau Zwillinge zur Welt bringt, deren Rücken zusammengewachsen sind, dann werden die Götter das Land verlassen, und der König und sein Sohn werden die Stadt verlassen.« Die Babylonier praktizierten schon die Physiognomie, der Lavater im 18. Jahrhundert seinen Namen beifügte, denn sie untersuchten die Gesichtszüge von Neugeborenen ganz genau und leiteten daraus Vorhersagen ab. – Das Kind – ebenso seine Mutter – ist vor allem den Mißhandlungen des weiblichen Dämons Labartu (oder Lamashtu) ausgesetzt, deren erschreckendes Bild* man bei den Hebräern in Gestalt der Lilith** und bei den Arabern in jener der Kahina wiederfindet. Die medizinische Nosographie Babyloniens beruht, ebenso wie die der Inder, auf dem wichtigsten Symptom. Die pflanzliche, mineralische und organische Pharmakopöe ist sehr reich. Trotzdem hat man nur wenige Angaben gefunden, die sich speziell auf Kinder beziehen.

Ägypten

Das Interesse an der Säuglingspflege wird im alten Ägypten durch zahlreiche Skulpturen bekundet, welche Frauen darstellen – aus allen sozialen Schichten –, die ihre Kinder stillen. Den Ammen wurde Respekt erwiesen; sie stillten gewöhnlich bis zum dritten Lebensjahr. Im berühmten *Papyrus Ebers* (14. Jahrhundert v. Chr.) befindet sich folgender Hinweis: »Wie man erkennt, ob die Milch gut ist: ihr Gewicht gleicht dem des Johannisbrotmehls.« Möglicherweise wurden die Säuglinge durch Tiermilch ernährt, denn man hat anthropomorphe Vasen gefunden, welche Frauen mit einem Säugling oder stillend darstellen. Sie dienten wahrscheinlich als Behälter für Milch.

Außer Zaubersprüchen, Zaubermitteln und Amuletten, die – wie in Babylon – alle medizinischen Handlungen begleiteten, findet man auch einige Kenntnisse über Kinderpathologie. Je nach der Art, wie ein Neugeborenes weinte oder nach dem Ton seiner Stimme stellte man Vorhersagen für sein Leben auf. Der *Papyrus Ebers* enthält auch die Formel für ein Heilmittel, um weinende Kinder zu beruhigen... Gegen unwillkürlichen Harnabfluß gab man der Stillenden und dem Kind ein Heilmittel, das aus dem Mark des Schilfrohrs hergestellt wurde; ein anderes Heilmittel bestand aus Mineralien, dessen Zusammensetzung jedoch noch nicht mit Sicherheit festgestellt werden konnte. Gegen Harnverhaltung wandte man Einreibungen unterhalb des Rippenbogens mit in Öl gekochtem Papyrus an. Gegen Husten schlug man mit zerdrückten Datteln gesüßte Milch vor. Dieser »Dattelhonig« erscheint wie ein Vorläufer der Honigmilch, die als beliebtes Hausmittel heute noch gegen Hustenreiz verwendet wird. Die »Bââ«-Krankheit, von einigen als eine Kinderdiarrhöe ausgelegt, wurde mit Papyrusstengeln und getrocknetem Johannisbrot, pulverisiert und unter die Muttermilch gemengt, behandelt.

Wir können hier nicht auf die Zaubersprüche eingehen, welche die Mutter und ihr Kind gegen die Dämonen schützen sollten. Sie wurden von Erman im *Papyrus von Berlin* untersucht, der aus derselben Zeit wie der Papyrus Ebers stammt.

Bei der Kindererziehung nahm das Lernen einen großen Platz ein; es beschäftigte die Kinder am Vormittag, zu Mittag verließen sie die Schule. Die Nahrung war sparsam (Brot und schwaches Bier) und wurde von der Mutter in die Schule gebracht. Die Mutter wurde mit Respekt behandelt, oder zumindest wurden die Kinder dazu ermahnt, ihr jeden gewünschten Respekt zu erweisen.

Das alte Indien

Wir gehen hier nicht auf die Medizin der Weden ein, denn sie beruht hauptsächlich auf Theurgie und Magie. Außerdem ist die Zeitfolge bei den Schriften jener Zeit (*Rigweda, Atharwaweda*) sehr ungewiß. Hingegen sind die Schriften mit brahmanischem Gedankengut, ungefähr ab 500 v. Chr., sehr reich an medizinischen Kenntnissen, vor allem die *Sutra-Samhitas**. Die Pflege des Neugeborenen wird bis ins kleinste beschrieben. So wird zum Beispiel empfohlen, die Nabelschnur acht Finger vom Nabel entfernt zu durchschneiden. Ein Arzt-Augur untersucht das Neugeborene und stellt eine Vorhersage über seine Lebensfähigkeit auf. Das ist wahrscheinlich der erste

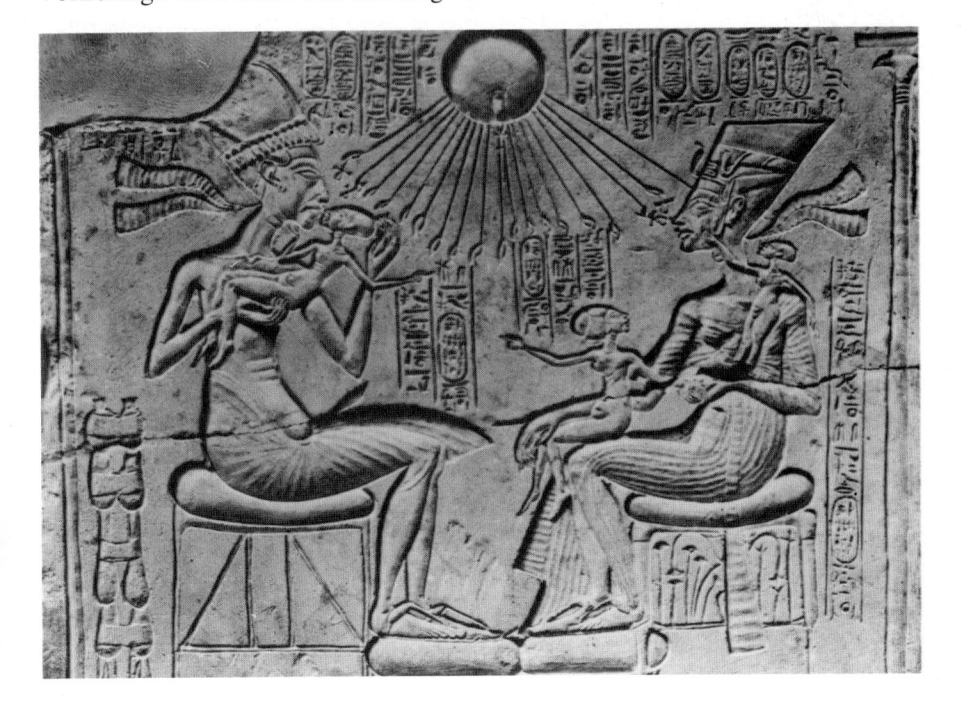

* Die *Sutra-Samhita* wird etwa auf das 2. Jh. v. Chr. datiert, das *Charaka-Sutra* auf das 1. Jh. n. Chr. und das *Wagbhata-Sutra* viel später, ungefähr auf das 7. Jh. n. Chr.

Abbildung 2745
Die Familie des Echnaton.
Ägypten, Neues Reich
(1580–1100 v. Chr.)
(Museum Berlin)

Abbildung 2746
Heilige Episode der Geburt Buddhas.
Die Königin Maja-Devi liegt auf der Seite, um die Geburt des Kindes zu erleichtern, das ihrer rechten Seite entspringt. Eine Hebamme steht ihr bei, hält ihren rechten Fuß und streichelt die Fußsohle, um die Schmerzen zu lindern, während zwei Dienerinnen ihrer Freude Ausdruck geben. Darüber sind Szenen aus dem künftigen Leben Buddhas dargestellt. Fragment eines Basreliefs von Aihole-Pattadakal (Westküste Indiens). Gupta-Periode, 5. Jh. (Paris, Sammlung Dr. Pierre Simon)

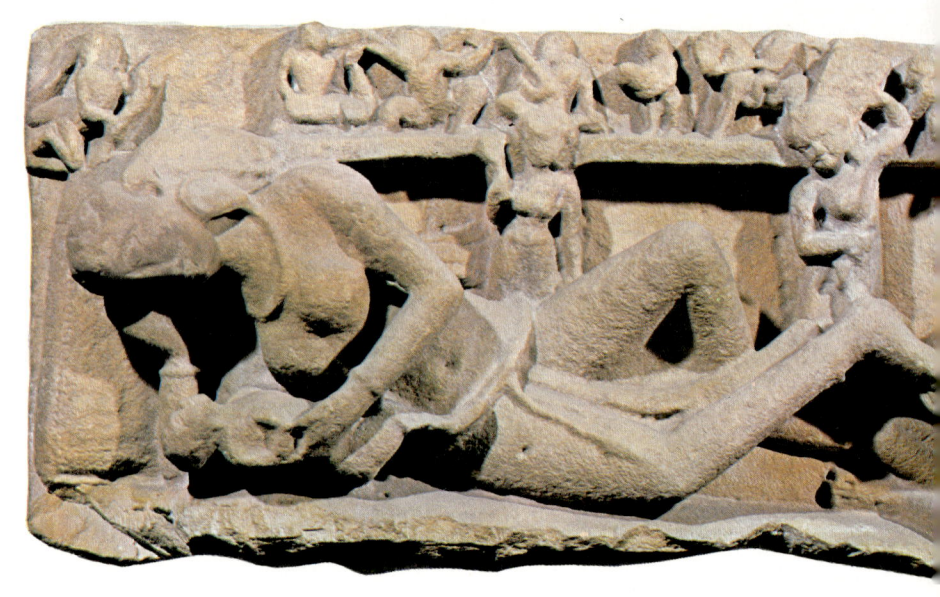

geschichtliche Hinweis auf eine perinatale medizinische Untersuchung. Die hygienischen Ratschläge für die Stillende, die Entlüftung des Raums und Anweisungen über die Ernährung (am Anfang mit Honig und aufgelöster Butter und erst nach dem dritten oder vierten Tag mit Muttermilch) geben uns eine Vorstellung vom Interesse, das die Inder der Kinderhygiene entgegenbrachten. Die Auswahl der Amme nach ihren physischen und moralischen Qualitäten setzte übrigens voraus, daß alle ihre eigenen Kinder am Leben geblieben waren. Das führte zu einer strengen Auswahl von gesunden und gewissenhaften Ammen zu einer Zeit, da die Säuglingsmortalität sehr hoch war. Die Milch wurde nach ihren physikalischen Eigenschaften und nach ihrer Mischbarkeit mit Wasser getestet. Unter den in der medizinischen Literatur angeführten Kinderkrankheiten im frühen Indien werden genannt: Schwindel, Migräne, Epilepsie, Tetanus, Pocken, Cholera, Malaria, Hautkrankheiten, Darmparasiten, Fieber und andere. Die Medikamente wurden entweder dem Kind in angepaßter Dosis oder der Amme verabreicht. Die Inder grenzten nur wenige allgemeine Krankheiten ab, sie hielten sich mehr an Symptome, und somit richtete sich auch die Behandlung im wesentlichen danach. Zahnbeschwerden waren gut bekannt, und man empfahl therapeutische Enthaltsamkeit, da sie gewöhnlich harmlos waren.

Erinnern wir uns an den legendären Arzt Jiwaka, der um 500 v. Chr. lebte und »der Erzieher« oder »der Lehrer der Kinder« genannt wurde. Man schreibt ihm mehrere chirurgische Eingriffe bei Kindern zu, die für die damalige Zeit wie ein Wunder anmuten: eine Unterleibsoperation zur Lösung einer Darmverschlingung, die zu einem Verschluß geführt hatte; ein intrakranieller Eingriff, um »Hunderte von Würmern« (Hirnabszeß?) zu entfernen. Jiwaka verdankte seine diagnostische Unfehlbarkeit einem Edelstein, der das Innere des Körpers sichtbar machte (eine merkwürdige Vorahnung der Radiographie!*). Die *Handschrift Bower* (4. Jahrhundert n. Chr.) enthält (S. 11, Kapitel XIV) eine Sammlung von Rezepten für Kinderkrankheiten.

Es wird deutlich, daß das medizinische Niveau der Brahmanen – was die Kinderheilkunde betrifft – zu den höchsten jener Zeit zählte. Außerdem verdient das erste Auftreten eines »Kinderarztes«, so legendär er auch gewesen sein mag, besonders hervorgehoben zu werden.

* Eine ähnliche Legende findet man in der chinesischen Medizin.

Unter den Ärzten, die sich im griechisch-römischen Altertum durch ihr Interesse an der Kindermedizin auszeichneten, müssen vor allem Hippokrates, Rufus von Ephesus und Soranus genannt werden. Der erste hat uns breitgestreute, durch seinen genialen Weitblick geprägte Kenntnisse hinterlassen, den zweiten kennen wir nur aus Zitaten späterer Ärzte*. Soranus kann eigentlich als Vater der Kinderheilkunde angesehen werden (ebenso wie im Mittelalter Rhazes). Obwohl sein Werk eigentlich der Gynäkologie gewidmet ist, behandeln dreiundzwanzig Kapitel davon die Pflege der Neugeborenen und der stillenden Mütter, ebenso die Pathologie des frühesten Kindesalters. Lange Zeit hindurch war Soranus – wie Rufus heute noch – nur durch Kommentatoren oder Nachahmer der ersten byzantinischen Zeit bekannt. Diese Autoren, vor allem Caelius Aurelianus, aber auch Oribasius, Aetius von Amid und Paulus von Ägina, waren Kompilatoren, die nur sehr wenige eigene Elemente beisteuerten. Auch der berühmte Galen, dessen Ideen das Mittelalter inspirierten, nimmt in der Kinderheilkunde nur einen bescheidenen Platz ein.

Hippokrates und seine Schule: In seinen zusammengefaßten Schriften, die wir heute *Corpus Hippocraticum* nennen, kann man an die 200 Anmerkungen finden, die für die Kinderheilkunde von Interesse sind. Die kleine Abhandlung *Über das Zahnen* enthält eine Reihe von pädiatrischen Aphorismen, von denen viele noch immer aktuell sind. Seine Abhandlung *Über die Natur des Kindes* spricht von der Embryologie. Aus seinen Aphorismen möchten wir einige anführen, die den Kindern gewidmet sind. Buch III, Nr. 24: »Bei den verschiedenen Altersstufen verhält es sich folgendermaßen:

Die Kinderheilkunde im alten Griechenland und im alten Rom

* Rufus, ein Zeitgenosse von Soranus, wurde ausgiebig von Oribasius und Paulus von Ägina und später von den arabischen Ärzten Rhazes und Al-Baladi zitiert (vgl. Untersuchung von M. Ullmann).

*Abbildung 2747
Detail eines Sarkophags aus dem 1. Jh. n. Chr.; es stellt das Bad eines Neugeborenen dar unter der Aufsicht seiner Mutter, die noch auf dem Gebärstuhl sitzt.
(Rom, Römisches Nationalmuseum)*

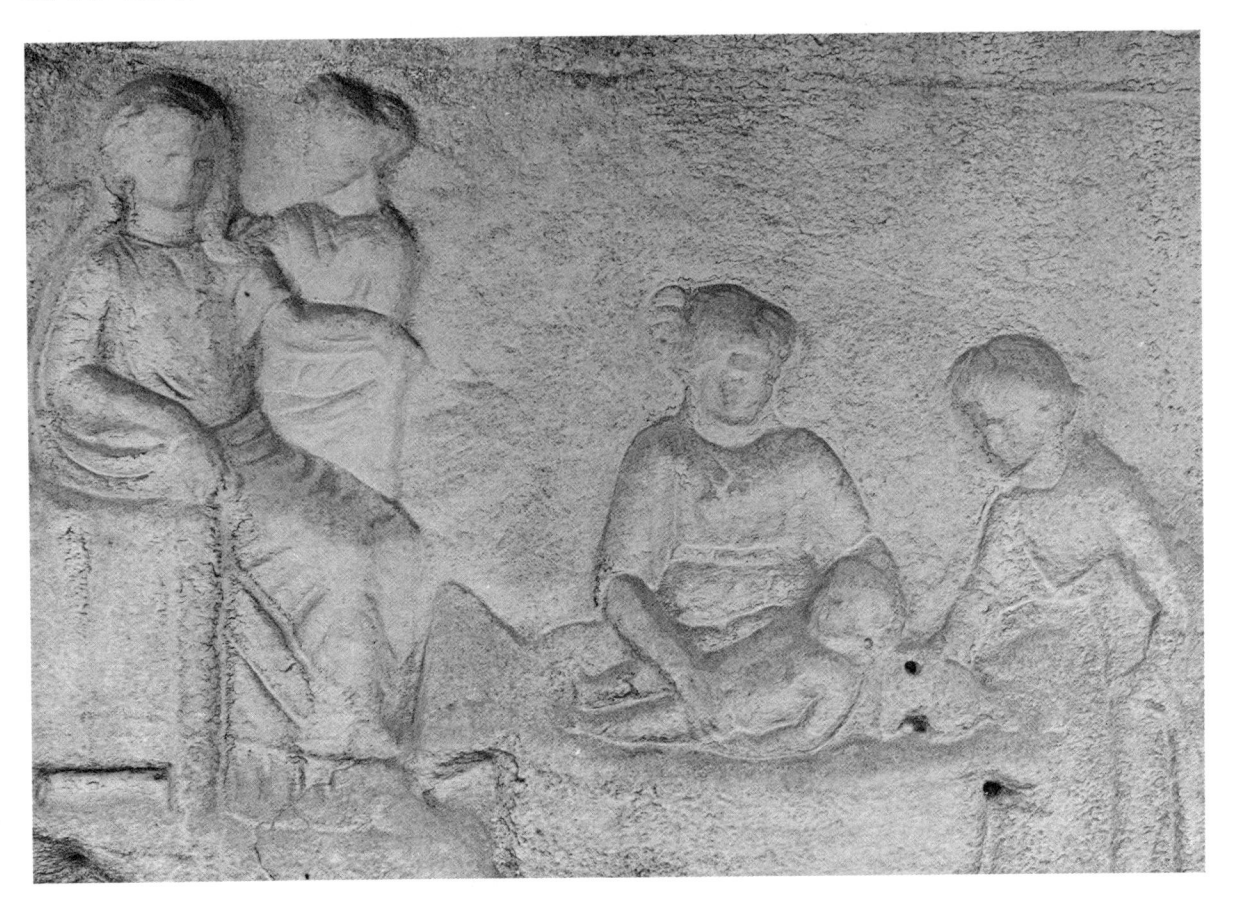

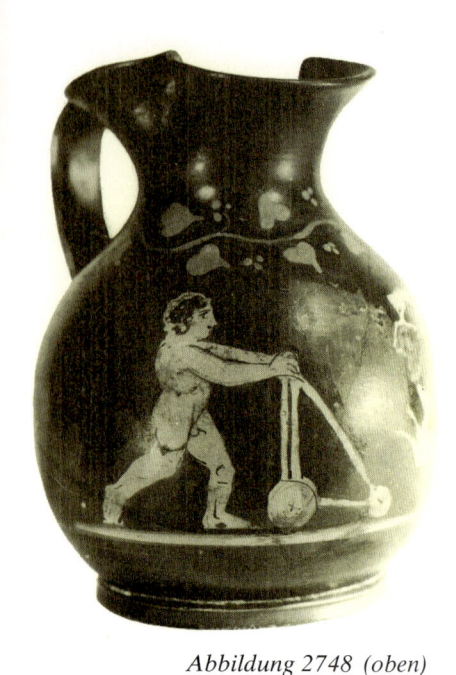

Abbildung 2748 (oben) Kinderspiel. Weinkrug. (Paris, Louvre)

Abbildung 2749 (unten) Ersticktes Kind (Pompeji, 1. Jh. n. Chr.). Die Haltung der 79 n. Chr. vom Vulkanausbruch überraschten Einwohner von Pompeji wurde in Gips nachgebildet, der in die durch die Leichen entstandenen Hohlräume der erstarrten Asche gepreßt wurde.

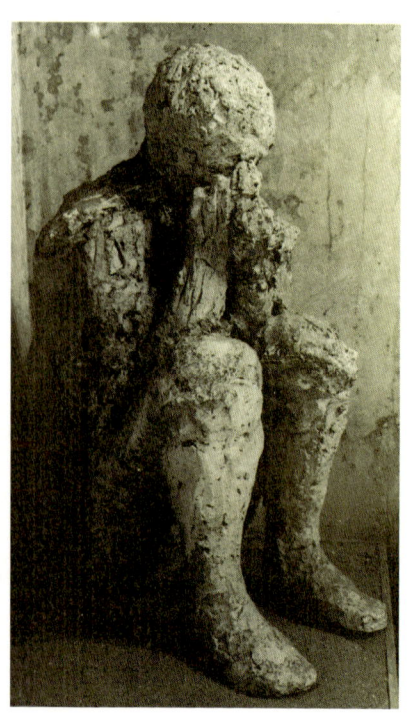

Die Kleinkinder und Neugeborenen leiden an Mundfäule, an Erbrechen, an Husten, an Schlaflosigkeit, an Angst, an Entzündungen am Nabel, an Feuchtigkeit der Ohren.« Nr. 25: »Wenn der Zahnwuchs beginnt, stellen sich Juckreiz, Zahnfleischschmerzen, Fieber, Krämpfe, Speichelfluß ein; vor allem dann, wenn die Schneidezähne kommen. Dies tritt besonders bei jenen auf, die einen dicken Bauch haben und zu Verstopfung neigen.« Nr. 26: »Wenn die Kinder ein bißchen älter sind, bekommen sie Halsweh, Verrenkungen der Halswirbel, Atembeschwerden, Steine, Rundwürmer und Spulwürmer, Warzen, Satyriasis, Harnzwang, Skrofeln und andere Schwellungen...« Einige noch heute im Volksglauben verbreitete Vorstellungen hielt man schon im 5. Jahrhundert vor unserer Zeitrechnung für richtig, zum Beispiel die Behauptung, daß jede Krankheit, die länger andauert »und bei Knaben um das Alter von fünfzehn oder sechzehn Jahren und bei Mädchen beim Auftreten der Regel nicht verschwindet, das ganze Leben weiter besteht« (Aph., III, 28). Hippokrates machte sich Gedanken über die Fortpflanzung der Würmer (*Über die Krankheiten*), über Harnleitersteine (*Über Winde, Wässer und Stellen*), über Krämpfe mit Fieber, die von der Geburt bis zum Alter von ungefähr sieben Jahren auftreten (*Prognosen*), über die Epilepsie (*Über die heilige Krankheit*), über Weinkrämpfe (*ebd.*), über Mumps, einschließlich einer Beschreibung der Hodenentzündung bei Erwachsenen (*Epidemien*).

Man hat oft mit Erstaunen festgestellt, daß die hippokratischen Schriften keinen einzigen Abschnitt über die Pflege der Neugeborenen beinhalten. Dafür finden wir das bei Soranus. Jedoch wollen wir uns vorher noch einen Augenblick bei einem großen Denker des 4. Jahrhunderts aufhalten, dem Sohn eines Arztes, nämlich Aristoteles. In seiner *Historia Animalium* (Buch VII) behandelt er auch die Pflege von Neugeborenen und spricht von einer »Wiederbelebung« durch plazento-»fetale« Massage nach einer scheinbaren Totgeburt. Aber wir stoßen vor allem auch auf die charakteristische Beobachtung, daß »die meisten Säuglinge vor ihrem siebenten Lebenstag sterben; daher findet erst an diesem Tag die Feier der Namensgebung statt. Denn erst dann kann man auf die Überlebensfähigkeit des Kindes hoffen.« Von den antiken, noch immer lebendigen Vorstellungen führen wir noch die eine an, die wahrscheinlich von Plinius dem Älteren (1. Jahrhundert n. Chr.) stammt. Sie besagt, daß die Größe des Dreijährigen der Hälfte jener Größe entspricht, die der Erwachsene erreichen wird.

Bei Soranus von Ephesus (98–117) verweilen wir etwas länger. Sieben Kapitel seiner Abhandlung über *Gynäkologie* sind der Ernährung von Säuglingen gewidmet; ein bemerkenswertes Frühwerk, auf dem viele spätere Lehrbücher aufbauen. Die anderen Kapitel behandeln die Hygiene der Neugeborenen, das Bad, das Wickeln, das Entwöhnen sowie einige Säuglingskrankheiten. In der Zeit nach Soranus sollte die Pflege des Säuglings und dessen Behandlung bei Krankheiten bis in die Neuzeit in den Händen der Hebammen und später der Geburtshelfer liegen. Von Soranus stammen noch einige wichtige Erkenntnisse von orthopädischem Interesse – die manche der Rachitis zuordnen wollten. Er hat auch als erster den Test eines Tropfens Muttermilch auf einem Fingernagel beschrieben, der zur Überprüfung der Konsistenz diente.

Galen hat, wie wir schon bemerkt haben, nur verhältnismäßig wenig zu Kinderkrankheiten zu sagen. In seinem *De Sanitate Tuenda* finden sich jedoch einige sehr praktische Kenntnisse über die Art, einen aufgeregten Säugling zu beruhigen: genügt es zum Beispiel nicht, ihn trockenzulegen und zu baden, damit er in einen stärkenden Schlaf fällt? Wir rufen auch einen Brief von Galen an den Vater eines epileptischen Knaben in Erinnerung, in dem der Rat hauptsächlich in einer Ermahnung zu strengen Körper- und Nahrungshygieneprinzipien besteht.

Weiter oben haben wir schon Namen der byzantinischen Kompilatoren angeführt, die ein Bindeglied zwischen den Ärzten der griechisch-römischen Antike und dem Mittelalter waren. Caelius Aurelianus und Moschion waren bis ins 19. Jahrhundert die Quellen, welche die Schriften von Soranus bekanntmachten, bis man die Originaltexte fand (Diels). – Noch eine Bemerkung drängt sich auf. Sicherlich erklärt die sehr hohe perinatale Mortalität teilweise die Gleichgültigkeit, die man damals Neugeborenen entgegenbrachte. Man begegnet ihr im gesamten griechisch-römischen Altertum, außer im Staat Theben. Die mitleidslosen Gesetze von Lykurg, die auf die Auswahl einer Kriegerrasse abzielten, sind bekannt; auch die kalte und brillante griechische Philosophie besaß nicht dieselben Kriterien wie die jüdisch-christlichen Religionen.

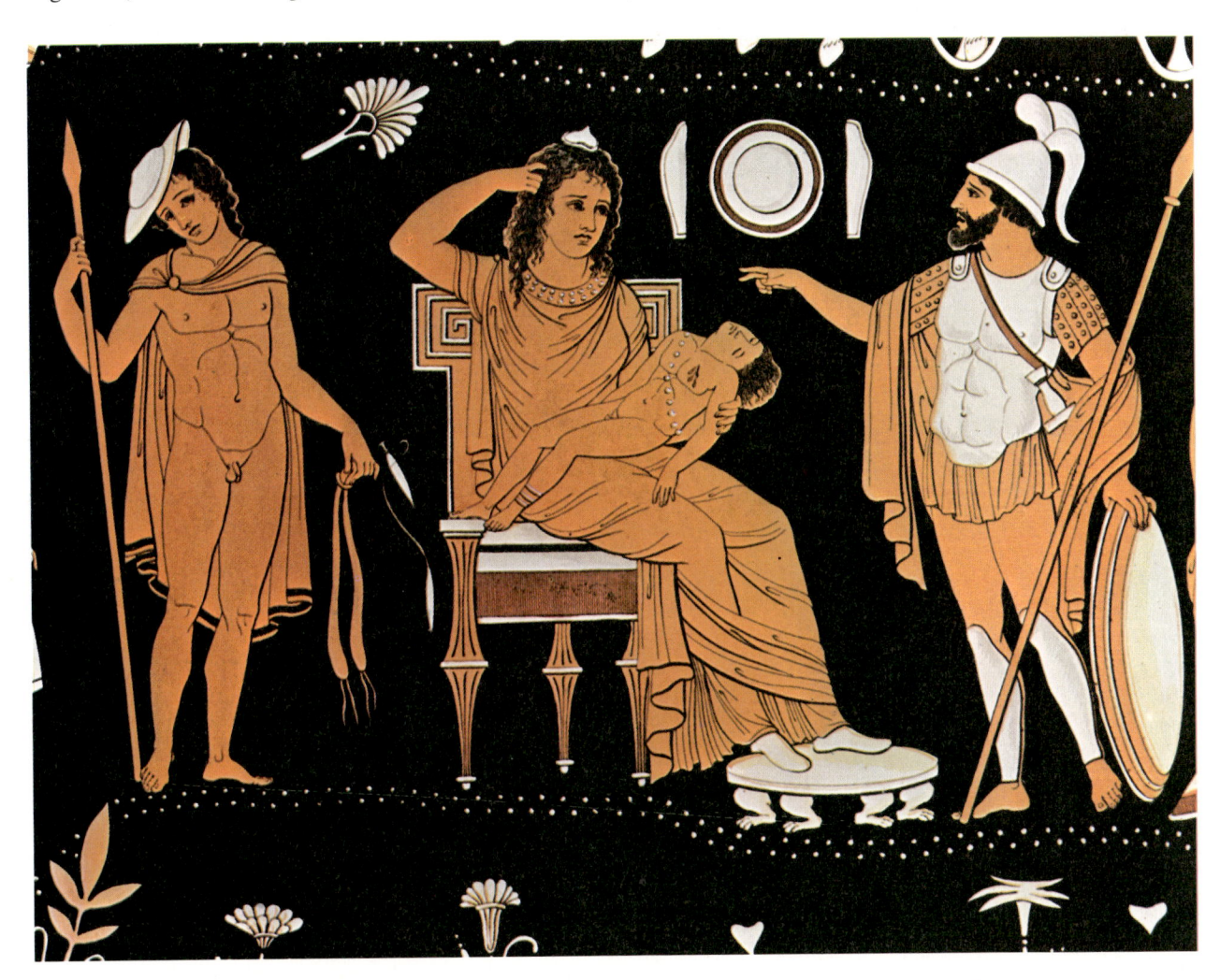

Abbildung 2750
Umgeben von zwei Kriegern rauft sich eine vom Schmerz überwältigte Mutter, die ihr tödlich verletztes Kind im Schoß hält, die Haare.
Ausschnitt aus einer griechischen Vase. (Museum Napoleon, abgebildet in Antike Vasenmalerei, *von Dubois-Maisonneuve, Paris, 1808.) (Maisons-Alfort, Bibl. d. Staatl. Veterinärschule)*

Die Hebräer

Es gibt keine medizinische Literatur aus der Zeit des alten Israel. Doch findet man in der *Bibel,* im Alten Testament, einen Abschnitt über die Pflege des Neugeborenen im Buch des Propheten Ezechiel (16,4). Man stößt auf die Waschung und Einreibung der Haut mit Salz, die auch später von Galen empfohlen wurde. Unter den wenigen Elementen, die mit Pathologie zu tun haben, sind die traumatische Lähmung, die Paraplegie von Merib-Baal (Mephiboseth) (2 Sam. 4,4) und die »Wiederbelebung« von zwei Kindern bekannt: jenes der Witwe von Sarepta durch den Propheten Elia (1 Könige 17, 17–24) und jenes der Sunamitin durch den Propheten Elisa (2 Könige 4, 32–37).

Im Talmud (um 500 n. Chr. vervollständigt) sind zahlreiche Bemerkungen enthalten, die hier unmöglich im Detail angeführt werden können. Es wird vor allem auf die entsprechenden erzieherischen Prinzipien eingegangen (gleichzeitig locker und zwingend), auf verschiedene psychologische Erkenntnisse und den ab dem 1. Jahrhundert obligatorischen Unterricht. Auch die Pathologie des Neugeborenen wird erwähnt. Besonders bemerkenswert ist das Verhalten gegenüber einem Neugeborenen, der nicht schreit (man findet die von Aristoteles empfohlene Plazentamassage wieder), die Vollblütigkeit (rot), die Anämie (blaß); der Eingriff bei Analatresie wird beschrieben; das Einwickeln zur »Geradehaltung der Gliedmaßen«. Die gefährliche Zeit für Neugeborene wird mit einem Monat angegeben. Die im Detail beschriebene Beschneidung wird im Alter von acht Tagen durchgeführt, wenn keine Kontraindikation vorliegt. An dieser Stelle erfolgt zweifellos die erste Beschreibung der Bluterkrankheit einschließlich ihrer Vererblichkeit auf männliche Nachkommen. Auch die Krise bei der Geschlechtsreife wird erwähnt. Das Stillen, im allgemeinen bis zum 18. Monat oder 2. Lebensjahr durchgeführt, die Art der Milch, die Nahrungsauswahl, das Stillen mit Tier-

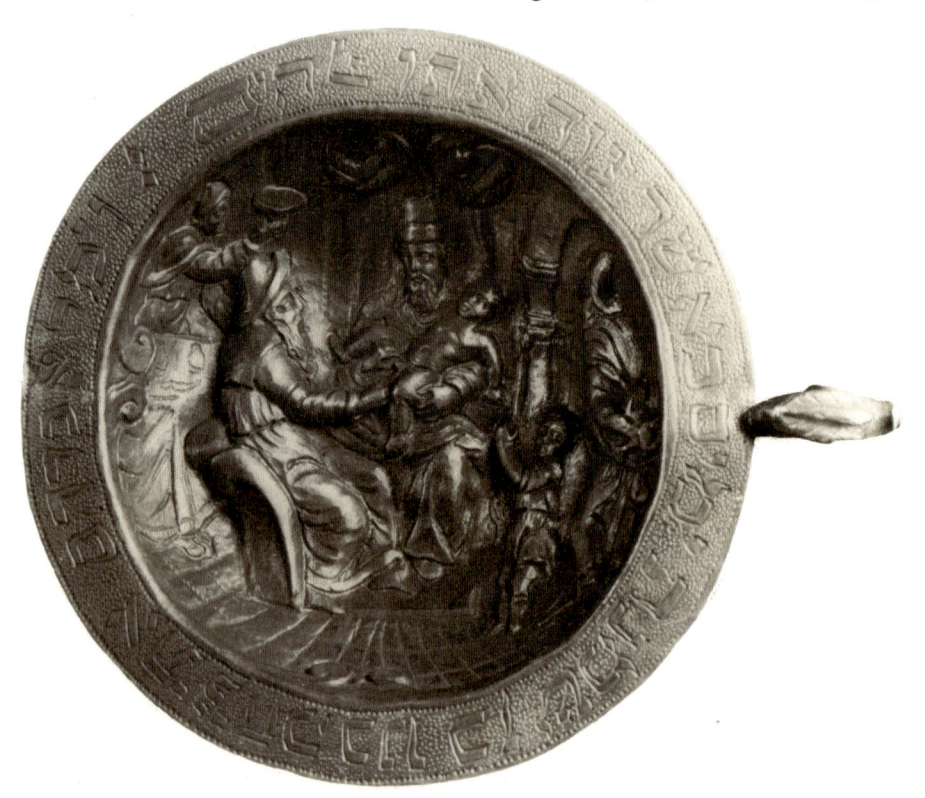

*Abbildung 2751
Beschneidungsschale.
Vergoldetes Silber. Venedig,
17. Jh.
(Paris, Museum Cluny)*

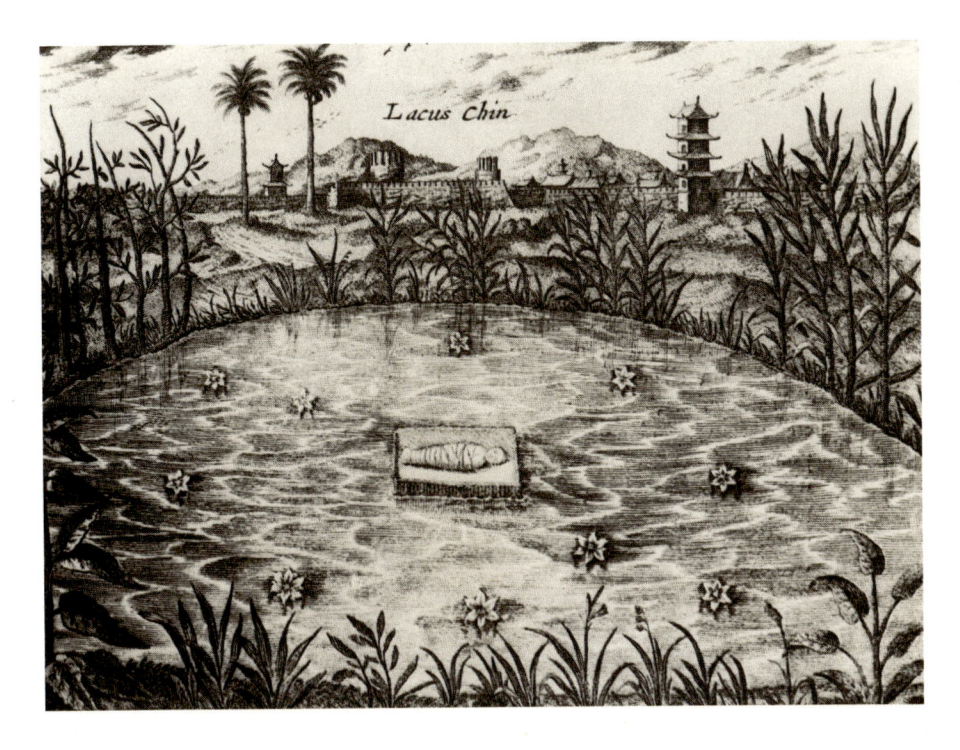

Abbildung 2752
Ausgesetztes Kind in China.
Nach Das illustrierte China *von Athanasius Kircher, Amsterdam, 1670. (Maisons-Alfort, Staatl. Veterinärschule)*

milch, die schädlichen Nahrungsmittel und die Milchabsonderung werden genau und ausgiebig besprochen. Unter den beschriebenen Krankheiten möchten wir nur die sogenannte *Askaris* (dieser Ausdruck wurde auch von Aretaios im 2. Jahrhundert verwendet) anführen. Es handelt sich um den Krupp, ohne die differentialdiagnostische Unterscheidung zwischen der Laryngitis unter der Stimmritze und der Diphtherie, doch mit dem epidemiologischen Kennzeichen der Ansteckung.

Dieser kurze Abriß zeigt uns eine Kultur, in der die medizinischen Erkenntnisse unter den benachbarten Völkern ausgetauscht werden, aber auch mit einigen eigenständigen Leistungen (obligatorischer Unterricht, Bluterkrankheit).

China

Der erste große chinesische Kinderarzt war Ch'ien I. (1035–1117). Um ihn einordnen zu können sei bemerkt, daß Avicenna, der König der arabischen Medizin, 1037 starb. Der chinesische Arzt behandelte die Windpocken, die Masern, den Scharlach und die Pocken (Huard und Wong). Wir erinnern daran, daß ein Jahrhundert zuvor Rhazes die Pocken und die Masern hervorragend beschrieben hatte. Unter der Sung-Dynastie (961–1126) war auch schon die präventive Variolation bekannt, die offenbar aus Indien importiert worden war und Jahrhunderte lang eine beliebte Behandlungsmethode blieb.

Das sogenannte »Koplik«-Zeichen, das die Masern ankündigt, soll schon vom chinesischen Arzt Hua Shou (1341) beschrieben worden sein.

Japan

Es ist interessant festzustellen, daß bei der Gründung der Nationalen Akademie für Medizin (im Jahr 702) das Fachgebiet Pädiatrie *(Shô-So)* gleichgestellt war mit der Inneren Medizin, der Chirurgie und der Hals-Nasen-Augenheilkunde. Das Studium der Kinderheilkunde dauerte fünf Jahre. Die von chinesischen Ärzten beeinflußte japanische Medizin war also schon

Amerika vor Kolumbus

sehr früh in verschiedene Fachgebiete aufgegliedert. Das gewinnt besonders an Bedeutung, wenn man an die spät erfolgte Entwicklung dieser Disziplin im Westen denkt.

Bei den Azteken, einer Kultur, die sich vom 12. bis zum 14. Jahrhundert in Mexiko ausbreitete, überwachte die Hebamme die Geburt und begleitete sie mit Gesten guter Wünsche und mit Zaubersprüchen. Der kleine Knabe war dazu bestimmt, ein tapferer Krieger zu werden, das kleine Mädchen Hüterin des Hauses. Am fünften Tag nach der Geburt gab sie dem Kleinkind mit Hilfe eines Sehers, der die Sterne befragte, einen Namen. Man ermahnte auch die Wiege, gut auf den Säugling aufzupassen. Im Alter von zwei Jahren erhielt das Kind beim Fest *Rutu-Chicoi* einen weiteren Namen. Schließlich erhielt das Kind mit 14 Jahren seinen endgültigen Namen, eine große Zeremonie führte es in den Kreis der Erwachsenen ein.

Das Kind wurde bis zum Alter von zwei oder drei Jahren gestillt. Einige Stämme verwendeten Amulette, um den Milchfluß anzuregen. Auf Töpferwaren werden oft stillende Frauen dargestellt. Bei einigen Stämmen gab die Frau ihre Brust in Tierstellung, auf Knie und Hände gestützt. Wenn die Mutter ausging, transportierte sie ihr Baby entweder in einer auf den Rücken gebundenen Holzwiege (Peru), in einem Sack aus Häuten, der um die Schulter geschlungen war (nordamerikanische Indianer), oder im Reitersitz auf der linken Hüfte (Mexiko). Nach dem Abstillen war die Ernährung dem Alter entsprechend geregelt (*Codex Mendoza*). Pro Mahlzeit bekam ein Dreijähriger eine halbe Maisscheibe, im Alter von vier und fünf Jahren eine ganze Scheibe, mit sechs bis zwölf Jahren eineinhalb und ab dem dreizehnten Lebensjahr zwei Scheiben.

Es scheint, daß vor der Eroberung durch die Spanier die meisten ansteckenden Kinderkrankheiten unbekannt waren. Häufig wurde eine absichtliche Deformation des Schädels durch seitliche Verflachung und Verlängerung nach oben durchgeführt. Dies sollte ein »nobles Aussehen« verleihen und das Tragen von Lasten auf dem Rücken mit Hilfe eines um die Stirn gelegten Gurtes erleichtern. Die Maya führten absichtlich ein Schielen herbei, das sie als besonders schön und als Zeichen der Würde ansahen.

Diese verschiedenen mexikanischen und peruanischen Kulturen waren bei den Azteken und Inkas am weitesten entwickelt; doch auch die Maya und viele andere ethnische Gruppen hatten genügend gemeinsame Züge, und alle konnten als Gesamtheit betrachtet werden.

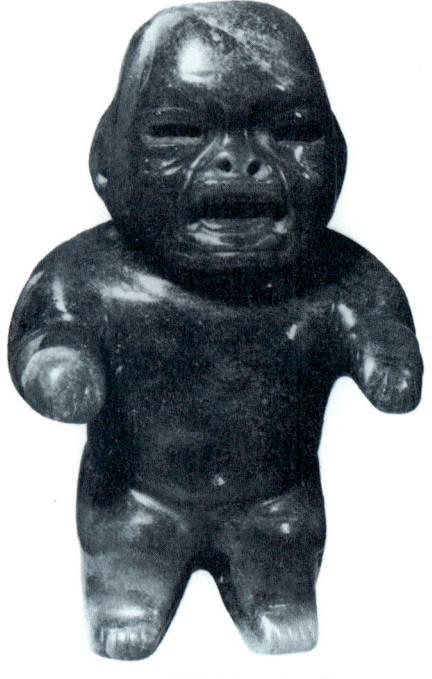

Abbildung 2753 (oben)
Weinendes Zwergenkind (Jade).

Abbildung 2754 (unten)
Gestalt mit Kinderzügen.

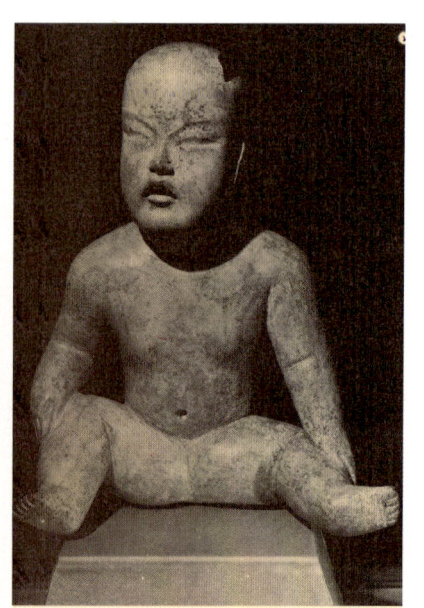

Das Mittelalter

Die medizinischen Errungenschaften der griechisch-römischen Antike erreichten den Westen erst ab dem 13. Jahrhundert, als die meisten bedeutenden arabischen Abhandlungen, die daraus schöpften, in die lateinische Sprache übersetzt wurden. Im 15. Jahrhundert erleichterte der Druck der Lehrbücher von Rhazes und Avicenna – umfangreiche Inkunabeln – deren Studium, und bald darauf erschienen die ersten, im Westen entstandenen Abhandlungen, die der Kinderpathologie gewidmet waren. Aber hier kommen wir schon in den nächsten Zeitabschnitt, den der Renaissance.

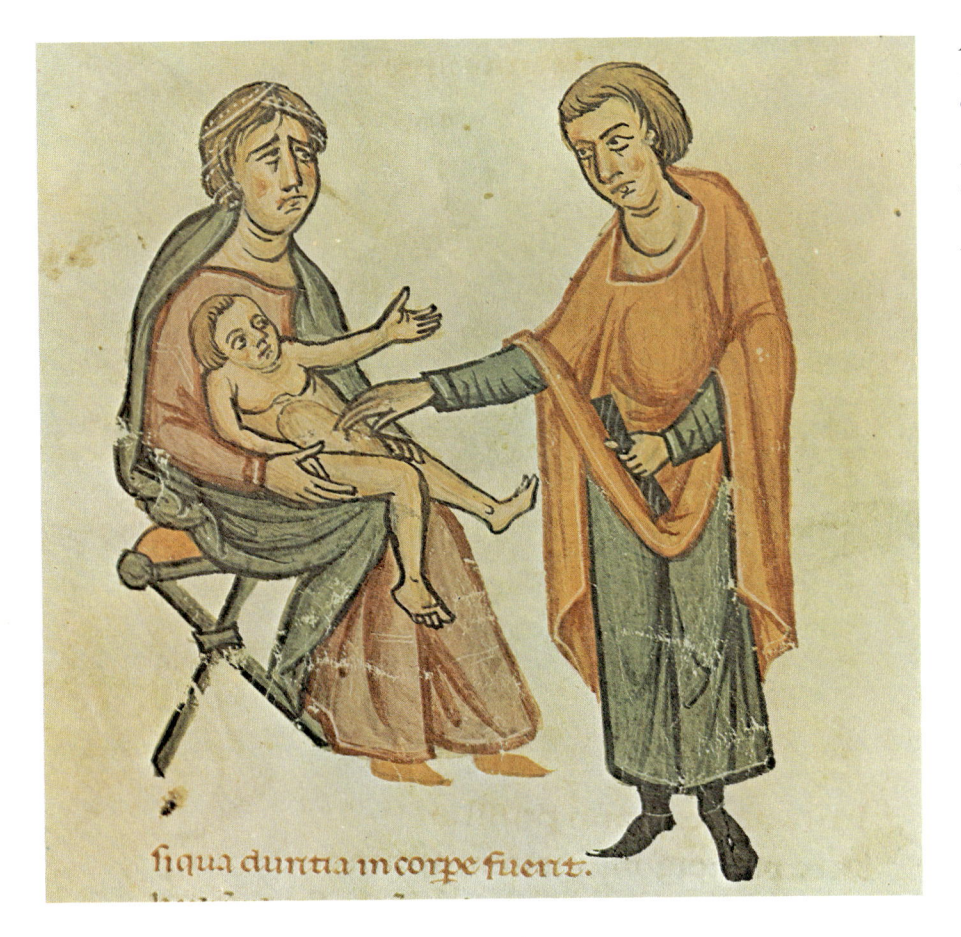

Abbildung 2755
Untersuchung eines Kindes durch einen Arzt.
Detail einer Seite aus einem Herbarium aus der ersten Hälfte des 13. Jh.s
(Florenz, Bibl. Laurenziana, Handschrift Plut. 73.16)

siqua duritia in corpe fuerit.

Rhazes* und Avicenna

Vor allem der erste dieser beiden berühmten Ärzte brachte dem Westen neben eigenen Erfahrungen wesentliche pädiatrische Kenntnisse der Antike.

Rhazes (865–923) war persischer Herkunft, er widmete der Kinderheilkunde mehrere Kapitel des IV. Buches seiner Abhandlung *Liber Medicinalis ad Almansorem*. Dieses Werk, das in lateinischer Übersetzung »Practica Puerorum« oder »De Egritudinibus Puerorum« genannt wird, umfaßt in 24 kurzen und praktischen Abschnitten diagnostische Merkmale und die Behandlung »de capite ad calcem«. Die Hauptthemen sind Erkrankungen der Kopfhaut, Hydrozephalie, Niesen, Schlaflosigkeit, Epilepsie, Ohrenweh, Schielen, Zahnweh, Mundfäule, Erbrechen, Husten, Diarrhöe und Verstopfung, Würmer, Nabel- und Leistenbruch, Blasensteine und Lähmungen. Von Rhazes erschienen auch die ersten differenzierten Beschreibungen über Masern und Pocken im *Liber de Pestilentia* in lateinischer Sprache (1498).

Avicenna (980–1037), der »König der Ärzte«, war weniger eigenständig, doch in seinem *Canon* (Buch I, Abschnitt III) findet man Anweisungen über die Pflege von Neugeborenen, deren Ernährung und die Krankheiten von Kleinkindern. Zu den schon von Rhazes behandelten Themen fügt er den Schnupfen (Coryza), fieberhafte Erkrankungen, Harnzwang, den Prolapsus ani und Intertrigo hinzu. Er befaßt sich auch mit der Erziehung der Kinder bis zum sechsten Lebensjahr – von da an werden sie einem Meister anvertraut, der für die weitere Erziehung zuständig ist.

* Vollständig: Abu Bekr Mohammed ibn Zakariya ar-Razi.

Abbildungen gegenüber:
Die beiden Figuren stammen aus der vorklassischen Olmekenkultur um 600 v. Chr.
(Mexico City, Anthropologisches Museum bzw. Privatsammlung)

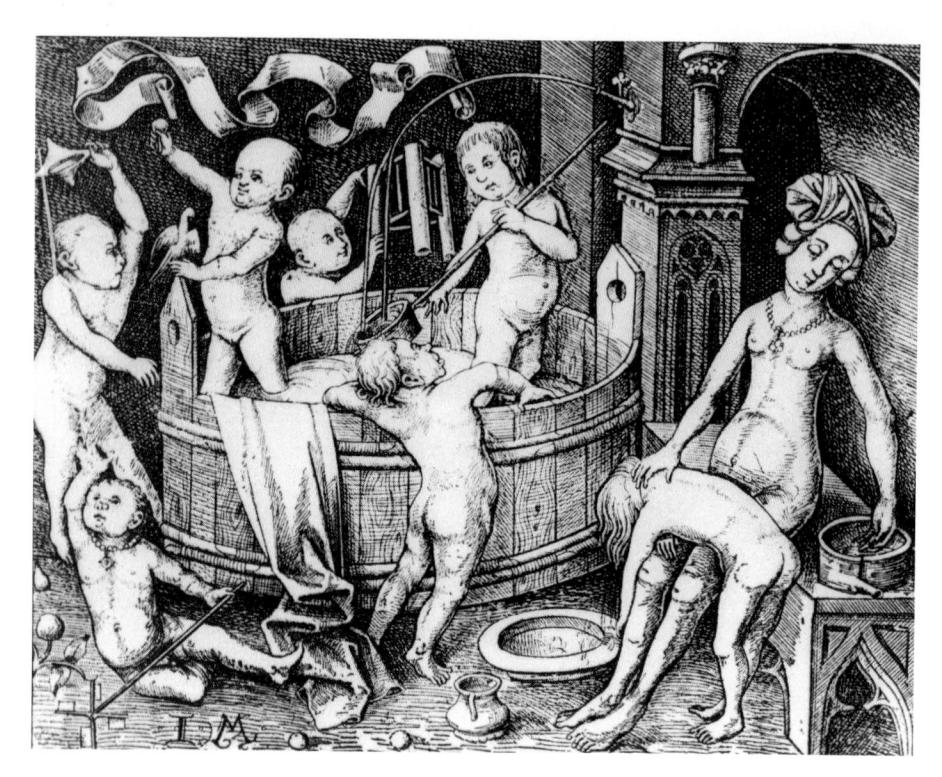

*Abbildung 2756
Das Bad der Kinder.
Kupferstich von
J. van Meckenem, 15. Jh.
(Paris, Museum für Angewandte Kunst)*

Unter den spanisch-arabischen Ärzten, die das Werk Avicennas weiterführten oder kommentierten, kann Avenzoar aus Sevilla genannt werden, der über die Hygiene, über Diätetik und Kinderpathologie geschrieben hat. Maimonides, der »König der Synagoge«, behandelt in mehreren seiner Werke die Kinder, vor allem in den *Aphorismen*. Abulcasis (al-Zahrawi) schreibt im zweiten Buch seines *Tasrif* über Hygiene und Kinderpathologie. Arib ibn Sa'ad (10. Jahrhundert) beschreibt am Ende seines Werkes* die Kinderpathologie in knapper Form, nach Art von Rhazes, ohne die kritische Zeit der Pubertät zu vergessen.

Der Westen

Bischof Isidor von Sevilla (ca. 570–636) führt in seinen *Etymologien* (Kapitel IV) Kinderkrankheiten und ihre Behandlung an. Die jüdischen Denker des Mittelalters, Philosophen oder/und Ärzte, Vermittler zwischen der islamischen und der christlichen Literatur, lieferten ebenfalls ihren Beitrag zu unserem Thema. Neben Maimonides können noch Ibn Falaquera und Ibn Wazar genannt werden. Bei den scholastischen Ärzten des Mittelalters findet man für die Pädiatrie interessante Elemente im Werk von Bernard de Gordon, das um 1300 entstand. Sein *Lilium Medicinae* wurde 1496 in Venedig veröffentlicht, enthält eine Zusammenfassung der von Hippokrates, Soranus und Rhazes dargelegten Kenntnisse und eine Beschreibung von Masern und Pocken. Gilbertus Anglicus (13. Jahrhundert) hielt die Pocken für ansteckend; Jean de Gaddesden (14. Jahrhundert) schlug ihre Behandlung vor.

Soziale und humanitäre Errungenschaften

Je mehr sich der christliche Einfluß in Byzanz und in Europa durchsetzte, wurde auch ein beispielgebendes Hilfswerk organisiert. Dieses umfaßte vor allem den Kampf gegen die Aussetzung von Kindern. Die Findelkinder

* Sein Buch *Zeugung des Fetus* ist in fünfzehn Kapitel unterteilt. Ab dem IX. Kapitel spricht er von Kindern: Stillen, Zahnwuchs, Diät entsprechend dem Alter und Pubertät. Die Abschnitte über Kindheit sind gleich eingeteilt wie im Werk von Hippokrates. Die Kinderkrankheiten werden je nach Alter untersucht. Der Autor behandelt auch die Sprache, das Gehen und die Beschneidung (den Zeitpunkt und die Technik). Im Kapitel über Pubertät führt er mehrere Fälle von Frühreife an.
(L. Leclerc, *Histoire de la médecine arabe,* Paris, 1876, Bd. I., S. 432–434).

wurden in die Kirche gebracht, und wenn sie nicht innerhalb von zehn Tagen zurückverlangt wurden, denen anvertraut, die sie gefunden hatten. Die erste Einrichtung für Findelkinder soll 787 in Mailand von Erzbischof Datheus gegründet worden sein. Mütter, die ihre Kinder aussetzen wollten, wurden dort schon vor der Niederkunft aufgenommen. Die Kinder wurden dort bis zum Alter von sieben Jahren aufgezogen. Später finden wir ähnliche Einrichtungen in Siena (832), Padua (1000), Montpellier (1070), Marseille (1199), Venedig (1383), Valencia (1337) usw.

Das Kind in der Kunst des Mittelalters

Wir können dieses fesselnde Thema hier nur kurz streifen. Man weiß, daß es eine Fülle von sakralen oder weltlichen Darstellungen von *Wochenstuben* gibt. Sie geben uns wertvolle Auskünfte über das Bad des Neugeborenen, das Wickeln, die Wiegen, die Ammen, Fläschchen, Kinderspiele und einen Nachtstuhl und stellen das Kind im Rahmen seiner Zeit dar. Diese Darstellungen treten vor allem ab dem 15. und 16. Jahrhundert auf, mit Ausnahme einiger illuminierter Handschriften*.

* R. Müllersheim, *Die Wochenstube in der Kunst*, Stuttgart, 1904.

Die Renaissance

Der Beginn der Renaissance ist mit zwei fast zusammenfallenden Ereignissen verbunden; dem Zerfall des Oströmischen Reiches, 1453, und der Veröffentlichung der *Bibel* von Gutenberg in Mainz, 1454. Bald darauf erschienen

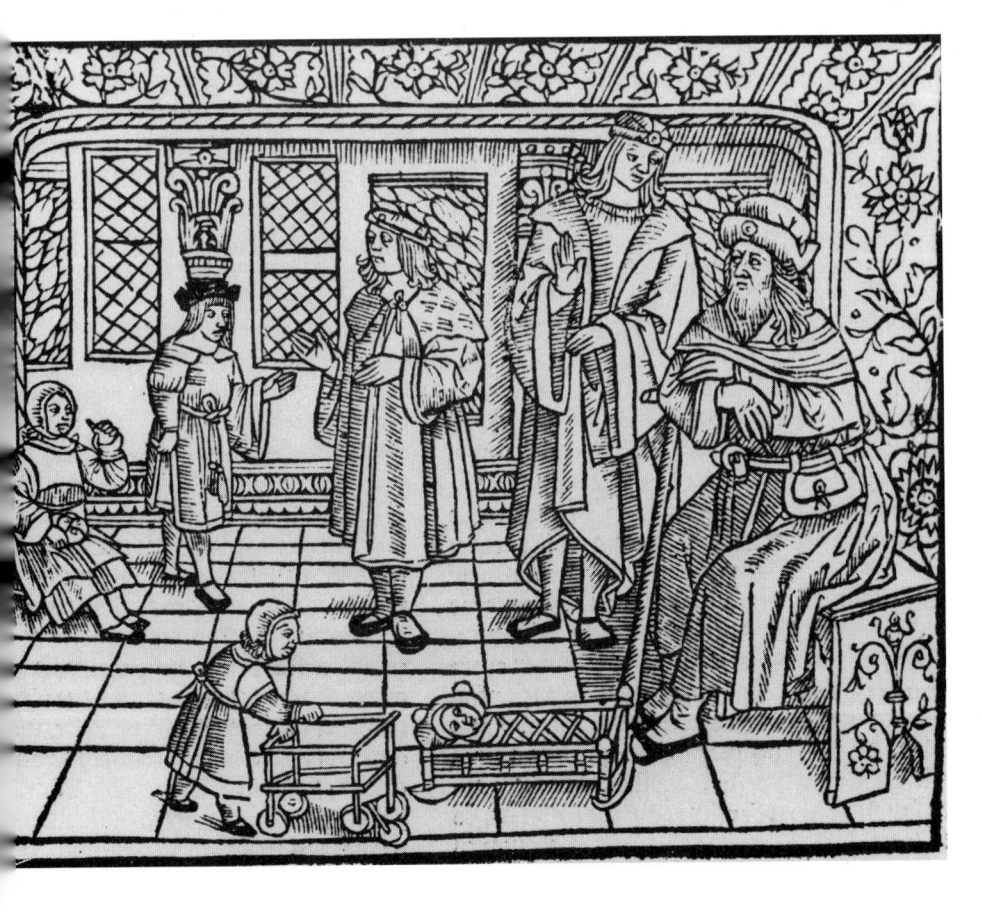

Abbildung 2757
»Die Altersstufen des Menschenlebens.«
Illustration aus einer Auflage aus dem Jahr 1528 des Buches der Eigenschaften der Dinge *von Bartholomäus Anglicus. (Paris, Bibl. d. Alten Med. Fakultät)*
Wie die vier Jahreszeiten, die vier Elemente und die vier Temperamente, so sind auch die vier Lebensstufen ein Teil dieser symbolischen Darstellungen, welche das Mittelalter und die Renaissance hoch schätzten.

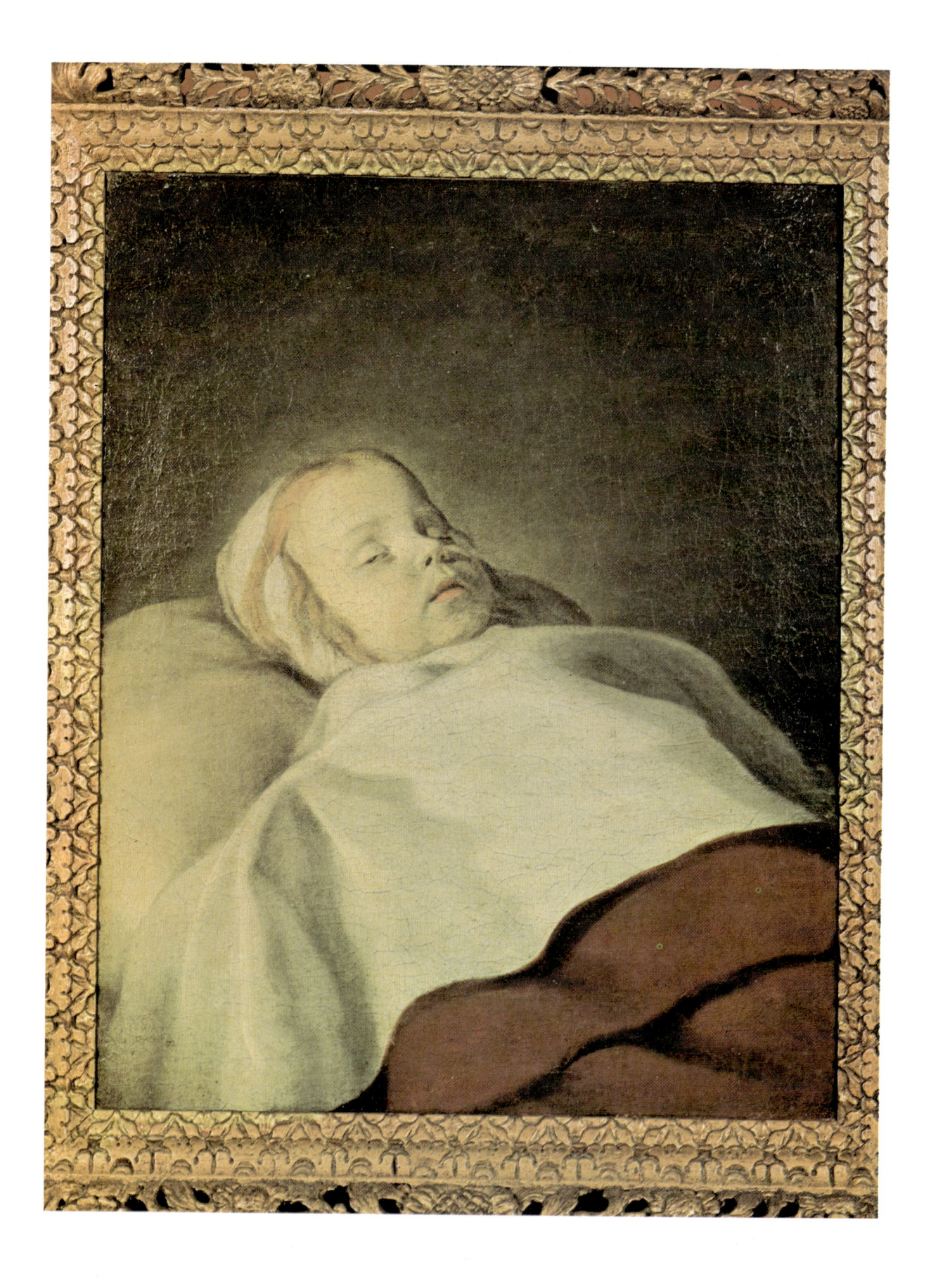

zahlreiche medizinische Bücher, vor allem in lateinisch, doch auch in den verschiedenen Landessprachen, was einer neuen Schicht von Praktikern den Zugang zu den medizinischen Kenntnissen ermöglichte. Zur Geschichte der Kinderheilkunde kamen Ende des 15. Jahrhunderts mehrere Abhandlungen heraus (vgl. Sudhoff).

Die älteste dieser Abhandlungen ist der *Libellus de Egritudinibus Infantium* von Paulus Bagellardus (Padua, April 1472). Sudhoff zufolge soll es sich dabei um das erste medizinische Werk handeln, das ohne Verzögerung direkt von der Handschrift des Autors in Druck ging, was ihm einen ganz besonderen Wert verleiht. Eigentlich erschienen schon 1471 die ersten gedruckten medizinischen Bücher: das *Antidotarium* von Mesuë, das *Buch der Heilkräuter* (De simplicibus) desselben Autors, das *Antidotarium* von Nicolaos und das *Liber Servitoris* von Abulcasis. Bagellardus, der in Padua Professor für Medizin war, konnte den Druck seines Buches aus der Nähe überwachen. Unter seinen Quellen führt er vor allem Rhazes an (14mal), aber auch Hippokrates, Galen, Dioskurides, Ali Abbas, Mesuë und Isaac Israeli. Er behandelt zuerst die Ernährung des Neugeborenen und des Säuglings, dann die Pathologie: 22 Kapitel, bei Rhazes sind es 24. Es handelt sich hierbei jedoch nicht um eine einfache Bearbeitung des kleinen Lehrbuches von Rhazes, sondern um eine echte Kompilation. Außerdem kommt deutlich zum Ausdruck, daß dieser Arzt persönliche Erfahrungen mit der Kinderheilkunde besaß; siebenmal führt er Fälle an, die er selbst behandelt hatte. Daher gebührt Bagellardus wirklich das Verdienst, der Urheber der gedruckten pädiatrischen Literatur gewesen zu sein.

Bartholomaeus Metlinger hat als erster eine Abhandlung über Kinderheilkunde in »vulgärer« Sprache geschrieben. Sein Werk mit dem Titel *Ein Regiment der Jungen Kinder* kam am 7. Dezember 1473 in Augsburg aus der Presse. Es umfaßt 27 Blätter und ist in 4 Kapitel unterteilt: die Hygiene des Kleinkindes bis zum Geh- und Sprechalter, das Stillen und die Kost des Säuglings, die Kinderkrankheiten, die Hygiene und die Kost im Alter von zwei bis sieben Jahren. Die vom Autor angegebenen Quellen sind Galen, Avicenna, Averroes, Constantin* und Rhazes. Es ist übrigens interessant festzustellen, das Rhazes als letzter zitiert wird und nur mit seinem Werk *Continens* und nicht mit *Ad Al-Mansorem*, in dem sich sein der Kinderheilkunde gewidmetes Kapitel befindet. Dieses kleine Lehrbuch von Metlinger scheint sehr populär gewesen zu sein, denn bis 1500 erschienen hintereinander vier Auflagen, und im darauffolgenden Jahrhundert gab es weitere vier. Es ist der Mühe wert, es in der modernen deutschen Ausgabe von Unger** oder in der englischen Zusammenfassung von Ruhräh durchzulesen. Besonders interessant ist die Einteilung in zwei Zeitabschnitte: die Kinderheilkunde des frühesten Alters (bis zum Erlernen des Gehens und Sprechens) und die Kindheit bis zum siebten Jahr. Das Werk enthält auch einen beachtlichen Anteil persönlicher Erfahrung.

Die Abhandlung von Cornelius Roelans, *Opusculum Egritudinum Puerorum*, ist ehrgeiziger. Sie hat 117 Seiten, in 52 Kapitel unterteilt, und wurde 1488 in Löwen gedruckt (der Vermutung Sudhoffs zufolge, denn auf den wenigen gefundenen Exemplaren fehlt eine Datumsangabe). Dieser Arzt beweist große Gelehrsamkeit, er zitiert ständig seine Quellen und erweist sich somit als »Aggregator«. Die Besonderheit dieses Autors besteht darin, daß er nicht nur die klassischen griechischen und arabischen Werke heran-

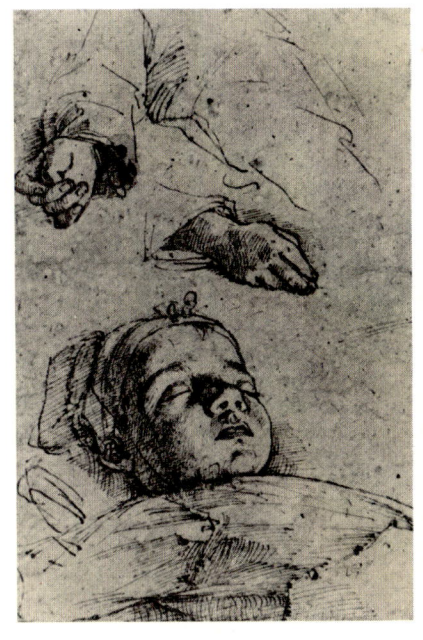

Abbildung 2759 (oben)
Studie eines schlafenden Kindes.
Zeichnung von Raffael
(1483–1520).
(Paris, Louvre)

* Das sind Isaac Israeli und Ali Abbas, die von Constantin übersetzt wurden.

** L. Unger, *Das Kinderbuch des Bartholomaeus Metlinger*, Leipzig, 1904.

Abbildung 2758 (gegenüber)
Sterbendes Kind. Gemälde von
Philippe de Champaigne
(1601–1674).
(Museum von Besançon)
Die ergreifende Empfindsamkeit dieses Werkes rührt vielleicht daher, daß sie Philippe de Champaigne wirklich erlebte, denn er sah seine Frau und mehrere seiner Kinder sterben.

* Sein bevorzugter Autor ist jedoch zweifellos Avicenna, gemeinsam mit seinen Kommentatoren, darunter G. de Foligno (gest. 1340) und Jacques Despars aus Tournai (gest. 1465). Auch Rhazes wird oft genannt.

*Abbildung 2760 (oben)
Studie der Körperproportionen eines Kindes von Albrecht Dürer (1471–1528). Stich aus* Vier Bücher von Albrecht Dürer, *sehr hervorragender Maler und Darsteller von Proportionen von Teilen und Porträts menschlicher Körper, Arnheim, 1613.
(Paris, Bibl. d. Angewandten Künste)*

*Abbildung 2761 (rechts)
Stich auf der Titelseite eines deutschen Werkes mit dem Titel* Erzählungen von Ruprecht Kolberger. *Nürnberg, 1480. Er zeigt einen Bauern, der vor einem jüdischen Pfandleiher Gegenstände niederlegt, den man mit seiner Frau und seinem Kind sieht.
(Paris, Bibl. d. Angewandten Künste)*

zieht, sondern auch weniger bekannte Autoren des Mittelalters, wie Bernard de Gordon, Gentilis de Foligno, Jacques Despars und viele andere*. Roelans beschreibt 52 Kinderkrankheiten entsprechend einem didaktischen Konzept: Benennung, Ursachen, Symptome, Prognose und Behandlung.

Cornelius Roelans starb 1525. Fünfzehn Jahre später, 1540, erschien in Basel eine von Sebastianus Austrius »überarbeitete und korrigierte« Ausgabe seines Werkes. Austrius war ein in Ruffach geborener elsässischer Arzt, der sich in Colmar niedergelassen hatte. Weiter muß auch noch ein Kommentar von Nicolas Fontanus zu diesem Text genannt werden, der in einer Ausgabe von 1642 in Amsterdam erschien. Unter den frühen Drucken mit pädiatrischem Thema muß hier ein von dem deutschen Mönch Heinrich von Louffenberg, 1429, geschriebenes Gedicht angeführt werden, das 1491 in Augsburg unter dem Titel *Versehung des Leibs* gedruckt wurde. Es ist vor allem seiner Holzstiche wegen berühmt, die uns wertvolle Auskünfte über die Kinderheilkunde im 15. Jahrhundert geben.

Somit kommen wir also zum 16. Jahrhundert. Das bekannteste, vielleicht auch eigenständigste pädiatrische Werk dieses Jahrhunderts war zweifellos das umfangreiche Buch *De Morbis Puerorum Tractatus* von Hieronymus Mercurialis (Venedig, 1583). Dieser Autor war nacheinander Professor in Padua, Bologna und Pisa und hatte einen weitausholenden Schreibstil. Seine berühmtesten Schriften behandeln die Hautkrankheiten, die Gymnastik im Altertum und die Gynäkologie, außerdem brachte er eine zweisprachige Ausgabe der Werke von Hippokrates mit persönlichen Kommentaren heraus. Trotz der Langatmigkeit, die wahrscheinlich daraus entstand, daß dieses Buch eine Sammlung seiner Vorlesungsunterlagen ist, enthüllt es zahlreiche interessante Kenntnisse, zum Beispiel in dem Kapitel über Sprachstörungen (vgl. Ruhräh). Der letzte, sehr umfangreiche Teil seiner Abhandlung ist den Würmern gewidmet. Schließlich sei noch festgehalten, daß derselbe Arzt 1552 in Padua ein kleines Büchlein über die Hygiene und die Erziehung von Säuglingen veröffentlichte.

Weitere Autoren des 16. Jahrhunderts können wir nur kurz anführen, ohne ihre Verdienste dadurch schwächen zu wollen. Thomas Phaer veröffentlichte die erste Abhandlung über Kindermedizin in englisch, *The Boke*

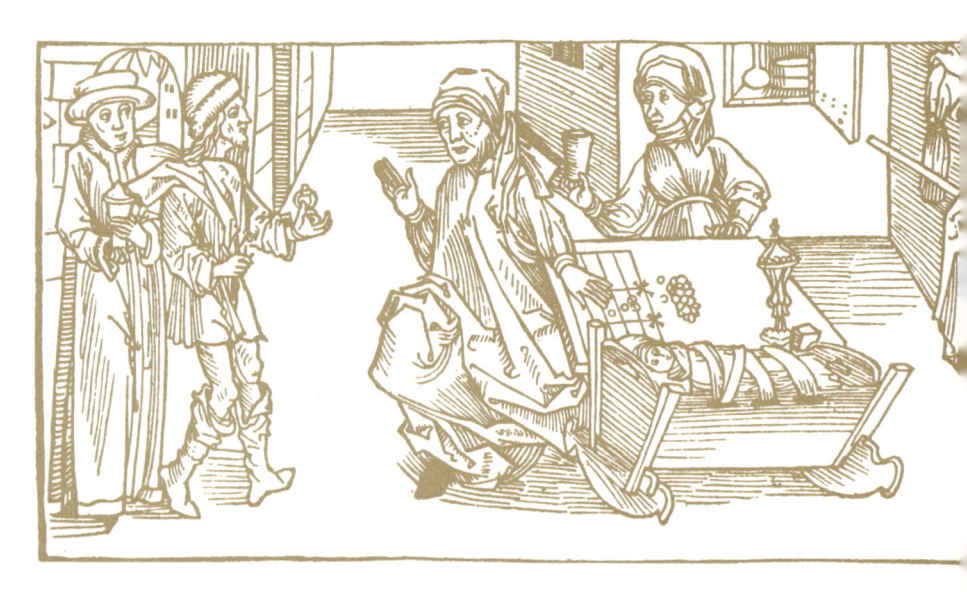

of Children (London, 1545). Felix Würtz aus Zürich, ein Freund von Conrad Gesner und Paracelsus, brachte eine Fortsetzung seines berühmten Lehrbuchs *Practica der Wundarzney*, ein kleines *Kinder-Büchlein** heraus (Basel, 1563), das zum erstenmal seit Hippokrates ein Kapitel über Kinderorthopädie enthält. Unter den spanischen Ärzten war der erste, welcher eine Abhandlung über Kinderheilkunde veröffentlichte, sicher Pedro Jacobo Dias aus Toledo (1538). Gabriel Miro (oder Miron), Hausarzt der Königin Anna, Erbin des Herzogtums Bretagne und Gattin von König Ludwig XII., und ihrer Tochter Claudia, Gattin von Franz I., muß mit seinem Werk *De Regimine Infantium,* 1544, ebenfalls angeführt werden. Luis Lobera von Avila schrieb als erster in spanischer Sprache (Valladolid, 1551). Luis Mercado, der berühmteste spanische Arzt der Renaissance, lieferte mit seiner Abhandlung *De Puerorum Educatione...* einen Beitrag zur Geschichte der Kinderheilkunde; dieses Werk behandelt trotz seines Titels die Kinderpathologie (1611). Schließlich veröffentlichte Geronimo Soriano 1600 ein Lehrbuch, das sich vor allem mit der Behandlung von Kinderkrankheiten befaßt.

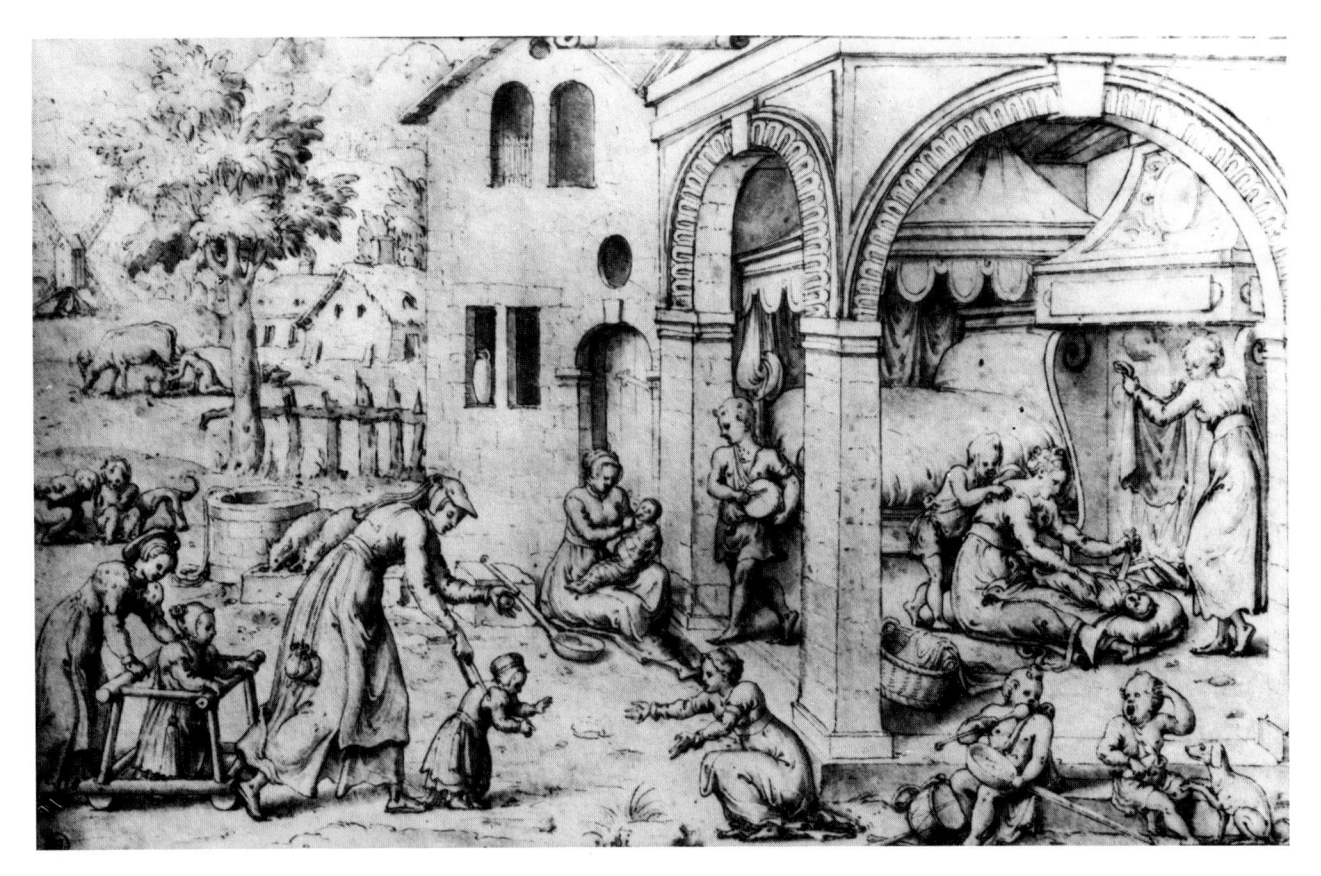

Andere Ärzte können nur erwähnt werden, so die Italiener Leonellus Faventinus von Victoriis (1544) und Jacob Truncionius (Florenz, 1593); die Deutschen Georgius Pictorius, alias G. Maler (1569), und Johannes Wittichius (Leipzig 1596), die in deutscher Sprache schrieben. Ebenfalls deutscher Herkunft war Walter Hermann Ryff aus Straßburg (1580), ein vielseitiger Autor, dessen Originalität stark umstritten ist, und Hieronymus Reusner (1582), der sicher als erster Fälle von Rachitis, die ihm zufolge häufig in der Schweiz und in Holland auftraten, beschrieb. Der Italiener Omnibonius Ferrarius verdient besondere Beachtung, weniger wegen seiner Eigenstän-

Abbildung 2762
Die Kindheit.
Zeichnung von Etienne Delaulne (1519–1583).
(Paris, Louvre)
Rechts kann man das Wickeln eines Kindes entsprechend der Technik und dem Gebrauch bis zum Ende des 19. Jh.s sehen, links das Gehenlernen mit einem Laufstuhl.

* Vgl. *Quellen zur Geschichte der Kinderheilkunde,* Bern und Stuttgart, Verlag A. Peiper, Huber, 1966, S. 59–91.

digkeit, sondern aus zwei wesentlichen Gründen: erstens ist sein Buch illustriert, und zweitens schlägt er vor, daß ein Kleinkind von Geburt an unter die Obhut eines kunstverständigen Menschen gestellt werden sollte!

Unter den französischen Ärzten sollen Hieronymus Montuus (Jérôme Monteux) und vor allem Simon de Vallambert angeführt werden, der als erster eine Abhandlung über Kinderheilkunde in französischer Sprache herausgab: *Cinq livres. De la manière de nourrir et gouverner les enfants dès leur naissance* (Fünf Bücher. Über die Art, Kinder von Geburt an zu ernähren und zu beaufsichtigen), Poitiers, 1565. Der Autor war Arzt in Châtellerault und schrieb vor allem für die Hebammen. Somit ist er gemeinsam mit Metlinger, Phaer, und Lobera von Avila zu nennen, die in ihrem jeweiligen Land als erste die Kinderheilkunde der Allgemeinheit zugänglich machten. Er beschrieb ein hornförmiges Fläschchen und stellte sich gegen die alte Gewohnheit der Ammen, die Speisen vorzukauen. Sein Kapitel »Über Purpurfieber« könnte eine erste Beschreibung des Scharlachs sein (die gewöhnlich Ingrassia zugeschrieben wird). Er beschrieb auch die Syphilis congenita. Besonders bemerkenswert sind seine Ratschläge zur Bekämpfung der Abmagerung (vgl. Still, S. 134–140).

Weiter oben haben wir das Gedicht von Heinrich von Louffenberg erwähnt. Hier muß jenes mit dem Titel *Paedotrophia* genannt werden, das Scévole de Sainte-Marthe (1584) in lateinisch schrieb und das von einem seiner Nachkommen, Abel de Sainte-Marthe, 1698 unter dem Titel *La*

Abbildung 2763
Das Neugeborene.
Gemälde von Georges de la Tour (1593–1652).
(Museum von Rennes)
Das Kind ist mehr oder weniger reich, immer jedoch sorgfältig gewickelt, je nach den Verhältnissen, dem Stand seiner Eltern. Den Windeln der einfachen Leute, wie sie hier zu sehen sind, stehen die reich bestickten und mit Spitzen versehenen Windeln der Reichen gegenüber.

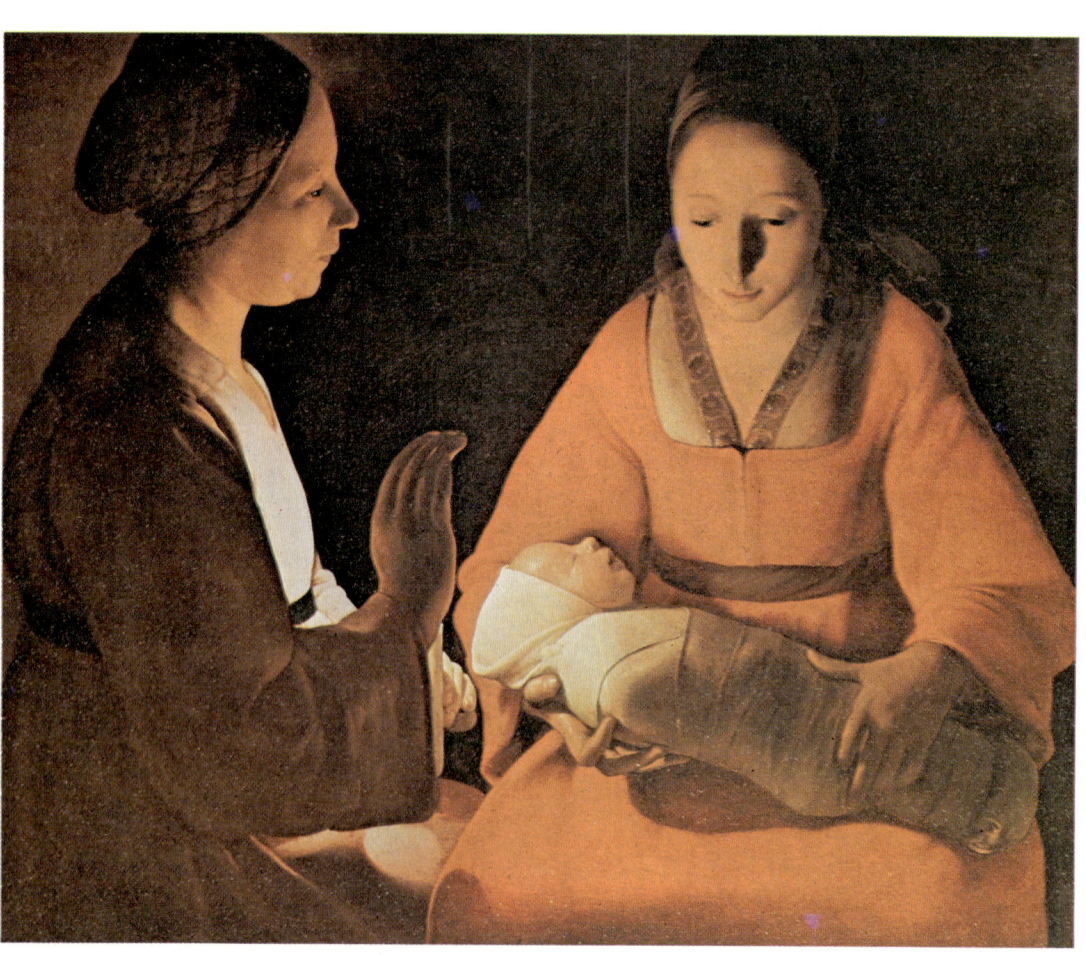

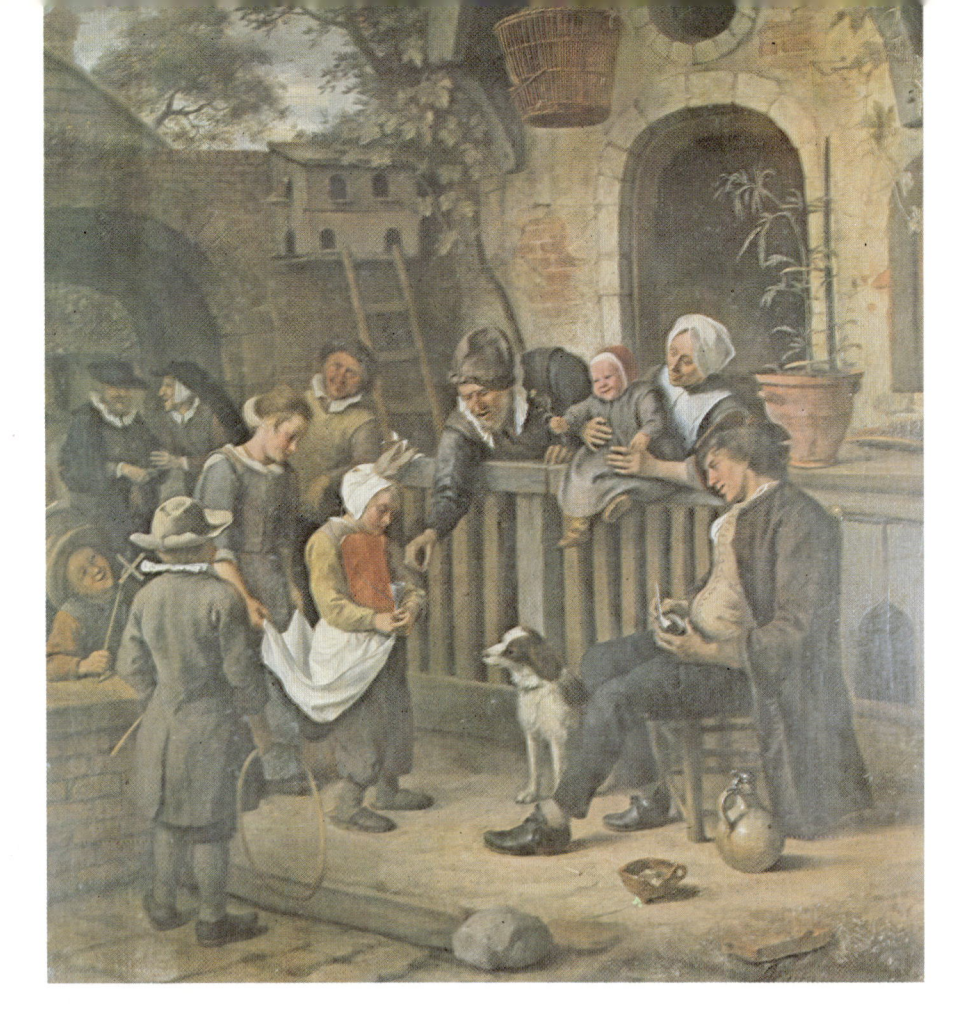

Abbildung 2764
Der kleine Idiot sammelt Geld.
*Gemälde von Jan Steen
(1626–1679).
(Paris, Museum des Petit Palais)*

Manière de nourrir les enfants à la mamelle (Wie Kinder an der Brust ernährt werden) ins Französische übersetzt wurde. Dieses Gedicht wurde in lateinischer Sprache ungefähr zwanzigmal aufgelegt, und es ist heute noch ein Genuß, es zu lesen.

So brachte uns die Renaissance, diese Zeit der Umwandlungen, also zahlreiche Werke, die ganz oder teilweise den Kinderkrankheiten gewidmet waren. Das Altertum lieferte den Rahmen und die wesentlichen Themen zu diesen Abhandlungen, doch hie und da kommen eigenständige Meinungen und persönliche Beschreibungen dazu. Der Weg ist bereitet für ein Aufblühen der »modernen« Kinderheilkunde.

17. und 18. Jahrhundert: Fortschritte der Nosologie und neue Erkenntnisse

Wir behandeln das 17. und 18. Jahrhundert, die Zeit des Übergangs von der Renaissance zur Moderne, gemeinsam in einem Kapitel. Im Laufe dieses Zeitabschnittes wurden zahlreiche klinische Einheiten abgegrenzt, und die Beschreibungen wurden genauer. 1761 erfand Auenbrugger die Perkussion, und Morgagni veröffentlichte sein Hauptwerk; dieses Jahr stellt also den Wendepunkt in der Geschichte der klinischen Medizin dar.

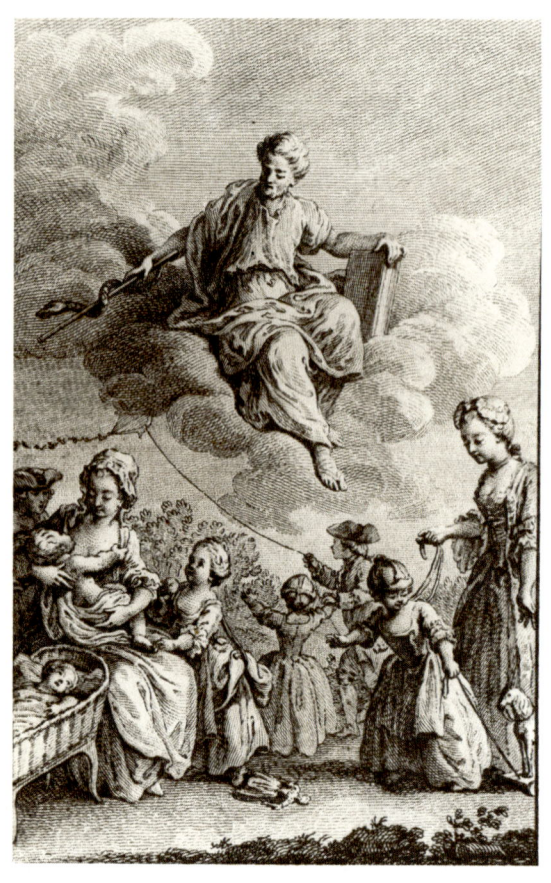

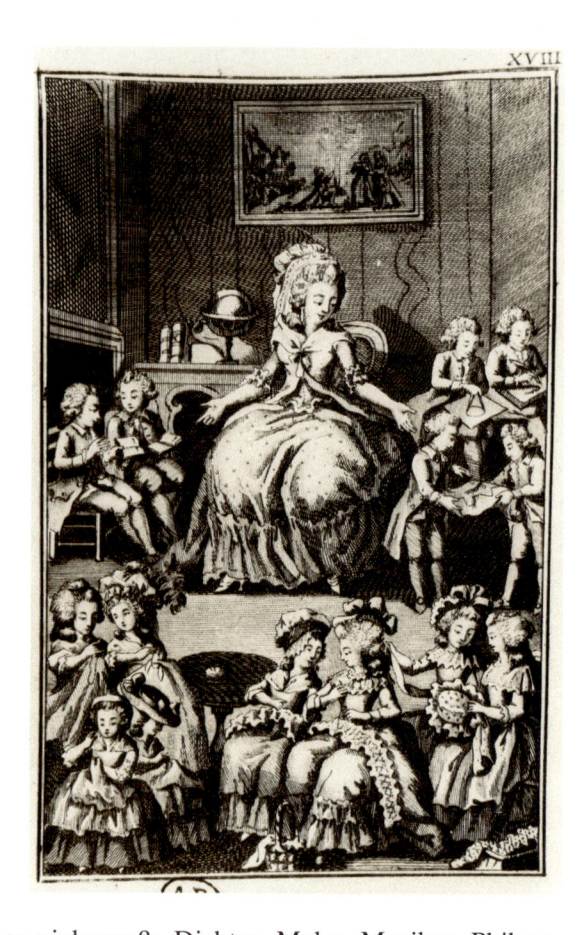

*Abbildung 2765 (oben links)
Stich auf der Titelseite des
Werks von Joseph Raulin, Über
die Erhaltung von Kindern,
Paris 1768.
(Paris, Bibl. d. Alten Med.
Fakultät)*

*Abbildung 2766 (oben rechts)
Wie man die Kindheit im
18. Jh. sah.
(Paris, Bibl. d. Angewandten
Künste)
Mädchen und Knaben gehören
zwei streng begrenzten und
hierarchisch eingeteilten Welten
an. Die Knaben, oben, sind für
das Studium und das Wissen
bestimmt, die Mädchen, unten,
für das Nähen und den Tand.*

Die ansteckenden Krankheiten

*Juan Alonso y de las Ruizes de Fontecha.

Das 17. Jahrhundert, das so viele große Dichter, Maler, Musiker, Philosophen und Mathematiker hervorbrachte, war auch das Jahrhundert von Harvey und kennzeichnet den Beginn der Physiologie, der Mikroskopie und infolgedessen auch der Embryologie. Alle diese Errungenschaften wirkten sich natürlich auch auf die Kindermedizin aus. Die Kinder hatten jedoch damals kein beneidenswertes Schicksal: hohe Mortalität, ungünstige soziale Umwelt. Trotz einiger Strömungen, die eine übertriebene Systematisierung oder Klassifizierung einführen wollten, ging die Entwicklung im 18. Jahrhundert dank der beginnenden Anwendung der anatomisch-klinischen Methode einen positiven Weg. Unter den pädiatrischen Werken, welche diesen Zeitabschnitt geprägt haben, möchten wir jenes von Walter Harris anführen, welches die meisten späteren Ärzte bis zur zweiten Hälfte des 18. Jahrhunderts beeinflußt hat. Damals erschienen zwei Abhandlungen, welche die moderne Kinderheilkunde schon andeuteten: die von Nils Rosen von Rosenstein (1764) und jene von Michael Underwood (1784). Unsere Untersuchung wird vor allem die neuen und eigenständigen Entwicklungen, auf klinischer Ebene ebenso wie auf jener der Kinderhygiene und -erziehung, herausarbeiten.

Die Diphtherie: Sie wurde schon im 2. Jahrhundert von Aretaios von Kappadozien sehr gut beschrieben und später häufig behandelt. Im 17. Jahrhundert können die spanischen Ärzte Fontecha* und Cascale, der sie unter der Bezeichnung *Garrotillo* untersuchte, genannt werden. Thomas Bartholin (1646) wies auf ihren epidemischen Charakter hin und hielt sie für eine neurogene Krankheit. R. Moreau beschrieb die Tracheotomie (die seit dem

Altertum praktiziert wurde) unter dem Namen Laryngotomie. M. A. Severinus (aus Neapel) nahm dieses Thema 1652 wieder auf unter der Bezeichnung *Paedanchone*. Die Lähmung des Gaumensegels wurde von J. Huxham (1757) beschrieben. Bordeu beobachtete diese Krankheit in Frankreich und Fothergill* in England. Erst damals wurde die ätiologische Einheit der pseudomembranösen Angina mit dem Krupp festgestellt (Home, S. Bard). Ihren gegenwärtigen Namen erhielt diese Krankheit 1826 von P. F. Bretonneau.

Der Scharlach: Offenbar stammt seine erste Beschreibung von J. Ph. Ingrassias (1552) unter dem Namen *Rossalia*. G. de Baillou nannte ihn *Rubiolae*, Sennert (1627) beschrieb ihn recht deutlich, doch erst Th. Sydenham (1675) gab ihm den Namen *scarlet fever* mit einer umfassenden Beschreibung. Weiters ist J. Storch (1750/51) zu nennen, der darauf hinwies, daß diese Erkrankung mit Angina anfängt und daß später eine Hämaturie und Ödeme (Nephritis) auftreten. Schließlich beschrieb Rosen von Rosenstein Formen ohne Hautausschlag (1765).

Die Röteln: Baillou beschrieb unter diesem Namen eine andere Krankheit, nämlich den Scharlach. Fr. Hoffmann erwähnte die Röteln bei der Diffe-

Abbildung 2767 (unten links) Rachitisches Kind. Illustration aus F. Dekkers Exercitationes practicae circa medendi methodum, Leiden 1695, mit charakteristischen Mißbildungen von Armknochen, Beinen und Thorax. (Paris, Bibl. d. Alten Med. Fakultät)

* Anm. siehe folgende Seite

Abbildung 2768 (unten rechts) Titelbild zu Francis Glisson De Rachitide sive morbo puerili..., Leiden 1672. Nach Whistlers Gemälde über Rachitis gibt Glisson die erste vollständige und präzise Beschreibung. Der Stich zeigt leidende und mißgestaltete Kinder. (Paris, ebd.)

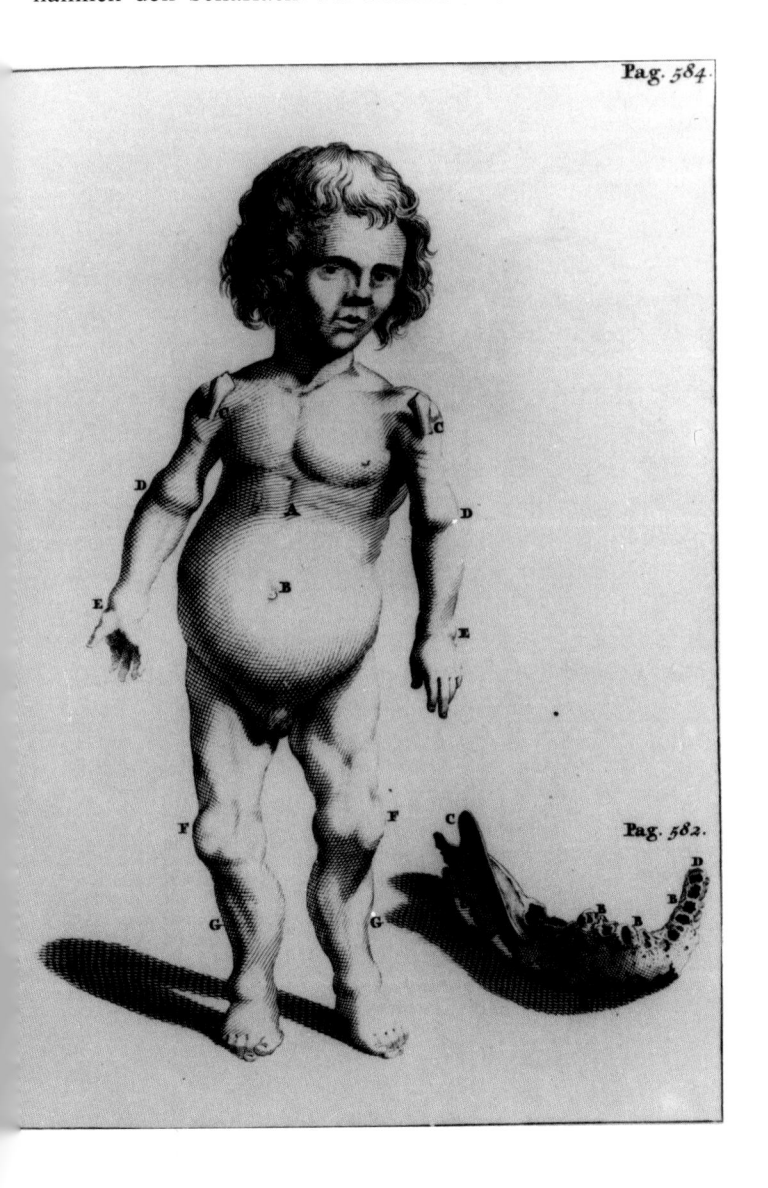

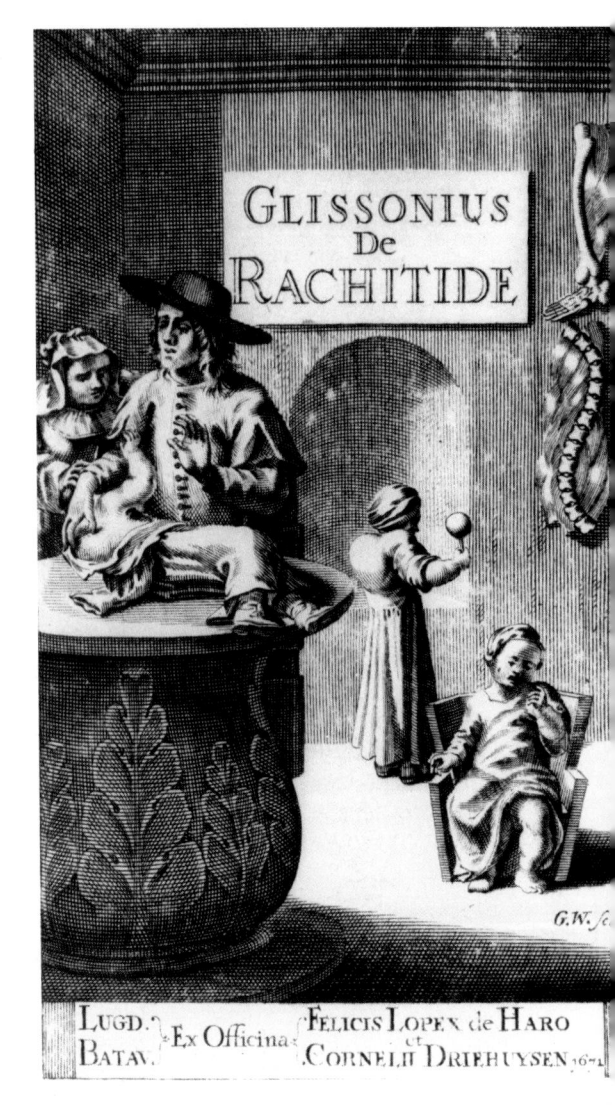

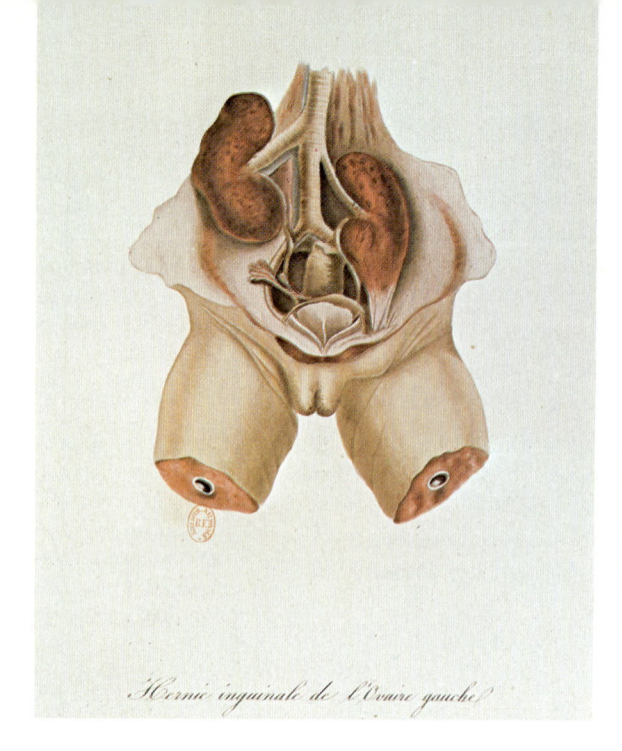

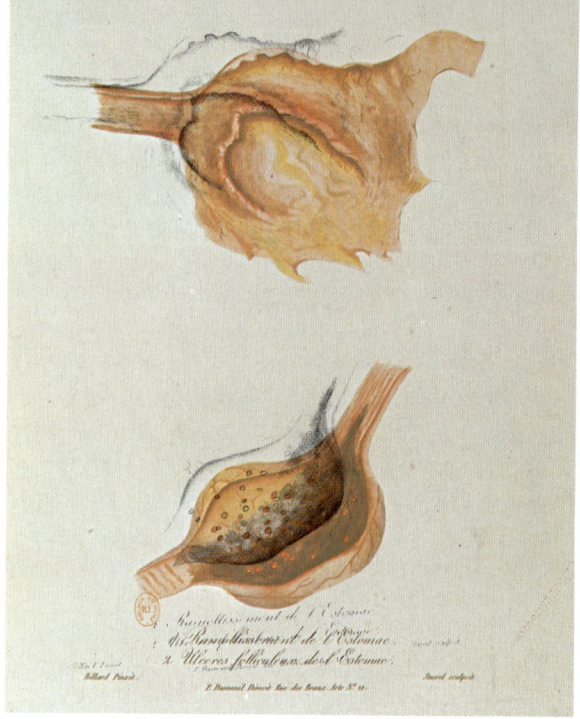

* Anmerkung zu Seite 2519 (oben) Diesbezüglich hat Still unterstrichen (S. 383–386), daß einige von J. Fothergill beschriebene Fälle dem Scharlach und nicht der Diphtherie zuzuordnen sind.

Andere Krankheiten

* Man kann auch die Arbeiten des Holländers Arnold Bootius (1649) anführen, der zu dieser Zeit in Paris lebte und seine Abhandlung in London veröffentlichte.

** In der Abhandlung *Schedulia Monitoria*.

rentialdiagnose der Masern (1740). J. Storch unterschied die *falschen Röteln* von den echten (1751).

Die Windpocken: Vidus Vidius (1526) und Ingrassias (1552) führen die *Cristalli* an und unterscheiden sie von den Pocken; Sennert (1632) nennt sie *Windpocken* und Boissier de Sauvages *Verole volante*. Rosen beschreibt die Krankheit, doch erst W. Heberden (1767) macht einen klaren Unterschied zwischen den Windpocken und den Pocken.

Wir werden hier nicht auf die Röteln und Pocken eingehen, die schon zur Zeit von Rhazes (9.–10. Jahrhundert) klar unterschieden waren, obwohl es zwischen den beiden Krankheiten noch lange danach Verwechslungen gab.

Im 17. Jahrhundert gab es zahlreiche Epidemien, Pest, Lepra, Typhus, Pocken, typhoide Fieber, Dysenterie und Grippe, die eine hohe Mortalität forderten. Bei der Kinderheilkunde zeichnet sich dieser Zeitabschnitt durch eine Überfülle von Abhandlungen aus, die besonderen Aspekten von Kinderkrankheiten gewidmet waren (Meissner). Im 18. Jahrhundert wurde die Differentialdiagnose genauer, und der Begriff der Krankheit begann jenen des Symptoms abzulösen. Die Rachitis wurde von Glisson (1650) detailliert beschrieben, sie scheint jedoch schon vorher in einer Monographie von D. Whistler* (1645) unter dem Namen *Morbus Anglorum* (englische Krankheit) auf. Die Arbeit von J. Mayow (1669) muß ebenfalls genannt werden. Schließlich häufen sich die Abhandlungen über die Rachitis, vor allem im 18. Jahrhundert. Glisson beschreibt in seinem Werk über Rachitis auch den Skorbut. W. Wedelius kam 1717 auf diese Krankheit zurück.

Die tuberkulöse Meningitis war Thema einer ganz genauen Beschreibung von R. Whytt *Observations on the Dropsy in the Brain* (1768). Dieser Arzt, der die Lehren von Morgagni übernommen hatte, hat selbst zehn Untersuchungen am Schädel postmortal durchgeführt und in den vorderen Ventrikeln eine nichteitrige Flüssigkeit gefunden. Die sogenannte Sydenham-Chorea wurde von diesem berühmten Arzt in zwei seiner Werke, 1686** und 1693, beschrieben. Er hat diese *Chorea minor,* die damals *Veitstanz* genannt wurde, von der Gesamtheit jener Krankheiten abgegrenzt, die spastische Bewegungen bewirken. Die Chorea wurde nochmals von R. Mead und W. Cullen beschrieben, doch die erste Abhandlung, die sich nur mit dieser Erkrankung befaßt, stammt aus dem Jahr 1810 (E. M. Bouteille).

Die Pylorusstenose beim Säugling wurde klinisch ab dem 18. Jahrhundert erkannt. Anscheinend stammt die erste Beschreibung, die pathologisch-anatomisch war, von Patrick Blair (1717); es handelt sich um die Untersuchung *post mortem* eines fünf Monate alten atrophischen Säuglings, der seit dem Alter von einem Monat erbrach. Ch. Weber führt in seiner in Göttingen vorgelegten Dissertation (1758) den Fall eines *Spasmus pylori* bei einem Neugeborenen an. G. Armstrong beschreibt 1783 einen anatomisch-klinischen Fall: ein drittes Kind war im gleichen Alter wie die beiden älteren, ungefähr einen Monat alt, und unter denselben Bedingungen gestorben.

Die Kinderorthopädie. Das ist ein Pleonasmus, denn der von Nicolas Andry geschaffene Ausdruck *Orthopaedia* bedeutet »gerades Kind«. Dieser aus Lyon stammende Arzt veröffentlichte 1741 seine Abhandlung *L'Orthopédie ou l'Art de prévenir et corriger dans les enfants les difformités du corps* (Orthopädie oder die Kunst, Körpermißbildungen des Kindes vorzubeugen oder sie zu korrigieren). Damals war der Autor 83 Jahre alt! Das Werk wurde bald danach ins Englische (1743) und Deutsche (1744) übersetzt; es war mit sehr schönen Illustrationen ausgestattet. Andry empfahl auch, die

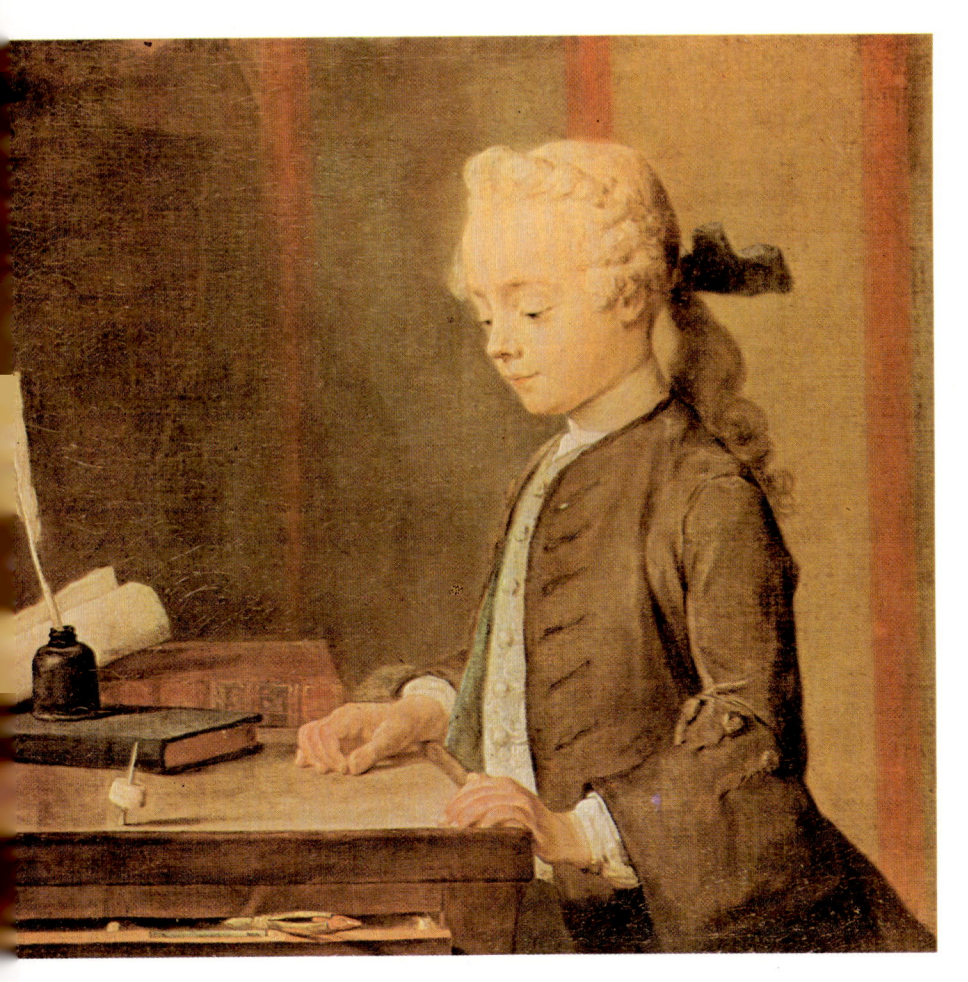

Abbildung 2769 (gegenüber, oben links)
»Beckensektion eines kleinen, siebzehn Tage alten Mädchens, das an einer Pneumonie gestorben ist und einen angeborenen Leistenbruch hatte.«
Illustration aus Traité des maladies des enfants nouveaunés à la mamelle *(Abhandlung der Krankheiten von Neugeborenen und Brustkindern) von Charles Billard, Paris, 1828. (Paris, Bibl. d. Alten Med. Fakultät)*
Dieser Atlas der anatomischen Pathologie von Kindern beruht ausschließlich auf mehreren hundert Autopsien von Kindern und Neugeborenen und ist der erste in dieser Art. Charles Billard (1800–1832), ein überzeugter Anatom und Kliniker, untersuchte vor allem den Zusammenhang zwischen den am Lebenden beobachteten Symptomen und dem Leichenbefund.

Abbildung 2770 (gegenüber, oben rechts)
»Angeborenes Magengeschwür bei einem kleinen, sechs Tage alten Mädchen. Auf Höhe des pylorischen Drittels und in Richtung der großen Kurvatur sieht man ein rundes tiefes Ulkus. Der Grund wird von der Serosa des Organs gebildet, denn die gesamte Schleimhaut ist bereits zerstört.«
(Abbildung aus demselben Werk wie die vorherige)

Abbildung 2771 (links)
Porträt des Sohnes des Juweliers R. Godefroy, der eifrig den Drehungen seines Kreisels zusieht; genannt: das Kind mit dem Kreisel.
Gemälde von Jean-Baptiste Chardin (1699–1779). (Paris, Louvre).

Zähne der Kinder regelmäßig zu reinigen, während Brouzet eine regelmäßige Überprüfung durch einen Dentisten forderte. Im ersten orthopädischen Krankenhaus, 1780 vom Schweizer Chirurgen J.-A. Venel in Orbe (Kanton Waadt) gegründet, wurden Kinder gleichzeitig behandelt und erzogen.

Verschiedene Schriften. Das Sklerem wurde von Underwood (1784) beschrieben. Derselbe Arzt stellt einen Fall von bösartig verlaufender angeborener Gelbsucht bei einem Neugeborenen fest und gibt eine erste Beschreibung der Poliomyelitis. Fälle von recurrentem Fieber, Kropf (Fodéré), Tabes dorsalis, Pellagra (Casal), Bleivergiftung, erbgebundener Ichthyosis, Appendicitis (von Mestivier 1759 operiert) und Chondrodystrophie (*Soemmering*) werden aufgezeigt. All das gibt eine Ahnung von der Entwicklung der Erkenntnisse in der Kindermedizin im 18. Jahrhundert, doch erhebt es keinen Anspruch auf Vollständigkeit.

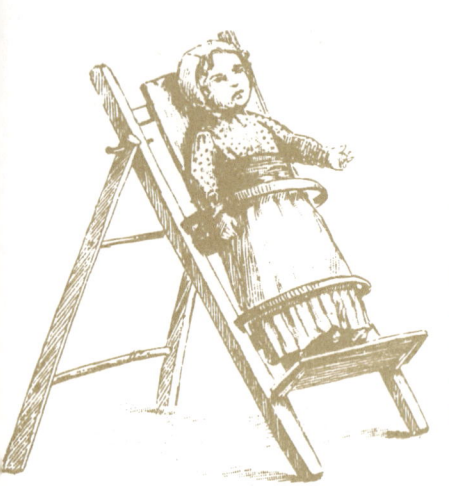

Abbildung 2772
»Gerüst, an dem Kinder festgemacht wurden, um sie vor Tieren zu schützen und um der Mutter zu erlauben, zu arbeiten.« Indre-et-Loire, 18. und 19. Jh. Stich aus dem Werk von Auvard und Pingat, Alte und moderne Kinderhygiene, *Paris, s. d. (19. Jh.). (Paris, Bibl. d. Alten Med. Fakultät)*

Einige besondere Probleme

Die Pockenimpfung

Der ungeheure Fortschritt, der die Geschichte der Menschheit im 18. Jahrhundert prägt, hat eine solche Fülle von Literatur hervorgerufen, daß wir hier nur wenig davon festhalten können. Die Variolation wurde um 1720 in England eingeführt; in diesem Land wurde auch die Impfung, das heißt die Inokulation des Kuhpockenimpfstoffes 1796 von E. Jenner durchgeführt, die nach Veröffentlichung seiner Beobachtungen, 1798, rasch die ganze Welt eroberte. Zunächst wurde sie von Arm-zu-Arm durchgeführt, denn die modernen Techniken wurden erst im darauffolgenden Jahrhundert entwickelt (die lyophilisierte Impfung stammt aus dem Jahr 1917).

Die Pädagogik im 17. und 18. Jahrhundert

Auf diesem Gebiet ist John Locke (1632–1704) die hervorragende Persönlichkeit des 17. Jahrhunderts. Seine *Some thoughts concerning education* (Gedanken über Erziehung) stammen aus den Jahren 1692–93. Der Autor war eher Philosoph als Arzt, und seine subtilen psychologischen Kenntnisse sind bewundernswert. Sein durch und durch eigenständiges Werk verdankt seinen Vorläufern nur wenig, wie Sir W. Petty (1648), der sich zum Anwalt für kostenlosen und obligatorischen Unterricht gemacht hatte, oder G. Pictorius (alias Maler), der 1563 *De Instituendis Pueris* schrieb. Ungefähr 30 Jahre zuvor hatte Sir Th. Elyot, der kein Arzt war, noch im Sinne von Plutarch (1. Jahrhundert n. Chr.) geschrieben. Danach prägten J.-P. Frank und J.-J. Rousseau das 18. Jahrhundert durch ihre starke Persönlichkeit. Der erste war in Deutschland geboren und praktizierte die Medizin in verschiedenen Ländern (Göttingen, Pavia, Wien, Wilna, Sankt Petersburg). Vom zweitgenannten weiß man, daß er sich für die Kinder anderer mehr einsetzte als für seine eigenen! Émile erschien 1761, und sein »Zurück zur Natur« erregte viel Aufsehen; er stellte sich heftig gegen das Ammen-Stillen und verurteilte gnadenlos das Einwickeln. Das Werk von J.-P. Frank, *System einer vollständigen medizinischen Polizey,* stammt aus dem Jahr 1780 und wurde sehr populär. Dieser Autor ermöglicht uns einen Übergang von der Pädagogik zur Sozialhygiene.

Die Schulhygiene

J.-P. Frank war auf diesem Gebiet ein Wegbereiter. Er behandelt (Band II) das Alter der Einschulung – nicht vor 7 oder 8 Jahren –, die Dauer der Schulstunden, die Notwendigkeit von ausreichendem Schlaf, die Hygiene im Schulraum, die Prügelstrafe, die Krankheiten der Schüler, die Ferien und den Kindersport. Wie man sieht, hat J.-P. Frank das Gebiet praktisch erschöpfend behandelt. Für das Problem der Schulhygiene interessierten sich erst spät im 19. Jahrhundert H. Cohn, Virchow, Baginsky und andere.

Die Kindermortalität

Im 17. Jahrhundert erreichte die Sterblichkeit die beeindruckende Höhe von 40 Prozent bei Kindern unter zwei Jahren. Die gefährlichste Zeit lag zwischen der Geburt und dem Ende des ersten Monats, wie es immer gewesen war. Während dieser Zeit wirkte auch der heilige Vinzenz von Paul, dessen wohltätiges Werk bekannt ist. 1670 wurde unter Ludwig XIV. das Hospiz für Findelkinder in Paris gegründet. Zu jener Zeit waren Kinderbanden, Bettler, Krüppel und Ausgesetzte die Plage der großen Städte. Und im 18. Jahrhundert war die Lage kaum erfreulicher. Man errechnete, daß fast 80 Prozent der zwischen 1771 und 1777 im Hospiz für Findelkinder aufgenommenen Kinder im ersten Lebensjahr starben! »Hier läßt man Kinder sterben« hat man als Aufschrift für das Hospiz vorgeschlagen. Das Los der Kinder, welche käuflichen Ammen anvertraut wurden, war kaum beneidenswerter.

Auf medizinisch-sozialem Gebiet muß noch die Schaffung des ersten Instituts für Taubstumme (Abbé l'Épée) genannt werden, nach den bemerkenswerten und allzu selten genannten Arbeiten von Jacob Rodriguez Pereira. Das staatliche Institut für junge Blinde wurde 1785 nach der Veröffentlichung von Diderot und von Hauy gegründet.

Vielleicht sollten wir statt einer Zusammenfassung darauf hinweisen, daß Charles-Michel Billard, ein Zeitgenosse von Laennec und Bichat, der vom inzwischen veralteten Werk von Morgagni beeinflußt war, durch zahlreiche – zu zahlreiche – Autopsien, die er während seiner Assistenzarztzeit am Hospiz für Findelkinder durchgeführt hatte, den Grundstein für die moderne Kinderheilkunde legte*.

Abbildung 2773 (unten) Erklärung über das Findelkind d'Alembert. Auszug aus dem Aufnahmeregister für Findelkinder. (Paris, Museum d. öffentl. Fürsorge)

»Auf Anordnung von Herrn Nicolas Delamare, Ratgeber des Königs und Kommissar von Chatelet, wurde ein neugeborener Knabe übergeben, der ausgesetzt und verlassen in einer Kiste aus Tannenholz gefunden worden war, die in dem Vorhof von Notre Dame, auf den Stufen der Kirche Saint Jean le Rond, abgestellt worden war; denselben haben wir sofort zum Lager für Findelkinder bringen lassen, damit er dort auf die übliche Weise ernährt und gestillt werde. Gefertigt und ausgestellt am sechzehnten November 1717, um sechs Uhr abends. Delambre. Jean le Rond getauft am 17. November 1717.« Dieses Findelkind war niemand geringerer als der Philosoph d'Alembert (1717–1783), Sohn von Frau von Tencin und des Ritters Louis Camus Destouches.

* Ch.-M. Billard, *Traité des maladies des enfants nouveaunés et à la mamelle (Abhandlung über die Krankheiten von Neugeborenen und Brustkindern)* Paris, 1828.

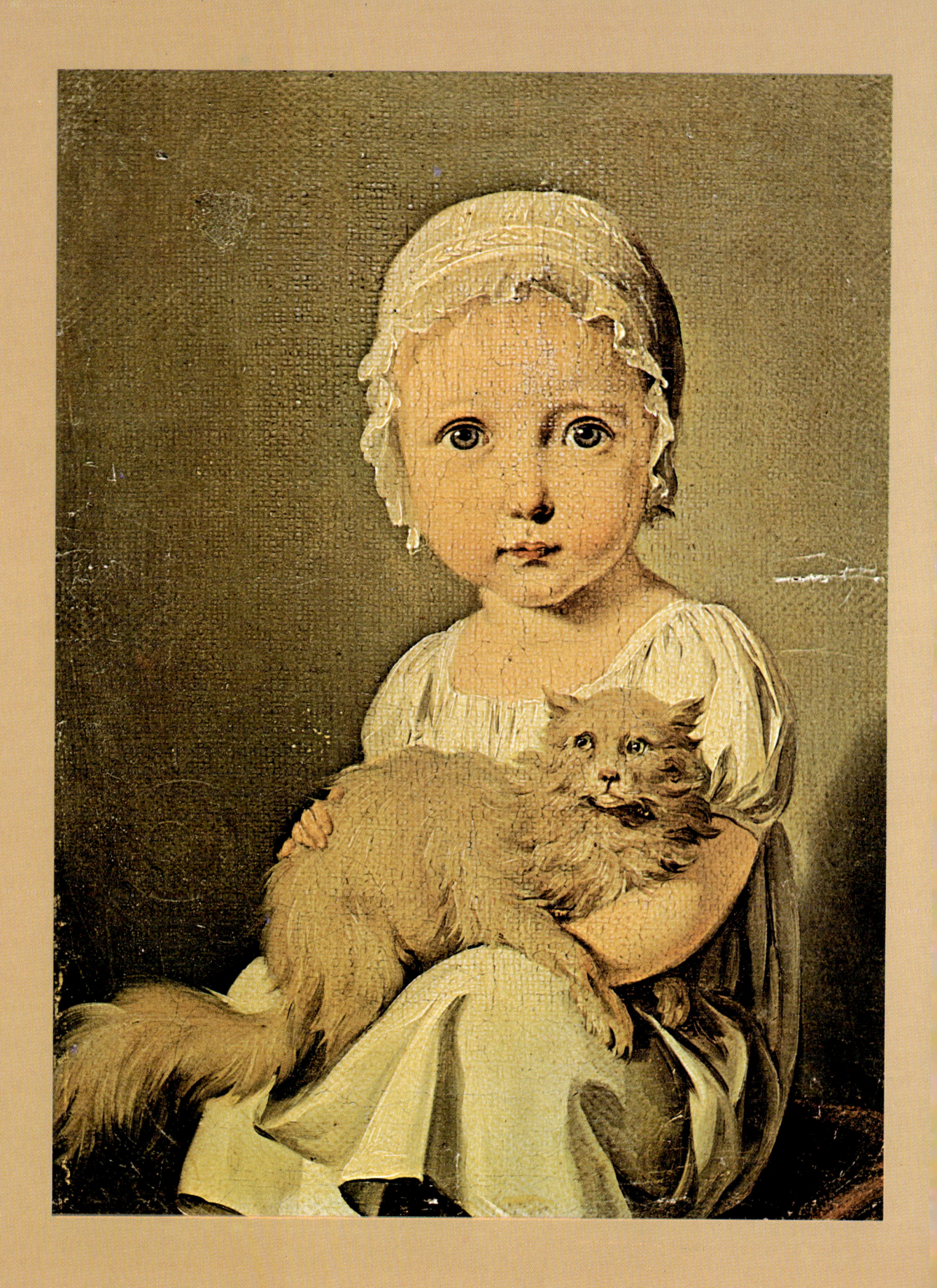

Geschichte der Kinderheilkunde im 19. und 20. Jahrhundert

von N. Neimann und M. Pierson

Bis zum Beginn des 19. Jahrhunderts wurden bei der Kinderpflege nur geringe Fortschritte gemacht, doch hat sich in der zweiten Hälfte des 19. Jahrhunderts die Kinderheilkunde um vieles rascher entwickelt, so daß die in den letzten hundert Jahren erlangten Kenntnisse unvergleichbar bedeutender waren als jene der vorangegangenen Jahrtausende. Das Jahr 1860 und die fünf darauffolgenden Jahre stellen einen entscheidenden Abschnitt in der Entwicklung der Medizin und vor allem der Kinderheilkunde dar. Während dieser Zeit sind die Arbeiten von Darwin über den Ursprung der Rassen (1860), von Pasteur (1860–1865), dem Schöpfer der Bakteriologie, von Mendel (1865), dem Vorkämpfer der Genetik, und von Claude Bernard (1865), dem Begründer der Physiologie, erschienen. Von da an fand eine echte Revolution auf dem Gebiet der Kinderspitäler, der Symptomatologie und der Therapie in der Kinderheilkunde, der Förderung der präventiven und sozialen Pädiatrie und des Aufschwungs der Kinderpsychologie und -psychiatrie statt.

Die Kinderheime und die Kinderspitäler

Jahrtausende hindurch wurden ausgesetzte Kinder, gesunde wie kranke, in den gleichen Räumen untergebracht, die auch Erwachsene beherbergten, deren Betten sie häufig teilten. 787 schuf Datheus, Erzbischof von Mailand, das erste Waisenhaus nur für Kinder. Gleiche Einrichtungen wurden 1010 in Montpellier, 1199 in Marseille, 1380 in Venedig, 1421 in Florenz eröffnet. 1331 gründete Enrad Fleinz in Nürnberg das erste Haus, in dem schwangere Frauen und Waisen aufgenommen wurden. Eine gleiche Einrichtung, das Hospital zum Heiligen Geist, öffnete 1362 in Paris seine Tore. Das 1523 in Lyon eröffnete Krankenhaus war das erste französische Spital, das in denselben Räumlichkeiten Kinder und Erwachsene, Kranke und Arme aufnahm. Bis zum Ende des 18. Jahrhunderts war das die Regel. In großen Sälen lagen Kinder und Erwachsene durcheinander, sechs bis zehn Personen teilten sich ein Bett. Im Juni 1632 begann der heilige Vinzenz von Paul seine Tätigkeit zur Rettung verwaister und verlassener Kinder. Er lenkte das Interesse wohl-

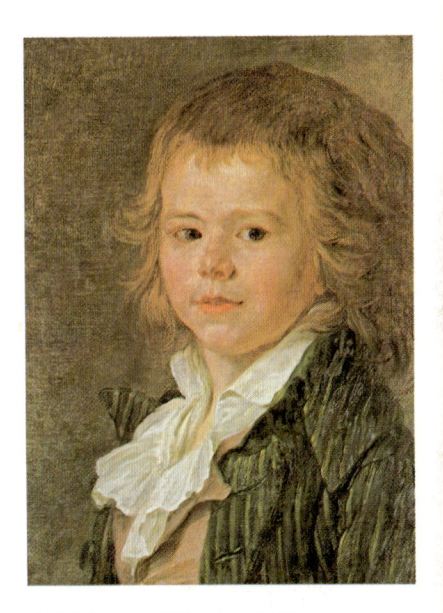

Abbildung 2775 (oben) Pierre Pelletan (1782–1845), Sohn von Philippe Pelletan (1747 bis 1829), Chirurg am Städtischen Krankenhaus und Lehrer von Dupuytren.

Abbildung 2774 (gegenüber) Gabrielle Arnault (1811–1872) als Kind; Tochter des Schriftstellers A.-V. Arnault, später Frau Douet d'Ariès, von Louis-Léopold Boilly (1761–1845) (Paris, Louvre).

*Abbildung 2776
Korb des Kindersammlers.
18./19. Jh. Stich aus dem Werk* Hygiene infantile ancienne et moderne (Alte und moderne Kinderhygiene) *von Auvard und Pingat, Paris, o. J. (Paris, Bibl. d. Alten Med. Fakultät)
Diese Sammler oder Sammlerinnen nahmen vom Land die Kinder mit, welche die Eltern loswerden wollten; sie brachten sie, wenn sie dafür bezahlt wurden, in das nächste Waisenhaus. Sie nahmen auch die bei Ammen gefundenen Kinder mit und steckten diese Kinder durcheinander in diesen Korb, ohne ihnen während der langen Wegstrecke eine Nahrung zu geben. Diese Praxis wurde durch eine Verordnung vom 20. Juni 1842 verboten.*

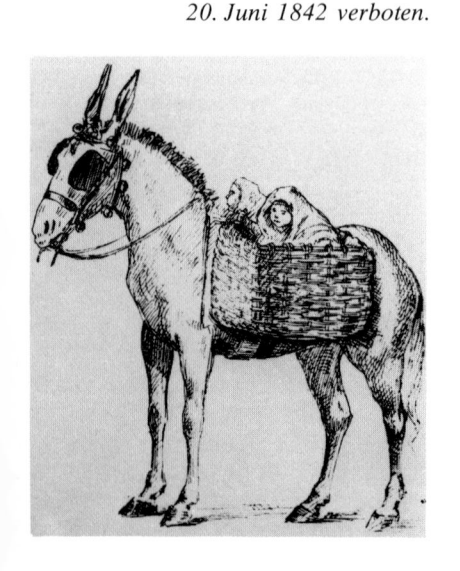

tätiger Damen auf dieses Problem und erhielt von Ludwig XIII. eine Schenkung. Dank seiner Initiative wurde 1640 in Paris das Hospiz für Findelkinder eröffnet, das auch von Ludwig XIV. Unterstützung erhielt. Zuerst lag es am Faubourg Saint-Victor und übersiedelte 1814 in die Rue Denfert-Rochereau, wo es sich noch heute befindet.

Die erste Armenklinik, die sich mit der Pflege von armen und kranken Kindern befaßte, wurde 1769 von G. Armstrong in London gegründet. Diesem Beispiel folgte J. Mastalier 1787 in Wien. 1788 wurde der Bericht von Tenon verfaßt, der eine Reform der Kinderhospize befürwortete. Er hatte die Umwandlung des sogenannten Hauses des Kindes Jesus in ein Spital für kranke Kinder zur Folge, das sich noch heute im Gebäude des Necker-Krankenhauses befindet. Das war das erste Krankenhaus nach unseren heutigen Begriffen, in dem die kranken Kinder gepflegt wurden, die zuvor in den Waisenhäusern, Asylen und Krankenhäusern für Erwachsene verstreut waren. 1826 wurde das Kinderkrankenhaus in Wien eröffnet, 1834 jenes von Petrograd (heute Leningrad) und Berlin, 1850 das von Moskau. 1852 begründete Ch. West das Spital für kranke Kinder von Great Hormond Street in London, dem bald ähnliche Einrichtungen in Stettin (1851), Stockholm (1854), Leipzig (1855), Basel (1862) und wieder in Wien (1875) folgten. In den Vereinigten Staaten wurde das erste Kinderspital 1855 in Philadelphia errichtet, gefolgt von jenen in Boston (1869), Washington und New York (1870). Gleichzeitig wurden Einrichtungen für Klimatherapie gegründet. Die erste war für rheumatische Erkrankungen bestimmt und wurde 1841 in Ludwigsburg eröffnet. 1849 entstand in Travemünde ein Sanatorium für rachitische Kinder. Ende des 19. Jahrhunderts setzte eine Welle von Höhenkuren für tuberkulöse Kinder ein, zu einer Zeit, da es noch kein aktives Medikament gegen diese Krankheit gab.

Die Gründung von Krankenhäusern und gemeinschaftlichen Kureinrichtungen stellt sicherlich einen Fortschritt dar. Die Kinderärzte wurden in den Spitälern jedoch mit fürchterlichen Mißständen konfrontiert, die sich aus der Ansammlung einer großen Schar kranker Kinder und aus deren Trennung von der vertrauten Umwelt ergaben. Diese Unannehmlichkeiten wurden unter den Bezeichnungen infektiöser Hospitalismus und psychischer Hospitalismus beschrieben. Die Einrichtungen nahmen eine große Anzahl von Säuglingen und Kindern auf, die durch ihre Krankheit geschwächt waren und in Gemeinschaftssälen mit dreißig bis vierzig Betten untergebracht wurden. Die geringste ansteckende Krankheit wurde zu einer mörderischen Epidemie. Dafür gibt es unzählige tragische Beispiele. So erreichte die Mortalität im Hospiz für Findelkinder in Paris zu Beginn des 20. Jahrhunderts 74 Prozent. 1936 lag sie in Nancy in der Abteilung für ausgesetzte Kleinkinder bei 65 Prozent. Der Rekord wird in Dublin von der Abteilung für Findelkinder im Kleinkindalter erreicht: zwischen 1775 und 1796 wurden 10227 Kinder aufgenommen, davon überlebten 45! Diese Mortalität von 99,6 Prozent ist um so erschreckender, weil es sich in den meisten Fällen um Kinder handelte, die bei der Aufnahme völlig gesund waren. So konnte Archambault, Kinderarzt in Paris, Ende des 19. Jahrhunderts schreiben: »Die Kinder, welche ins Krankenhaus kommen, sterben nicht an der Krankheit, mit der sie hinein kommen, sondern an jener, mit der sie sich dort anstecken.«

Das Problem des infektiösen Hospitalismus wurde mit der Entdeckung der Sulfonamide und der Antibiotika wieder aktuell. Ihre übertriebene Anwendung zur Heilung oder Prophylaxe hatte das Verschwinden sensibler Keime und die rasche Zunahme von Bakterien und sogenannten »fakultivpathogenen« Hefepilzen zur Folge, denn diese nützen das Verschwinden der sensiblen Keime, um im jungen und geschwächten Organismus zu wuchern, und sie erweisen sich mehr oder weniger völlig resistent gegen Antibiotika. Deshalb wurden in den Kinderabteilungen Maßnahmen zur Bekämpfung der Infektion ergriffen. Doch rigorose Isolierung, Desinfizierung der Räumlichkeiten, Asepsis bei der Pflege, sterile Arbeitsmäntel in jedem Isolierraum und Besuchsverbot führten zu psychischem Hospitalismus, der von Bowbly und Spitz in den Vereinigten Staaten und von Robertson in England untersucht wurde. Diese Beschwerden treten vor allem bei Kindern im Alter von sechs Monaten bis vier Jahren auf. Das aus seiner gewohnten Umwelt plötz-

Abbildung 2777
Der Schlafraum im Hospiz für Findelkinder in Paris.
Stich aus der Mitte des 19. Jh.s.
(Paris, Museum Carnavalet)

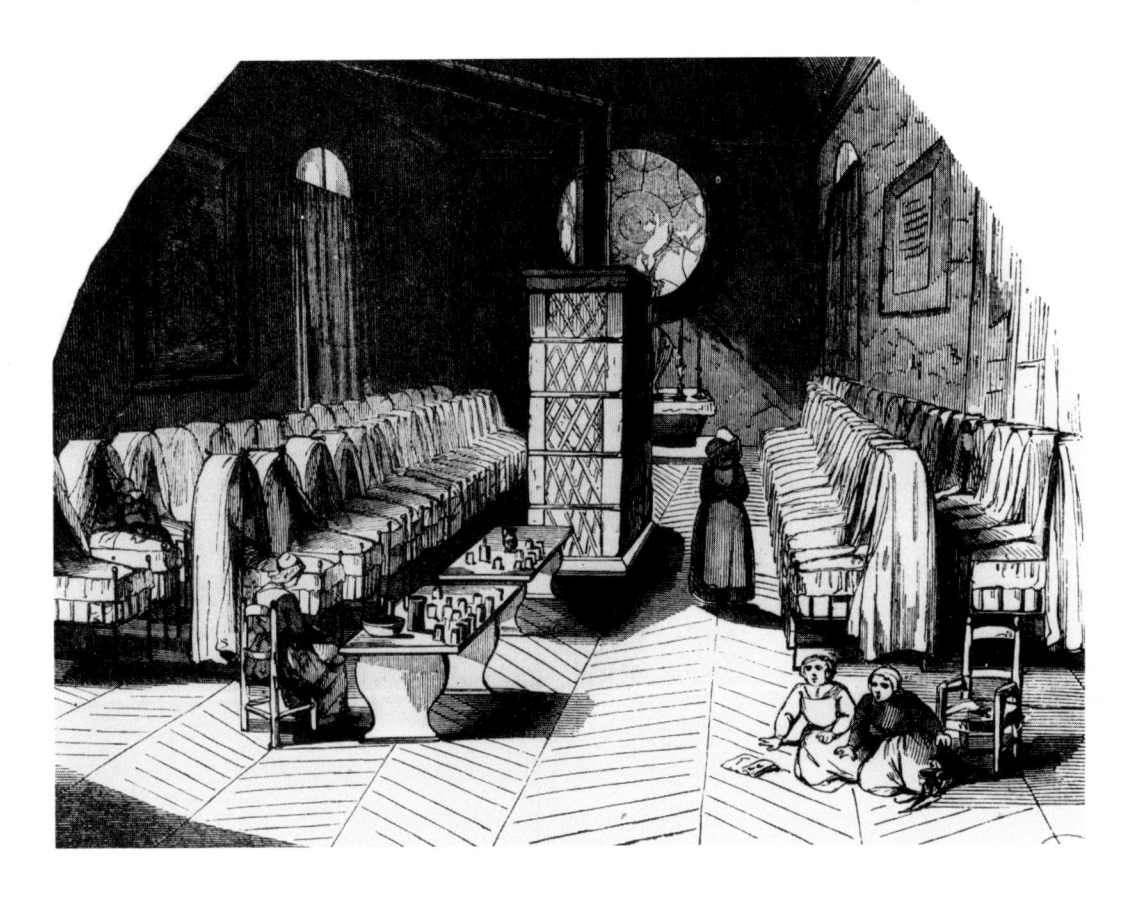

lich herausgerissene Kind, das in die enge Atmosphäre des Krankenhauses gesperrt wird, wo es oft schmerzhaften Untersuchungen und Behandlungen ausgesetzt ist, deren Sinn es nicht erkennt, reagiert mit neurotischen Störungen, so daß sein psychisch-affektives Gleichgewicht auf Dauer gestört sein kann. Um dies zu vermeiden wird empfohlen, den Aufenthalt im Krankenhaus so kurz wie möglich zu halten, die Mutter mit dem Kind gemeinsam aufzunehmen, freizügigere Besuchszeiten einzuführen und soweit wie möglich das Krankenhaus durch eine Untersuchung in der Poliklinik, in einem Tagesspital oder durch die Krankenbehandlung zu Hause zu ersetzen; das Kind soll dabei behandelt werden können, ohne es von der Mutter zu trennen.

Die Nosologie und Therapie der Kinderkrankheiten im Laufe des 19. Jahrhunderts

Die Methoden

Zu Beginn des 19. Jahrhunderts hat sich die Kenntnis der Kinderphysiologie und -pathologie chronologisch in drei Etappen entwickelt. Die erste, rein schulmäßige, beschränkte sich darauf, unkontrollierte und phantastische Hypothesen aufzustellen. Die zweite führte die klinische Beobachtung ein. Darin zeichneten sich unsere Vorgänger aus. Sie verfügten über keine der Möglichkeiten, welche die paraklinischen Untersuchungen liefern (verschiedene Analysen, Röntgenologie, Funktionsüberprüfungen), sondern beobachteten die kleinen Kranken mit einer Meisterschaft, die ihnen oft eine Diagnose ermöglichte. In der dritten Etappe wurde die klinische Beobachtung durch die pathologische Anatomie kontrolliert, eine Disziplin, die von Bichat und Laennec eingeführt und durch mikroskopische Untersuchungen verbessert wurde. Am Ende des 19. Jahrhunderts begann man, die Hilfsmittel der Bakteriologie, der Parasitologie und schließlich jene der Chemie zu verwenden.

Die *Therapie* war auf die Verwendung einiger Arzneimittel beschränkt, welche noch aus der Alchimie und aus den Anfangszeiten der Phytotherapie stammten. Die Erkenntnis der Nahrungsbedürfnisse der Säuglinge, die Diätetik des gesunden und kranken Kindes, die hauptsächlich von deutschen Kinderärzten untersucht wurden, ermöglichten es teilweise, die »Gefahren

Abbildung 2778
Die Abteilung für stillende Mütter, von José Frappa (1854–1904).
(Paris, Musée de l'Assistance publique)
Die Kleidung der stillenden Mütter, die Windeln der Säuglinge und der würdevoll untersuchende Arzt sind mit großer Genauigkeit dargestellt.

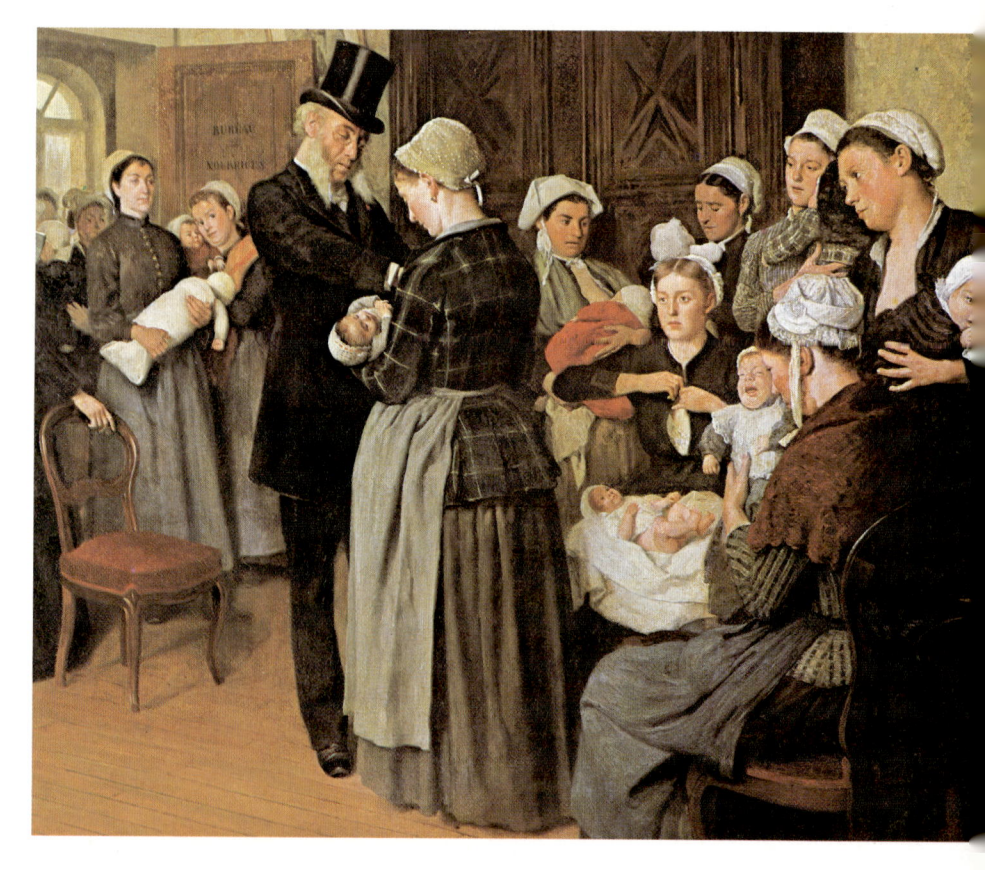

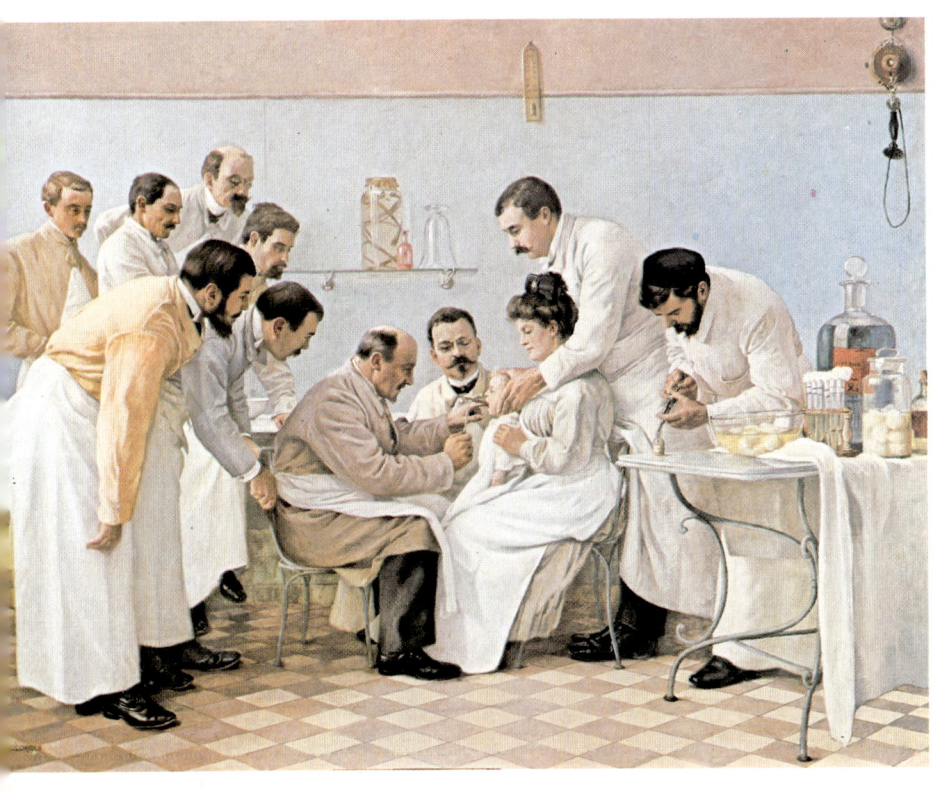

Abbildung 2779
Intubierung bei einem diphtheriekranken Kind. Gemälde von G. Chicotot, Anfang 20. Jh. (Paris, Musée de l'Assistance publique)
Bevor das diphtherische Antiserum entwickelt war, gab es zwei verschiedene Behandlungsmethoden. Trousseau, ein Anhänger der Tracheotomie (Öffnung der Trachea), stellte sich gegen Bouchut, der für die Intubierung eintrat (Operation, bei der ein Tubus in den Kehlkopf eingeführt wurde, um ein Ersticken zu verhindern).

von seiten des Verdauungstraktes« abzuwenden, die zusammen mit den ansteckenden Krankheiten die Hauptursache für Kinderkrankheiten und -mortalität darstellten. Die Mittel der Organotherapie und der synthetischen Chemie wurden erst zu Beginn des 20. Jahrhunderts herangezogen. Am Ende des 19. Jahrhunderts und zu Beginn des 20. Jahrhunderts ermöglichten zahlreiche Entdeckungen eine verbesserte Diagnose: 1891 arbeitete H. Quincke die Lumbalpunktion aus; 1895 Entdeckung der Radiographie durch W. K. von Röntgen; 1896 Serodiagnostik von Widal; 1901 Entdeckung der Blutgruppen durch Landsteiner; 1906 Wassermann-Reaktion; 1907 Tuberkulinreaktion und Entdeckung der Allergien durch von Pirquet; 1931 Einführung des Elektronenmikroskops von M. Knoll und C. Pruska.

Trotz der Schaffung von Kinderspitälern hatte die Kinderheilkunde Mühe, sich als selbständige Disziplin durchzusetzen. In Frankreich begannen künftige Kinderärzte an Krankenhäusern ihre Laufbahn im Dienst der Allgemeinmedizin, ja sogar in geriatrischen Krankenhäusern. Sie kamen mehr oder weniger schnell zu einem Arbeitsplatz in der Pädiatrie, je nachdem, ob eine Stelle frei wurde. In den anderen Ländern, die nicht das französische System der Ernennung durch Wettbewerbsprüfung hatten, war der Zugang zur Kinderheilkunde rascher möglich.

In Frankreich nahm die Pädiatrie im 19. Jahrhundert an den zwei großen Kinderkrankenhäusern ihren Aufschwung: dem Spital für kranke Kinder und dem Hospiz für Findelkinder. Die erstgenannte Einrichtung wurde durch die Unterweisungen von Guersant (1816–1848) und Blache (1845–1863) berühmt, welche den pädiatrischen Teil des *Dictionnaire des sciences médicales* (Lexikon der medizinischen Wissenschaft) in dreißig Bänden verfaßten, durch Rilliet und Barthez, den Autoren des *Traité clinique des maladies des*

Die Menschen

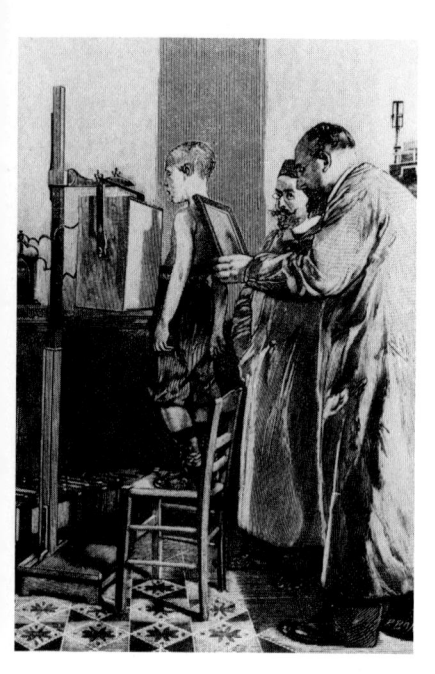

Abbildung 2780
Röntgenaufnahme eines Kindes. Ende 19. Jh. Illustration aus dem Werk von M. Krämer, Das 19. Jahrhundert, *Berlin, 1890. (Paris, Nat. Bibl.)*

enfants (Klinische Abhandlung der Kinderkrankheiten) (1843), und durch Trousseau (1848–1863), der die Vorstellungen seines Lehrers Bretonneau, Allgemeinpraktiker in Tours, über Diphtherie (1826) und das typhoide Fieber (genannt Dothienenteritis) zwischen 1819 und 1829 bekanntmachte. Bretonneau steht das bemerkenswerte Verdienst zu, schon vor den Entdeckungen Pasteurs darauf hingewiesen zu haben, daß jede Krankheit von einem besonderen Erreger ausgelöst wird; und damit begründete er die Vorstellung der Spezifität bei der Pathologie der Infektion. Weiter möchten wir nennen: H. Roger (1853–1874); Bouchut (1865–1883); Variot (1900 bis 1908), Autor des *Traité d'hygiène infantile* (Abhandlung über Kinderhygiene); Grancher, der die Einheitlichkeit der Kindertuberkulose feststellte und ein Vorkämpfer gegen die Spitalsinfektion war (1872–1890); Hutinel, dessen Laufbahn im Kinderhilfswerk begann (1889–1908), der dann im Spital für kranke Kinder war (1908–1921) und die Isolierung der kranken Kinder in kleine, mit Glasscheiben versehene Isolierräume einführte. Hutinel war der Begründer des Internationalen Pädiatrischen Verbandes (1912). Marfan gab mehrere Handbücher heraus, darunter die monumentale *Traité de l'allaitement et l'alimentation des enfants du premier âge* (Abhandlung des Stillens und der Ernährung der Kinder im frühesten Alter) (1899). Das Hospiz für Findelkinder wurde durch ein siebenköpfiges Lehrerteam berühmt: Billard, Verfasser der *Traité des maladies des enfants nouveau-nés et à la mamelle* (Lehrbuch der Krankheiten von Neugeborenen und von Brustkindern) (1828); Parrot, der sich mit der Pseudoparalyse bei angeborener Syphilis der Neugeborenen (1872) beschäftigte und ein Buch über Säuglingsdystrophie verfaßte. Unter den Ärzten in der französischen Provinz müssen Ollier, Weil und Mouriquand in Lyon, Rohmer in Straßburg, Haushalter in Nancy und Moussous in Bordeaux genannt werden. A. Luton (1830–1896), praktischer Arzt in Reims, erwarb sich Verdienste, indem er bei der Behandlung von Diarrhöe beim Säugling eine Wasserdiät empfahl. Die Amerikaner Gamble und Darrow führten ab 1920 bemerkenswerte experimentelle Untersuchungen über den Wasser- und Elektrolytstoffwechsel, die Veränderung des pH-Wertes im Verlauf der Diarrhöe und ihre Korrektur durch Infusion von entsprechenden Lösungen durch.

Die moderne französische Kinderheilkunde wurde von der herausragenden Persönlichkeit Robert Debré (1882–1978) beherrscht. Sein wissenschaftliches Werk war ungeheuer groß, ebenso wie der Einfluß seines Unterrichts, die weitreichende Wirkung seiner Schule, sein Weitblick und sein Beitrag zur Verbreitung der präventiven und sozialen Kinderheilkunde. Er regte gesetzliche Maßnahmen bezüglich der Ausübung der Medizin und des Kampfes gegen Krankheit und Kindersterblichkeit an. Ebenso trat er für die Verbesserung der sanitären Zustände in den Entwicklungsländern ein. Gemeinsam mit M. Pate und L. Rajchman war er ein Mitbegründer der UNICEF (United Nations International Children Emergency Found – Internationales Kinderhilfswerk der Vereinten Nationen) und des Internationalen Kinderzentrums, zwei Organisationen, deren Einfluß sich weltweit auswirkt.

Die zweite Hälfte des 19. Jahrhunderts wurde durch den Aufschwung der deutschen und der österreichischen Kinderheilkunde geprägt.

Die Bemühungen der *deutschen* Kinderärzte bezogen sich hauptsächlich auf die Untersuchung von Verdauungs- und Ernährungsbeschwerden. Ph. Biedert (1847–1916) war ein Bahnbrecher in den Forschungen über Ernährung und Verdauungsstörungen von Säuglingen. Er forderte, daß Dyspepsie nicht mit Medikamenten behandelt werden sollte, sondern durch Diätmaßnahmen. Er beanstandete die Giftigkeit des Kaseins in der Kuhmilch. Escherich (1857–1911), Professor in München, wies auf die Rolle der Intestinalinfektionen hin; Czerny und Keller veröffentlichten 1906 eine bedeutende Abhandlung über Ernährungsstörungen von Kindern. Sie unterstrichen die giftige Auswirkung von Milchfetten bei der Entwicklung von Dyspepsie im frühesten Kindesalter. 1906 beanstandete H. Finkelstein die Unverträglichkeit von Zucker und Salz, die sich im »Nahrungsmittelfieber« ausdrückt. Zu seiner Bekämpfung bereitete er eine mit Proteinen angereicherte Milch zu. Doch keine seiner Auffassungen wurde wissenschaftlich belegt. Von den anderen deutschen Kinderärzten muß C. Gerhardt, Professor in Jena (1861), später in Würzburg (1872) und in Berlin (1885) genannt werden, der das umfangreiche *Lehrbuch der Kinderheilkunde* herausgab, an dem die berühmtesten deutschen Kinderärzte mitarbeiteten. Ed. H. Henoch (1820–1910), Leiter der Charité in Berlin, verfaßte zahlreiche Werke über Pädiatrie, die ins Englische, Russische und Französische übersetzt wurden.

Unter den *österreichischen* Kinderärzten führen wir L. Mauthner von Mauthstein (1806–1858) an, der in Wien das Institut zur Pflege armer Kinder gründete, das später durch Mayr, Widerhofer und Escherich berühmt wurde. 1844 eröffnete er die erste österreichische Kinderklinik. Weiter sollen noch Ritter von Rittersheim (1820–1883), Chefarzt der Kinderklinik von Prag, und J. Bokai (1822–1884), Chefarzt des Krankenhauses für arme Kinder in Budapest, genannt werden.

In Rußland wurden K. Rauchfuss (1835–1915) in Petrograd und N. F. Filatov (1847–1902) in Moskau berühmt, der mit Dukes die »vierte Krankheit« (das Dreitagefieber) abgrenzte.

In England übte John Cheyne (1777–1836) zunächst die Tätigkeit eines Militärchirurgen aus, wurde später Chefarzt am Meath Hospital (1811) und

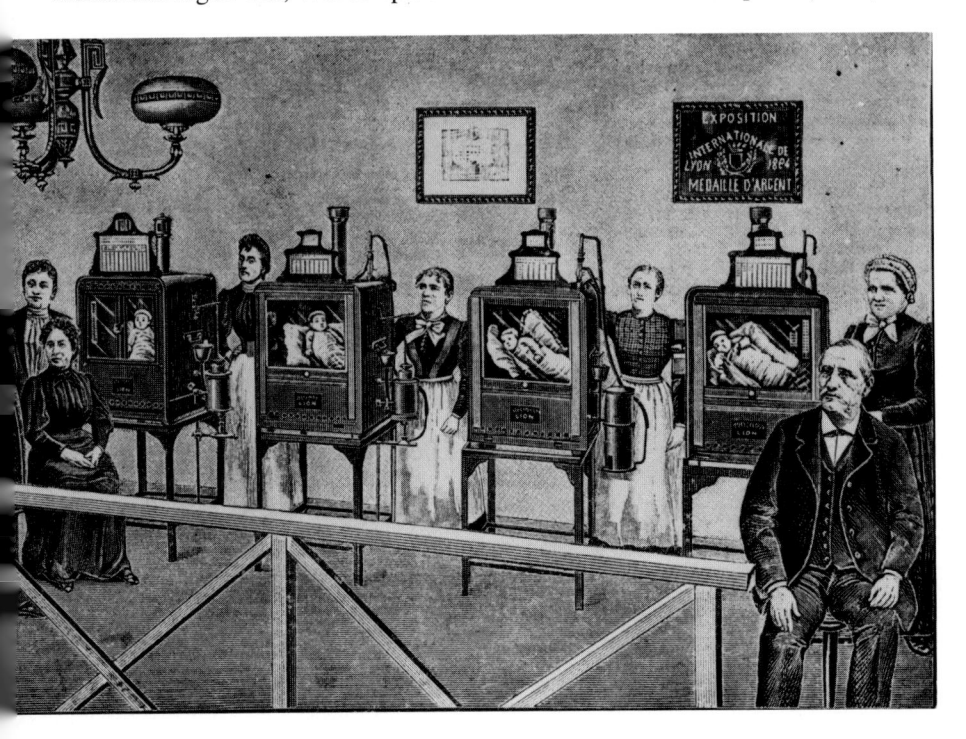

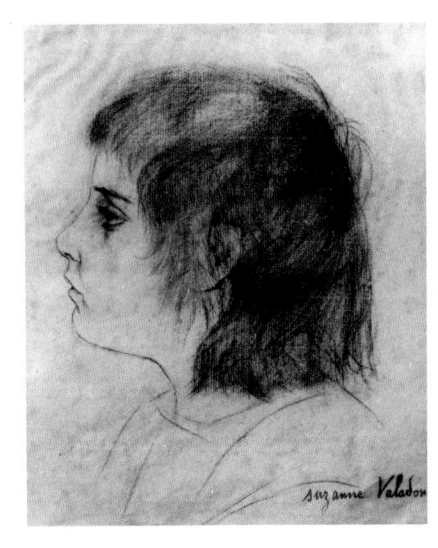

Abbildung 2781 (oben)
Maurice Utrillo als Kind.
Zeichnung von seiner Mutter,
Suzanne Valadon (1867–1938).
(Paris, Nat. Museum f.
Moderne Kunst)

Abbildung 2782 (links)
Brutkästen. 1897.
Illustration aus einer österreichischen Tageszeitung. (Paris, Nat. Bibl.)
Wir verdanken die ersten Brutkästen Stéphane Tarnier (1828–1897), der ein Modell seiner Erfindung im Entbindungsheim von Port-Royal, 1881, ausprobierte. Sie waren aus Holz gebaut mit einer Glashaube und wurden mit Alkohol, mit Petroleum oder mit Gas beheizt.

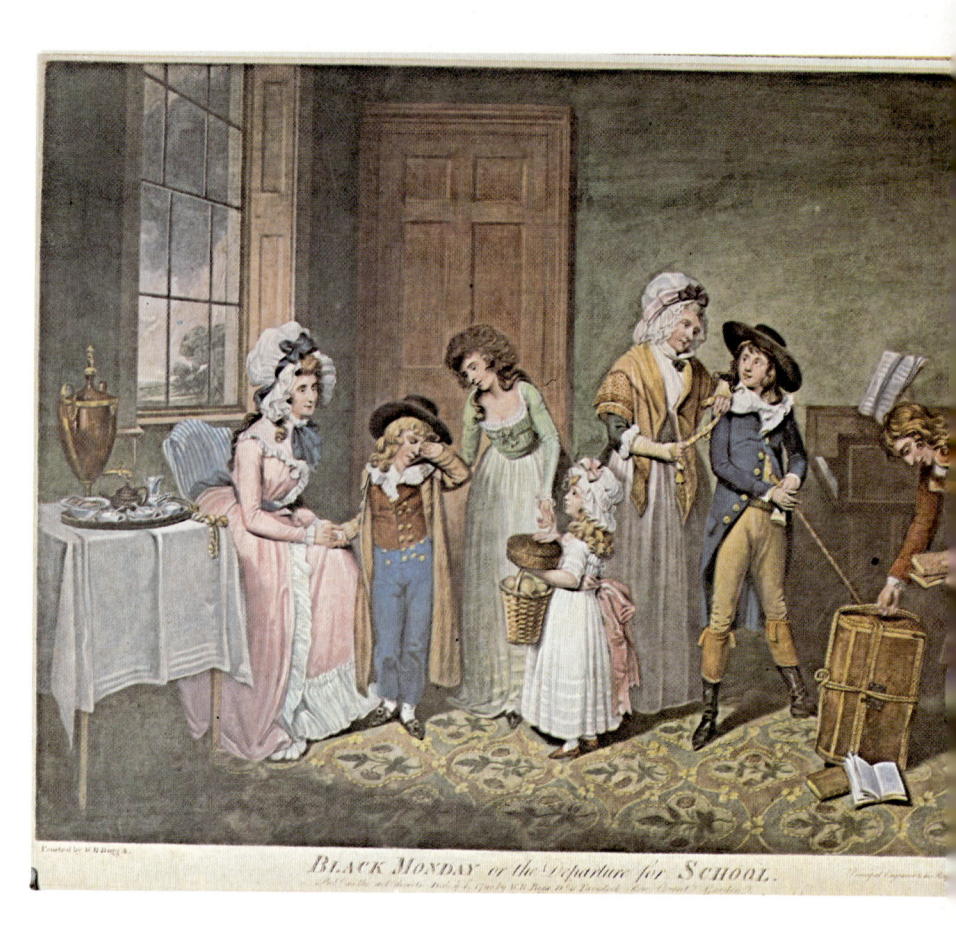

*Abbildung 2783
Der Abschied vor dem Aufbruch ins Internat. Englischer Stich aus dem Ende des 18. Jh. (Paris, Staatl. Institut f. pädagogische Forschung, historische Sammlung).*

veröffentlichte Arbeiten über die Pathologie des Kehlkopfes und über Darmkrankheiten. William Heberden (1767–1845), der Sohn des großen englischen Kinderarztes, war Arzt am Krankenhaus des Königs und der Königin. Wir verdanken ihm ein Buch über die Hygiene und Kindertherapeutik. Ch. West (1816–1898) war führend in der englischen Kinderheilkunde des 19. Jahrhunderts. Nach Aufenthalten in Bonn, Paris und Berlin und nach jahrelanger Praxis auf der Entbindungsstation in Dublin wurde er in die Kinderkrankenanstalt in der Waterloo Road berufen. 1847 unterrichtete er im Middlesex Hospital; 1852 wurde er Vorstand des Krankenhauses Great Hormond Street. Als anerkannter Kliniker veröffentlichte er 1885 das bemerkenswerte Handbuch über das Verhalten der Frau bei Kinderkrankheiten, das sieben Auflagen erfuhr und in fast alle europäischen Sprachen übersetzt wurde. Schließlich nennen wir noch Ashby, Barlow, Still und Findlay.

Die Kinderheilkunde in den *Vereinigten Staaten* wurde gegen Ende des 19. Jahrhunderts von Deutschland und zu Beginn des 20. Jahrhunderts von Frankreich beeinflußt. J. L. Smith (1827–1897), Professor am Bellevue Hospital Medical College, veröffentlichte 1869 die *Abhandlung über die Krankheiten des Säuglings und des Kindes,* die achtmal aufgelegt und ins Spanische übersetzt wurde. A. Jacobi (1830–1919) verließ sein Geburtsland Deutschland wegen seiner politischen Tätigkeit und ließ sich in den Vereinigten Staaten nieder. Hier übernahm er den ersten Lehrstuhl für Kinderheilkunde am New York Medical College (1860–1864). Danach leitete er die pädiatrische Abteilung in New York und später am Columbia College. Fast fünfzig Jahre lang betätigte er sich als Kinderarzt, und wir verdanken ihm den Aufschwung dieser Disziplin in den Vereinigten Staaten. Dort war er der Vorkämpfer für den Unterricht am Krankenbett, und er veröffentlichte bedeutende Arbeiten über verschiedene Aspekte der Kinderpathologie. Jacobi war der Begründer der pädiatrischen Abteilung der American Medical Association und der erste Vorsitzende der amerikanischen Gesellschaft für Pädiatrie. J. O. Dweyer (1841–1898), Arzt in New York, führte die tracheale Intubation bei Krupp ein. Weiter nennen wir Th. Rotch (1849–1914), der in Boston praktizierte, und L. E. Holt, dem wir eine Monographie über die Ernährung und Pflege des Säuglings sowie ein Handbuch über Kinderkrankheiten verdanken. Beide Bücher wurden oft übersetzt und neu aufgelegt.

Th. M. Feer, Professor in Zürich, verfaßte ein wichtiges Lehrbuch über Pädiatrie. Sein Name bleibt mit der Beschreibung der Akrodynie verbunden.

Die Kinderpsychiatrie

Bis zum Ende des 19. Jahrhunderts zeigte man wenig Interesse für die Kinderpsychiatrie, die »als Anhang« der Erwachsenenpsychiatrie galt. Die Arbeiten der Wegbereiter, wie Moreau de Tours (1888) und W. Ireland, stießen auf wenig Widerhall. Die ersten Jugendgerichte wurden 1895 in

Abbildung 2784
Die Hoffnung. Gemälde von Pierre Puvis de Chavannes (1824–1898).
(Paris, Louvre)

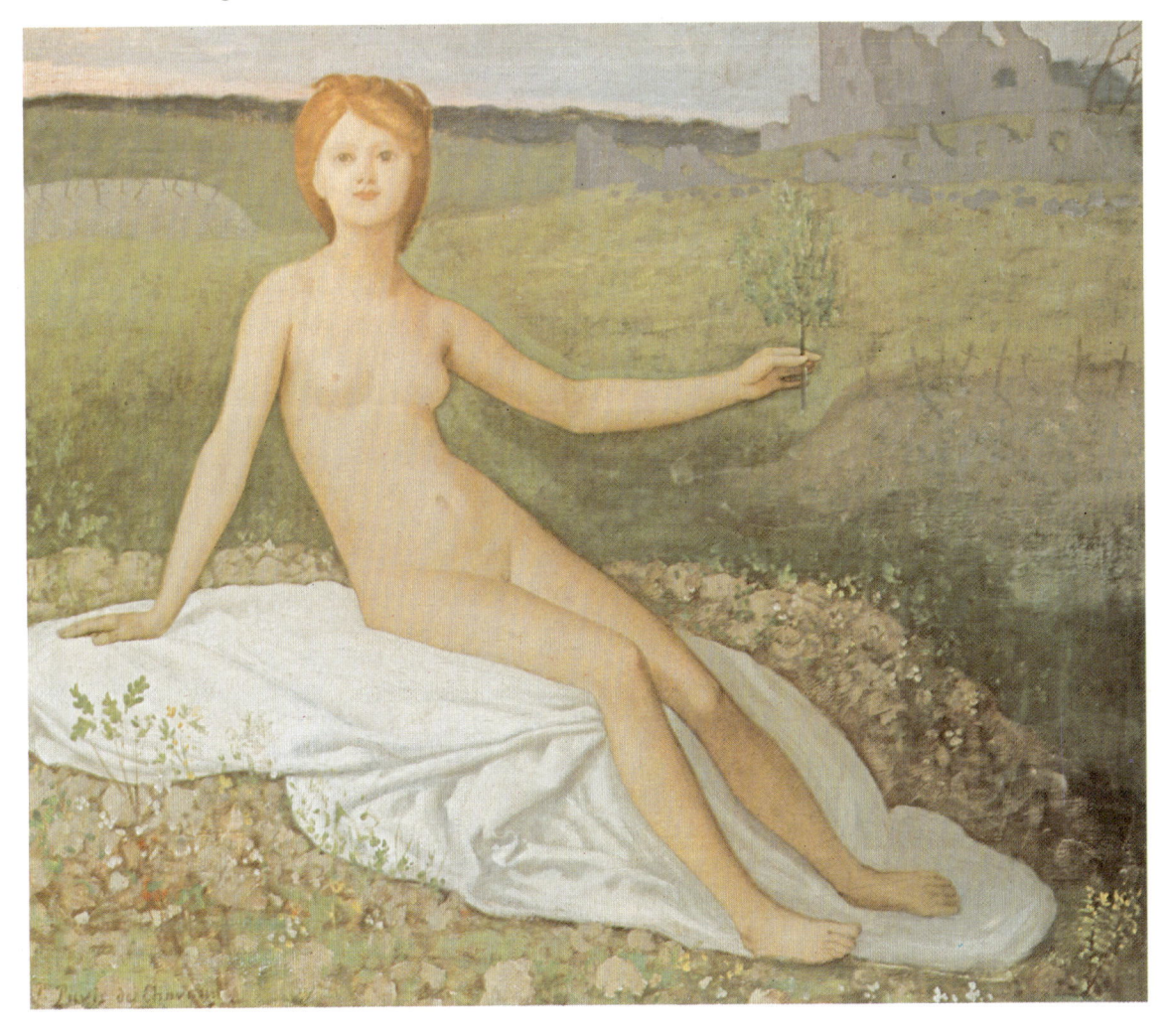

Abbildung 2785
»Büchlein eines Kindes, das bei einem Lehrer untergebracht ist.« 1867.
(Paris, Staatl. Institut f. pädag. Forschung, hist. Sammlung)

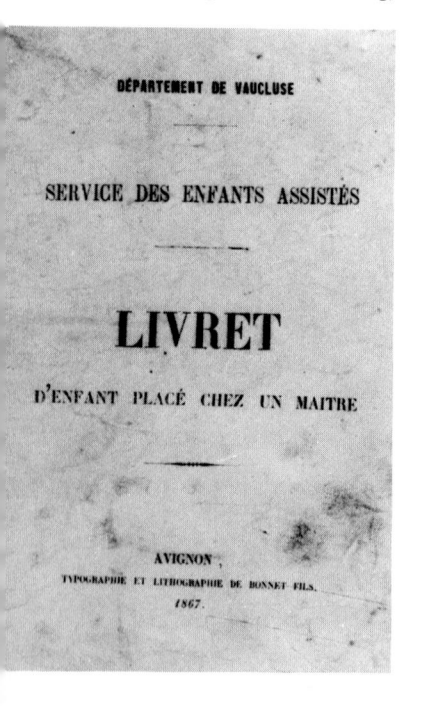

Australien, 1899 in Illinois und in Colorado eingerichtet. Auf diesem Gebiet leistete A. Homburger (1873–1939) Pionierarbeit; 1917 richtete er in Heidelberg eine Beratungsstelle für Kinderpsychiatrie für Jugendrichter ein, die Auskünfte über das Vorleben der Delinquenten auf psychologischem und sozialem Gebiet lieferte. 1926 gab er eine 850 Seiten umfassende Abhandlung über die *Psychopathologie des Kindes* heraus. Die Bedeutung der Zusammenarbeit zwischen Jugendrichter und Psychiater wurde allgemein anerkannt. Die psychometrischen Arbeiten von Binet und Simon (1905), die von Terman modifiziert und ergänzt wurden, lieferten dem Kinderarzt wie dem Richter wichtige und brauchbare Grundlagen, um bei straffällig gewordenen Kindern über die zu ergreifenden Maßnahmen zu entscheiden. Man gab ihnen gegenüber die strafende und moralisierende Haltung auf und versuchte das Kind als Ganzes, in seiner familiären und sozialen Umwelt zu verstehen. 1899 erschien die Monographie von M. Manheimer über Geistesstörungen in der Kindheit.

Ende des 19. Jahrhunderts bringen uns die Arbeiten von S. Freud die Bedeutung kindlicher Emotionen und infantiler Sexualität als Ursache von Verhaltensstörungen nahe, und zu Beginn des 20. Jahrhunderts löste G. Heuyer (1884–1977) den Aufschwung der Kinderpsychologie aus. 1914 widmete er seine Doktorarbeit anormalen Kindern und jugendlichen Delinquenten. 1937 organisierte er gemeinsam mit dem Schweizer Tramer und dem Amerikaner Kanner in Paris den ersten Internationalen Kongreß für Kinderpsychiatrie. 1948 wurde für ihn in Paris der erste Lehrstuhl für Kinderpsychiatrie geschaffen, der mit einer eigenen Abteilung ausgestattet war. In seinem Unterricht betonte er die sozialen Zusammenhänge bei der Kinderpsychiatrie. Ab 1920 erschienen zahlreiche Arbeiten über Kinderpsychologie; erwähnenswert sind, in deutscher Sprache: W. Strohmayer über Kinderneurosen (1923), Ziehen über Geisteskrankheiten des Kindes (1926), R. Lazar über die Grundlagen der Psychopathologie des Kindes (1925), W. Cimbal über Kinderneurosen (1927) und Th. Heller (1925) über Psychologie und Psychopathologie des Kindes.

In Italien war S. de Sanctis Wegbereiter der Kinderpsychiatrie. 1925 veröffentlichte er ein Handbuch über infantile Neuropsychiatrie. In den Vereinigten Staaten gab L. Kanner eine Abhandlung über Kinderpsychiatrie und bemerkenswerte Arbeiten über Kinderpsychosen heraus. Auf der anderen Seite unterstrichen C. G. Jung, A. Adler und E. Kretschmer, daß zahlreiche verschiedene Faktoren der Grund für psychologische Störungen des Kindes sein können und daß diese im Zusammenhang mit der sozialen Umwelt gesehen werden müßten, während Anna Freud die Bedeutung von Spielen bei der Untersuchung und der Behandlung von Kinderneurosen aufzeigte.

In letzter Zeit werden immer mehr Untersuchungen über Verhaltensstörungen gemacht. Die Kinderärzte waren von der vordringlichen Sorge über die Infektions- und Verdauungskrankheiten, der Hauptursache der Kindersterblichkeit, frei und konnten sich nun den Problemen der Kinderpsychologie und den Anpassungsschwierigkeiten widmen. Dabei spielen die psychologischen Störungen der Heranwachsenden eine immer größere Rolle. Die Fortschritte auf dem Gebiet der Hygiene und die Verbesserung des Lebensstandards haben nunmehr zur Folge, daß die Jugendlichen rascher wachsen, schneller zunehmen und die Pubertät früher einsetzt. Gleichzeitig tragen die Verlängerung der Schulpflicht und die anschließende Lehrzeit dazu bei, die

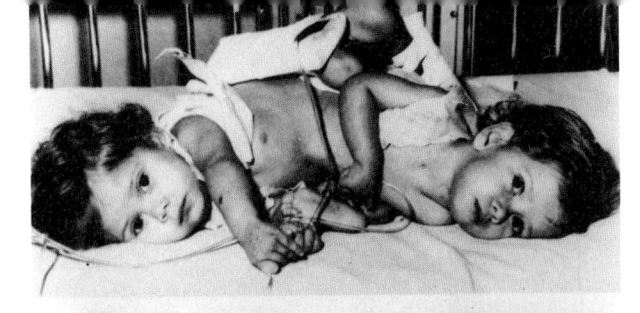

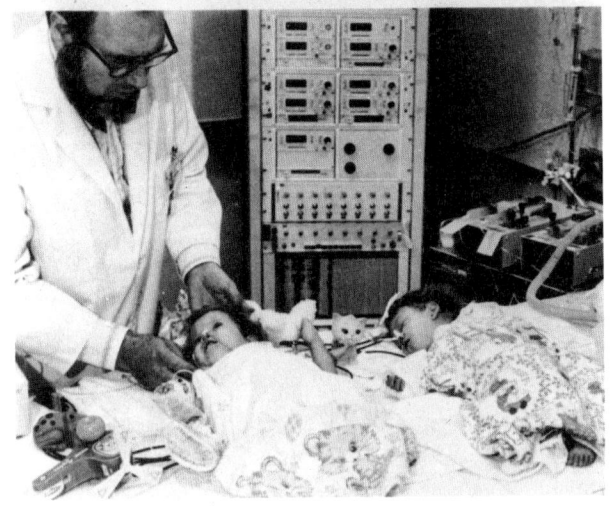

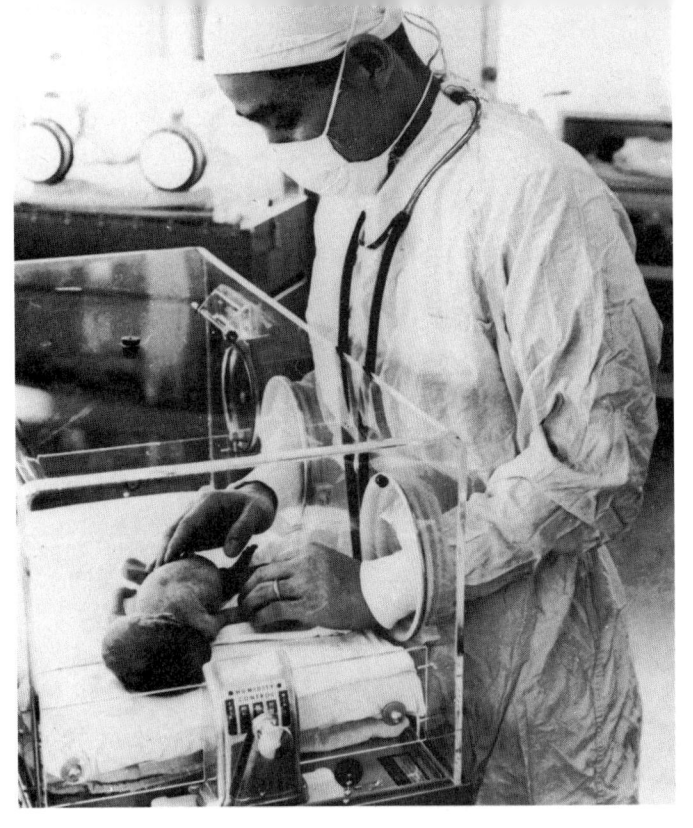

Jugendlichen, die sich natürlich aus der Bevormundung ihrer Eltern zu befreien versuchen, in einem Abhängigkeitszustand zu halten, der häufig Konflikte heraufbeschwört. So erklärt man sich auch die Zunahme der Jugendkriminalität, der Drogenabhängigkeit, der vorehelichen Schwangerschaften, der Selbstmorde, des Vagabundierens, der Bildung von Jugendbanden und der psychosomatischen Störungen. In allen Ländern arbeiten Kinderärzte, Richter, Psychologen und Sozialarbeiter gemeinsam an Einrichtungen, um diesen Störungen vorzubeugen und jenen Familien zu helfen, die mit Problemen dieser Art konfrontiert sind.

Abbildung 2786 (links)
Siamesische Zwillingsschwestern, die an den Hüften zusammengewachsen sind, im Alter von dreizehn Monaten, (oben) vor und (unten) nach der Operation, die sie trennte. (Philadelphia, Pennsylvania, Kinderspital)

Abbildung 2787 (rechts)
Untersuchung einer Frühgeburt in einem amerikanischen Krankenhaus.

Die großen Errungenschaften der Kinderheilkunde

Im Laufe der letzten fünfzig Jahre entwickelte sich die Kinderheilkunde, deren Aufschwung schon während des 19. Jahrhunderts begann, auf allen Gebieten in einem immer rascher werdenden Tempo. Der Kampf *gegen die Infektionskrankheiten* nahm einen siegreichen Verlauf; fast alle tuberkulösen Erkrankungen, einschließlich der Meningitis und Miliartuberkulose, die früher immer tödlich waren, können so gut wie immer geheilt werden. Der Diphtherie, früher der »Schrecken der Mütter«, wird durch Impfung vorgebeugt, so daß unsere jungen Kollegen noch nie einen solchen Fall gesehen haben. Blutvergiftung und eitrige Meningitis werden mit Hilfe der Antibiotika und der Sulfonamide geheilt. Scharlach und der akute Gelenkrheumatismus verlaufen fast immer harmlos. Dank der Impfung ist die Poliomyelitis fast verschwunden, der Keuchhusten ist selten und harmlos geworden.

*Abbildung 2788 (rechts)
»Das Luftblasenkind.« Es handelt sich um ein sechsjähriges Kind, das an einer schweren Immundefizienz leidet, die sich nur auf Knaben vererbt. Daher wurde es seit seiner Geburt völlig von der Außenwelt isoliert aufgezogen. Dank einer hermetisch abgeschlossenen Kleidung, die einem Weltraumanzug in Miniatur gleicht, und mit Hilfe eines Rollstuhls kann es sich fortbewegen.*

*Abbildung 2789 (unten)
Schema, das die moderne Behandlungstechnik bei einem Hydrozephalus zeigt. Man sieht die Einführung eines Katheders in den Hirnventrikel. Dieser wird mit der Vena jugularis verbunden und leitet die überschüssige zerebrospinale Flüssigkeit in den rechten Herzvorhof ab.
Erklärung des Schemas: 1 Eintritt des Katheters in den Hirnventrikel; 2 subkutaner Verlauf der Röhre; 3 Eintritt in die Vena jugularis; 4 Ende des Tubus im rechten Herzvorhof.*

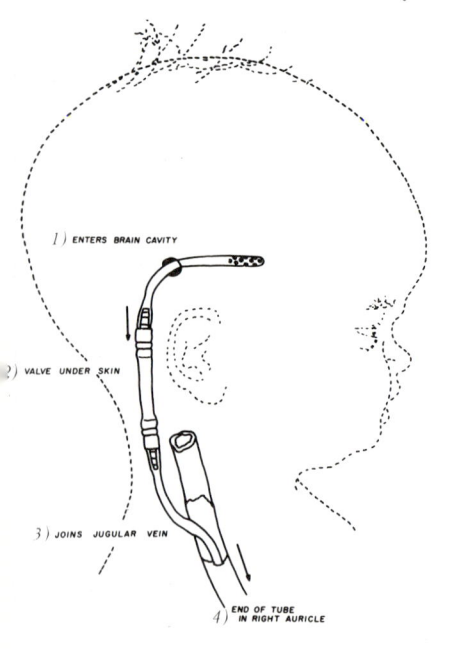

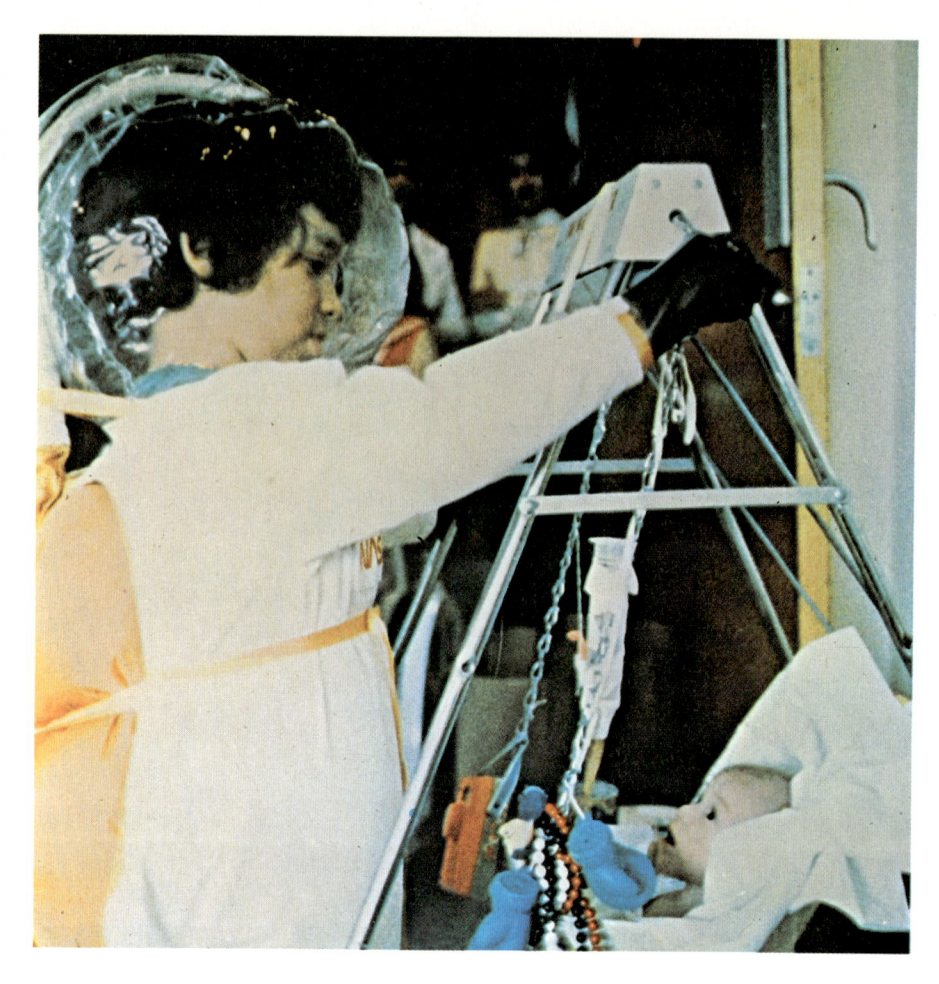

Die Einführung von pasteurisierter Milch hat zu einem starken Rückgang der *Verdauungsstörungen* im frühesten Kindesalter geführt; die wenigen Fälle können durch den Fortschritt der Diätetik und durch den Ausgleich des Elektrolythaushaltes mit Hilfe von Infusionen erfolgreich bekämpft werden. Die Überwachung der Risikoschwangerschaften, die Früherkennung fetaler Erkrankungen, die Betreuung gefährdeter Neugeborener durch den Kinderarzt, die Schaffung von Reanimationseinheiten und von Pflegestationen für Frühgeborene und unreife Kinder haben zu einer raschen Abnahme der Mortalität und der perinatalen Erkrankungen geführt.

Der Fortschritt der Genetik und der Zytogenetik ermöglicht den Rückgang der nicht gewünschten Geburten. Die Rachitis ist dank der Präventivversorgung mit Vitamin D im Schwinden begriffen. Einige metabolische Krankheiten können schon vor der Geburt oder vom ersten Lebenstag an diagnostiziert werden, was eine erfolgreiche Behandlung ermöglicht. Das Insulin korrigiert die Störungen bei Diabetes; die durch andere endokrine Insuffienz hervorgerufenen Krankheiten werden durch die entsprechende Substitutionstherapie abgeschwächt oder ganz geheilt. Neue hoffnungsvolle Fachgebiete, wie die Immunologie und die Allergologie, wurden entwickelt. Die Pathologie des blutbildenden Apparates hat ebenfalls eine erfolgreiche Entwicklung durchgemacht: frühe Diagnose und wirksame Behandlung der Unverträglichkeit von Mutter und Fetus, Heilung einiger Karzinome, anhaltender Rückgang von akuter Leukämie.

Die *Kinderchirurgie* hat im Laufe der letzten Jahre einen außergewöhnlichen Aufschwung erlebt. Die vorbeugende präoperative Korrektur von metabolischen Störungen, die infolge der Operation auftreten können, die systematische Intubation, die Verwendung neuer, fast gefahrloser Anästhetika und die Antibiotika haben chirurgische Kühnheiten ermöglicht, die vor dreißig Jahren noch undenkbar waren: Operationen angeborener Herzfehler bei geöffnetem Herz, an Verdauungsorganen und Thorax, Neurochirurgie.

Die präventive und soziale Kinderheilkunde

Auf diesem Gebiet wurde die Initiative zunächst von beherzten Menschen ergriffen, die durch die allgemeine Hilfsbereitschaft unterstützt wurden. Als Beispiel muß hier das wohltätige Werk des heiligen Vinzenz von Paul (1576–1660) angeführt werden, das schon erwähnt wurde. Diese Aktionen blieben jedoch vereinzelt, und ihre Wirksamkeit war beschränkt. Erst in der zweiten Hälfte des 19. Jahrhunderts und zu Beginn des 20. Jahrhunderts kam es zu einem Aufschwung der sozialen Kinderheilkunde. Dabei spielte Frankreich eine hervorragende Rolle. 1844 gründete Firmin Marbeau (1798–1875) in Paris die erste Kinderkrippe, in der Säuglinge während der Arbeitszeit ihrer Mutter versorgt wurden. 1847 wurde ebenfalls in Paris die Gesellschaft für Kinderkrippen ins Leben gerufen. Bald darauf folgten Österreich, Deutschland und Italien diesem Beispiel. 1874 wurde das von Roussel initiierte Gesetz verkündet, das erste Gesetz, das den von ihren Familien getrennten und auf dem Land lebenden Pflegekindern Sicherheit verschaffen sollte. Außerdem bestand sein Zweck darin, das frühzeitige Abstillen von Kindern durch jene Mütter zu verhindern, die als Amme eine Stelle finden wollten. 1877 schrieb ein in der Schweiz verabschiedetes Gesetz den schwangeren Frauen zwei Wochen vor der Geburt und sechs Wochen danach eine Erholung vor. 1892 schuf P. Budin in Paris die erste Mütterberatungsstelle; das Wachstum der Kinder sollte überwacht und deren Mütter beraten werden. 1894 richtete Dufour in Fécamp das erste Zentrum zur Verteilung pasteurisierter Milch ein, das »Milchtropfen« (Säuglingsfürsorgestelle) genannt wurde. Im Lauf der Jahre 1854 bis 1863 organisierte Morel ein koordiniertes System zur Betreuung von schwangeren Frauen mit Übernahme der Kosten für Medikamente, finanzielle Beihilfen für bedürftige Wöchnerinnen und kostenlose Mütterberatungsstellen. Die Kindermortalität, die vorher zwischen 20 und 30 Prozent geschwankt hatte, schwand buchstäblich dahin. Nach dem Tod Morels wurden diese Maßnahmen wieder aufgehoben, und die Kindersterblichkeit stieg wieder auf ihre alte Höhe an. Ab 1884 führte der Sohn von Morel die von seinem Vater angeregten Einrichtungen mit demselben Erfolg wieder ein. Ähnliche Experimente mit demselben Ergebnis führte G. H. Moore in Huddersfield (England) durch. Nach und nach wurden in allen europäischen Ländern und in den Vereinigten Staaten ähnliche Präventivmaßnahmen zur Bekämpfung der Kindersterblichkeit getroffen.

Ende des 19. und zu Beginn des 20. Jahrhunderts wurden diese vereinzelten wohltätigen Initiativen in allen fortschrittlichen Ländern als ständige Einrichtung – des Mutterschutzes und der Betreuung vor allem der anormal verlaufenden, der Risikoschwangerschaften – übernommen; ebenso wurden Be-

Abbildung 2790
Die Kinderkrippe. *Stich von Myrbach. Ende des 19. Jh.s. (Paris, Bibl. d. Angewandten Künste)*

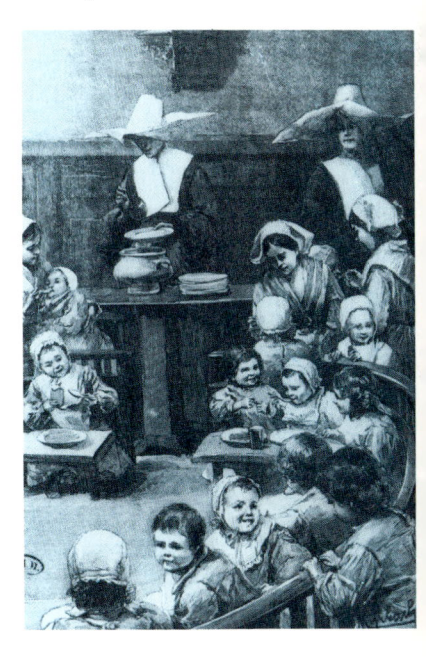

handlungsstellen für Frühgeburten oder Dysmaturen (Risikoneugeborene), und Einrichtungen für die Feststellung von Behinderungen bei der Geburt oder sogar schon davor geschaffen. Besondere Organisationen sorgten für ständige Betreuung der Säuglinge, andere dienten der Erkennung und Behandlung physischer Schäden, von Sinnes- oder Geistesstörungen, wie zum Beispiel die neugeschaffenen Readaptionszentren für diese Behinderten.

Für größere Kinder findet diese medizinische Überwachung innerhalb der Schulen statt. Alle Kinder – reiche wie arme – können diese Einrichtungen, die fast alle unentgeltlich sind, in Anspruch nehmen, und Eltern, die davon Gebrauch machen, bekommen als Anreiz Zulagen. Gleichzeitig werden die Erziehung zum gesunden Leben und die Kenntnisse über Diätetik, Hygiene und Vorbeugung allgemein gefördert.

Zur Behandlung und Rehabilitation von an chronischen Krankheiten leidenden jungen Menschen wurde ein System spezieller Einrichtungen geschaffen: Abteilungen für kranke Kleinkinder, Sanatorien, Zentren für motorische und sensorische Störungen, Kurhäuser für Diabetiker, Bluterkranke und für Kinder, die an Mukoviszidose leiden. Im großen und ganzen wurde dabei die Bedeutung der heilenden Medizin zugunsten der präventiven und sozialen Kinderheilkunde ein wenig vernachlässigt.

Diese Entwicklung zog eine grundlegende Veränderung in der Ausübung der Kinderheilkunde nach sich, die zur Zeit auf drei verschiedenen Ebenen durchgeführt wird: Spitalmedizin, die vor allem heilend wirkt, präventive und soziale Medizin, die kollektiv organisiert ist und in entsprechenden Einrichtungen außerhalb der Krankenhäuser praktiziert wird, und freie Medizin, die im wesentlichen individuell ist. Im Augenblick werden Anstrengungen unternommen, zwischen diesen Ebenen Brücken zu schlagen: man versucht in den Krankenhäusern die präventive Medizin durchzuführen und die Praktiker und Kinderärzte mit den Aufgaben der präventiven und sozialen Kinderheilkunde vertraut zu machen.

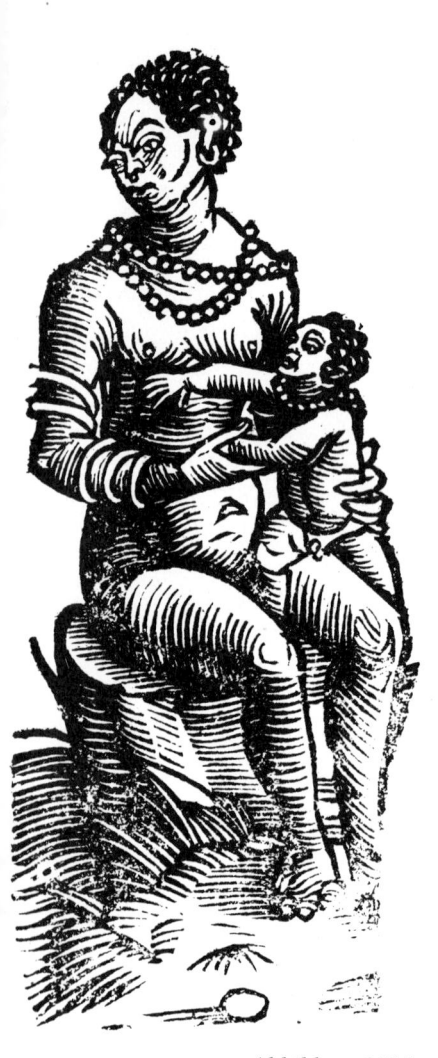

Abbildung 2791
Schwarze Frau mit ihrem Kind.
Italienischer Holzschnitt aus dem 16. Jh.
(Paris, Ikonographische Sammlung d. Alten Med. Fakultät)

Die Entwicklung der Kinderheilkunde in der dritten Welt

In den Ländern der dritten Welt waren Kinderkrankheiten schon immer sehr verbreitet und die Mortalität sehr hoch. Doch im Gegensatz zu den Ereignissen in den Industrieländern hat sich dort die Lage in den letzten zehn Jahren kaum verbessert. Die quantitative und qualitative Unterernährung, das schwächende Klima, ansteckende Krankheiten wie Sumpffieber und diverse Parasitosen (Ankylostomiose, Bilharziose, Onchozerkose, Leishmaniose) und die Erbkrankheiten, wie der Glucose-6-phosphat-dehydrogenase-Mangel und die Hämoglobinopathien, haben die Lebenskraft und die Arbeitsleistung dieser Völker beeinträchtigt. Alle diese Faktoren wirken sich auf den Gesundheitszustand der Kinder besonders negativ aus. Die Kindermortalität erreicht, ja übersteigt oft 20 Prozent; außerdem sind diese Kinder ein Opfer der Unterernährung und vor allem des Eiweißmangels. Damit ist auch die besonders hohe Sterblichkeit vom ersten bis zum vierten Lebensjahr zu erklären. Trotzdem kompensiert die besonders große Fruchtbarkeit dieser Völker die Auswirkungen der hohen Mortalität weitgehend. Zu viele Men-

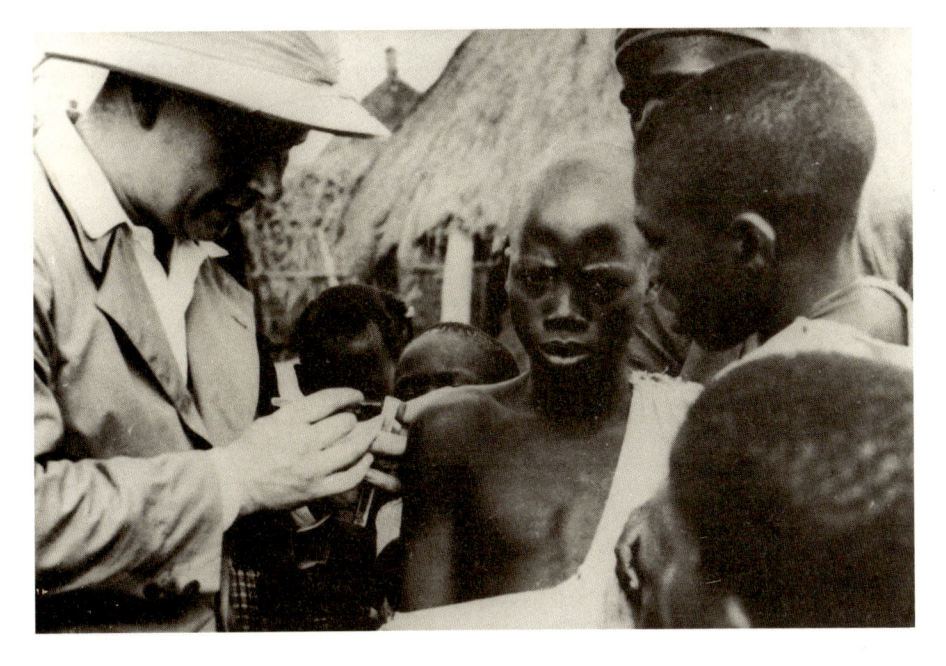

*Abbildung 2792
Pockenimpfung in der Nähe von Saint-Louis, Senegal, um 1938, durchgeführt von Dr. Robert Fasquelle. 1917 gelang es Dr. Lucien Camus und Dr. André Fasquelle vom Institut für Impfstoffe durch Anwendung der Methode der Gefriertrocknung, welche von Arsonval entwickelt worden war, einen trockenen Impfstoff zuzubereiten, der in heißen Ländern verwendet werden kann, wo der übliche, in Glyzerin gelöste Impfstoff durch die Hitze seine Wirksamkeit verliert und unbrauchbar wird.
(Paris, Institut für Impfstoffe)*

schen drängen auf den Arbeitsmarkt und finden nur schwer ihr Auskommen. Die Wirtschaftsstruktur ist oft ländlich, stark veraltet, und der Ertrag ist gering. Insbesondere die Monokulturen setzen diese Völker den Zufällen der Witterung aus; auch reicht das Kulturland für den Lebensunterhalt nicht aus. Eine zügellose Urbanisation in Elendsvierteln am Rande der Städte ist der Preis für den Zustrom der jugendlichen Bevölkerung, die keine Arbeit findet, weil es keine Industrien gibt.

Die Gesundheitseinrichtungen und das Personal sind in den Städten konzentriert, während in den Landgebieten daran ein schrecklicher Mangel herrscht. Deshalb können mehr als zwei Drittel der jugendlichen Bevölkerung die durch die Verbesserung der Lage der Mütter und die Errungenschaften der Medizin erzielten Fortschritte nicht in Anspruch nehmen.

Das volle Ausmaß und die Ungerechtigkeit dieser Situation war den privilegierten Bewohnern der entwickelten Länder lange Zeit nicht bewußt. Sie waren schlecht informiert und reagierten zwar mit wohltätigen, doch völlig wirkungslosen Initiativen. Erst seit fünfzig Jahren werden gemeinsame und koordinierte Maßnahmen von internationalen Organisationen gefördert: Weltgesundheitsorganisation, Internationaler Kinderhilfsfond, FAO (Food and Agriculture Organization of the United Nations), Terre des hommes, Internationales Kinderzentrum usw. Solche Aktionen umfassen technische Hilfe und den Einsatz von Mitteln, welche von Regierungen zur Verfügung gestellt werden und die Verbesserung der Landwirtschaft, der gesundheitlichen Verhältnisse, der Versorgung mit Trinkwasser und die rationale Verwendung der jeweiligen lokalen Einnahmequellen zum Ziel haben. Auf Gesundheitsebene bemüht man sich um Impfungen, den Kampf gegen die Malaria und die Parasitosen, die Erziehung zu einem gesunden Leben und die Geburtenkontrolle. Das internationale Kinderzentrum von Paris schlägt vor allem vor, Gesundheits- und Sozialhelfer auszubilden: Krankenschwestern, Hebammen, Sozialarbeiter, Säuglingsschwestern. Diese Bemühungen haben schon zu ermutigenden Ergebnissen geführt, doch ist diese Aufgabe wegen der Bevölkerungsexplosion sehr schwer zu lösen.

2469

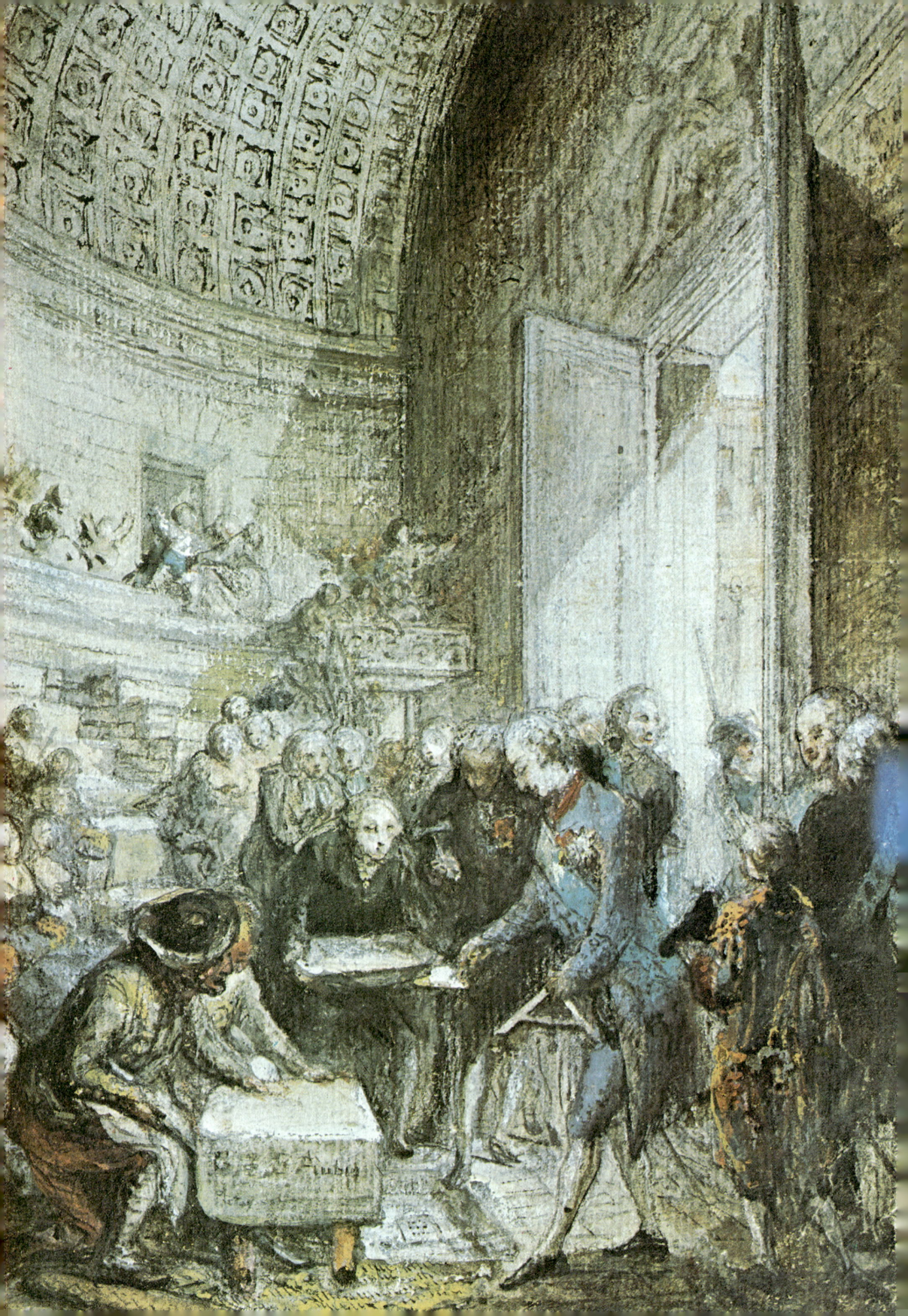

Geschichte der Chirurgie vom Ende des 18. Jahrhunderts bis zur Gegenwart

von Alain Bouchet

Ein Dreivierteljahrhundert vergeht von der Schließung der Königlichen Akademie für Chirurgie im Jahr 1793 bis zur Umwälzung der Chirurgie durch Pasteur; als ihr Basisdokument können wir – mit Lenormant – Listers Artikel über »die Prinzipien der Antiseptik in der chirurgischen Praxis« ansehen, der 1867 in *The Lancet* erschien. Das sind fünfundsiebzig Jahre in der Geschichte der Chirurgie, in denen drei große Epochen aufeinanderfolgen. Zuerst kamen die zwanzig Kriegsjahre der Revolution und der Napoleonischen Kriege mit ihrem Fortschritt bei operativen Eingriffen und zwei großen Gestalten: Percy und Larrey, Chirurgen für Kriegsverletzungen, mit denen nie zuvor und in keinem Land Vergleiche gezogen werden konnten. Dann, nach Waterloo, blieb zwanzig Jahre, von 1815 bis 1835, Dupuytren die führende Persönlichkeit; er übertraf Vorgänger wie Zeitgenossen, unter denen sich gleichwohl Männer befanden, deren chirurgisches Können Anerkennung verdient. Neben ihm treffen wir am Hôtel-Dieu einen außergewöhnlich wagemutigen Arzt, der die operative Gebärmutterentfernung von der Scheide aus als Behandlung des Gebärmutterkrebses erfand: Récamier, eine der originellsten Gestalten dieser Generation und, wie Flaubert schrieb, direkt »dem Kittel Bichats entstiegen«; im ersten Drittel des 19. Jahrhunderts sollte er Frankreichs Medizin und Chirurgie ihren hohen Rang verschaffen. Danach beobachten wir eine zehnjährige Rezessionsphase, während der es zu einer enormen Zunahme der Todesfälle nach Operationen kommt. Es liegt dies einmal an den Verbänden, bei denen Wachspflaster und Breiumschläge den Kampferspiritus der Chirurgen der Kriegszeit und ihrer Nachfolger verdrängt haben; zum zweiten sind die Superinfektionen in den Krankenanstalten verantwortlich zu machen. Entmutigt reduzierten die Chirurgen deshalb ihre Tätigkeit. Dabei war gerade eine Entdeckung gemacht worden, die unbeschränkte Möglichkeiten auf dem Gebiet der Operation eröffnete: am 17. Oktober 1846 hatte die Äthernarkose ihren Einzug in die Chirurgie gehalten. Seitdem war der chirurgische Eingriff nicht mehr mit Schmerzen verbunden, und um seine Sicherheit zu vervollkommnen, brauchte man nur noch die Infektion auszuschließen. Denn die Periode

Abbildung 2793 (gegenüber) Ludwig XIV. legt am 14. Dezember 1774 den Grundstein für die Königliche Akademie für Chirurgie. Guaschierte Zeichnung von Gabriel de Saint-Aubin (1724–1780). (Paris, Musée Carnavalet) Die Gebäude waren bei dieser Zeremonie fast fertig. Ihre Pracht zeigt den Aufschwung, den die Chirurgie innerhalb eines halben Jahrhunderts genommen hatte. Aus einer manuellen, empirischen und verachteten Sparte hatte sie sich zu einer wissenschaftlichen Disziplin entwickelt

Einführung

Abbildung 2794 (unten) Xavier Bichat (1771–1802). (Paris, Musée de l'Assistance Publique) Bichat revolutionierte Anatomie und Physiologie; er entdeckte die Existenz verschiedener Gewebe, »die durch vielfältige Verbindung alle Organe bilden und die man darin mit ihren charakteristischen Eigenschaften wiederfindet«.

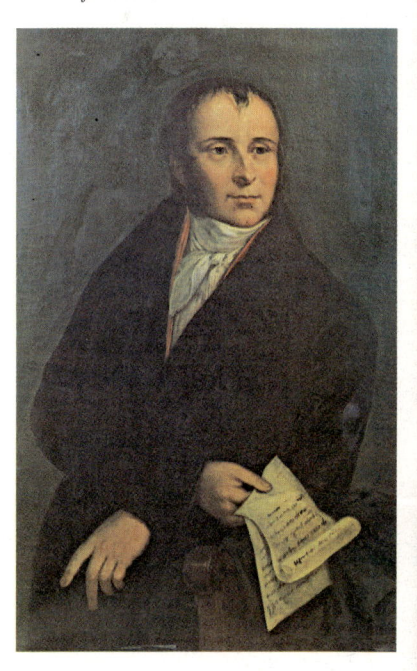

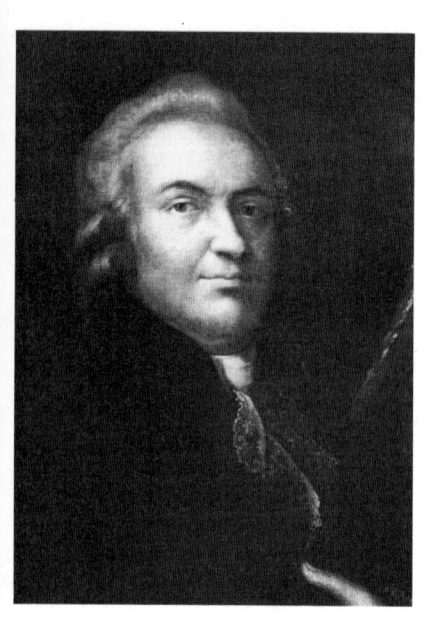

*Abbildung 2795 (oben)
Pierre-Joseph Desault
(1738–1795).
Anonymes Gemälde, 19. Jh.
(Musée de l'Assistance
Publique)*

*Abbildung 2796 (unten)
Silbermedaille. Preis der École
pratique des dissection de parts,
verliehen an Jean-Nicolas
Marjolin 1803.
(Paris, Kunstsammlung der
Alten Med. Fakultät)
Die »praktische Sektions-
schule«, 1750 gegründet, nahm
das Internat, die Vorbereitung
auf die Assistenz, vorweg; sie
gab ihren durch einen Wettbewerb ausgewählten Schülern
Unterricht über Anatomie und
Operationspraxis.*

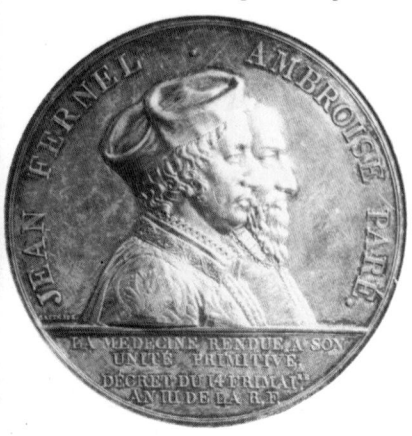

hoher Sterblichkeit durch eitrige Blutvergiftung zog sich noch bis zum Beginn der Listerschen Epoche hin und blockierte dabei jeden chirurgischen Aufschwung. Gleichwohl mangelte es keinesfalls an Männern, die, wie Lenormant berichtet, »angefangen von Velpeau und Malgaigne bis zu Folin, Nélaton und Gosselin, Paul Broca und Verneuil, sich gegenseitig an Intelligenz, Arbeitseifer und klinischem Scharfsinn übertrafen«.

Jede Generation setzt sich mit ihrer eigenen Aufgabe auseinander; die, zu der unsere Lehrmeister gehörten, war nicht mit der Initiative unserer modernen Chirurgen begabt, doch ihre mühselige Arbeit tat sie einsichtig und präzis; sie widmete sich der intensiven Beobachtung des Kranken, der beschreibenden Pathologie, anatomisch-klinischen Studien und der Diagnose. Dies ist es, was sie auszeichnet und ehrt.

Die zivile Chirurgie in der Revolution, unter dem Direktorium und in der Napoleonischen Zeit

Am 14. Frimaire des Jahres III (also im Dezember 1794) ließ ein Gesetz, das auf den Einfluß Fourcroys, ehemals Dekan der Fakultät und Mitglied des Konvents, zustande kam, die drei Medizinschulen von Paris, Montpellier und Straßburg wiedererstehen. Der Unterricht in Klinischer Chirurgie (dies müssen wir betonen, weil es sich um einen »heiklen Punkt« in der Entwicklung der Chirurgie handelt) war in Frankreich in den letzten Jahren des 18. Jahrhunderts von Desault begründet worden, der ihn im Hinblick auf Methode und Organisation von Anfang an zu einer in Europa unerreichten Perfektion entwickelt hatte. Knapp einundvierzig Jahre alt, gereift durch ausgiebige anatomische Studien und eine ausgezeichnete sechsjährige operative Vorbereitung im Charité-Hospital, war Desault 1788 ins Hôtel-Dieu eingetreten. In dessen weiten Räumen fand er das klinische Material, das seiner Aktivität angemessen war. Er hatte dort auch Xavier Bichat kennengelernt, den idealen Mitarbeiter und genialen Schüler, der in einem Akt kindlicher Dankbarkeit gegenüber seinem Lehrmeister dessen Werke veröffentlichte. Wenn Desault länger gelebt hätte, wäre er wahrscheinlich als großer Chirurg berühmt geworden. Seine Abteilung hatte starken Zulauf an Schülern, die seine neue Arbeitsmethode anzog; charakteristisch für diese war eine exakt umrissene Zeiteinteilung.

Verfolgen wir einmal den Tagesablauf Desaults, der regelmäßig im Hôtel-Dieu übernachtete, um Notdienst versehen zu können. Die Morgenvisite, bei der er immer der erste war, beendete er um acht Uhr, um dann in den Hörsaal zu seinen Schülern zu gehen. »Die Sitzung begann«, erzählte Bichat, »mit einer Konsultation für Bedürftige; Desault stellte die Diagnosen und legte die Indikationen fest. Die Schüler lasen dann die Befunde der abgehenden Patienten, die zu verbinden ihnen überlassen blieb; jeder Befund war das Resultat täglich am Krankenbett niedergeschriebener Aufzeichnungen. Der dritte und hauptsächliche Teil des Unterrichts war den Operationen gewidmet; er wurde jedesmal mit einem Exposé über den Zustand des Kranken, das Verfahren und die wahrscheinlichen Operationsfolgen eingeleitet. Man brachte den Patienten in den Hörsaal, wo Desault vor den Schülern operierte. Den Operationen folgten detaillierte Angaben des Professors über den Zustand der an den Vortagen operierten Patienten und darauf eine Vorlesung über ein pathologisches Thema.« Damit war die Mittagszeit erreicht. Um sechs Uhr kam Desault ins Krankenhaus zurück, nachdem er seine Hausbesuche gemacht hatte. Es folgte eine zweite Visite in den Sälen, dann eine Abendvorlesung in Anatomie und chirurgischer Technik. Sieben Jahre lang ertrug Desault das Gewicht dieser Überlastung.

Desaults Verfahren sind inzwischen überholt; seine Instrumente haben ihn nicht überlebt, und der heutige Student kennt seinen Namen höchstens aufgrund seines Verbands bei Schlüsselbeinfrakturen. Seine Mühen und seine Dienste haben ihn keineswegs gegen die Undankbarkeit der Öffentlichkeit geschützt: am 28. Mai 1793 wurde Desault mitten aus einer Vorlesung durch einen Haftbefehl des Revolutionskomitees seinen Studenten entrissen und im Palais Luxembourg eingesperrt. Das war der psychische Schock, der in Verbindung mit seiner übermenschlichen Aktivität einen unaufhaltbaren Kräfteverfall herbeiführte. 1795 starb dieser edle Mensch im Alter von knapp einundfünfzig Jahren. – John Hunter (1728–1793) war ihm zwei Jahre früher ins Grab vorausgegangen. So verschwanden also diese beiden Männer, die im ausgehenden 18. Jahrhundert der Chirurgie dienten, wenn auch auf

Abbildung 2797
Die Gebäude der Medizinischen Fakultät um 1820–1830.
Stich, 19. Jh.
(Paris, Musée d'Histoire de la médecine)
Die Gebäude der Académie royale de chirurgie, von Jacques Gondoin 1769 bis 1775 errichtet, wurden 1794 der neuen École de santé, der späteren Medizinischen Fakultät, angegliedert; sie waren Teil eines viel größeren Komplexes. Ein Platz, dem Monument gegenüber, auch eine monumentale Fontäne rechts auf dem Bild, ebenso eine Kirche blieben ein Projekt. Das Ganze war an der Stelle des alten Cordeliers-Klosters gelegen, von dem heute nur noch das Refektorium besteht.

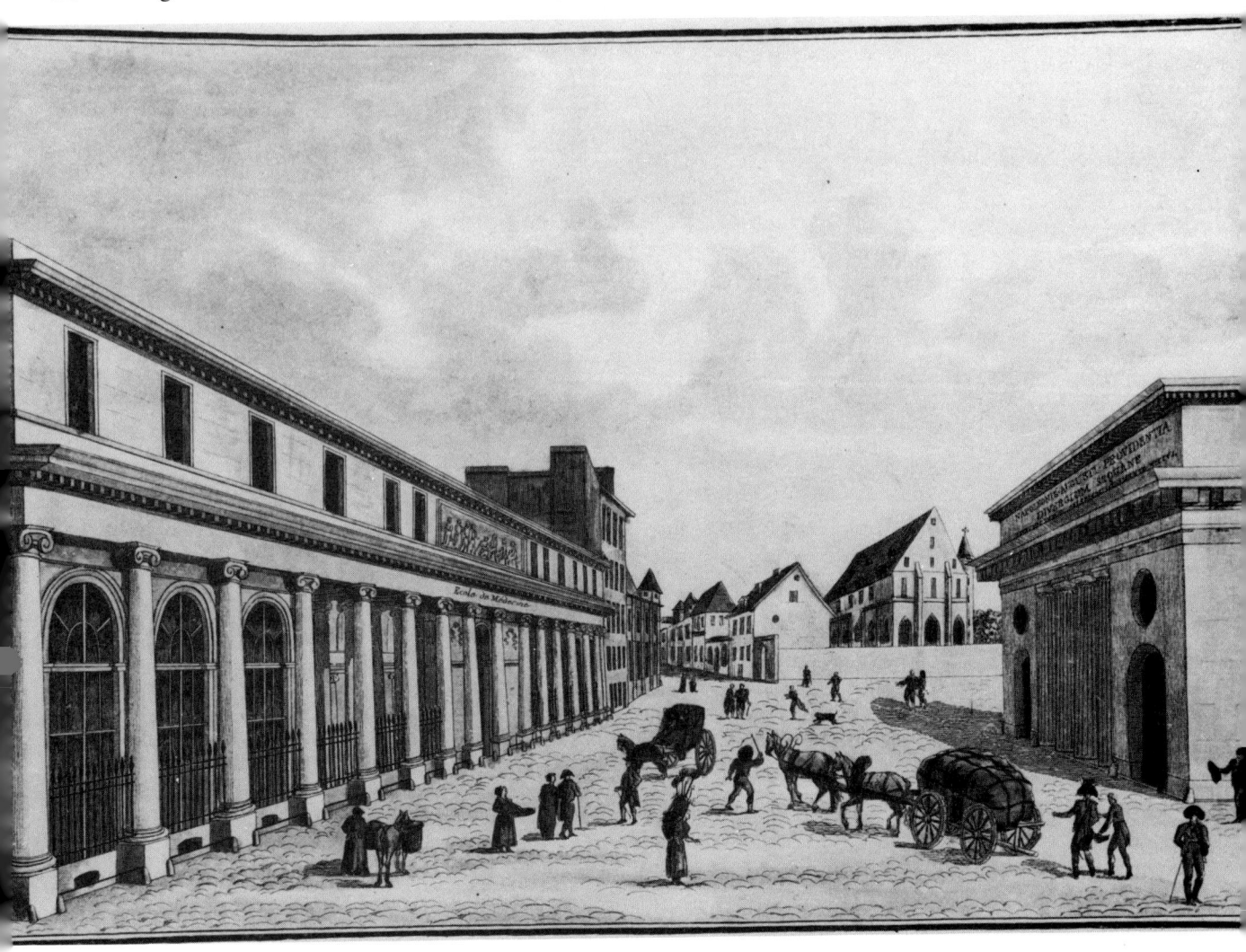

Abbildung 2798
John Hunter, englischer Anatom und Chirurg. Er war außerdem ein Naturforscher, der sich leidenschaftlich für Zoologie und vergleichende Anatomie interessierte.
Stich nach einem Gemälde von Reynolds, 18. Jh.
(Paris, Bildersammlung der Académie de médecine)

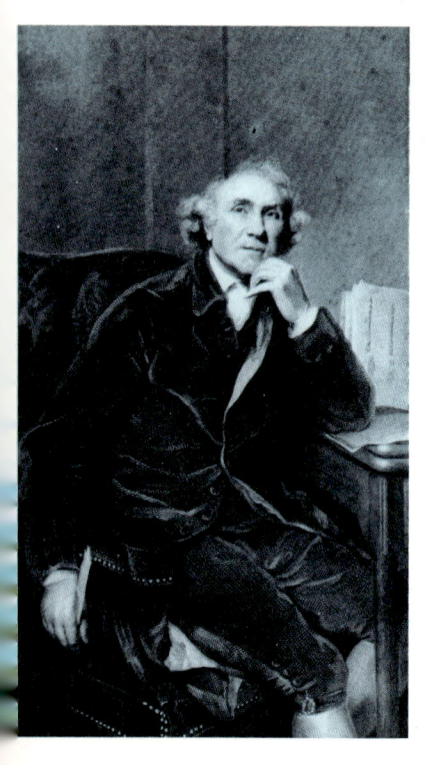

verschiedenen Gebieten. Das umfassende Genie Hunter setzte auf experimentelle Arbeiten, er schwang sich bis zur philosophischen Anatomie auf und übertrug seine allgemeinen Ansichten auf die chirurgische Pathologie; Desault ging von der menschlichen Anatomie aus und tendierte dazu, sich auf die physiologische Chirurgie hinzuentwickeln sowie die Läsionen unter dem Gesichtspunkt der Ätiologie und der mechanischen Pathogenese zu betrachten.

Im beginnenden 19. Jahrhundert und in der Periode, in der die Kriegschirurgie dominierte, traten in der Zivilchirurgie drei Neuheiten auf: zunächst Scarpas Denkschriften, bei denen es sich um ein Musterbeispiel für anatomische Präzision und eine kluge klinische Interpretation handelt. Dann gingen Engländer und Amerikaner kühn an die Ligatur der großen Stammgefäße, das heißt der äußeren Hüftschlagader (Iliaca externa), der gemeinsamen Kopfschlagader (Carotis communis), der inneren Hüftschlagader (Iliaca interna) und sogar der Bauchaorta. Schließlich begann man zur gleichen Zeit beiderseits des Ärmelkanals mit Knochenresektionen, denen noch eine brillante Zukunft beschieden sein sollte. In Liverpool tat sich Park dadurch hervor, daß er zum ersten Mal ein Knie resezierte; in Frankreich war es ein Kleinstadtoperateur aus der Provinz, nämlich Moreau aus Bar-sur-Ornain, der 1792 das Knie eines jungen Patienten im Beisein von Percy resezierte; die Académie de chirurgie beachtete seine ersten Mitteilungen jedoch nicht. Percy selbst hat die erste Resektion am Ellenbogengelenk wegen einer Kriegsverletzung vorgenommen und, wie Velpeau äußerte, »die Vorteile der Resektionen dem chirurgischen Europa vor Augen geführt«.

In dieser Periode, die zwanzig Kriegsjahre überspannte und 1815 mit Waterloo abschloß, war das zivile Element in den Hintergrund getreten. Dennoch wirkten auch hier hochqualifizierte Chirurgen wie Sabatier, ein überlegter Mensch, der erfüllt war vom Geist der Akademie für Chirurgie und mehr zum Perfektionieren als zum Entdecken neigte; 1796 veröffentlichte er ein ausgezeichnetes Werk mit dem Titel *Traité de médecine opératoire*. Sabatiers friedliche und seßhafte Karriere, die Percy ausgiebig gewürdigt hat, erlosch 1811, als er einundachtzig Jahre alt war. Die beiden anderen Veteranen des Ancien Régime, Boyer und Antoine Dubois, stellen die Verbindung zwischen den Epochen her. Sie waren Zeitgenossen und Studienkollegen, stammten aus den benachbarten Provinzen Limousin und Quercy, waren beide durch die Schule der Armut gegangen, hatten ein langes Leben (Dubois 1756–1837, Boyer 1757–1833) und bildeten zahlreiche Generationen aus. Dubois besaß mehr Elan und Originalität, Boyer war methodischer veranlagt, klassischer, ein Konformist, der den Ideen des vergangenen Jahrhunderts verbunden blieb. Als Kontrast zu Boyer, dem Einfachen, Korrekten, Bürgerlichen, war Dubois ein unkonventioneller Mensch, der nach Angaben Vérons sein Leben lang denselben Anzug trug. Er duzte jedermann. Aus Abenteuerlust war er Bonaparte nach Ägypten gefolgt; Boyer hatte Napoleon auf dem Preußenfeldzug begleitet, jedoch nicht ohne seinem Leben als Professor nachzutrauern, womit Percy ihn gern neckte. Beide haben mit philosophischer Resignation und dem gleichen Pflichtbewußtsein verschiedenen Regimes gedient. Ihr Ruf war gleich, und sie gaben ein Beispiel für vollkommenes Einvernehmen. Boyers Chirurgieunterricht zog ein umfangreiches Studentenpublikum an. Sein Kursus in chirurgischer Pathologie, den man um so mehr besuchte, als er vergütet wurde, lief exakt und pünktlich ab; seine klinischen Vorlesungen hielt er tagtäglich fünfundzwanzig Jahre lang ohne Unterbrechung. Im Vorwort zu seinem Werk *Traité des maladies chirurgicales,* dessen elf Bände er von 1814 bis 1828 veröffentlichte und das nach Rochards Worten nichts weniger als das Testament der Königlichen Akademie für Chirurgie darstellte, war Boyer so unvorsichtig gewesen, einen Satz niederzuschreiben, der oft als Beispiel für eine naive Zufriedenheit verspottet worden ist: wie Lenormant jedoch feinsinnig anmerkt, »haben andere ihn vielleicht nicht geschrieben, aber gedacht«. Dieser Satz lautet: »Die Chirurgie hat in unserer heutigen Zeit die größten Fortschritte gemacht und scheint den höchsten Grad der Vollkommenheit, der ihr nur möglich ist, erreicht zu haben.«

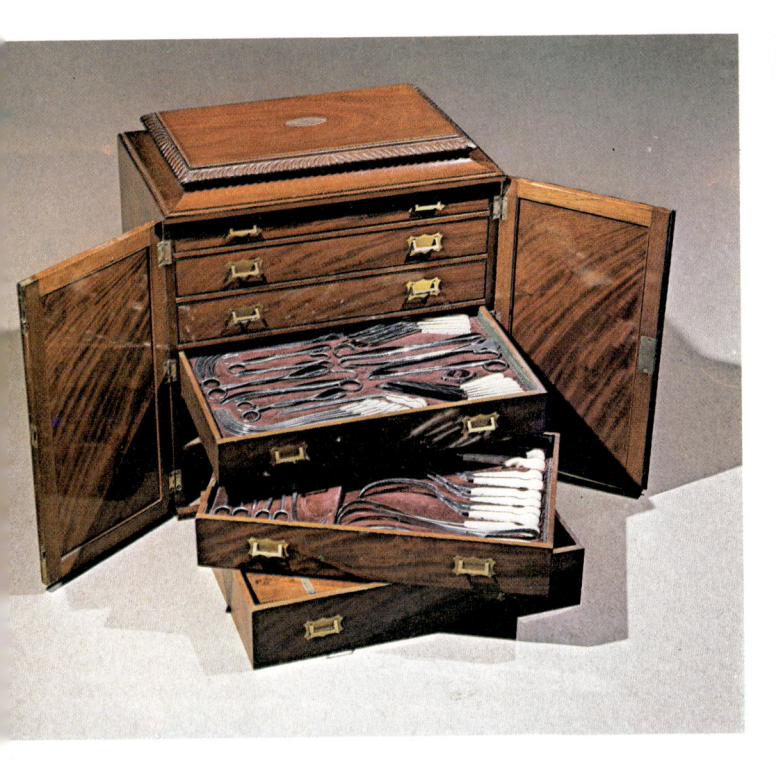

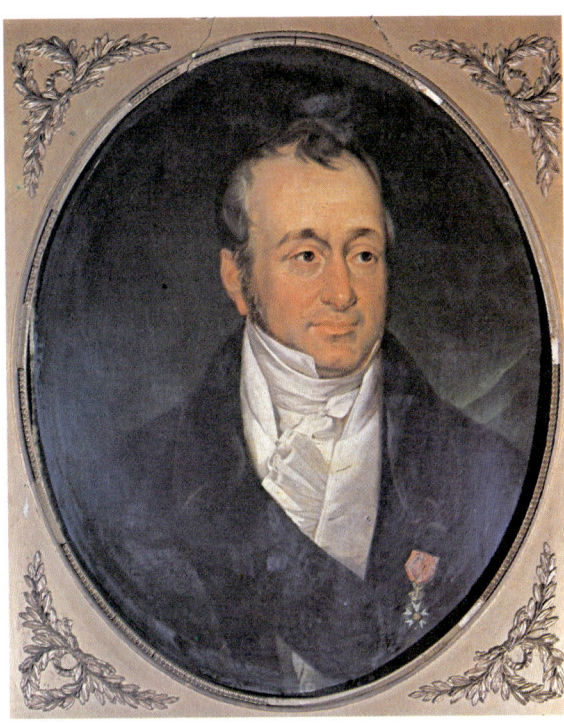

Am 9. September 1815 wurde Dupuytren (1777–1835) zum Chefchirurgen am Hôtel-Dieu ernannt. Auf diese Weise erneuerte sich nach dem ziemlich farblosen Interregum Pelletans der anspruchsvolle Unterricht in klinischer Chirurgie, den Desaults Genie geschaffen hatte. An diesem Tag begann die über zwanzig Jahre währende, großartigste Periode seines Lebens. Sobald er in der Abteilung, die er erst mit seinem Tode verlassen sollte und in der er nach und nach seine Stellvertreter ausschaltete, am Hôtel-Dieu zum uneingeschränkten Herrscher geworden war, gab sich der noch junge Dupuytren – er war knapp siebenunddreißig Jahre alt – mit Leidenschaft seiner Aufgabe hin und entwickelte unaufhaltsam seine herausragende Position. Die methodische und klare Straffheit seines Unterrichts verschaffte ihm bei der Jugend eine unvergleichliche Stellung und zog Zuhörer aus der ganzen Welt an. Seine Fähigkeiten als Kliniker und die Qualität seiner Technik verliehen ihm unter den Chirurgen aller Länder eine unangefochtene Überlegenheit, die fast die Merkmale einer Diktatur trug. Und dennoch hinterließ dieser große Akteur der Chirurgie außer seinen Vorlesungen und seiner Praxis nur ein kümmerliches wissenschaftliches Erbe. Er las wenig, schrieb

Abbildung 2799 (oben links)
Besteckkoffer von Guillaume Dupuytren.
(Paris, Musée de l'Assistance Publique)

Abbildung 2800 (oben rechts)
Guillaume Dupuytren.
Gemälde von Horace Vernet (1789–1863).
(Paris, Musée d'Histoire de la médecine)

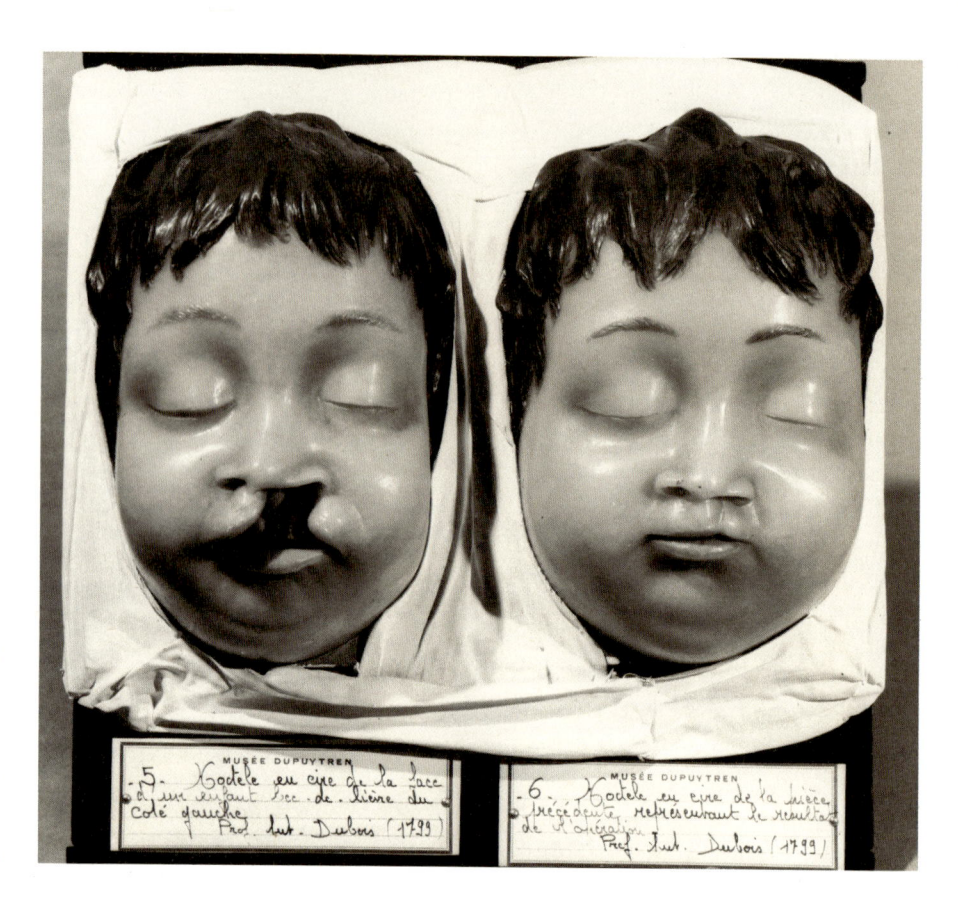

*Abbildung 2801
Anatomisches Wachspräparat:
Ein Kind mit einer Hasenscharte vor und nach der Operation durch Antoine Dubois, 1799.
(Paris, Musée Dupuytren, Prof. Abelanet)*

schlecht. Sein Name bleibt nur mit Zweitrangigem verbunden, zum Beispiel der Dupuytrenschen Fraktur und der Dupuytrenschen Fingerkontraktur; seine Instrumente sind nicht mehr im Gebrauch.

Welches sind also die Umstände, die diesem Mann eine solch außergewöhnliche Karriere und ein solch anhaltendes Prestige verschafften? Dupuytrens Lebenslauf ist in zwei Abschnitte einteilbar. Geboren wurde er 1777 einige Meilen von Limoges im Kreise einer wenig begüterten Familie; wie viele andere Chirurgen mußte er sich aus der Armut emporarbeiten. Als er nach Paris kam, lebte er von Brot und Käse, und im Winter arbeitete er im Bett, weil er kein Holz zum Heizen hatte; das war 1793. Aber 1795, mit siebzehn Jahren, nimmt er seine Funktionen als Prosektor auf; sie bilden den Anfang seiner medizinischen Ausbildung, die sieben Jahre dauern und zur außergewöhnlich soliden Basis seiner chirurgischen Qualität werden wird. In dieser Phase seiner Entwicklung sehen wir ihn parallel zu Bichats Weg. Als Leiter der anatomischen Arbeiten bereichert er die Sammlungen der Schule mit Präparaten der Arterien und Venen. Dann wendet er sich der pathologischen Anatomie zu, immer noch nach dem Beispiel Bichats, der 1802 gestorben ist. Er läßt allen Leichen die organischen Läsionen entnehmen und trägt so in einem Jahr über tausend Stücke aus Sektionen zusammen. 1803 gründet er die Société anatomique, die sich als wirksames Arbeitsmilieu zur Vorbereitung des Chirurgenlehrlings auf die anatomisch-pathologische Ausbildung erweist.

Um 1802 hatte Dupuytren seinen zweiten Lebensabschnitt begonnen, indem er seine intensive Tätigkeit auf die operative Karriere richtete. Mit fünfundzwanzig Jahren wurde er »chirurgien de seconde classe«, also Anwärter bei Pelletan, sechs Jahre später »chirurgien adjoint« mit der Aufgabe, den Chef zu vertreten; drei Jahre später, nach sehr heftigem Wettbewerb, Lehrstuhlinhaber für operative Medizin. Dies sind die Stufen, die ihn 1815 an sein Ziel als Chefchirurg führen; dabei vertreibt er auf recht unkorrekte Weise Pelletan, dessen Stellung durch zwei aufsehenerregende operative Mißerfolge ins Wanken geraten war.

Dupuytrens Tagesplan war eine Kopie jenes von Desault. Cruveilhier, sein ergebener Schüler, beschreibt ihn folgendermaßen: »Sommers wie winters erscheint er um sechs Uhr morgens. Jeder ist dann schon auf seinem Posten. Er ruft jeden Schüler einzeln auf – und wehe dem Fehlenden! Er wird sofort ausgeschlossen. Leise und bedächtig geht er herum; er bleibt bei jedem Patienten stehen und ermuntert ihn mit einem Wort, einem Blick. Seiner Visite opfert er drei gute Stunden. Dann folgt eine klinische Vorlesung, danach die Operationen und darauf die unentgeltlichen Konsultationen, bei denen er kleine Chirurgie betreibt. Es ist nun fast elf Uhr; Dupuytren hat den Armen den ersten Abschnitt seines Tages gewidmet, der Rest ist mit Konsultationen, Operationen, Fakultätspflichten usw. angefüllt. Am Abend pflegt er im Krankenhaus eine zweite Visite von sechs bis sieben Uhr zu machen.« Seine Zeitgenossen ehrten ihn einmütig als den »größten Chirurgen seiner Zeit«. Dennoch wußte er weder ihre Sympathie noch wenigstens ihre Achtung zu gewinnen; vielmehr setzte er sich durch seltene Eigenschaften durch: Er brillierte in Diagnostik und Prognostik, und solch einer haushohen Überlegenheit zollen selbst Neider Respekt. Neben ihm rangierten in dieser Epoche Operateure, die ihn weit übertrafen, zum Beispiel der wagemutigere und fingerfertigere Roux, insbesondere aber der flotter arbeitende, aber harte

Abbildung 2802
»Armamputation. Position des Patienten und der Assistenten vor der Operation.« Stich aus dem Werk Illustrations of great operations of surgery *von Charles Bell, London 1821.*
(Paris, Bibliothek der Alten Med. Fakultät)
Ein Assistent des Chirurgen steht hinter dem Patienten und komprimiert mit dem Daumen die Schlüsselbeinarterie oberhalb des Knochens; währenddessen hält ein anderer Assistent, auf dem Boden sitzend, den Arm des Patienten, um ihn nach den Anordnungen des Chirurgen zu bewegen.

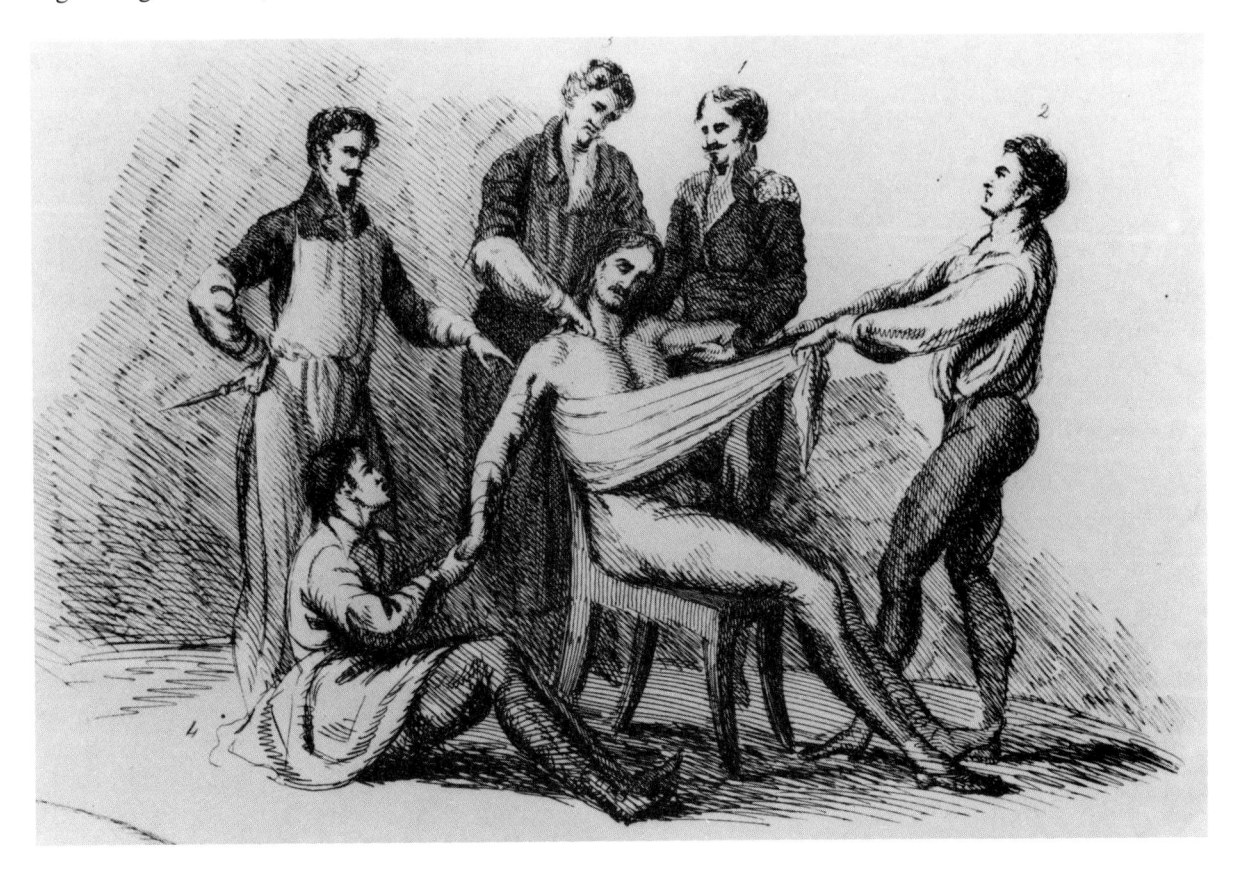

*Abbildung 2803 (unten links)
Durch Prof. Dupuytren erfolgreich operiertes Osteosarkom am Unterkiefer.
Zeitgen. Zeichnung.
(Paris, Musée Dupuytren, Prof. Abelanet)*

*Abbildung 2804 (unten rechts)
Beinamputierter.
Nach der Natur gezeichnet als Illustration zum Werk* Clinique chirurgicale exercée particulièrment dans les camps et les hôpitaux militaires depuis 1792 jusqu'en 1820 *von Dominique-Jean Larrey, Paris 1829, Band V, Tafel XIV.
(Maisons-Alfort, École nationale vétérinaire)*

Lisfranc, der über sich selbst aussagte: »Ich bin stark, aber ich habe ein Prinzip, das meine Stärke noch verdoppelt; wenn ich mich abschinde, habe ich keine Angst wehzutun.« Dupuytren seinerseits, so berichtet wenigstens Bourjot, »hatte mißgestaltete Finger mit abgestumpften Nägeln, an denen er unablässig herumkaute; er hatte kein Geschick für Ligaturen oder Knoten«.

Wie immer bei solchen herausragenden Persönlichkeiten hat auch diese Medaille eine Kehrseite. Wie hart war der Kampf, um solch eine große Überlegenheit zu gewinnen! Welch ein Riesenaufwand im Werben um Popularität! Wieviele Machenschaften hinter den Kulissen! Besonders wenn es darum ging, seine Rivalen von seinem triumphalen Weg fernzuhalten, war Dupuytren unerbittlich. Seinem Lehrmeister Boyer gegenüber zeigte er sich als undankbar. Um seinen Chef Pelletan »auszubooten«, der weiterhin seinen Sohn, einen Chirurgen der Garde und Überlebenden des Rußlandfeldzugs, auf dieser Stelle unterbringen wollte, war er von perfider Gewandtheit; er provozierte bei diesem gealterten, entmutigten Chirurgen jene offenkundigen Irrtümer, die diesen in eine mißliche Lage bringen mußten. Zitieren wir Lisfranc, der Véron das folgende Beispiel schilderte: Dort, wo Pelletan einen entzündeten Lymphknoten diagnostiziert hatte, erkannte Dupuytren eine eingeklemmte Schenkelhernie; er betonte die Dringlichkeit einer Operation. »Nun gut«, sagte Pelletan, »operieren Sie; schließlich haben Sie eine leichte Hand, und die Patientin ist dann von ihrem Lymphknoten befreit.« Dupuytren öffnet den Knoten und findet durchgebrochene Kotmassen; er

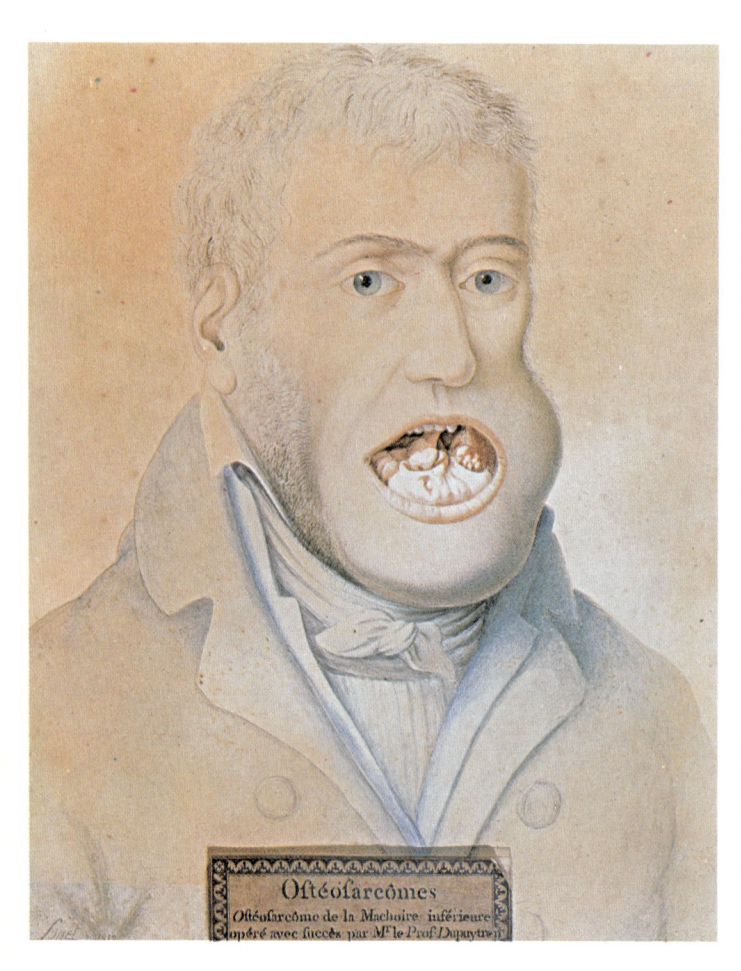

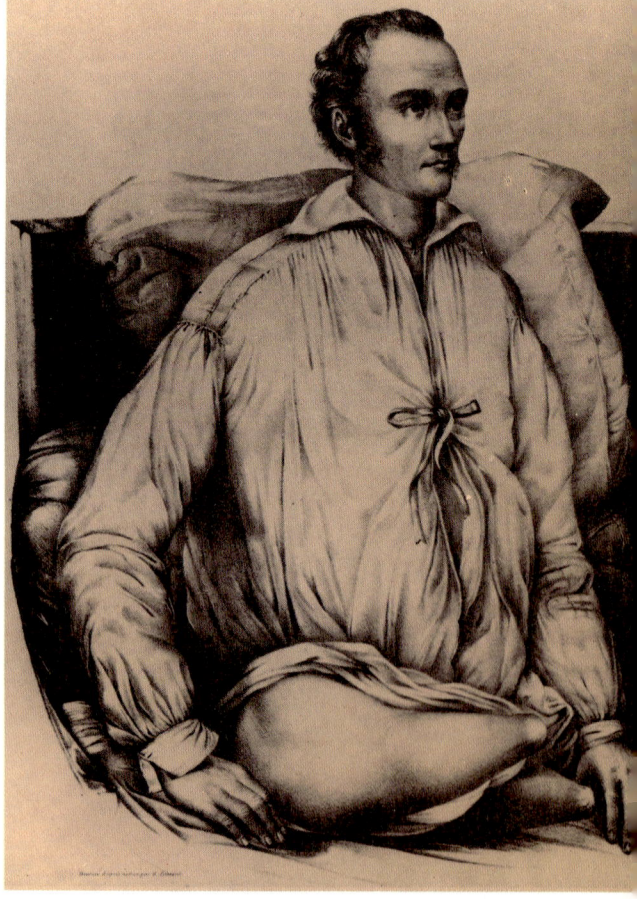

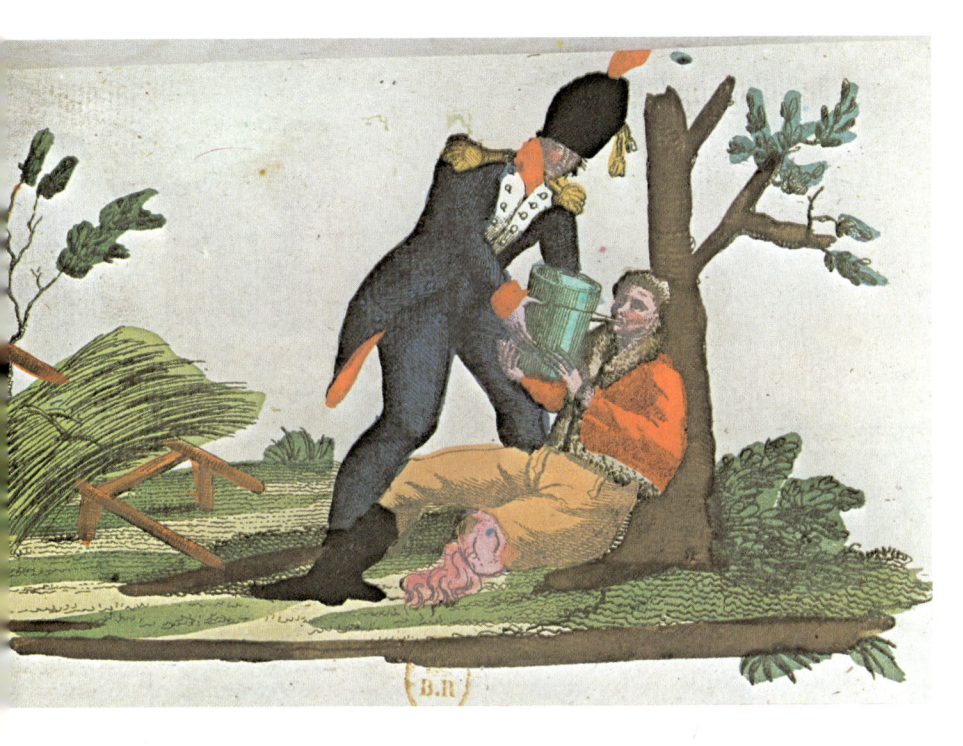

Abbildung 2805
Ein Grenadier kommt einem verletzten Russen zu Hilfe. Bilderserie von Basset. Anfang 19. Jh.
(Paris, Nat. Bibl., Cab. des Estampes)

nimmt davon auf den Griff seines Skalpells und führt sie ernst Pelletan vor. Dieser äußert sich, indem er zu lächeln versucht: »Zweifellos sagten Sie, daß sie Scheiße finden würden, und die Diagnose ist richtig.« Noch andere Fallen wurden dem alten Lehrer gestellt, so daß dieser schließlich seinen Posten aufgab.

Trotz allem war Dupuytren weder ein schlechter Mensch noch habgierig. »Manchmal ließ er alles liegen, um ans Bett eines Armen zu eilen«, testiert ihm Royer-Collard. Als Karl X., dessen Erster Leibchirurg er war, entthront, arm und verbannt war, schrieb er ihm: »Sire, unter anderem dank Ihrer Wohltaten besitze ich drei Millionen; ich biete Ihnen eine davon an, bestimme die zweite für meine Tochter und behalte mir die dritte für meine alten Tage.« Er vermachte der Medizinischen Fakultät 200 000 Franken zur Schaffung eines Lehrstuhls für pathologische Anatomie. Orfila, der damalige Dekan, ließ jedoch den Lehrstuhl vom Staat einrichten und benutzte das Legat für den Bau des Musée Dupuytren; man brachte es im ehemaligen Gebäude der Cordeliers unter, wo einst Dantons Stimme widerhallte. Dupuytren starb am 7. Februar 1835 im Alter von siebenundfünfzig Jahren. Als Anatom war es sein Wille gewesen, daß sein Körper von den Ärzten des Hôtel-Dieu geöffnet würde; man fand dabei auch tatsächlich den Pleuraerguß, den man schon zu seinen Lebzeiten diagnostiziert hatte; einer Brustfelloperation hatte er aber nie zugestimmt, weil »er lieber von Gottes als von Menschenhand sterben« wollte.

Dupuytrens Zeitgenossen

Um Dupuytren scharte sich ein Gespann von qualifizierten Chirurgen, die ihr Können nicht zeigen konnten oder deren Wert durch die herrische Überlegenheit des Lehrmeisters unterdrückt wurde.

An erster Stelle steht Roux (1780–1854). Zum ersten Zusammenstoß zwischen ihm und Dupuytren kam es anläßlich der Ausschreibung der Stelle des Zweiten Chirurgen am Hôtel-Dieu. Im Alter von zweiundzwanzig Jahren

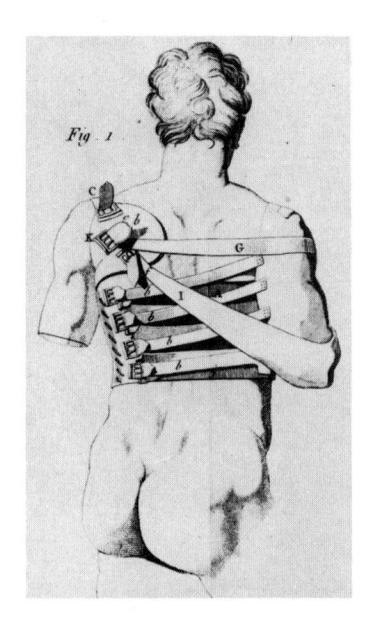

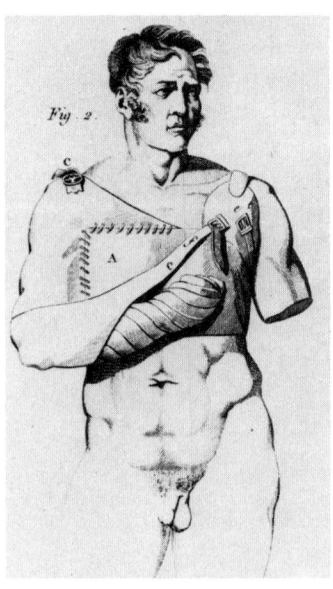

Abbildung 2806 (unten und oben)
»Monsieur Chapels Bandage zum Einrichten von Schlüsselbeinfrakturen.«
Illustration aus Traité des bandages et appareils *von J.-B. Thillaye, Paris, 3. Ausg., 1815. (Paris, Bibl. der Alten Med. Fakultät)*

traf Roux dort auf einen um nur drei Jahre älteren Mann, der, wie Dubois d'Amiens äußerte, sein beharrlichster Gegner sein sollte, und zwar bis zu dem Tag, an dem er nach seinem vorzeitigen Tod Roux ein bedrückendes Erbe hinterließ. Roux besaß alle nötigen Eigenschaften, um Dupuytrens freigewordenen Lehrstuhl zu übernehmen. Er war geschickter und als Operateur wagemutiger als sein Vorgänger, er besaß ebensoviel Erfindungsgabe; so ist seine Gaumennaht gewiß keine unbedeutende Schöpfung. Ihm müssen wir es anrechnen, daß die französischen Chirurgen die Huntersche Methode übernahmen, die er nach seiner Rückkehr aus England 1814 bei der Heilung zweier Aneurysmen der Kniekehlenschlagader mit Erfolg anwandte. Zwei Jahre bevor er Dupuytren auf dessen Lehrstuhl folgte, hatte er die Veröffentlichung eines *Traité de médecine opératoire* begonnen, außerdem die berühmte Mitteilung über seine Reise nach London veröffentlichen lassen, die besonders auf dem Gebiet der unmittelbaren Wundheilung aufschlußreich gewesen war. Und dennoch: als er von der Charité zur großen Szene des Hôtel-Dieu überging, »traf er«, erzählt Malgaigne, »auf die kompakte Phalanx der Ärzte Dupuytrens, die um ihren Lehrmeister trauerten und gleichsam wie Soldaten des Kaiserreichs darüber empört waren, nun unter einer anderen Fahne dienen zu sollen; die Masse der Studenten zeigte ihm nicht mehr Sympathie«. Er hätte wirklich einen etwas wärmeren Empfang von seiten der Jugend verdient gehabt. Dupuytrens hochmütige Attitüde ersetzte er durch einen zwanglosen, einfachen Plauderton voller persönlicher Eingeständnisse. Während sein Vorgänger seine Fehler versteckt hatte, gab Roux ein Beispiel an Aufrichtigkeit; selbst seine größten Mißerfolge offenbarte er. Einen Vergleich brauchte er übrigens nicht zu fürchten: Während von 1818 bis 1822 die Sterblichkeit der von Dupuytren Operierten nicht unter 1 zu 15 gelegen hatte, war sie zwischen 1837 und 1840 unter Roux' Leitung auf 1 zu 19 gesunken.

Der 1790 geborene Lisfranc starb 1847. Sein erster Kontakt mit Dupuytren war unter dem Zeichen des Enthusiasmus zustande gekommen. Lisfranc war nämlich nach dem Hôtel-Dieu gekommen, um sich dem Schwarm von Bewunderern des Meisters anzuschließen; 1813 widmete er seine Doktorarbeit der totalen Resektion des Unterkiefers bei Krebs. Dupuytren hatte eine solche am 30. November 1812 praktiziert, und wegen ihres anhaltenden Erfolgs (der Operierte überlebte nämlich seinen Operateur) kennzeichnet sie ein denkwürdiges Datum. Später sollte sich Lisfrancs Bewunderung für Dupuytren in bittern Haß verwandeln. Der große Arzt Trousseau, der beinahe den Weg der Chirurgie eingeschlagen hätte, schrieb an Bretonneau: »Monsieur Lisfranc operiert viel besser an der Leiche als Dupuytren; am lebenden Patienten operiert er schnell und gut.« Als methodischer und sorgfältiger Lehrer sowie als qualifizierter Chirurg verdiente er es, in die Fakultät einzutreten. Als diese 1822 wiedererstand, versprach Dupuytren auch Lisfrancs Kandidatur zu unterstützen und übergab ihm einen Brief für den Minister. Der Erfolg war, daß man Lisfranc von den Ernennungen ausschloß. Er erfuhr, daß die Empfehlung Dupuytrens in Wirklichkeit eine Anschuldigung darstellte, in der er als ein mittelmäßiger Operateur und rebellischer Geist beschrieben wurde. Ab diesem Tag begann Lisfrancs Haß auf seinen Lehrmeister; es kam zu Entrüstungsszenen und Beleidigungsausbrüchen gegen den »Verräter im Westentaschenformat«. 1825, anläßlich der Nachfolge von Béclard am Pitié-Hospital, gab es noch einmal dasselbe Doppelspiel Dupuytrens. 1834 bewirbt sich Lisfranc um den Lehrstuhl für klinische Chirurgie, der seit dem Tod Boyers freisteht; im Prüfungsausschuß sitzt auch Dupuytren. Wieder erntet Lisfranc einen Mißerfolg, trotz beachtlicher Leistungen. Der Mann war eindeutig mehr wert als sein Schicksal.

Récamier (1774–1852) war ein Arzt von behendem, resolutem Geist, er besaß eine große seelische Beharrlichkeit und eine geniale Erfindungsgabe. Aber dieser außergewöhnliche Arzt besaß auch – noch mehr als Dupuytren, der ihm am Hôtel-Dieu benachbart war – kühnen Unternehmungsgeist und schöpferische Qualitäten. Seine Instrumente, unter anderem seine ausgezeichnete Kürette, gehören noch heute zu unserer Ausrüstung. Und die Gebärmutterentfernung über die Scheide bei Gebärmutterkrebs ist bis zu deren Entfernung durch die Bauchdecke oder bis zum Radium einer der besten Eingriffe geblieben. Der Mann, der das Spekulum sowie die Kürette erfand, der ferner die Öffnung von Abszessen im Beckenbereich von der Scheide aus systematisierte, verdient den Titel eines Begründers der Gynäkologie. Auch weil er Leberzysten einzuschneiden wagte, Eiteransammlungen dränierte und die Schließmuskeldehnung bei schmerzhaften Afterschrunden erfand dürfen wir sagen, daß dieser Arzt im Urteil der Nachwelt mit Recht als großer Chirurg gilt. Aber die Gelegenheit, bei der sich sein erfinderischer Wagemut und seine technische Meisterschaft in einem Höchstmaß zeigten, ist die denkwürdige Operation, mit der am 24. Juli 1829 die Geschichte der Gebärmutterentfernung über die Scheide bei Krebs begann. Sauter hatte sie allerdings schon sieben Jahre zuvor in Deutschland versucht, und Siebold hatte es ihm nachgemacht. Es waren dies jedoch einzelne, technisch fehlerhafte Operationen ohne Blutstillung an den Gebärmutterschlagadern, so daß es ein Wunder ist, daß die Patientinnen nicht auf dem Operationstisch verbluteten! Lesen wir als Gegenstück nur einmal

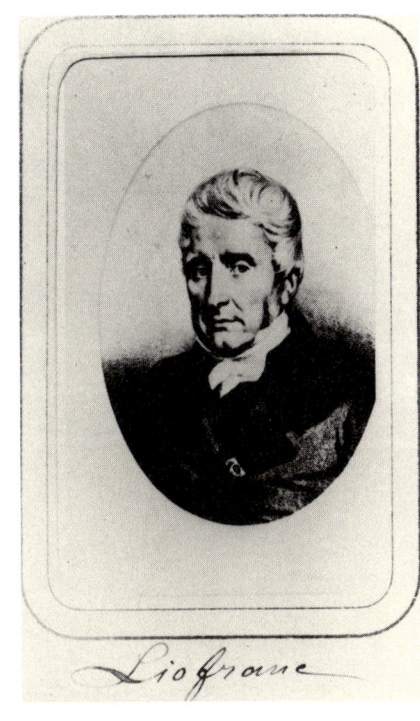

Abbildung 2807
Jacques Lisfranc de Saint-Martin (1790–1847).
(Paris, Musée d'Histoire de la médecine)

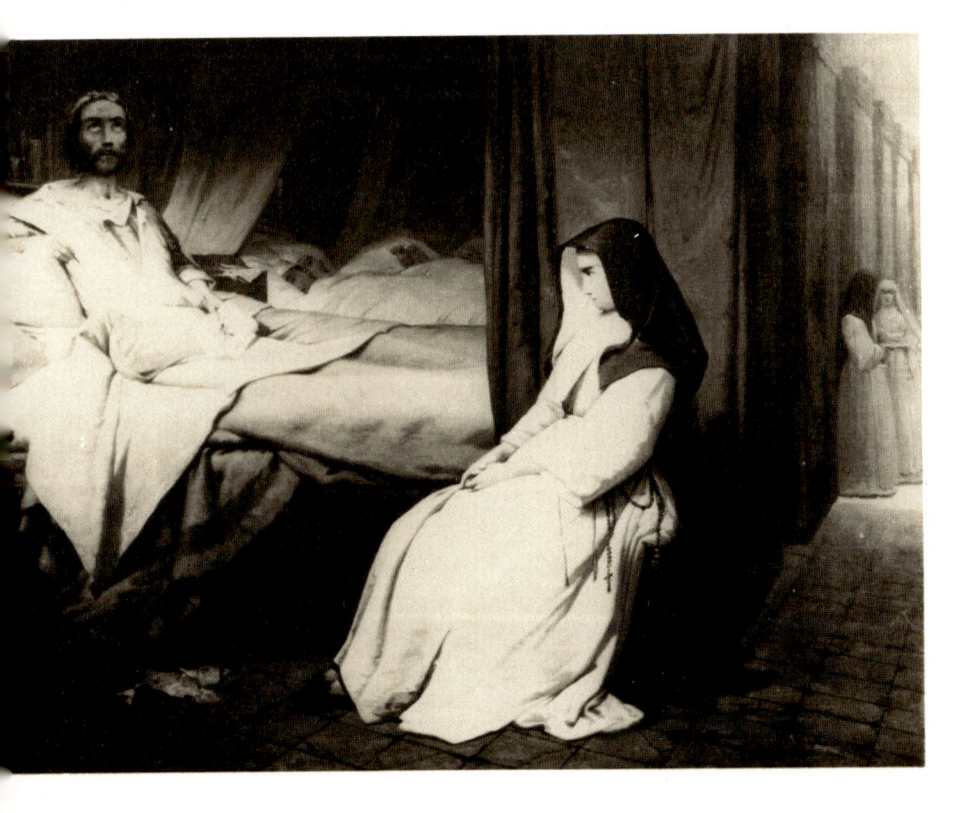

Abbildung 2808
Der Tod des Dichters im Hôtel-Dieu.
Gemälde von R. Q. Monvoisin (1794–1870).
(Paris, Musée de l'Assistance Publique)
Dieses Gemälde schildert die letzten Momente des Dichters Gilbert, der 1780 im Hôtel-Dieu starb.
Hinten erkennt man die Reihe der Betten, in denen die Patienten zu zweit liegen.

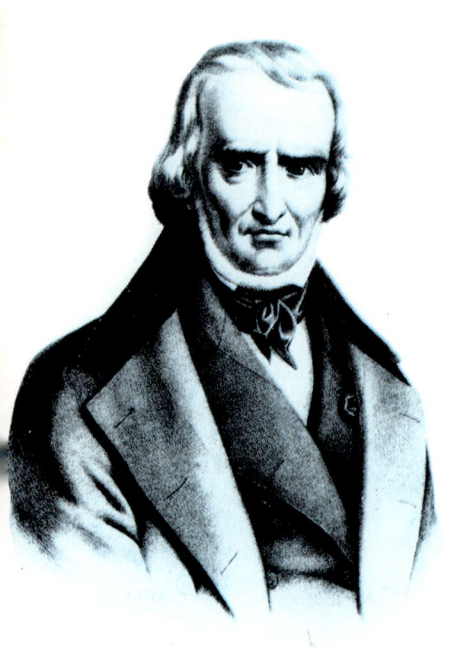

*Abbildung 2809
Joseph-Claude-Anthelme
Récamier.
Stich von A. Farey.
(Paris, Musée Carnavalet)*

*Abbildung 2810
Anthelme Balthazar Richerand
(1779–1840).
Porträt von N. Gosse,
1864 der Akademie für
Medizin geschenkt.
(Paris, Académie nationale de
médecine)*

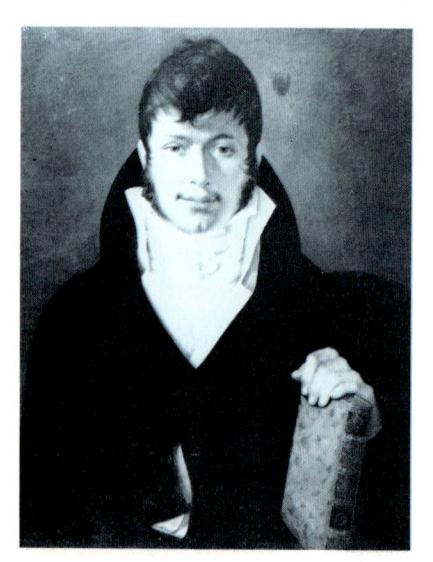

Récamiers Operationsprotokoll. Der technische Plan ist im voraus gründlich überlegt und schon ab 1802 an der Leiche wiederholt ausprobiert worden. Die Operationszeiten folgen methodisch aufeinander und enden nach zwanzig Minuten! Und wenn wir bedenken, daß dies alles ohne Anästhesie geschah – ohne unsere großen Spreizhaken, ohne unsere Gefäßklemmen oder unsere perfektionierten Nadeln als Hilfsmittel –, stehen wir mit Erstaunen vor dieser Großtat, diesem Erfolg.

Neben dem genannten Elitetrio verdienen unter den Zeitgenossen Dupuytrens noch Marjolin, Sanson, Cloquet und Richerand in Paris sowie Delpech und Lallemand in Montpellier Erwähnung. Obwohl sie seinen Rang nicht erreichen konnten, besaßen sie doch solide Eigenschaften und waren durchaus fähig, sich bis zu seinem Niveau vorzuarbeiten. – Marjolin (1770–1849) war ein ruhiger, bescheidener Mensch, dessen Gutmütigkeit keineswegs einen festen Charakter ausschloß; 1816 fand er sich dem sieben Jahre jüngeren Dupuytren unterstellt wieder, dessen Förderer und Freund er gewesen war. Doch Dupuytren schmälerte seine Verdienste und hielt ihn in einer subalternen Stellung. Der friedliche und würdige Marjolin zog sich daraufhin zurück, da er die Geringschätzung seines Chefs nicht ertrug. Zwei Jahre später wurde er zum Professor für chirurgische Pathologie ernannt; auf diesem Lehrstuhl bewies er über dreißig Jahre lang ein sicheres Urteilsvermögen, eine große Klarheit sowie einen Geist, der offen war für Neuheiten und entgegenkommend gegenüber jungen Talenten. – Auch Sanson (1790 bis 1841) war ein Weiser, ein Geduldiger, der sich, solange Dupuytren lebte, damit zufriedengab, in dessen Kielwasser zu segeln; als einziger stand er bis zu dessen Tod mit ihm in freundschaftlichen Beziehungen, ohne jemals seine eigene Würde aufzugeben. Er hatte seiner Pflicht zum Kriegsdienst mutig nachzukommen gewußt: 1813 wohnte er Napoleons Siegen von Großgörschen (Lützen) und Bautzen (Hochkirch) sowie der Niederlage von Leipzig bei, auch Waterloo hatte er kennengelernt. Er war ein scharfblickender Chirurg, den Dupuytren in schwierigen Fällen zu Rate zog; er mußte aber den Tod seines tyrannischen Vorgesetzten abwarten, um zu einer Professur zu gelangen. Er starb arm nach einem uneigennützigen Leben. Die Fakultät und die Ärzte von Paris mußten Geld sammeln, um die Kosten für sein Grab aufzubringen. – Von allen Chirurgen, die Dupuytren auf diese Weise in seinem Schatten hielt, »war Richerand derjenige, der das Joch am ungeduldigsten ertrug«. Allerdings gehörte dieser nicht zur duldsamen Gruppe von Marjolin und Sanson; er ähnelte vielmehr Lisfranc, dessen kritische Herbheit er besaß. Aber weil er sich nicht über die große Feindseligkeit Dupuytrens zu beklagen hatte wie Lisfranc, wirkte er ungerecht und unmäßig. Dennoch lachte ihm schon früh der Erfolg. 1801, mit zweiundzwanzig Jahren, veröffentlichte er das Lehrbuch *Traité élémentaire de physiologie,* das zehnmal aufgelegt und in alle Sprachen übersetzt wurde; man verkaufte davon über dreißigtausend Exemplare! Er war ein gebildeter Literat und schrieb eine scharfsinnige Einführung zu den Werken Bordeus; er verfaßte auch ein Buch über die volkstümlichen Irrtümer in der Medizin. Aber er hatte die Zwangsvorstellung, sich unbedingt als Chirurg einen Namen machen zu müssen. Obwohl er mit knapp siebenundzwanzig Jahren zum Professor für chirurgische Pathologie ernannt wurde, endete seine chirurgische Karriere vorzeitig aufgrund seiner krankhaften Eifersucht, vor allem gegenüber Dupuytren. Delpech und Dupuytren wurden – welch seltsame Fügung! – fast am selben

Tag geboren, genau im Abstand von drei Tagen, und zwar im Oktober 1777. Beide starben in einem Abstand von drei Jahren einen frühzeitigen Tod; einer wie der andere führte in seiner Schule die Chirurgie der Zeit an. Delpech war wahrhaftig eine große Gestalt und ein Wegbereiter; er unterband die am tiefsten gelegenen Gefäße und exstirpierte den Uterus über den Unterbauch. Er wagte sich sogar daran, die beiden Kopfschlagadern (Carotis communis) zu unterbinden. Die Eleganz und die spielerische Sicherheit seiner Hände beeindruckten die Zuschauer, und als er mit dem Skalpell eine enorme Elephantiasismasse herausschnitt, kam von allen Seiten des Saals Beifall. Delpech drehte sich herum, ließ das Publikum innehalten und rief: »Hätten Sie mich etwa ausgepfiffen, wenn ich es nicht geschafft hätte?« Mit derselben Heftigkeit ging er auch beim Schreiben vor. Serre erzählt, daß Delpech ihm in weniger als zwei Wochen den ganzen ersten Band seiner *Klinischen Chirurgie* diktierte. Das Verbrechen eines Wahnsinnigen been-

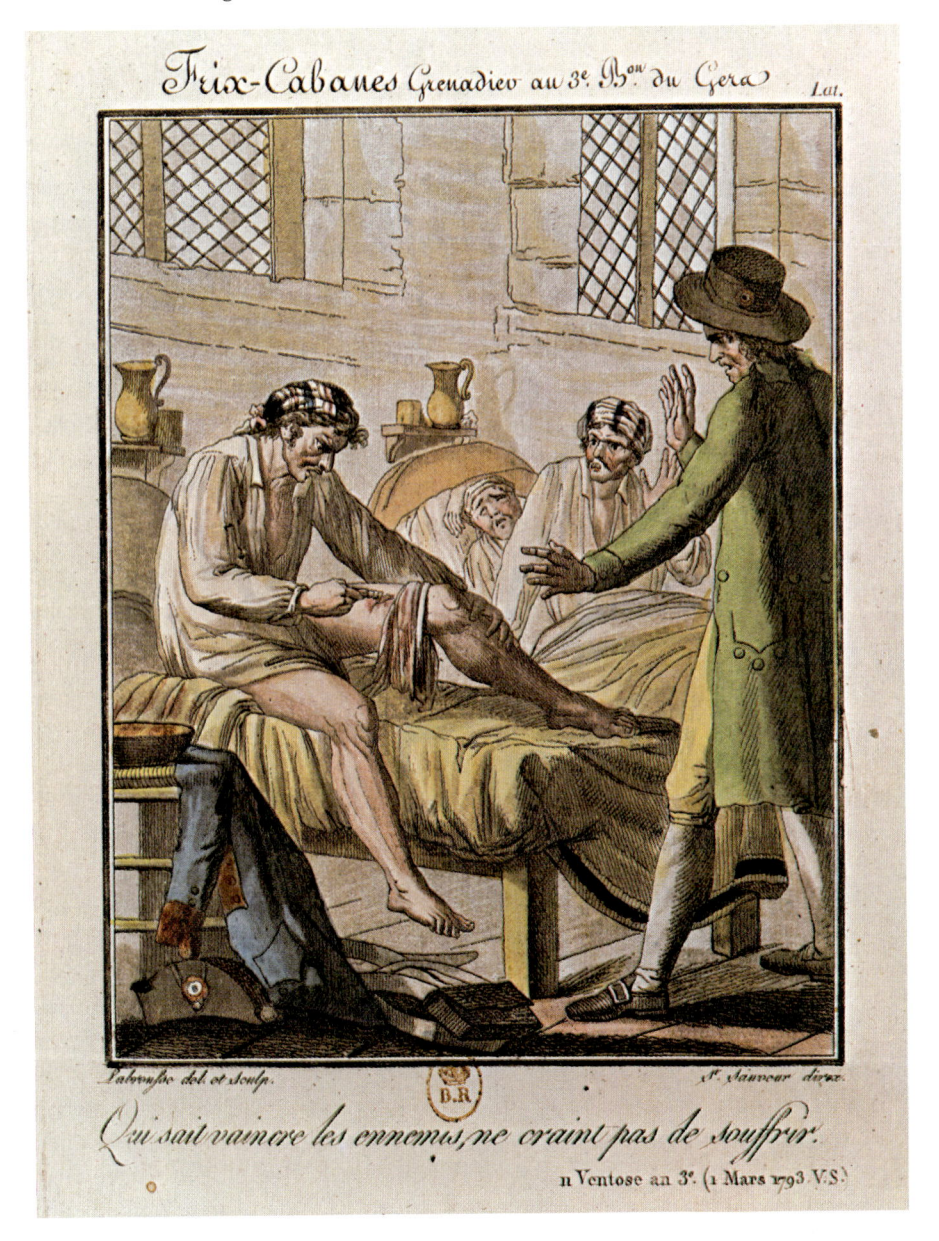

Abbildung 2811
»Wer den Feind zu besiegen versteht, fürchtet keine Qualen. 11. Ventôse des Jahres III (1. März 1795).«
(Paris, Nat. Bibl., Cab. des Estampes)
In einem Krankenhaussaal zieht sich ein Verletzter selbst die Kugel aus der Wunde.

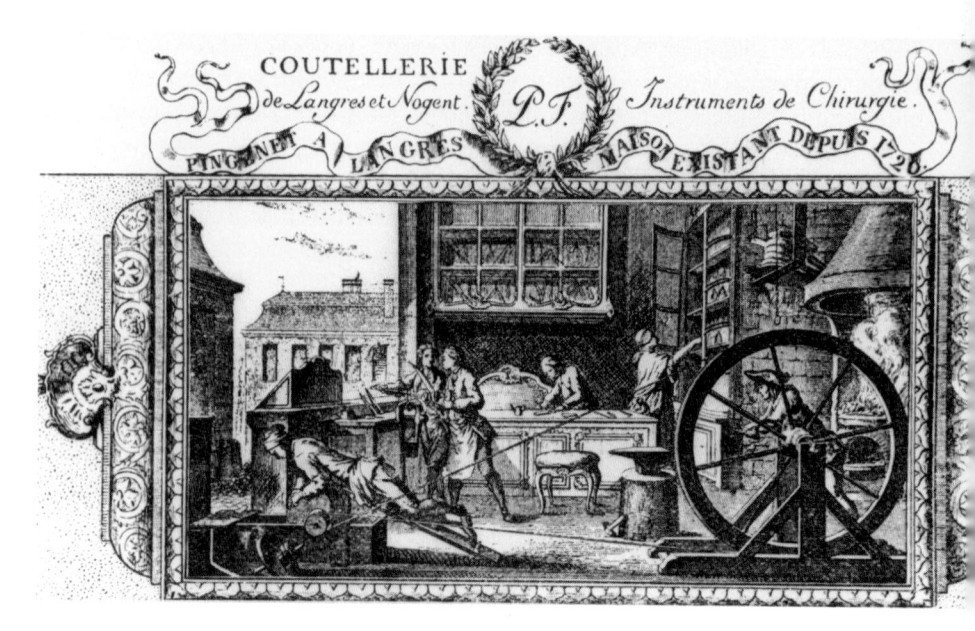

*Abbildung 2812
Briefkopf eines Fabrikanten chirurgischer Instrumente, der seit 1720 sein Gewerbe betreibt. Stich, 19. Jh.
(Paris, Ordre national des Pharmaciens, Sammlung Bouvet)*

dete diese fruchtbare Karriere. – Lallemand (1790–1853) war Präparator bei Dupuytren gewesen; er war der einzige, der vier Jahre lang Dupuytren standhielt. Als robuster Lothringer, dessen Kindheit eher mit sportlicher als mit geistiger Aktivität ausgefüllt gewesen war, besaß er Charakter und Selbständigkeit; er war ein Avantgardist, Sozialist nach Einstellung und Taten sowie großzügig und hilfsbereit gegenüber seinen Operierten. Er war ein enzyklopädischer Mensch, Gelehrter und Philosoph in einem, und in seiner Freizeit beschäftigte er sich mit der Geschichte der menschlichen Gesellschaften, mit Politik und mit Fragen des Bildungswesens. Als er einmal vom Schnee eingeschlossen war, schrieb er eine Fantasie mit dem Titel *Le Haschich,* bei der es sich um einen erstaunlichen Vorgriff handelt; hundert Jahre im voraus prophezeit er nämlich die Realisierung der meisten modernen Fortschritte. Der große Chirurg zeigte sich gleichzeitig als ein Vorläufer der pathologischen Anatomie und der Neurophysiologie.

Am Vorabend der Anästhesie

Vom Tode Dupuytrens an bis zur Entdeckung der Anästhesie zieht sich ein Jahrzehnt ohne große Persönlichkeiten hin; es ist eine Periode der Stagnation – wenn nicht gar des Rückschritts. Wie Rochard sehr richtig bemerkt, »konnte keiner der vorhandenen Chirurgen als Haupt einer Schule auftreten«. Indes zählten auch zu dieser Zwischengeneration verdienstvolle Männer. Nur zwei wurden zu Professoren ernannt, nämlich Gerdy und Velpeau. Als Chirurg betätigte sich Gerdy (1797–1856) sehr wenig, obwohl er den Posten eines »chirurgien en second« am Pitié-Hospital innehatte und 1833, im Alter von knapp sechsunddreißig Jahren, auf den Lehrstuhl für chirurgische Pathologie berufen wurde. Das Besondere an seiner Persönlichkeit ist sein weitreichendes, umfassendes Denken, die Qualität seines Charakters. Sein Name wird ihn in seinem Buch *L'Anatomie artistique* überleben, dieser merkwürdigen Neuschöpfung, mit der er das Werk von Mathias Duval und Paul Richier vorwegnahm. Aufgrund seiner physiologischen Arbeiten reiht er sich in die Linie Hunters ein. Vor allem aber bewahrte dieser Mann, dessen Existenz aus einer Folge von Mühen und Qualen bestand, immer seine Unabhängigkeit, seinen Sinn für Gerechtigkeit und

Wahrheit; bei Bewerbungen behandelte man ihn zu oft ungerecht. Lange Jahre brauchte die Schwindsucht, um seine Energie und Arbeitskraft zu brechen. Dabei mußte er die Feindseligkeit der Kollegen, die Gegnerschaft Orfilas, dessen Anträge in der Lafarge-Affäre er angriff, die Opposition Dupuytrens und eine fast völlige Untätigkeit hinnehmen, die ihm sein ebenso heftiger Abteilungschef auferlegte. Dieses Problem löste er schließlich dadurch, daß er nur noch sonntags ins Krankenhaus ging, weil Lisfranc an diesem Tag zu Hause blieb. In seiner vornehmen Art leistete er bis zuletzt Widerstand.

Als Dupuytren starb, hatte Velpeau (1795–1868) seit sechs Monaten den Lehrstuhl für chirurgische Klinik an der Charité inne. Vierunddreißig Jahre lang war er der Professor, den man am meisten wegen der Klarheit und Präzision seines Unterrichts, der Sicherheit seiner Diagnosen, seines gesunden Menschenverstands und der Umsicht bei seinen Eingriffen schätzte. Seine lange Wirkungszeit hat ihm die Zeit gelassen, viel zu beobachten; trotz seiner mühevollen Tätigkeit konnte er noch viel schreiben. Unter seinen Werken befindet sich eine Studie, in der wir uns heute noch Rat holen: seine Monographie über die Krankheiten der weiblichen Brust.

Die meisten großen Chirurgen von früher sind durch die Schule der Armut gegangen – dies ist ein Faktum. Aber wie Rochard sehr richtig erklärt, waren selbst die am stärksten Benachteiligten gegenüber Jobert de Lamballe (1799–1867) noch Privilegierte: »Er ist buchstäblich ins Elend hineingeboren worden; und dieser Mann, der als dreifacher Millionär sterben sollte, mußte noch mit achtundzwanzig Jahren Hunger leiden.« Nachdem er jedoch 1828 sein Doktorexamen bestanden hatte, brauchte er kaum fünfundzwanzig Jahre, um alle Stufen »im Geschwindschritt« hinaufzuklettern. Vom Chirurgen des *Bureau central* brachte er es zum Dozenten, zum Königlichen Chir-

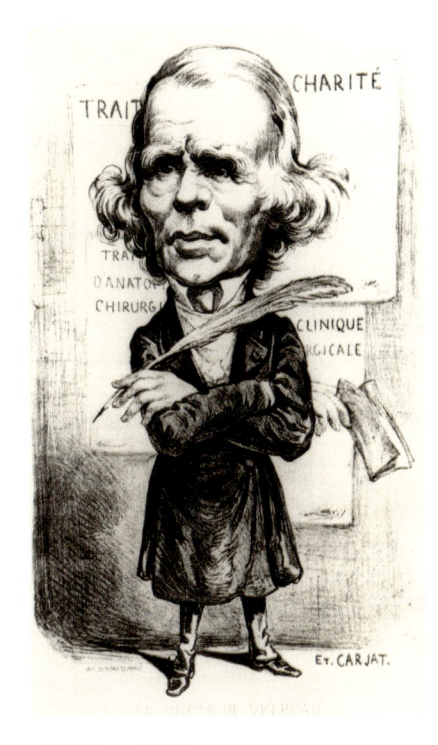

Abbildung 2813
Alfred Velpeau (1795–1867).
Karikatur von Étienne Carjat
(1828–1906), erschienen im
Charivari.
(Paris, Nat. Bibl., Cab. des Estampes)

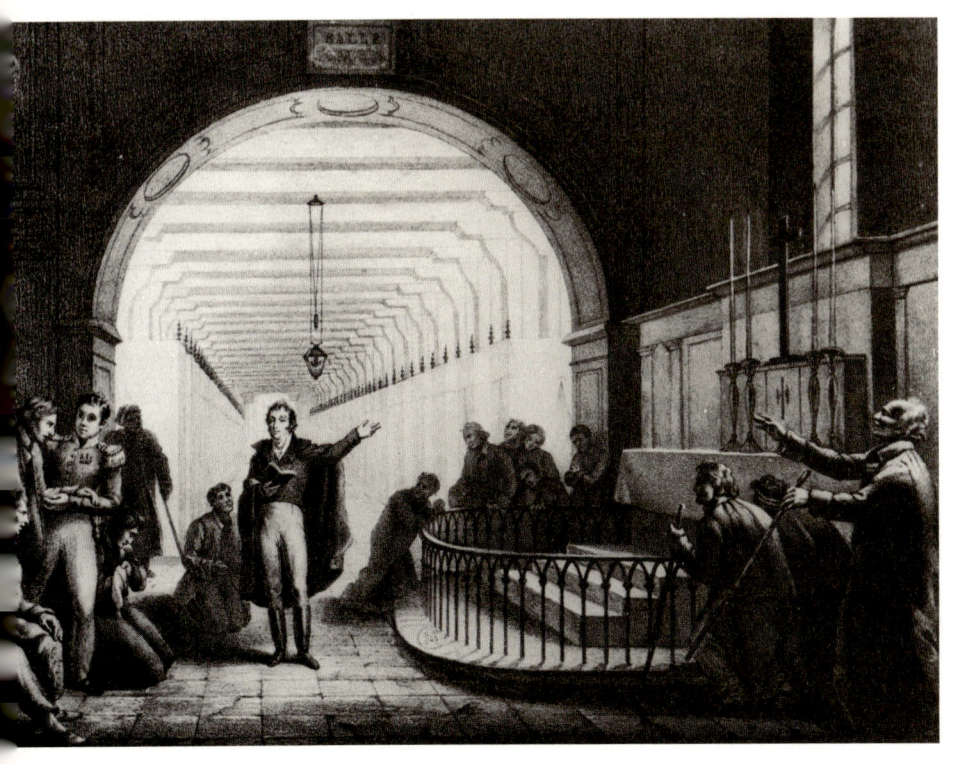

Abbildung 2814
»Der Herzog von X... besucht und tröstet die armen Kranken.«
Stich nach einem Gemälde von François Granet (1775–1849).
Anfang 19. Jh.
(Paris, Musée Carnavalet)
Hier sehen wir einen Saal im Hôtel-Dieu, wie er in der Restaurationszeit aussah.

2485

urgen und Mitglied der Akademie für Medizin. Später, 1854, ernannte man ihn zum Professor für chirurgische Klinik und Chirurgen des Kaisers Napoleon III. 1855 trat er ins *Institut de France* ein. Er hatte zwei technische Methoden erdacht, die zu den fruchtbarsten Leitideen der modernen Chirurgie gehören: zum ersten die befreienden Schnitte und Schleimhautablösungen, die bei der Behandlung von Blasen-Scheidenfisteln die Fistelränder mobilisieren (Autoplastik durch Lokomotion nennt man dieses Verfahren) und ihre Vereinigung erlauben; zum zweiten vor allem das Prinzip der Darmreparatur durch die sero-seröse Naht. In diesem grundlegenden Punkt stellten seine Denkschriften von 1824 und 1826 eine Revolution dar. Er starb an progressiver Paralyse.

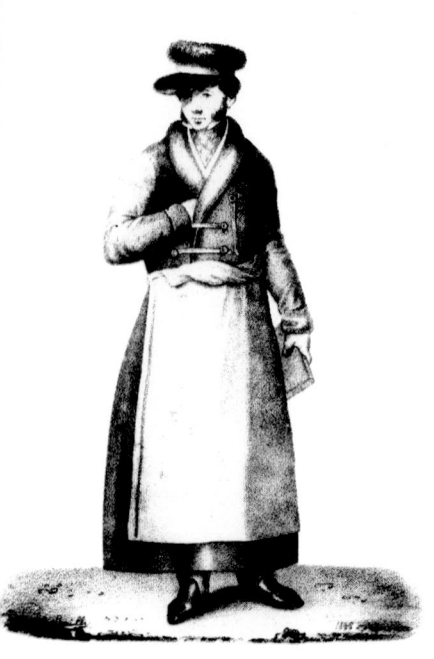

Abbildung 2815
Chirurgiestudent am Spedale
Santa Maria Nuova in Florenz.
Lithographie von 1826.
(Paris, Musée d'Histoire
de la médecine)

Die Überlegenheit der englischen Chirurgie in der Mitte des 19. Jahrhunderts

Im Zweiten Kaiserreich schien die französische Chirurgie gegenüber ihrer englischen Konkurrenz auf der Stelle zu treten, nicht wegen mangelnder Qualifikation der Operateure, sondern weil man jenseits des Ärmelkanals im Kampf gegen die Infektion einen gewissen Vorsprung hatte. Die französische Chirurgie litt deshalb keinesfalls an Minderwertigkeitskomplexen, aber sie war fest in ihrer Routine mit Salben und Breiumschlägen verankert. Die Wundbehandlung dauerte unendlich lange, das Verbinden war mühselig, und die Bestürzung wuchs angesichts der beunruhigenden Sterblichkeit bei sogenannten »großen Amputationen«. Auf der Krim erreichte sie 1854 in der französischen Armee sogar 91 Prozent nach Oberschenkelamputationen! Im Italienkrieg, 1859, sah die Statistik mit einer Sterblichkeit von 85 Prozent nicht viel besser aus. Im Gegensatz hierzu lagen die von den englischen Chirurgen angegebenen Zahlen viel niedriger, mit der Einschränkung allerdings, daß sie aus der zivilen Praxis stammten. Welches waren die Ursachen für dieses Mißverhältnis?

Die Krankenhaushygiene

Jenseits des Kanals ist die Organisation der Krankenhäuser mehr auf Hygiene gerichtet. Am Sankt-Bartholomäus-Hospital von London befinden sich die chirurgischen Stationen im Erdgeschoß, die medizinischen in der ersten Etage, während man die Geschlechtskrankheiten in die zweite Etage verbannt hat. Zwischen den Gebäuden, die der Krankenpflege dienen, liegt ein großer Eßsaal für die kräftigeren Patienten. Trotz der zwölf bis vierzehn Betten, die jeweils in einem Abstand von drei bis vier Metern angeordnet sind, ist die Luft in den Chirurgiesälen fast einwandfrei. Der aufsichtführenden Schwester sind vier andere Krankenschwestern unterstellt. Das Holzparkett wird häufig gereinigt. Auf jeder Etage sind die Garderoben in ordentlichem Zustand und ohne unangenehme Gerüche. Die Eisenbetten sind länger und schmäler als die französischen Betten und enthalten einen Strohsack, eine Nackenrolle, manchmal auch ein kleines Kopfkissen, ferner Laken und Decken. Patienten, die wegen eines Beinbruchs oder einer langwierigen Krankheit bettlägrig sind, bekommen eine Roßhaarmatratze, die bequemer ist als der Strohsack. Alles ist viel einfacher als in Paris – rustikaler, aber bestimmt hygienischer. Ein 1,50 m hoher leichter Vorhang hängt bei jedem

Bett von einer halbkreisförmigen Stange, die an der Wand angebracht ist; er schützt den Patienten vor indiskreten Blicken. Kranke mit Brandwunden liegen auf einem »Wasserbett«, das ist eine lange Holzkiste mit destilliertem Wasser angefüllt und mit einer Gummimatte bedeckt. In einem hohen, breiten Kamin brennt ständig ein Kohlefeuer. Durch Öffnungen in den Fußböden kann Frischluft eintreten und andere in der Decke ermöglichen den Austritt der verbrauchten Luft. In Paris sind die Krankenhäuser anders: Die Heizung mit Heißwasser- oder Heißluftleitungen ist dort moderner, aber die Luft ist ungesünder und schwerer zu erneuern als bei der Kaminheizung. Das Bettzeug ist komplizierter, die Vorhänge zahlreich, die Patienten liegen enger zusammen. Diese Gesamtheit schafft ungünstigere hygienische Bedingungen als in England, und zwar in solchem Maße, daß Malgaigne 1862 in einer Diskussion über die gesundheitsschädlichen Zustände in den Pariser Hospitälern heftig ausruft: »Es sind die abscheulichsten in ganz Europa!«

Ganz allgemein ist die Kost der englischen Patienten reichlicher, und entsprechend dem Prinzip, daß eine kräftige Nahrung als allgemeines Stimulans wirkt, geht die Heilung der Verwundeten schneller vor sich. »Zu oft«, erklärt Billing, »werden die Instinkte vernachlässigt. Man läßt die Patienten erfahrungsgemäß fasten.« Tatsächlich scheint es ganz klar, daß eitrige Infektionen, Erysipel, Wunddiphtherie und Skorbut durch eine unzureichende Ernährung begünstigt werden. So kritisiert 1881 Farabeuf die mangelhafte Kost der Operierten in seinem Werk *La Médecine opératoire* folgendermaßen: »Noch unlängst ließ man unter dem Vorwand, den die französischen Chirurgen

Die Krankenernährung

Abbildung 2816
Frauenkrankenhaus in London.
Stich von Thomas Rowlandson
1808.
(Paris, Bibl. des Arts décoratifs)

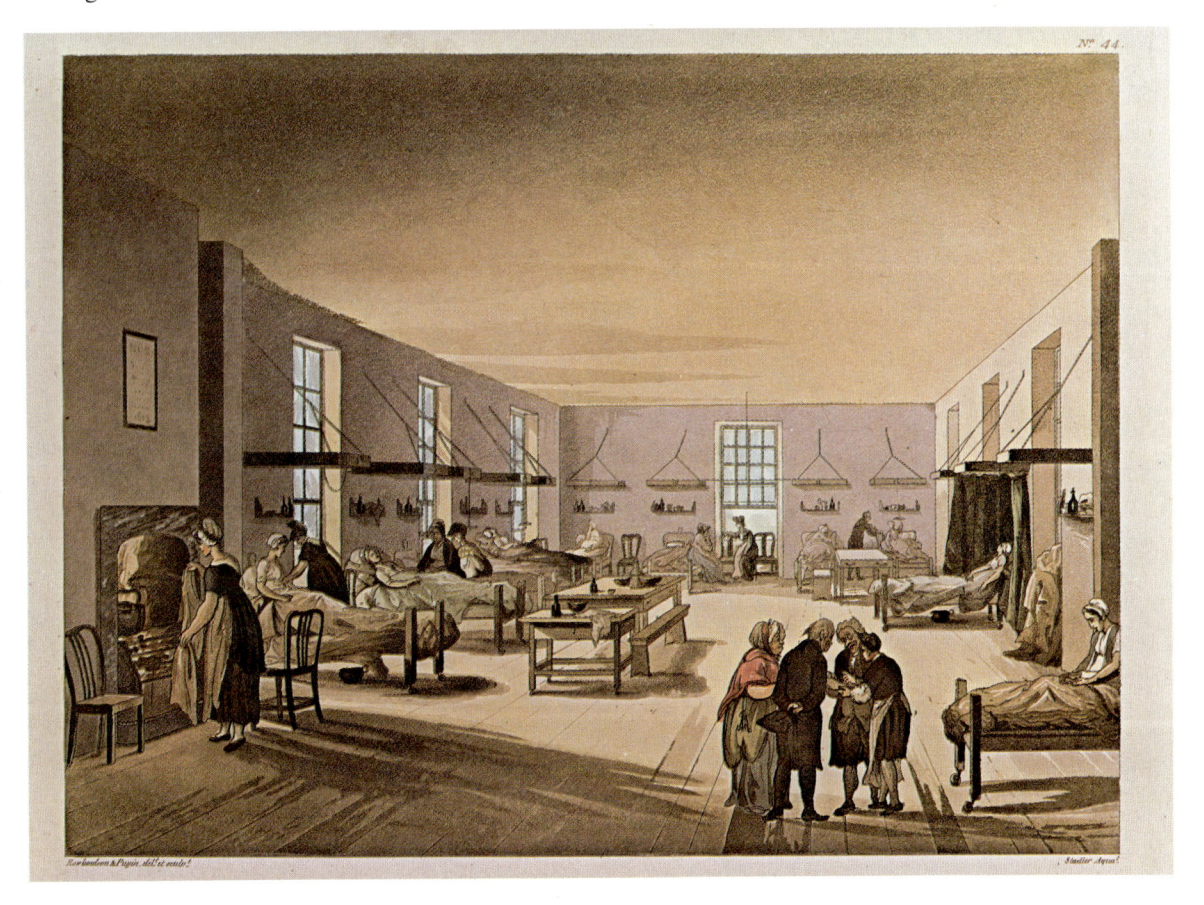

erfanden, daß nämlich der französische Körper extrem empfindlich sei, die Amputierten der Pariser Hospitäler resigniert sterben, in einer abscheulichen Umgebung, mittelmäßig ernährt und oft schlecht verbunden.« Und seine Meinung faßte er mit folgenden Worten zusammen: »Der Amputierte braucht noch mehr als der gesunde Mensch reine Luft und eine wiederaufbauende Kost auf der Basis von Fleisch und Alkohol.«

Die Verbände

Die Haupttätigkeit im chirurgischen Krankenhaus besteht aus dem Anlegen von Verbänden. In England interessierte man sich viele Jahre wenig dafür. Percival Pott wies als erster auf die Heilkräfte der Natur hin. Und John Hunter machte auch sogleich wieder auf seine Gedanken aufmerksam. Astley Cooper, Liston, Syme und Matcarney führten nach und nach jene Verbandsart ein, die man um die Mitte des 19. Jahrhunderts benutzte. 1840 wandte sich Liston in der dritten Ausgabe seiner *Operativen Medizin* energisch gegen die alten Praktiken. Liston ging soweit, alles abzulehnen, was das Verbinden verkomplizierte und verlängerte; er verzichtete auf gezupfte oder abgeriebene Scharpie und wollte Nähte und Bändchen nur noch im äußersten Fall angewandt sehen. Seine Kollegen nahmen seine Ideen rasch auf.

In Paris ist der Chirurg jeden Morgen dazu verurteilt, mit seiner Zange sorgfältig alle verschmutzten Teile des Verbands zu lösen und, wie Denonvilliers am 24. November 1855 vor der Société de chirurgie darlegte, »mindestens eine Viertelstunde damit zu verlieren, einen Amputationsstumpf zu reinigen, soweit er Wachssalbe benutzt«. Der Anblick der Verbände, die Luft in den Sälen werden zu einer wahren Belastung, der die jungen Studenten nicht immer standhalten.

In London geht alles einfacher: Es gibt keine unangenehmen Gerüche, keine öffentlich vorgezeigte Schmerzensszenerie, keine dem Auge dargebotenen täglichen Verbände und viel weniger Eiterungen.

Abbildung 2818 (gegenüber links)
»Überkreuzte Bandage der beiden Brüste für Brustoperationen. Die Brüste werden durch die Windungen der Bandage auseinandergehalten und exakt gestützt; sie wickelt sich darum herum und modelliert ihre graziösen Konturen, die sie getreu nachzeichnet.«
Illustration aus Traité des bandages et appareils de pansements *von P.-N. Gerdy, Paris 1826, Tafel VI.*
(Paris, Bibl. der Alten Med. Fakultät)

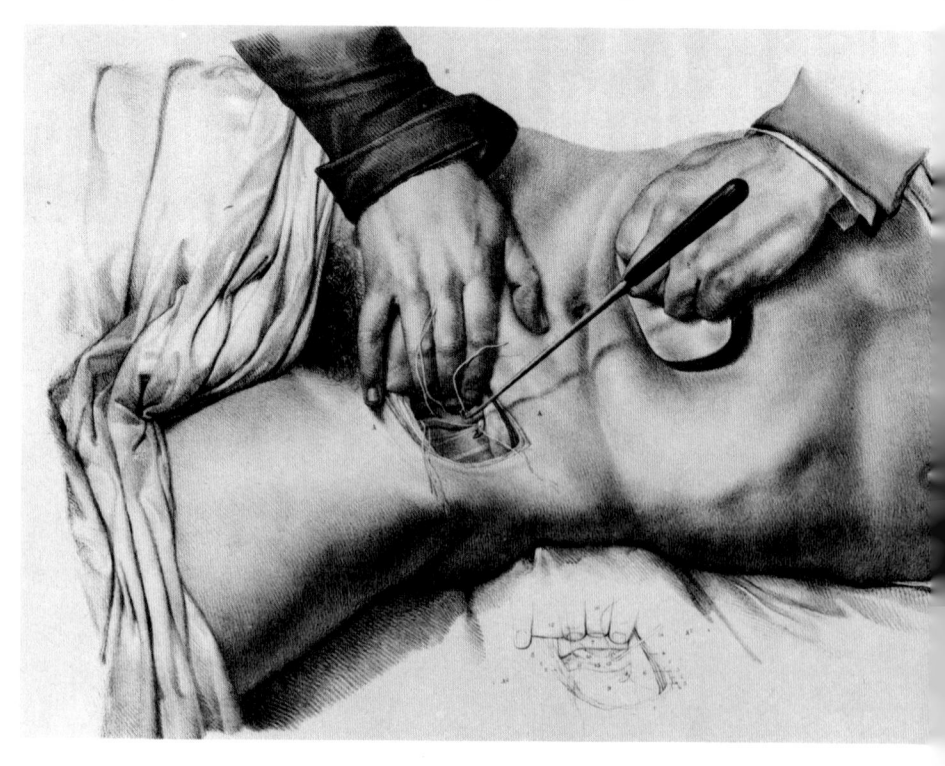

Abbildung 2817
»Ligatur der Arteria iliaca communis, interna und externa.«
Tafel aus dem Traité complet de l'anatomie de l'homme comprenant l'anatomie chirurgicale et la médecine opératoire *von J.-B.-M. Bourgery und Claude Bernard, Paris 1866–1867, Band VI, Tafel 48.*
(Paris, Bibl. der Alten Med. Fakultät)

Die primäre Wundheilung

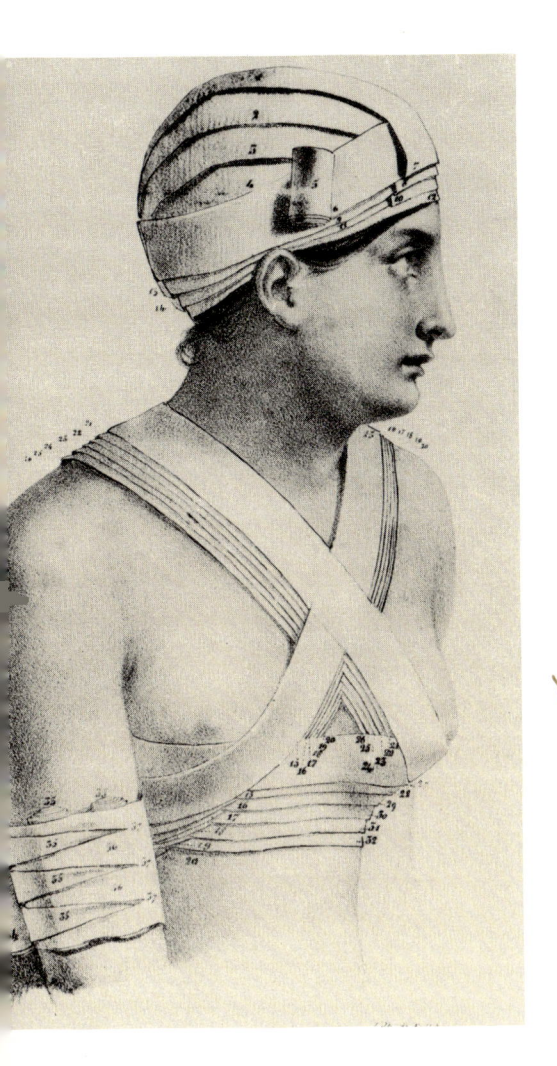

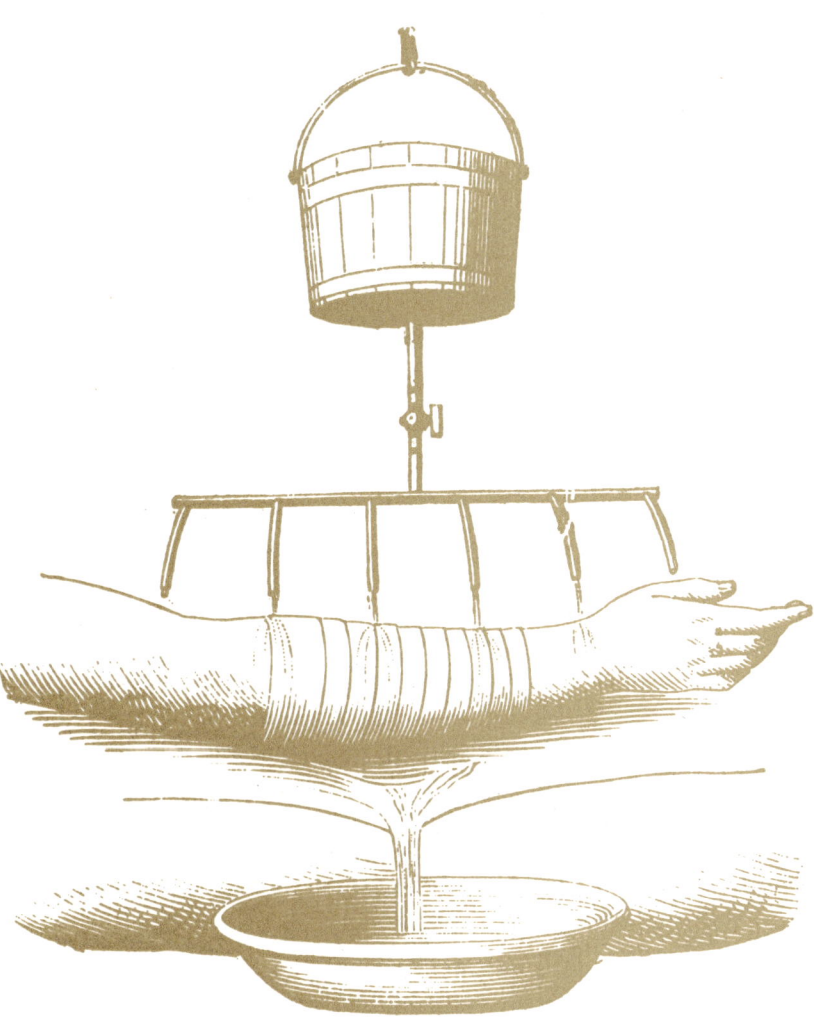

Warum besteht ein solcher Unterschied in der Art des Verbindens jenseits und diesseits des Kanals? Der Grund ist sehr einfach: in England hat sich nämlich die unmittelbare Wundheilung eingebürgert. Die Wundheilung »per primam intentionem«, die in Frankreich noch umstritten ist, wird in England eifrig betrieben. »Diese Anordnung«, erklärt Samuel Cooper, »gereicht zur Ehre der englischen Chirurgie, die auf keinem anderen Gebiet ihre Überlegenheit besser beweist!« Frankreichs Nachbarn meinen, daß die Mißerfolge, über die die französischen Chirurgen klagen, auf ihrer Unerfahrenheit, ihrer Nachlässigkeit sowie der Nichtbeachtung der elementarsten Vorschriften beruhen. Wenn die primäre Wundheilung fehlschlägt, hat sie den Verletzten sowieso nur zwei oder drei Tage gekostet; er findet sich dann in den Ausgangszustand zurückversetzt. Welchen Vorteil bringt sie aber, wenn sie ganz oder auch teilweise gelingt! Hierauf entgegnen die französischen Kollegen, daß das Risiko für eine Eiterung größer ist; die Eiterherde, manchmal auch die Gangrän, breiten sich in die Tiefe aus und gefährden das Leben des Verletzten. Einige französische Chirurgen wie Pelletan stehen der primären Naht absolut feindlich gegenüber und bringen sie mit sekundären Blutungen in Verbindung. Richerand, Dubois und Nélaton dagegen übernahmen sie, auch die italienischen Chirurgen, außer nach Öffnung infizierter Abszesse und Zysten, nach Quetschwunden und bei zu großem Substanzverlust.

*Abbildung 2819 (oben rechts)
Kontinuierlicher Irrigationsapparat von Velpeau »zur Vorbeugung oder Bekämpfung der Entzündung, die sich als Folge von großen Traumen, komplizierten Frakturen, schweren Gelenkläsionen und Quetschwunden entwickelt«.
Illustration aus* Arsenal de la chirurgie contemporaine *von G. Gaugot und E. Spillmann, Paris 1867.
(Paris, Bibl. der Alten Med. Fakultät)*

2489

Blutegelfang. Griechenland 1874. Stich 19. Jh. (Paris, Bibl. des Arts décoratifs) Die Blutegel, eine Hauptwaffe des therapeutischen Arsenals, erfreuten sich bis zum Ende des 19. Jh.s einer außergewöhnlichen Beliebtheit. Unter dem Einfluß von Broussais, für den alle Krankheiten als Ausgangspunkt einen gemeinsamen Prozeß der Reizung und Entzündung im Magen-Darm-Bereich hatten, galt die lokale Verringerung des Blutandrangs sowie der Blutentzug durch die Egel als Allheilmittel.

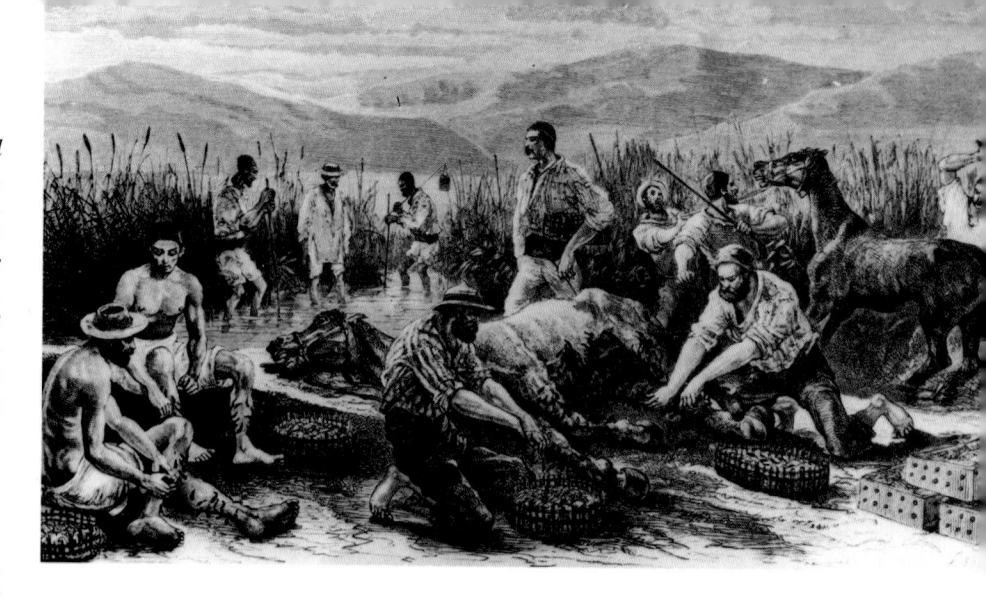

Unter den dicken *französischen Verbänden,* die aus Scharpie und übereinandergeschichteten Kompressen bestehen und mit breiten, langen Heftpflasterstreifen umwickelt sind, kommt es nicht selten zu Blutungen; man muß dann die Bandagen abnehmen und die Blutung unter kritischen Bedingungen direkt im Krankenbett, bei schlechter Beleuchtung und unter beengten Verhältnissen behandeln. Ist die Blutung gestillt, muß der Chirurg die Wunde säubern und sorgfältig die Blutklumpen entfernen, die eine mögliche Quelle für Infektionen und Wiederöffnung der Wunde darstellen. Dann muß er die Ränder durch eine Naht miteinander verbinden, meistens mit einem seidenen, seltener auch mit einem Platin- oder Silberfaden, wie Syme es vormachte. Die Fäden werden am Ende der Operation unter Chloroform eingebracht, und später festgezogen. Es können alle möglichen Nahttypen vorkommen: Einzelnaht, umschlungene Naht, Zapfennaht oder fortlaufende Naht. Der sogenannte *englische Verband* ist äußerst einfach. Die Wunde wird mit kaltem Wasser gesäubert und mit Wachssalbe bedeckt. Ein »lint« (ein mit Wasser getränktes Stück Baumwollstoff bzw. Scharpie) wird auf die Größe der Wunde zugeschnitten und vorsichtig, ohne Faltenbildung, aufgelegt. Das Ganze wird mit einem undurchlässigen Stoff abgedeckt, der die Verdunstung des Wassers verhindert, die Temperatur aufrechterhält und die Wunde vor der schlechten Luft schützt. Es kann sich um ein gummiertes Mullpflaster (einen Guttaperchastreifen), eine mit gekochtem Öl getränkte Kompresse oder Lackpapier handeln. Mehrmals am Tage hebt der Chirurg eine Ecke des Verbands hoch, gibt auf die Scharpie einige Tropfen frisches Wasser und kontrolliert die Wunde. Der Verband selbst wird nur alle zwei bis drei Tage gewechselt.

Der Kampf gegen die Eiterung

Welche Mittel wenden die englischen Chirurgen an, wenn es zur Eiterung kommt? Die mit kaltem Wasser getränkte Scharpie wird häufig erneuert; ein Eisbeutel wird nahe der Wunde angebracht oder direkt auf sie gelegt. Das kalte Wasser, das auf die angefeuchtete Scharpie gegeben wird, enthält Zinksulfat, Tannin oder Alkohol. Im Gegensatz dazu werden manchmal heiße Aufgüsse von Kamille, Schierling, Schlafmohn oder Belladonna zum Tränken des Verbands benutzt. Die allgemeine Behandlung ist ziemlich beschränkt: wenig Aderlässe, viel Blutegel; Diät, Abführmittel oder Opium, Heilmittel auf Quecksilber- oder Antimonbasis, Kräutertee oder Limonade.

Eine gute Ernährung, eine gut eingehaltene Diät sowie Stärkungs- und Anregungsmittel bilden die beste präventive Behandlung der *Gangrän*.

Für *Quetschwunden* und Verletzungen durch Abreißen ist die Prognose viel ernster wegen des Ausmaßes der Hautschädigung. Wenn sie an Extremitäten auftreten, wird manchmal die sofortige Amputation nötig, besonders wenn noch Knochen-, Gelenk- oder Arterienverletzungen hinzukommen. Nach Anfrischen und Regularisierung der Wundränder können sie genäht werden wie Wunden durch ein schneidendes Objekt. Meistens bildet sich in einer genähten Quetschwunde jedoch Eiter.

Dann bestehen noch andere Möglichkeiten:
– die *sekundäre unmittelbare Wundheilung,* wenn sich die Wundränder annähern lassen (die Annäherung durch schmale Bandagen ist hier gegenüber der Naht vorzuziehen);
– die *Wundheilung per secundam intentionem,* ein passives Verfahren, bei dem man nicht die Vereinigung der Wundränder anstrebt, sondern darauf wartet, daß die Höhlung von Granulationsgewebe ausgefüllt wird. In diesem Stadium kann man großzügig Wachssalbe auftragen, ohne damit jedoch zu übertreiben, wie es oft in Frankreich geschieht.

In der Tat besteht das in England universell angewandte örtliche Mittel aus klarem Wasser, mit dem das Pflaster getränkt wird. Wenn die Eiterung anhält, ersetzt man das klare Wasser wirksam durch Bleiwasser, Chlorkalk, Natriumhypochlorit oder Tanninlösung. Allgemein treten Eiterungen in England nicht so häufig auf wie in Frankreich, wo die Wachssalbe sauer und die Scharpie mit der Zeit schmutzig wird. Je nach dem Aussehen der Granu-

Die Quetschwunden

Abbildung 2821
»Resultat der Ligatur von Hauptarterienstämmen.«
Tafel 33a aus Band VI des Traité complet de l'anatomie de l'homme von J.-B.-M. Bourgery und Claude Bernard, Paris 1866–1867.
(Paris, Bibl. der Alten Med. Fakultät)
Figuren 1–4 zeigen das Resultat der Ligatur der Arteria iliaca externa, nach einem Befund von Dupuytren. Figur 5 und 6 zeigen das Ergebnis der Oberarmarterienligatur als Folge eines Aneurysmas in der Armbeuge; es »entstand bei einem Aderlaß durch einen Dorfchirurgen«.

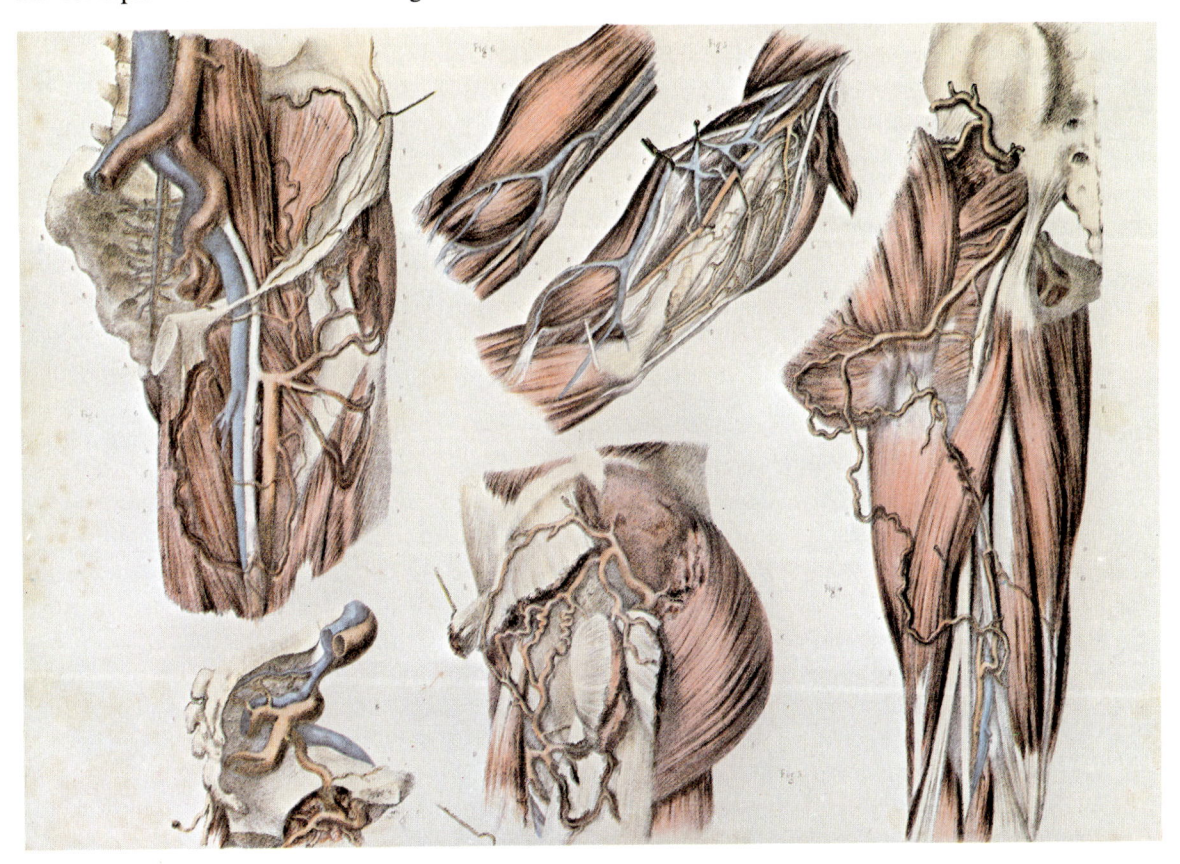

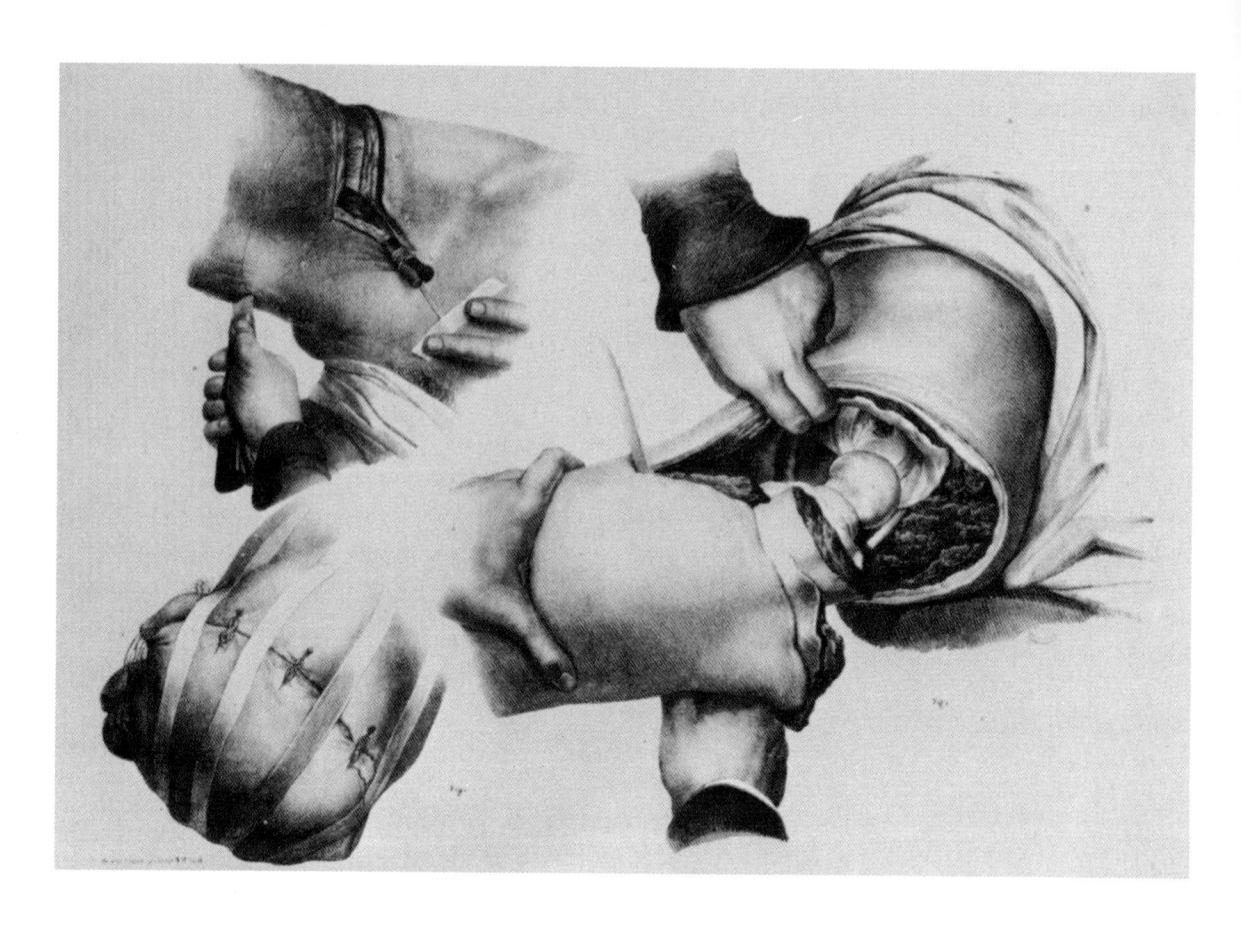

Abbildung 2822 »Amputation am Hüftgelenk.« Figur 1 und 2. Verfahren Lalouette (ein innerer, vorderer Lappen). Figur 3: Verfahren Larrey (ovale oder kreisförmige Amputation, vorher Quereinschnitt). Tafel nach J.-B.-M. Bourgery und Claude Bernard, Paris 1866–1867. (Paris, Bibl. der Alten Med. Fakultät)

Die Amputation von Gliedern

lationen kann man noch andere Mittel anwenden: eine Wachssalbe aus Walrat, Zink- oder Kupfersulfat, Salbei- oder Rosmarinaufgüsse. Wenn die Zellneubildung lokalisiert ist, ist das Betupfen mit Alaun, Borax oder Silbernitrat indiziert.

Im Falle einer Gangrän, wenn die Eiterung übelriechend, schwarz oder sogar jauchig wird oder die Geschwürbildung zunimmt, müssen die Umschläge unbedingt regelmäßig erneuert werden, ebenso die Natrium- oder Calciumhypochloritlösungen, die Kaliumpermanganatlösung oder der Absud aus Schlafmohn, kombiniert mit Opium, und das in hoher Dosis oral verabreicht.

Auf dem Gebiet der Amputationen scheint die Position der englischen Chirurgen, welche auf die unmittelbare Wundheilung schwören, schwieriger zu rechtfertigen als jene der Pariser Operateure. Die Zirkelmethode ist in England weniger in Mode als der Lappenschnitt oder die Transfixion. Fergusson führt an, daß die Dauer einer Amputation »maximal zwischen dreißig Sekunden und drei Minuten« betragen sollte. Während der Patient noch unter Chloroformeinfluß steht, bringt man die Hanf- oder Metallfäden ein, ohne sie zu verknoten. Sobald der Patient ins Bett zurückgekehrt ist, beruhigt man ihn mit Branntwein. Die Wunde läßt man weit offen, oder man bedeckt sie mit feuchter Scharpie. Genäht wird erst vier bis fünf Stunden später. Nach der Amputation sind am gefürchtetsten die »Exhaustio«, Tod durch Erschöpfung, und das, was die Engländer *shock* nennen.

Kann man nun feststellen, woran die Amputierten starben?

Zunächst an einfachem Kollaps oder Schock, der durch eine Blutung begünstigt und durch die nervöse Erschütterung verursacht wird. 18 Prozent der Operierten sterben rasch; 28 Prozent nach einigen Tagen, die mit Schwäche, Brand, Eiterung und Diarrhöe vergehen. – In zweiter Linie stirbt man an Pyämie (am vierzehnten Tag nach pathologischen Amputationen, am fünfundzwanzigsten bis sechsundzwanzigsten Tag nach traumatischen Amputationen), die in bestimmten Krankenhäusern 32 Prozent der Patienten dahinrafft. Bei den Extremitätenamputationen läßt ein Vergleich der englischen Zahlen mit jenen Malgaignes erkennen, daß die Sterblichkeit in Paris doppelt so hoch ist wie in London. Aus den verschiedenen englischen Statistiken scheint hervorzugehen, daß die Sterblichkeitsziffer nach eingeklemmtem Bruch 1856 bei 45 Prozent lag, während sie in Malgaignes Praxis 1835 bis 1842, also früher, 60 Prozent erreichte. Andere Eingriffe erzielten weit bessere Resultate: 6,2 Prozent Sterbefälle nach Beinamputationen, 3 Prozent Sterbefälle nach Operationen gutartiger Geschwülste verschiedener Art.

Den besten Vergleich liefern uns die Statistiken des Krimfeldzugs von 1854 bis 1856 der englischen und der französischen Armee. Nach Amputation eines Arms, ohne Berücksichtigung der Höhe, betragen die Heilungen in der englischen Armee 84, in der französischen nur 48 Prozent. Ebenso verhält es sich bei den Beinamputationen. Unter den Gründen für eine deutlich niedrigere Sterblichkeit gegenüber Frankreich zitierten die medizinischen Journale 1854 bis 1855 die Einführung des Chloroforms in England.

Trotz brillanter Fähigkeiten ihrer Operateure durchläuft die französische Chirurgie gegen Mitte des 19. Jahrhunderts eine deutliche Stagnations- wenn nicht gar Rezessionsperiode. In einer sehr schönen Rede auf Malgaigne, die Lenormant 1929 hielt, präzisierte dieser lakonisch die Resultate der tragischen Epoche, in der »von fünfzehn Trepanierten nicht ein einziger überlebte; die Bruchoperation rettet nicht viel mehr als ein Drittel der Operierten, nämlich 87 von 200, der Blasenschnitt heilt nur drei von fünf Personen; man verliert sechs von zehn Schenkelamputierten, über die Hälfte der Beinamputierten, fast die Hälfte der Armamputierten, und schließlich hat man sogar bei Finger- oder Zehenamputationen nahezu 10 Prozent Todesfälle zu verzeichnen!« Als aus England die beiden großartigsten Entdeckungen der modernen Chirurgie kamen, nämlich die allgemeine Anästhesie und die Antiseptik, sollten die französischen Kollegen sie noch mit großer Verspätung anwenden, während andere Länder, unter anderem Deutschland, diese Wohltaten viel schneller schätzen lernten.

Der große französische Chirurg Velpeau bewies kein prophetisches Talent, als er 1839 schrieb: »Schmerzen bei Operationen zu vermeiden ist eine Schimäre, die man heute nicht mehr weiterverfolgen darf.« Einige Jahre später besiegte die Anästhesie endlich den Schmerz; sie ist für die moderne Chirurgie eine Notwendigkeit. Seit der Engländer Sir Humphry Davy (1778–1829) die Vorteile der Anästhesie mit *Stickstoffoxydul,* dem sogenannten »Lachgas«, darlegte, dürfen wir ihn als Vater dieser Methode ansehen. Aber die Inhalation des Gases betrachtete man lange als eine Art Gesellschaftsspiel, und seine Eigenschaften wären zweifellos in Vergessenheit geraten ohne das kühne Unterfangen des amerikanischen Zahnarztes Riggs, der es 1844 zum ersten Mal anwandte, um seinem Kollegen Wells einen Zahn zu ziehen. 1818 entdeckte der Engländer Michael Faraday die

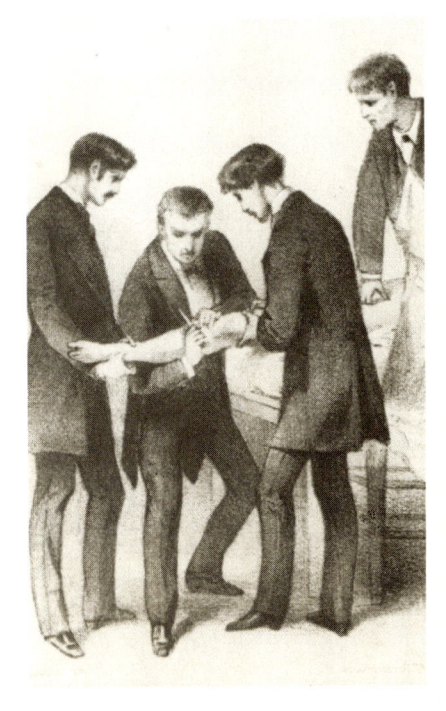

Abbildung 2823
»Beinamputation im gewählten Bereich (Rundschnitt). Position des Chirurgen und seiner Helfer.«
Illustration aus Manuel d'amputations chirurgicales *von Dr. Dubrueil, Paris 1867, Lieferung 6, Tafel XXVIII. (Paris, Bibl. der Alten Med. Fakultät)*

Die Allgemeinanästhesie

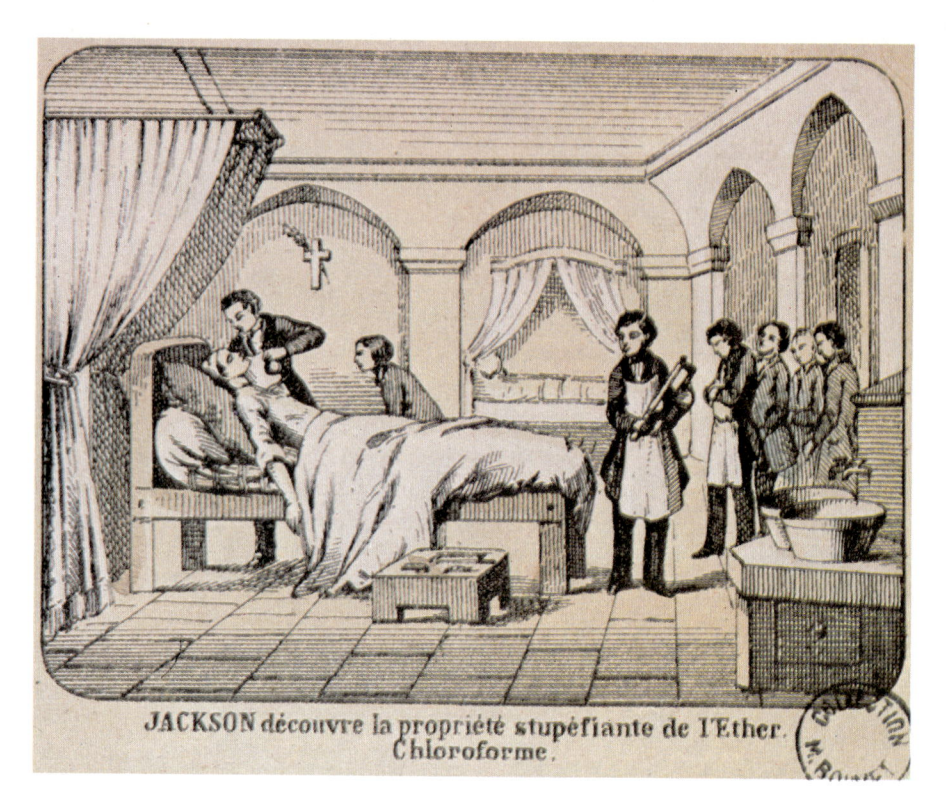

Abbildung 2824
»Jackson entdeckt die einschläfernde Eigenschaft des Äthers.«
Stich, 19. Jh.
(Paris, Ordre nat. des Pharmaciens, Sammlung Bouvet)

betäubende Wirkung des *Äthers,* der erst später von den Amerikanern und 1842 von dem Chemiker Thomas Jackson benutzt wurde; dann, im Oktober 1846, probierte der Zahnarzt Morton den Äther an einem Patienten des Bostoner Krankenhauses aus, nachdem er zuvor damit seinen Hund betäubt hatte. Eine chirurgische Anwendung machte wenig später J. Warren, der eine Geschwulst am Hals operierte, ohne seinem Patienten den geringsten Schmerz zuzufügen. In Amerika mehrten sich die Experimente, und die Meldung dieser Entdeckung erreichte Europa vor Jahresende. In England wurde die erste chirurgische Operation mit Ätheranästhesie von Liston im Londoner Universitätskrankenhaus, eine Beinamputation, ausgeführt.

Die größten Londoner Chirurgen wie Guthrie und Lawrence beeilten sich nun, einen Versuch zu machen. Ihre Erfolge wurden Anfang 1847 in Frankreich bekannt, und Malgaigne wie auch Velpeau erprobten die Anästhesie; bald folgten ihnen Gerdy und die meisten französischen Chirurgen. Noch kein Jahr war seit dieser Erfindung verflossen, als die Therapeutik mit einem neuen, wirksameren Anästhetikum bereichert wurde. Am 10. November 1847 veröffentlichte Simpson in Edingburgh die Erfolge, die er mit der Inhalation von *Chloroform* bei der Geburtshilfe erzielt hatte. Dieses flüchtige Gas, angenehmer als der Äther, verdrängte diesen rasch.

Die Chloroformanästhesie bekam in England endgültig Bürgerrecht, nachdem Königin Viktoria sie selbst erprobt hatte, als sie ihr siebtes Kind, den Prinzen Leopold, zur Welt brachte. Ab diesem Zeitpunkt kam die »Narcose à la reine« in Mode, das Chloroform wurde nun für kurze Eingriffe ausgiebig benutzt. Es ist nicht unnütz, daran zu erinnern, wie man in England Mitte des 19. Jahrhunderts nach dieser Methode verfuhr.

In Frankreich wie in England gebrauchte man Chloroform in dieser Epoche nach dem Beispiel Malgaignes (dann auch Jobert de Lamballes) öfter als

Äther, doch es gab auch Gegensätze zwischen Anhängern der Apparatnarkose und der Kompresse. In seinem großartigen Vortrag mit dem Titel *Die Chirurgie vor hundert Jahren und die Chirurgie heute* sollte Ollier 1893 sehr richtig die Lage des Operateurs vor der Einführung der Anästhesie zusammenfassen: »Jene, welche die Chirurgie nur anhand dessen beurteilen können, was sie seit den letzten fünfzehn Jahren gesehen und erfahren haben, hätten einige Mühe, sich die Schwierigkeiten unserer Kunst zu Beginn dieses Jahrhunderts vorzustellen. Was sie heute sehen, gibt einen unvollständigen Eindruck davon, was es hieß, als Chirurg vor Kranken zu stehen, denen die Idee einer Operation schon eine scheußliche Tortur bedeutete und die ab dem ersten Skalpellschnitt den Operationssaal mit Angstschreien und unterdrücktem Stöhnen erfüllten. Man besaß nichts, um ihre Qualen zu verhindern, nichts Wirksames, um sie zu beruhigen. Es mußte rasch operiert werden, und die geschätzteste, manchmal auch die dienlichste Eigenschaft des Chirurgen bestand daher aus dem schnellen Arbeiten mit dem Messer. Mußten die alten Operateure noch um Schnelligkeit bemüht sein, so denken wir heute nur noch daran, es gut zu machen. Die Zeit hat keine Bedeutung mehr...« 1881 hatte Farabeuf bereits erklärt: »Dank der Ausschaltung der Schmerzen kann jeder sich Zeit nehmen; gut arbeiten, so heißt die Devise, vor allem gut; schnell, wenn man kann, auf alle Fälle aber gut.«

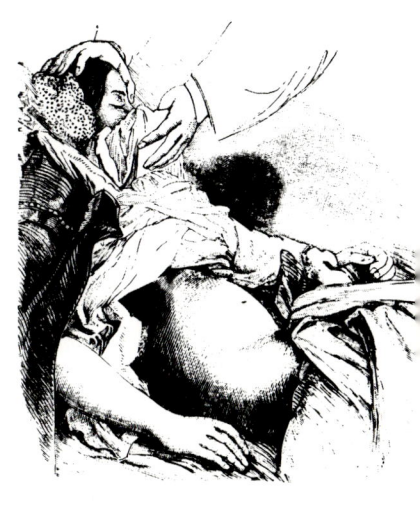

Abbildung 2825
»Chloroformschlaf«.
Stich aus T. S. Spencer Wells
Des tumeurs de l'ovaire et de l'utérus, leur diagnostic et leur traitement, Paris 1883, Übersetzung von Dr. Paul Rodet. (Paris, Bibl. der Alten Med. Fakultät)

Die Chirurgen der präantiseptischen Periode

Versuchen wir, die Chirurgengenerationen einzuordnen, die in dieser Periode aufeinanderfolgten. Wir stellen zunächst eine erste Gruppe von Männern fest, die im ersten Jahrzehnt des 19. Jahrhunderts geboren wurden und

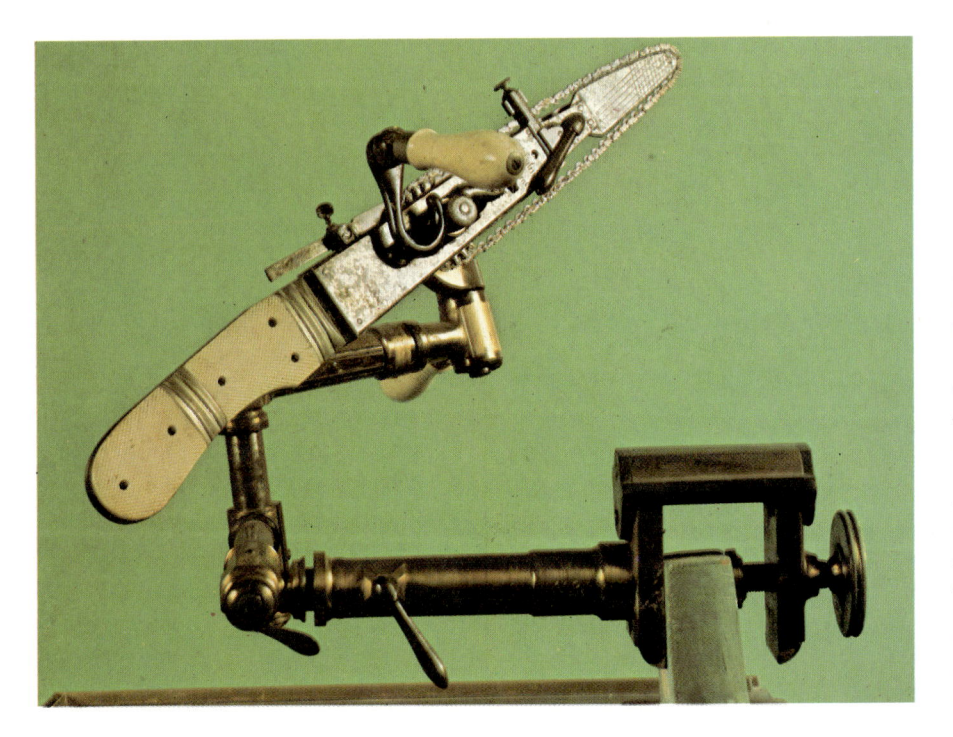

Abbildung 2826
Chirurgische Säge von Jacob von Heine (1799–1879).
(Rom, Museum für Geschichte der Medizin)
Jacob von Heine, der Autor eines wichtigen Buches über Verrenkungen (1842), gehörte zu einer renommierten Familie von Fabrikanten chirurgischer Instrumente. Wir verdanken ihm auch die erste Beschreibung (1840) der akuten vorderen Poliomyelitis, die er von den anderen Lähmungen unterschied.

rund vierzig Jahre alt waren, als die Anästhesie ihren Einzug in die Chirurgie hielt. Die ersten dieser Gruppe waren Malgaigne und Nélaton, allerdings aus verschiedenen Gründen. In zweiter Reihe rangierten Robert, Michon, Huguier und Denonvillers.

Malgaigne (1806–1865). »Malgaigne war weder Kliniker noch Operateur.« Mit diesem kurzen, trockenen Wort beurteilt Rochard diesen Chirurgen. Dennoch wirkte er als großer Diener der Chirurgie; sein berühmtes *Manuel de médecine opératoire* (Handbuch der operativen Medizin), das man ins Deutsche, Englische, Italienische, Russische und Arabische übertrug, ging in sieben Auflagen in die Welt hinaus und blieb über dreißig Jahre lang das Brevier der Chirurgen. Seine *Traité des fractures et des luxations* (Abhandlung über Frakturen und Luxationen) steckt voller kritischer Gelehrsamkeit. In den akademischen Debatten erwies sich Malgaigne als Redner von seltener Beredsamkeit; wenn er in der Akademie das Wort übernahm, war der Saal in der Rue des Saints-Pères zu klein, um das Publikum bei den Hauptsitzungen aufzunehmen. Angriffsfreudig nahm er an allen großen Diskussionen teil. Seine Einführung zum Buch von Ambroise Paré enthält die schönsten Seiten, die man je über die Geschichte der Chirurgie geschrieben hat. Es ist unmöglich, diese Synthese ohne eine tiefe Bewunderung zu lesen. Seine Studien über die griechische Medizin vor Hippokrates, seine Gedanken über Philosophie und Chirurgie, seine Untersuchungen über die Asklepiaden und seine Betrachtungen über die Chirurgie in der Bibel sind bemerkenswert wegen ihrer perfekten Gelehrsamkeit. Malgaigne war ein äußerst arbeitsamer Mensch, voller Gerechtigkeit und Wahrheit. Er starb mitten in seiner Tätigkeit, nämlich auf dem Sessel des Präsidenten der Akademie, als er neunundfünfzig Jahre alt war.

Nélaton (1807–1873). »War Malgaigne ein Gelehrter, so betätigte sich Nélaton vor allem als ein großer Praktiker.« Sein Werk *Recherches sur les affections tuberculeuses des os* ist klassisch geblieben, ebenso legen die ersten zwei Bände seiner *Eléments de pathologie chirurgicale* (die drei anderen beendete Jamain) Zeugnis ab von der methodischen und klaren Eigenschaft seines didaktischen Könnens. Am Krankenbett zeigte sich jedoch erst richtig seine Meisterschaft. Schon durch seine klinischen Vorträge in Saint-Louis hatte er ahnen lassen, welch ein Meister er eines Tages sein würde. Seinem klinischen Unterricht widmete er sich ausdauernd und mit besonderer Aufmerksamkeit. Alles durchdachte er lange zuvor, häufig sah man ihn in die Räume seiner Station zurückkehren, um in aller Ruhe den Patienten zu untersuchen, der für die Vorlesung des folgenden Tages bestimmt war. In der logischen Analyse aller Begriffe, über das Problem, die Symptome, fand er die diagnostische Sicherheit, die so oft seine Schüler entzückte oder öffentliches Interesse erregte. Als Beispiele seien genannt: seine berühmte Diagnose eines Aneurysmas an der inneren Kopfschlagader (Carotis interna) im Sinus cavernosus, das durch das Eindringen einer Regenschirmspitze durch die Augenhöhle entstanden war; ferner vor allem die berühmte Geschichte der Garibaldischen Kugel und ihrer Feststellung mit Hilfe eines Griffels, an dessen Ende ein Knopf aus unglasiertem Porzellan saß, so daß das Projektil darauf seine Spur hinterließ. Als Operateur überließ er nichts dem Zufall. Er wollte eine »sanfte Chirurgie«, arbeitete ruhig und langsam. »Ich weiß nicht, wie Nélton das macht«, staunte Velpeau, »er scheint nie in Eile zu sein.« In schwierigen Augenblicken sagte er zu seinen Helfern: »Aufgepaßt! Es ist

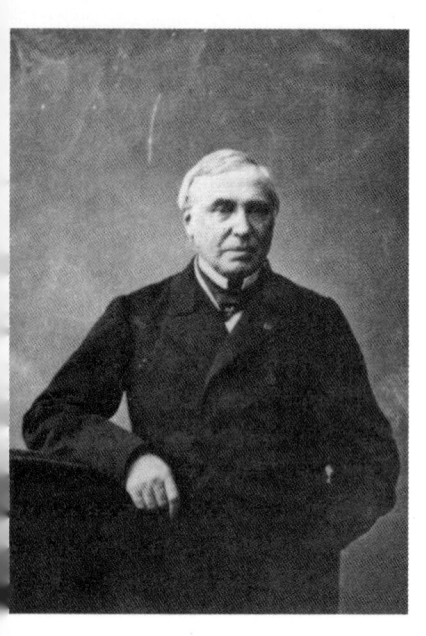

Abbildung 2827
Joseph-François Malgaigne.
Photographie, 19. Jh.
(Paris, Musée d'Histoire de la médecine)

Abbildung 2828
Auguste Nélaton. Photographie von Nadar.
(Paris, Sammlung Nadar)

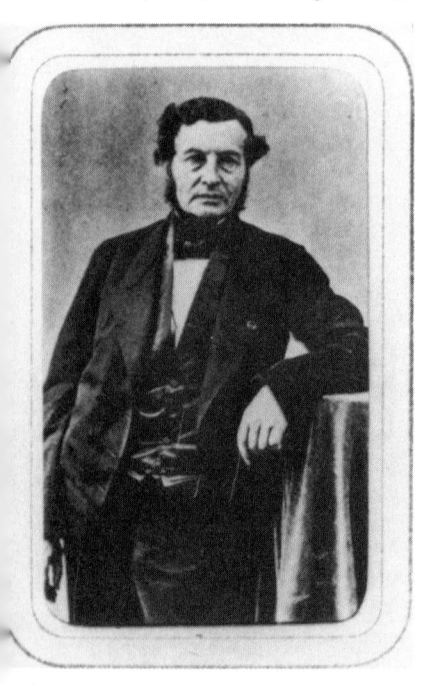

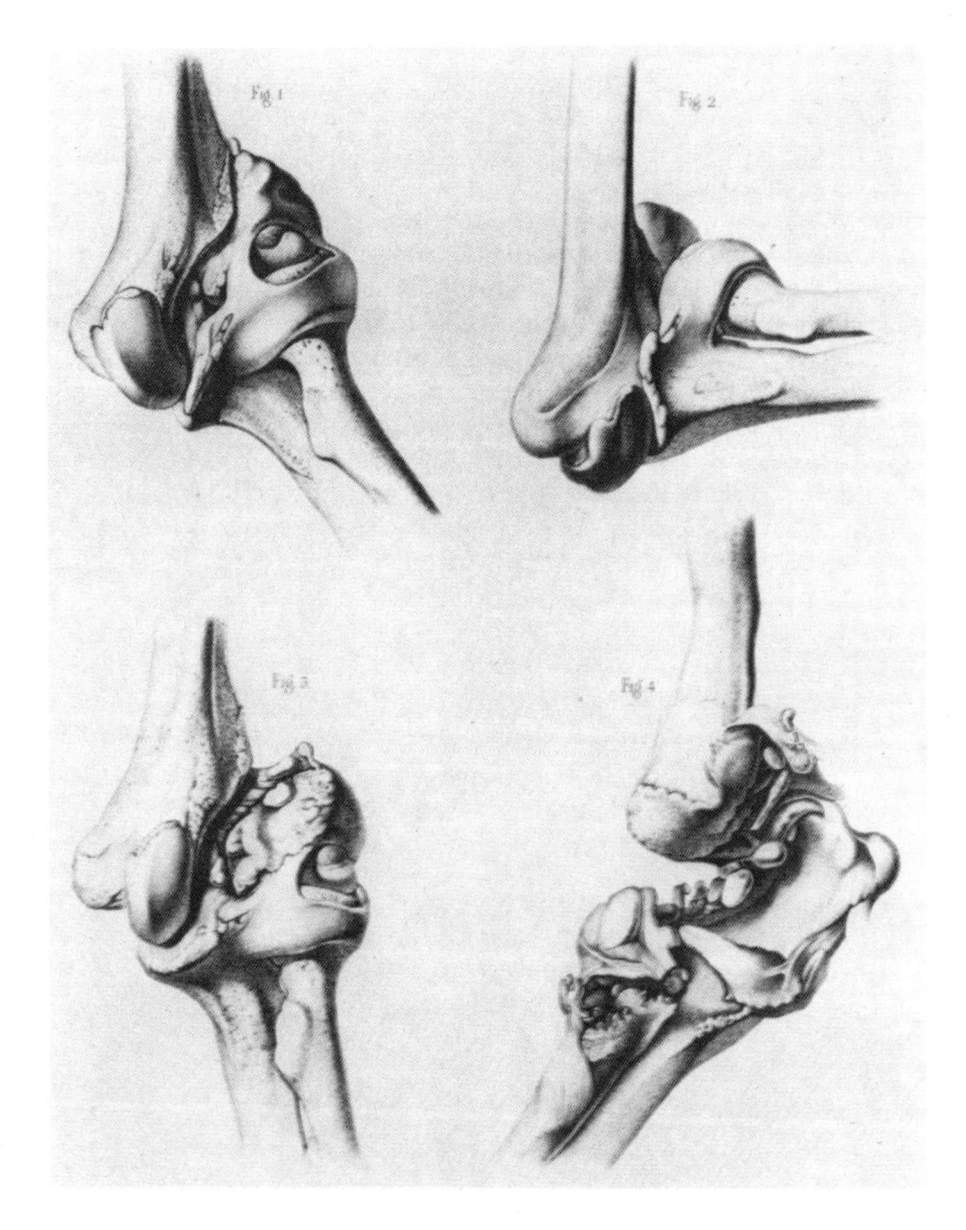

*Abbildung 2829
Ellenbogenfrakturen. Figur 1–3:
»Fraktur des lateralen Epicondylus humeri, die bis in die Mitte der Gelenkrolle reicht. Diese bemerkenswerte Läsion habe ich an einem etwa Vierzigjährigen gefunden, der sie seit seiner Kindheit herumtrug und dessen Unterarm seine meisten Funktionen behalten hatte.«
Figur 4: »Splitterbruch des Ellenbogens. Die Fraktur war schon siebenundzwanzig Jahre alt und hatte trotz der außergewöhnlichen Zermalmungen dem Ellenbogen fast alle Bewegungen erhalten.«
Illustration aus* Traité des fractures et des luxations *von
J.-F. Malgaigne, Paris 1855, Tafel VIII.
(Paris, Bibl. der Alten Med. Fakultät)*

keine Zeit zu verlieren; also langsam voran.« Wir verdanken ihm autoplastische Transplantationsverfahren, die Behandlung primärer und sekundärer Blutungen durch Ligatur der beiden Enden in der Wunde, Studien über den Ansatzpunkt von Polypen im Nasen-Schlundbereich und über die Hämatozele hinter der Gebärmutter, ferner die Erfindung des Katheters, der seinen Namen trägt und aufgrund seiner Elastizität wertvoll ist, sowie den Darmschnitt bei Darmverschluß; in Frankreich hatte er entscheidenden Anteil bei der Einführung der operativen Eierstockentfernung.

Während der Zeit, die uns noch von der antiseptischen Periode trennt, gab es in mehreren Richtungen Fortschritte, die den Aufschwung der Chirurgie für den Zeitpunkt vorbereiten halfen, an dem sie von der Infektion befreit sein würde. Zunächst galt dies für die chirurgische Anatomie. Die Bücher von Malgaigne, Richet und Tillaux lieferten den Chirurgen die topographische Präzision. Häufige Übungen an der Leiche nahm man in die klassischen Programme auf, und das war das Merkmal für die technische Überlegenheit der Operateure der französischen Schule. Dann kam eine Chirurgengeneration, die sich aktiv mit pathologischer Anatomie befaßte; Broca, Folin und Verneuil leisteten über Geschwülste, Aneurysmen und Gewebsregeneration eine Arbeit, die keinesfalls sinnlos war. Andererseits wurde die chirurgische Semiologie von Nélaton, später auch von Tillaux und Lannelongue, auf einen Stand gebracht, den die anderen Länder nicht erreichten. Diese hervorragenden und methodischen Persönlichkeiten widmeten sich der Beobachtung des Kranken, der beschreibenden Pathologie und der Pflege der Diagnose. Schließlich war 1842 die Pariser Société de chirurgie entstanden, deren Rolle bei der Fortentwicklung der französischen Chirurgie besonders wichtig war.

Bemerkenswert ist, daß mitten in der septischen Periode, etwa zwischen 1850 und 1875, in Frankreich und England eine Gruppe zusammentraf, die bahnbrechend war, mit den großen Bauchoperationen begann und Erfolg hatte; Prototyp dieser Eingriffe war die Entfernung von Eierstockzysten. In England waren es Spencer Wells, London 1858, Keith, Edinburgh 1862, sowie Brown und Lawson Tait; in Frankreich um Koeberlé, Straßburg ab 1862, und Péan, Paris 1864. Wie waren aber solche Erfolge möglich?

Zu allererst weil man sauber operierte – das ist der Beginn jeglicher Keimfreiheit; ferner weil sie großzügig abgekochtes Wasser und Seife benutzten oder, wie zum Beispiel Lawson Tait, Fäden und Schwämme abkochten; weil sie nach dem Beispiel Péans, dessen Resultate trotz seiner dicken Finger so glücklich ausfielen, »mit der Instrumentspitze« arbeiteten, ohne mit den Händen die Wunde zu berühren oder, wie Koeberlé, die Wunde zu dränieren wußten; schließlich weil sie ihre Instrumente sorgfältig sauberhielten, ent-

Abbildung 2830
Verschiedene Aneurysmen.
Figur 1–4: Aneurysmen in der Kniekehle. Figur 5: Aneurysma an der linken gemeinsamen Kopfschlagader.
Illustration aus Traité complet de l'anatomie de l'homme comprenant l'anatomie chirurgicale et la médecine opératoire
von J.-B.-M. Bourgery und Claude Bernard, Paris 1866–1867, Band VI, Tafel 33. (Paris, Bibl. der Alten Med. Fakultät)
Im 19. Jahrhundert sind die Aneurysmen eines der schwierigsten Probleme, die sich der Chirurgie der Epoche stellen. Das Fehlen von Untersuchungsmethoden machte ihre Entdeckung vor der letzten Phase unmöglich. Außerdem waren die Chirurgen noch nicht fähig, nach dem Eingriff Blutungen, Thrombosen und Infektionen zu meistern.

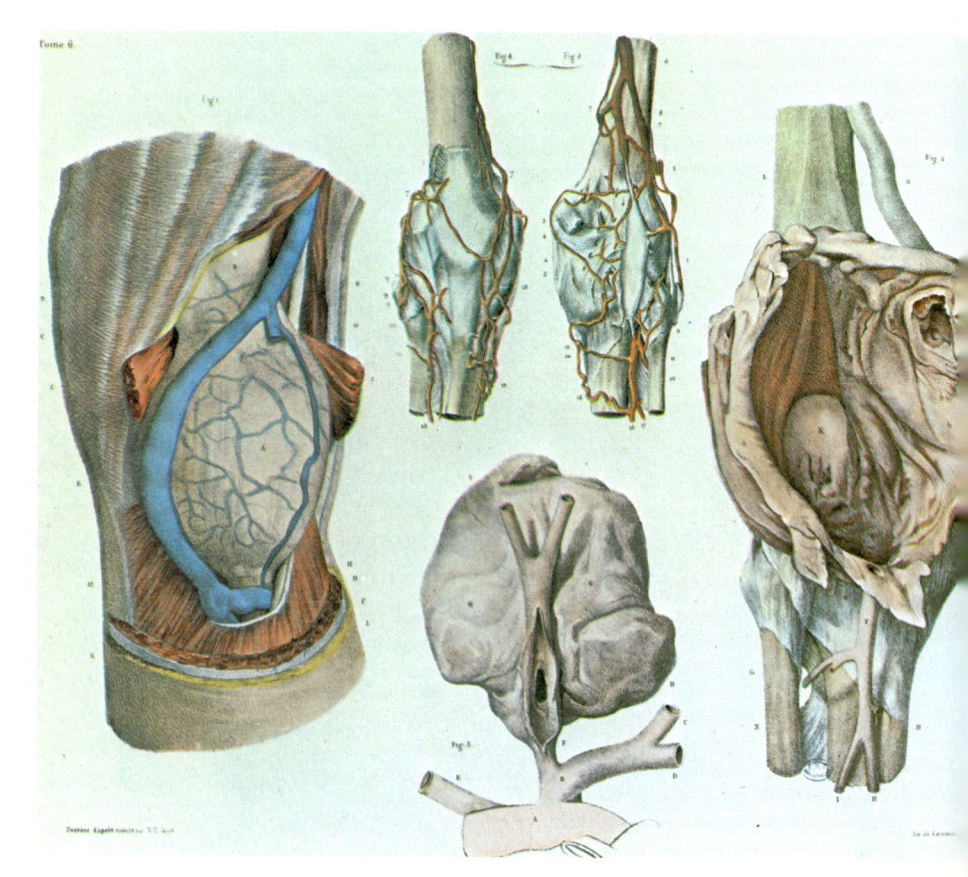

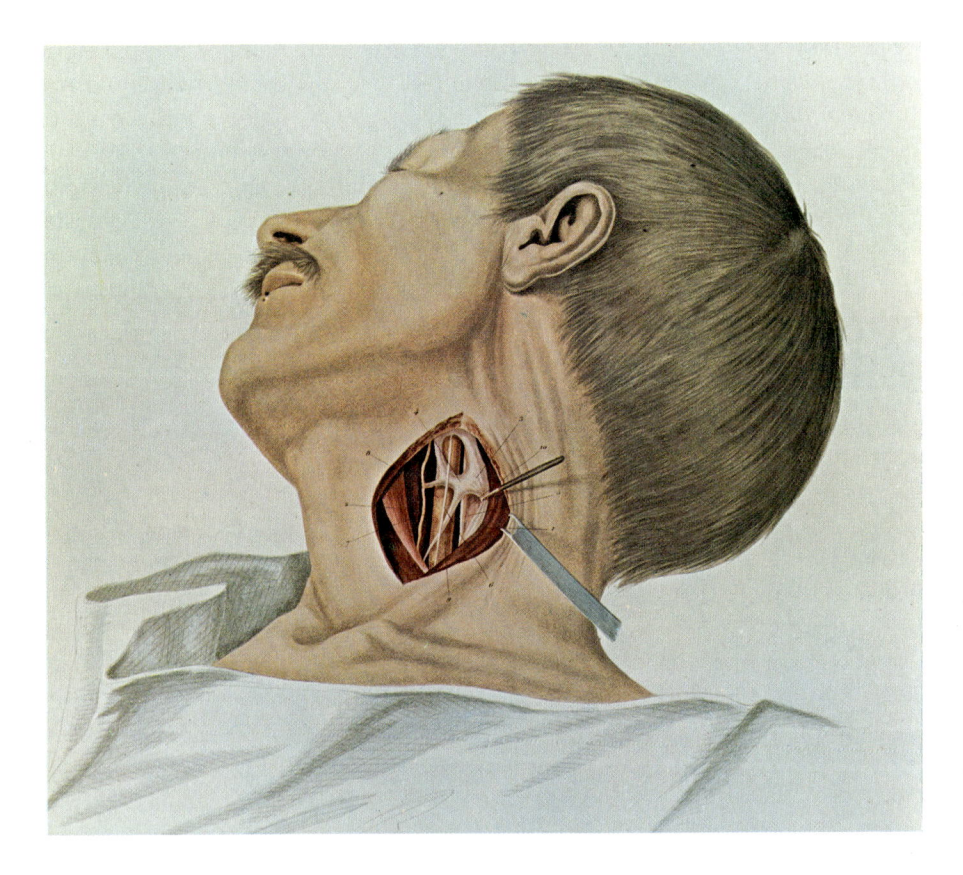

*Abbildung 2831
Stich aus A. Auverts Werk
Selecta praxis media-chirurgicae, 2. Auflage, Paris 1856.
Gezeigt wird der gewählte
Punkt für die Ligatur eines
voluminösen Aneurysmas an
der linken Kopfschlagader.
(Paris, Bibl. der Alten Med.
Fakultät)*

sprechend der Vorschrift der Chirurgen der Napoleonischen Kriege. »Wollen Sie, daß ich über einen Chirurgen befinde«, pflegte einer unserer großen Vorgänger zu sagen, »dann zeigen Sie mir seine Instrumente.«

Bei der Erfindung chirurgischer Instrumente gibt es neben unzähligen Versuchen, die als Schrott endeten, für bestimmte Anwendungen einige geglückte Modelle, die sich durchsetzten und einen echten Fortschritt darstellten. Dazu gehören die Gefäßklemmen; Koeberlé und Péan hatten die schöpferische Idee. Blättern wir heute in einem Katalog, können wir die Bedeutung des Werkzeugs ermessen, das aus den »Prototypen« dieser beiden Neuerer hervorging. Die Mannigfaltigkeit der Klemmen, der gerillten oder gekästelten Greifflächen, der Einfallsreichtum bei den Klemmenschlössern (vom Typ Colin zum Beispiel), die anpassungsfähige und graduierte Elastizität ihrer Federkraft (unter anderem zeigt sich die Überlegenheit der Péanschen Klemme an ihrem Zahnverschluß) – das alles ergibt ein ganzes Blutstillungsarsenal, das unsere großen Messerschmiede provisorisch oder dauerhaft schufen. Die Präzision, der letzte Schliff und die Garantie einer eleganten Robustheit sind Eigenarten der französischen Fabrikation; man schuf damit Modelle, die weltweit übernommen oder kopiert wurden und für alle Operationsfälle paßten.

Etwa in derselben Epoche ragten zwei Männer durch ihre Initiative, ihre operative Kühnheit und die Suche nach neuen Ideen hervor, nämlich Maisonneuve und Chassaignac. Als Guyon, damals noch junger Eleve, Maisonneuve fragte, in wessen Dienste er treten solle, antwortete dieser: »In Paris gibt es nur zwei Chirurgen, Chassaignac und mich, und dabei ist Chassaignac noch ein Dummkopf.«

1842 war Maisonneuve (1809–1897) zum Chirurgen des Bureau central ernannt worden. Als eine Art Herausforderung an das Schicksal griff er mit Vorliebe die aussichtslosesten Fälle auf, und Velpeau schickte auf seine Station am Hôtel-Dieu die als unoperierbar beurteilten Krebsfälle mit dem Hinweis: »Allein Maisonneuve wird ihn Ihnen herausnehmen.« Er exartikulierte Unterkiefer, resezierte beide Oberkieferknochen und reparierte die Wirbelschlagader. Der kleine, untersetzte, aber muskulöse Mann operierte fast allein. Von Dupuytren, seinem Lehrmeister, hatte er die Stille, die herrische Art und die Schroffheit gegenüber seinen Ärzten übernommen. Er starb im Alter von achtundachtzig Jahren einsam in der Bretagne, ein schweigsamer Greis ohne Freunde. Eines Tages jedoch, als er erst zweiundachtzig Jahre alt war, entzündete sich noch einmal sein altes Feuer, und mit einer Nachbarin als einziger Hilfskraft operierte er eine doppelte Hasenscharte mit Gaumenspalte. Maisonneuve war ein außergewöhnlicher Operateur. Von der Septikopyämie hatte er bereits eine klare Vorstellung; aus diesem Grunde übernahm er auch wieder den alkoholisierten Verband. 1845 erfand und erprobte er die Darmanastomose. Schließlich entwickelte er ab 1863, nach zehnjährigen Forschungsarbeiten mit Charrière, sein Urethrotom für den inneren Harnröhrenschnitt. Es war die Perfektion selbst, das ideale Instrument, ein in allen Einzelheiten durchdachtes Werkzeug, das trotz einiger Abänderungen fortbesteht, solange es noch verengte Harnröhren geben wird; auf immer wird es den Namen Maisonneuve lebendighalten.

Chassaignac (1804–1879) stellt sich uns als ein außergewöhnliches chirurgisches Talent dar, doch wurde auch er ein »Opfer der chirurgischen Wettbewerbe«. Schon in seinem dritten Studienjahr an der Medizinschule von Nantes begannen seine Proteste gegen das Günstlingstum. »Der Schüler, der den Preis verdient hat, ist nicht jener, der soeben ausgezeichnet wurde,

Abbildung 2832 (unten links) Urethrotom von Maisonneuve. Stich aus dem Werk Arsenal de la chirurgie contemporaine *von G. Gaujot und E. Spillmann, Paris 1867. (Paris, Bibl. der Alten Med. Fakultät) Maisonneuve kam der Gedanke, die im Gebrauch befindlichen Urethrotome mit einer elastischen Sonde zu versehen, um den gesamten Harnröhrenkanal durchstoßen zu können.*

Abbildung 2833 (Mitte) »Chirurgischer Dränageapparat von Chassaignac.« Stich aus obigem Werk. (Paris, ibd.)

Abbildung 2834 (rechts) »Haken und Skalpell von Chassaignac für die Tracheotomie.« Stich aus obigem Werk. (Paris, ibd.) »Mit Chassaignacs Instrumenten geht die Tracheotomie sehr schnell. Die schwierigste Phase besteht aus der Implantation des Hakens.«

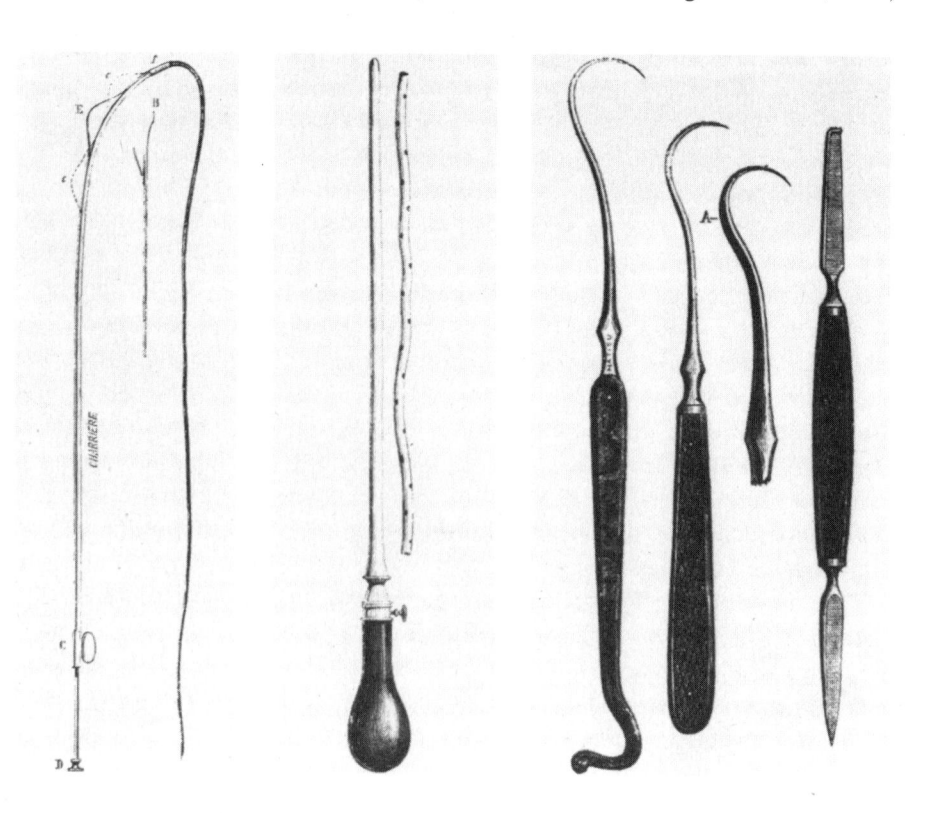

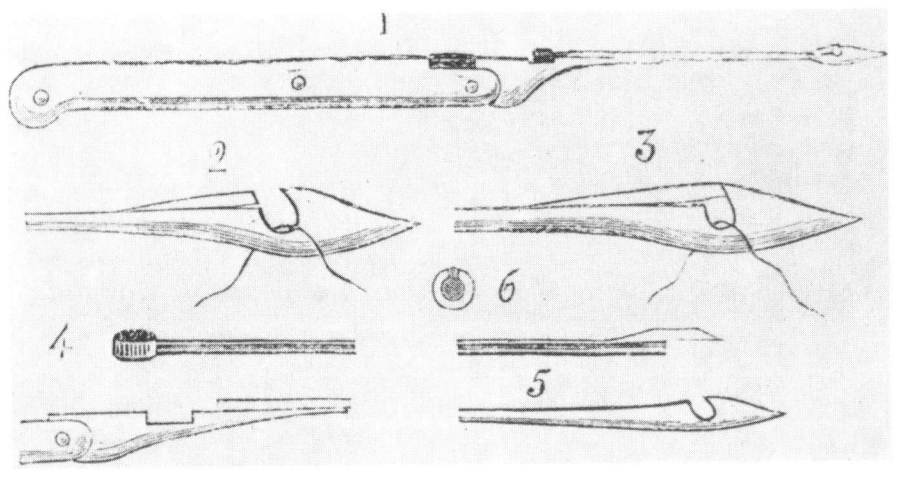

Abbildung 2835
»Modifizierte Braunsche Nadel.« Figur 1: Die ganze Nadel mit ihrem Griff. Figur 2: Geöffnetes Öhr.
Illustration aus Chirurgie antiseptique. Principes, modes d'application et résultats du pansement de Lister *von Just Lucas-Champonnière, Paris 1880.*
(Paris, Bibl. der Alten Med. Fakultät)
Diese Nadel bezeichnet Lucas-Champonnière als »sehr sicheres und schnelles Hilfsmittel für alle Wunden, wenn man dauernd zu nähen hat.«

sondern ich bin's!«, schrie er mitten in der Verleihungszeremonie. Zehnmal erlangte er die Zulassung zu den Hospitälern nicht; als sich ihm endlich die Tore der Akademie öffneten, war er vierundsechzig Jahre alt. Welche Fähigkeiten vereinigte er in sich! Wie Maisonneuve war er ein Avantgardechirurg, ein Feind der Routine, aufgeschlossen für Neuerungen und unternehmend. Nur wenige Chirurgen schrieben so viel wie Chassaignac – trotz seiner Tätigkeit als Operateur. Unter anderem verfaßte er ein *Traité de thérapeutique chirurgicale*, Abhandlungen über Eiterung und Wunddränage; er veröffentlichte die klinischen Befunde des Lariboisière-Hospitals und eine Übersetzung der Werke von Ashley Cooper. Überdies war er ein verdienstvoller Lehrer; er hatte eine klare, präzise Aussprache, eine wohlklingende Stimme sowie ein intelligentes und energisches Gesicht. Sein Unterricht im Lariboisière-Hospital setzte Massen in Bewegung. Wie Maisonneuve hatte er eine klare Vorstellung von der Infektion über das Blut bei eitriger Septikämie. Aus diesem Grunde benutzte er für die Durchtrennung von Geweben seinen Abquetscher, eine Metallkette aus beweglichen Gliedern; sie arbeitete durch allmähliches unblutiges Abklemmen der umschlossenen Teile mit Hilfe eines Zahnradmechanismus. Mit dem Abquetscher wagte er sich an Zungen-, Mastdarm- und Gebärmutterhalskrebs; er schnitt auch Fisteln ein und ging bis zu den Extremen: der Beschneidung als kleinerem Eingriff, aber auch der Schenkelamputation. – Die Wunddränage war Chassaignacs geniale Schöpfung. Die Idee dazu war zweifellos nicht neu, man hatte bereits alle möglichen Kanülenmodelle dafür benutzt. Das wirklich Neue war jedoch die Systematisierung dieses Verfahrens zur Kanalisation der Eiterherde und seine Durchführung mit elastischen Gummischläuchen. Listers Verband bezog die Dränage als ein Hauptelement mit ein. Lister sah dies auch als erster. »Ohne Chassaignacs Dränage«, sagte er eines Tages zu Poncet, »hätte ich nichts machen können; sie ist die unerläßliche Ergänzung für die Antiseptik.«

In Deutschland müssen wir an die Initiative des alten Langenbeck (1776–1851) erinnern, der erfolgreich die Gebärmutterentfernung wagte, ferner an Dieffenbach, einen Neuerer auf dem Gebiet der plastischen Chirurgie, an Bruns, den Schöpfer der Kehlkopfchirurgie, sowie an Nussbaum und Volkmann, dem die Gelenkchirurgie so viel verdankt. Esmarch erfand 1869 seine Binde zur Blutstillung; Simon entfernte 1857 als erster eine Milz und 1869 eine Niere. In Amerika praktizierte Battey 1872 den Eierstock-

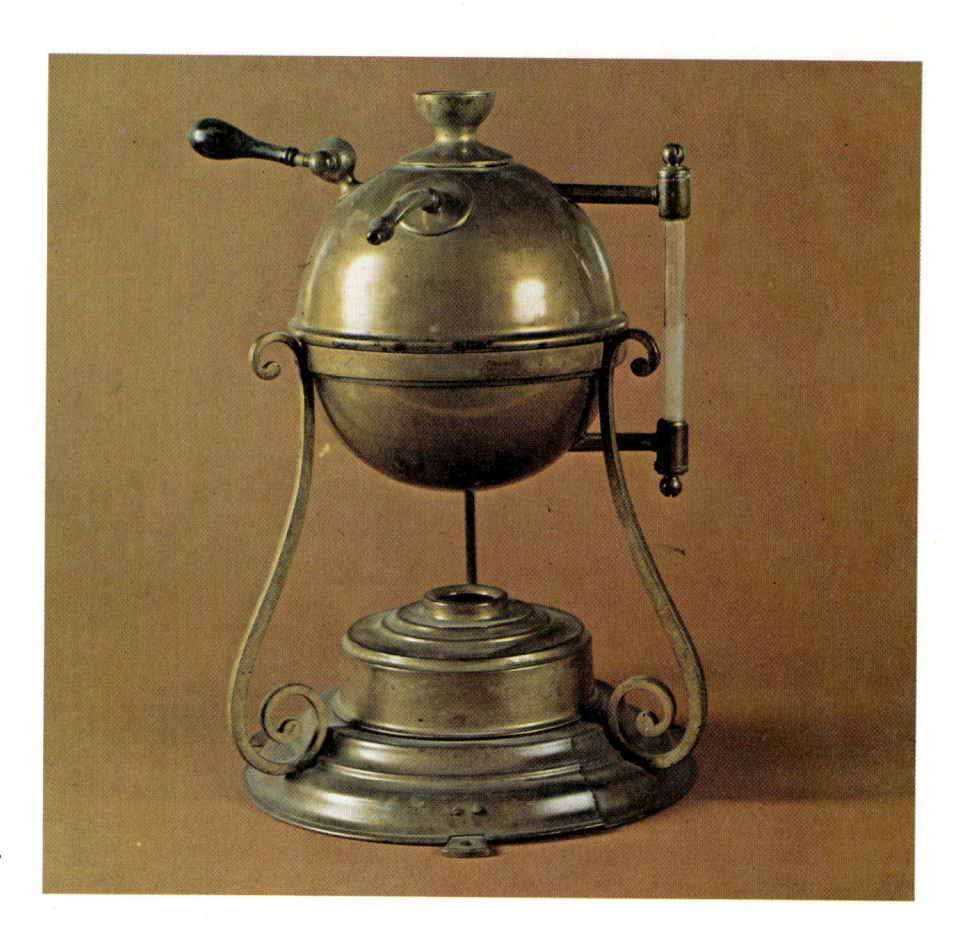

Abbildung 2836
Listers Karbolsäuerezerstäuber.
(Rom, Museum für Geschichte der Medizin)

schnitt wegen Blutungen in vorhanden Fibromen; Sims erntete mit der Blasen-Scheidenfistel Erfolge, die bis dahin unerreicht blieben, und unternahm 1861 eine Propagandareise durch Europa. In Italien empfahl Bottini als einer der ersten die Anwendung von Karbolsäure. Am Vorabend der Antiseptik suchten also die Chirurgen aller Länder, die operativen Möglichkeiten durch technische Erfindungen zu verbessern. Aber es war nicht der richtige Weg, und trotz der Erfolge mit geglückten Bauchoperationen, bei denen die Sterblichkeit gering ausfiel, konnte Sicherheit nur durch die unbedingte wissenschaftliche Beseitigung der Infektionsursachen garantiert werden. Der wesentliche Fortschritt folgte, als 1867 Lister die antiseptische Methode erfand und die Entdeckungen Pasteurs in die Praxis umsetzte.

Antisepsis und Asepsis

Während die Anästhesie dem Chirurgen genügend Zeit zum Operieren und zur sorgfältigen Verbesserung der Amputationslappen verschafft sowie die Möglichkeit, sich bisweilen auch an Bauchoperationen zu wagen, bleibt die Sterblichkeit durch Infektion doch noch sehr hoch und bremst den chirurgischen Wagemut. Abgesehen von den Notoperationen, die sich von selbst aufzwangen, zögerte man immer, ein Skalpell in die Hand zu nehmen; dies versicherte jedenfalls Ollier. Man wußte, daß der kleinste Kratzer in einer infizierten Umgebung den Ausgangspunkt für einen Todesfall bilden konnte. Doch man kämpfte nach besten Kräften; man zerbrach sich den

Kopf darüber, wie man diesen unfaßbaren und in seiner Natur unbekannten Feind fernhalten könne; man wechselte die Verfahren, um ihm weniger Angriffspunkte zu bieten. Was war also seit Malgaigne bis zu Ollier geschehen?

Sir Hector Cameron gibt einen richtigen Eindruck von der Bestürzung auch der besten Operateure, wenn sie feststellten, daß ihre Patienten »den festen Boden der Genesung erst erreichten, nachdem sie sich wochen- oder monatelang durch Schmerzen und Krankheit gekämpft hatten. Brand und Blutvergiftung herrschten permanent und in alarmierendem Maße.« Es bedurfte der genialen Idee, die Waage der operativen Sterblichkeit wieder ins Gleichgewicht zu bringen; Joseph Lister hatte diesen genialen Einfall.

Nachdem die Feststellungen über das Puerperalfieber von Holmes, Boston 1843, und Semmelweis, Wien 1847, kein Echo gefunden hatten, müssen wir es Lister als Verdienst anrechnen, daß er ab 1867 die rationale Antiseptik schuf und den Kampf gegen die Keime aufnahm, wo auch immer sich diese befanden. Als Inhaber des Lehrstuhls für allgemeine Chirurgie an der Universität Glasgow konnte Lister nicht umhin, sich von der beängstigenden Sterblichkeit in den mit Kranken vollgestopften Sälen beeindrucken zu lassen, in denen die »pestilenzialischen Ausdünstungen« selbst die robustesten Operierten dezimierten. Nachdem er einmal von den Experimenten erfahren hatte, die Louis Pasteur in Frankreich unternahm, studierte er sorgfältig die Schlüsse des französischen Gelehrten über die Mikroorganismen; er gewann die Überzeugung, daß nicht die ungesunde Luft in den Sälen die Eiterungen verursachte, sondern die Mikrobenfauna, mit der sie angefüllt war. Lister machte es sich demnach zur Aufgabe, nicht nur die Luft, sondern auch alles, was mit einer Operation zu tun hatte, zu reinigen – angefangen von den Instrumenten und Kompressen bis hin zu den Händen des Chirurgen. Nach einigen unfruchtbaren Versuchen wählte Lister schließlich als Desinfektionsmittel Karbol im Rohzustand aus; er entschloß sich, es an offenen Beinfrakturen, die besonders der Eiterung ausgesetzt waren, zu erproben. Auf die Wunden legte er großformatige Mullstücke, die zuvor mit Karbol getränkt waren. In einer zweiten Phase beschloß er, die Operationswunde zu sterilisieren und die Instrumente mit einem Zerstäubungsapparat, auch »spray« genannt, zu sterilisieren; es war der Vorgänger all jener Apparate, die seitdem unsere Apotheken überflutet haben. Listers Zerstäubungsapparat arbeitete mit Dampf und versprühte das Karbol so großzügig, daß Patient, Operateur und Assistenten buchstäblich im Phenoldunst badeten.

Guéneau de Mussy, der 1869 mit Lucas-Champonnière nach Schottland gekommen war, um einer Vorführung dieser Methode beizuwohnen, gibt uns davon 1875 eine Beschreibung, die wir seinen *Reiseeindrücken* entnehmen: »Während der Chirurg das Skalpell anlegt, begleitet der *spray* die Klinge; er folgt ihr in alle Richtungen und verläßt die Wunde erst, wenn sie wirksam und endgültig durch ein Pflaster geschützt ist. Weil Instrumente, Schwämme, Finger und vor allem die Fingernägel des Operators Träger für Infektionserreger sein können, wird deshalb alles aufs sorgfältigste gereinigt. Man wäscht die Hände und wiederholt dies während der Operation in einer Karbolsäurelösung 1:40, die man auch zum Waschen der Wunden benutzt; Instrumente und Schwämme taucht man bis zu ihrer Verwendung in eine Lösung 1:20, die man ebenfalls zum Zerstäuben und zum Waschen der Haut vor der Operation nimmt. Die miteinander in Kontakt gebrachten Wundrän-

*Abbildung 2837
Lord Joseph Lister
(1827–1912)*

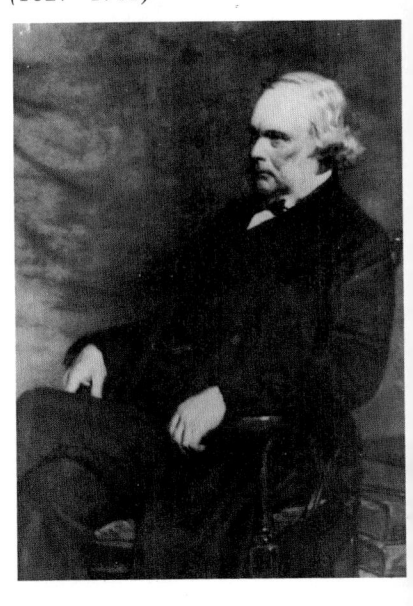

*Abbildung 2838
Chirurgische Operation unter Zerstäubung von Karbolsäure mit Listers Gerät.
Illustration aus* Antiseptic surgery *von W. Watson Cheyne, London 1882.
(Paris, Bibl. der Alten Med. Fakultät)
Hier sehen wir Listers Gerät in Aktion. Die Karbolsäurewolke wird so dirigiert, daß sich die Hände des Chirurgen, die Instrumente, das Operationsfeld und auch die Hände der Helfer ständig im Aktionsradius des Zerstäubungsgeräts befinden.*

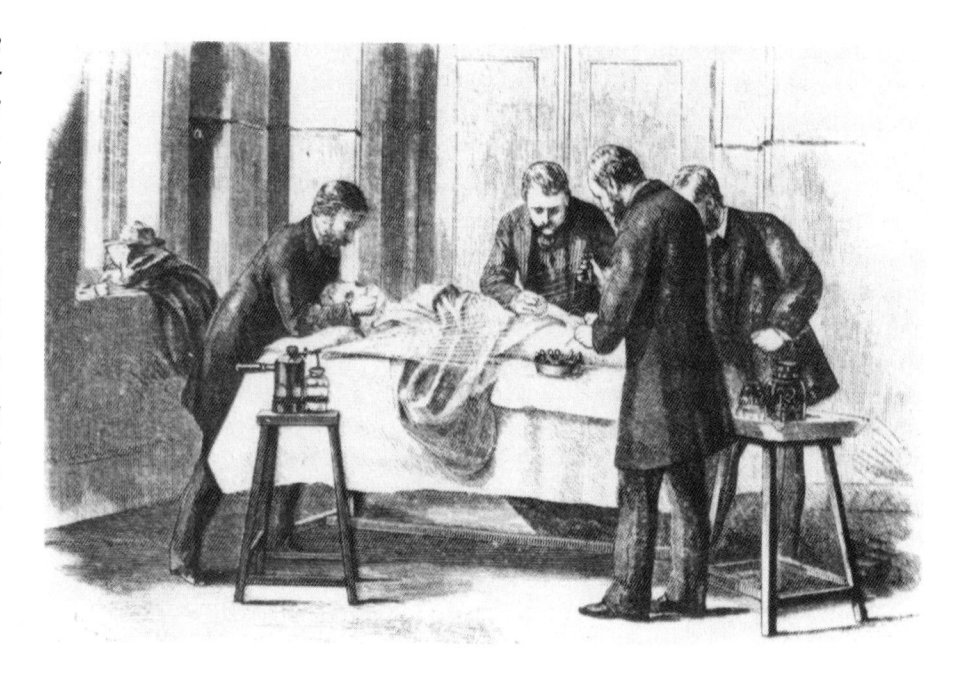

der bedeckt man mit einer Kompresse, die mit der ersten Lösung getränkt ist. Ein gelacktes, mit Karbol behandeltes Stück Stoff deckt die Kompresse ab; man befestigt alles mit einem breiten Mullstreifen, den man aus Sicherheitsgründen mit Lösung tränkt; er läßt sich leicht auf den operierten Bereich auftragen, den er umhüllt und gegen die Luft abschließt. All dies wird mit bewundernswerter Geschicklichkeit und Einfachheit ausgeführt. Bevor man die Wunde vernäht – immer noch unter dem antiseptischen Nebel –, wäscht man sie sorgsam mit Karbollösung; die Arterien verbindet man mit Darmsaiten, die in karbolisiertes Öl getaucht sind; man läßt sie in der Wunde, und angeblich verursachen sie keine eitrige Reizung.«

Und Guéneau de Mussy fügt hinzu: »Professor Lister hat mich durch die Deutlichkeit sowie die Klarheit seines Unterrichts, seine tiefe Überzeugung und seine sehr bemerkenswerten Resultate entzückt, deren Zeugen wir werden durften. Er geht mutig und furchtlos an Operationen, an die sich andere Chirurgen nur zitternd wagen. Es ist schwer, ohne Bewegung und Ergriffenheit solche Resultate zu sehen, die so eindeutig zugunsten jener Doktrin auszusagen scheinen.«

Aber Listers Kollegen übernahmen seine Konzepte nicht von vornherein: Er störte zu viele Gewohnheiten, stieß auf zu große Vorurteile. Jedoch bahnte sich die Antiseptik allmählich ihren Weg; nach Lucas-Champonnière übernahmen die französischen Ärzte sie mit nicht enden wollendem Zögern, während die Deutschen viel schneller ihre überzeugten Anhänger wurden. So sah man nun die eitrigen Infektionen und Blutvergiftungen auf spektakuläre Weise geringer werden. Ganz plötzlich hörte jeder ernsthafte Widerspruch auf, und die unermüdlichen Anstrengungen des großen Pioniers Lister belohnte man mit Ehrungen. Der ergreifendste Moment seiner Karriere war sicher, als er im Dezember 1892 zum Jubiläum von Louis Pasteur nach Paris eingeladen wurde und der französische Anreger den englischen Verwirklicher in der Sorbonne vor dem erstaunten Publikum umarmte.

In zweiter Linie versuchten die Chirurgen, so wenig wie möglich von Antiseptika abhängig zu sein, indem sie die Mikroben am Eindringen in den

Operationsbereich hinderten. Auf diese Weise entstand die Aseptik, die nach und nach Listers geniale Erfindung entthronte und 1886 mit der Dampfsterilisation des Verbandmaterials, einer Entdeckung des Deutschen Bergmann, und dem Autoklaven, einer Erfindung des Franzosen Terrier, realisierbar wurde. Schließlich empfahl der Amerikaner Halsted, zum Operieren Gummihandschuhe zu benutzen, und die Resultate wurden dadurch noch verbessert. Ab dem ausgehenden 19. Jahrhundert wurde die Chirurgie nun völlig aseptisch. Ein tiefer Graben war überschritten, und die schreckliche Sterblichkeit nach Amputationen sank unter Olliers Händen von 48 auf 10 Prozent – unter denselben operativen Bedingungen. Bei den letzten neunundvierzig Resektionen des großen Lyoner Chirurgen sank innerhalb von vier Jahren die operative Sterblichkeit sogar auf Null. Endlich konnte die Chirurgie der inneren Organe aufgenommen werden.

Das Majorat des Hôtel-Dieu in Lyon

Lyon mit seinen großen Krankenhäusern und der großen Arbeiterbevölkerung wurde im 19. Jahrhundert zu einem Chirurgiezentrum. Dank dem Majorat, das 1788 mit dem ersten Wettbewerb um die Ernennung begann – als Sieger ging daraus Marc-Antoine Petit, ein Schüler Desaults, hervor –, begann für die Lyoner Schule eine glückliche Periode; sie rückte an die erste Stelle mit zwei sehr verschiedenen »chirurgiens-majors«. Ein günstiger Umstand bestand darin, daß diese Männer den höheren Rang erreichten, bevor sie noch die Dreißig überschritten hatten.

Joseph Gensoul (1797–1868) errang den ersten Platz unter den Chirurgen Europas durch kühne Operationen, die man vorher nicht kannte. Er wurde dadurch berühmt, daß er am 18. Mai 1827 die erste Oberkieferresektion an einem jungen, sechzehnjährigen Patienten namens Vérical durchführte. Vérical wurde in acht Tagen geheilt und, wie sein postoperatives Porträt zeigt, relativ wenig verstümmelt. Der Widerhall, den diese Heldentat fand, über-

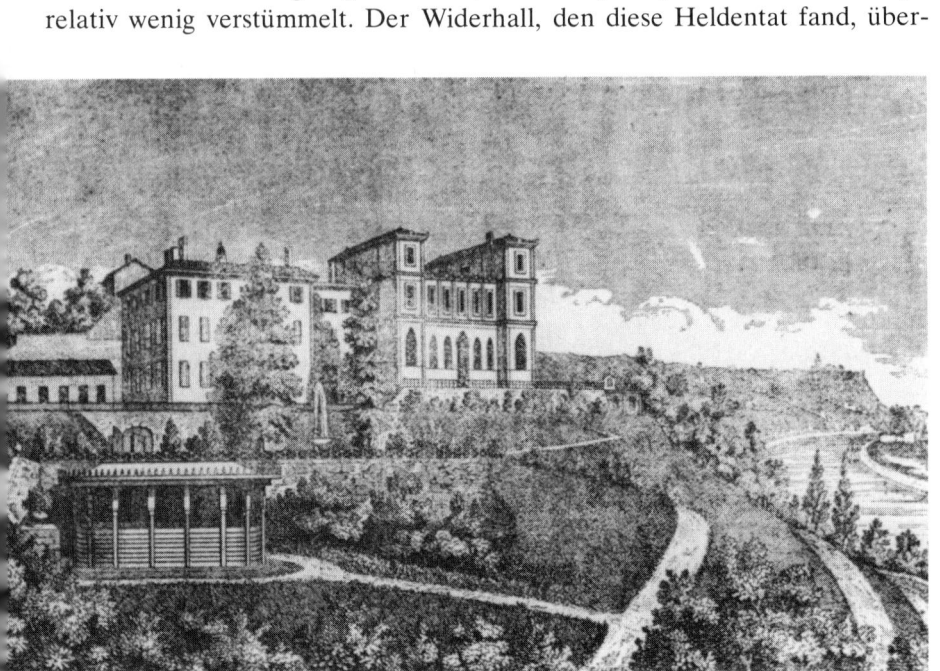

Abbildung 2839
Léopold Ollier.
Photographie, 19. Jh.
(Paris, Académie nationale de médecine)

Abbildung 2840
Institut orthopédique et pneumatique von Dr. Charles-Gabriel Pravaz, Lyon.
(Paris, Bildersammlung der Alten Med. Fakultät)

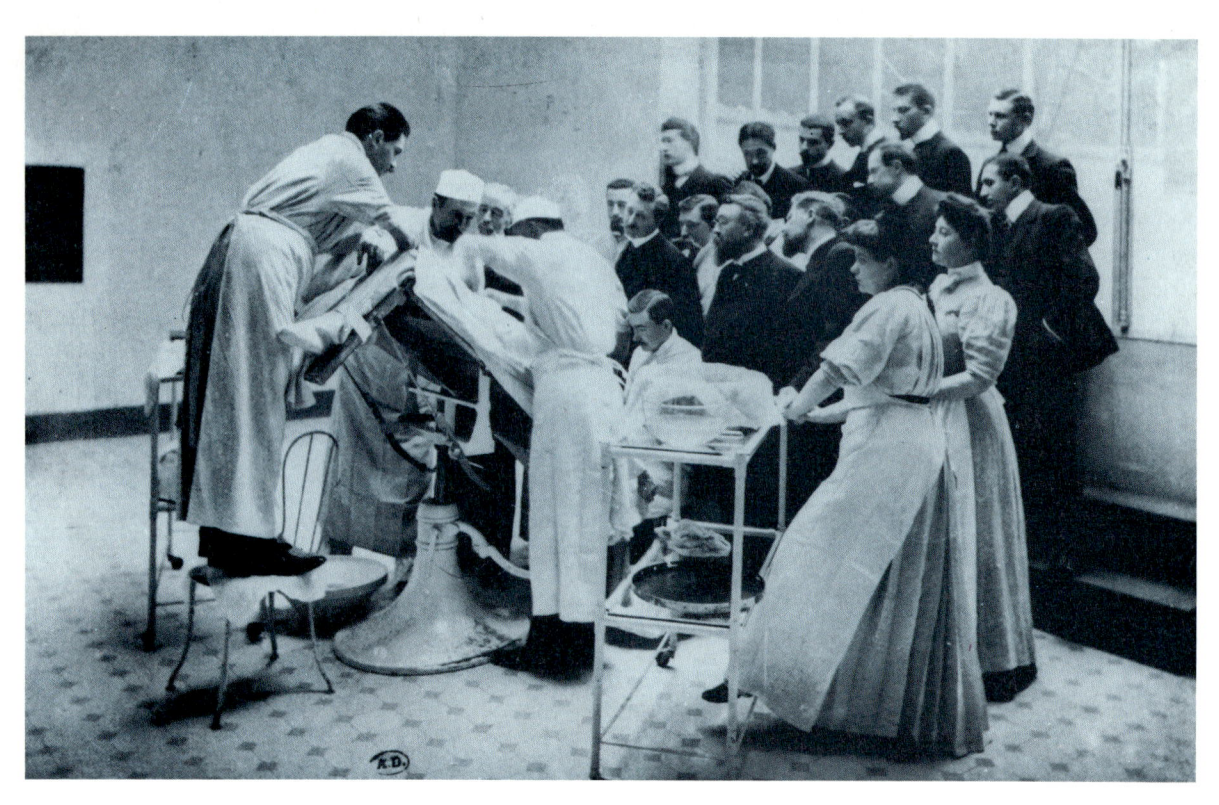

*Abbildung 2841
Dr. Théodore Tuffier
(1857–1929), Chirurg der
Hospitäler, »Professeur agrégé«
der Medizinischen Fakultät, bei
einer Operation im
Hôpital Beaujon.
Photographie Anfang 20. Jh.
(Paris, Bibl. des Arts décoratifs)
Théodore Tuffier nahm als
einer der ersten die Chirurgie
der Lunge, des Herzens und der
Gefäße in Angriff. Er trug
außerdem zur Förderung der
Spinalanästhesie bei.*

schritt schnell die Stadtgrenzen, und das Ansehen des Lyoner Chirurgen setzte ihn mit Dupuytren gleich, wie uns ein berühmtes Zitat in Gustave Flauberts *Madame Bovary* (1857) zeigt.

Ganz anders verhielt es sich mit Amédée Bonnet (1809–1858), der sich über zwanzig Jahre lang der Untersuchung von Gelenkläsionen widmete. Er war ein gewissenhafter Operateur, sein Werk über Gelenksteifigkeit und Ankylose, die gewaltsame Korrektur mit Sehnendurchschneidung sowie die tiefe Kauterisation kalter Abszesse galt als Neuorientierung und therapeutischer Fortschritt. 1847 führte er in Lyon die Ätheranästhesie ein, die ein Jahr zuvor in den Vereinigten Staaten entdeckt wurde.

Außer den Krankenhausärzten sollen hier zwei Namen genannt werden, die in die Geschichte der Chirurgie eingehen sollten: Jean-François Reybard (1790–1863) praktizierte 1833 erfolgreich die erste Resektion des linken Dickdarms mit anschließender Terminalnaht, eine unerhört kühne Operation für diese Epoche. Charles-Gabriel Pravaz (1791–1853), Erfinder der Injektionsspritze, richtete in einem bescheidenen »orthopädischen Institut« als erster Hüftluxationen ein, die bis dahin als unheilbar galten.

Sobald die Anästhesie entdeckt war, bevorzugten die Pariser Chirurgen das Chloroform, während die Lyoner den Äther für praktischer hielten. So herrschte zwanzig Jahre eine Kontroverse, in der sich Joseph Pétrequin (1810–1876), ehemaliger »major« des Hôtel-Dieu, hervortat. In den Augen der internationalen Meinung ging jedenfalls Lyon mit dem Äther als Sieger hervor.

In der zweiten Hälfte des 19. Jahrhunderts zeichneten sich besonders die folgenden drei Chirurgen aus: Léopold Ollier (1830–1900) schuf durch seine bewundernswerten Arbeiten auf dem Gebiet der experimentellen Chirurgie, die er klinisch und operativ nachprüfte, die Methode der Resektionen unter der Knochenhaut, eine Haupterrungenschaft in der Knochen–Gelenkchirurgie. – Antonin Poncet (1849–1913), der Lehrmeister von Leriche, kodifizierte die Kropfchirurgie, perfektionierte die Harnblasenfistelung und war lange Zeit Anhänger der »chirurgie à ciel ouvert« (»Chirurgie des offenen Himmels«) bei Traumen. Seine Arbeiten über »tuberkulösen Rheumatismus« werden heute einmütig anerkannt, nachdem man sie früher scharf kritisiert hatte. – Mathieu Jaboulay (1850–1913) wurde 1892 zum letzten »chirurgien major« am Hôtel-Dieu ernannt. Der meisterliche Anatom, der selbst die modernsten physiologischen Begriffe verstand, war außerdem ein äußerst brillanter Operateur; als solcher erlangte er Berühmtheit durch seine Arbeiten über die operative Entfernung des Gallengangs, ferner über Darmanastomosen (Jaboulaysche Naht), Sympathicus-Chirurgie (Resektion des oberen Halsganglions 1899), Gelenkamputationen im Hüftbereich und Trepanationen zur Senkung des Schädelinnendrucks. Jaboulay führte eine Generation wagemutiger Chirurgen an, die bereits die Moderne einleiteten.

Der Aufstieg der modernen Chirurgie

Befreit von jedem Zwang und fähig zu allen möglichen Großtaten erschien nun die Chirurgie, der künftig zwei neue Waffen zur Verfügung standen, nämlich die Anästhesie und die Antiseptik. Die Spielregeln hatten sich geändert. Den Patienten standen nicht mehr die bisher üblichen Leiden in Aussicht, und der Chirurg konnte seinen chirurgischen Eingriff mit Ruhe, Vor-

Abbildung 2842
Professor Edmond Delorme (1847–1929) beschreibt seinen Assistenten die Lungendekortikation.
Gemälde von Marguerite Delorme, 1897.
(Paris, Musée du Val-de-Grâce)

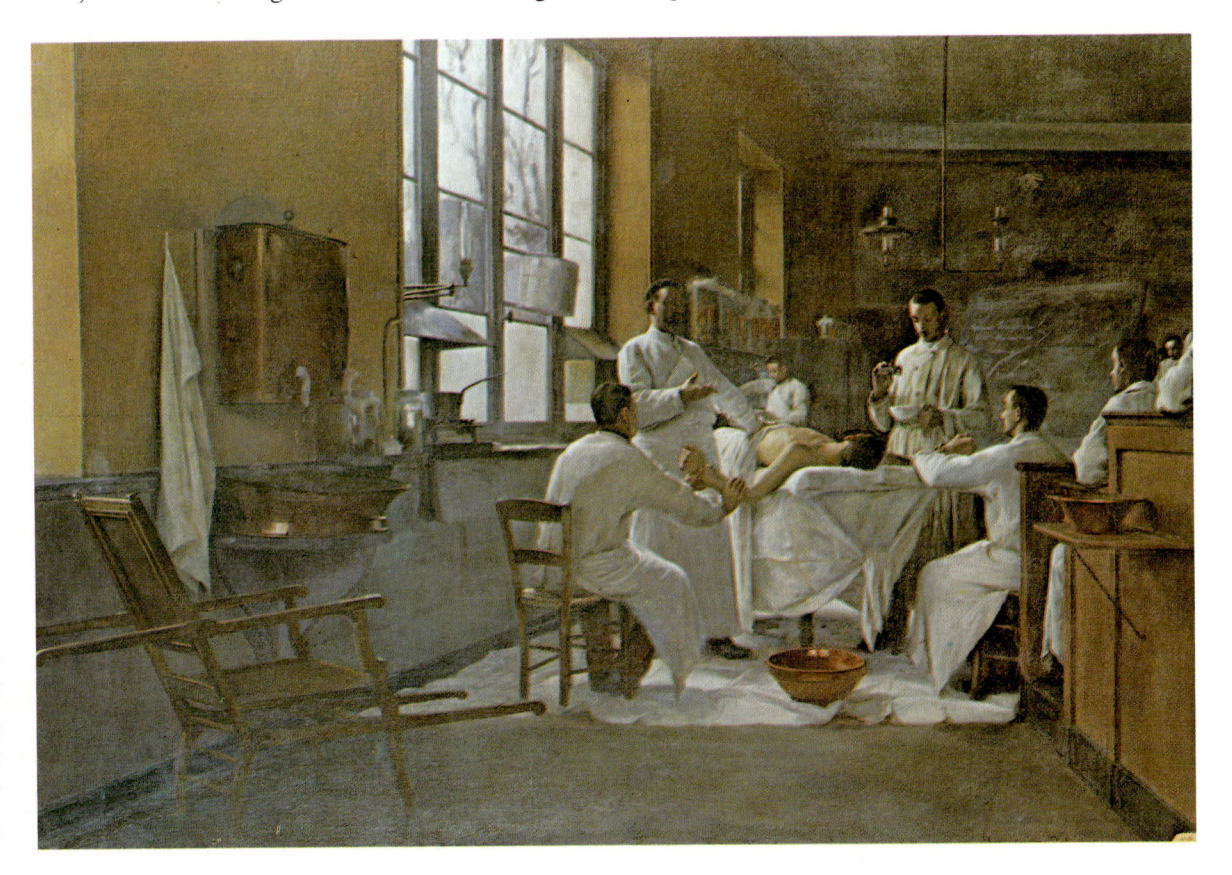

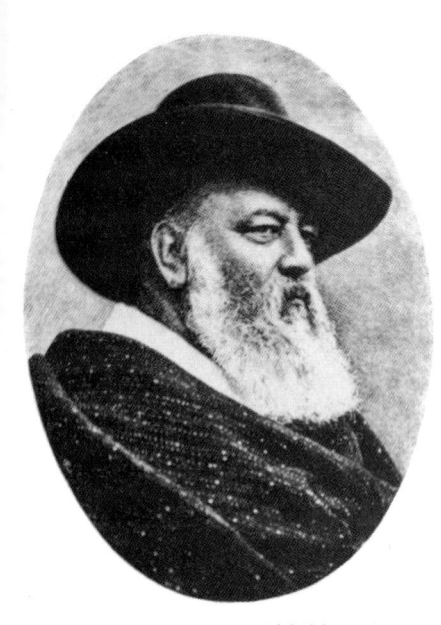

*Abbildung 2843
Theodor Billroth.
(Paris, Bildersammlung der
Alten Med. Fakultät)*

sicht und Kaltblütigkeit zugleich vornehmen. Diese Periode empfanden die Chirurgen des ausgehenden 19. Jahrhunderts als mitreißend; sie ließen ihrem erfinderischen Genie und ihrem Unternehmungsgeist freien Lauf. Gleichzeitig wurden die Operationsanzeigen präziser, und die *Radiologie,* die 1895 von Röntgen entdeckt und 1897 von Béclère für die Medizin umgestaltet worden war, setzte sich allmählich in jeder diagnostischen Etappe durch. Von 1870 bis 1914, also zwischen diesen Kriegen, herrschte eine glückliche chirurgische Epoche unterschiedslos auf dem alten wie auf dem neuen Kontinent. Zunächst mußte man die Bedingungen des operativen Eingriffs bestimmen und die Grundregeln des Kampfes gegen die Infektion festlegen. Dank der Zähigkeit von Louis-Félix Terrier (1837–1908) löste die sicherere und unschädlichere *Asepsis* nach und nach Listers *Antisepsis* ab. Im Pariser Hôspital Bichat stellte der leidenschaftliche Protagonist 1889 den ersten Autoklaven auf, schuf 1893 dort eine Technik und eine Schule und präzisierte, wie Instrumente und Kompressen keimfrei gemacht und zum Händewaschen sterilisiertes Wasser benutzt wird. Seine Forschungen faßte er 1896 auf dem Chirurgenkongreß zusammen und betonte dabei, wie sehr er in seinen Bemühungen durch Emile Roux und die pasteurianische Schule unterstützt worden sei.

Die Krönung dieses zähen Kampfes gegen die Infektion bildete die Schaffung eines Saals, der chirurgischen Eingriffen vorbehalten blieb, also eines *Operationssaals.* Um in diesen reservierten Bereich eintreten zu dürfen, mußte man einen weißen Kittel und ein Käppi tragen; die Kleidung des Operateurs und seiner Helfer war sterilisiert, jene des Personals peinlich sauber. Material und Instrumente reinigte man in einem Nebenraum, in dem ein Autoklav vorhanden war. Der Entwurf eines echten »Operationstrakts«

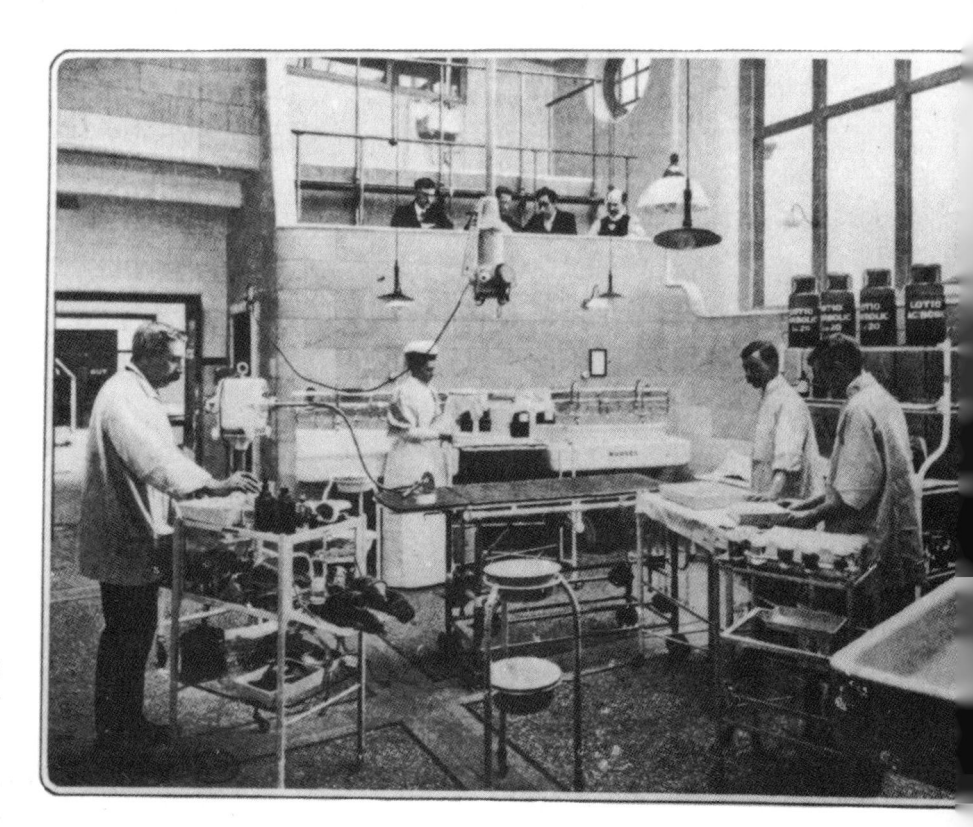

*Abbildung 2844
Operationssaal im Londoner
Hospital.
Beginn 20. Jh.
(Paris, Bibl. des Arts décoratifs)*

mit zunächst zwei angrenzenden, dann sogar vier Räumen, geht auf Antonin Gosset, einen Schüler Terriers, zurück. Als erster in Frankreich ließ er Avantgarderäume im Hôspital Necker und später, 1912, in der Salpêtrière bauen. Mit einigem Zögern unterwarfen sich die Chirurgen diesen neuen, zwingenden Riten der Asepsis. Mit viel Einfallsreichtum schufen sie operative Wege und originelle Techniken. Auf diese Weise entstand die sichere, präzise und perfekt in Regeln gefaßte zeitgenössische Chirurgie, deren Erben wir sind. Diese Chirurgie hatte Sédillot schon 1878 aufkommen sehen, als er eine Bilanz der Fortschritte und Errungenschaften machte: »Wir werden der Konzeption und Geburt einer *neuen Chirurgie,* Tochter der Wissenschaft und der Kunst, beigewohnt haben; sie wird nicht zu den minderen Wundern unseres Jahrhunderts zählen und mit den Namen Pasteur und Lister ruhmvoll verbunden bleiben.«

Wie sah nun diese neue Chirurgie vor dem ersten Weltkrieg aus?

a) Die Abdominalchirurgie, die man noch als »allgemeine Chirurgie« bezeichnete, weil sie den Hauptaktivitätsbereich der Chirurgen darstellte, gedieh am besten.

In Frankreich betätigte sich Péan (1830–1898) als einer der Pioniere der Abdominalchirurgie; er praktizierte erfolgreich eine Milzentfernung (1863), erlitt aber einen Mißerfolg bei der ersten Pylorusresektion wegen Krebs (1879); Just Lucas-Champonnière (1843–1913), ein Promotor der Antiseptik, verallgemeinerte die chirurgische Bruchbehandlung und kodifizierte die Technik der Blinddarmoperation. Hippolyte Morestin (1879–1919) perfektionierte die Mastdarmamputation über den Damm.

In Deutschland kann Theodor Billroth (1829–1894) als Begründer der modernen Magen–Darmchirurgie gelten; als erster setzte er eine Magennaht wegen einer Magenfistel (1877), resezierte den Dünndarm (1878) und entfernte erfolgreich einen Pylorus bei Krebs (1881), zwei Jahre nach dem Mißerfolg des Pariser Chirurgen Péan. Dieser Eingriff wurde 1885 mit der Magen-Darmanastomose kombiniert und schickte sich unter der Bezeichnung »Billroth II« an, die Welt zu erobern. Czerny (1842–1916) kam als erster auf die plastische Pylorusoperation bei Krebs (1882); ihm folgte von Mikulicz (1850–1905), der eine neue Dränagemethode ersann, die heute noch bisweilen angewandt wird. Schließlich praktizierte Karl Langenbeck (1847–1902) in Berlin 1882 die erste Gallenblasenentfernung bei Steinen.

In Italien perfektionierte Eduardo Bassini (1847–1924), der außerdem für seine Untersuchungen auf dem Gebiet der Thoraxchirurgie bekannt ist, die Resektion des Dünndarm-Blinddarmabschnitts und verband seinen Namen mit einer Behandlungsmethode für Leistenbrüche.

In England war der Bauchchirurgie nach Spencer Wells (1818–1897) und Lawson Tait (1845–1899) ein schneller Aufschwung beschieden; sie wurde außerdem durch den Pionier der Darmchirurgie, Frederic Treves (1853 bis 1923), unterstützt.

In den Vereinigten Staaten erfuhr die Abdominalchirurgie mit Nicholas Senn (1844–1909), Professor am Medizinkolleg von Chicago und Schweizer Abstammung, ebenfalls eine rasante Entwicklung; er praktizierte chirurgische Eingriffe am Darm und fiel in der Bauchspeicheldrüsenchirurgie auf. Einige Jahre später leistete Benjamin Murphy (1857–1916) einen gelungenen Beitrag zur Behandlung der Bauchfellentzündung; wie Jaboulay erfand er eine Naht zur Darmanastomose.

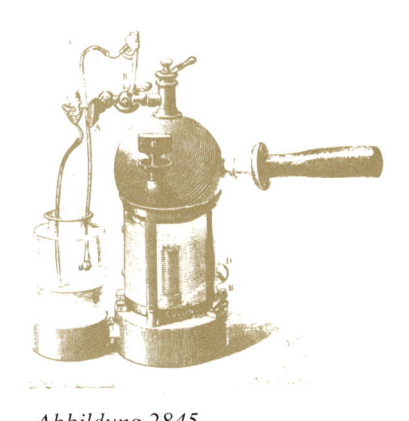

Abbildung 2845
»Zerstäubungsgerät von Dr. Lucas-Champonnière.«
Illustration aus Chirurgie antiseptique. Principes, modes d'application et résultats du pansement de Lister *von Just Lucas-Champonnière, Paris 1880.*
(Paris, Bibl. der Alten Med. Fakultät)
»Dieser Zerstäuber ist eine Modifikation des Listerschen Gerätes. Der Nebel ist sehr fein, er näßt nicht und bedeckt einen beachtlichen Bereich. Außerdem garantieren die zwei Hähne, von denen immer einer den anderen ersetzen kann, eine totale Sicherheit.«

b) Hippolyte Morestin, von dem bereits die Rede war, entwickelte sich *in Frankreich* zum Spezialisten in wiederherstellender und autoplastischer Chirurgie des Gesichts und des Halses.

In Deutschland brachte Theodor Billroth, der Neuerer auf dem Gebiet der Abdominalchirurgie, außerdem die Chirurgie des Zungenkrebses voran, indem er 1874 den Kiefer resezierte und später über die Wange eingriff (1892). 1873 wagte er die erste totale Kehlkopfentfernung bei Krebs und 1877 als erster eine Entfernung des Halsösophagus; eine lange Reihe von Experimenten am Hund war diesen beiden Eingriffen vorausgegangen.

In England sah man in derselben Epoche die Anfänge der Gehirnchirurgie. Zitiert werden sollen hier Williams MacEven (1848–1924), der sicher und erfolgreich einen Gehirntumor operierte (1879); dann Victor Horsley (1857–1916), dem wir die ersten Eingriffe an der Hypophyse, die erste Exhärese des Gasserschen Ganglions und die erste erfolgreiche Operation eines Gehörnerventumors (1903) verdanken. Auch auf dem Gebiet der Rückenmarkstumoren gilt er als Wegbereiter aufgrund seiner Hinweise zur Durchführung der Laminektomie, der Entfernung eines Wirbelbogens. Noch heute wenden wir ein chirurgisches Wachs an, das er für den Verschluß der vielen Öffnungen des schwammigen Schädelgewebes zur Blutstillung ersann.

In der Schweiz förderten zwei Chirurgen die Schilddrüsenchirurgie. Kocher (1841–1917), der Vater der universell gebrauchten Aderklemme, machte in Bern die ersten vollständigen Schilddrüsenentfernungen bei Kropf; Jacques-Louis Reverdin beschrieb aufgrund mehrerer gleicher Eingriffe als erster das postoperative Myxödemsyndrom.

c) Die Thoraxchirurgie entwickelte sich sehr vorsichtig.

In Frankreich brachte Paul Reclus (1847–1914) die Pathologie der weiblichen Brust voran, indem er die sogenannte »zystische Krankheit« beschrieb, deren bösartigen Verlauf wir seitdem kennen. Besonders hervorheben sollten wir jedoch Edmond Delorme (1847–1929), einen Militärarzt, der kühn den Brustkorb öffnete, um Verletzungen am Herzen zu behandeln.

In Deutschland müssen wir den Scharfsinn des Berliner Chirurgen Friedrich Trendelenburg (1844–1924) bewundern; nachdem er bereits an eine Anästhesie mit Luftröhrenintubation gedacht hatte, beschrieb er exakt die

*Abbildung 2846
Josephinische Medico-Chirurgische Militärakademie in Wien. Stich, ausgehendes 18. Jh. (Paris, Bibl. Nat.)
Der Militärchirurg Giovanni Alessandro Brambilla (1728–1800) wurde 1783 von Joseph II. von Österreich damit beauftragt, dieses Institut zu gründen und zu leiten. Noch vor den Franzosen, deren militärischer Gesundheitsdienst erst in der Zeit der Revolution und des Kaiserreichs konkrete Formen annahm, hatten Deutsche und Österreicher ab der zweiten Hälfte des 18. Jh.s die Bedeutung eines Gesundheitswesens für die Armeen begriffen.*

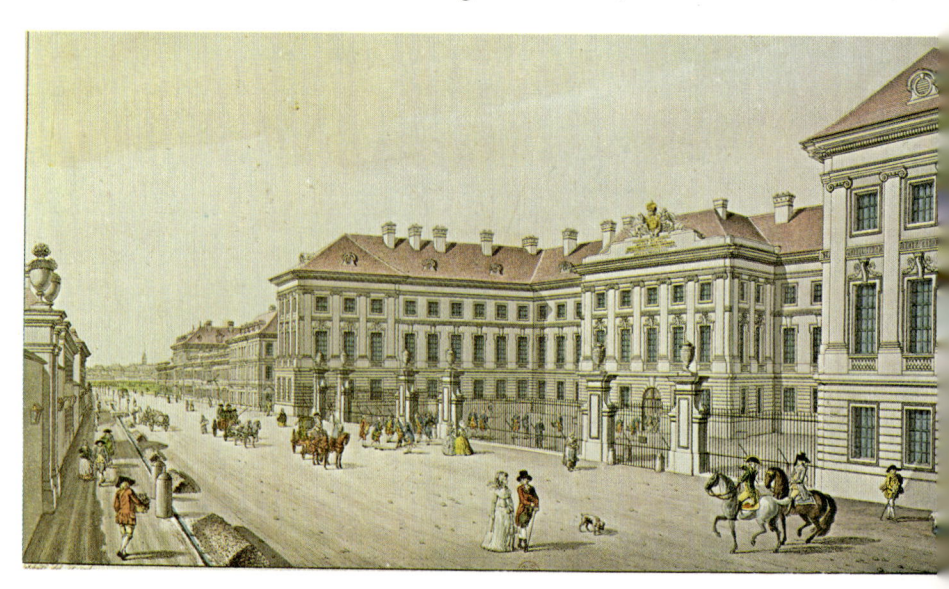

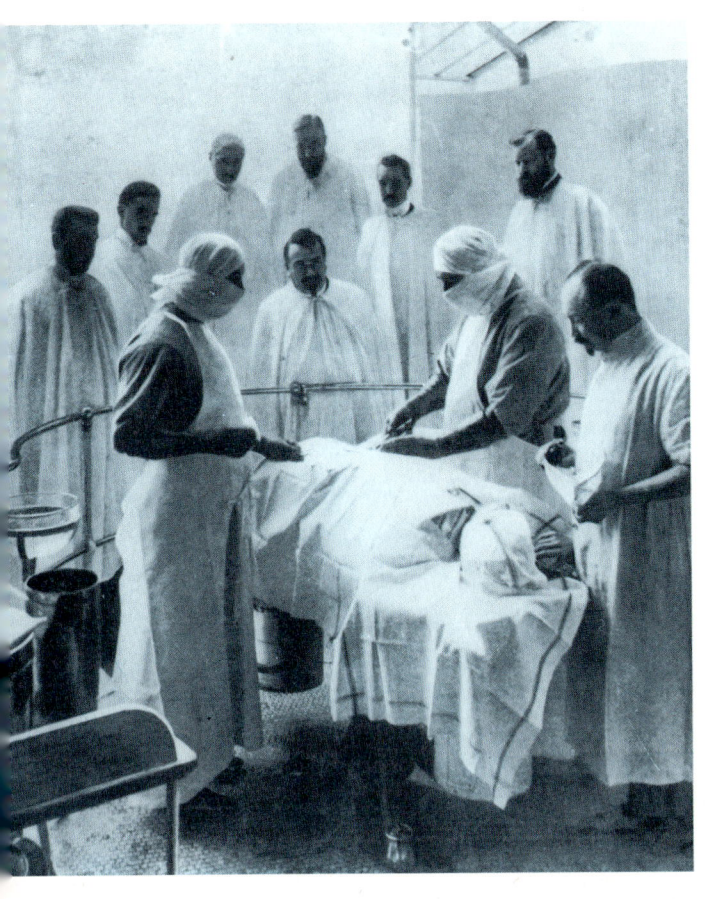

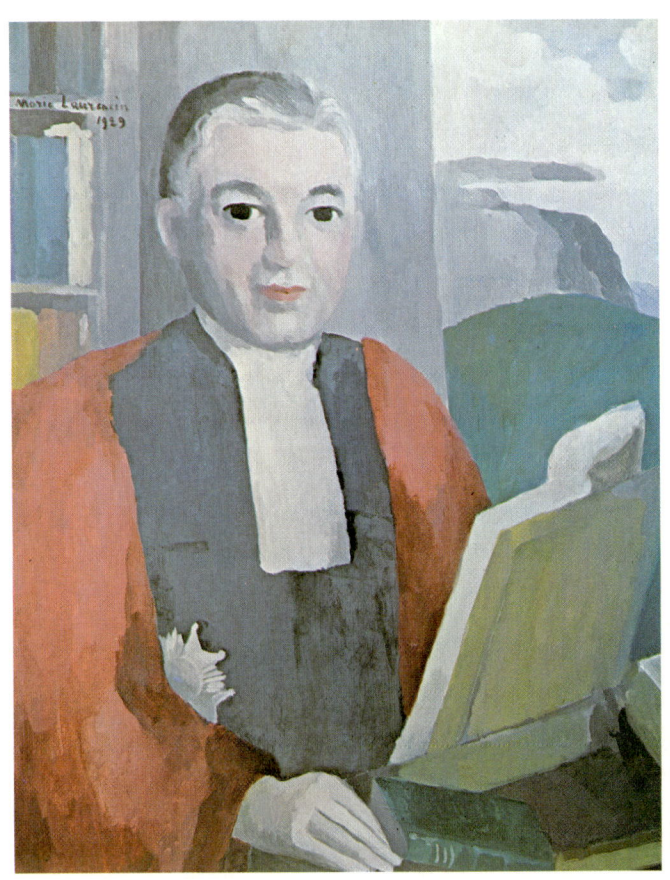

künftige Technik der Blutgerinnselentfernung aus der Lungenarterie. Mit diesem Eingriff bleibt sein Name verbunden.

In den Vereinigten Staaten entwickelte William Halsted (1852–1922) 1889 die erste radikale Brustamputation. Viel später, nämlich 1913, nahm Franz Thorek erfolgreich das Herausschneiden von Krebstumoren im mittleren Abschnitt der Speiseröhre in Angriff.

d) Wegen der Besonderheiten ihrer Pathologie und ihrer Untersuchungsmethoden bildete die urologische Chirurgie schon im ausgehenden 19. Jahrhundert eine eigene Disziplin.

In Frankreich hatte, wie wir bereits erfuhren, Maisonneuve 1865 ein Instrument erdacht, mit dem man Harnröhrenverengungen durch einen Harnröhrenschnitt behandeln konnte. Félix Guyon (1828–1920) begründete die Nieren- und Harnwegchirurgie. Louis-Félix Terrier entfernte als erster eine Niere über das Bauchfell. Antonin Poncet, Lyon, leistete ab 1890 einen wichtigen Beitrag zur Blasenfistelung, indem er die Blase bei infizierten Prostatapatienten öffnete; normalerweise bestand man nämlich darauf, diese mit einem Verweilkatheter zu behandeln. Er erdachte ferner die Ableitung des Harnleiters nach außen über den Damm bei infizierten Patienten mit Harnröhrenverengung, die in dieser Epoche sehr zahlreich auftrat. Théodore Tuffier (1867–1929) interessierte sich besonders für Nierenleiden.

In den Vereinigten Staaten machte David Gross (1805–1884), berühmter amerikanischer Chirurg, einen Bauchschnitt bei einer Blasenruptur. Der Bostoner Jacob Bigelow (1818–1890), enthusiastischer Apostel der Ätheranästhesie, stellte die Regeln für die moderne Steinzertrümmerung auf.

Abbildung 2847 (oben links)
»Der Krieg gegen die Keime, oder wie eine moderne Operation verläuft.«
Englische oder amerikanische Photographie von 1909.
(Paris, Bibl. des Arts décoratifs)

Abbildung 2848 (oben rechts)
Antonin Gosset (1872–1944), gemalt von Marie Laurencin (1885–1956) im Jahre 1929.
(Paris, Musée d'Histoire de la médecine)
Als Professor für Klinische Chirurgie an der Medizinischen Fakultät von Paris entwickelte Antonin Gosset verschiedene chirurgische Techniken wie Gastrotomie, Gastroenterostomie, Cholezystektomie, Duodenotomie usw.

e) Die Knochen-Gelenkchirurgie bildete noch einen Teil der allgemeinen Chirurgie. Die Orthopädie hatte sich schon weit von ihrer antiken Definition entfernt und begnügte sich, wie wir uns denken können, nicht mehr damit, Deformationen am Kind zu korrigieren; sie behandelte manuell alle angeborenen oder erworbenen Mißgestaltungen, blieb aber sehr vorsichtig auf dem Gebiet der Operationsanzeigen. Bezüglich der Frakturen hatte der Chirurg gelernt, ihre Komplikationen, wie Infektionen, Sequester und Pseudarthosen, zu behandeln, und er wagte durchaus, ein Gelenk zu dränieren oder einen Kallus zu modellieren, wobei er umfangreiche aseptische Vorsichtsmaßnahmen traf.

Der Erste Weltkrieg

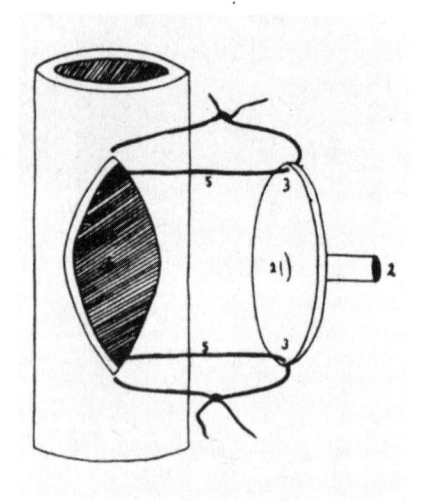

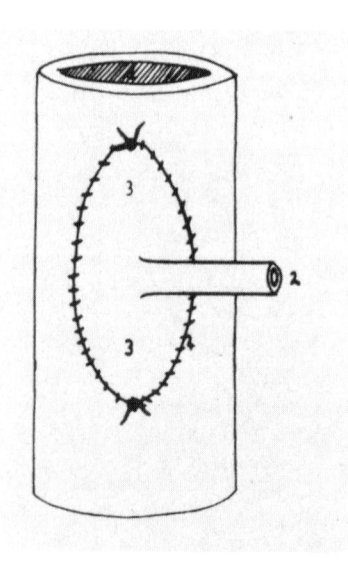

Der Krieg von 1914–1918 lieferte die grausame Anwendung dieser einfachen und geregelten Chirurgie, welche die Operateure der Jahrhundertwende gestaltet hatten. Dennoch mußte man über die Erfahrungen des ersten Kriegsjahres verfügen, bevor man die irrtümliche Doktrin Delormes (1912) verwarf, welche die Kriegswunden verharmloste und ihr Infektionspotential verkannte. Ab 1915 wurde die Technik der Dränage und der Verbände nach Poncet erneuert. Man benutzte nun wieder Antiseptika, die in der zivilen Praxis bereits vernachlässigt worden waren; die kontinuierliche Spülung der Wunden mit Hypochlorit und dann auch das Zurichten durch Ausschneiden der Gewebe ermöglichten das sofortige Nähen.

Die taktischen Bedingungen des Stellungskriegs erlaubten es Carrel, die Wichtigkeit von Laboranalysen zu zeigen; man pflegte sie nämlich in den Feldlazaretten, die durch die berühmten »autochirurgischen Ambulanzen« versorgt wurden. Als die Kämpfe sich nicht stabilisierten, übernahm man von Robert Picqué das Dogma des vorzeitigen Eingriffs. Das Problem des traumatischen Schocks gewann an Bedeutung, sobald man festgestellt hatte, daß als Hauptmaßnahme die lokale Intoxikationsursache beseitigt werden müsse. Dank der Anwendung von Tetanus- und dann auch Gangränseren konnten viele Verletzte gerettet werden. Die Bilanz dieser Bewußtwerdung als Folge einer unvorhergesehenen Situation war mehr als positiv. Die Gelenkverletzungen, auf die oft Amputationen folgten, wurden verbessert durch die keimfreie Wundexploration, die Naht und die sofortige aktive Mobilisierung »à la Willems«. Dank der Zähigkeit Edouard Quenus operierte man Bauchwunden so schnell wie möglich; seit man den Brustkorb zu öffnen (Bazy und Duval) und Lungenläsionen nach dem Beispiel von Roux-Berger zu behandeln wußte, fürchtete man Brustverletzungen nicht mehr. Schädel- und Gehirnverletzungen schloß man nach der Methode Cunéo, selbst in der Nähe der Kämpfe um Verdun.

Trotz ernster Bedenken der Chirurgen angesichts einer Traumatologie, die ihnen unbekannt war, und der unvorhersehbaren Konsequenzen ihrer Schäden sprachen die vielen Anstrengungen, die man zur Verbesserung des Schicksals der Verwundeten machte, für sich; die anonymen Operateure errichteten während der vier Kriegsjahre ein »ewiges Denkmal zu Ehren der französischen Medizin« (Pierre Duval).

Zwischen den beiden Weltkriegen

Hatte man nun die Grenzen der Technik und der Effektivität erreicht? Viele dachten es. Die *chirurgischen Instrumente* hatten sich vervollkommnet. Jedermann versuchte das chirurgische Rüstzeug noch zu vergrößern, und die unbescheidensten Erfinder wollten ihren Namen dadurch verewigen, daß sie ein neues Modell schufen oder ein Instrument ihrer Vorgänger abänderten. Das Nahtmaterial, das man vor Gebrauch sterilisierte, war ab jetzt gut im Handel eingeführt. Das Catgut, das man aus Schafsdarm gewann, war wegen seiner langsamen Resorption im Organismus sehr geschätzt; die großen Textilfabriken stellten Leinen und Baumwolle her, den Florenz-Faden gewann man, indem man ihn vor der Kokonbildung aus den Drüsen der Seidenraupe zog; natürlich benutzte man auch Seide im eigentlichen Sinne, und ihre unbestreitbaren Qualitäten schätzten die Chirurgen schon länger. Auch die Metallfäden hatten bereits zahlreiche Anhänger gefunden, seitdem Percy, gefolgt von Ollier, ihre Vorzüge gerühmt hatte. Die *Operationstechnik* beherrschte alles, und die Operateure übertrafen sich gegenseitig an Brillanz, nachdem sie Jahr für Jahr die Handgriffe an der Leiche geübt hatten.

Die kühnsten Eingriffe schienen nun möglich, und zwar in einem solchen Maße, daß Jean-Louis Faure 1921 erklären konnte: »Alles, was am menschlichen Körper anatomisch möglich ist, ist auch gemacht worden. Es gibt nichts mehr zu tun, nichts mehr zu wagen. Mit einer tiefen Befriedigung stellen wir fest, daß wir heute den Höhepunkt der Chirurgie erleben.«

Die Chirurgie zwischen den beiden Weltkriegen erschien somit bedeutender denn je, aber ihre Schwäche war dennoch eindeutig: sie interessierte sich nicht für die Forschung und kümmerte sich wenig um die pathophysiologischen Reaktionen des Operierten; manches Mal ignorierte sie sogar die einfachsten physiologischen Grundregeln.

Man neigte zu der Auffassung, daß man jede schädliche Konsequenz des Eingriffs durch die Perfektion seiner Durchführung vermeiden könne. Um Mißerfolge zu erklären, machte man die Unsicherheit der Anästhesie und die Unzulänglichkeit der Wiederbelebung verantwortlich. Blutverluste glaubte man eher durch Schnelligkeit als durch Blutstillung zu verhindern. Man hatte vergessen, daß in der biologischen Ordnung, wie auch schon Leriche erinnerte, die Chirurgie immer eine Handlung gegen die Natur ist.

Die »Operationskrankheit« gab der Chirurgie ein neues Rätsel auf, das nicht so bald gelöst werden sollte. Die *Reanimation* basierte auf den Arbeiten amerikanischer Forscher über das innere Milieu und das Wasser- und Elektrolytgleichgewicht. Sie verwandte isotonische Injektionen, aber zur Kompensierung der Blutmenge erschien die *Transfusion* unerläßlich. Da die alte Methode von Crile (1907), der die Arterie des Spenders durch ein Glasröhrchen mit der Vene des Empfängers verband, nicht völlig befriedigte, fand man es einfacher, direkte Transfusionen mit speziellen Injektionsspritzen von Vene zu Vene zu machen. In der Sowjetunion empfahl Judin die Verwendung von Blut von der Leiche, das auch lange in Gebrauch war. Die *Ätheranästhesie* wurde mit dem Gerät von Ombrédanne (1871–1956) ausgeführt, das noch mehrere Generationen kennen sollten. Aber sie ermöglichte es nicht, mehrere Stunden lang zu operieren, sicherte auch keine gute Entspannung während des gesamten Eingriffs. So blieben also viele Chirurgen der Spinalanästhesie treu, einer älteren Erfindung (von Corning, 1887), die man zwar gut an die Becken- und Unterbauchchirurgie angepaßt hatte, die aber nicht gefahrlos war.

Die *experimentelle Chirurgie* war den Ideen Claude Bernards entsprungen, der 1865 die fundamentalen Prinzipien jeder wissenschaftlichen Forschung definiert hatte. Aber mangels Krediten und Räumen war sie in Europa schlecht organisiert. Jenseits des Atlantik machte sie viel schnellere Fort-

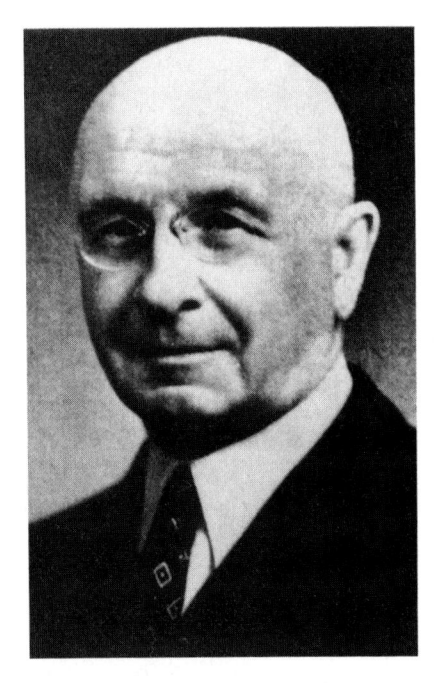

Abbildung 2850 (oben) Alexis Carrel (1873–1944), Nobelpreisträger für Physiologie und Medizin 1912. (Photo des Autors) Alexis Carrels und Charles-Claude Guthries revolutionierten die Gefäßchirurgie. Sie entwickelten u. a. eine neue Nahtmethode, die Schlagaderverpflanzung sowie die Nierentransplantation an der Katze.

Abbildung 2849 (gegenüber) Originalschemata aus dem Artikel von A. Carrel und Ch.-C. Guthrie: »Anastomosis of blood vessels by the patching method and transplantation of the kidney« in J. Amer. Med. Ass., 1906, Bd. XLVII, S. 1648. (Photo des Autors) Erklärung des Schemas, Figur oben: 1) Aorta des zweiten Tieres; 2) Nierenarterie; 3) Öffnung der Nierenarterie; 4) »Ausstich« von der Aorta des ersten Tieres; 5) Öffnung der Aorta; 6) Nähfäden für die Enden des »Aortenausstichs« und die Öffnung der Aorta des anderen Tieres, welche diesen erhalten soll. Figur unten: 1) Aorta des zweiten Tieres; 2) Nierenarterie; 3) Aortenausstich vom ersten Tier; 4) Naht.

Abbildung 2852 (gegenüber)
Der anatomische Engel.
Aquarell von Léonor Fini.
(Paris, Privatsammlung)

schritte, einmal dank der Großzügigkeit einiger Mäzene und zum zweiten aufgrund der Verfügbarkeit junger Chirurgen, die nicht die traditionellen Wettbewerbe am Krankenhaus zu bestehen hatten. Dies hatte zweifellos Alexis Carrel (1873–1944) begriffen, der 1904 Lyon verließ, um nach Chicago und anschließend nach New York zu gehen, wo das Rockefeller-Institut ihm die Tore öffnete und es ihm ermöglichte, erfolgreich seine Arbeiten über Gefäßanastomosen und Organtransplantationen weiterzuführen.

Die *Chemotherapie*. Trotz der strengen Keimfreiheit bei chirurgischen Eingriffen und trotz ausgezeichneter Resultate der präventiven Immunologie: das Infektionsproblem blieb bestehen; es gab noch Mikroben, gegen die eine Therapie mit Impfstoffen nichts ausrichten konnte. Eine neue Etappe begann nach der Entdeckung der Sulfonamide im Jahre 1935. Im Anschluß daran entdeckte man andere Medikamente derselben Reihe; sie retteten zahlreiche Menschenleben, indem sie gegen eine steigende Zahl von Mikroben wirkten. Als der Zweite Weltkrieg ausbrach, ergaben sich vielfältige Gelegenheiten, diese neuen Heilmittel in großem Maßstab zu erproben.

Bis 1940 jedoch blieben die technischen Fortschritte trotz der sehr wichtigen Arbeiten auf dem Gebiet der Chirurgie der Verdauungsorgane und des Thorax bescheiden. Wie Sylvain Blondin (1966) betonte, »war dies nicht eine Stagnations- oder gar Rezessionsperiode«, aber es ergab sich eine Pause, in der die Chirurgen Atem holten. In der *Chirurgie der Verdauungsorgane* orientierte sich die Evolution der Ideen mehr und mehr in Richtung auf das vollständige Ausschneiden der Läsionen hin, insbesondere bei Krebs. Die verschiedenen Modalitäten der Gastrektomie waren seit langem bekannt, als die totale Gastrektomie dank neuer Möglichkeiten durch Reanimation und

Abbildung 2851
Feldlazarett in einer Grotte an der Aisne, 1917.
Aquarell von Koltsky.
(Paris, Musée du Val-de-Grâce)

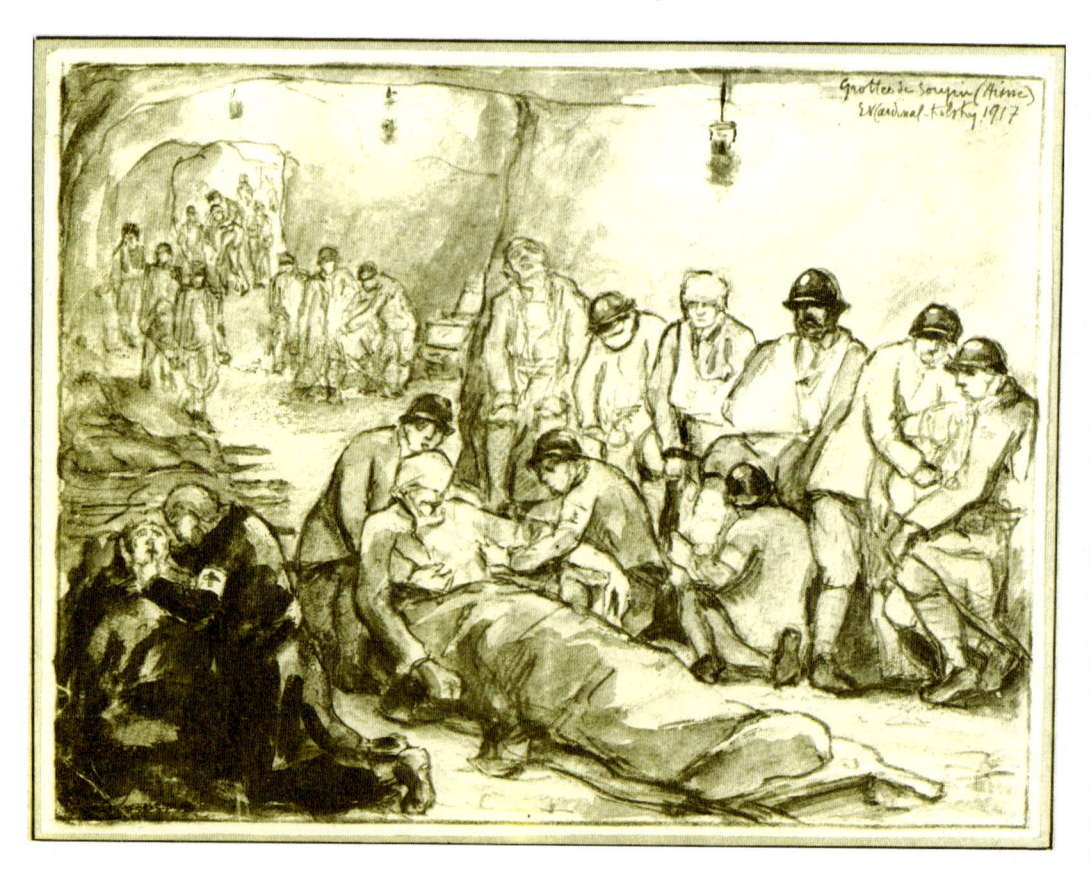

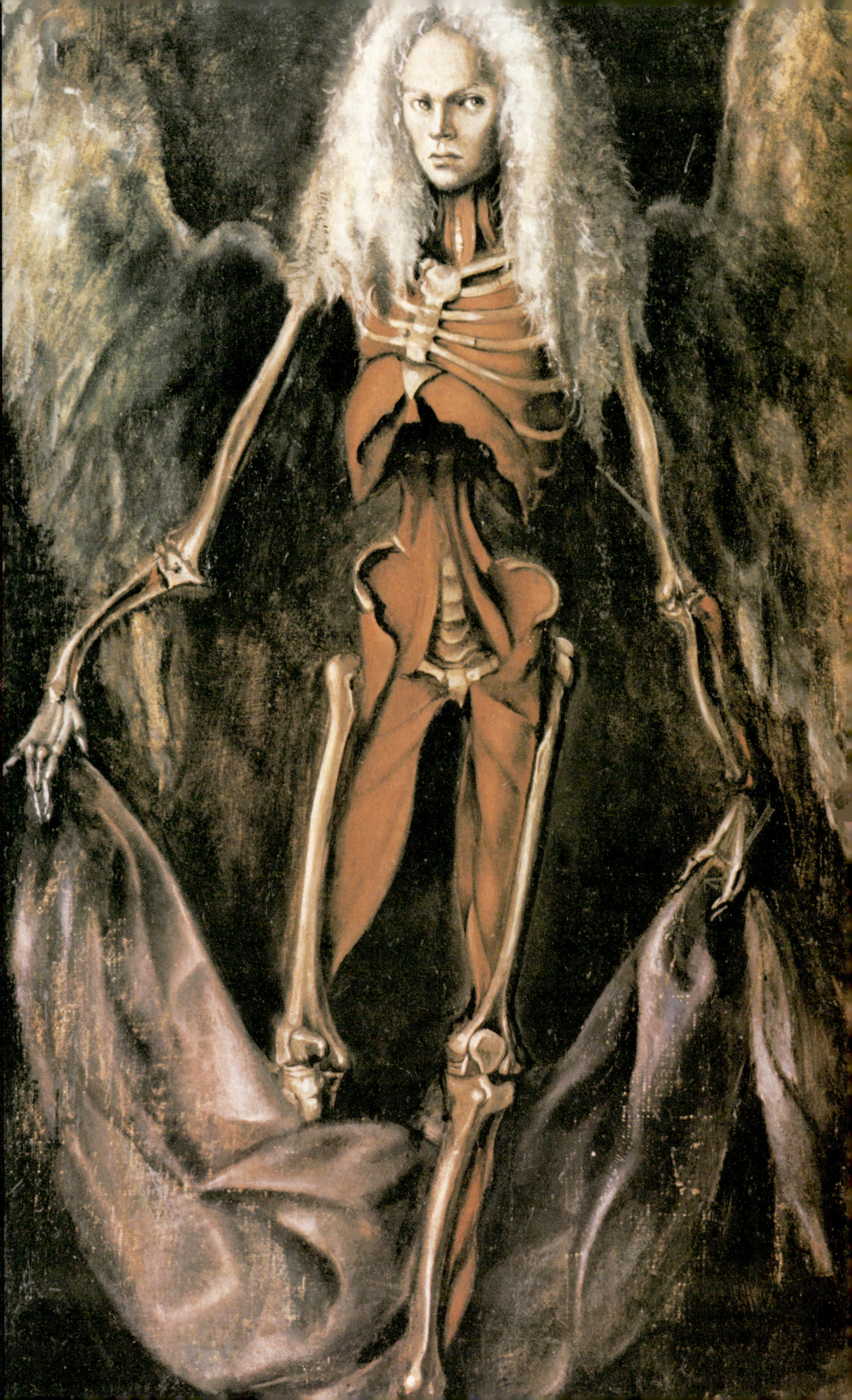

*Abbildung 2853
Erste Hilfe für die bei Saipan (Marianen) verletzten amerikanischen Soldaten, Juli 1944.*

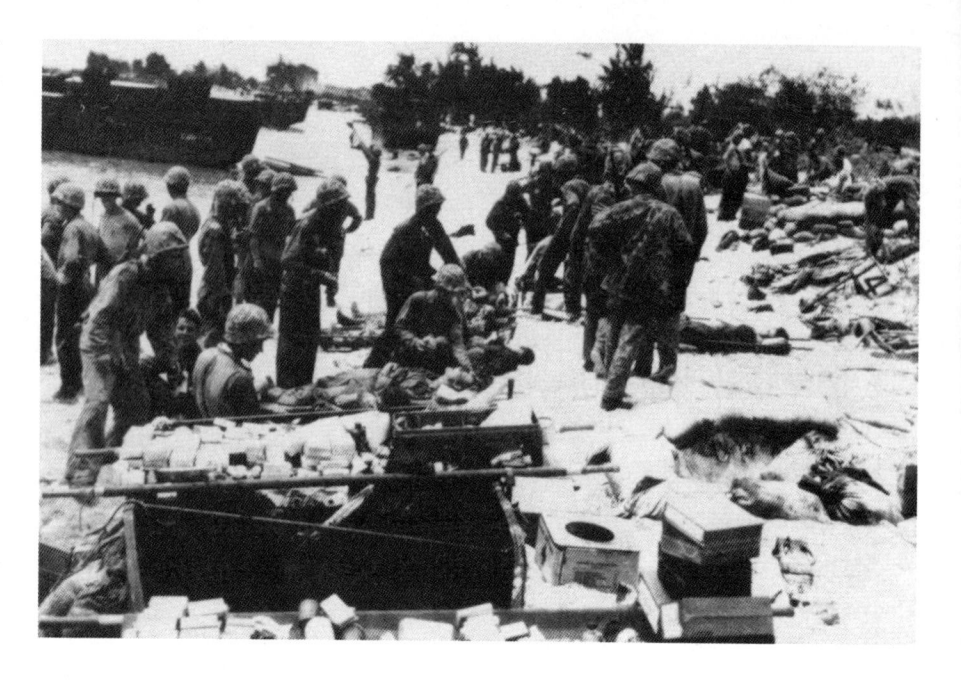

*Abbildung 2854 (unten)
»Anästhesiermaschine und Anästhesist.«
Illustration aus* L'Anesthésie physiologique et ses applications *von R. Dubois, Paris 1894.
(Paris, Académie nationale de médecine)*

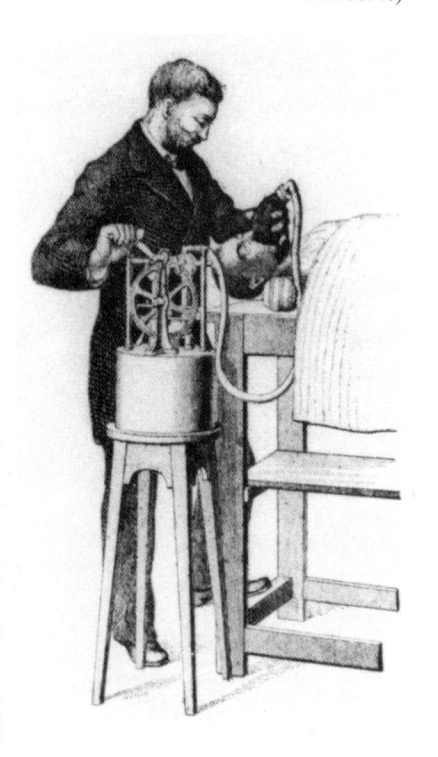

Anästhesie wieder in Gunst kam. Lefèvre, Santy und Lortat-Jacob übernahmen in Frankreich die Führung dieser Richtung. Die Technik der Resektion am Colon, die um die Jahrhundertwende erfunden worden war, hatte Fortschritte gemacht; es blieb jedoch das Problem der Rektumamputation, deren Modalitäten von Czerny stammten und bei der die Erhaltung der Schließmuskelfunktion eine zwingende Bedingung darstellte. Eugène Villard (1868–1953), Lyon, interessierte sich als einer der ersten dafür; er ging sie zunächst über den unteren Weg an (1905), dann auch über den kombinierten (1922). Henry Mondor (1885–1962) widmete dem Rektumkrebs ein Buch (1923), bevor er die Pathologie des Abdomens in *Diagnostics urgents* (1930) auf das Niveau eines literarischen Werks erhob.

Um andere Themen, zum Beispiel Dünndarminfarkt (1935), partielle (1935) oder totale Bauchspeicheldrüsenentfernung (1936) sowie Speiseröhrenkrebs (1938) kam es zu Debatten und Kontroversen. Aber auf dem Gebiet der *Thoraxchirurgie* zeichneten sich schon am klarsten die künftigen Fortschritte ab; die alte Furcht vor der Öffnung des Brustkorbs war besiegt; in zwei Hauptthemen mußte noch Licht gebracht werden, nämlich die Lunge und das Herz. In dieser Zeit wütete zudem die *Lungentuberkulose,* und in einigen chirurgischen Zentren in der Nähe von Sanatorien machte man häufig Phrenikusexhäresen, Apikolysen und Thorakoplastiken. Auf dem Gebiet des Krebses hatte 1932 der Amerikaner Graham (1883–1957) die erste Pneumonektomie erfolgreich durchgeführt. Die Herzchirurgie war noch schüchtern und beschränkte sich auf die Behandlung der Pericarditis constrictiva (Lenormant 1932); den ersten geheilten Fall in Frankreich veröffentlichte Paul Santy 1939. Die alte Lungenembolektomie, die Trendelenburg erfunden hatte, gelang 1924 seinem Schüler Kirschner.

Die Industrie hatte der *Gefäßchirurgie* noch nicht die Mittel zu ihrer Entwicklung geboten. Unter dem Einfluß von René Leriche orientierte sich die Behandlung der Arterienentzündung auf die Sympathicus-Chirurgie hin; man erfand die Arteriektomie (1917), die periarterielle (1920) sowie die lumbale Sympathektomie (1925), während von Oppel 1921 eine Nebennierenentfernung versuchte. Zur Behandlung von Krampfadern erfand Babcock 1907 das Venen-»Stripping«, nachdem er eine sinnreiche Metallsonde erfunden hatte.

Der Zweite Weltkrieg

Die imposante amerikanische Armee, die 1941 gegen Japan und dann 1944 gegen Deutschland eingesetzt wurde, brachte in die Schlachten nicht nur ihr militärisches Potential ein, es begleitete sie auch eine außergewöhnliche chirurgische Organisation. Die *Reanimation* profitierte künftig von einer fast kommerziellen Organisation der Blutübertragung; die Aufbewahrung des konservierten Bluts und des getrockneten Plasmas ermöglichte es, neben dem Schlachtfeld delikate Reanimationen durchzuführen; sie wurden anschließend von der zivilen Praxis übernommen. Die *Anästhesie* führte man im geschlossenen System durch, so daß man jeden Gasverlust (es handelte sich um Lachgas oder Zyklopropan) vermied und in der Lunge ein positiver Druck aufrechterhalten werden konnte. Nun wurde die Chirurgie von Verletzungen am Thorax möglich, weil die Atmung selbst bei Eröffnung der Pleura aufrechterhalten blieb. Eingeleitet wurde auf dem intravenösen Weg mit Hilfe von Pentothal, und die Verabreichung von Curare ergab während der Operation eine vollständige Muskelentspannung, gleichzeitig auch eine leichte Anästhesie. Die Operation konnte mehrere Stunden dauern und in aller Gelassenheit vor sich gehen, ohne Schaden für den Patienten.

Infektionen konnte man nun erfolgreich durch die Anwendung des ersten Antibiotikums, des *Penicillins*, bekämpfen. Auf Sir Alexander Fleming, London 1929, ging diese großartige Entdeckung zurück, aber er hatte sie nicht kommerziell auszubeuten gewußt. Seit Beginn des Krieges waren die amerikanischen und englischen Forscher eifrig bemüht, Penicillin herzustellen;

*Abbildung 2855
Amerikanischer Soldat, im Pazifik 1944 von einer Granate verletzt, mit einer Fraktur des rechten Armes; er erhält Erste Hilfe vom Sanitätsdienst der amerikanischen Marine.*

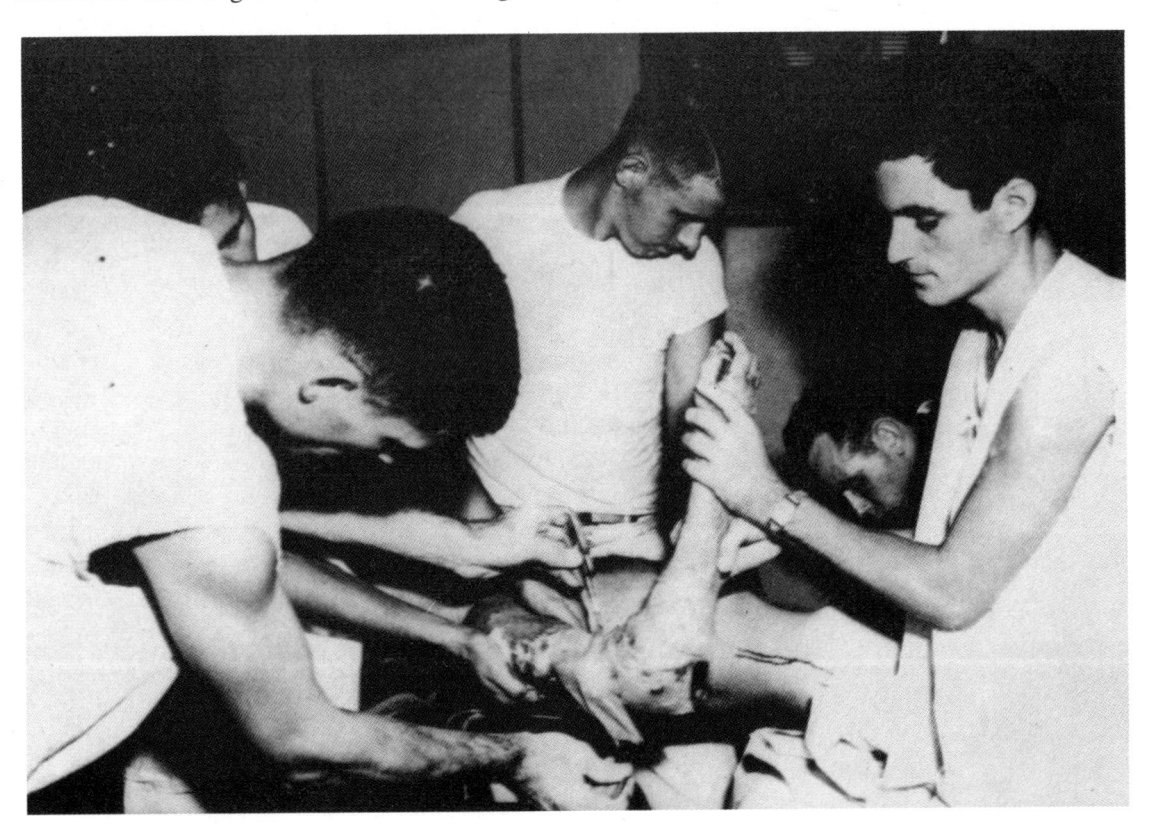

2517

zum ersten Mal wandte man es 1943 in Ägypten an. Mit diesem Wunderheilmittel zur Bekämpfung von Infektionen als Ausgangspunkt entwickelte man nun eine ganze Serie von anderen Antibiotika mit selektiver Wirkung. Diese änderten die Chirurgie seit Kriegsende, denn bis zuvor galt die postoperative Infektion als die schrecklichste Komplikation.

Noch andere Medikamente entdeckte man in dieser Kriegsperiode; mit ihnen konnte man Schmerzen bekämpfen, die Darmperistaltik begünstigen und den Schlaf beeinflussen. Auf die Operationsfolgen wirkten vor allem *Antikoagulantien*, welche Lungenembolien verhüteten. Das erste war das *Heparin*, das 1922 von MacLean entdeckt und in der Klinik erst 1942 angewandt wurde. Bald folgten das *Dicumarol* und dessen Derivate, die man 1947 in Frankreich einführte; sie waren sehr praktisch, weil man sie oral verabreichen konnte. Dann kamen die seit 1949 angebotenen Thrombolytika. Diese Produkte, insbesondere aber das Heparin, besaßen den Vorteil, die Entwicklung der Herz-Gefäßchirurgie zu erleichtern.

Zu dieser Periode des Zweiten Weltkriegs müssen wir anmerken, daß Kriege zwar schmerzhaft für die Bevölkerung sind, oft aber die medizinische Wissenschaft voranbringen. Viele Entdeckungen, die für die Menschheit lebenswichtig sind, kommen nur zögernd auf den Markt, bis dann ein starker Impuls aus einem dringenden Bedarf entsteht.

Die Nachkriegschirurgie

Seit über drei Jahrzehnten kann man sehen, in welchem Maße die Chirurgie komplex geworden ist. Zahl und Schwierigkeit der Eingriffe haben beträchtlich zugenommen, und der operative Akt selbst hat sich mit komplexen Handgriffen umgeben. Besonders der Begriff des *chirurgischen Teams* hat für künftige Zeiten den einzelnen Chirurgen ersetzt, den alleinigen Herrn über sein Schiff, der fähig ist, alle Probleme zu begreifen. Im Operationstrakt kommen Chirurgen und Anästhesisten zusammen; jeder ist für sein Gebiet verantwortlich, und jeder wird unabhängig entlohnt, obwohl alle an einer gemeinsamen Aufgabe teilnehmen. Als logische Folge kann allerdings die Autorität des Chirurgen vermindert sein, ebenso wie er aus seiner Verantwortlichkeit entlassen werden kann für den Fall, daß zum Beispiel über einen Kunstfehler vor Gericht entschieden wird.

Dieser Teambegriff leuchtet um so mehr ein, als die praktische Chirurgie heikler ist und mehr Mitarbeiter verlangt, am sichtbarsten in der Herzchirurgie, wo Techniker, Assistenten und Ingenieure mit dem extrakorporalen Kreislauf betraut sind und die bereits imposante Zahl der Schwestern vergrößern. Um die so zusammengesetzte chirurgische Abteilung scharen sich mehrere *Laboratorien*, die alle auf dasselbe Ziel hinarbeiten: die Klarheit der Indikation, die Perfektionierung der Abwicklung aller Eingriffe und, soweit dies möglich ist, die postoperative Ausgeglichenheit des Patienten bis zu seiner endgültigen Heilung. In jedem dieser Laboratorien fertigt man zahlreiche Analysen an, die für eine vernünftige Chirurgie unerläßlich sind, aber man stellt auch rein wissenschaftliche Untersuchungen an. Die Komplexität der Chirurgie hat für die Zukunft zur Aufteilung in Spezialgebiete und zur Schaffung von autonomen Teams geführt. Diese Evolution kann sich nur noch

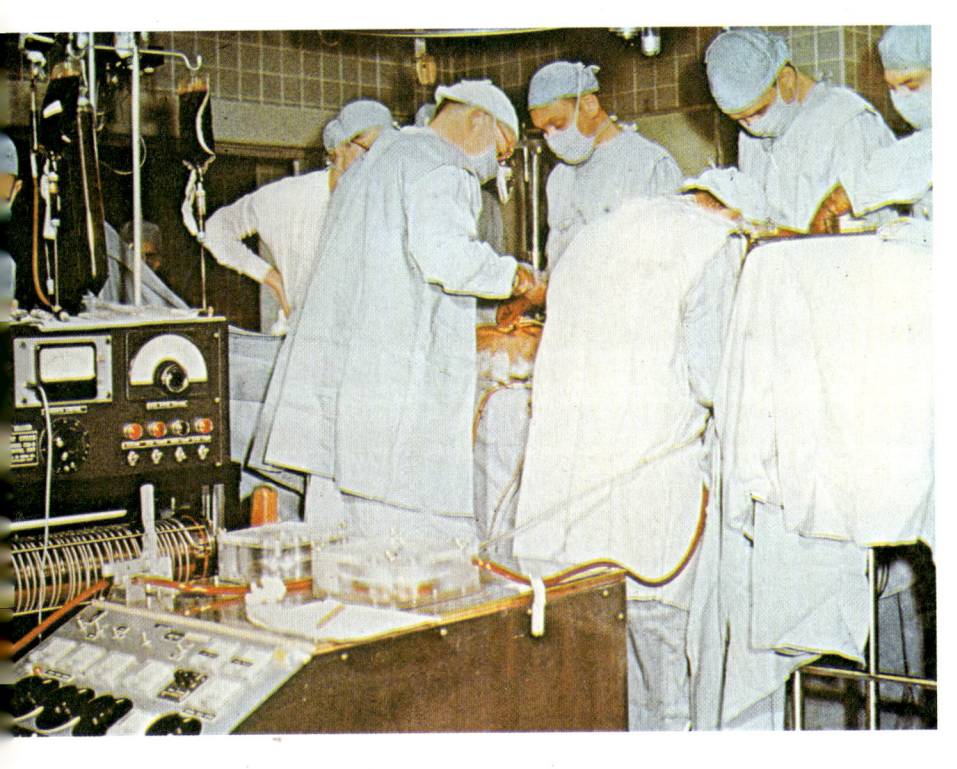

*Abbildung 2856
Chirurgenteam im Kreise der neuesten Errungenschaften der modernen Elektronik.*

fortsetzen, zumindest in den großen Hospitälern, denn sie erfordert vollständigere und aktuellere Kenntnisse in einem beschränkten Bereich.

Da es schwierig wird, alles zu kennen und alles bis zur Perfektion zu tun, können wir uns nicht mehr einen Chirurgen vorstellen, der aufgrund seiner Kenntnisse, seines Materials und mit seinen Assistenten fähig wäre, die gesamte Chirurgie zu erfassen. Diese Erscheinung ist eigentlich bedauerlich, weil der Spezialist sich in seinem Fachgebiet isoliert. Folgende zwei Nachteile erscheinen eindeutig: der erste betrifft jene Patienten mit einer Krankheit, die zwei Kompetenzen umgreift, der zweite die Studenten, die von einem Spezialisten geschult werden, der nach und nach den Begriff vom unbedingt Notwendigen in dem Maße verliert, wie er in sein Spezialgebiet eintaucht.

Auf diese Weise entstanden folgende Sparten:

Die *Chirurgie der Verdauungsorgane,* die man noch bisweilen mit der alten »allgemeinen Chirurgie« verwechselt; sie ist verantwortlich für Eingriffe an den Bauchwänden sowie an den Eingeweiden (Magen, Dünndarm, Dickdarm und Mastdarm, Milz, Leber und Bauchspeicheldrüse).

Die *Chirurgie des Halses und des Gesichts;* sie besitzt kaum Autonomie, abgesehen von einigen spezialisierten *Krebszentren,* wo sie oft zusammen mit der Radiotherapie großzügige Exhäresen nötig macht, oder Zentren für *endokrine Chirurgie* (die an der Schild- bzw. Nebenschilddrüse arbeiten).

Die *gynäkologische Chirurgie;* oft gehört sie noch zur allgemeinen Chirurgie, aber sie neigt dazu, sich von dieser zu trennen, seit man sie mit der Geburtshilfe gekoppelt hat. Da sie die Genitalorgane der Frau betrifft, hat sie ihre Vorrechte auf einen anderen Teil der Frau ausgedehnt, nämlich die Brust, auf die sie als Spezialfach, die *Mastologie,* Anspruch erhob.

Die *Chirurgie der Harnorgane (oder urologische Chirurgie);* zu ihr gehört die Pathologie des männlichen Genitalapparats, der schon seit langem nicht

Die chirurgischen Spezialgebiete

*Abbildung 2857
Einsetzung einer Hüftprothese unter strengsten aseptischen Bedingungen im Sankt-Lukas-Hospital in Denver, USA. Der Chirurg operiert in einem zerlegbaren Raum, der nach der Benutzung zusammengelegt werden kann. Die Mitglieder des Chirurgenteams, die den Patienten umgeben, tragen Hauben und Overalls, in die keine Mikroben eindringen können; die weiter entfernten bewegen sich in einem Luftstrom, der nicht bis zum Kranken gelangt.*

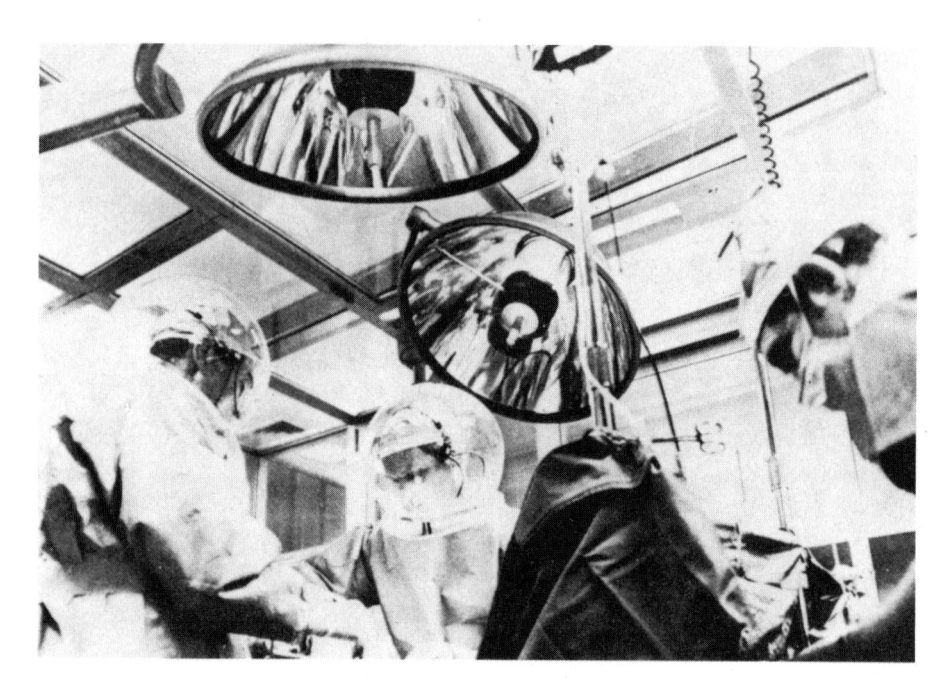

mehr der allgemeinen Chirurgie zugeordnet ist, da die Endoskopie hier wichtiger ist als besondere Techniken.

Die *pädiatrische Chirurgie,* welche einige nicht mehr als »infantil« bezeichnen wollten, ist in einer autonomen Form organisiert und arbeitet neben einer Abteilung für Kindermedizin.

Die *Chirurgie der Lunge und des Mittelfellraums* hat nicht mehr dieselbe Bedeutung wie früher, als die schreckliche Tuberkulose herrschte; ihr Spektrum steht auch anderen Lungenleiden offen, zum Beispiel der Bronchienerweiterung und besonders dem Krebs, der bekanntlich heute wieder zunimmt.

Die *Herzchirurgie* nimmt seit dem Aufkommen des extrakorporalen Kreislaufs einen neuen Platz ein; sie betrifft angeborene oder erworbene Herzkrankheiten und benötigt eine aufwendige Apparatur, unabhängige Räumlichkeiten und ein homogenes Team.

Die *Gefäßchirurgie* ist oft mit ihr verbunden, doch hat die Häufigkeit der Pathologie der »peripheren Gefäße« besonders in Frankreich zur Schaffung einer autonomen Disziplin geführt, bei der die Operateure mit der Nahttechnik und Gefäßtransplantationen vertraut sind.

Die *plastische Chirurgie* (man nannte sie früher auch ästhetische) ist ebenfalls *reparativ.* Sie befaßt sich mit den zahllosen angeborenen oder traumatischen Läsionen.

Die *Chirurgie des Nervensystems* betrifft auch das Gehirn und wird universell als *Neurochirurgie* bezeichnet. Sie wurde um die Jahrhundertwende von dem Amerikaner Harvey Cushing (1869–1939) und später in Frankreich von Clovis Vincent (1879–1948) begründet. Sie befaßt sich besonders mit dem Zentralnervensystem, während die Pathologie der peripheren Nerven mehr den Traumatologen vorbehalten bleibt.

Die *orthopädische Chirurgie* ist ebenfalls sehr gut definiert. Nachdem sie ursprünglich auf Mißbildungen von Knochen und Gelenken am Kind beschränkt war, betrifft sie heute auch Läsionen der Erwachsenen, bei denen die arthrotischen Leiden vorherrschen.

Die *traumatologische Chirurgie (oder Unfallchirurgie)* ist im allgemeinen mit der vorigen verbunden, weil sie dasselbe Material und ähnliche Techniken anwendet.

Die *Notfallchirurgie* ist eine der neuesten Schöpfungen, jedenfalls in der Form eines Fachgebiets. Die Zunahme der Arbeits- und Verkehrsunfälle und die Notwendigkeit, »Polytraumatisierte« unverzüglich zu behandeln, haben zur Schaffung solcher Abteilungen geführt, in denen eine permanente Überwachung durch häufiges Wechseln der medizinischen und paramedizinischen Teams gesichert ist.

Während sich in den Großstädten die vollkommensten, spezialisiertesten, aber auch aufwendigsten chirurgischen Abteilungen bilden, wird der *allgemeinen Chirurgie* in ländlichen Gegenden oder in wenig entwickelten Ländern noch ein großer Bereich offenstehen. Wenn wir auch die unvermeidliche Evolution auf die Spezialisierung hin annehmen müssen, so dürfen wir doch nicht auf diese Chirurgie verzichten; sie schulte die Besten aller Spezialisten und wird der große Motor der Disziplin bleiben. Wie André Sicard (1964) betonte, »könnte die Chirurgie nur gröbster Empirismus sein, wenn sie in einer exzessiven Spezialisierung abgekapselt bliebe«. Die allgemeine Chirurgie soll überleben, und es ist also wichtig, daß ein ebenso abgestufter wie kompletter Unterricht aufrechterhalten wird, so daß die jungen Chirurgen alle Vorfälle der normalen Chirurgie meistern können. In den mittleren Städten, in denen sich der meiste Nachwuchs ansiedelt, besteht die einzige legitime Spezialisierung aus der Trennung (die natürlich unvollkommen sein muß aufgrund der Gebote des »Wachdienstes«) der Eingeweidechirurgie, bei der der Verdauungstrakt dominiert, von jener der Extremitäten, die eine eingehendere Ausbildung in den Techniken bezüglich der Knochen und Gelenke nötig macht. Aber wünschenswert ist nicht, daß der künftige Spezia-

Abbildung 2858
Zelluläre Mikrochirurgie mit einem Laserstrahl. Der Laser wird besonders zum Zerstören kleiner Tumoren und in der Augenheilkunde angewandt.

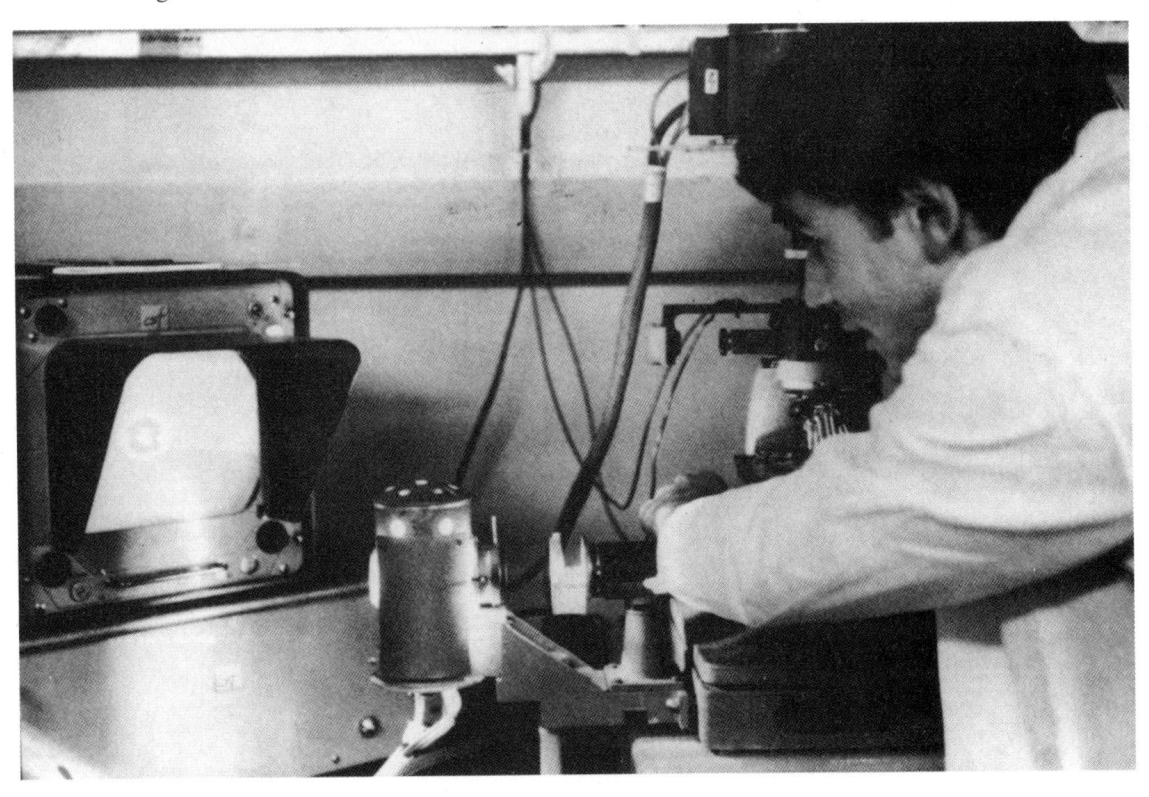

2521

list sich zu früh fachlich orientiert, ohne eine solide Ausbildung in allgemeiner Chirurgie erworben zu haben.

Die heutigen Techniken

Die chirurgischen Alltagstechniken und ihre Resultate hängen eng von den Verbesserungen und den fortlaufenden Beiträgen ab, die das erfinderische Genie der Operateure in den großen Weltzentren ermöglicht hat.

a) *In der Chirurgie der Verdauungsorgane* haben alle großen Kapitel der Pathologie Fortschritte gemacht, insbesondere auf folgenden Gebieten:

Magen: Hier kam es zur Vervollkommnung der verschiedenen Verfahren nach totaler Magenentfernung, angefangen von der Interposition des Jejunums (nach Longmire und Mouchet) oder des Colons (Moroney) bis zu den komplizierteren Verfahren der antiperistaltischen Ersatzmagenbildung durch Jejunoplastik à la Tomoda (1951).

Speiseröhre: Verbessert wird auf diesem Gebiet die Exhärese über geeignete Wege (Santy und Lortat-Jacob) oder die technischen Finessen (Resano und Nakayama zum Beispiel).

Mastdarm: Hervorzuheben ist hier die Anwendung der sogenannten »vorderen Resektion« mit unmittelbarer Anastomose (Dixon 1941) bei den rectosigmoidalen Formen; bei den ampullären Formen kam es zu unendlichen

Abbildung 2859
Chirurgen bei der Operation mit einem Operationsmikroskop.
(Photo: Dr. Yves Bruneau, Nantes)

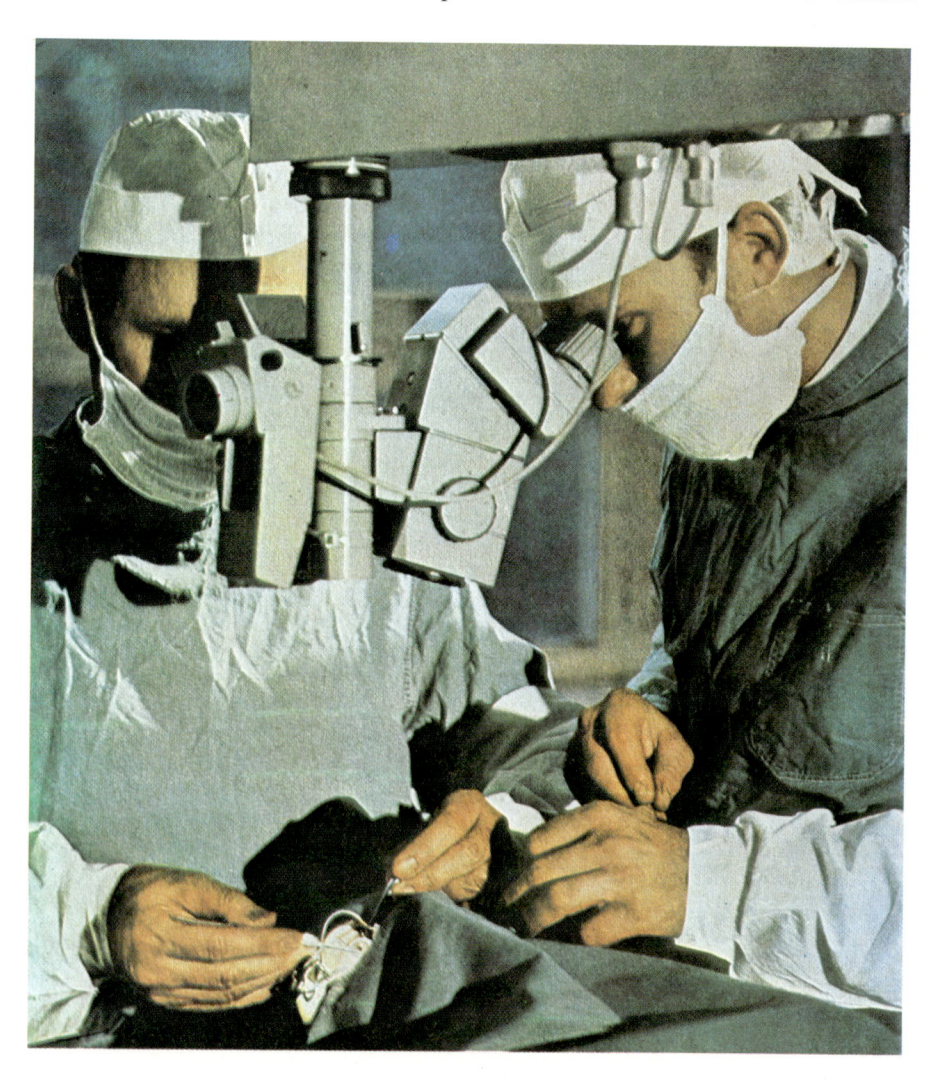

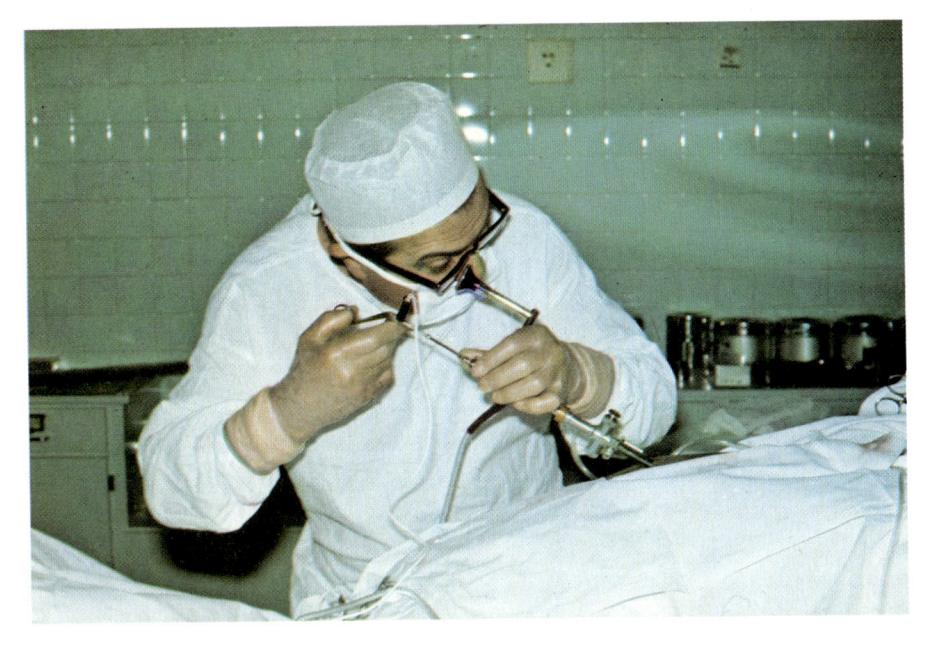

*Abbildung 2860
Eingriff unter Zölioskopie. Die Zölioskopie ist eine endoskopische Untersuchungsmethode, die darin besteht, daß nach der Bildung eines Pneumoperitoneums ein optisches Instrument in das Cavum peritonei eingeführt wird; hiermit können die dort gelegenen Organe beobachtet werden. Besonders kommt sie in der Gynäkologie zur Anwendung.*

Diskussionen über abdomino-perineale Amputation und Konservation des Sphinkter; Möglichkeiten waren die »Proktosigmoidektomie« durch »Invagination« nach Babcock (1932) und Bacon (1942) oder die transanale Chirurgie (nach Toupet). Die bemerkenswertesten Neuerungen wurden in der *Bauchspeicheldrüsenchirurgie* erzielt. Ihre Krönung auf dem neoplastischen Gebiet fand sie zum ersten in der Duodenopankreatektomie, die man zuerst 1945 in den Vereinigten Staaten durchführte (Orr, Whipple und Cattell), zum zweiten in der *Chirurgie der portalen Hypertonie*. Seit den Arbeiten Blakemores war diese noch ganz neu; auch am Menschen erwog dieser zum ersten Mal eine Anastomose zwischen Pfortader und Hohlvene (L. Léger und P. Marion, 1964). Doch in der *Leberchirurgie* gediehen die chirurgischen Wagestücke am besten: Aus modernen anatomischen Arbeiten (Couinaud) konnte eine echte Segmentation der Leber hergeleitet werden; sie war bis dahin nämlich noch unbekannt, und aus ihr gingen in der Folge eine Reihe von neuen Leberschnitten hervor.

b) Auch die *Lungenchirurgie* entwickelte sich rapide. Die Chirurgen begriffen die Bedeutung der Exhärese, die nach wenig ermutigenden Anfängen durch den Mangel an Antibiotika zunächst in den Hintergrund getreten war. Auch hier konnte man chirurgische Techniken erst erwägen, als man solide anatomische Studien angestellt hatte; sie zeigten die Möglichkeit, mit der Segmentektomie (nach Overholt) weiterzugehen als mit der Lobektomie; die chirurgische Sanktion des Krebses blieb unterdessen die Pneumonektomie.

Zwei neue Chirurgien profitierten von den kombinierten Fortschritten der Anästhesie, der Reanimation und der Technik: die Herzchirurgie und die Gefäßchirurgie.

1. Die *Herzchirurgie* hat eine besondere Dankesschuld gegenüber den modernen hämodynamischen und angiokardiographischen Explorationsmethoden. Nachdem sie sich vor dem Ersten Weltkrieg bereits abzeichnete, hat sich diese vielversprechende Chirurgie erst seit drei Jahrzehnten entwickelt.

Die *erworbenen Herzkrankheiten* bildeten den Gegenstand erster Arbeiten in den Vereinigten Staaten; sie handelten von der mitralen (Cutler, Beck und

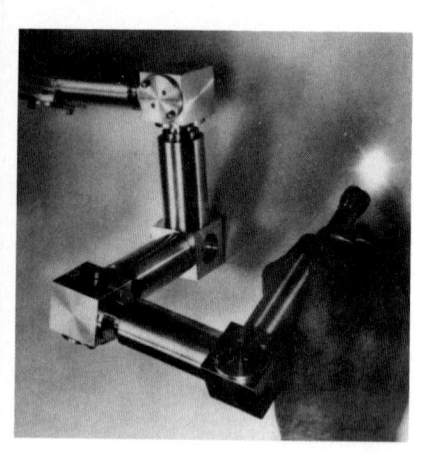

Abbildung 2861
Laserstrahl. Der Laser bildet kohärente Lichtstrahlen, die aus phasengleichen Schwingungen entstehen; er befindet sich im Bereich des sichtbaren oder Infrarotspektrums und besitzt eine hohe Intensität. In einem sehr feinen Bündel konzentriert, arbeitet der Laser wie ein Skalpell.

Levine 1923), pulmonalen (Brock 1948) und aortalen Valvulotomie (Bailey 1950).

Fast gleichzeitig entwickelte sich die *Chirurgie der angeborenen Herzkrankheiten;* es entstand jene des offenen Ductus Botalli: (Strieder 1937), der Aortenisthmusstenose (Crafoord 1944), dann auch die Chirurgie der Fallotschen Tetralogie, deren pathophysiologisches Konzept Hélène Taussig erdacht hatte; sie wurde zum ersten Mal am 29. November 1944 von Blalock praktiziert.

Aber das Problem der längeren Operationsdauer am offenen Herzen war nicht gelöst. Man wandte sich zunächst dem Abklemmen der Vena cava und der großen Gefäße an der Herzbasis bei künstlicher Körpertemperatursenkung zu, aber mit dieser Technik konnte das Herz nur etwa zehn Minuten offen liegen. Es dauerte noch bis 1953, bevor der extrakorporale Kreislauf perfekt entwickelt war. Seit Ende des 19. Jahrhunderts hatten zahlreiche Forscher »Herz-Lungenmaschinen« erdacht, mit denen isolierte Organe künstlich am Leben erhalten werden sollten. Nach zwanzig Jahren experimenteller Arbeiten konnte John Gibbon 1953 zum ersten Mal eine Vorhofverbindung unter extrakorporalem Kreislauf operieren, und John Kirklin von der Mayo-Klinik zeigte 1955 den Nutzen der »Herz-Lungenmaschine« für die Korrektur angeborener Herzkrankheiten. Seit diesem Datum hat sich die Chirurgie des Herzinneren beträchtlich weiterentwickelt, und Reparaturen an den Herzklappen mit Hilfe von Prothesen (Starr, Edwards und Björk) sind allgemein üblich geworden. Der kritische Punkt bleibt immer noch die Korrektur von Herzkrankheiten beim Neugeborenen, und alle Anstrengungen gehen heute in diese Richtung.

2. Die *Gefäßchirurgie* verdankt ihre Existenz den drei großen Vorläufern Rudolph Matas, Alexis Carrel und René Leriche.

Die Behandlung der *Arterienaneurysmen* hatte im Laufe der Jahrhunderte manche Glücksfälle verzeichnet, und die Kompression oder selbst die Ligatur teilten sich einige Erfolge. 1888 kam Matas, Philadelphia, die Idee, eine Erweiterung der Oberarmarterie zu behandeln, indem er die Nebenschlagadern öffnete und anschließend vernähte; auf diese Weise entstand die »Endoaneurysmorhaphia obliterans«. Dann folgte die Benutzung von Transplantaten für eine arterielle Homotransplantation als erste Behandlung einer Aortenerweiterung (Charles Dubost 1951) sowie die Einführung einer Plastikprothese durch Schumacker (1953).

Die *Gefäßnaht* hat alles Carrel (1873–1944) zu verdanken, der in einem prophetischen Artikel im *Lyon médical* vom 8. Juni 1902 die »Operationstechnik der Gefäßanastomosen« beschrieb und die »Transplantation innerer Organe« vorhersah. Der Schüler Jaboulays zeigte darin, daß man bei Benutzung einer »Triangulation« mit sehr feinen Nadeln auch die heikelsten Nähte in aller Sicherheit ausführen konnte. Aber das Problem der Thrombose und der Infektion war noch nicht gelöst. Echte Fortschritte erzielte man in größerem Maße erst während des Koreakrieges und später in Vietnam.

Die *Behandlung der Schlagaderentzündung* wandte sich zunächst der Sympathicus-Chirurgie zu, die Leriche (1879–1955) sehr gründlich erforscht hatte, wie wir bereits erwähnten. Die lumbale Gangliektomie wurde ab 1925 erfolgreich durchgeführt und erzielte beachtliche indirekte Resultate. Aber die Ansprüche der Chirurgen richteten sich besonders auf die *reparative Chirurgie,* die sich auf zwei Weisen entwickelte:

a) Die erste *Arterientransplantation* hatten schon im Ersten Weltkrieg deutsche Gruppen gemacht; sie reparierten die Wunden durch Arteriektomie und Einbau eines Venensegments. Andere Versuche betrafen im Anschluß daran arterielle Autotransplantationen, dann auch Homotransplantationen an der Leiche und sogar Heterotransplantationen vom Kalb. Aber die Vorbereitung war langwierig und die Ergebnisse unregelmäßig.

Das Konzept der *Venenüberbrückung* führte 1951 Jean Kunlin vor, der von seiner ersten Erfahrung mit einer revolutionären Technik berichtete; nachdem seine Entdeckung zunächst fast unbeachtet blieb, kam sie einige Jahre später aus den Vereinigten Staaten unter der Bezeichnung »Bypass« zu uns zurück.

Aus praktischen Gründen wandten sich die Amerikaner 1952 den synthetischen, porösen oder elastischen Materialien auf der Basis eines Nylonpolymers zu, das man 1950 entdeckt hatte. Das war der Ausgangspunkt für eine Reihe von *Plastikprothesen*, für die man definitiv das Dacron in gewebter oder gewirkter Form wählte. Durch seine bequeme Anwendung ist es in der Chirurgie der Schlagadern rasch eingeführt worden.

b) Die *Thrombendarteriektomie* basierte auf einem anderen Prinzip, nämlich der Entblockung von Arterien; zum ersten Mal führte sie 1946 Cid Dos Santos in Lissabon, dann auch Reboul in Frankreich durch. Ohne sich der Überbrückung entgegenzustellen, komplettiert sie diese bisweilen oder sieht sie ihren Anwendungsbereich auf andere Indikationen ausgedehnt (Halsschlagadern, Wirbelschlagader, Gekröseschlagader, Nierenschlagader usw.). Die *Emboliebehandlung* hatte seit den Versuchen von Labey (1911), Key

Abbildung 2862
Instrumententisch.

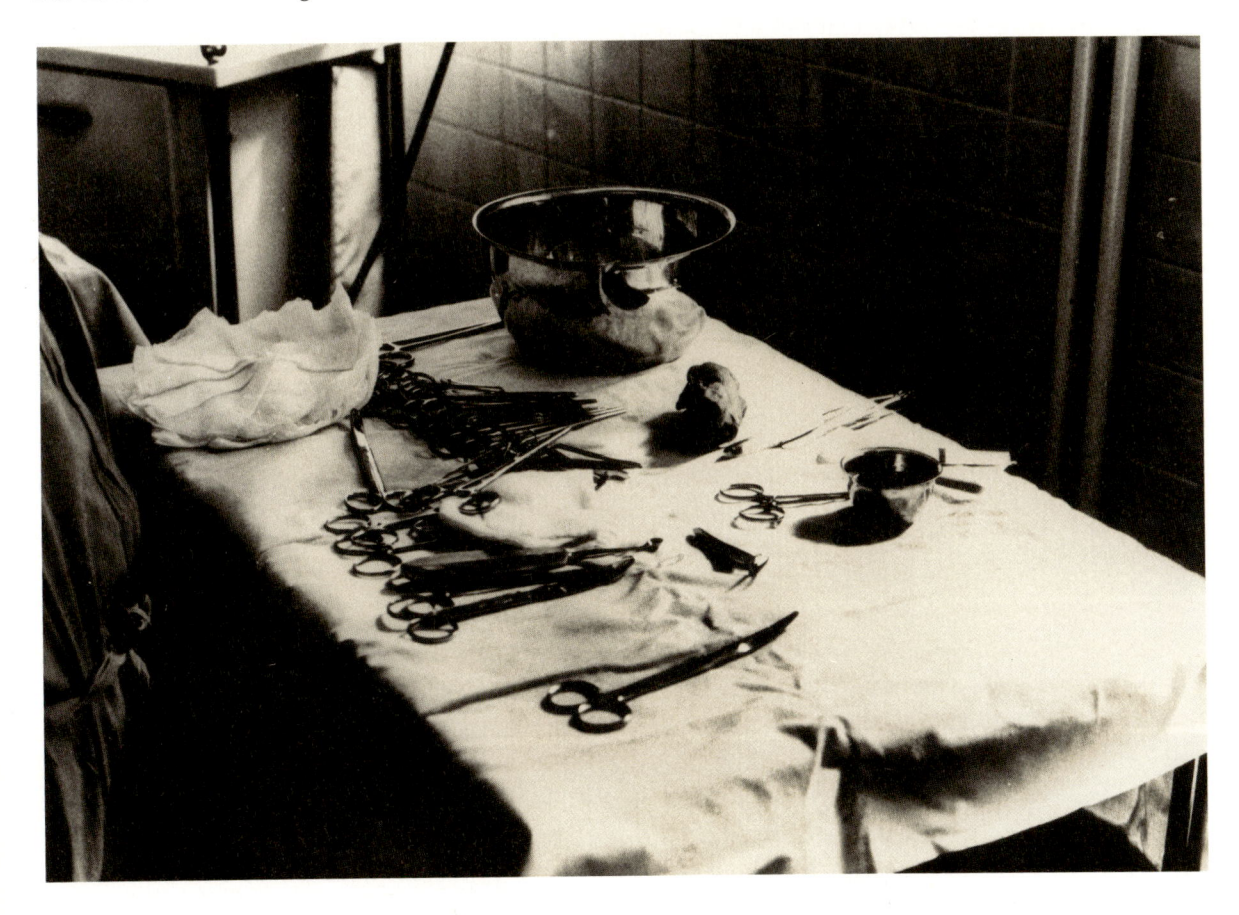

(1912) und Pearse kaum Fortschritte gemacht; die Instrumente eigneten sich wenig dafür, und sobald das Heparin entdeckt war, zog man oft Antikoagulantien vor. Nach einem technischen Fortschritt gewann die Chirurgie wieder die Oberhand: 1963 baute nämlich Thomas Fogarty in den Vereinigten Staaten einen sinnreichen Katheter mit einem aufblasbaren Ballon. Dieser gab der Embolektomie ein neues Gesicht und mehrte ihre Indikationen.

Die *Venenchirurgie* beschränkte sich nicht auf die Krampfaderbehandlung; auch sie wandte sich der Chirurgie venöser Thrombosen zu; R. Fontaine, Straßburg, praktizierte 1946 die erste Entblockung, aber wir müssen einwerfen, daß auch dort Fogartys Sonde die einzige annehmbare Lösung brachte, obwohl ihre Indikationen immer noch diskutiert werden. Um in solchen Fällen eine Lungenembolie zu verhindern, hatten die Chirurgen die Idee, den Rückstrom über die Vena cava durch eine Klemme teilweise zu unterbrechen (Moretz 1954); später benutzte man einen echten Filter, der die Gerinnsel zurückhielt, ohne den Blutstrom zu unterbrechen (De Weese 1958).

Die Quellen des Fortschritts

An diesem Punkt unserer Studie dürfen wir uns Fragen stellen über den intimen Prozeß, der plötzlich Konzepte verändert, das Unmögliche möglich macht und mit der Zeit die Realisierung auch der utopischsten Projekte erlaubt. Gewiß bildet die Basis der modernen Chirurgie ein langwieriger methodischer Prozeß, der durch logisch abgeleitete Fortschritte, ausgehend von neuen anatomisch-klinischen Begriffen und experimentellen Daten, voranschreitet. Weil es sich nicht nur um eine Wissenschaft, sondern auch um eine Kunst handelt, gehört zur Chirurgie auch ein Teil Inspiration und Intervention. Ein kühnes Wagestück, eine Erfindung können unsere Technik verändern. Als Beispiele seien genannt: die transvesicale subpubische Prostatek-

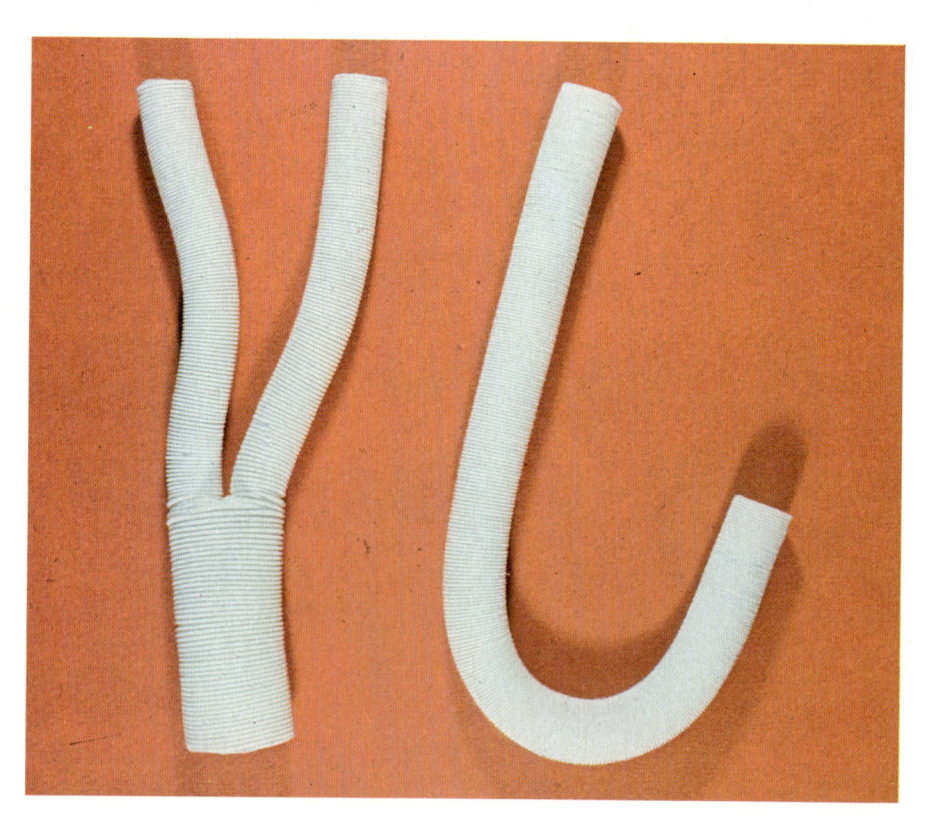

*Abbildung 2863
Arterien aus Dacron.*

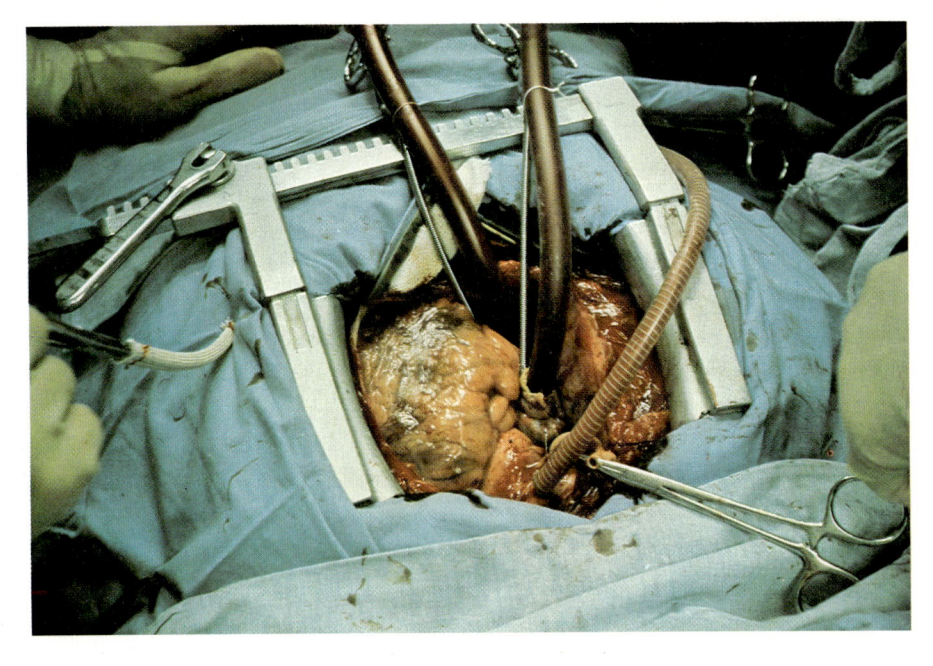

Abbildung 2864
Operation einer Koronarinsuffizienz. Am häufigsten wird als chirurgische Behandlung dieses Leidens eine Überbrückung praktiziert.

tomie von Freyer oder die entscheidende Vereinfachung der Eingriffe am Unterleib und in der Beckengegend durch die Beckenhochlagerung nach Trendelenburg; diese verbesserte Sicht und Sicherheit der Operation, indem sie das Becken von den Darmschlingen leerte.

Es hat neue klinisch-anatomische Erkenntnisse gegeben, die potentiell die beträchtlichsten und wohltuendsten chirurgischen Anwendungen betreffen, zum Beispiel die Lage des Blinddarms in der rechten Fossa iliaca bei Bauchfellentzündungen; die Salpingitis (Eileiterentzündung) als zentrale Läsion bei Eiterungen in der Beckengegend bei der Frau; die Tubenruptur als kausale Läsion bei periuteriner Hämatozele.

Die Verbesserung der Diagnosestellung

Im Januar 1896 erschien unerwartet die Erfindung Röntgens auf dem Plan. Man hielt sie zunächst für einen zweitrangigen Fortschritt, der sich nur für die Kontrolle von Knochenläsionen eignete. Welcher Chirurg hätte damals die Bedeutung dieses Diagnosehilfsmittels, welches die Physik ihm zur Verfügung stellte, voraussehen können? Mit Kontrastmittelinjektionen konnten die Röntgenstrahlen auch auf die viszerale Symptomatologie anwendbar werden. Die zunächst noch bescheidene *Angiographie* nahm mit den ersten Arteriographien bei Schlagaderentzündung ihren Platz in den üblichen Untersuchungen ein, und zwar sowohl in der Neurologie als auch in der Kardiologie. Mit ihr kann man Venen und sogar das Lymphsystem sehen. Die Diagnose vor der Operation wird erleichtert, die Indikation klarer. Und die operative Kontrolle objektiviert dann die Qualität der Ergebnisse oder läßt Unvollkommenheiten erkennen. Unter Zuhilfenahme der Sedlingerschen Sonde kann man mit selektiven Arteriographien die Gefäße aller Organe, selbst des Herzens, beurteilen.

Die Radioskopie ist durch den *Röntgenbildverstärker* erneuert worden; er gehört neuerdings zur unerläßlichen Ausrüstung des Operationssaals, besonders in der Gallenblasen- und Knochenchirurgie. Die *Endoskopie* hat alle Etappen der Chirurgie vorangebracht. Seit der ersten Zystoskopie (1877)

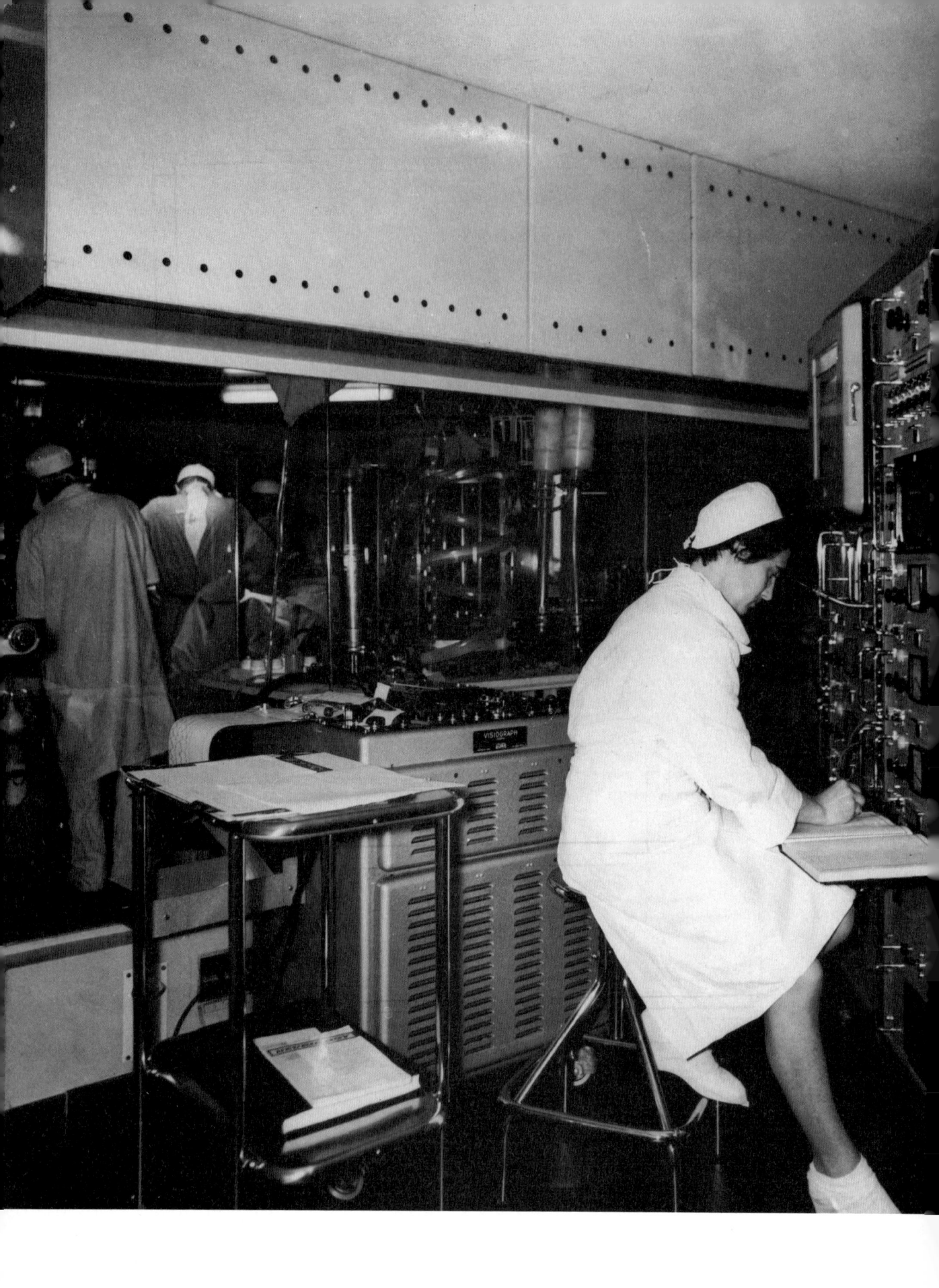

entstanden die Ösophagoskopie (1898), die Bronchoskopie (1917), die Rektoskopie (1930), die Gastroskopie und die Zölioskopie. Die Eigenschaften der Glasfaser machten die *Fibroskopie* möglich, die es erlaubt, präzise in das Innere des Magens, Duodenums, Colons und selbst des Gallengangs zu sehen. Sie erleichtert die frühzeitige Diagnose und setzt sich mehr und mehr bei der Routineuntersuchung zahlreicher innerer Organe durch.

Die *elektrische Aufzeichnung* der Herzfunktion (EKG, Einthoven 1903) ist während des chirurgischen Eingriffs und der postoperativen Reanimation unerläßlich geworden; in einigen Fällen gibt die Elektroenzephalographie (Berger 1921) größere Sicherheit, zum Beispiel während Eingriffen an den Kopfschlagadern. Die Bedeutung der *Ultraschallexploration* in der Gefäßchirurgie braucht nicht mehr hervorgehoben zu werden; es handelt sich um eine wenig aufwendige und vor allem risikolose Methode. Sie ist für die präoperative Bilanz des Patienten mit Arterienentzündung unerläßlich und kann beliebig oft, auch nach Operationen wiederholt werden. Die *Echographie*, von demselben Prinzip abgeleitet, ermöglicht die Größe von Zystenhöhlungen mit Präzision zu beurteilen, sie wird daher heute auch sehr breit in der Chirurgie der Verdauungsorgane und in der Geburtshilfe zur Untersuchung des Fetus angewandt. Die *Szintigraphie* mit radioaktiven Isotopen ist seit 1950 in Gebrauch. Sie liefert eine richtige Photographie von inneren Organen wie Leber, Milz, Schilddrüse und Gehirn und trägt in großem Maße zur Diagnose der Lungen- und Herzläsionen bei.

Die *Tomographie* mit dem Computer ist die allerneueste unter diesen perfektionierten Diagnosemethoden; da sie noch sehr aufwenig ist, wird dieser Apparat erst nach vielen Jahren eine weite Verbreitung finden.

Die großartige Entwicklung der Untersuchungsmethoden hat aber nicht nur Vorteile: sie gibt der Diagnose und somit den Operationsanzeigen zwar zusätzliche Sicherheit, aber zum Ausgleich höhlt sie die Finanzen des Gesundheitswesens aus. Andererseits schaden der moralische Komfort, den die Untersuchungen bringen, und die immer häufigere Anwendung des Computers der Qualität der Beobachtung und der Urteilskraft der jungen Chirurgen, die bisweilen ihre Patienten nur flüchtig untersuchen; es kommt zu einer gewissen Nonchalance, die Villey als »klinische Faulheit« bezeichnete und die dem Training des gesunden Menschenverstands abträglich ist.

Die Entwicklung der Techniken

Die Chirurgie befindet sich also mitten in einer Evolutionsphase; ihren Vorsprung verdankt sie gewiß dem erfinderischen Genie der Forscher und Operateure, aber die technische Verbesserung steht am Anfang jeden Fortschritts. Besonders jene Fortschritte, die in der Anästhesie, der Reanimation und mit *neuen Medikamenten* erzielt wurden, schützen den Organismus immer wirksamer gegen Angriffe.

Hier müssen wir auch die Verbesserung des »Wohlbehagens« des Chirurgen im Operationsblock aufzählen: schattenlose Beleuchtung des Operationsfelds durch perfektionierte Operationslampen; vervollkommnete Klimatisation, die es ermöglicht, ohne Ermüdung lange Eingriffszeiten zu überstehen; permanente Hilfe des Instrumentalisten, der die einzelnen Handlungen vorhersieht und die Abwicklung des Eingriffs erleichtert; Qualität der Instrumente, die gleichzeitig wirksam und präzise geworden sind und sich für alle Techniken eignen; die Feinheit der Nähfäden und Fassung der Nadeln

Abbildung 2865 (gegenüber)
Elektronische Überwachung der physiologischen Funktionen eines Operierten.

Abbildung 2866
Fibroskop.
Das Fibroskop, mit dem hier untersucht wird, ist eine endoskopische Variante, bei der die Lichtstrahlen durch ein hochelastisches Glasfaserbündel geleitet werden. Das Gerät besitzt eine bemerkenswerte Flexibilität. Aus diesem Grunde ist das Fibroskop ein besonders geeignetes Instrument zur Untersuchung der Magenschleimhaut.

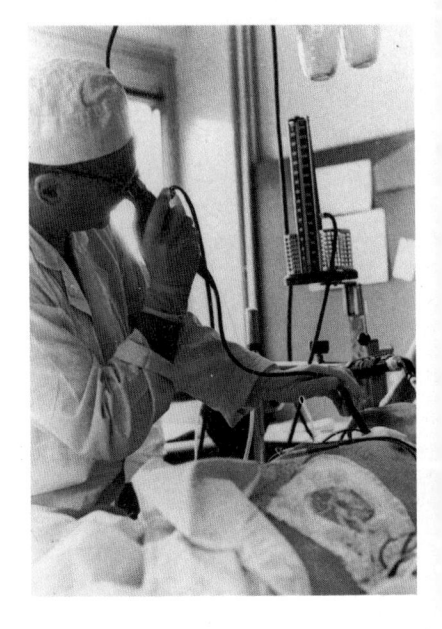

mit einer ganze Palette an geeigneten Kalibern, die man je nach der Art der Gewebe und der Strukturendicke auswählt.

Die Neuschöpfung von Instrumenten hat eine große technische Präzision hervorgebracht; sie richtet sich ebenfalls auf die Vereinfachung der Handlungen. Dieses Ziel verfolgt man auch mit den *Nahtapparaten,* die zuerst in der Sowjetunion von Gudov (1950) erdacht und gebaut wurden; Androssov änderte sie ab und paßte sie allen Techniken der Verdauungs- oder Lungenexhärese wie auch der Gefäßchirurgie an. Zwanzig Jahre später kopierten amerikanische Fabrikanten diese Geräte, wenn auch in vereinfachter Form. Viele Teams schätzen die Vorteile dieser kleinen Maschinen, die in Sekunden komplizierte Nähte oder heikle Anastomosen ausführen.

Die Industrie hat das Wort

Wie wir bereits erwähnten, können die avantgardistischen Ideen der Operateure auf dem Gebiet der Chirurgie nicht realisiert werden, wenn kein Material vorhanden ist, das ihrem Trachten entspricht. Dann kommt jedoch die Industrie der Chirurgie zur Hilfe; ohne sie ist kein Fortschritt möglich. Der Operateur muß in jedem Moment auf sie zählen können und Apparaturen vorschlagen, welche die Ingenieure nachbauen, oder er erdenkt ein Medikament, das die Chemiker herstellen. Natürlich geschieht die Kommerzialisierung der *Antibiotika* und die fast jährliche Entdeckung neuer Moleküle außerhalb der Chirurgie, doch profitieren die Chirurgen davon.

Die Benutzung *chirurgischer Handschuhe* ist ebenfalls sehr aufschlußreich im Hinblick auf den Einfluß der Industrie auf die Chirurgie. Der Gebrauch des Gummis blieb bis zu dem Tag ziemlich beschränkt, als Goodyear (1839) die Vulkanisation entdeckte; mit ihrer Hilfe konnte man die Konsistenz verbessern und das Material formen. 1890 gaben neue Verfahren dem Gummi Elastizität und eine befriedigende Resistenz gegen die hohen Temperaturen der Hitzesterilisation. In derselben Epoche traf es sich, daß Hal-

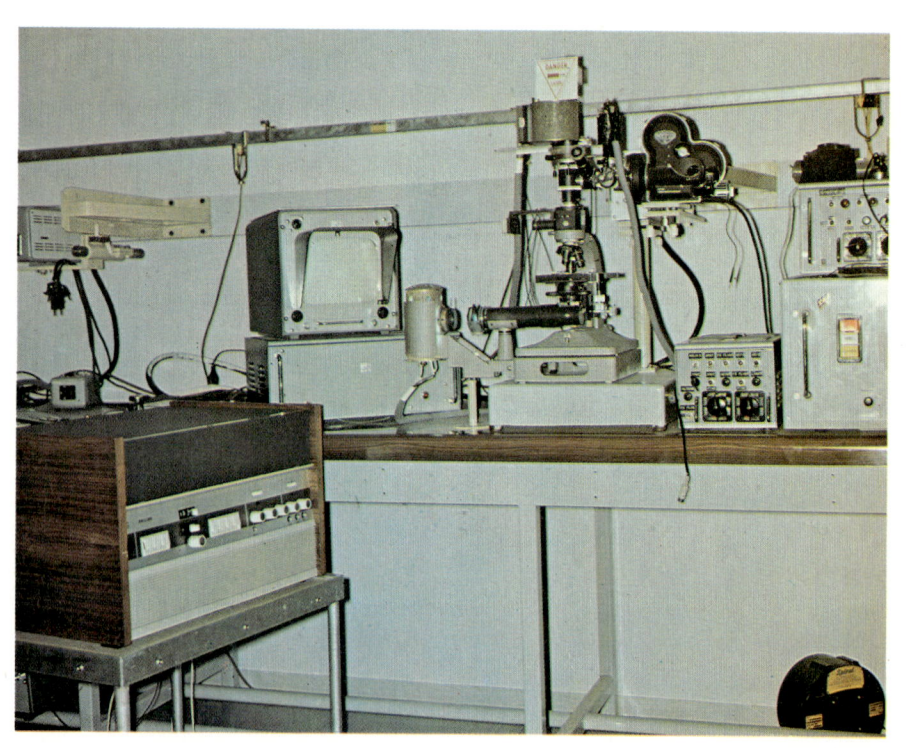

*Abbildung 2867
Geräte für die Mikrochirurgie mit Laserstrahlen.*

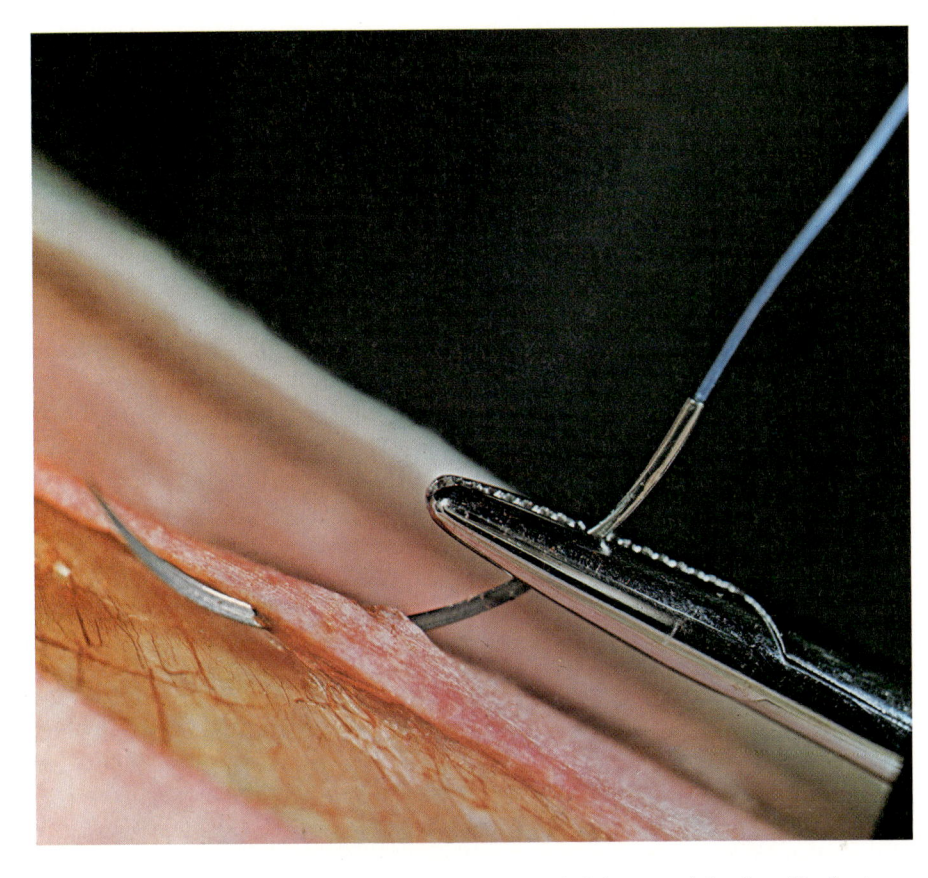

Abbildung 2868
Vernähen einer Aponeurose.

sted, der eine fortschrittliche Chirurgie praktizierte, sich der Bedeutung bewußt wurde, die der Kautschuk für die Chirurgie haben würde; er ließ die ersten Gummihandschuhe herstellen, von Mikulicz in Deutschland und Chaput in Frankreich folgten bald.

Wir wissen, wie sehr die *Kunststoffe* die moderne Technik auf allen Gebieten revolutioniert haben, sogar in einem solchen Maß, daß wir unsere Epoche das »Plastikzeitalter« nennen könnten. Das Aufkommen der Polymerchemie hat auch die Chirurgie verändert, insbesondere jene der Gefäße. Im ausgehenden 19. Jahrhundert entdeckte man die ersten Kunststoffe, und zwar das Kollodium, das Zelluloid und das Bakelit. Die ersten künstlichen Textilien, nämlich Viskose und Rayon, erschienen zu Beginn des Ersten Weltkrieges auf dem Plan, gefolgt von der Nylonherstellung in den Vereinten Staaten 1940.

Der Bedarf, der durch den Zweiten Weltkrieg entstanden war, ergab eine spektakuläre Revolution, sobald man Kunststoffe aus den Kohlenwasserstoffen des Erdöls herzustellen wußte. Sie wurden auch in der Chirurgie angewandt, wie Teflon, ein Methanderivat, und Dacron, ein Äthylenderivat. Hieraus entwickelte man Prothesen für die Gefäßchirurgie, aber auch zum Beispiel Herzklappen, Plastikschläuche für extrakorporale Maschinen, ultrafeine Silikonfolien zum Schutz der Operationsfelder, den chirurgischen Kleber Eastman 910 (den Hafner 1963 in der Gefäßchirurgie anwandte) und sogar das komplizierte synthetische Herz aus Silastik, das man vielleicht eines Tages als Herzersatz benutzen wird. Es ist nicht übertrieben zu behaupten, daß die gesamte Herz- und Gefäßchirurgie sich vor der Plastikepoche nicht hätte entwickeln können.

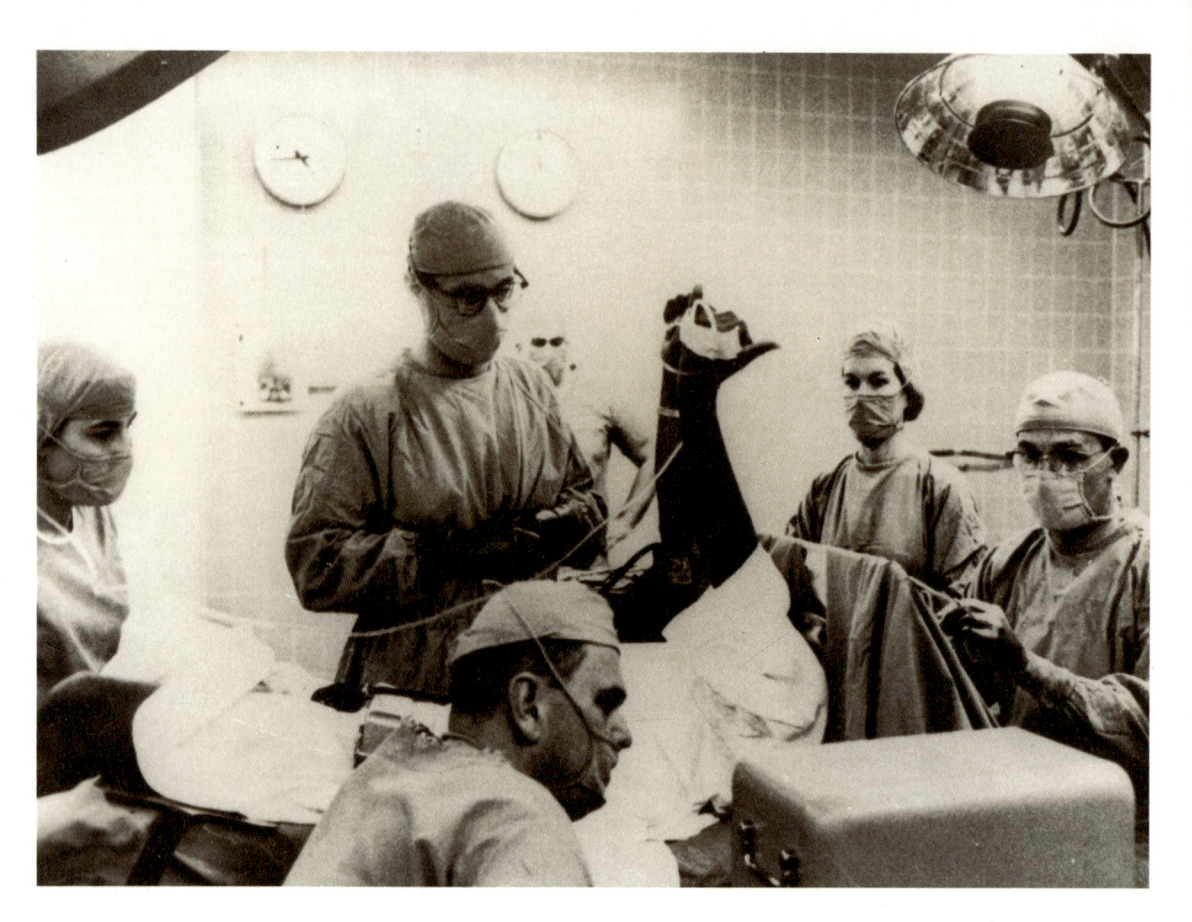

*Abbildung 2869
Kryochirurgie des Gehirns. Der Operierte hebt die Arme, um den Chirurgen zu leiten, der auf diese Weise erkennt, ob er die Motorik geschädigt hat oder nicht.*

Die Fortschritte in diesem Spezialfach sind nämlich hauptsächlich auf die Miniaturisierung der Nadeln zurückzuführen, in die sehr feine Fäden gefaßt sind. Seit ihrem Aufkommen waren die Chirurgen begeistert von dieser Neuerung, die endlich das Problem der Verträglichkeit der Fäden löste. Den Tergal-(oder Dacron-)Faden mit noch außergewöhnlicheren Eigenschaften stellte man ab 1950 her. All diese Materialien ergeben ebenfalls einen ausgezeichneten Ligaturfaden, der besonders fest und angenehm im Gebrauch ist; sie entthronen allmählich die alten Leinen- oder Seidenfäden, ja selbst das Catgut, seit die synthetischen, langsam resorbierbaren Fäden auf dem Markt sind.

Auf ihrer Suche nach dem Fortschritt einen sich die Nationen, und die Konstrukteure wetteifern darin, das beste Material zu entwickeln; wenn es um die Weltgesundheit geht, darf es keine Grenzen geben.

Die Chirurgie der Zukunft

Eine Vorhersage zu treffen ist nicht leicht. Sogar René Leriche, dem es nicht an revolutionären Ideen mangelte, ließ sich 1951 in seiner *Philosophie de la chirurgie* zum Wahrsagen hinreißen. Dennoch können wir die großen Richtungen in der Chirurgie der nächsten Jahrzehnte voraussehen:

Die *Krebschirurgie* nimmt zur Zeit einen wichtigen Platz in der Aktivität der meisten Chirurgen ein. Nicht unvernünftig erscheint der Gedanke, daß in einer baldigen Zukunft Ätiologie und Genese bestimmter Krebsarten gefunden werden. Ihre Behandlung wird sich dann grundlegend ändern; entweder wird sie präventiven Charakter haben oder die Entwicklung der Tumoren ab ihrem Auftreten blockieren. Wenn eines Tages die Menschheit auf den Gedanken käme, den Tabakgenuß aufzugeben, wissen wir, ob dann die meisten Krebserkrankungen des Kehlkopfes, der Bronchien, der Speiseröhre, des Magens und der Blase, deren aufwendige Therapeutik die Finanzen unserer Mitbürger schwer belastet, verschwinden würden? Die Chirurgie des *Magen-Darmgeschwürs* dürfte künftig langsam zurückgehen, jedenfalls nach den heutigen Fortschritten in der medizinischen Therapeutik zu urteilen.

Die *Herzchirurgie* befaßt sich hauptsächlich mit zwei Affektionsarten, den angeborenen Anomalien und den Herzschäden nach akutem Gelenkrheumatismus. Der Gedanke ist nicht auszuschließen, daß die Fortschritte der Genetik die Zahl der ersteren einschränken und daß die medizinische Behandlung die zweiten beseitigen wird.

Die *Gefäßchirurgie* betrifft vor allem die Schlagadern. Auch hier muß die Vorsorge eine entscheidende Rolle spielen; wenn einmal die Genese der Atheromflecken bekannt ist, wird die Geißel Arterienentzündung infolge Belastung dahinschwinden; bis zu diesem Zeitpunkt befällt sie nicht nur die peripheren Schlagadern, sondern auch jene des Herzens, des Gehirns, der Niere und der Bauchorgane. Auch hier ist der Tabak der erste Verantwortliche, ebenso wie der Überschuß an Lipiden infolge schlechter Eßgewohnheiten und eine gestörte Funktion der Bauchspeicheldrüse. Die Venenchirurgie wird sich noch weiter mit Krampfadern befassen müssen, aber venöse Thrombosen und ihre direkte Folge, die Lungenembolien, werden dank der sinnvollen Anwendung von Antikoagulantien praktisch verschwinden.

Der *Lungenchirurgie* schien um 1950 ein großer Aufschwung bevorzustehen, denn die Tuberkulose stellte noch eine schwer zu bekämpfende Plage

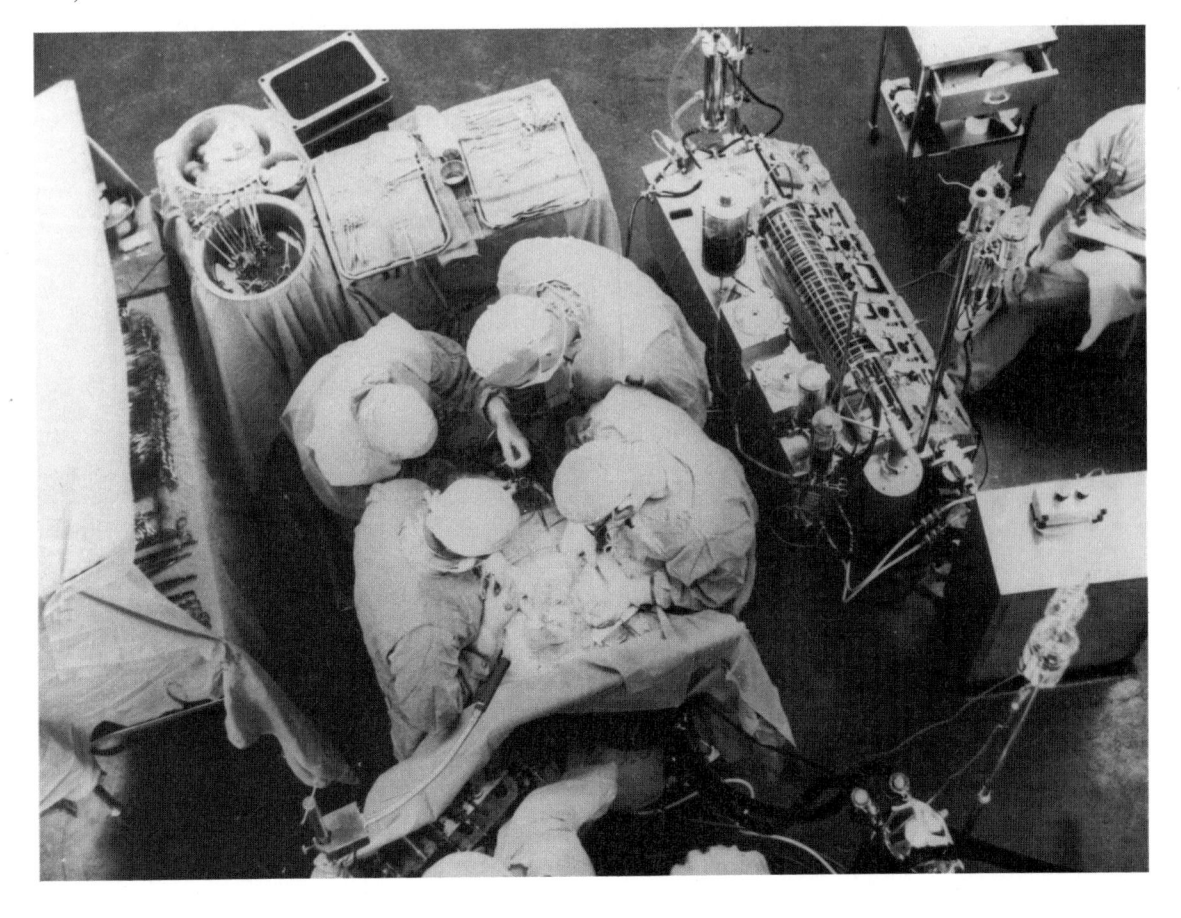

Abbildung 2870
Operation am offenen Herzen im National Sanity Institute, Washington.
Rechts auf dem Photo sehen wir sehr deutlich die sogenannte Herz-Lungen-Maschine.

2533

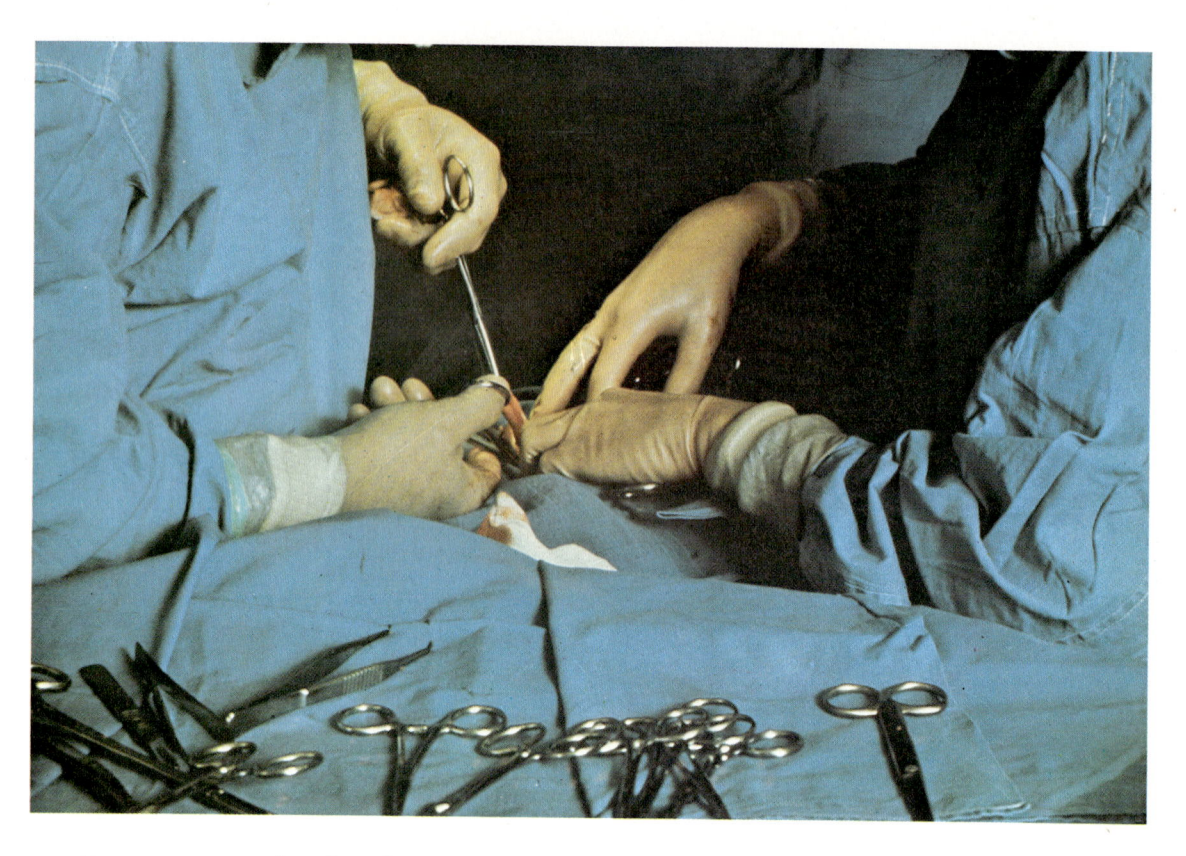

Abbildung 2871 Operationsfeld.

dar. Das Streptomycin, später auch andere Medikamente, haben die Lungenkrankheiten so sehr eingeschränkt, daß man die Sanatorien in Rehabilitationszentren umwandeln muß und die Operationsindikationen immer geringer werden. Was nun den Krebs betrifft, so haben wir gesehen, wie die Vorsorge sein Auftreten vermindern wird.

Die *Chirurgie der Harnorgane,* die sich früher gegen die Tuberkulose, später dann auf den Krebs richtete, wird sich vor allem in Richtung auf die Nierentransplantationen konzentrieren. Bei bestimmten Mißbildungen, wie zum Beispiel dem intrahilären Aneurysma, ist mit der *Ex-vivo-*Chirurgie eine neue konservative Anwendung entstanden; sie besteht darin, die Läsionen bei Unterkühlung außerhalb des Körpers zu behandeln und die Niere anschließend wieder mit ihren Gefäßen zu verbinden. Diese Methode wird zweifellos auch auf andere innere Organe angewandt werden.

Die *gynäkologische Chirurgie* hat zu Beginn unseres Jahrhunderts eine starke Entwicklung gekannt, durch die antiinfektiöse Behandlung jedoch verringert, und wir können schon jetzt die Segnungen der Hormonbehandlung in der üblichen Pathologie voraussehen.

Der *Chirurgie der Verdauungsorgane* wird trotz der Infektionsvorsorge ein gutes Kontingent an Notfallindikationen verbleiben; wie arm wird aber die Palette der Techniken für unsere Chirurgen sein, wenn einmal der Krebs besiegt ist!

Auch die *Neurochirurgie* wird von den Fortschritten der Vorsorge abhängen, jedenfalls im Hinblick auf Gefäßkrankheiten und Tumorentwicklung. Sie wird sich auf eine Einschränkung der verschiedenen Handlungen in einem präzisen Bereich hinentwickeln, genauer auf die Stereotaxis zu, eine Operationsart mit einem Zielgerät.

Die *plastische und rekonstruierende Chirurgie* wird sich wahrscheinlich weniger mit den angeborenen Anomalien befassen, soweit die Genetik sie zu vermeiden weiß. Ein neues und bereits vielversprechendes Gebiet ist mit der *Fetuschirurgie* entstanden, die es erlaubt, Läsionen bereits in der Gebärmutter *(in utero)* zu behandeln; hierbei schränkt sie das Risiko der Narbe maximal ein.

Die *orthopädische Chirurgie* wird ebenfalls von der Vorsorge abhängen, sobald die Arthrose einmal besiegt ist. Sie wird sich häufig auf Implantate und Prothesen stützen. Wir kennen bereits jene »Ersatzteile« auf der Basis von inertem Material und vor allem die sogenannten »aktiven Prothesen«, in die ein elektronischer Motor eingebaut werden könnte; zum Beispiel dürfen wir an den Ersatz gelähmter Muskeln denken.

Die *traumatologische Chirurgie,* die sich mit Knochen und Gelenken befaßt, hat im Gegenteil keinesfalls eine Rezession zu befürchten. Die Entwicklung der Fortbewegungsmittel und ihrer Geschwindigkeit kann die Anzeigen für eine reparative Chirurgie nur noch erweitern; man wird weiterhin Frakturen und Gelenke zu operieren haben, und dies mit einem großen Aufwand an Schrauben, Muttern und Metallplatten, bis eines Tages chirurgische Zemente oder Kleber ausreichen.

Die *Organtransplantation* hat die heutige Chirurgie schon revolutioniert, insbesondere auf dem Gebiet der Nierenchirurgie. Aber sie hat schwierige ethische Probleme aufgeworfen, aufgrund unserer Unkenntnis der biologischen Bedingungen und der Transplantatverträglichkeit. *Nierentransplantationen* wurden zuerst mit lebenden Spendern gemacht; sie orientierten sich anschließend auf die Entnahme bei Nachkomapatienten, aber die Leichenspender scheinen dieses Problem durch ihre große zur Verfügung stehende Zahl allein lösen zu können. 1968 waren schon 10.555 Transplantationen von 233 Teams in einer großen Zahl von Ländern ausgeführt worden. Die Er-

*Abbildung 2872
Wiederanfügen eines Fußes.*

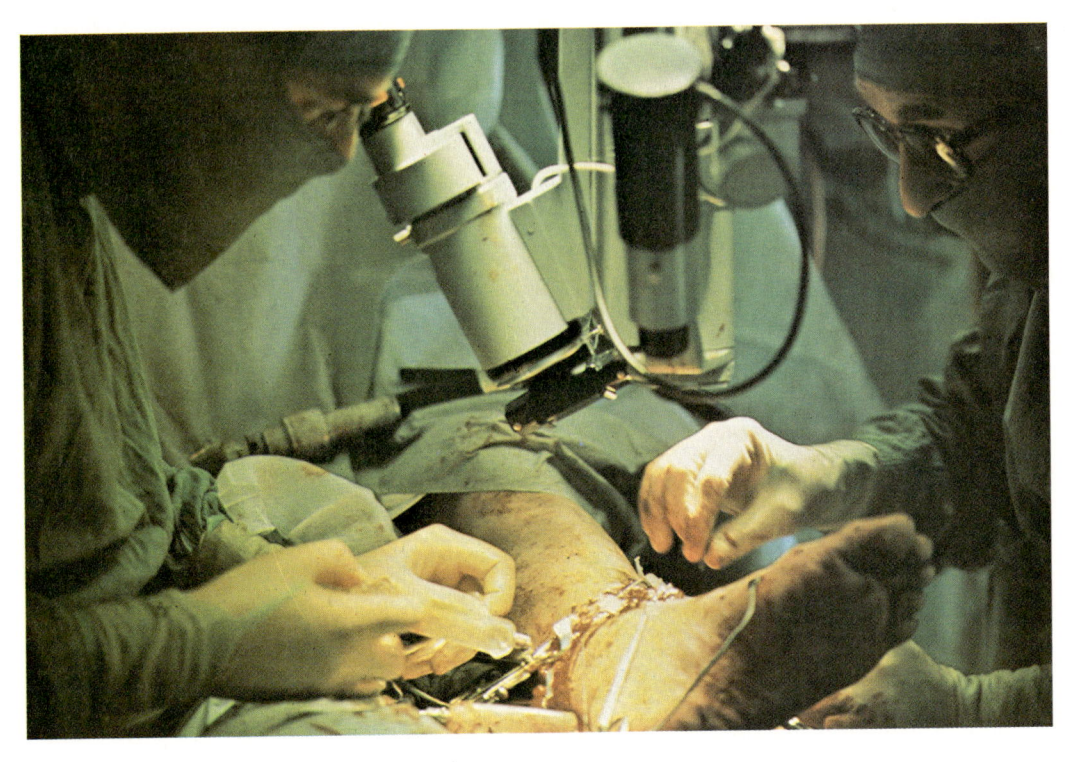

gebnisse bessern sich von Jahr zu Jahr. Die *Herztransplantation* ging in die Geschichte durch die kühne Tat eines Kapstadter Chirurgen ein, Christiaan Barnards, der am 3. Dezember 1967 zum ersten Mal ein Herz verpflanzte. Die Ausgangsidee sowie die Technik hatte er von N. Shumway, Stanford, entliehen.

Die beiden ersten Versuche scheiterten, doch ihnen folgte eine Serie gelungener Transplantationen in der ganzen Welt. Ihren Nutzen hat man oft in Frage gestellt, und ihre Wirksamkeit hat man mit der Implantation eines Kunstherzens gleichgesetzt.

Auch die *Lebertransplantation* dürfte zahlreiche Indikationen kennen, und man könnte denken, daß sie eines Tages bei akuter oder terminaler Insuffizienz dieses Organs am Erwachsenen Dienste leisten wird, eventuell auch bei Gallengangsverschlüssen beim Kind. Die ersten Versuche waren schüchtern, und die Resultate geben noch keinen Anlaß zum Optimismus. Auch die *Lungentransplantation* wirft zahlreiche Probleme auf; sie hat das experimentelle Stadium noch kaum verlassen.

Man erwog ebenfalls die *Bauchspeicheldrüsentransplantation;* nach Versuchen mit Duodeno-Pankreastransplantaten richtet sie sich vielmehr auf die beschränkte Transplantation des endokrinen Systems (Traeger und Dubernard).

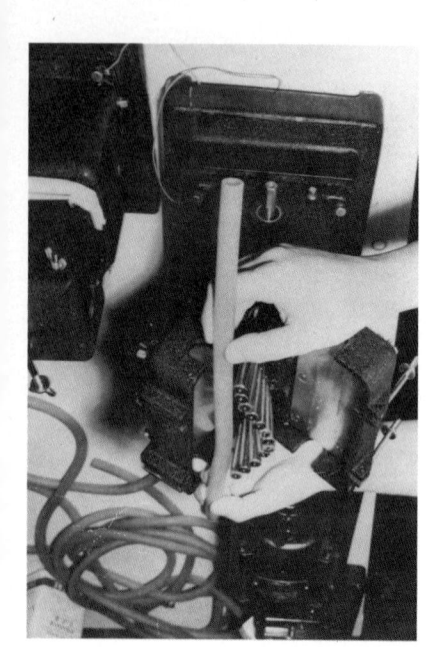

Abbildung 2873
Pumpe eines künstlichen Herzens.

Eines Tages wird man sicher noch andere Organe verpflanzen. Tierversuche haben schon in großem Maße zu Anwendungen in der Humanmedizin geführt. Heutige und künftige Forscher können die praktischen Lösungen nur mehr voranbringen.

Die *Mikrochirurgie* stellt die neueste chirurgische Technik dar. Auch sie entstand aus den industriellen Fortschritten, nämlich durch die neue Herstellung von Operationsmikroskopen, die man zuerst in der Augenheilkunde für die Hornhaut und in der Otologie für die Chirurgie des Steigbügels anwandte.

Sie bedeutet auf dem Gebiet der Chirurgie denselben Fortschritt wie die Benutzung der Lupe in der Anatomie (Malpighi, 17. Jahrhundert). Aber sie kann kein eigenes Spezialgebiet bilden, nur eine zusätzliche Hilfe für alle Zweige der Chirurgie darstellen.

Aufgrund der operativen Disziplin, die sie auferlegt, wird sie oft den Ungeduldigen oder den Ungeschickten zuwider sein; aber durch die spektakulären Ergebnisse, die sie schon jetzt bringt, gibt sie der Chirurgie der Nerven und vor allem der Gefäße, deren Sprößling sie in gewissem Sinne ist, eine neue Dimension. Mit ihr sind alle Versuche möglich:

Die *Reimplantation* von Gliedersegmenten, die durch Unfall abgetrennt wurden; dies betrifft Beine, Hände und Finger, die man heute tagtäglich nach langen Stunden der Geduld zu retten weiß.

Die *Transposition* von Haut- oder Knochenstücken in der rekonstruierenden Chirurgie oder die Benutzung digestiver Transplantate in der Ösophaguschirurgie.

Die *Gefäßrestaurierung* in der Neurochirurgie durch venöse *Transplantate,* die man auf die Hirnrindenarterien pflanzt, oder durch die Sektion von Zerebralaneurysmen; im äußersten Fall auch die Revaskularisation des Rückenmarks durch Mikroanastomosen.

Das Forschungsgebiet ist sehr reichhaltig, und seine Grenzen sind noch sehr schwer vorstellbar; zweifellos ist dies das *Nonplusultra* der Chirurgie der

Zukunft; viele Anwendungen, einschließlich der Organtransplantation, sind hier möglich. Aber auch noch andere neue Techniken sind dabei, sich zu entwickeln:

Die *Kryochirurgie* arbeitet durch Abkühlung mit flüssigem Stickstoff; schon hat man sie bei bestimmten Eingriffen an der Prostata oder am Analkanal erfolgreich angewandt.

Besonders gilt dies für den wundersamen *Laser,* der schon sämtliche optischen Experimente umgewälzt hat; die Feinheit seines Strahls erlaubt eine eng begrenzte Vernichtung gut- oder bösartiger Tumoren mit einer Präzision um ein Zehntel Millimeter. Er bringt eine Sicherheit, welche die konventionellen Instrumente nicht geben konnten, und besitzt eine Reihe von Vorteilen, zum Beispiel fehlende Blutung und fehlendes postoperatives Ödem, um nur einige der hauptsächlichen zu nennen. Seine chirurgischen Möglichkeiten weiten sich regelmäßig aus.

Schlußbetrachtung

Am Ende dieses langen Fluges über die Geschichte der Chirurgie sei es erlaubt, sich über ihre eventuellen Grenzen Gedanken zu machen. In jeder Epoche versuchten die großen Meister, sich an die Vergangenheit zu halten, da sie die Meinung vertraten, kein Fortschritt sei künftig möglich. Das heißt natürlich, die unvermeidliche Evolution der Wissenschaft und die Beschleunigung der Kenntnisse zu verkennen.

Boyer deklarierte 1822, die Chirurgie schiene »im großen und ganzen den höchsten Stand erreicht zu haben, dessen sie nur fähig« wäre, und Marjolin übertraf ihn 1836 noch mit der Behauptung, die Medizin sei »auf dem Punkt angelangt, an dem sie nichts mehr hinzuzulernen« habe. Einige Jahre später folgten zwei entscheidende Erfindungen, nämlich die Anästhesie und die Aseptik, die sie mit Eklat widerlegten. Wir erfuhren bereits, daß Jean-Louis Faure derselbe Beurteilungsfehler unterlief. Der unwiderrufliche Vorsprung der modernen Chirurgie auf allen Gebieten gibt diesen Schnitzern einen drolligen Aspekt. Mit der Zeit, dank der Intelligenz und dem Fortschritt, werden zweifellos alle Projekte, selbst die utopischsten, einmal realisierbar sein.

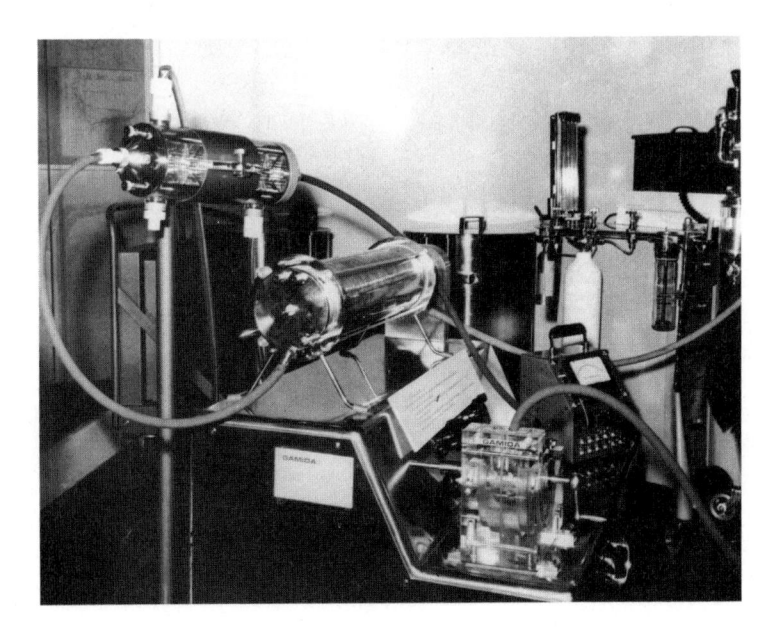

Abbildung 2874
Künstliches Herz.

فأجاب من غير استحباء ولا ارتباء وقال

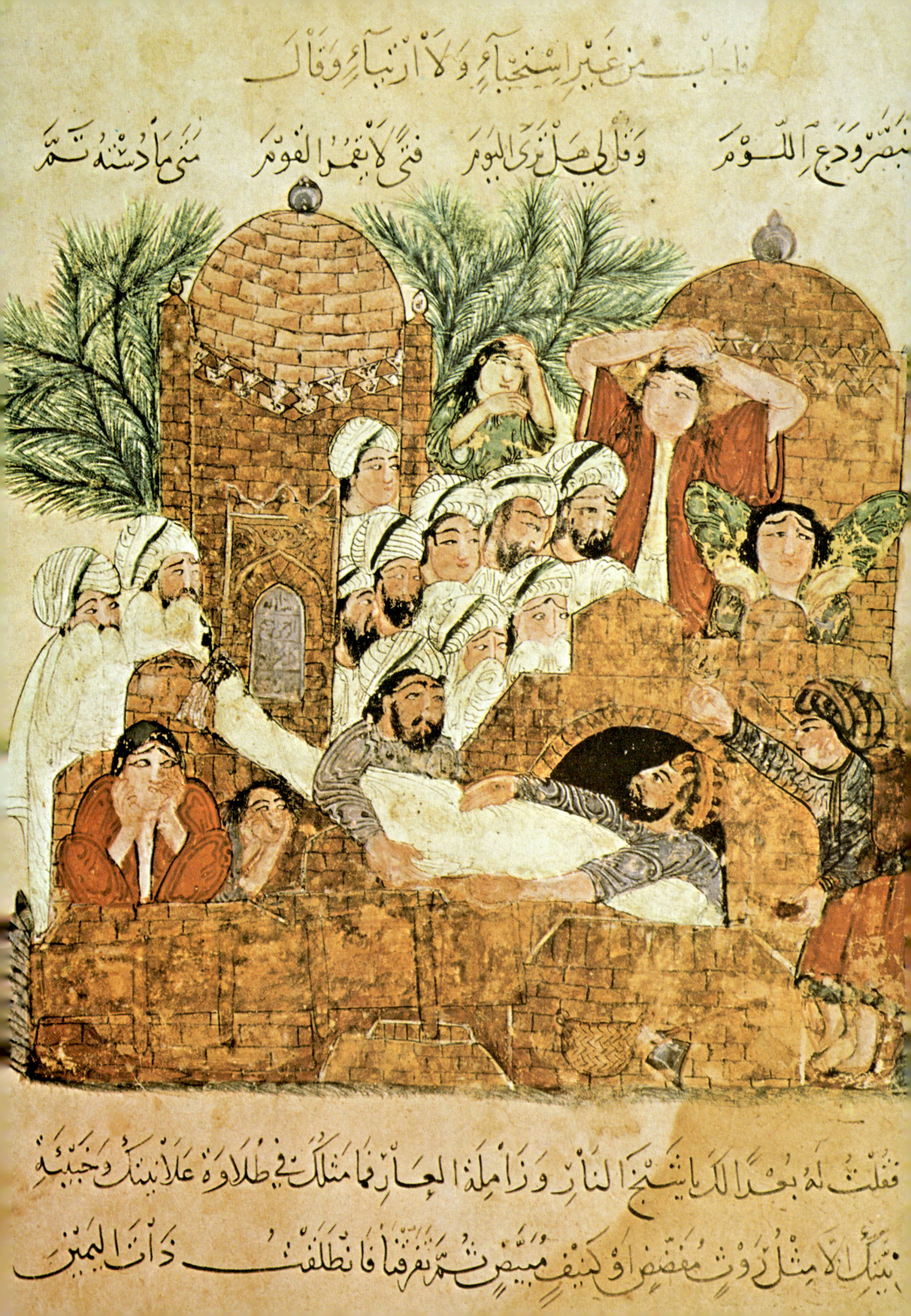

نُصِرّ وَدَع اللَّوم وقُل لي هل ترى اليوم فتى لا يَغُمُّ القومَ متى ما دَهَتْه تَمَّ

فقلت له بعد الذي اشتج النار وزاملة العار فما مثلك في طلاوة علابنك وخبّه

بل لا مثل زيت مفضض أو كنيف مبيّض ثم نطلق دان اليمين

Geschichte der Tropenkrankheiten

*von François Blanc,
François-Paul Blanc, Bernard Blanc*

Die sogenannten Tropenkrankheiten sind so vielfältig, daß wir uns auf die Untersuchung von einigen davon beschränken mußten. Auch sind in der Geschichte der ansteckenden Krankheiten oder der Geschichte der Parasitologie andere Tropenkrankheiten – infektiösen oder parasitären Ursprungs – nachzuschlagen.

Geschichte des Gelbfiebers

Im allgemeinen wird behauptet, daß die Mannschaften von Kolumbus bei der zweiten Fahrt nach Santo Domingo, 1493, durch das Gelbfieber dezimiert worden seien. Die ersten klinischen und epidemiologischen Beschreibungen, die eindeutig auf das Gelbfieber schließen lassen, stammen jedoch aus einer späteren Zeit, von Lopez de Cogolludo (1649, Yukatan) dem Pater Du Tertre (1635) und von Campet (1635, die Epidemie von Kourou, in Guyana und von Guadeloupe, 1640). Nach Garrison wurde der Ausdruck Gelbfieber zum erstenmal von Griffith Hughes, 1750, gebraucht (*Natural History of Barbadoes* Naturgeschichte von Barbados). J. P. Sanford sollte bestätigen, daß die Epidemie von Yukatan in Amerika großes Elend auslöste, denn das Gelbfieber drang tief in den nordamerikanischen Kontinent ein, breitete sich den Mississippi aufwärts bis Memphis und St. Louis und den Sankt-Lorenz-Strom entlang bis zu den Großen Seen und Quebec aus. In Südamerika erreichte es Montevideo, Brasilien (1687) mit Buenes Aires und den Amazonas und den Paraguay flußaufwärts das Landesinnere. Die Westküste wurde von Lima bis Valparaiso befallen.

Die Gelbfieberepidemien haben sich auf die Geschichte Amerikas stark ausgewirkt: Vernichtung der Armee von General Gray nach der Besetzung von Guadeloupe, Martinique und Santa Lucia mit sechstausend Toten in sechs Monaten (1. Februar bis 1. September 1784). Die Expedition von General Leclerc nach Santo Domingo, 1802, wurde fast gänzlich vernichtet: fünfzehntausend Tote, darunter zwanzig Generäle, der fünfundzwanzigtausend Mann zählenden Armee. Die französische Mexikoexpedition wurde in Veracruz dezimiert (1867). Beim Kubaaufstand starben dreißigtausend spanische Belagerer. Auch die katastrophale Bedrohung des Lebens und deren schwere politische Folgen beim Versuch der Franzosen, die Landenge von

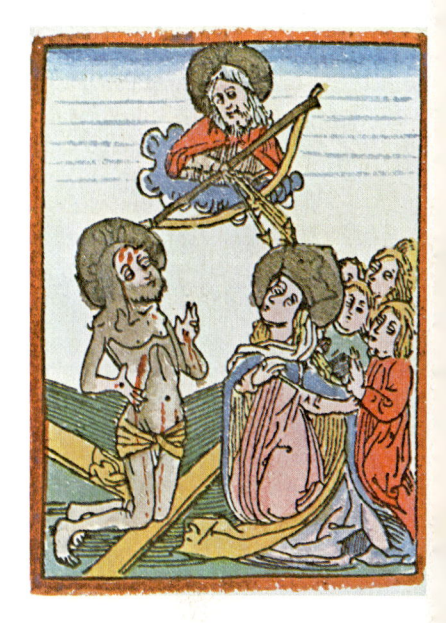

*Abbildung 2876 (oben)
Kolorierter Holzschnitt aus dem 15. Jh., Gott schickt den Menschen die Pest in Form von Pfeilen.
(Paris, Konogr. Sammlung der Alten Med. Fakultät)*

*Abbildung 2875 (gegenüber)
Die Pest. Miniatur aus einer Handschrift von Al-Harari, arabischer Grammatiker, der von 1054 bis 1121 lebte.
(Paris, Nat. Bibl., arab. Ms. 5847, fol. 29 v°)*

2539

Panama zu durchstoßen, ist noch allen in Erinnerung: zweiundfünfzigtausend von fünfundachtzigtausend Arbeitern starben (1892). 1905 wütete eine äußerst schwere Epidemie in New Orleans: fünftausend Kranke, tausend Tote.

Im 19. Jahrhundert erreichte das Gelbfieber auf dem Seeweg Europa. Aus Havanna und Veracruz importiert, wurde Cadiz zwischen 1780 und 1830 von dieser Epidemie heimgesucht; Bilanz: hunderttausend Tote (Marchoux und Simond). Die Epidemie von Barcelona, 1821, forderte noch mehr Opfer. Seit mehr als einem Jahrhundert ist das Gelbfieber jedoch aus Europa verschwunden. In Afrika ist das Gelbfieber erstmals 1778 aufgetreten und hat in Sankt Louis, Senegal, die englischen Truppen dezimiert. Seitdem wurden zahllose Epidemien gemeldet, so die von Senegal, wo 1885 auf der Insel Gorée dreißig Ärzte starben.

Kommt das Gelbfieber nun aus Amerika oder aus Afrika? Die Annahme, sein Ursprung sei Amerika, scheint eher begründet. Die Kariben kannten die *Homanhatina* und die Azteken die *Cocolitzle,* eine gefürchtete endemo-epidemische Krankheit, deren Symptome, die schwere Lethargie, Le Dantec als bezeichnend für das Gelbfieber ansieht. Einige amerikanische Ärzte hingegen sind der Ansicht, daß das Gelbfieber eine afrikanische Krankheit sei, welche durch den Jahrhunderte währenden Menschenhandel, der zuerst legal und später illegal betrieben wurde, nach Amerika eingeschleppt wurde. Diese Meinung ist mehr gefühlsbetont als wissenschaftlich belegt und mit einer unterschwelligen Beschuldigung Europa gegenüber, das sowohl für den Menschenhandel als auch für das Gelbfieber verantwortlich gemacht wird. Die biologischen und historischen Argumente zur Stützung dieser Hypothese stehen jedoch im Gegensatz zu den nur schwer zu bestreitenden Tatsachen: in Afrika ist das Gelbfieber erst seit kurzem bekannt, und in keiner Eingeborenensprache Westafrikas gibt es eine Bezeichnung für diese Krankheit.

R. P. Carter zieht als Bestätigung für den afrikanischen Ursprung ein immunologisches Argument heran. Die Anfälligkeit der schwarzen Bevölkerung in Amerika sei wesentlich geringer als die der indianischen, da ihr Kon-

*Abbildung 2877
Episode zur französischen Schiffsexpedition nach Santo Domingo, geleitet von General Charles Leclerc (1722–1802), der dort 1802 landete. Er starb im November an Gelbfieber. Stich, Anfang 19. Jh. (Paris, Nat. Bibl., Kupferstichkabinett)*

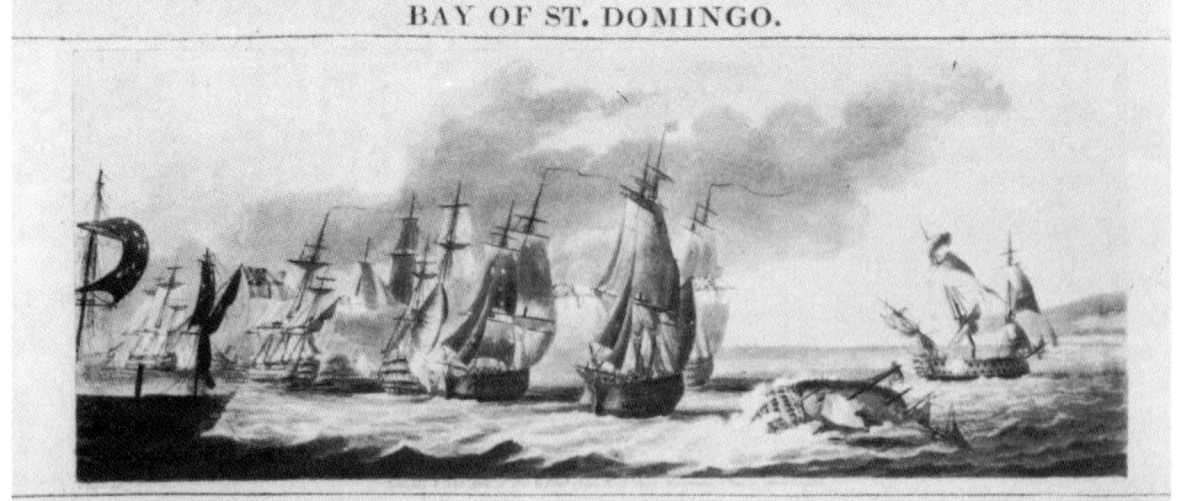

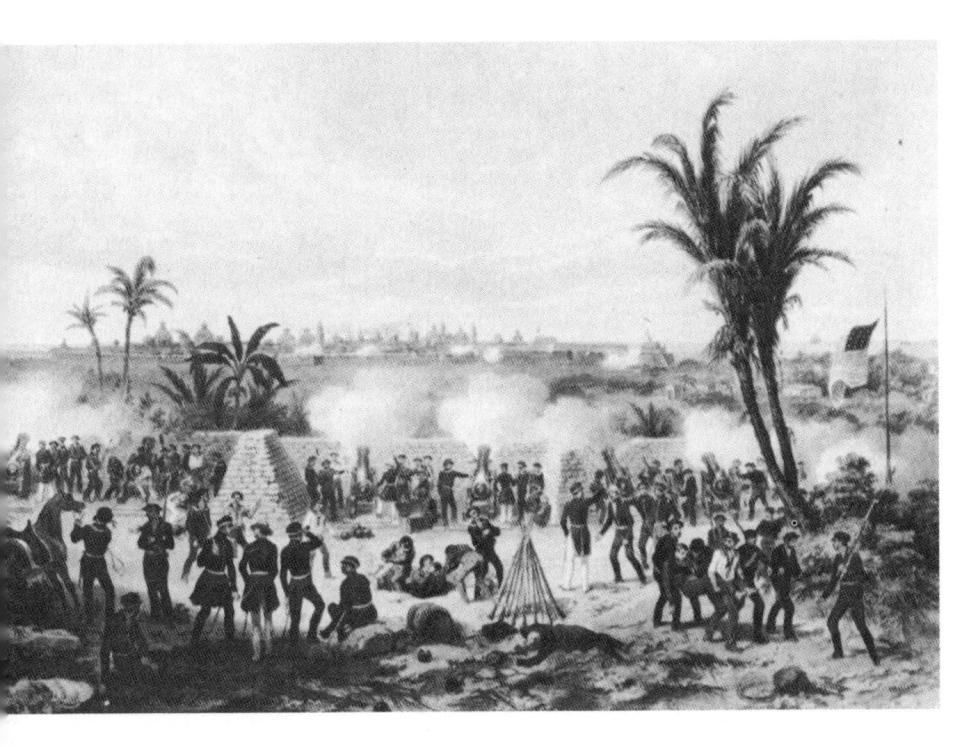

*Abbildung 2878
Bombardierung von Vera Cruz.
Kriegsepisode, in der sich die
Vereinigten Staaten und Mexiko
gegenüberstehen, 1846–1847.
Zeitgenössische Lithographie.
(Paris, Nat. Bibl., Kupferstichkabinett)*

*Abbildung 2879 (unten)
Louis-Daniel Beauperthuy
(1807–1871).
Gemälde von G. Da Villadda
(Rom, Med. Fakultät)*

takt mit dem Gelbfieber-Virus länger bestehe. Die letzte Epidemie im Senegal und in Äthiopien mit außerordentlich hoher Mortalität lassen jedoch große Zweifel an dieser Resistenz der Schwarzen aufkommen. Das historische Argument ist also noch weniger überzeugend und scheint nur auf den von Moreau de Saint-Méry berichteten Fall beschränkt zu sein, der behauptet, die Epidemie auf Martinique sei 1669 nach der Ankunft schwarzer Sklaven ausgebrochen. Das ist die Theorie von Pim. Sie fegt die Epidemien von Yukatan und von Guayana, die dreißig Jahre zuvor aufgetreten waren, allzu leichtfertig hinweg und trägt den Berichten der Mayas und Azteken aus der Zeit vor Kolumbus in keiner Weise Rechnung.

Zweihundertfünfzig Jahre hindurch werden die verworrensten Gründe angeführt, das Gelbfieber und seine Epidemien zu erklären: Hexerei, giftige Ausdünstungen und klimatische Einflüsse, welche für ausgewanderte Europäer und Kreolen besonders schädlich sind. Doch dann begann die Erforschung der Ursachen des Gelbfiebers. Louis-Daniel Beauperthuy, dessen Familie aus Périgueux stammte, machte alle seine Entdeckungen in Venezuela. Ab 1845 beschrieb er den Gelbfieberträger als eine »Mücke mit weißgestreiften Beinen«. Josiah Clark Nott (aus Mobile in Alabama) wies 1848 darauf hin, daß vielleicht eine Mücke die Gelbfieberepidemie übertrage, deren schnelle, ja explosionsartige Verbreitung durch menschliche Ansteckung nur schwer erklärt werden konnte. 1882 führte Carlos Juan Finlay y de Barres aus Havanna einen experimentellen Nachweis des Gelbfiebers durch; er infizierte einhundertvier Freiwillige, die er von Aëdes-Mücken stechen ließ, welche an Patienten mit Gelbfieber ernährt worden waren. Finlay wollte dieses heikle Experiment als Impfversuch verstanden wissen.

Als die Vereinigten Staaten eine Wiederaufnahme der Arbeiten zum Durchbruch der Panamalandenge ins Auge faßten, zehn Jahre nach dem Scheitern des französischen Versuchs, war dies nicht ohne eine völlige Kon-

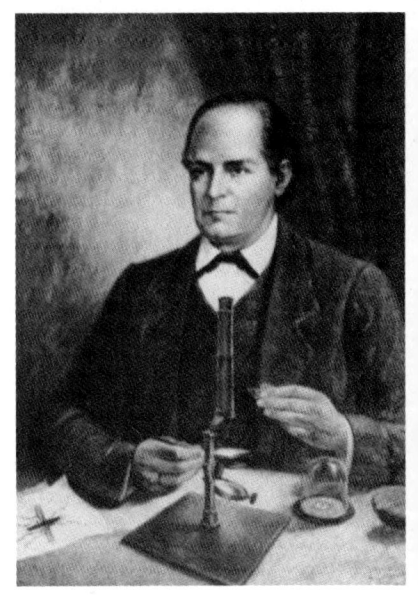

Die Entwicklung einer vernünftigen Prophylaxe

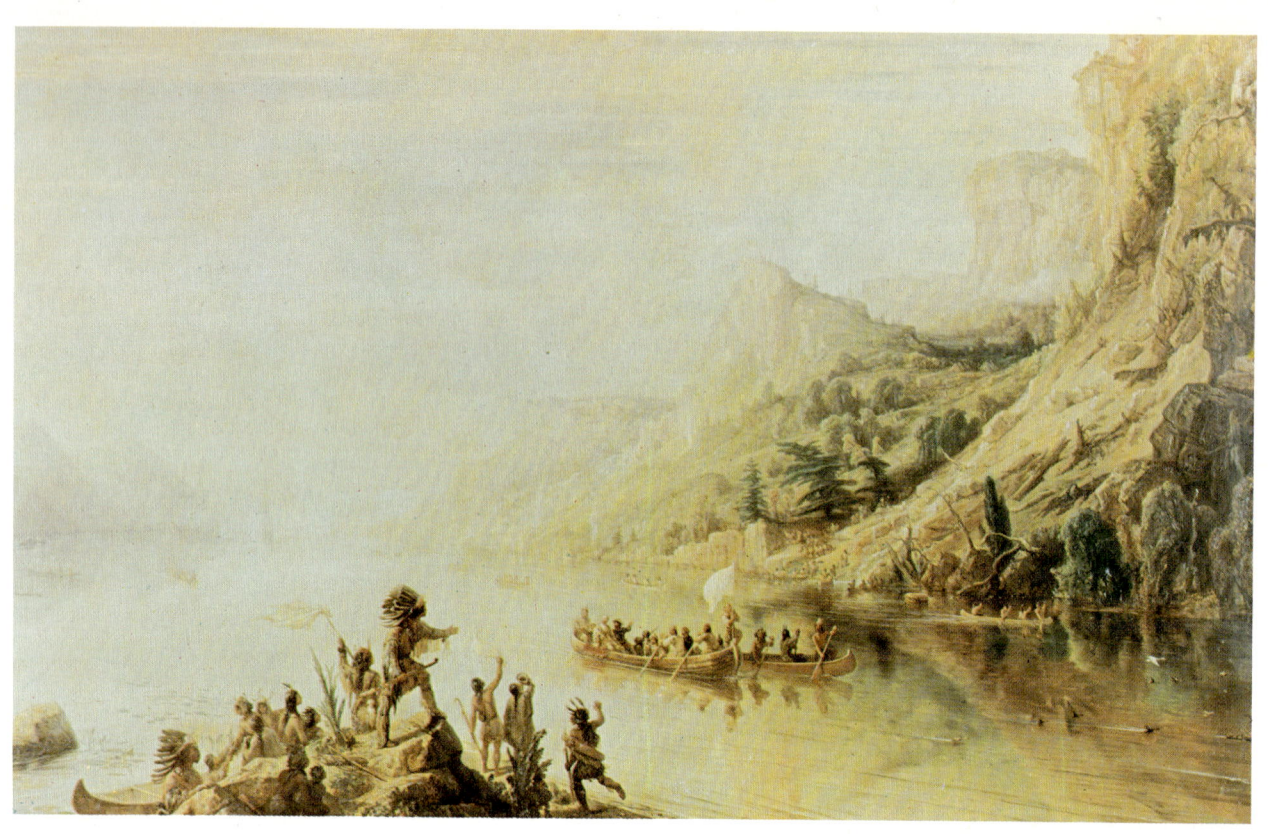

Abbildung 2880
Jacques Cartier entdeckt den Sankt-Lorenz-Strom.
Gemälde von Théodore Gudin, 1802–1880.
(Museum von Versailles)

trolle des Gelbfiebers denkbar. Hauptsächlich zu diesem Zweck führte die amerikanische Gelbfieberkommission 1901 in Kuba systematische Untersuchungen über die Epidemiologie dieser Krankheit durch, um die unentbehrliche Grundlage für eine vernünftige Prophylaxe zu erforschen. Die amerikanische Kommission bestand aus den vier Mitgliedern Lazear, Carroll, Agramonte und Reed. Reed war der Leiter. Lazear starb mit vierunddreißig Jahren an Gelbfieber, mit dem er sich ansteckte, und auch Carroll erkrankte schwer. Doch das Problem der Gelbfieberepidemiologie war in weniger als zwei Monaten gelöst.

Ab 1902 war eine Prophylaxe möglich, die auf der Vernichtung der Aëdes-Larven und der ausgewachsenen Insekten sowie auf dem Schutz vor deren Stichen beruhte. Man erzielte ausgezeichnete Ergebnisse; das Gelbfieber verschwand aus Kuba und trat nie wieder auf. Obwohl diese Krankheit heute in Panama und Kuba praktisch ausgerottet ist und in Rio de Janeiro durch die Arbeiten von Oswaldo Cruz unterdrückt wird, behält sie doch ihren mehr oder weniger schweren endemo-epidemischen Charakter; nach wie vor gibt es zahlreiche Herde in Ecuador, Peru, Bolivien und Venezuela. Die Internationale Gesundheitskommission der Rockefeller-Stiftung, die 1913 unter dem Vorsitz von General Gorgas, Allgemeinchirug der Armee der Vereinigten Staaten, geschaffen wurde, stellte fest, daß das einzige endemische Zentrum für Gelbfieber in Südamerika sich in Guayaquil in Ecuador befindet. 1918 traf in dieser Stadt eine Abordnung von Klinikern, Epidemiologen und Bakteriologen ein, darunter Hideyo Noguchi. Dieser warf alle unsere ätiologischen Kenntnisse vom Gelbfieber um, indem er aus dem Patientenblut Leptospiren isolierte, die er *Leptospira icteroides* nannte. – Am Kongreß von Kuba, 1922, leugneten Agramonte, Guiteras und Rivas kategorisch die Rolle der Leptospiren, und Manson-Bahr zeigte auf, daß das Rekonvaleszentenserum von Spirochätose-icterohaemorrhagiae-Patienten das Meerschweinchen vor Infektion von *Leptospira icteroides* schützt.

Der unbestreitbare Wert der Entdeckung von Noguchi und jener seiner Gegner verwirrte jedoch das Problem. Heute kennen wir alle Faktoren, die zu diesem Drama der biologischen Forschung führen; Koexistenz des Gelbfiebers und der Spirochätose icterohämorrhagiae bei demselben Kranken.

Die im Dezember 1918 in Guayaquil begonnene Ausrottungskampagne wurde von Dr. M. E. Connor geleitet. Im Mai 1919 war sie beendet, und die Stadt war zum erstenmal seit hundert Jahren vom Gelbfieber befreit. Oswaldo Cruz und seine Mitarbeiter kontrollierten das Gelbfieber erfolgreich in Rio und in Santos.

In Afrika wurde der Kampf nicht sofort aufgenommen, obwohl dies seit 1916 empfohlen wurde. Erst 1920 verließ die Rockefeller-Gelbfieber-Kommission New York in Richtung afrikanische Westküste. Am 17. Juli 1920 kam die Gruppe in Lagos in Nigeria an und mußte schon vorher, am 4. Juli, in London den plötzlichen Tod ihres Leiters, des General Gorgas, beklagen. General Noble übernahm die Aufsicht über die Kommission. 1926 wurde die afrikanische Westküste von einem schweren Gelbfieberausbruch heimge-

Abbildung 2881
Das Gelbfieber in Valencia. Gemälde von José Aparicio, das 1806 im Salon gezeigt wurde.
(Paris, Nat. Akademie für Medizin)

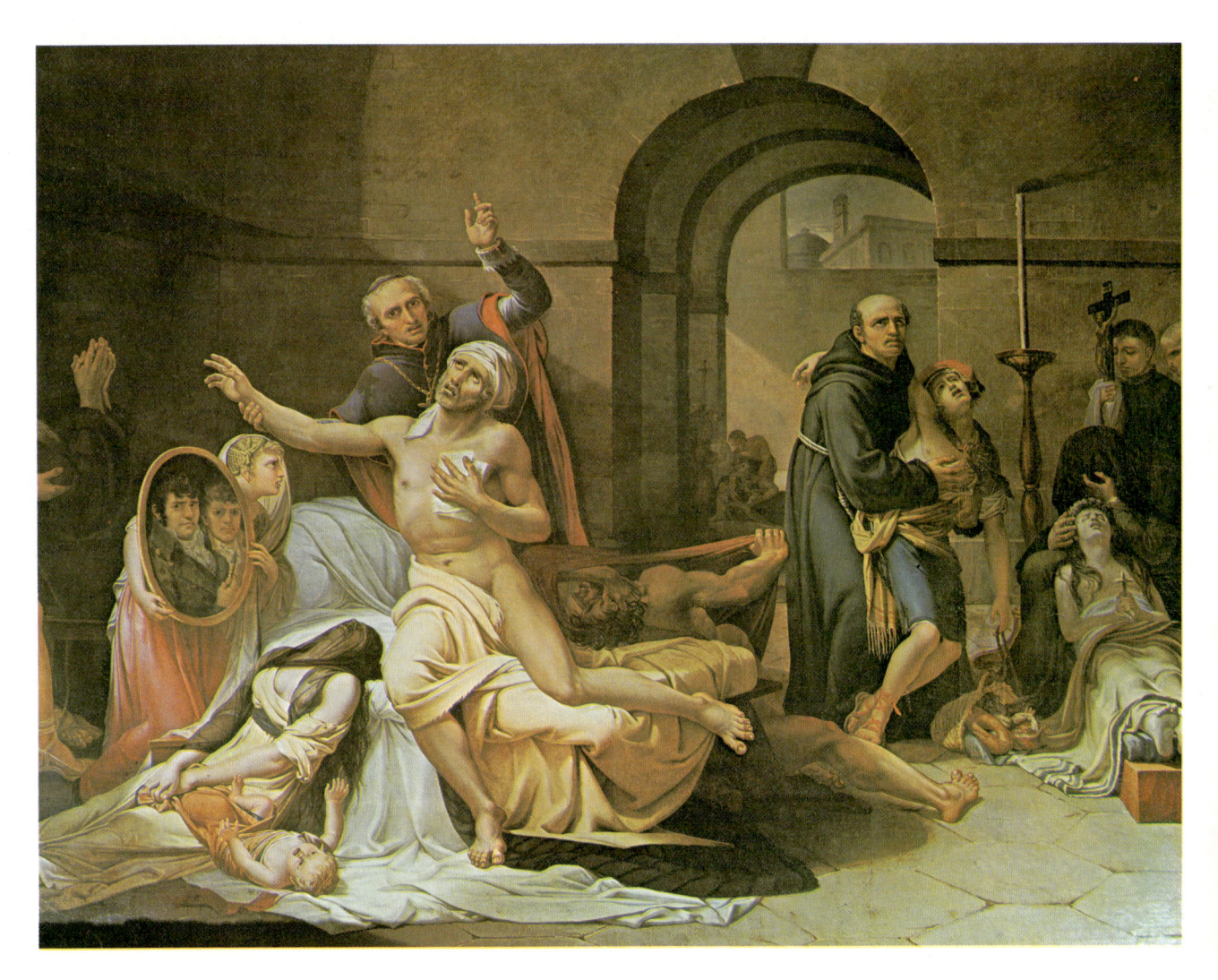

sucht. Anläßlich dieses Wiederauflebens wurden neue Forschungen durchgeführt und forderten ihre Opfer:

a) Die Mitglieder der Rockefeller-Mission Bauer, Stokes, Noguchi, Young, Hudson Stokes, Noguchi und Young ließen dort ihr Leben;

b) und von den Mitgliedern des Instituts Pasteur in Dakar Pettit, Marcel Léger, Laigret, Mathis, Peltier und Durieux.

Neue wesentliche Erkenntnisse sanktionierten diese Forschungen, nämlich die unwiderrufliche Bestätigung der viralen Natur des Gelbfiebers.

1936 gelang es Llyod, Theiler und Ricci endlich, eine Kultur des Gelbfiebers (Stamm Asibi) auf Hühnerembryonen (Stamm 17 D) herzustellen. Diese Stämme erleichterten die epidemiologischen Untersuchungen durch den Serotest. Ab nun schienen die Probleme, welche das Gelbfieber aufwarf, endgültig gelöst. Sehr bald mußte man jedoch klein beigeben. Wir kennen nur einen kleinen Aspekt, nur eine Seite der Epidemiologie des Gelbfiebers – jenes der städtischen Gebiete.

Der Mensch ist jedoch nur gelegentlich ein Virus-Resevoir, und der Ursprung der Krankheit liegt gar nicht in ihm. Die ganze Wahrheit erhielten wir aus Amerika. In Kolumbien, in den berühmten Smaragdvorkommen von Muzo, hatten Franco, Martinez und Toro ab 1907 auf Fälle von Gelbfieber hingewiesen (vielleicht zusammen mit Spirochätose icterohämorrhagiae), die sich unter merkwürdigen Umständen manifestierten: die Kranken waren im Untertagebau, weit von jeder Siedlung entfernt und sicher geschützt vor Stichen der Aëdes-Mücke angesteckt worden. In Brasilien, Kolumbien, Ecuador, Bolivien und Peru, also in Regionen, in denen die Aëdes-Mücke nicht auftreten konnte, war das Gelbfieber häufig, und seine Bedeutung, welche die Untersuchung durch den Serotest ergab, wurde unterschätzt. Wer war der Erreger dieses Busch- oder Dschungelgelbfiebers? Diese Benennung wurde zum erstenmal verwendet. Welches Reservoir besaß dieser Virus?

1932 konnte Soper in Brasilien, im Chanaantal, auf die erste Frage eine Antwort geben. Durch Zufall, beim Umstürzen eines Baumes im Hochwald, entdeckte er im Wipfel Mückenschwärme, welche das Dschungelfieber übertragen, *Haemagogus capricorni,* die in der freien Natur schon infiziert waren, *Haemagogus Spegazzinii Falco,* usw. Und welches Reservoir besaß dieser Virus? Die Affenseuchen mit hoher Mortalität *(Brüllaffen)* gingen den menschlichen Epidemien voraus, und die Affenleichen wiesen typische Zeichen der Gelbfieberkranken auf. An lebenden Affen wurde ein Serotest durchgeführt, der positiv ausfiel. Doch die Affen stellen nicht das einzige Reservoir des Gelbfieber-Virus dar, ja sie sind wahrscheinlich nur Nebenreservoir. Auf diesem Gebiet spielen noch andere Säugetiere eine Rolle: Igel, Ameisenbär, Faultier, Gürteltier (?), Flattertiere, lagomorphe Nagetiere, Huftiere usw. Das Gelbfieber ist deshalb ein hervorragendes Beispiel für Seuchen, die ständig, Tag für Tag, andere Infektionsketten aufweisen.

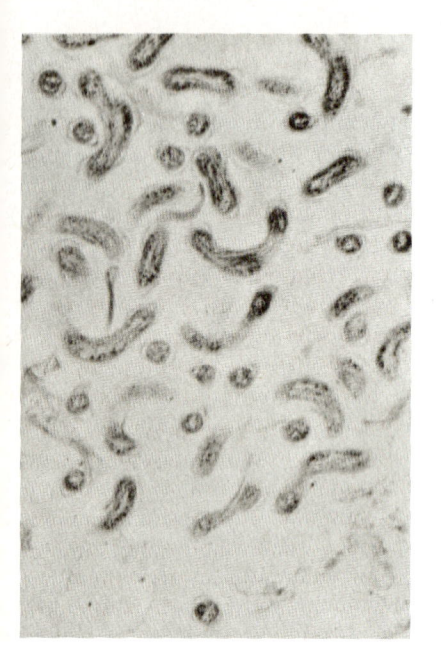

Abbildung 2882
Schnitt mit Leptospiren.
(Paris, Photothek des Institut Pasteur)

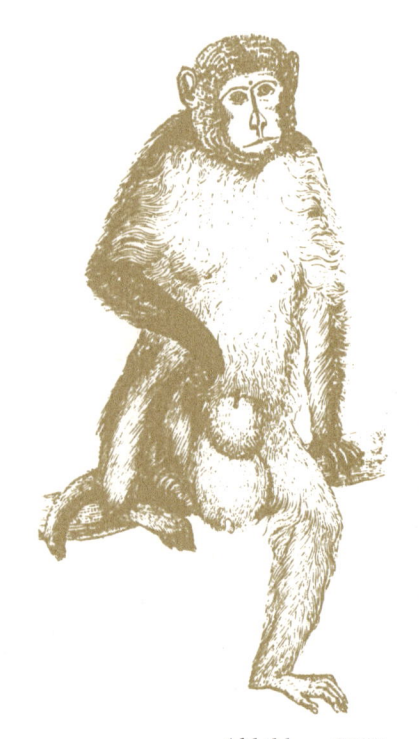

Abbildung 2883
Rhesusaffe.
Stich aus dem 19. Jh.
(Paris, Bibl. d. Angewandten Künste)

Geschichte der Schistosomiasis

In Afrika, Asien und Amerika leiden zwei bis drei Millionen Menschen an Schistosomiasis.

Der Mensch kann von vier verschiedenen Bilharziosen (Schistosomiasis-Formen) befallen werden:

Schistosoma haematobium, Erreger der Schistosomiasis urogenitalis;
Schistosoma mansoni, Erreger der Schistosomiasis intestinalis;
Schistosoma japonicum, Erreger der arteriovenösen Schistosomiasis;
Schistosoma intercalatum, Erreger der rektalen Schistosomiasis, einer Seuche, die vor allem Rinder und Schafe befällt.

Alle Arten von Schistosomiasis besitzen dieselbe biologische Charakteristik, ein lebender Parasit im Venensystem, in einem geschlossenen Hohlraum, muß zur Erhaltung der Rasse die Gefäßwand durchbohren, um seine Eier auszustoßen. Die ins Wasser gelangten Eier schließen innerhalb von vierundzwanzig Stunden ihre Entwicklung und ihre volumenmäßige Vergrößerung ab, dann schlüpft das Mirazidium aus seiner Schale und bewegt sich frei in der Flüssigkeit.

Durch die komplexen polyembryonalen Phänomene (Sporozyste) ist die Vermehrung ungeheuerlich. Ein Mirazidium bringt in dreißig Tagen mehrere tausend infektionsfähige Larven hervor, die Zerkarien, kleine, einen halben Millimeter lange Schistosomosen, die im Wasser schwimmen und vierundzwanzig bis sechsunddreißig Stunden lang leben und aktiv bleiben. Die zweite Entwicklungsphase beginnt, wenn die Zerkarie in Kontakt mit einem warmblütigen Wirbeltier, dem Hauptwirt, gelangt.

Die Erhaltung der Rasse bei den Schistosomen ist ein Beispiel für wirklich bewunderswerte Teleologie. Die Ausscheidung von Tausenden von Eiern durch den Hauptwirt, einen kranken oder gesunden Träger, dauert viele Jahre, beim Menschen vierzehn bis fünfzehn Jahre! Die Ansteckungsart der Schistosomiasis ist in gewisser Weise unvermeidlich, unabwendbar; dadurch

Abbildung 2884
Rückzug aus Constantine. Die 2. leichte Abteilung, von Bataillonschef Changarnier kommandiert, hält dem Ansturm der Araber stand, drängt sie durch ihr Feuer zurück und deckt so den Rückzug, 24. November 1836.
Lithographie von Denis Raffet, 1804–1860.
(Paris, Nat. Bibl., Kupferstichkabinett)

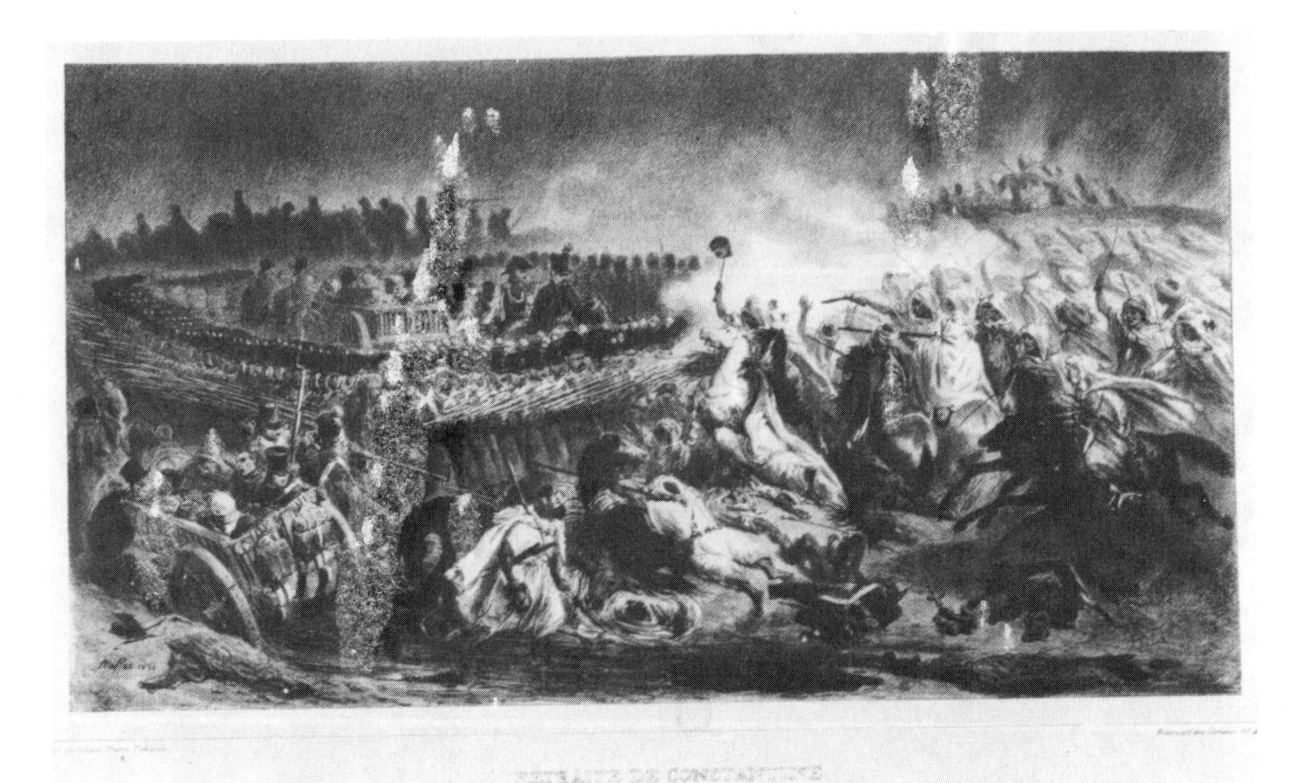

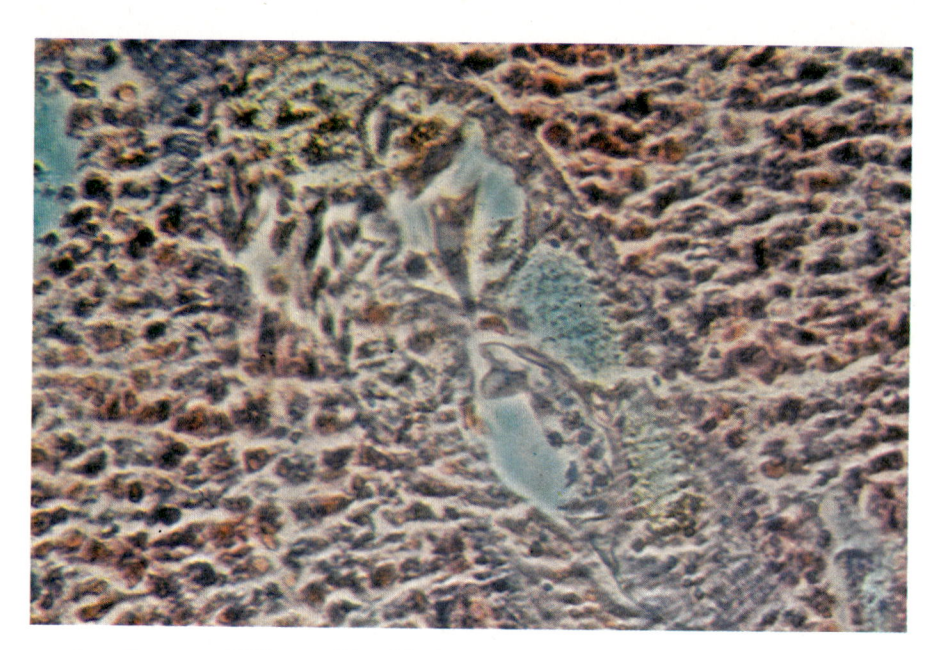

*Abbildung 2885
Bilharzioseleber.
(Paris, Photothek des Institut
Pasteur)*

werden diese »zufälligen« Krankheiten zu mehr oder weniger schweren, immer aber weit verbreiteten Epidemien. Jede Wasseroberfläche ist mit Lungenschnecken verseucht, den Zwischenwirten, die von Nebenflüssen angeschwemmt oder von Vögeln transportiert werden – ein perfekter Übertragungsmechanismus. Selbst die Aufnahme einer landwirtschaftlichen Nutzung eines unterentwickelten tropischen Gebietes zieht fast immer als unausweichliche Folge das Auftreten der Schistosomiasis nach sich oder deren weitere Verbreitung, falls sie schon in Erscheinung getreten ist. Die Bilharziose beherrscht Dämme und Teiche. Jede der vier Schistosomiasisarten hat ihre eigene, menschliche und soziale, mehr oder weniger alte Geschichte.

Die Schistosomiasis, hervorgerufen durch *Schistosoma haematobium*

Der ursprüngliche Herd dieser Schistosomiasis ist aller Wahrscheinlichkeit nach das obere Nilbecken und die afrikanische Seenplatte. Die durch das Hochwasser des Nil notwendigen Bewässerungssysteme für die ägyptische Landwirtschaft brachten den Menschen im Lauf der Jahrhunderte ständigen Kontakt mit den im Wasser lebenden Plattwürmern und den Lungenschnecken als Träger dieser Schistosomiasis. Hervorgerufen durch das *Schistosoma haematobium* war diese Krankheit in jede Periode der Geschichte Ägyptens einbezogen.

Die alten Ägypter, die als Bauern und Hirten mit den meteorologischen Phänomenen und dem jahreszeitlichen Wechsel vertraut waren und ihren Beobachtungssinn geschärft hatten, mußten diese Krankheit gekannt haben. Schon dreitausend Jahre vor unserer Zeitrechnung hatten sie damit begonnen, die Chronik ihrer Tätigkeiten, der irdischen Wechselfälle und ihrer Mythologie in Wandfresken, Skulpturen, Hieroglyphen und auf Papyrus festzuhalten. Der wichtigste darunter ist der Papyrus Ebers, doch werden die Krankheiten nur durch Symptome beschrieben und oft sogar nur durch ein einziges, hervorstechendes Symptom: Polyurie, Hämaturie, Hepatomegalie, Splenomegalie, Ikterus und Lähmung. Bei den von den Einbalsamierern durchgeführten ungeschickten Eviszerationen wurden zwar unzählige intestinale Parasiten entdeckt, doch bei den schwer auffindbaren Schistosomen in den Blutgefäßen war das nicht möglich.

Notwendigerweise drängte sich die Meinung von dem Eindringen der Parasiten über die Blase während des Bades auf, und das dürfte auch die Erklärung für die schützenden Penishüllen sein, welche auf ägyptischen Gräbern im Süden, auf Felsmalereien von Südrhodesien und im *Tassili N'Ajjer* abgebildet sind. Diese Schutzhüllen findet man noch heute in einigen Gegenden Schwarzafrikas, so in Togo, Guinea u. a. Vielleicht hatte bei einigen Stämmen am Volta, wo die Schistosomiasis häufig auftrat, das absolute Verbot der rituellen Beschneidung, ein echtes Tabu, und das Abbinden der Vorhaut zum Verschließen der Harnröhre, dieselbe Schutzfunktion? Bei einer histologischen Untersuchung der Mumien der XXI. Dynastie (etwa tausend Jahre v. Chr.) erkannte Ruffer 1910 bilharziosebedingte Nierenläsionen und fand zahlreiche Eier in den Tubuli. Dieses Studium wurde von Loos und Strong wiederaufgenommen und brachte dieselben Ergebnisse. Dieser Nierenbefall war in Wirklichkeit nicht sehr häufig, und Ruffer erklärte diese relative Seltenheit durch das Auftreten unzähliger Stelzvögel in Ober- und Unterägypten, die sich von Weichtieren, die ja die Zwischenwirte sind, ernähren.

Ist die Geschichte der Schistosomiasis, hervorgerufen durch das *Schistosoma haematobium,* nur auf Ägypten beschränkt? Kannten die Sumerer, Assyrer und Babylonier die Schistosomiasis urogenitalis? Nichts weist darauf hin, daß es die Bilharziose in Südmesopotamien gab, ebensowenig enthalten die babylonischen und assyrischen Keilschrifttexte im Norden Mesopotamiens etwas davon. Die Bibel erwähnt keinerlei Krankheit, die auf Bilharziose schließen läßt.

Die jüngere Geschichte dieser Erkrankung ist durch bemerkenswerte Abschnitte gekennzeichnet. Die Handschrift von Avicenna, 980–1037, weist

Abbildung 2886
Verschiedene Arten von Penishüllen, wie sie von den Bororos, brasilianischen Indianern, getragen werden.
(Paris, Naturhistorisches Museum)
Außer ihrer häufigen Verwendung als Schmuckstück können die Penishüllen auch als Schutz getragen werden.

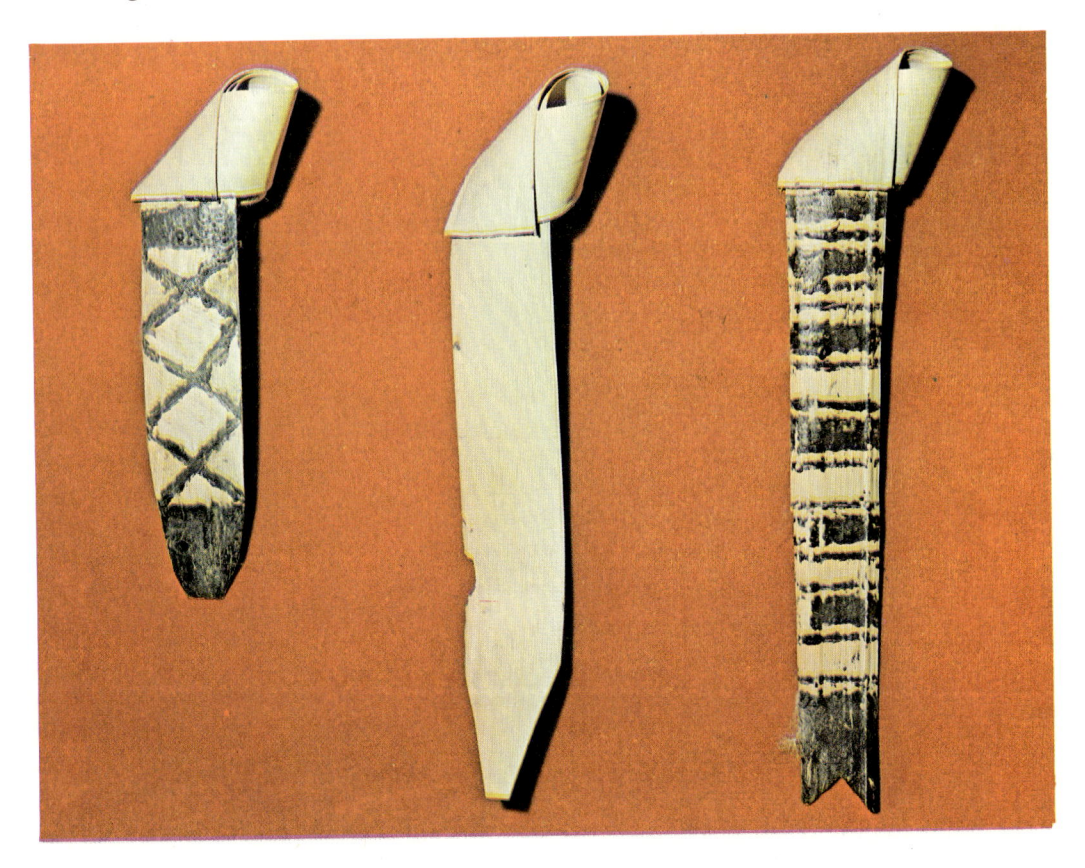

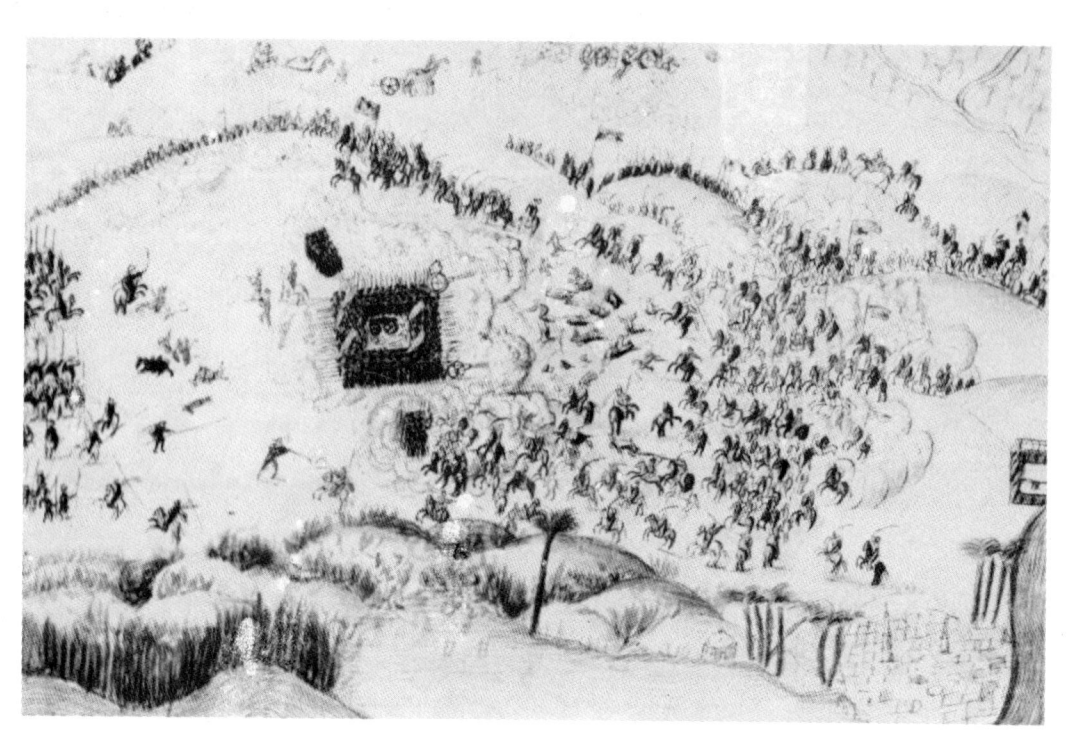

Abbildung 2887
Schlachtszene. Episode des ägyptischen Feldzuges Napoleons.
Aquarell aus dem diese Ereignisse festhaltenden Zeichenalbum des Invaliden Dejuine. (Paris, Bibl. d. Instituts)

auf das Vorhandensein der Hämaturie in Ägypten hin, ebenso sprechen die Dokumente über die arabischen Eroberungen im 12., 13. und 14. Jahrhundert davon. Charles de La Roncière berichtet, daß die Kameltreiber, die im 14. Jahrhundert aus Südmarokko nach Timbuktu zogen, Blut im Urin hatten. Die Ärzte an der westafrikanischen Küste, in den portugiesischen Überseegebieten, machten im Lauf des 16. Jahrhunderts dieselben Beobachtungen. Der Ägyptenfeldzug (1798–1801) zeigt, wie häufig Blut im Urin auftrat, was damals der übermäßigen Hitze zugeschrieben wurde (Larrey). »Die Soldaten hatten echte Menstruationen!«

In Ägypten litt ein Großteil der ländlichen Bevölkerung im Nildelta an Hämaturie, die häufig von verschiedenen Eingeweidebeschwerden, Leber- und Milzvergrößerung, Lungenerkrankungen usw. begleitet war. Man suchte lange nach einer Erklärung für diese Eingeweideerkrankungen, bis endlich Jean Roger, ein französischer Arzt in Alexandrien, sie 1902 fand. Zunächst stellte er fest, daß im unteren Teil Ägyptens häufig eine Splenomegalie auftrat, die nicht dem Sumpffieber zugeschrieben werden konnte und welche durch Splenektomie geheilt werden konnte.

Das Problem der ägyptischen Splenomegalien und ihrer Beziehung zu der Schistosomiasis, hervorgerufen durch *Schistosoma haematobium* und *Schistosoma mansoni*, wurde erst viel später durch die Arbeiten von Symmers und Nathan Larrier gelöst. 1851 erklärte Bilharz, deutscher Bakteriologe und Professor der medizinischen Schule von Kairo, den Ursprung der Eier und die Ursache der Krankheit, denn er entdeckte die Parasiten in den Mesenterialvenen; die Erkrankung nannte er *Distomum haematobium*. Zu Ehren von Bilharz benannte Cobbold den Parasiten *Bilharzia* und schuf somit die Gattung (1858). Drei Monate zuvor war er jedoch von Weinland *Schistosoma haematobium* genannt worden, und daher sollte diese Bezeichnung eigentlich bevorzugt werden, obwohl die Ausdrücke Bilharzia, Bilharzie und Bilharziose niemals außer Gebrauch kamen und noch häufig verwendet werden.

Loos, Schüler von Leuckart, ließ sich 1893 in Kairo nieder, um die parasitären Krankheiten und vor allem die Bilharziose zu studieren. Er blieb überzeugt, daß die direkte Ansteckung durch enterale Aufnahme von Wasser stattfände, das mit Eiern enthaltendem Urin verseucht ist. Diese Meinung, die auf den ersten Blick logisch erscheint, ließ die Forschungen lange stagnieren. 1915 zeigte Leiper schließlich die Rolle der Weichtiere als Zwischenwirte auf und legte endgültig die Ätiologie, die perkutane Übertragungsart, ebenso wie alle Ausdrücke des pathogenetischen Entwicklungskreislaufes fest: Kranker, Ei, Weichtiere, Gesunder. Die berühmten Forschungen im kleinen Dorf El Mari in der Nähe von Kairo führten schließlich zum Ziel. Doch um Leiper gerecht zu werden, muß daran erinnert werden, daß seine Arbeiten unverzüglich nach jenen – von ihm übrigens bestätigten – japanischer Ärzte herauskamen; Miagawa, Miairi und Suzuki hatten zwischen 1913 und 1914 den Zyklus der Schistosomiasis japonica und die komplexe Pathologie der gefürchteten Katayama-Krankheit erkannt.

Abbildung 2888
Die Ankunft der Karawane Heinrich Barths, 1821–1865, in Timbuktu am 2. September 1853.
Stich aus seinem Werk, Reisen und Entdeckungen in Nord- und Zentralafrika, *1857–1859. (Paris, Nat. Bibl., Kupferstichkabinett)*
Der deutsche Geograph und Forscher Heinrich Barth führte von 1850 bis 1855 eine große Reise mitten durch den Sudan. Er blieb sechs Monate in Timbuktu.

Die Schistosomiasis japonica. Die Katayama-Krankheit

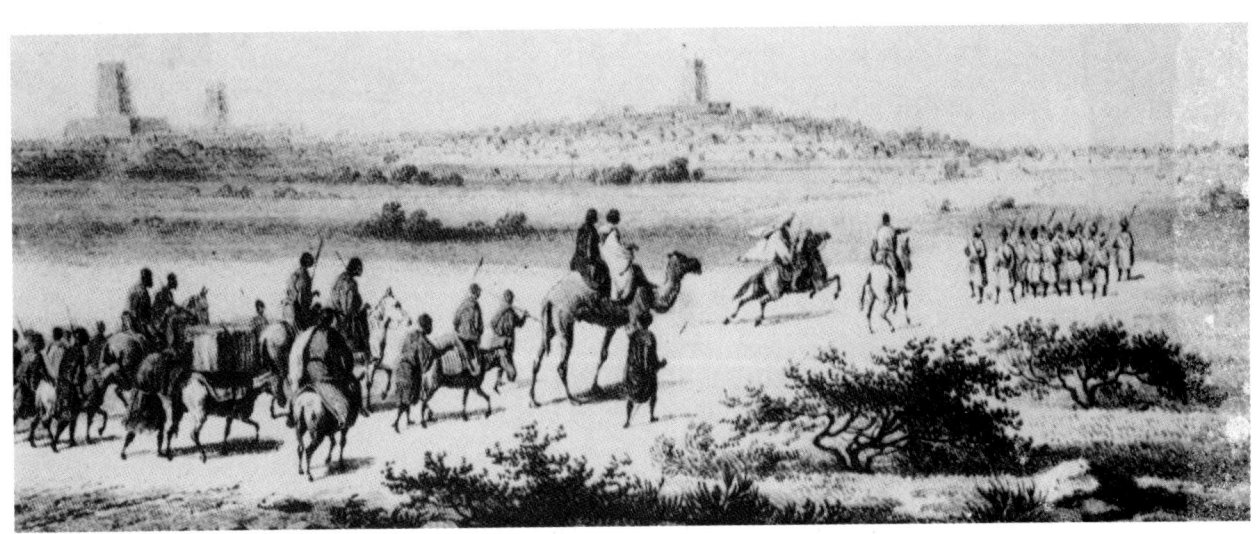

Die japanischen Ärzte und auch die Bevölkerung Japans kennen seit langem eine regional auftretende, gefürchtete Krankheit, die die Reisbauern befällt. 1845 gab Fujii eine genaue klinische Beschreibung von dieser Erkrankung: Lebervergrößerung und Zirrhose mit Aszites, Diarrhöe und hohe Mortalität. Magima weitete 1896 die Untersuchung der Katayama-Krankheit durch anatomisch-pathologische Studien aus und fand im Lebergewebe der Toten eiförmige Elemente, die wie Parasiten aussahen. Katsurada stellte 1903 fest, daß die Katzen in Endemiegebieten eine Zirrhose aufweisen, die jener der Menschen ähnlich ist, und er fand in ihrer Leber parasitenähnliche Elemente, die er *Schistosoma japonicum* nannte. Fujinami entdeckte 1904 zum erstenmal bei einer menschlichen Autopsie Parasiten in den Mesenterialgefäßen.

Hier muß die beachtliche, wenn auch nur vorübergehende und viel zu selten erwähnte Leistung des englischen Arztes Catto in Singapur gewürdigt werden. Sie war um so bemerkenswerter, als Catto über die japanischen Arbeiten nicht informiert war. 1905 entdeckte er in Singapur bei der Autopsie eines an Cholera gestorbenen Chinesen Korpuskeln in der Leber, die er nicht bestimmen konnte. Catto nahm das gesamte anatomische Beweisstück, alle

Baucheingeweide, mit nach London, sezierte sie peinlichst genau und fand in den Pfortadervenen Trematoden, die Blanchard auf dem Zoologischen Kongreß in Bern als Schistosomen erkannte und *Schistosoma Cattoi* nannte. 1910 fand Tsuchiya, wie schon Fujinami 1904, die im Blut lebenden Parasiten bei einer menschlichen Autopsie.

Die Bedeutung des Oberflächenwassers, von dem ausgehend sich bevorzugt Epidemien entwickeln, wurde von Katsurada und Hasegawa aufgezeigt, die 1910 Tiere in das Wasser von verseuchten Reisfeldern tauchten und somit die Krankheit auslösten. Matsurada aus Kyoto infizierte sich selbst, indem er seine Hände einige Augenblicke in ein als gefährlich geltendes Wasser hielt. Die perkutane Ansteckungsart, über die es nur unsichere Vermutungen gab, wurde nun bestätigt. Es erschien sehr wahrscheinlich, daß es zwischen dem Ei und dem Menschen einen Zwischenwirt gibt, notwendigerweise einen im Wasser lebenden, was von Odhner, einem Zoologen aus Uppsala, bestätigt wurde. Miairi und Suzuki infizierten 1913 im Labor eine beträchtliche Anzahl von Weichtieren mit den Mirazidien des *Schistosoma japonicum,* und es gelang ihnen, durch Untertauchen eine Maus anzustecken. Die Entdeckung der Weichtiere als Zwischenwirte *(Onchomelania nosophora)* verdanken wir Leiper und Atkinson, die nach Japan entsandt worden waren. Ihre Arbeit wurde durch die Kriegserklärung im August 1914 unterbrochen, doch diese beiden Ärzte konnten die Präzisierung des Kreislaufs auf dem Schiff, das sie nach England zurückbrachte, beenden.

Die Schistosomiasis, hervorgerufen durch *Schistosoma mansoni*

Als in Ägypten Eier mit lateralem Schwanz entdeckt wurden, diskutierten Manson, Sanbon und Loos darüber, ob es zwei Formen oder nur eine des ägyptischen Parasiten gäbe. Diese Entdeckung gewann 1903 an Bedeutung, als Manson diese Eier in den Exkrementen eines Kranken aus Antigua, auf den kleinen Antillen, wiederfand (dieser Kranke hatte niemals in Afrika gelebt und hatte niemals an Hämaturie gelitten). Man erkannte also, daß es noch eine zweite Schistosomiasis gab (Sanbon, 1907). Holcomb und Da Silva unterschieden 1907 die beiden Parasiten in einer morphologischen Untersu-

Abbildung 2889
Fest des Reispflanzens (Japan)

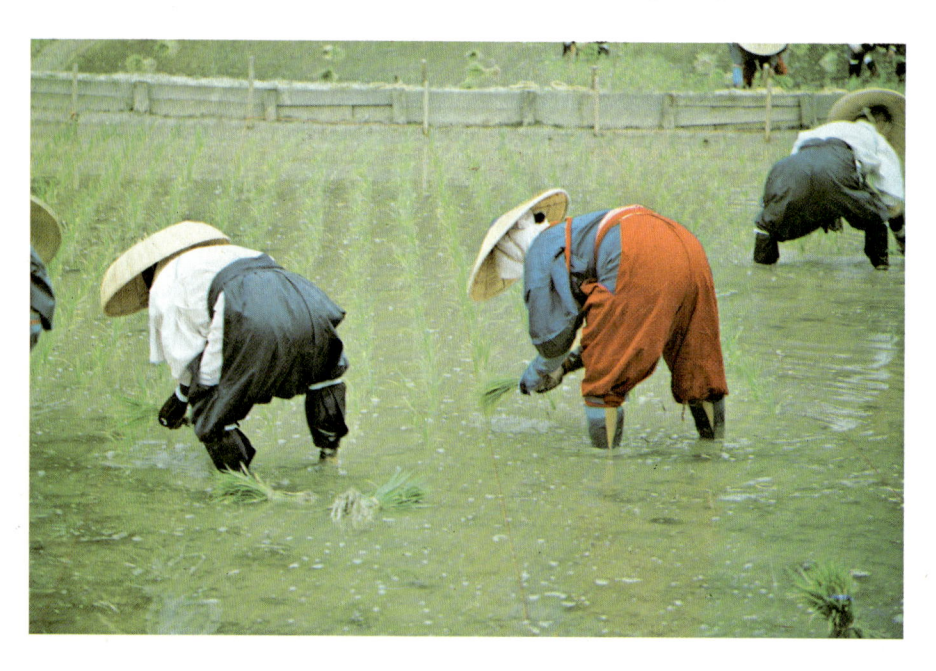

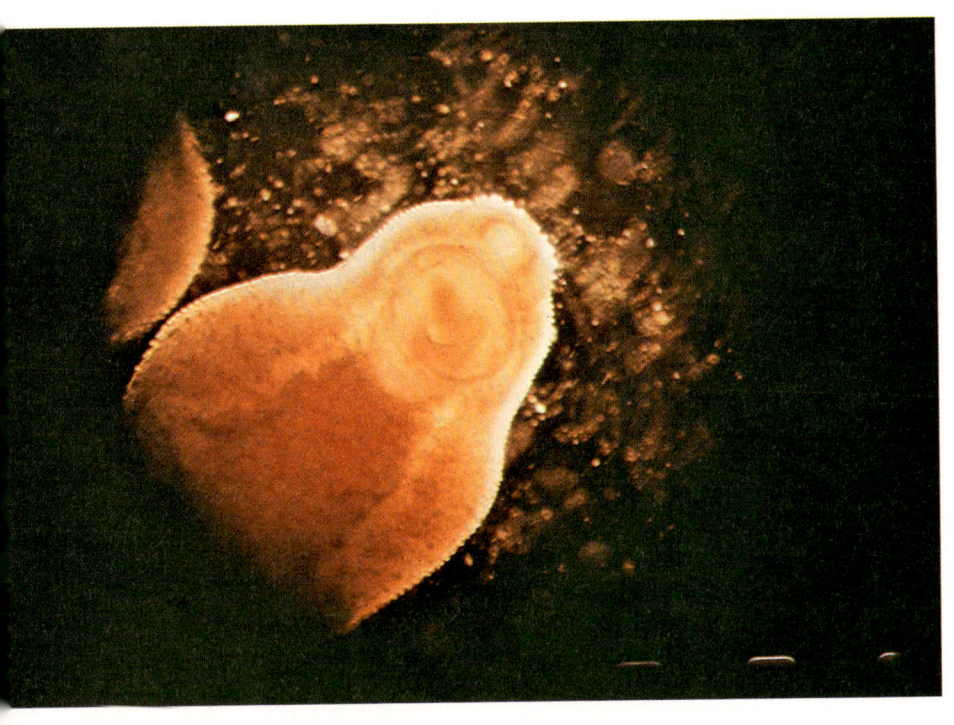

Abbildung 2890
Vorderer Saugkopf eines männlichen Schistosoma mansoni.
(Paris, Photothek des Institut Pasteur)

chung, Flu (1911) und Risquez (1918) zeigten charakteristische Unterschiede im Erscheinungsbild der beiden Schistosomiasisarten auf. Schließlich erkannte Leiper durch Experimente 1916–1918 die zwei Erscheinungsformen: die aus den Eiern geschlüpften Mirazidien mit seitlichem Schwanz steuern in Ägypten Weichtiere der Art Planorbis an, und jene, mit einem terminalen Schwanz gehen auf Weichtiere der Art Bulinus. In Brasilien erkannte Lutz zwischen 1915 und 1916 ebenfalls diesen Zyklus.

Die Schistosomiasis, hervorgerufen durch *Schistosoma intercalatum*

Da Fälle von Schistosomiasis auftraten, die allem Anschein nach durch das *Schistosoma haematobium* hervorgerufen wurden, aber klinisch durch Mastdarmentzündungen ohne jeden Befall der Blase gekennzeichnet sind, stellte man die Hypothese einer neuen Art von Schistosomiasis auf. Die Morphologie der Eier mit einem terminalen Schwanz, die nur durch Exkremente ausgestoßen werden, schien diese Auffassung zu bestärken. Der erste aufgezeichnete Fall war jener von Ouzilleau, 1914, in Dongou, im ehemaligen Belgisch-Kongo. A. C. Fisher beobachtete hundertzweiundvierzig Fälle und bestätigte, daß es sich um eine neue Krankheit handelt. Er nannte den Parasiten Schistosoma intercalatum (zwischen *Rinderschistosoma* und *Schistosoma haematobium*). Die Krankheit scheint im Kongo häufig aufzutreten (Zellweger, 1942). Vor kurzem wurden zahlreiche Fälle im Senegal bekannt. Als Zwischenwirt dient das Weichtier *Physopsis africana,* das in Westafrika auch für das *Schistosoma haematobium* den Zwischenwirt darstellt. Es treten nur rektale Veränderungen auf.

Die spezifische Therapie der Bilharziose

1917 führte Christopherson den Brechweinstein (Natrium-antimono-tartrat) in die Therapie der Schistosomiasis ein. Dieses Mittel wurde nach und nach durch organische Antimon-Derivate ersetzt, die intravenös oder intramuskulär verabreicht werden. Heute haben einige Medikamente einen größeren Erfolg:

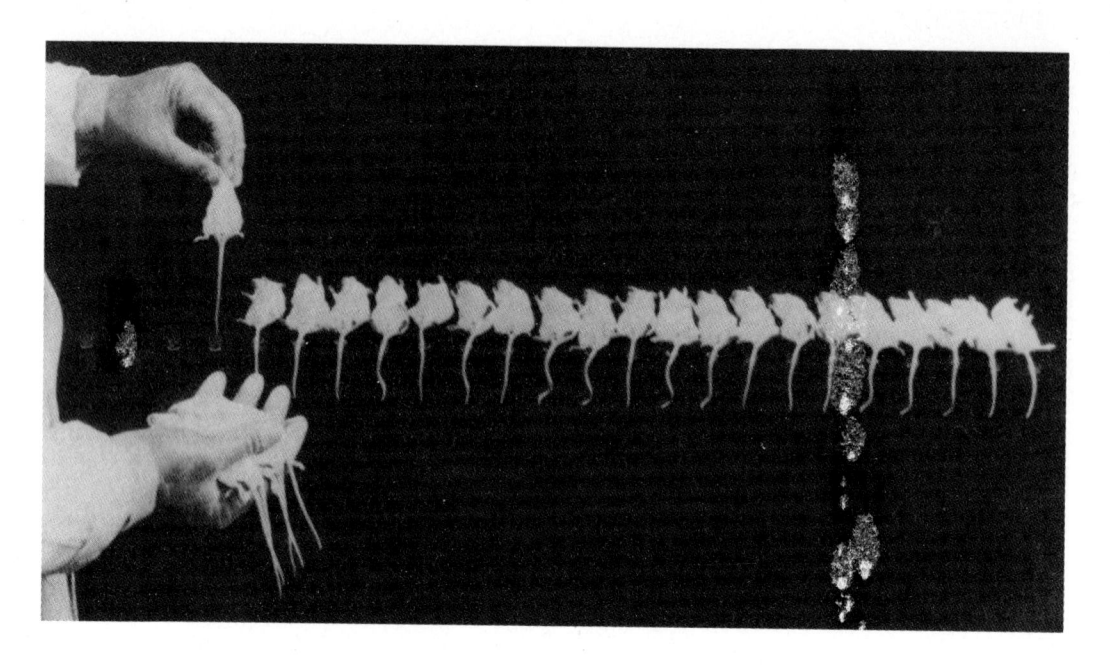

*Abbildung 2891
Mäusen werden im Laboratorium Schistosomen inokuliert. Ihre Schwänze hängen in einem Behälter, der mit schistosomenhaltiger Flüssigkeit gefüllt ist. Die experimentelle Untersuchung dieser Erkrankung an Mäusen sollte es ermöglichen, ihre Evolution am Menschen zu verstehen.*

– Niridazol (Ambilhar), das 1963 von Wilhelm und Schmidt synthetisch hergestellt wurde. Dieses 1-(5-Nitro-2-thiazolyl)-2-imidazolidinon wurde 1965 von C.-R. Lambert, Cruz und Ferraira zum erstenmal angewandt; es scheint auf die Keimdrüsen des Parasiten zu wirken, die absterben, und ruft den Tod des Wurms hervor, der, ob männlich oder weiblich, sich in der Leber auflöst oder phagozytiert wird. Die schon gelegten Eier, die im Gewebe pathogen wirken, sind davon in keiner Weise betroffen.

– 2-Dehydroemetin (Osbond und Grossi, 1959) hat sich ebenso wie das Emetin gegen Bilharzia bewährt; seine geringe Toxizität und die Schnelligkeit der Ausscheidung ermöglichen Kuren mit hoher Dosierung und in kurzen Abständen (Gelfand, Abdrabbo und Montasir, Blanc und Nosny, 1967).

– Thioxanthonderivate, 1948. Nichtmetallhaltige Produkte, die im Experiment eine schistosomizide Wirkung haben.

Die Geschichte der Schostosomiasis ist noch nicht abgeschlossen und wird es auch nicht so bald sein. Man könnte fast sagen, daß sich die Schistosomiasis ausweitet. Dieses Problem wird erst durch die Entdeckung eines Schistozomicids gelöst werden können, das sicher auf die Parasiten und ihre Eier wirkt, völlig unschädlich ist, keine lästigen physiologischen Nebenwirkungen oder teratogene Wirkung besitzt, zu einem annehmbaren Selbstkostenpreis erhältlich ist, das gut aufbewahrt, oral verabreicht und auch Laienhänden anvertraut werden kann, und dann noch eine individuelle Chemoprophylaxe und eine absolut wirksame Behandlung ermöglicht. Dafür einen Nobelpreis!

Geschichte der Malaria

Die Malaria ist eine parasitäre Erkrankung, und zwar die am weitesten verbreitete. Am 6. November 1880 entdeckte Alphonse Laveran in Bône die Hämatozoen, welche diese Krankheit – übertragen durch den Stich der weiblichen Anophelesmücke auf den Menschen – auslösen (Ronald Ross, 1897). Von den mehr als vier Milliarden Menschen auf der Welt sind eine Milliarde von Malaria bedroht, hundert Millionen werden davon befallen und jedes Jahr stirbt eine Million an dieser Krankheit, die noch nicht ausgerottet werden konnte. Die Geschichte der Malaria ist mit der Geschichte der menschlichen Entwicklung verbunden. Wir können sie in diesem Rahmen allerdings nur in großen Zügen behandeln.

Die Kenntnis der Malaria

Schon in den ersten schriftlichen Aufzeichnungen der Menschheit kann die Malaria an Beschreibungen erkannt werden, welche die ältesten Dokumente in einer langen geschichtlichen Reihe darstellen. Heute können wir sie in drei Perioden unterteilen:
– Die Zeit der empirischen, später klinischen Beobachtungen,
– die Zeit der epidemiologischen und anatomischen Beobachtungen, und
– die ätiologische Periode.

Die Ärzte Indiens zur Zeit der Weden und Brahmanen (1800 bis 800 v. Chr.) beschrieben tägliche endemo-epidemische Fieber oder solche, die alle zwei bis drei Tage auftraten. Auch das alte Ägypten kannte diese Fieberanfälle (Papyrus aus dem Neuen Reich, 1600 bis 600 v. Chr.), die an gewisse meteorologische, offenbar regelmäßige Phänomene gebunden waren: Regen, Überschwemmung. Möglicherweise wußten auch die Ägypter schon um die Bedeutung der Mücke und schlugen als Schutz gegen die Stiche »Netze« vor. Doch dieser mechanische Schutz – wenn er durch die Netze überhaupt gegeben war – richtete sich wahrscheinlich eher gegen die unangenehmen Stiche als gegen das Fieber selbst. Chinesische Werke erwähnen die Malaria lange vor der christlichen Zeitrechnung. Das Deuteronomium beschreibt 621 v. Chr. ebenfalls regelmäßig auftretende Fieber und ihre schweren symptomatischen Nebenerscheinungen. In den Büchern des Hip-

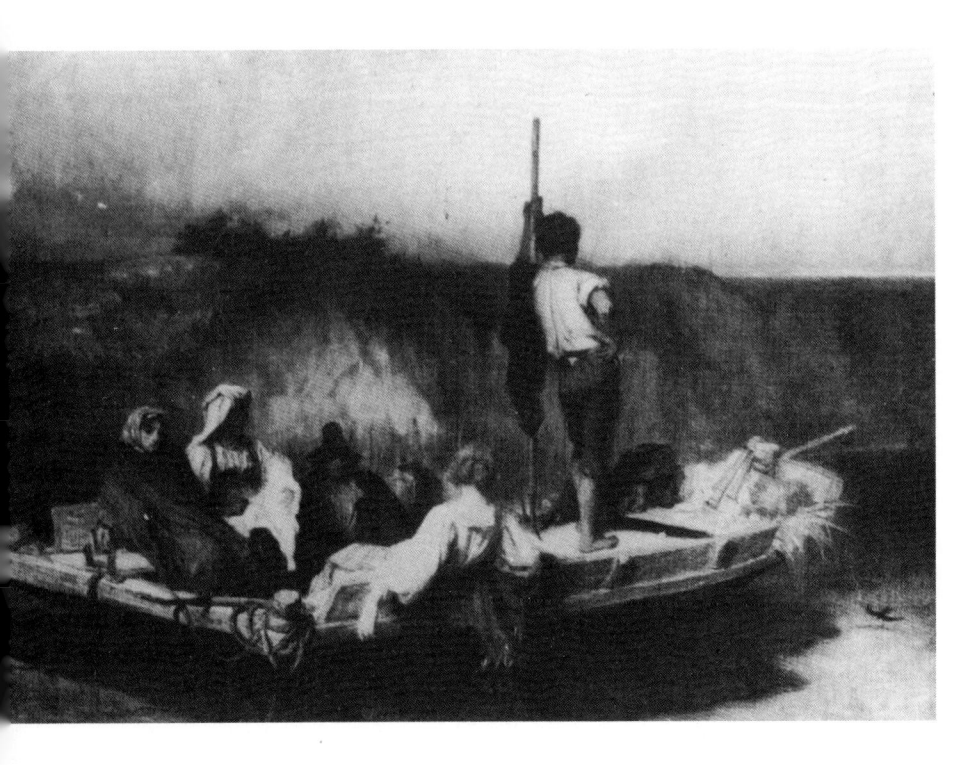

Abbildung 2892
Die Malaria.
Gemälde von Ernest Hébert,
1817–1908, entstanden 1850.
(Museum von Orléans)

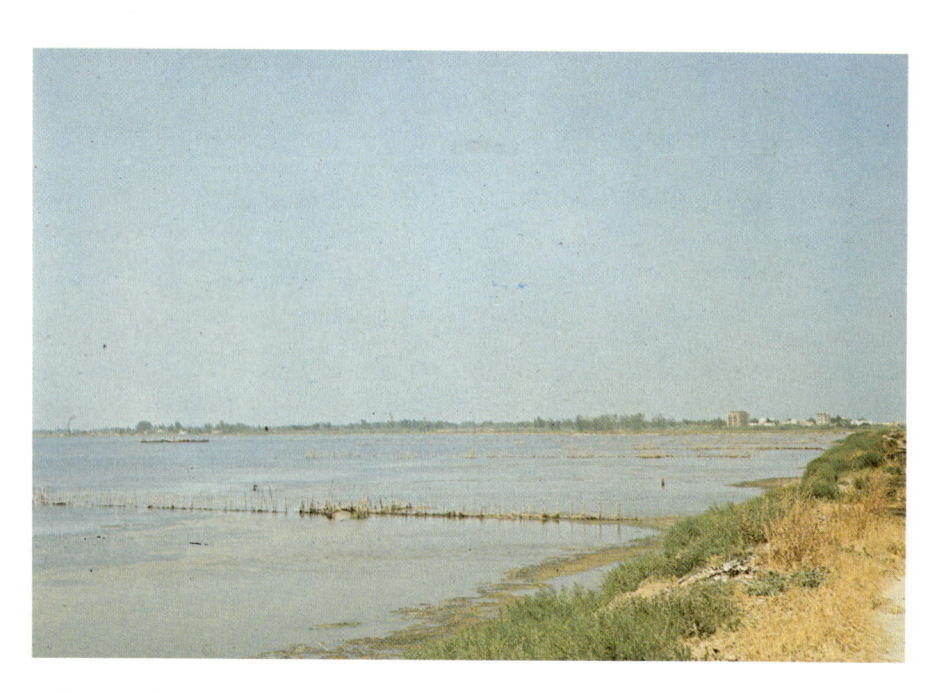

*Abbildung 2893
Lagune von Varano, Apulien
(Italien)*

pokrates wird die Malaria lang und breit beschrieben; man findet sie auch bei Homer und Hesiod.

In Rom gab es die Malaria schon vor der christlichen Zeit. Wahrscheinlich wurde sie von den Soldaten Hannibals eingeschleppt (Cicero, Tacitus, Horaz, Plinius der Ältere). Später erkannten Varro, Vitruv und Columella die Bedeutung der Sümpfe und vielleicht sogar jene der Mücken. Marius versuchte nach der Schlacht bei Aquae Sextiae 102 v. Chr. die Camargue durch die Regulierung der Rhone trockenzulegen. Celsus und Galen vervollständigten die Beschreibung des Hippokrates. Die Fieberart ist durch die Periodizität gekennzeichnet, die Quartana ist besonders gefürchtet.

Im Römischen Reich wurde die Malaria zurückgedrängt; die Entwässerung des Bodens, die Trockenlegung der Sümpfe, die landwirtschaftlichen Wohnsiedlungen und die luxuriösen Villen der Patrizier, die im trockengelegten und kultivierten Gebiet erbaut wurden, der Urbanismus, welcher die Oberfläche stehender Gewässer einschränkte, wirkten sich positiv aus. All das wurde wieder zerstört, und der Verfall, der Italien besonders betroffen hat, breitete sich im ganzen ehemaligen Reich aus. Das Mittelalter und der Beginn der Neuzeit erlebten ein erschreckendes Aufflammen der Malaria.

Die großen Ärzte der Araber, Erben des griechisch-römischen Wissens, wie Avicenna und Avenzoar, verhalfen der Malariaerkennung zu einem klinischen Fortschritt (die Splenomegalie) und wiesen auf den schädlichen Einfluß von Morast und die vermutliche Rolle der Mücken hin. Sie nahmen an, daß die Malaria direkt mit dem Insekt in Verbindung stehe: »Eine ungesunde Erde ist eine Erde mit Büschen und Morasten, verseucht von Mücken, welche das Nest des Übels sind.« (Hares ibn Khalda). Unter den großen weltlichen Werken der Benediktiner (9. Jahrhundert) und der Zisterzienser (12. Jahrhundert) steht an erster Stelle der Kampf gegen die Malaria.

Im 16. Jahrhundert lieferte Mercantus, Arzt von Philipp II., einige fortschrittliche Kenntnisse auf klinischer Ebene. Im 17. Jahrhundert wird die Chinarinde aus Amerika importiert, und somit kann zum erstenmal eine Therapie sichergestellt werden (siehe S. 636 ff.). Im 18. Jahrhundert werden die epidemiologischen Kriterien genauer. Die Sümpfe sind nicht die einzige Ursache für gleichmäßig remittierendes Fieber. In Gefängnissen und in den Lagern trifft man auf ebenso tödliche Fiebertypen, noch eher gleichmäßig oder remittierend, in welchen man Typhus, typhoide Fieber und vielleicht in einigen rezidivierenden Fällen das Rekurrensfieber erkennen kann. Diese Differenzierung verdanken wir dem scharf beobachtenden Geist von Lancisi, Hausarzt von Papst Clemens XI.

Ebenfalls im 18. Jahrhundert öffnen die Fortschritte in der Kosmographie und dem Schiffsbau mit der Hochseenavigation die Schiffahrtswege (Cook, La Pérouse, Bougainville). Die Schiffsärzte stellten in Übersee die weite Verbreitung des Sumpffiebers und dessen regelmäßiges Auftreten in großen Flußdeltagebieten fest. Das war die erste Begegnung mit der Tropenpathologie (Lind, 1750). Pringle, ein Verteidiger der Vorstellungen Linds, sieht in den tropischen Fiebern und dem Sumpffieber Europas dieselbe Krankheit. In Frankreich macht sich Baumes zum Wortführer dieser Ansicht, doch er wird von Broussais heftig bekämpft, für den es nur eine Pathogenese gab und der jedes Fieber einer gastrischen Entzündung zuschrieb; er führte die Streitgespräche mit beredter Dialektik und Heftigkeit.

Erst zu Beginn des 19. Jahrhunderts und nach der Eroberung Algeriens kamen die anatomisch-klinisch ausgebildeten Ärzte in Kontakt mit der Malaria. Sie besaßen das Chinin, welches Caventou kurz zuvor aus der Chinarinde

Abbildung 2894 (unten)
Ludwig XVI. und der Marschall von Castries geben La Pérouse Anweisungen vor dem Aufbruch seiner Expedition, 1785.
Gemälde von Monsiau, 19. Jh. (Paris, Museum der Künste Afrikas und Ozeaniens)

Die ersten klinischen Fortschritte

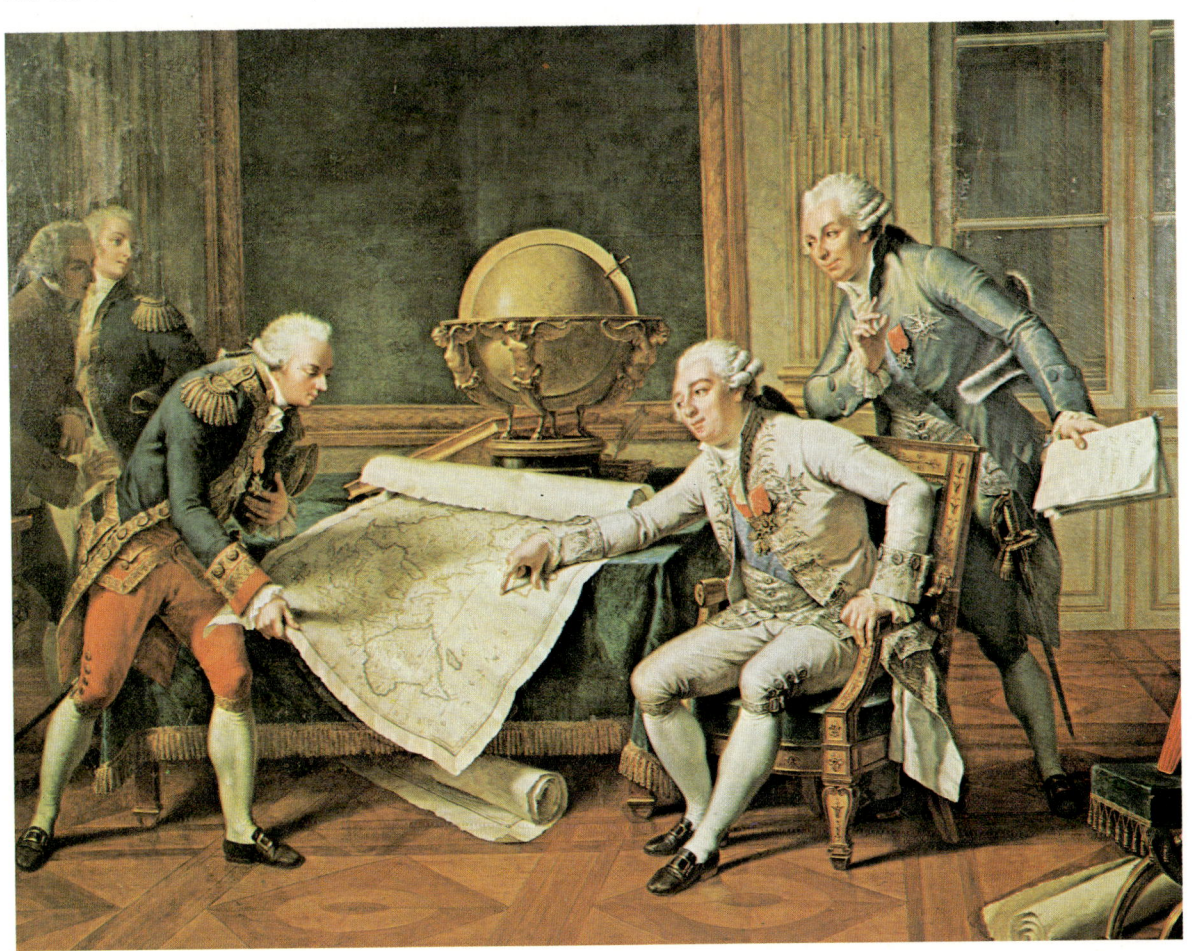

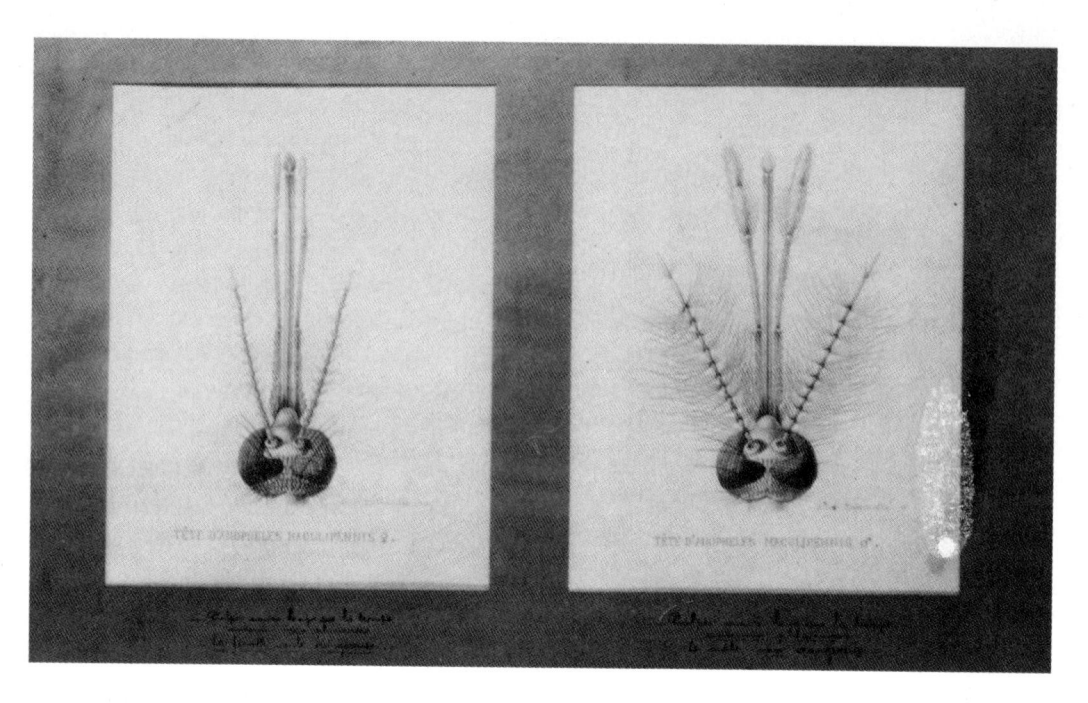

*Abbildung 2895
Kopf der männlichen (rechts) und weiblichen (links) Anopheles maculipennis.
Zeichnung von Gilberte Zaborowska, 1918, (Paris, Museum Val de Grâce). Diese Anophelesmücke ist der Hauptträger und Verbreiter der Malaria in Europa und in Nordafrika.*

*Abbildung 2896
Etikett aus dem 19. Jh. für Chininsulfat.
(Paris, nat. Pharmazeutenstand, Sammlung Bouvet)*

gewonnen hatte, und sie waren in der Lage, die klinischen Grenzen der Malaria abzustecken und eine Behandlung anzubieten. Maillots Name ist verbunden mit den ersten Umrissen einer echten Differentialdiagnose zum Typhus und mit Erfolgen in der Chinin-Behandlung. »Die Behandlung von Maillot, eine Behandlung, bei der man nicht stirbt.« 1873 übertrugen Gerhardt und Mariotti, Ciurrochi, Marchiafava und Celli im Experiment das intermittierende Fieber durch Injektion des Malariablutes auf gesunde Lebewesen. Klebs, Tomasi und Crudelli fanden im Blut von Malariakranken »Organismen«, die sie mit Chininsulfat zu »töten« versuchten. Diese Entdeckung wurde schon vor Laveran gemacht, dessen Verdienst dadurch jedoch nicht geschmälert wird. Hierzu muß bemerkt werden, daß dieselben Ärzte auch erfolglos versuchten, Tiere mit Sumpfwasser zu impfen.

Alphonse Laveran wurde 1845 geboren, er arbeitete am Krankenhaus Val-de-Grâce (1874), wurde dem Militärspital von Bône zugeteilt (1878) und später als Laborchef und Arzt im »Dienst der Fieberkranken« nach Constantine berufen (1880). Er war der Sohn des Militärarztes Louis Laveran, der als Schüler von Louis in Algerien die typhoiden Fieber und die Malaria erforscht hatte. Durch seine Ausbildung als Kliniker, Anatom und Pathologe – er war Schüler von Ranvier – kannte er die Arbeiten von Virchow (1849), Planer (1854) und Kelsh (1875) über die Pigmentation der Malariakranken, und sofort nach seiner Ankunft in Bône nahm er die Untersuchung dieses umstrittenen Problems auf. Er fand das Melaninpigment nicht nur bei der histologischen *postmortalen* Untersuchung der Eingeweide, sondern auch in den weißen Blutkörperchen der Kranken. Neben den von Kelsh beschriebenen melanintragenden Leukozyten tauchten regelmäßig Zellen auf, die keinem Element irgendeiner hämatologischen Zellreihe glichen, runde oder gekrümmte, stark pigmenthaltige Zellen, die sich in amöboider Art bewegten. Bei weiteren Untersuchungen sah er zwischen Plättchen und Lamellen, daß einige dieser Zellen durch ihre Oberfläche leicht bewegliche, geißelähnliche Gebilde hervorbrachten, die sich loslösten und selbständig im

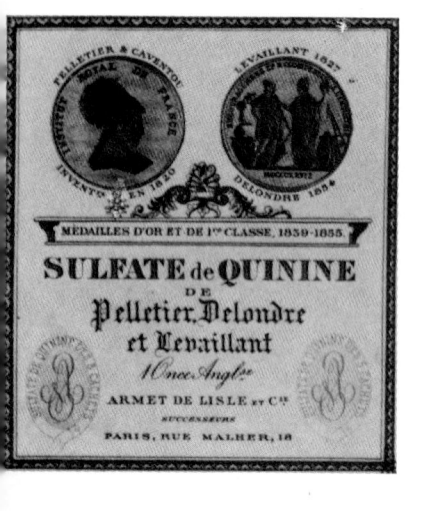

Plasma fortbewegten. Dieses plötzliche Ausstoßen von geißelähnlichen Gebilden ließ Laveran erkennen, daß es sich bei den beobachteten Zellen um Parasiten handelt. Er war jedoch noch nicht sicher, die Parasiten der Malaria entdeckt zu haben. Schließlich wurde sein quälender wissenschaftlicher Zweifel durch die Beharrlichkeit seines Assistenten Richard besiegt, der neben ihm dieselben mikroskopischen Untersuchungen mit denselben konstanten Ergebnissen machte. Und am 6. November 1880 war er in Constantine endlich selbst davon überzeugt, die Lösung des Rätsels gefunden zu haben, nach dem die Menschheit seit Tausenden von Jahren suchte. Diese Entdeckung wirkte sich nicht sofort aus, denn die orthodoxe Anschauung Pasteurs wich viel zu stark von dieser Parasitentheorie ab. Vor allem die Italiener, die Meister der Malariaforschung, blieben davon überzeugt, daß Mikroben die Malaria auslösen, und sie stellten sich heftig gegen die neue Ansicht; doch schließlich ließen auch sie sich überzeugen. Als Golgi die von Romanowski entwickelten panoptischen Färbungen einführte, konnte man die Entwicklung des Hämatozoen in den roten Blutkörperchen in prächtigen Bildern sehen: die Zellreihe von Golgi, Trophozoiten, Schizonten, amöboide Formen, Rosetten, Merozoiten und Gametozyten.

Zunächst hatte Laveran angenommen, daß der von ihm entdeckte Parasit eine mikroskopische Alge sei, und er hatte sie *Oscillaria malariae* genannt (schon Salisbury hatte eine Alge verantwortlich gemacht, die *Palmella gemiasma*), doch schon bald kam er von dieser Meinung wieder ab. Andere Arbeiten über vergleichende Parasitologie, wie jene von Metchnikoff und Mac Callum, ermöglichten es, den genauen systematischen Stellenwert des Hämatozoen zu bestimmen. Aber Laveran war bis zu seinem Tod davon überzeugt, daß es nur eine einzige Art von Hämatozoen gäbe. Diese Be-

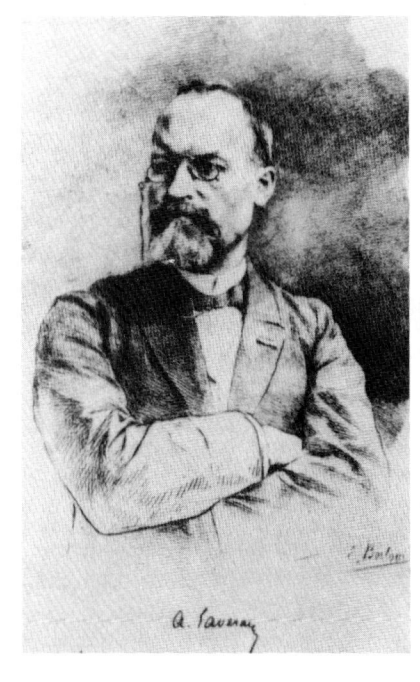

Abbildung 2897
Alphonse Laveran, 1845–1922, Nobelpreisträger für Physiologie und Medizin von 1907.
Stich von Emile Boilvin, 1845–1899.
(Paris, Museum von Val de Grâce)

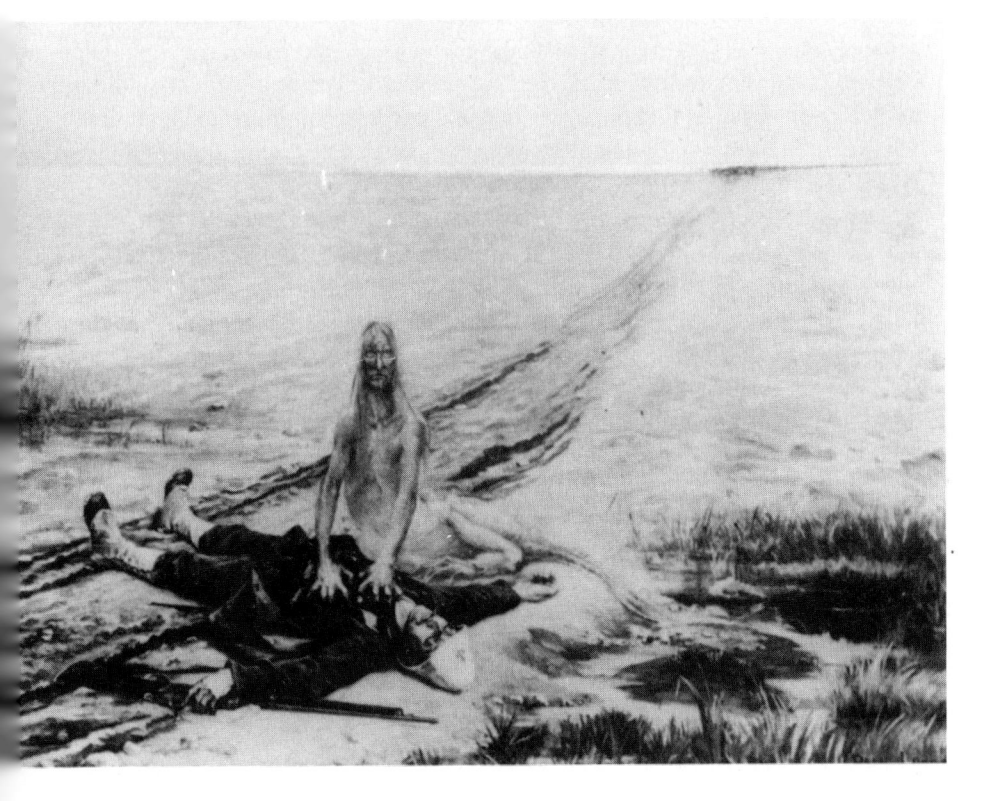

Abbildung 2898
Das Fieber greift die Kolonialsoldaten an.
Stich, Ende 19. Jh., nach Paul Legrand.
(Paris, Museum von Val de Grâce)

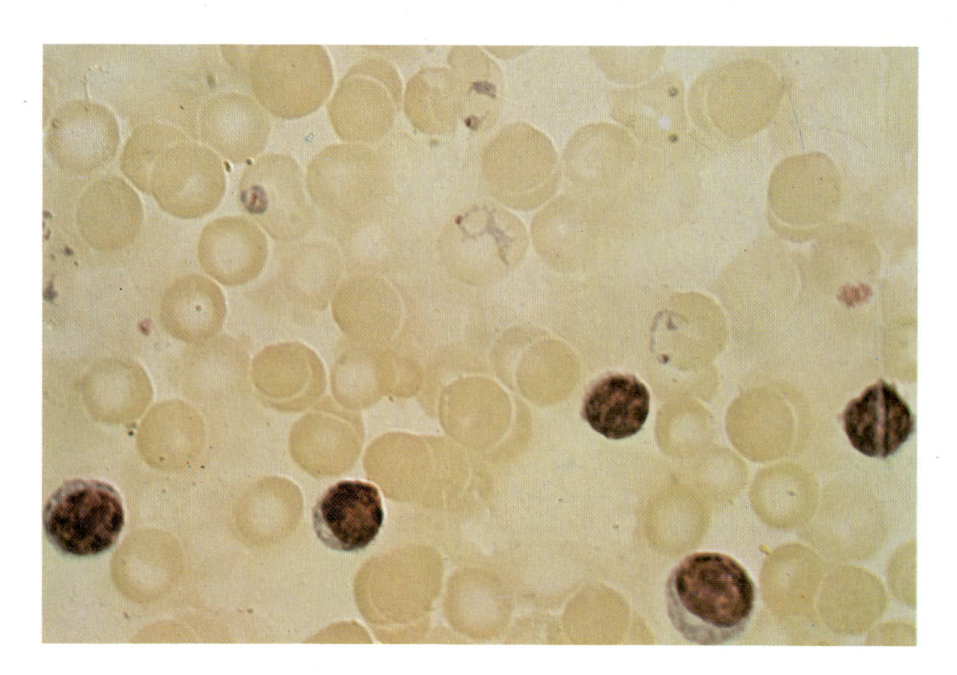

Abbildung 2899
Plasmodium falciparum, *die für Malaria verantwortlichen Hämatozoen, welche von Laveran 1880 entdeckt wurden.*
(Paris, Photothek des Institut Pasteur)

schränkung, die uns heute ein wenig stört, erklärt sich durch die Häufigkeit gemischter Manifestationen bei der Mehrzahl der Malariakranken in Nordafrika, mit welchen Laveran zu tun hatte. Die Zweiteilung Billets hat dieselbe Ursache.

In Wirklichkeit kann der Mensch von vier Hämatozoen befallen werden. Alle befinden sich im Plasma (Marchiafava und Celli, 1885), in dem sie ein Pigment produzieren; sie leben in den roten Blutkörperchen der Wirbeltiere, in denen sie sich ungeschlechtlich durch Schizogonie vermehren.

Die Entdeckung der Übertragungsart

Einem französischen Arzt steht das Verdienst zu, die Ätiologie der Malaria bestimmt zu haben, ein englischer Arzt erwarb sich Ruhm durch die Erkennung der Übertragungsart. Seit dem frühesten Altertum hielt man Sumpfgebiete, stehende und faule Gewässer, überhaupt alle Oberflächengewässer für den Verursacher von Sumpffieber. Man glaubte, daß von Sümpfen scharfe Gerüche aufsteigen, die der Mensch mit der Luft einatmet, die »mala aria«, schlechte Luft, Malaria. Es gab auch Vermutungen, diese schlechte Luft bestünde aus Animalculi, lebenden Organismen, welche von der Atmosphäre bewegt werden; ihre Stiche seien nicht nur unangenehm, sondern auch giftig, da sie buchstäblich ein Gift einspritzten. In den afrikanischen Eingeborenensprachen gibt es oft nur ein und dasselbe Wort für Fieber und Mücke. Laveran und Koch waren überzeugt, daß Mücken die Malaria übertragen; die Italiener vermuteten es, bestätigten es jedoch nicht.

Ronald Ross (1857–1932) hatte in allen heißen Zonen des Britischen Reiches gedient und besaß eine umfangreiche klinische Erfahrung mit der Malaria. Obwohl er ein sehr guter Beobachter war, hatte er jedoch praktisch keine Kenntnisse der Entomologie. Bei einem Urlaub in England unterrichtete ihn Patrick Manson (1844–1922) über die Entdeckung Laverans und über die Hypothese der Malariaübertragung durch eine Mücke. Ronald Ross kehrte 1895 nach Indien zurück, er war einem indischen Regiment in Secunderabad, einem als malariaverseucht gefürchteten Gebiet, zugeteilt worden. Systematisch untersuchte er unzählige Mücken, von denen er weder den

Namen noch die Gattung kannte und die er an Kranken ernährt hatte, deren Blut reich an halbmondförmigen Körpern war. Diese beharrlichen Untersuchungen führten natürlich zu keinem Ergebnis, denn einige Mückenarten konnten keine Überträger sein, und andere waren durch Gregarinen von multiplen Parasitosen befallen. Ronald Ross war ebenso wie Manson zu Beginn seiner Forschungen davon überzeugt, daß sich die Kranken durch das Wasser, in dem die Mücken ihre Parasiten abladen, anstecken; doch alle Untersuchungen in dieser Richtung verliefen völlig ergebnislos.

Am 9. September 1895 erkrankte Ronald Ross in Bangalore, wo eine schwere Choleraepidemie wütete. Er setzte seine Forschungen auf dieselbe Weise fort; die Menschen, an denen er Versuche durchführte, wollten ihm gefällig sein und gaben ohne Umstände an, daß sie nach dem Genuß von Wasser von schwerem Fieber befallen worden seien, obwohl dies überhaupt nicht zutraf. Durch eine Versetzung wurde Ross nach Sigur-Ghat entsandt. Dieses Gebiet war extrem malariaverseucht; auch Ross wurde von einem bösartigen Fieber befallen und starb beinahe. Hier hatte er zum erstenmal eine Ahnung, welche spezifische Mücke der Überträger sein könnte; die Anophelesmücke war in den Krankensälen der Fieberkranken besonders häufig anzutreffen und durch ihre schräge Stellung an der Wand leicht erkennbar. Doch bei Versuchen mit der Anopheles hatte er auch keinen Erfolg. Endlich, am 15. August 1897 gelang ihm bei der Sektion von zwei Anophelesmücken, die fünf Tage zuvor an Malariakranken ernährt worden waren, an der Oberfläche des Magens pigmentierte Zysten zu finden. Gleichzeitig hatte er das Glück, ein großes Nest von Anopheleslarven zu entdecken, so daß er großangelegte Experimente in Angriff hätte nehmen können. Unglücklicherweise schickte ihn der Gesundheitsdienst am Tag nach dieser Entdeckung auf einen Posten in Kherwara, wo es praktisch keine Malaria gab; seine dagegen vorgebrachten Einsprüche trugen ihm einen strengen Tadel ein. Am 17. Februar 1898 kehrte er nach Kalkutta zurück, doch die widerspenstigen Kranken weigerten sich, sich für Versuche zur Verfügung zu stellen. So nahm Ross Zuflucht zur Malaria der Vögel, und bald hatte er erfolgreiche Ergebnisse.

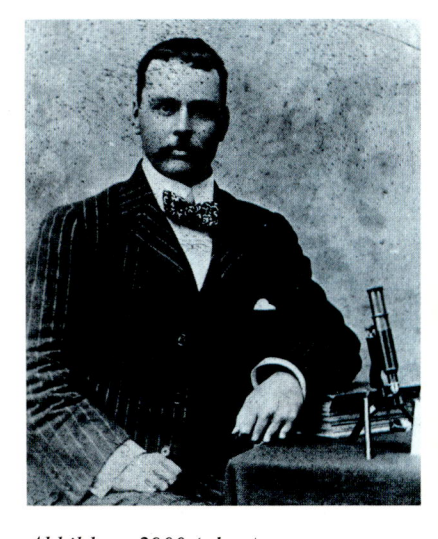

Abbildung 2900 (oben)
Sir Ronald Ross, 1857–1932.
(Paris, Photoarchiv des Museum Pasteur)

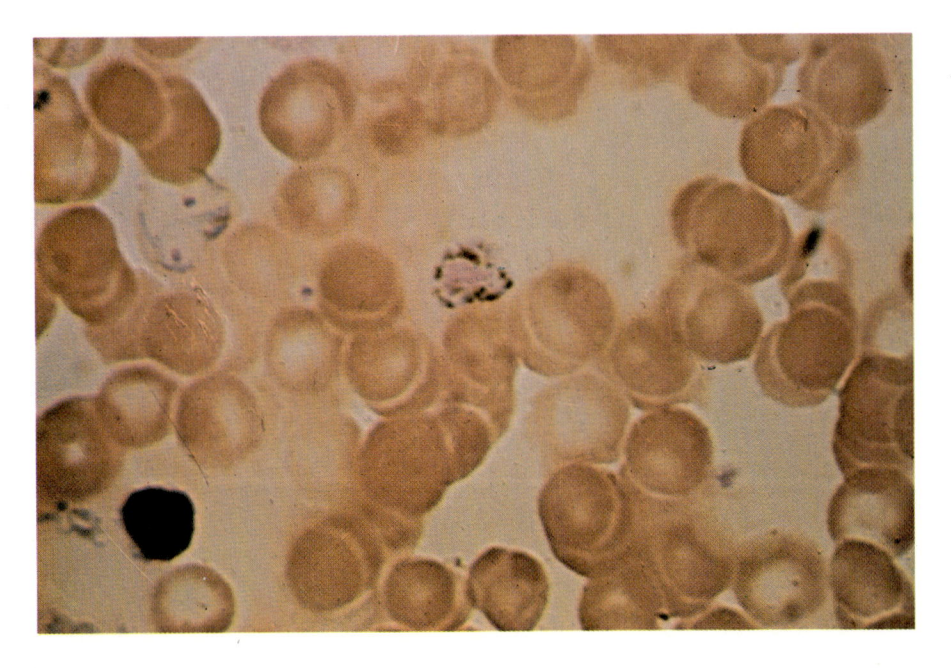

Abbildung 2901
Rosettenform des Plasmodium falciparum.
(Paris, Photothek des Institut Pasteur)

2559

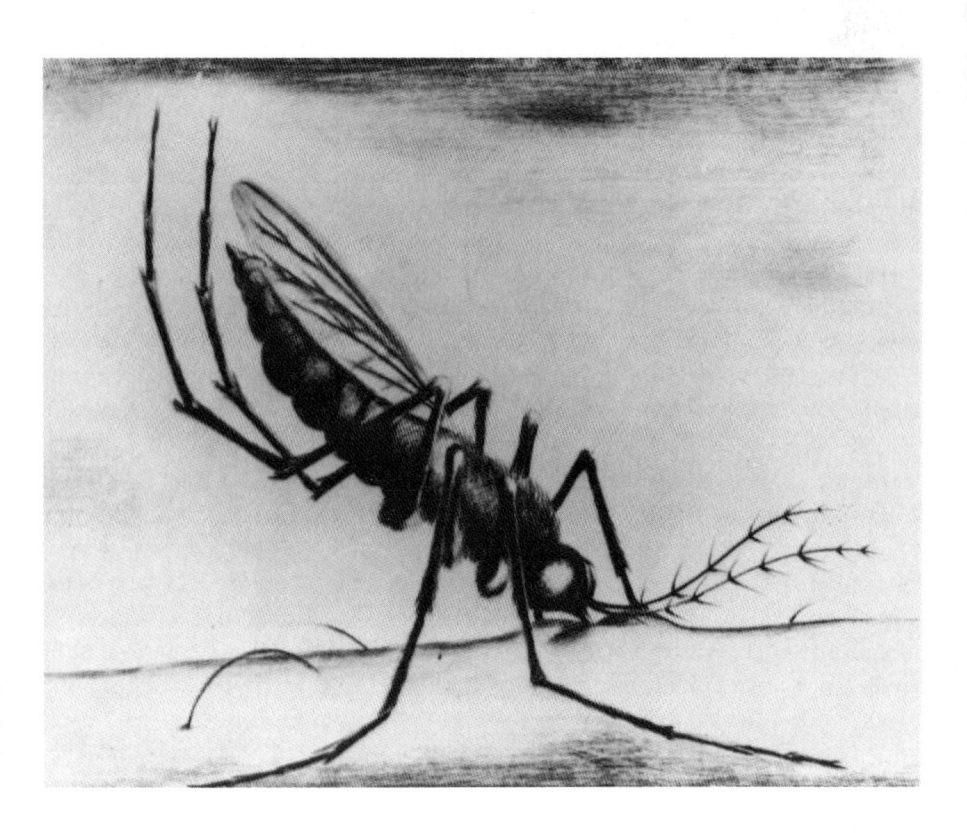

*Abbildung 2902
Die Malaria übertragende
Anophelesmücke in Stech-
position.*

Er stellte an der Oberfläche des Magens pigmentierte Zysten fest, wie er sie schon bei früheren Versuchen am Blut des Menschen gesehen hatte. Die Sektion dieser Zysten in konzentrierter Salzlösung ermöglichte es ihm, eine große Anzahl fadenförmiger Körper herauszulösen, in denen er, seiner Überzeugung nach, das parasitäre Element fand, das für die Verbreitung verantwortlich war.

Am 2. und 4. Juli 1898 sah er, wie sich diese Körper in Richtung Brustkorb des Insekts bewegten und sich in einem Drüsenorgan sammelten, den Speicheldrüsen, die er bisher nicht gekannt hatte, da er die Arbeiten von Mac Loskie (1888) nicht gelesen hatte. Er ließ gesunde Vögel von infizierten Mücken stechen, in denen er bei der Sektion Fäden in den Drüsen gefunden hatte. Die kontaminierten Vögel wiesen bald darauf unzählige parasitätre Elemente im Blut auf; somit schien der Kreislauf geschlossen.

1899 nahm Koch die gesamte Technik von Ross wieder auf und entdeckte das Eindringen parasitärer Formationen in die Magenwand. Die Kenntnis vom Leben der Hämatozoen im Menschen und in der Anophelesmücke war somit abgeschlossen: der Mensch ist der Zwischenwirt der Malaria, die Mücke, in der die geschlechtliche Fortpflanzung stattfindet, ist der Hauptwirt. Manson führte ein entscheidendes Experiment durch. Er ließ in London seinen eigenen Sohn von einer Anophelesmücke aus einem Malariagebiet in Italien stechen. Dieser bekam echte, sehr schwere, bösartige Tertiana, und in seinem Blut fanden sich unzählige Hämatozoen. In Italien unternahm Grassi einen großangelegten Versuch. In Sizilien wurde ein Teil der Angestellten der Eisenbahnlinie zwischen Battipaglia und Paestum, welche die ungesundeste und malariaverseuchteste Region Italiens durchquert, während ihrer Arbeitszeit durch Moskitonetze und Hutschleier geschützt, und ihre Häuser erhielten Schutzgitter; keiner von ihnen erkrankte an Malaria. Die anderen, die als Gegenprobe keinen Schutz trugen, wiesen die übliche Rate von mehr oder weniger schweren Fieberanfällen auf. Schließlich führte E. Roubaud 1917 ein äußerst elegantes Experiment durch. Er fing Anophelesmücken im Wasserbassin »La pièce de Suisses« im Park von Versailles und ernährte sie an Malariakranken, die von der Ostarmee zurückgekehrt waren. Am 28. August 1917 setzte er sich ihren Stichen aus und erkrankte am 19. September 1917 an einer typischen harmlosen Tertiana.

Nach den Veröffentlichungen mehrerer wichtiger Arbeiten (Shortt, Garnham, Boyd, Coggeshall, Raffaele und Missiroli) wurde zwischen 1937 und 1940 eine exoerythrozytäre Phase entdeckt; die Reihe von Golgi stellte nur einen Abschnitt im intrahumanen Zyklus des Hämatozoon von Laveran dar. Die Entdeckung dieser exoerythrozytären Phase, die schon lange vermutet worden war, ermöglichte es, bisher ungelöste Fragen zu beantworten: wo befinden sich die Hämatozoen in der Inkubationszeit, wo sind sie während der Rückfälle? Und damit kann die Geschichte, deren Erschließung vor zweitausend Jahren begonnen hat, heute vollständig gemacht werden.

Die Medikamente gegen Malaria

Man kann sich leicht vorstellen, daß für eine so weit verbreitete Krankheit im Lauf der Jahrhunderte unzählige Heilmittel angeboten wurden (Ch. Joyeux). Das Altertum und das Mittelalter bekämpften die Malaria mit einem Medikamentenkram, von dem wir nur das Absonderlichste hier festhalten wollen. Plinius dem Älteren zufolge schützte das Herz eines Hasen, oder besser eines noch seltener angetroffenen Tieres, wie Löwe, Krokodil, Chamäleon, das an die rechte Hand angebunden wurde, wirksam gegen das Fieber. In England wurde der Genuß von Spinnen sehr empfohlen. In der ganzen westlichen Welt war die Einnahme eines großen Glases Urin häufig üblich. Die wohltätige Wirkung gewisser Quellen, wie jener von Causanges-aux-Forges, deren Wasser bei bestimmten Votivfesten aus einer Eierschale getrunken werden mußte, schützte gegen intermittierendes Fieber oder heilte es sogar. Das war der erste Versuch einer Krenotherapie, die vielleicht noch immer angewandt wird.

Alexander von Tralles (550 n. Chr.) und später Rhazès (865–929) verwendeten Arsen relativ erfolgreich, was aus der allgemeinen stärkenden

Abbildung 2903
Das Schloß von Versailles, von der Orangerie her gesehen. Stich von Israel Silvestre, 1621–1691, aus dem Jahr 1664.
(Paris, Bibl. der Angewandten Künste)
Die großen Arbeiten am Schloß von Versailles wurden immer wieder durch das Wüten der Malaria unter den Arbeitern unterbrochen. So blieb auch der Aquädukt von Maintenon, der das Wasser der Eure zu den Brunnen von Versailles leiten sollte, durch den Tod mehrerer tausend Arbeiter infolge Malaria unvollendet.

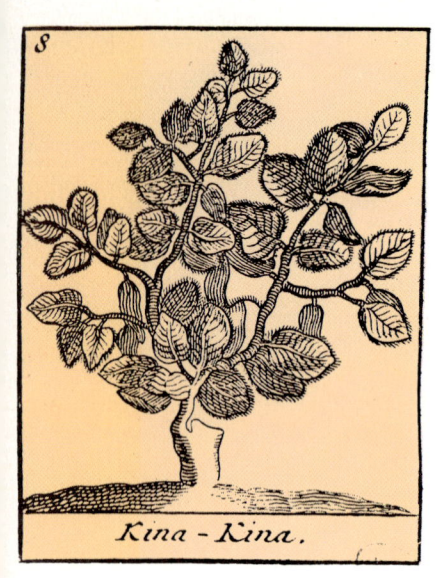

Abbildung 2904
Der Chinarindenbaum.
Stich aus Traité universel des drugues simples *von Nicolas Lémery, 1645–1715, Paris 1696.*
(Paris, Bibl. d. Angewandten Künste)

Abbildung 2905 (gegenüber)
Der rote Chinarindenbaum.
Stich aus dem 19. Jh.
(Paris, Bibl. d. Angewandten Künste)
Es gibt drei verschiedene Gruppen der Chinarindenbäume: den grauen, den gelben und den roten, deren Aussehen der Rinde und deren Eigenschaften leichte Unterschiede aufweisen.

Wirkung erklärbar ist; außerdem regte es bei den asthenischen und anämischen Malariakranken die Blutbildung an. Im 17. Jahrhundert wandte Fowler eine zehnprozentige Lösung von Kaliumarsenit an, Pearson eine einprozentige Arsensäurelösung, und Fodere nahm noch zu Beginn des 19. Jahrhunderts eine Natriumarsenitlösung und versuchte damit, die Kranken in der Camargue von der Malaria zu befreien. 1640 wurde die Chinarinde aus Peru nach Rom und Spanien importiert und in ganze Europa verbreitet, ja selbst im China der Tsing-Dynastie. Dort löste sie köstliche Episoden aus, die aus einem Schelmenroman stammen könnten, in dem Jesuiten eine Rolle spielen. Die Eigenschaften des Fiebermittels Chinarinde waren den kultivierten Stämmen in den Anden, den Aimaras und Quichas, seit undenklichen Zeiten bekannt; über ihren Ursprung ist die folgende Legende überliefert. Gefällte Bäume, welche in einen Tümpel stürzten, hatten dem Wasser einen so bitteren Geschmack verliehen, daß es nicht mehr trinkbar war. Die Peruaner, die unter den Inkas die schweren Arbeiten verrichten mußten, starben fast vor Durst und wurden vom Fieber geschüttelt. Da tranken sie von diesem bitteren Wasser, waren erfrischt und vom Fieber geheilt. Eine andere Legende erzählt, daß die kranken Löwen der Kordilleren, die Pumas, an der Rinde dieses Baumes leckten. Diese Legende wurde von den Jesuitenmissionaren, die sich auf der ganzen Welt mit den Kulturgütern der Völker, die sie betreuten, befaßten, gesammelt und aufgezeichnet. Offenbar waren die Jesuiten der Provinz Loxa die ersten, welche das Pulver der Chinarinde kannten, das Quina-Quina, die Rinde der Rinden, die es an sich selbst anwandten und ab 1600 die wohltätige Wirkung schätzten.

1625 wurde der Corregidor, der Rechtsprecher und Verwaltungsbeamte von Loxa, Don Lopez de Canizares, der an schwerem Fieber litt, mit Quina-Quina behandelt und geheilt. Hier muß auch die berühmte Episode der Fieberanfälle der Gräfin El Cinchòn angeführt werden. Sie war als Gattin des Vizekönigs von Peru 1628 nach Lima gekommen und litt sehr bald unter »Fiebern«, welche der Hofarzt, Juan de Vega, nicht heilen konnte.

Als ihr Zustand sich verschlechterte, ließ sie der ehrwürdige Jesuitenpater Diego de Torres Vasquez, der Beichtvater des Vizekönigs, Chinarinde einnehmen – und sie wurde gesund. Eine andere Vision der Heilung der erhabenen Kranken lautet, daß Don Lopez de Canizares das großartige Heilmittel Juan de Vega zukommen ließ, dem dann die Ehre zufiel, die Vizekönigin zu heilen. Der Graf und die Gräfin El Cinchòn kehrten 1639 nach Spanien zurück. Diese Geschichte, die in allen klassischen Büchern erwähnt wird, beinhaltet jedoch zahlreiche unwahrscheinliche Dinge, die bis jetzt nicht korrigiert wurden.

Um 1640–1642 kehrte Juan de Vega mit einer großen Menge Chinarindenpulver nach Spanien zurück. Er hoffte, damit ein großes Vermögen zu machen und verkaufte es zu einem übermäßigen Preis (100 Realen für ein Pfund). In Wahrheit sind die Umstände, unter denen die Chinarinde nach Europa gelangte, ziemlich mysteriös. Wahrscheinlich führte sie der Jesuitenpater Barnabé de Cobo, Prokurator der Provinz von Peru, 1640 nach Spanien ein und später nach Rom, von wo aus sie der Kardinal Juan de Lugo, SJ, in ganz Europa umsonst zur Pflege der »armen Kranken« verbreitete.

Doch wurde in Italien, wo die Malaria wütete, die Chinarinde auch verleumdet, vor allem von Baglivi (1669–1708). Erst Torti (1658–1741) setzte die therapeutischen Indikationen klar fest. James Thomson führte sie in Eng-

QUINQUINA ROUGE,

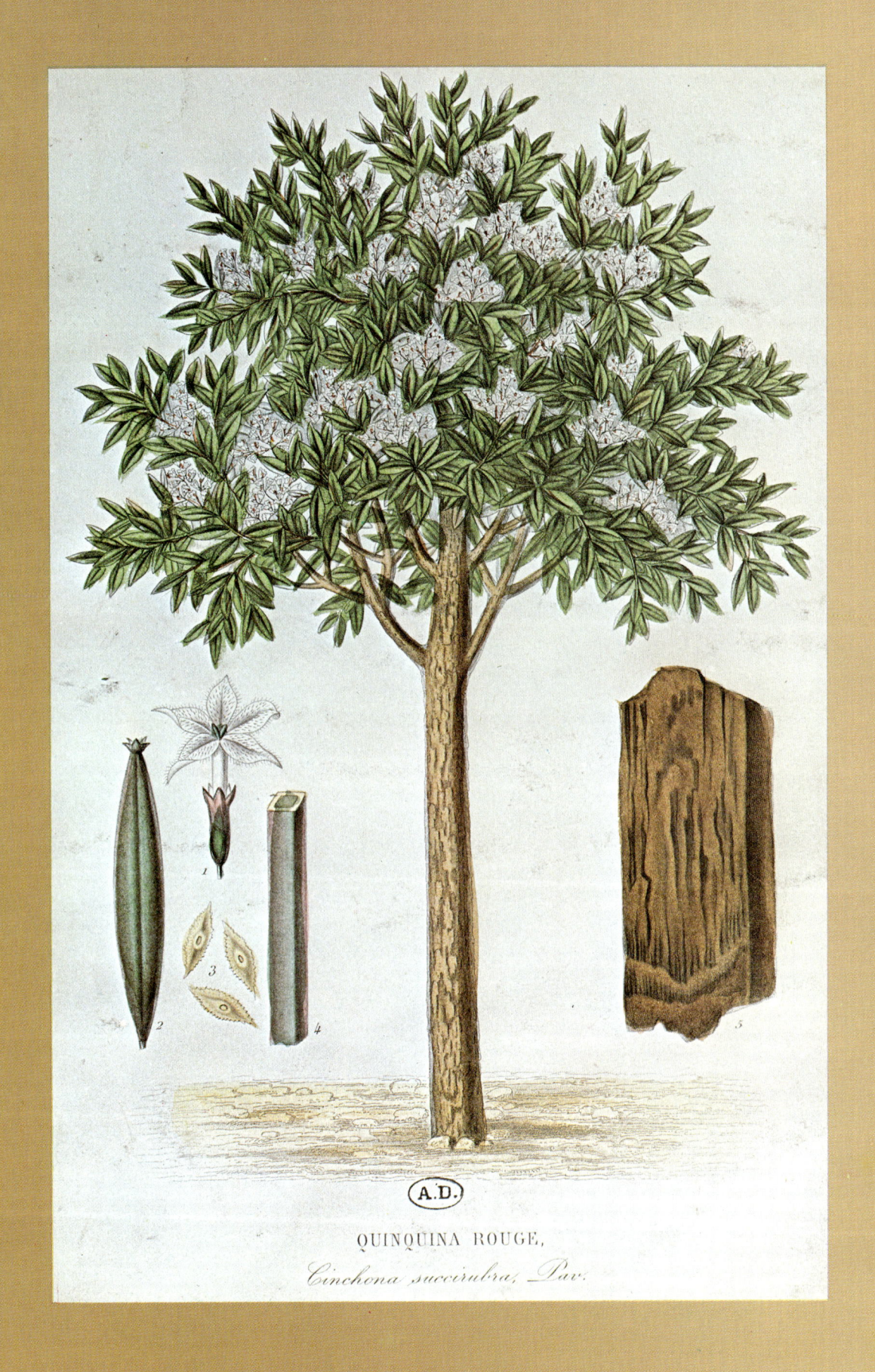

Cinchona succirubra, Pav.

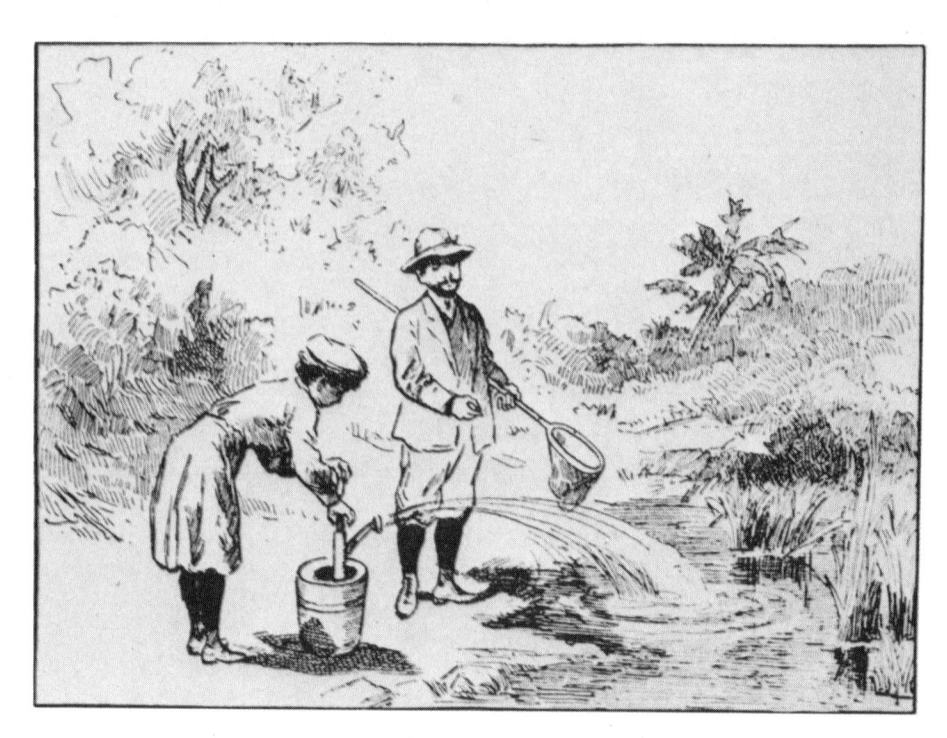

*Abbildung 2906
Verölung der Sümpfe. Wenn man das Sumpfwasser mit einer dünnen Ölschicht bedeckt, werden die darin befindlichen Anopheleslarven getötet. Illustration aus dem Werk von P.-G. Charpentier,* Die Mikroben. *Paris 1909. (Paris, Privatsammlung)*

land ein, wo Sydenham (1624–1689) sehr für sie eintrat. In Frankreich verfügte Charles de Barbeyrac, Professor an der medizinischen Fakultät von Montpellier, seit 1664 über dieses Pulver. Im Holländischen Krieg, 1672–1679, und bei den Bauarbeiten am Schloß von Versailles, das auf Sumpfgebiet errichtet wurde und unzählige Kranke forderte, waren die »Fieber« alltäglich. Bossuet rief von seinem Lehrstuhl herab: »Bekehrt euch, wartet nicht, bis euch die Krankheit nützliche Ratschläge gibt, daß der Gedanke darüber von Gott kommt und nicht vom Fieber.«

Der Chinarinde gab man drei Namen, die an die Geschichte ihrer Einführung erinnern: Puder der Gräfin, Puder der Jesuiten, Puder des Kardinals. Das Wort Jesuiten hatte jedoch in den Ohren jener Zeit, die sich der Aufklärung näherte, einen schlechten Klang. Dieses Ärgernis führte gemeinsam mit dem systematischen Widerstand der Ärzteschaft und der Apotheker zu einer Opposition, deren heftige und kindische Argumente heute erstaunen lassen. Guy Patin und Daouin, Hofarzt des Königs, Fagon und Blondel beschuldigten die Amerikaner, unter anderem einen Pakt mit dem Teufel geschlossen zu haben – anders konnten sie sich den Erfolg dieser Kuren nicht erklären!

Robert Talbot, ein englischer Apotheker und Empiriker (1642–1681), erfand ein geheimes Heilmittel, dessen recht einfache Zusammensetzung auf Basis der Chinarinde uns durch seine Abhandlung *Pyretologia* überliefert ist. Talbot heilte König Karl II. und zahlreiche Kranke der Grafschaft Essex. Der König ernannte ihn zu seinem Hofarzt und schlug ihn zum Ritter. Talbot kam 1679 nach Frankreich. Heilte er den Großdauphin von einer Quartana, die dieser sich in Holland zugezogen hatte, wo die Malaria in der französischen Armee wütete? Heilte er Ludwig XIV., der sich bei einer Inspektion seiner Armee angesteckt hatte? Guy Patin berichtet, der König »war in Mardick erkrankt und von dort nach Calais gebracht worden; ein faules kontinuierliches Fieber, das nur einen Aderlaß benötigte«. Ludwig XIV. kaufte Talbot sein Geheimmittel um 48000 Pfund ab und setzte ihm eine jährliche

Rente von 2000 Pfund aus. Er vertraute ihm auch die Gesundheit seiner Familienmitglieder, des Dauphin und der Dauphine an. Diese Gunst Ludwigs XIV. sollte den Ruf Talbots sicherstellen, doch die Ehren, mit denen der ehemalige Apothekerjunge überhäuft wurde, vermehrten vielmehr den Ruhm des großen Königs, der das Verdienst hatte, dieses wertvolle Heilmittel allgemein verbreitet zu haben, weniger den seines Erfinders.

Gelegenheitsschriften, die aus der Schwärmerei der Salons und des Hofes heraus entstanden, könnte eine Dissertation für Literatur gewidmet werden. Der »burleske Stillstand« von Boileau ist ziemlich schwer, das Gedicht *Quina-quina* in 328 Versen fügt dem Ruhm La Fontaines nichts hinzu, ebensowenig wie das Sonet von Cotin, das in *Die gelehrten Frauen* abgedruckt ist, jenem Molières zuträglich ist. Madame de Sévigné drängte in überschwenglichen Briefen Madame de Grignan die Heilungsberichte des Abtes von Coulanges, des Marschalls von Bellefonds, von La Rochefoucauld, des Herrn von Evreux und des Herrn von Lesdiguières auf.

Die Verkettung Amerika – Fieber – Chinarinde gibt dieser Geschichte die Gewißheit, daß die Indianer schon vor der Ankunft der Spanier an Malaria erkrankt waren. Einmal mehr ironisiert Voltaire, eigentlich grundlos, in seinem *Essay über die Sitten:* »Die Chinarinde, das einzige Mittel gegen intermittierendes Fieber, bringt die Natur in den Bergen von Peru hervor, während sie die ganze übrige Welt vom Fieber befallen läßt.«

1850 wurde der Chinarindenbaum nach Java gebracht, wo er sich bemerkenswert gut verbreitete, und diese Insel hat bis heute das Monopol für den Anbau. Yersin legte einige, glücklicherweise fruchtbare Plantagen in Indonesien an. Es waren die Quellen der »staatlichen Chinarinde«, welche auf der ganzen Halbinsel die offizielle Chemoprophylaxe ermöglichte; das war eine der bedeutendsten Errungenschaften der indochinesischen medizinischen Fürsorge. Heute ist die Chinarinde dem Chinin gewichen; sie ist heute nur noch als Herkunft des Alkaloid zu erwähnen.

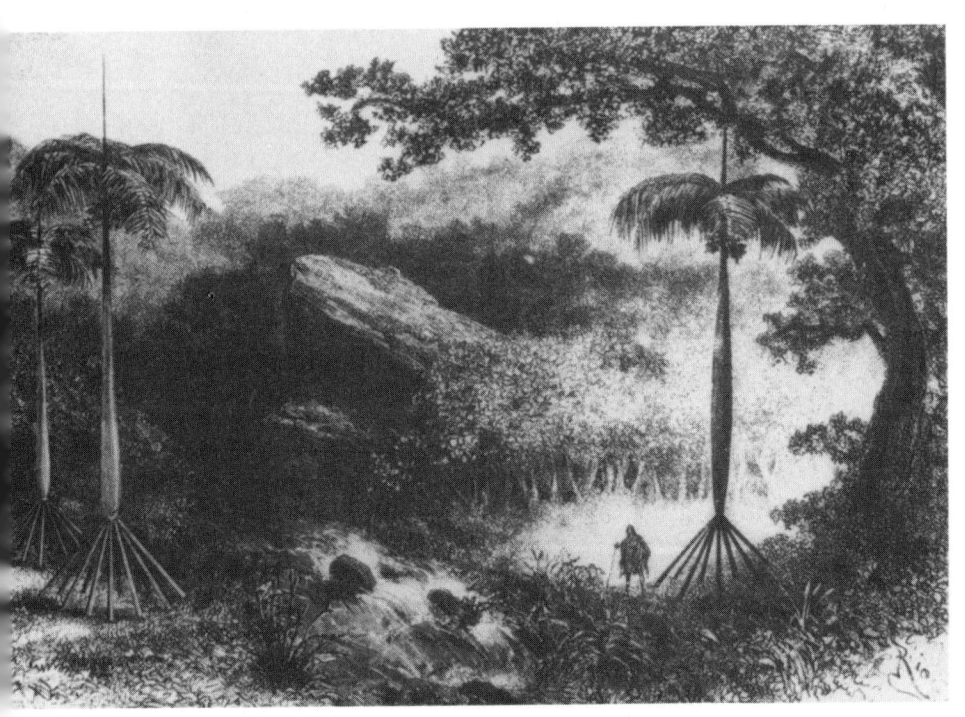

Abbildung 2907
Dickicht von Chinarindenbäumen. Peru 1850. Zeichnung von Riou.
(Paris, Bibl. d. Angewandten Künste)

1820 wandten Pelletier und Caventou bei der Chinarinde den allgemeinen Extraktionsvorgang der Alkaloide, den wir Sertürner verdanken, an und isolierten das Chinchonin und das Chinin. Double und Chomel zeigten auf, daß nur das Chinin bei Malariafieber wirksam ist, und Maillot wies in einem entscheidenden Versuch auf seine dauerhafte Wirkung hin. Die Chinarinde, die einzige Quelle für Chinin, kann jedoch nur in geographisch begrenzten Gebieten angebaut werden, sie ist daher monopolisierbar. Das ist der einzige Grund für den Mißkredit, in den die Chinarinde geraten ist; doch wird diese Erklärung von ihren Verleumdern keineswegs in den Vordergrund gestellt.

Die Forschung auf dem Gebiet der synthetischen Malariaheilmittel wurde durch die beiden Weltkriege und die Konflikte, die darauf folgten (Korea, Indochina usw.) ausgelöst. Zwischen 1914 und 1918 hatten die mitteleuropäischen Staaten, welche unter der Blockade der Alliierten zu leiden hatten, die größten Schwierigkeiten, ihren Bedarf an Chinin sicherzustellen. Sie sahen sich daher gezwungen, ihre Forschungen auf das Gebiet synthetischer Medikamente zur Zerstörung der Plasmoiden zu richten. Zu Beginn des Jahrhunderts wurden die Grundregeln der antiparasitären Chemotherapie durch die Arbeiten von Ehrlich, Mesnil, Laveran festgelegt. Sie gingen von der Wirkung der Azofarbstoffe und später der arsenhaltigen und antimonhaltigen Farbstoffe auf die pathogenen Einzeller bei Mensch und Tier aus. Bei der komplizierten Chininformel zeigte es sich, daß der Chinolinkern, der 1879 von Skraup erkannt wurde, nicht nur sehr leicht erhalten werden kann und dem Naphthalin ähnlich ist, sondern auch die Wirksubstanz darstellt. Während des Ersten Weltkriegs verwendeten Schulemann und seine Mitarbeiter in den Laboratorien von Bayer in Elberfeld das leichte Antimalariamittel Methylenblau als spezifische Struktur und entdeckten später das Plasmoquin, das ein gutes Schizontizid ist, vielleicht das beste, jedoch mit starker toxischer Wirkung. Diese Ergebnisse waren nicht zufriedenstellend.

Abbildung 2908
Ankunft der Schiffe von Dumont d'Urville in Nuku-Hiva auf einer seiner Forschungsreisen.
Lithographie aus dem 19. Jh. (Paris, Bibl. d. Angewandten Künste)
Dumont d'Urville, 1790–1842, führte zwei große Expeditionen durch. Die erste, von 1826 bis 1829, führte ihn auf den Spuren von La Pérouse nach Polynesien, und auf der zweiten, von 1837 bis 1840, erforschte er die Länder der südlichen Halbkugel.

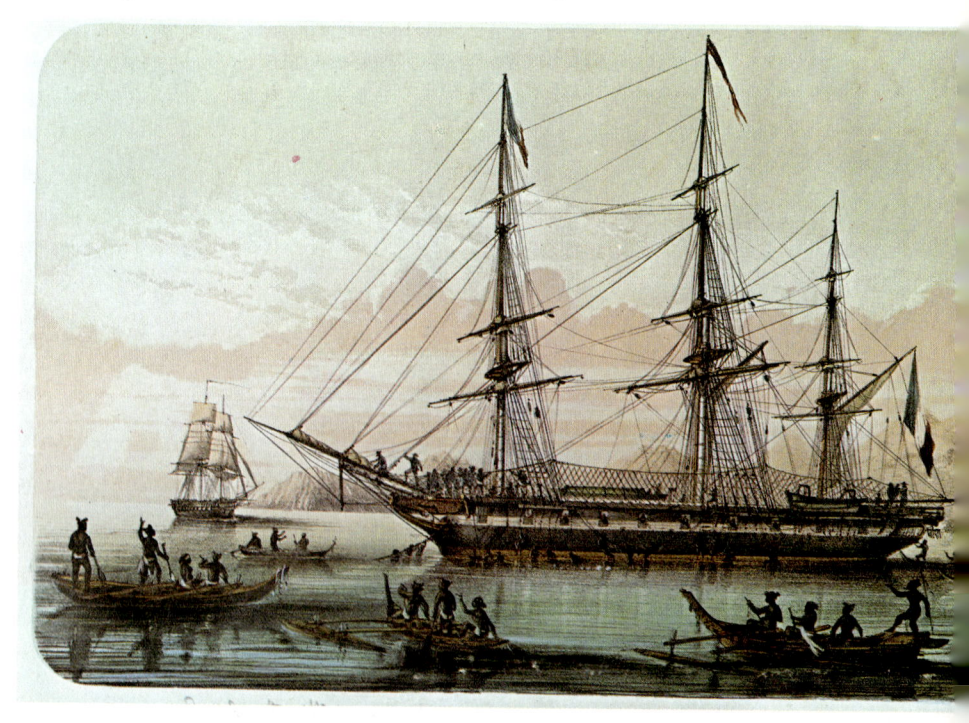

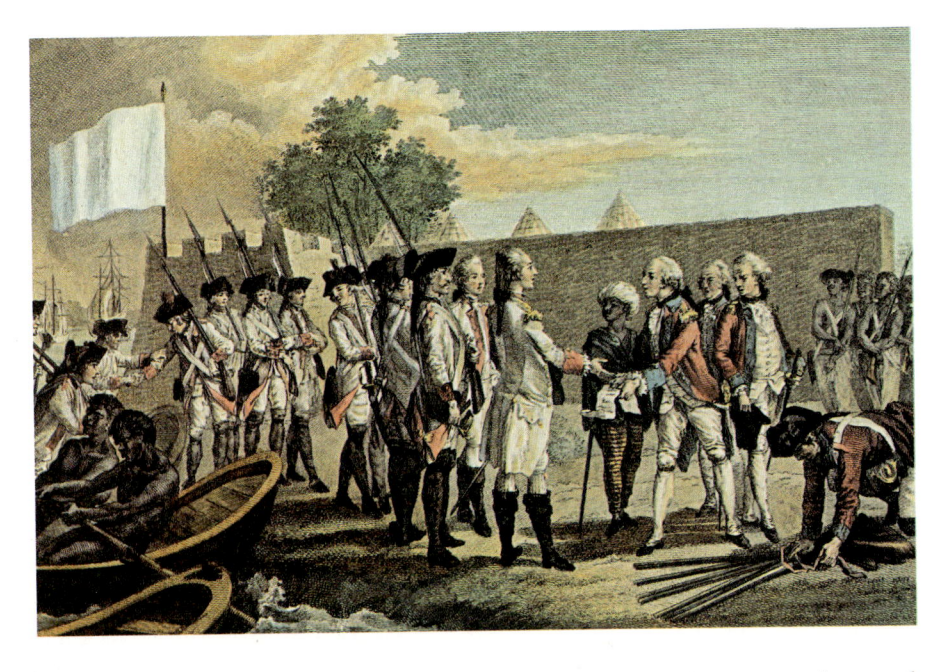

Abbildung 2909
Die Franzosen erobern Senegal.
Stich aus dem 18. Jh.
(Paris, Nat. Bibl., Kupferstichkabinett)
Man sieht den Gouverneur der Kolonie, Sir Stenton, der dem Herzog von Lauzun die Kapitulationsurkunde übergibt.

Mauss und Mietzch führten die Arbeiten von Schulemann weiter und testeten zwölftausend synthetische Produkte mit der Methode von Roehl (Kanarienvogelmalaria). Nachdem der heterozyklische Kern, das Chinolin, völlig erforscht war, wurde der benachbarte Kern, das Acridin, untersucht, und so erhielt man 1932 das Atebrin.

1942 okkupierten die Japaner Java, die Quelle allen Chinins, intensivierten die Produktion der Chinakrine und regten neue Forschungen an. Die Briten verfügten über den bemerkenswerten Test beim *Plasmodium gallinaceum*, dem Erreger der Malaria bei Hühnervögeln, der von E. Brumpt entwickelt worden war. In einer Reihe von Arbeiten, deren einwandfreie logische Abwicklung der ganzen Forschung auf dem Gebiet synthetischer Medikamente als Vorbild dienen könnte, stellten sie das Paludrin her (Curd, Davey, Rose, von Imperial Chemical Industries; Adams von I.C.I., Manchester, General Hamilton Fairley und seine freiwilligen Helfer aus Cairns, Australien, 1945–1946).

Die Deutschen waren davon überzeugt, daß mit dem Plasmoquin auf Chinolinbasis noch nicht alle Möglichkeiten ausgeschöpft sind, nahmen die Forschungen wieder auf und entwickelten die 4-Aminochinoline.

Die pharmazeutische Industrie hat in der Malaria eine ausgesuchte Krankheit, einen auserwählten Kunden und ihren größten Absatzmarkt gefunden.

Die großen militärischen Operationen in Übersee waren nur dank der individuellen Chemoprophylaxe der Malaria möglich: die französischen Feldzüge von Dahomey, von Tonking, am oberen Senegal und am Niger, von Indochina und die Sezessionskriege; Mac Arthur bestätigte, daß das Chinakrin ebenso der große Sieger der militärischen Operationen im Pazifik war wie der amerikanische Marineinfanterist. Es ist schwierig, die Frage zu beantworten, wer zuerst die individuelle Chemoprophylaxe verwendet hat, Celli, Marchoux oder Koch? Offenbar hat Dr. Baikie 1854 als Leiter der Expedition auf der Suche nach Barth den Niger hinauf bei seinen Leuten eine tägliche Chemoprophylaxe mit Chinin angewandt. Er hatte keinen Todesfall zu beklagen. Dieser Wegbereiter muß gewürdigt werden.

Geschichte der Pest

Die Pest war eine der ärgsten Geißeln der Menschheit. Sie hat im Altertum, im Mittelalter und in der Neuzeit, im Laufe so mancher Jahrhunderte, die Geschichte ebenso beherrscht wie Kriege, Invasionen und Hungersnöte. Die Pest ist eine bei wilden Nagetieren verbreitete ansteckende Krankheit, eine Zoonose, die durch Ratten über bestimmte Ektoparasiten auf Menschen übertragen wird, wie die Bubonenpest, und die der Mensch durch Ausatmen um sich verbreiten kann, wie die Lungenpest.

Der Ausdruck Pest, welcher etymologisch Geißel bedeutet, bezeichnete über Jahrtausende alle epidemischen Krankheiten mit hoher Mortalität, welche die menschliche Rasse reduzierten: Pest, rekurrente Fieber, Typhus, typhoide Fieber und andere, ja sogar den Skorbut, die Meerespest. Er wird noch heute in der gängigen Sprache der Tierärzte verwendet: Rinderpest, Schweinepest, Vogelpest.

Die historische und geographische Ausdehnung der Pest

Die ältesten chinesischen Texte erwähnen Pestepidemien und beschreiben sie genau, so daß die Beulenpest und deren murine Begleitphänomene identifiziert werden können. Das klassische Altertum kannte die aus Asien über den Nahen Osten eingeschleppte Pest bei den Philistern (1320 v. Chr.), die fünfte Plage der Ägypter, die von den Tieren auf die Menschen übergriff, die von Oribasius (200 v. Chr.) beschriebene ägyptische Pest, die von Rufus aufgezeigte Pest von Ephesus (100 v. Chr.), die Pest zur Zeit des Antonius (166 n. Chr.), zur Zeit Justinians (531–580), die von Pelusium ausging und über Alexandrien nach Nordafrika, Palästina, Syrien, Konstantinopel, Italien und schließlich nach Germanien kam.

In der zweiten Hälfte des 6. Jahrhunderts war die Pest in der ganzen zivilisierten westlichen Welt verbreitet und hatte ungeheure Menschenopfer gefordert. Ihr folgte die sogenannte Constantin-Copronyme-Pest, die zwanzig Jahre dauerte. Es steht jedoch nicht fest, ob alle diese Epidemien, außer der Pest zur Zeit Justinians, wirklich als Pest zu bezeichnen waren. Auch zwischen dem 7. und 14. Jahrhundert wurden in diesen Gebieten mehrere Pestepidemien festgestellt.

Die erste große Pandemie erreicht im 14. Jahrhundert Europa. Sie schien über den Nahen Osten aus China zu kommen. Von genuesischen Schiffen

Abbildung 2910
Apollo und Artemis in einem Wagen, der von Hirschen gezogen wird. Sie schießen mit Pfeilen auf die Pest.
Auf dem Giebel des Tempels von Bassai (Griechenland).
Ende des 5. Jh.s v. Chr.
(London, British Museum)

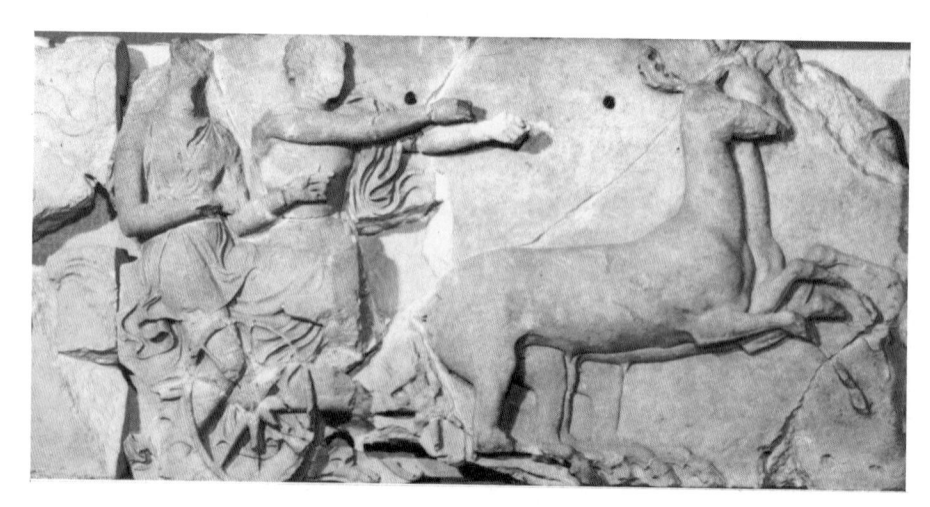

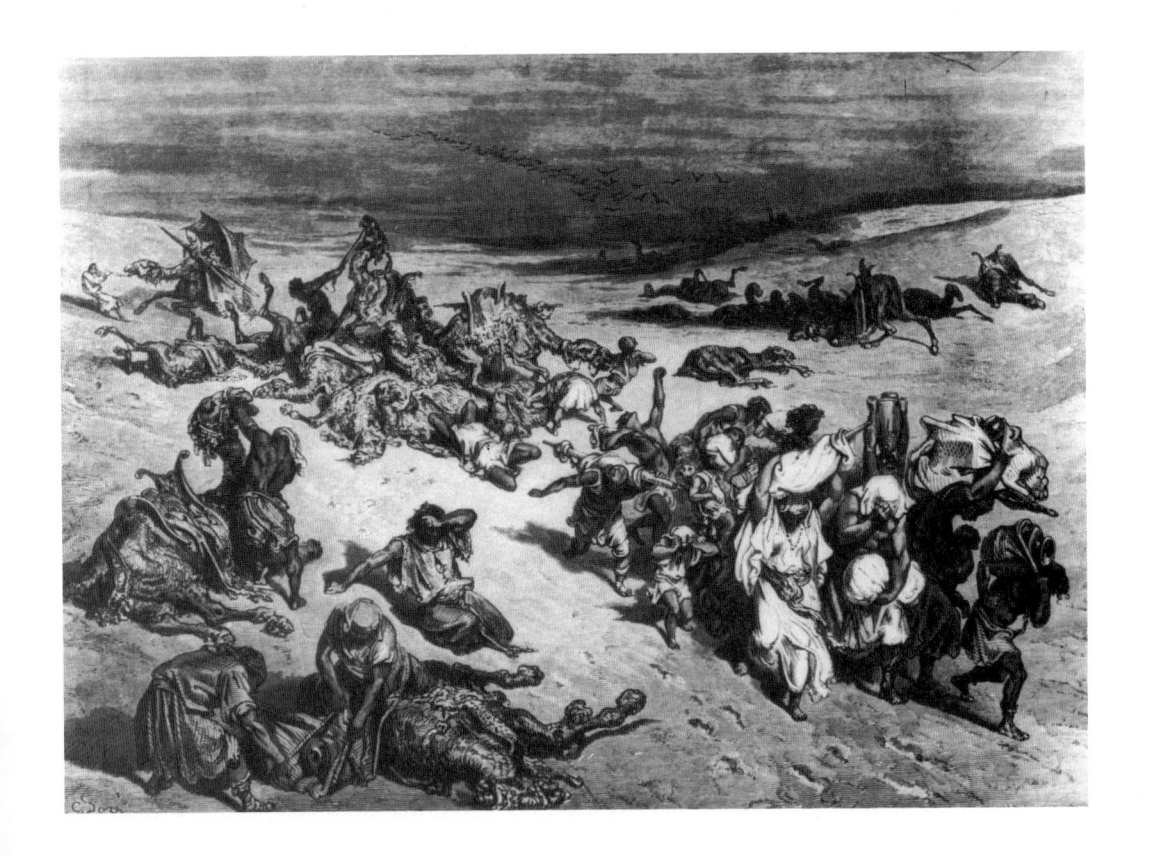

Abbildung 2911
Die Pest bei den Ägyptern.
Stich von Gustave Doré, 1833–1883, zur Illustration einer Ausgabe der Bibel. (Paris, Bibl. d. Angewandten Künste)

1347 in Sizilien eingeschleppt, verbreitete sie sich über Pisa, die Toscana und ganz Italien, in Spanien, England und Frankreich. Das war die »schwarze Pest«, die in Europa fünfundzwanzig Millionen Menschenleben forderte. Das weltweite Massensterben erreichte, nach Papst Clemens VI., die durch ihr Ausmaß erschreckende und durch ihre Genauigkeit beeindruckende Zahl von 42 836 486 Toten.

Im 17. und 18. Jahrhundert wird Europa zum zweitenmal getroffen: London 1665, Marseille 1720, Messina 1743 und Moskau 1775. Zwischen 1783 und 1844 wurden an die zwanzig Epidemien festgestellt. Seit dem 19. und im 20. Jahrhundert schien die Pest in ihre geschichtlichen Gebiete zurückgedrängt, als sie nach kurzem Aufleben in Rußland (1878/1879) in Yünnan wieder aufflammte, sich nach Kanton fortpflanzte, das sie in achtundzwanzig Jahren erreichte, Hongkong (1894) und Bombay heimsuchte und sich auf dem Seeweg über die ganze Welt verbreitete.

Die Pest sollte innerhalb von dreißig Jahren dreizehn Millionen Tote in Indien fordern, davon eine Million allein im Jahr 1908!

Fünf Jahre zuvor hatte die Pest in Marseille gewütet, 1911 bricht eine Epidemie in der Mandschurei aus. Klinisch gesehen war es die Lungenpest, die in einem Jahr sechzigtausend Opfer forderte. 1920 sind zweiundneunzig Pestfälle in Paris zu verzeichnen, einige in Marseille. Die pestverseuchten Ratten haben sich auf dem Seeweg über die ganze Welt verbreitet. –

Aus dem Zweiten Weltkrieg sind keine Pestepidemien bekannt, außer in China und Vietnam. Zur Zeit beobachtet man nur Einzelfälle und begrenzte Epidemien in Indien, Madagaskar, Südvietnam, Iran, Kalifornien, Brasilien und Südafrika.

Der Sieg über die Pest

Die Epidemien, die erschreckend viele Menschenleben forderten, schufen eine tragische Atmosphäre. In einer Psychose kollektiven Schreckens wurde jegliche Vernunft ausgelöscht; es entwickelte sich eine heroische Opfergesinnung auf der einen Seite und schrecklichste Grausamkeit auf der anderen. Dem 14. und 15. Jahrhundert, das von der christlichen Ethik durchdrungen war, erschien die »schwarze Pest« als eine Strafe Gottes. Die »Sämänner«, welche mit dem Teufel unter einer Decke steckten, den »Staub« aus den Beulen verbreiteten und die Mauern mit pestinfizierten Salben beschmierten, wurden von den kirchlichen den weltlichen Gerichten oder dem Scheiterhaufen übergeben. Zu diesem verhängnisvollen Bild kam noch hinzu, daß der Pestkranke grausam isoliert, buchstäblich aufgegeben wurde und daß man seine sterblichen Überreste verfrüht unter die Erde brachte. In den Jahrhunderten der Vernunft und der Aufklärung hing der Pest immer noch derselbe Schrecken an – London 1665, Marseille 1720 –, doch wird dazu eine Erklärung geliefert: die Kadaver und die Kranken geben giftige Dämpfe und Dünste ab, die eine alles durchdringende, unerbittlich ansteckende Wirkung besitzen. Am Ende des 19. Jahrhunderts gab Pasteur den giftigen

Abbildung 2912
Die an Pest erkrankten Philister.
Gemälde von Nicolas Poussin, 1594–1665.
(Paris, Louvre)

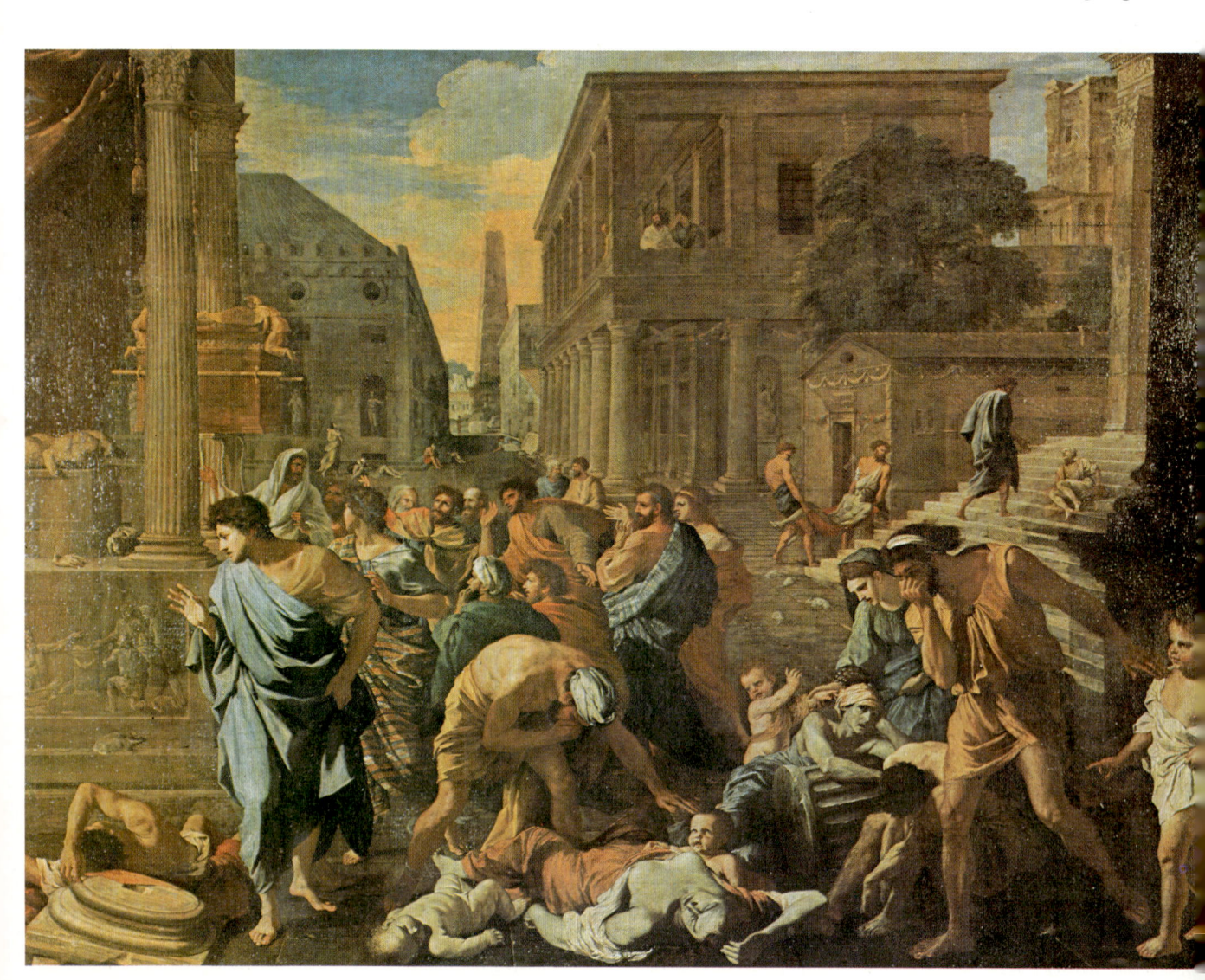

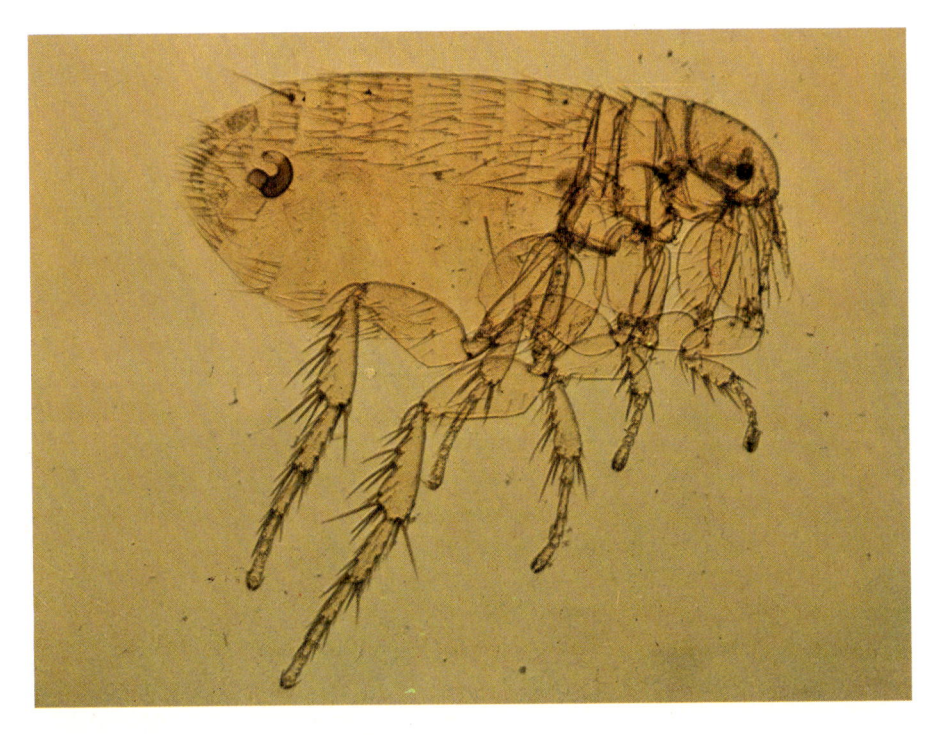

Abbildung 2913
Rattenfloh (Xenopsilla cheopis), *der wichtigste Überträger der Pest.*
(Paris, Photothek des Institut Pasteur)

Dämpfen einen figürlichen Ausdruck, die »Mikroben«, welche durch einfache Techniken isoliert, kultiviert und Tieren inokuliert werden können. Somit erhielt die Pathologie der Infektion seither eine fruchtbare ätiologische Forschungsmethode.

Alexandre Yersin, einem Arzt aus den Kolonien, gelang es, dies auf die Pest anzuwenden, und er hatte das Verdienst, bei der Hongkong-Epidemie im Juni 1894 die spezifischen Mikroben entdeckt zu haben.

Durch Inokulation von Keimkulturen menschlichen Ursprungs reproduzierte er diese Krankheit bei der Ratte. Damit war nicht nur der Pestbazillus gefunden, sondern auch die Identität der murinen Ratten und der menschlichen Pest festgestellt (Mitteilung an die Akademie der Wissenschaften, 30. Juli 1894).

Zahlreiche Ärzte hielten den japanischen Gelehrten Kitasato für den ursprünglichen Entdecker. Das stimmt jedoch nicht. Kitasato erforschte den Bazillus im Blut der Kranken. Auf Blutkulturen isolierte er Pneumokokken gewöhnlicher Art im Blut sterbender Pestkranker. Die Mitteilung Kitasatos war dreiundzwanzig Tage vor jener Yersins erfolgt: die Japaner ließen Yersin höflich Gerechtigkeit widerfahren. E. Lagrange und später Howard-Jones (vor kurzem, 1973) haben in einer umfassenden Studie der Untersuchungen dieser beiden Ärzte unwiderlegbar das Primat Yersins und den Irrtum Kitasatos festgestellt.

Vier Jahre nach der Entdeckung der Bazillen, 1898, kam Paul L. Simond, Arzt der Kolonialtruppen, der am Institut Pasteur in Nha-Trang arbeitete und nach Karatschi gerufen wurde, wo eine schwere Beulenpest-Epidemie wütete, auf die Bedeutung der Flöhe; er erklärte die Übertragung der Pest und »lüftete somit ein Geheimnis, das der Menschheit seit dem Auftreten der Pest in der Welt Angst einflößte«.

In Wahrheit war Simond keineswegs ein Entomologe und konnte weder die harmlosen Flöhe von den übertragenden Arten unterscheiden, noch den

Mechanismus der Übertragung aufhellen. Man mußte weitere sechzehn Jahre bis 1914 warten, als zwei britische Ärzte, A. W. Bacot und C. J. Martin, aufzeigten, daß nur einige Floharten anatomisch in der Lage sind, durch Stiche den Yersin-Bazillus zu inokulieren. 1895–1896 impften A. Calmette, A. Yersin und A. Borrel Hasen gegen Pest, unter Anwendung einer Technik, die Haffkine 1897 am Menschen versuchen sollte. Sie arbeiteten auch ein therapeutisches Serum aus, dessen Wirksamkeit, ebenso wie jene der Vakzination, jedoch erst im Laufe der Zeit bewiesen wurde.

Vier weitere große Entdeckungen lieferten schließlich einen entscheidenden Beitrag auf den Gebieten des individuellen Schutzes, der Behandlung und der Epidemiologie. 1934 führten G. Girard und Robic einen lebenden Impfstoff mit hoher Wirksamkeit in die Prophylaxe ein, den Stamm E. V. 1937 und 1944 machten G. A. Buttle und F. Meyer, beide gemeinsam mit ihren Mitarbeitern, die Wirkung des Sulfanilamids und später des Streptomyzins auf die Pestbakterien bekannt. 1963 schließlich befaßten sich Baltazard und seine Mitarbeiter nochmals mit dem Problem der Epidemiologie und erklärten die Genese der gegenwärtigen endemischen Epidemien mit Herden, in denen die Pest über lange Zeiträume hinweg verwurzelt ist.

Die Entdeckungen von Yersin und Simond hatten noch keine endgültige Klärung gebracht. Zahlreiche Punkte der Epidemiologie waren im dunkeln geblieben. Wo steckten sich die Ratten an? Durch ihre hohe Mortalität konnten sie nicht als ständiges Reservoir des Virus angesehen werden. Wie war das ziemlich regelmäßige, periodische Auftreten der Pestepidemien zu erklären? Der pathogene Komplex der Pest umfaßt den Yersin-Bazillus, die wilden Nagetiere und ihren Bau, die Ratten, die übertragenden Flöhe und den Menschen. Pestbazillen können zwar bei 60 Grad leicht innerhalb einer Stunde zerstört werden, beim Siedepunkt sogar schon in einigen Minuten, doch ist die außerordentliche Resistenz in ihrer gewöhnlichen Umgebung, genauer gesagt in der Erde (H. Mollaret), ein wesentliches Element in der Pestepidemiologie.

Die Ratte ist bei weitem das wichtigste Reservoir der Pesterreger und zweifellos der wirksamste Überträger der Pest auf den Menschen. Die über-

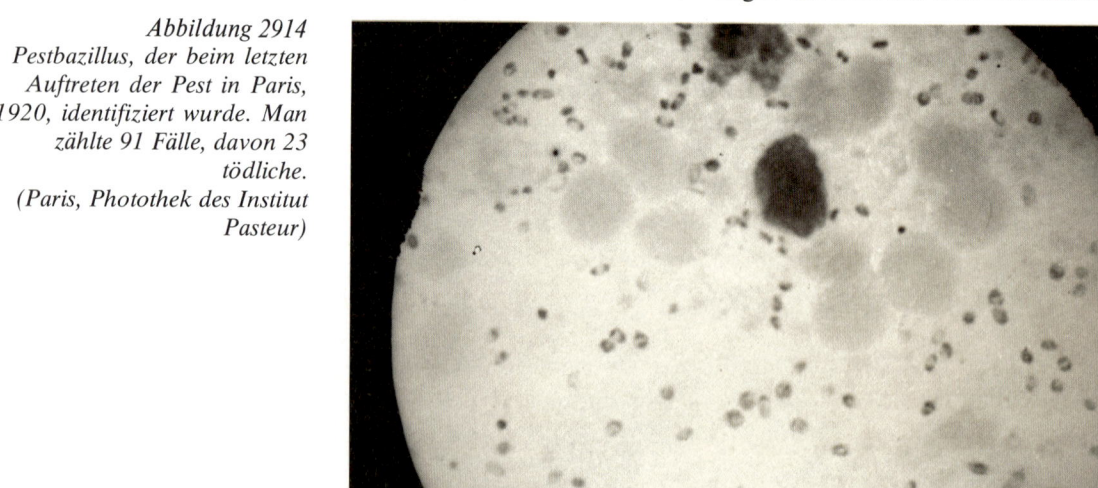

Abbildung 2914
Pestbazillus, der beim letzten Auftreten der Pest in Paris, 1920, identifiziert wurde. Man zählte 91 Fälle, davon 23 tödliche.
(Paris, Photothek des Institut Pasteur)

tragenden Insekten spielen ebenfalls eine wesentliche Rolle. Die Beziehungen zwischen Flöhen, Ratten, Menschen stellten sich bald als komplizierter heraus, als Simond es sich, noch keineswegs eindeutig, vorstellte. Es dauerte zehn Jahre (Arbeiten von Bacot, Martin, Ricardo-Jorge, Eskey, G. Blanc und Baltazard), bis die Rolle der Flöhe eindeutig festgestellt werden konnte. Es gibt mehr als tausend Floharten, alle hämatophage Parasiten, die sich auf der Haut von Warmblütern niederlassen. Diese Parasiten haben zwar eng begrenzte Bereiche von Wirtstieren, doch wenn sie durch äußere Umstände gezwungen werden, können sich einige Gattungen auch von anderen als ihren spezifischen Wirten ernähren. Und alle Flöhe, welche das Blut eines mit Pestbakterien infizierten Tieres aufnehmen, tragen den Yersin-Bazillus in ihrem Darmkanal, doch ist ziemlich viel nötig, bis alle die Pest auch übertragen können. Darin besteht die von Ricardo-Jorge dargelegte Dualität der pestinfizierten Flöhe; einerseits einfache Träger von Pestbazillen und andererseits jene, die in der Lage sind, diesen Bazillus auch zu inokulieren. Natürlich sind am gefährlichsten die Rattenflöhe. Sie gehören den Gattungen *Xenopsylla* und *Ceatophylus* an.

Der Mensch, alle menschlichen Lebewesen, ohne Unterschied der Rasse, des Geschlechts oder des Alters, kann durch den Stich eines pestinfizierten Flohs mit Beulenpest angesteckt werden, auf dem Atmungsweg mit Lungenpest. Wie weit der Mensch ein Erregerreservoir darstellt, ist noch nicht geklärt. Für den Lungenpesterreger trifft dies zu, doch ob es auch für die Beulenpest stimmt, wie vor kurzem behauptet wurde? Es scheint, daß unter normalen Bedingungen die Bakteriämie eines Beulenpestkranken nicht genügt, damit ein Floh einen Bazillus aufnimmt. Der Magen des Flohs hat ein Fassungsvermögen von einem zwanzigstel Kubikmillimeter, also müßten zwanzigtausend Bazillen im Kubikzentimeter Blut enthalten sein, damit ein Floh einen Pestbazillus aufnimmt. Der Mensch kann also nur ausnahmsweise als Reservoir des Erregers und der Pulex irritans (Menschenfloh) als Überträger auftreten, nämlich nur dann, wenn sich Flöhe und Läuse stark vermehren und ein äußerst hoher Grad an Bakterienverseuchung erreicht wird. Dies wurde von G. Blanc und M. Baltazard aufgezeigt. Vielleicht muß man auf die klassische Vorstellung zurückgreifen: im Krankenhaus ist ein Beulenpestkranker nicht gefährlich.

Wahrscheinlich gibt es keine gesunden Träger von Pestbazillen, denn man kann sich bei inapparenten Pestkranken eine Sepsis kaum vorstellen.

Jahre hindurch kam diese Plage aus Asien. Le Dantec schrieb: »Manchmal steigt die Epidemie vom Süden Asiens herunter und überfällt Britisch-Indien, manchmal wendet sie sich nach Osten und dringt nach Yünnan ein, einmal breitet sie sich nach Osten über Turkestan hinaus aus, dann wieder erreicht sie über den Nordosten die Mongolei...« Vom asiatischen Herd ausgehend, kann man die Spuren der Epidemien verfolgen, die in die Häfen eindringen, Ozeane überqueren und neue Kontinente infizieren. Die auf diesem Weg eingeschleppte Pest ist mit den im Zweiten Weltkrieg torpedierten Frachtern verschwunden; diese Art des *ratproofing* hat die Häfen desinfiziert. Heute bestimmt die Pest der Wildtiere die Epidemiologie der humanen Pest. Deren Phasen der Ruhe und Aktivität erklären ihr Wiederaufflackern in größerer oder geringerer zeitlicher Nachbarschaft zu den Enzootien der Ratten, die den bis dahin geheimnisvollen Rhythmus der Pestepidemien bestimmen.

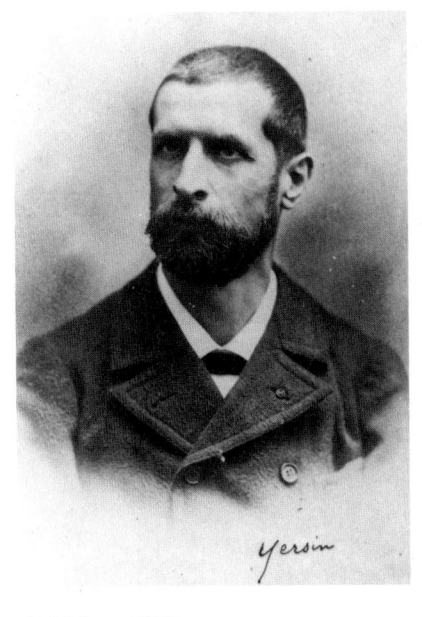

Abbildung 2915
Alexandre Yersin, 1863–1943.
(Paris, Museum Pasteur, Photographisches Archiv)
Im Laufe einer Epidemie in Hongkong, 1894, isolierte Yersin den pathogenen, für die Pest verantwortlichen Erreger.

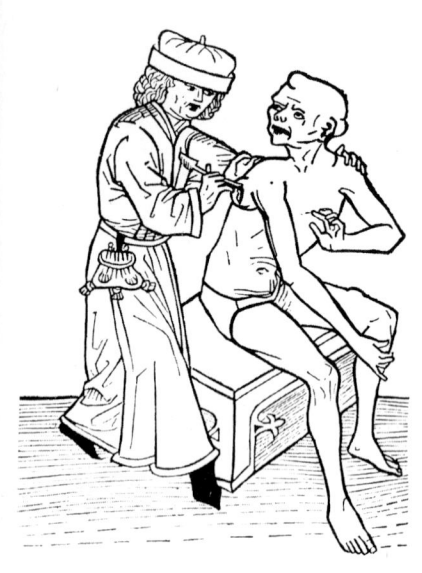

Abbildung 2916
Ein Arzt öffnet eine Beule.
Stich aus dem 15. Jh.
(Paris, Bibl. d. Alten Med.
Fakultät)

Im Umkreis der ständigen Herde der Wildtierpest tritt die Form der Menschenpest auf, die »rurale Pest« genannt wird; manchmal wird der Ausdruck »silvatische Pest« verwendet, doch ist er unrichtig, da diese Pestart nicht vorwiegend in Wäldern wütet.

In Anbetracht der geringen Bevölkerungsdichte in den Gebieten, in denen die Herde der Naturpest liegen, fordert diese rurale Pest, ob sie nun als Lungen- oder Beulenpest auftritt, meistens nur sporadisch Opfer. Unter bestimmten äußeren Umständen kann sich jedoch eine zunächst lokale Epidemie sehr weit ausdehnen, wie 1911 in der Mandschurei, die von einigen Pelzjägern, die von Lungenpest befallen waren, ausging; eine extreme Kälte, in welcher sich die Menschen enger zusammendrängten, führte zum Ausbruch der schwersten Pestepidemie in unserer Zeit. Der Ursprung mysteriöser Epidemien von primärer Lungenpest, ohne daß eine zur Beulenpest sekundäre Lungenpest vorangegangen wäre (Madagaskar), sind sporadische Fälle von ruraler Lungenpest.

Die Pest erreicht den Menschen vor allem durch die von wilden Nagetieren angesteckten Ratten. Die wirksame Prophylaxe stützt sich auf diese klassische Anschauung, die, von 1894 bis 1914, auch von der Pestkommission Indiens anerkannt wurde. Die pestinfizierten Ratten erreichen auf ihrer Wanderung menschliche Siedlungen und kontaminieren die ortsansässige, parasitierende Nagetierfauna. Diese städtische Pest ist die einzige von der Geschichte überlieferte epidemische Manifestation.

Ist die Geschichte der Pest abgeschlossen? Es wäre anmaßend, das zu glauben. Wahrscheinlich werden unsere Kenntnisse vom Bazillus und den epidemologischen Modalitäten durch keine besonderen neuen Errungenschaften bereichert werden. Hingegen werden sicher ständig neue Wildtierpestherde entdeckt werden. Aber auch neue synthetische oder durch Extraktion gewonnene Antibiotika werden jene ersetzen, über die wir heute verfügen, und die kurative Therapie und die individuelle Chemoprophylaxe bei Kontakt mit oder Verdacht auf Lungenpest wird noch wirksamer werden. Andere Impfstoffe könnten entwickeln werden, die leichter als der Stamm E. V. zu handhaben sind. Die Pest ist zwar unterworfen, jedoch noch nicht besiegt. Die ständigen Wildtierpestherde bleiben uneinnehmbar und somit eine ständige Bedrohung für menschliche Ansteckung und vor allem für Kontaminationen der Hausnagetiere, als Grundlage für epidemische Ausbreitung.

Das nationale und internationale medizinische Rüstzeug schützt vor kontinentalen Pestpandemien und vor deren Verschleppung auf dem Seeweg, doch falls dieses Rüstzeug in den Wirrnissen eines Dritten Weltkrieges verschwinden sollte, könnte die Pest ebenso wie das Gelbfieber oder wie alle bakteriellen oder viralen Zoonosen gefährlich wiederaufleben. Darin sah Charles Nicolle die Züchtigung einer Menschheit, die wieder zur Horde wird.

Geschichte der Amöbiasis*

Vor der mikroskopischen Entdeckung der Amöben wurde die Amöbiasis mit allen Dysenterien verwechselt, obwohl einige Ärzte in den Kolonien, vor allem Dutroulau, in unglaublicher Vorahnung, die Besonderheit bestimmter tropischer Ruhrarten vermutet haben. Die Entdeckung der Amöben und ihre

* Das plötzliche Ableben von Professor François Blanc während der Arbeit an diesem Kapitel ließ dieses unbeendet. Seine Söhne, die Professoren Bernard und François-Paul Blanc, haben es freundlicherweise und im Andenken an ihren Vater übernommen, die Amöbiasis und die Schlafkrankheit zu behandeln und zu vollenden. Ebenso haben sie die Bibliographie vervollständigt.

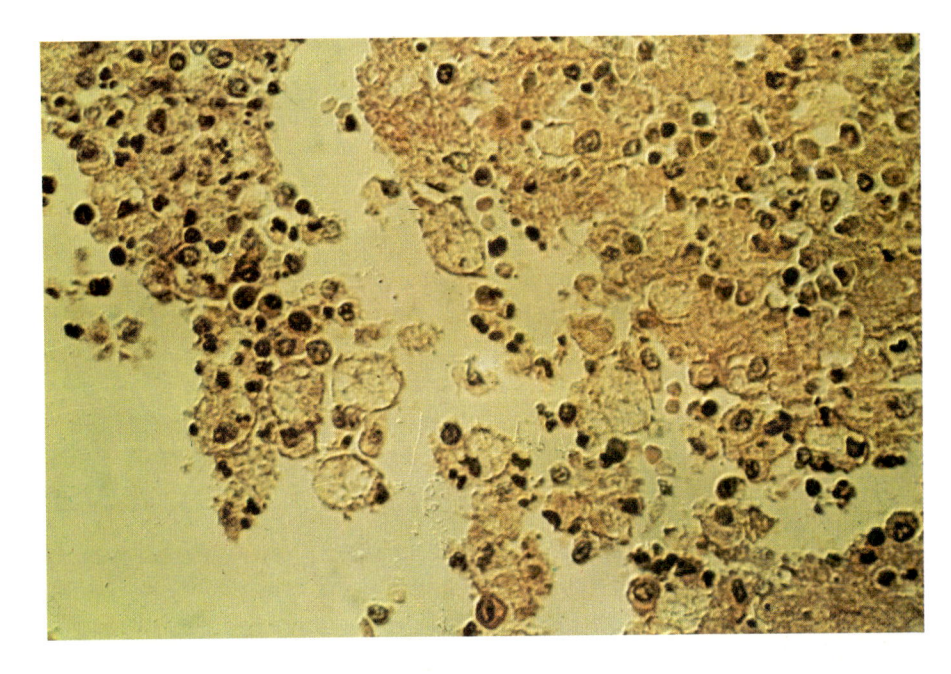

Abbildung 2917
Amöbiasis. Leberabszeß.
(Paris, Photothek d. Institut Pasteur)

Folgerungen wurden jedoch nur mit Vorbehalt akzeptiert. Sieht man von dem sich daraus ergebenden Paradoxon ab, könnte man sogar behaupten, daß dadurch die besonders verwirrende Periode in der Geschichte der Amöbiasis eingeleitet wurde.

Mit dieser anfänglichen Phase der Entdeckung der Amöben sind zwei Namen verbunden. 1859 entdeckte Lambl in Prag im Darmschleim eines Kindes, das der Ruhr zum Opfer gefallen war, einen einzelligen Organismus, eine Monade; heute sagen wir dazu Amöbe. Er gab eine knappe Beschreibung davon und vermutete auch ihre pathogene Rolle, doch er konnte keinerlei Beweise liefern. Fünfzehn Jahre später untersuchte Losch in Petersburg, heute Leningrad, die Exkremente eines jungen Bauern aus Archangels, der von Ruhr befallen war, und entdeckte eine beträchtliche Anzahl von Amöben. Unter dem Einfluß der Behandlung verschwanden die Amöben, und gleichzeitig hörte die Diarrhöe auf; doch dann erlag der Kranke einer interkurrenten Pleuritis. Bei der Autopsie wies der untere Teil des Dickdarms zahlreiche Ulzerationen auf, in denen Losch eine große Anzahl von Amöben nachwies, identisch mit jenen, die er schon unter dem Namen *Amoeba coli* beschrieben hatte.

Offenbar hat Losch nicht die ganze Tragweite seiner Entdeckung erkannt, denn er schrieb das Entstehen der Kolongeschwüre der mechanischen Reizung der Schleimhaut durch die ständige Bewegung der Parasiten zu. Die Arbeiten von Losch fanden jedoch einen größeren Widerhall als jene von Lambl. Cunningham und Lewis fanden die Amöben von Losch bei den Eingeborenen Indiens, Grassi in Italien fand sie bei den aus Äthiopien heimkehrenden Soldaten. Doch sowohl bei gesunden als auch an kranken Menschen wurden häufig Amöben entdeckt, so daß deren pathogene Wirkung mehr und mehr in Frage gestellt wurde.

Erst Robert Koch konnte dies erstmals aufzeigen. 1883 befaßte sich der große Bakteriologe in Ägypten mit der Cholera; zu ihrer Feststellung führte er zahlreiche Autopsien durch. Bei vier Toten, welche an Ruhrsyndromen gestorben waren, entdeckte er Ulzerationen und Amöben in angrenzenden

Geweben und zögerte nicht, die Amöbe für das Entstehen des Geschwürs verantwortlich zu machen.

Als ihn die Cholera nach Indien rief, hinterließ er die Fortführung dieser Untersuchungen Kartulis, einem Arzt am griechischen Krankenhaus in Alexandria, der die Amöben als Erreger einer besonderen Ruhrart erkannte, gleichzeitig aber auch feststellte, daß es eine für den Menschen ungefährliche Amöbenart gibt (1885). So setzte sich nach und nach die Kenntnis von zwei verschiedenen Amöbenarten durch. Schließlich zeigte Schaudin endgültig die Dualität auf: die Amöbe beim gesunden Menschen, *Entamoeba coli,* und die Amöbe beim Menschen, der an Kolitis oder an Ruhr leidet: *Entamoeba histolytica.* Der Forschergeist trieb Schaudin so weit, daß er sich selbst operierte, Zysten absorbierte und sich eine schwere Amöbiasis zuzog, an der er wohl starb.

Erst zu Beginn dieses Jahrhunderts bestätigte jedoch Sir Leonard Rogers, Militärarzt in Indien, zweifelsfrei die spezifischen Leberveränderungen, er kodifizierte die Emetintherapie und schloß somit die Geschichte der Amöbiasis ab.

*Abbildung 2918
Nilansicht.
Gemälde von Eugène Fromentin, 1820–1876.
(Paris, Louvre)*

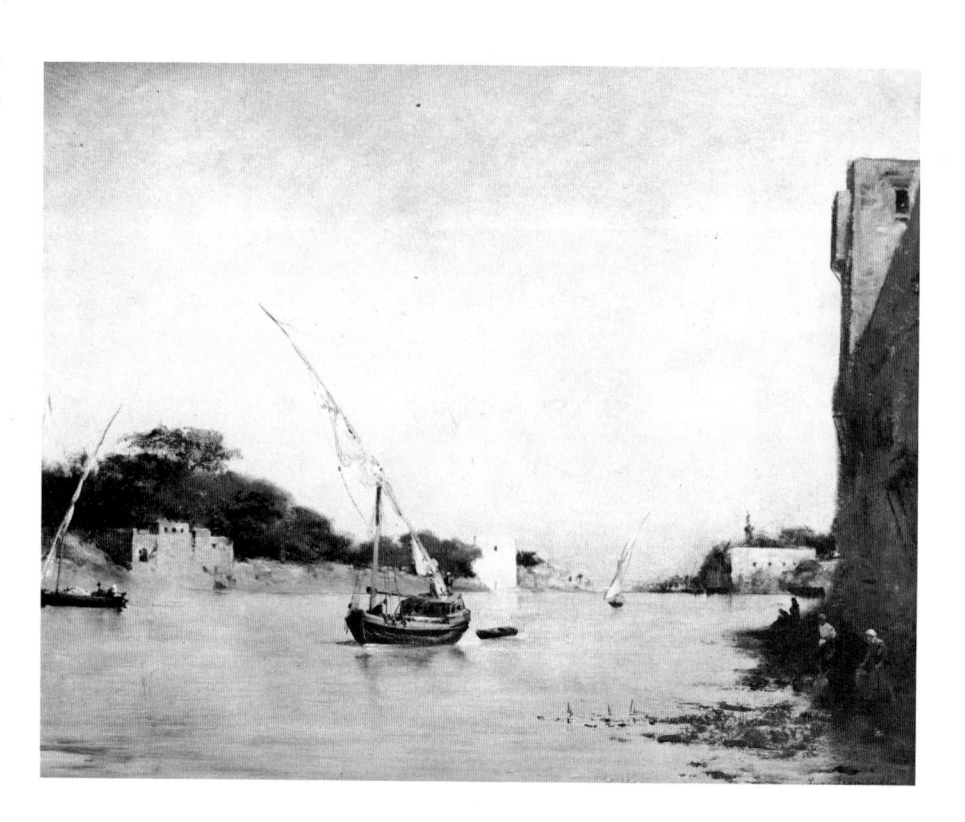

Geschichte der Schlafkrankheit

Kannten schon die arabischen Ärzte im Königreich Segou im 14. Jahrhundert diese Krankheit, wie es einige Schriften vermuten lassen? Es ist wahrscheinlich, läßt sich aber nicht mit Bestimmtheit sagen. Im 18. Jahrhundert stießen die Ärzte der Royal Navy an den Küsten Guineas und der Sierra Leone auf die »*Negrolethargy.*«

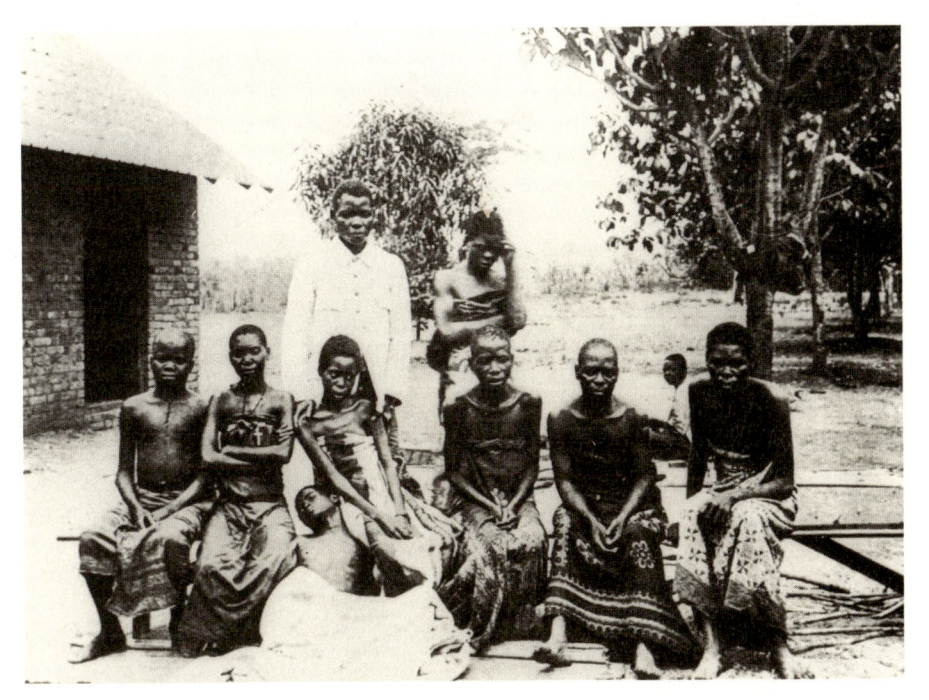

Abbildung 2919
Von der Schlafkrankheit befallene Kongolesen. Man sieht auf der Photographie, wie sehr einige abgemagert sind und mit welcher Schwierigkeit sie die Augen offen halten. Einer von ihnen ist sogar während des Fotografierens eingeschlafen. Kongo, Beginn des 20. Jh.s. (Paris, Bibl. d. Angewandten Künste)

Im 19. Jahrhundert beschrieben die Ärzte der französischen Marine, die Begleiter der schwarzen Emigranten, welche nach der Abschaffung des Sklavenhandels oder zum Dienst auf den Antillen nach Amerika geschickt wurden, die »Hypnosie« (Dangaix, 1861; Carles, Dissertation, Montpellier 1863). Auf Martinique studierte Guérin in zwölf Jahren hundertachtundvierzig Fälle von Schlafkrankheit an Sklaven oder eingewanderten afrikanischen Arbeitern (Dissertation, Paris 1869). Der Menschenhandel und die Emigration hatten zahlreiche »Schlafkranke« von den Antillen nach Brasilien gebracht.

Neben der Schlafkrankheit und ohne offensichtlichen Zusammenhang mit ihr wütete an der Westküste Afrikas das Gambiafieber mit den Kennzeichen einer krankhaft vergrößerten Lymphknoten, Milzvergrößerung und unregelmäßiger Temperatur.

Vielleicht hatte Winterbottom schon einen Zusammenhang zwischem dem Gambiafieber und der Schlafkrankheit erahnt, doch wir verdanken die Identifizierung des Trypanosoma als Erreger des Gambiafiebers Dutton und Forde.

In diesem Zusammenhang dürfte erstaunlich sein, wenn in zeitgeschichtlichen Dokumenten festgestellt wurde, daß die Sklavenhändler über diese Beziehung Bescheid wußten und Sklaven, welche Halsadenopathien aufwiesen, ablehnten.

Diese absichtlich kurz zusammengefaßte Geschichte der Schlafkrankheit soll mit Bruce zu Ende gehen, der die Rolle der Tse-Tse-Fliege bei der Verbreitung dieser Krankheit erkannte. Er unterließ nichts, bis er die Wichtigkeit der afrikanischen Krankheitsherde entdeckt und die näheren Umstände für die Entwicklung der Trypanosomiasis beschrieben hatte. Dies verdanken wir den Arbeiten von Bouffard in Mali, von Bouet in Benin, von Martin in Guinea, von Jamot in Französisch Äquatorial-Afrika und, in jüngerer Vergangenheit, von Neujean in Belgisch-Kongo.

Abbildung 2920
Tsetsefliege. (Paris, Photothek d. Institut Pasteur)

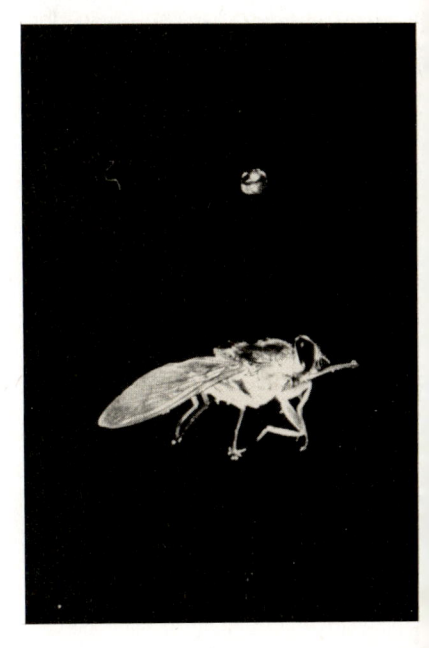

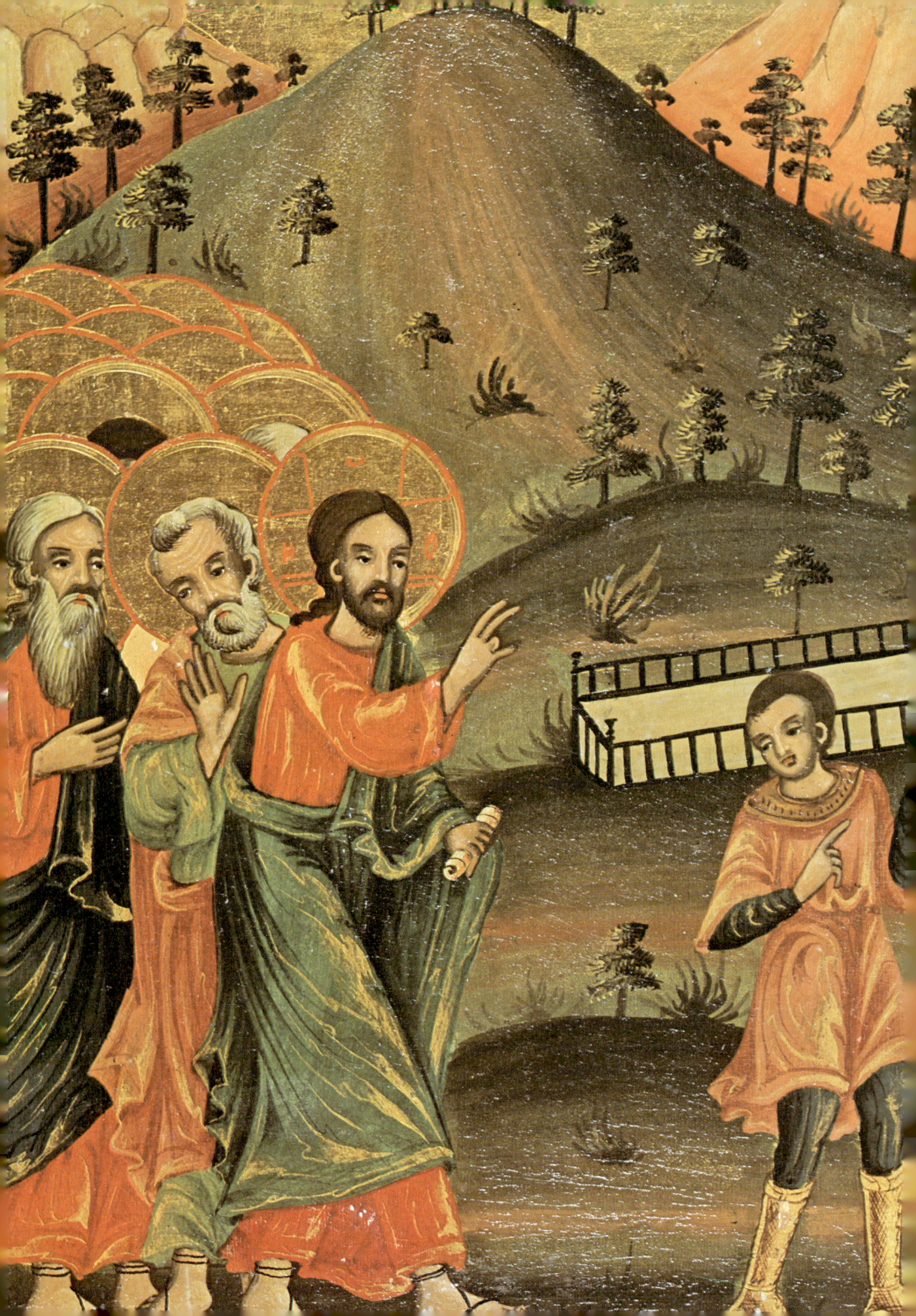

Geschichte der physikalischen Therapie und der Rehabilitation

von Jacques Hindermeyer

Geschichte der Rehabilitation

Dieses junge Fachgebiet hat eine sehr lange Geschichte, denn man hat schon immer versucht, das Schicksal der Körperbehinderten zu verbessern. In Frankreich wurde seine Bedeutung schon sehr früh erkannt; seit dem Beginn des 17. Jahrhunderts nahm der heilige Vinzenz von Paul die Schwachen, die mit allerlei Schäden behaftet waren, in sein Hospiz auf. 1760 gründete dann der Abt de l'Épée die Institution für Taubstumme, und 1784 schließlich rief Valentin Haüy die erste Blindenschule ins Leben.

Diese wohltätigen Institutionen wurden nach und nach, entsprechend der Entwicklung der sozialen Gesetzgebung durch öffentliche Einrichtungen ersetzt. In Frankreich setzte sich, trotz seines britischen Ursprungs, der Begriff »handicapé« durch, der den Ausdruck »Körperbehinderter« oder »Invalide« ersetzte; er leitet sich von einem Glücksspiel ab, bei dem man erraten mußte, was sich in einer Hand befand, die unter einer Mütze versteckt wurde. Doch selbst im »sozialen« Jahrhundert verliert die Barmherzigkeit nicht ihre Berechtigung: »Denke immer an das kostbare Gut der Feinfühligkeit, die du verbreiten mußt, damit deine Gaben angenommen werden.« So schrieb der heilige Vinzenz von Paul.

Das Triptychon der Rehabilitation umfaßt drei untrennbare Flügel:
– die Kinesiotherapie (Heilgymnastik, Geschichte der Bewegung),
– die Ergotherapie (die wir in diesem Werk nicht behandeln werden), und
– die Prothesen (Geschichte der Amputation und der Prothesen der Gliedmaßen).

Die ältesten Kulturen lehren uns, daß es schon vor Jahrtausenden Tänze, Spiele und sogar eine vollständige Heilgymnastik, Hygienemethoden und eine aus der Bewegung entwickelte Erziehung gab. In Indien waren schon sechzehn Jahrhunderte vor unserer Zeitrechnung die göttlichen Offenbarungen der *Weden* (»die Wissenschaft des Lebens«) in den Händen der Priester eine traditionelle Quelle, deren medizinische Bedeutung erstaunlich ist. Die Hygiene, die Methode der äußeren Pflege und die medizinische Gymnastik nehmen darin einen überwiegenden Platz ein.

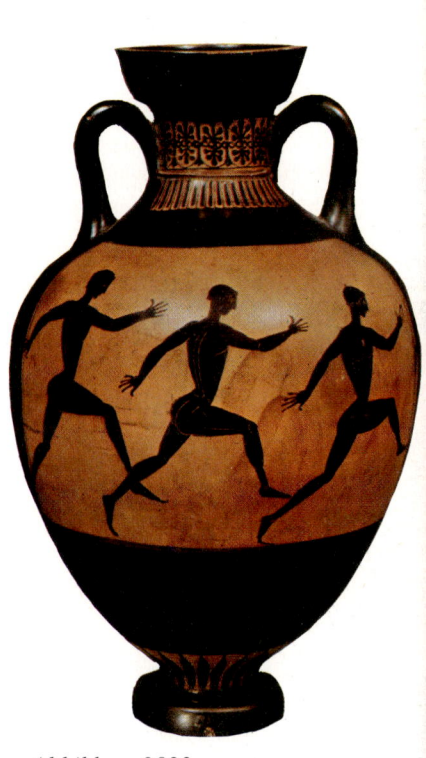

Abbildung 2922
Wettlauf der Athleten.
Griechische Vase aus dem
5. Jh. v. Chr.
(London, British Museum)

Abbildung 2921 (gegenüber)
Die Heilung des Gelähmten.
Bulgarische Ikone aus dem
19. Jh.
(Paris, Privatsammlung)

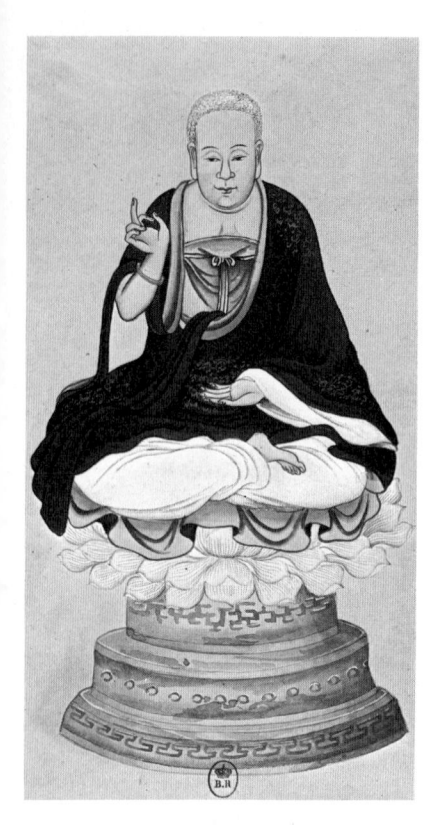

Abbildung 2923
*Buddha. Chinesisches Aquarell aus dem 18. Jh.
(Paris, Nat. Bibl., Kupferstichkabinett)*

Buddha übte sich im 6. Jahrhundert in Yoga als Weg zur geistigen Befreiung. Dies war das erste Erscheinungsbild einer Freikörpermedizin. Im 4. Jahrhundert wurde sie erneut von Patanjali im *Sutra* dargelegt und im 3. Jahrhundert durch den griechischen Geschichtsschreiber Magestenesis überliefert, der gegenüber kräftigeren Heilmitteln ein großes Mißtrauen hegte.

Das Wissen um die Technik des Atemanhaltens und der Atmung zur Reinigung des Organismus stammt ebenfalls aus Indien. Noch heute bemühen sich die Yogis um diese Beherrschung des Atems, das *Pranajana*, das kontrollierte Ein- und Ausatmen. Die chinesische Tradition des Einflusses der Bewegung auf allen Gebieten reicht bis in die prähistorische Zeit zurück. Kaiser Fu-hi (3468 vor unserer Zeitrechnung) führt die militärische Übung zur Bewahrung der Gesundheit und der Moral seiner Truppen in einem ungesunden Klima ein. Unter anderem ordnete der Kaiser auch eine Art zentrifugalen Drehtanz an, um Krankheiten vorzubeugen. Im medizinischen Werk von Kaiser Jaune (2598) taucht die Massage als eines der vier Teilgebiete der Medizin auf. Das Streben nach eigener Vervollkommnung ist in China so tief verwurzelt, daß dort täglich Gymnastik betrieben wird. In der heutigen Volksrepublik China wurde diese traditionelle Gewohnheit wieder hergestellt, und zu bestimmten Stunden kann man in den Straßen und auf den Arbeitsplätzen alle Altersschichten der Bevölkerung Gymnastik treiben sehen. Sicherlich leiten sich auch die Geschicklichkeits- und Kraftvorführungen, bei Vermeidung eines Kampfes, in der chinesischen Oper aus einer langen Tradition her.

Nach altchinesischer Lehre soll der Mensch die Harmonie zwischen den Körperteilen und den geistigen Fähigkeiten bewahren oder wiederherstellen und somit der Seele einen mächtigen und treuen Diener beigeben. (Diesem Gleichgewicht der vitalen, physischen und psychischen Kräfte wird später in Griechenland, in den Werken Platons, große Bedeutung beigemessen.) Nach

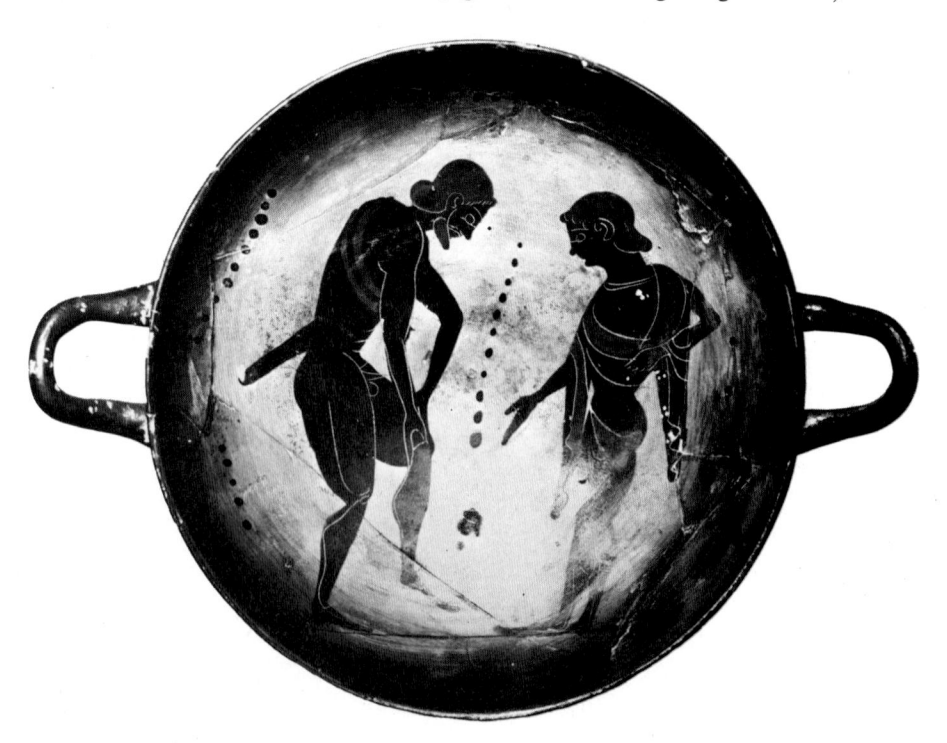

*Abbildung 2924
Antike Schale mit schwarzen Figuren: Zwei Athleten, von denen einer sich den Oberschenkel massiert.
7.–6. Jh. v. Chr.
(Paris, Louvre)*

dieser Lehre liegt im Zusammenwirken der verschiedensten Aspekte einer der Vorläufer der Kinesiotherapie: die Zusammensetzung der durchdachten Stellungen, die im Zustand der Spannung und Entspannung ausgewogenen Bewegungen, die Kunst, Bewegungen und Stellungen zusammenzufassen und die Technik, in verschiedenen Haltungen während einer vorgegebenen Zeit und in einem bestimmten Rhythmus zu atmen, wobei die Art und die Schnelligkeit des Ein- und Ausatmens dem einzelnen Menschen oder der zu behandelnden Krankheit entsprechend variieren. – Die Ägypter haben uns zwar kaum schriftliche Zeugnisse ihrer gymnastischen Übungen hinterlassen, doch die Untersuchungen ihrer Skulpturen, ihrer Basreliefs und ihrer Fresken beweisen, daß sie das Rudern, den Wettlauf, das Springen und den Ringkampf kannten. Champollion meint, daß alle diese Übungen mit hoch entwickelten Techniken durchgeführt wurden. Auch der Tanz scheint bei den Ägyptern eine große Perfektion erreicht zu haben. Er war ein Bestandteil ihrer religiösen Zeremonien.

Die Geschichte der Leibesübungen in Griechenland ist uns durch überlieferte Texte besser bekannt. Sie bringt einen der größten Reichtümer der antiken Welt zum Ausdruck. Das Streben des Menschen nach einer harmonischen Entwicklung und nach absoluter Beherrschung seines Körpers macht die Griechen zu Lehrmeistern menschlicher Lebensart. Platon, der sogar bei den Olympischen Spielen Preise davongetragen haben soll, war der Ansicht, daß die Gymnastik ebenso im Dienste der Seele wie des Körpers stehe. Die griechische Erziehung führte sowohl die geistigen Fähigkeiten als auch die moralischen und physischen Kräfte zu einer einheitlichen Harmonie und zu ihrer vollkommenen Entfaltung. Daher pflegten die Griechen in den Gymnasien ihre Widerstandsfähigkeit, ihre Kampfleidenschaft und ihre körperliche Schönheit. Das Aufkommen der Olympischen Spiele verkehrte jedoch dieses Gleichgewicht in sein Gegenteil, wie wir noch sehen werden.

Ursprünglich stellte der Wettlauf im Stadion den einzigen Wettbewerb dar. Doch nach und nach wurde das Programm immer reichhaltiger. Im 5. Jahrhundert benötigte man schon fünf Tage zur Durchführung der verschiedenen Wettkämpfe. Jede Stadt hatte ihre großen Spiele, doch aus den Leibesübungen wurde Athletik. Man verfiel in eine Unruhe, die der körperlichen und geistigen Schönheit fremd war. Die Schüler wurden spezialisiert, und die Philosophen erhoben sich gegen den übertriebenen Kult der Athleten und der Muskeln.

Als Kaiser Theodosius 394 n. Chr. das Abhalten der Spiele verbot, besaß die Gymnastik schon lange keine erzieherischen Werte mehr, jedoch hatte sie die Bedeutung in der Therapie bewahrt, welche ihr die griechischen Ärzte zu jeder Zeit beimaßen.

Herodikos, der Lehrer des Hippokrates, wandte sie zum erstenmal zur Behandlung von Krankheiten an. Er hatte von Geburt an eine schwache Konstitution und kam auf den Gedanken, sich durch Übungen zu kräftigen; der Erfolg gab ihm recht – er erreichte ein sehr hohes Alter. Für Hippokrates ist die Gesundheit ein Gleichgewicht zwischen Ernährung und Bewegung. In mehreren Abhandlungen schreibt er über Übungen, die Notwendigkeit, sie auszuführen und dabei auch die Ernährung zu berücksichtigen, über das Wesen der einzelnen Menschen, das Alter, die Jahreszeiten und über klimatische Bedingungen. Er stellt sich als erster gegen die athletische Diathese, der er eine gesunde Körperbeschaffenheit vorzieht. In einer Abhandlung

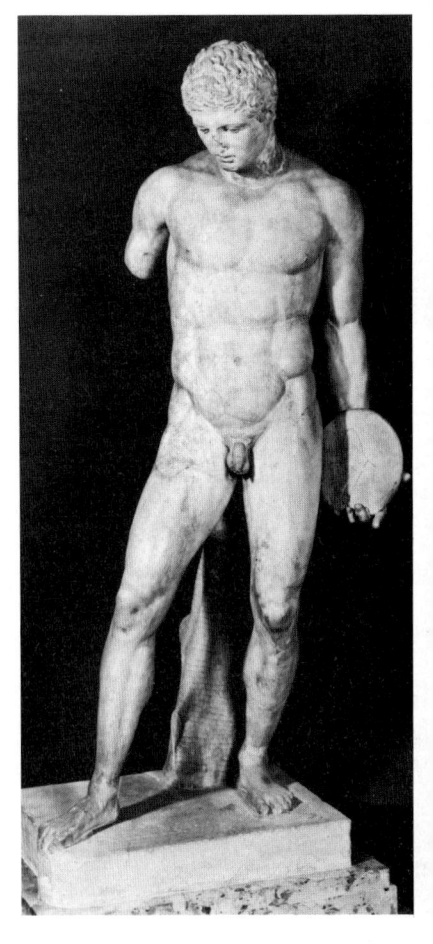

Abbildung 2925
Statue des Apollo, die in Piombino gefunden wurde. Römische Kopie eines griechischen Originals aus dem 5. Jh. v. Chr. (Paris, Louvre)

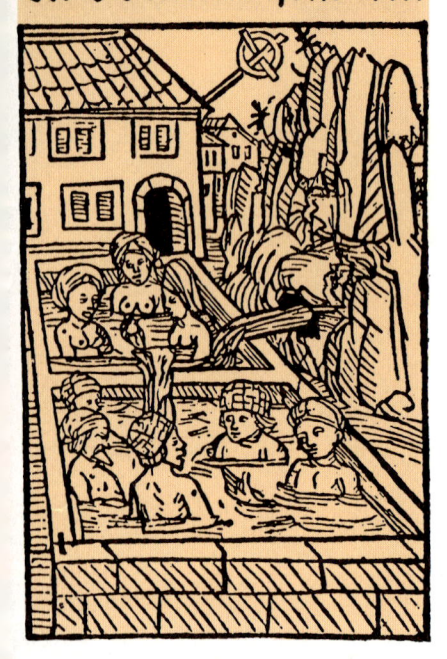

*Abbildung 2926
Thermalbad. Deutscher Stich,
Ende 15. Jh.
(Paris, Bibl. d. Angewandten
Künste)*

*Abbildung 2927 (gegenüber)
Szenen aus einem herrschaftlichen Leben: Das Bad.
Tapisserie um 1500.
Frankreich, Werkstatt der
Loireufer.
(Paris, Museum Cluny)*

über Gelenke fordert er den Arzt auf, selbst eine Massage anzuwenden, »die es versteht, ein Gelenk zu stärken, wenn es schwach ist, und es geschmeidig zu machen, wenn es steif ist«. Die Massage war in Griechenland eine sehr weit verbreitete Methode, nicht nur zur Vorbereitung der Athleten auf den Wettkampf, sondern auch um Auswirkungen von Übermüdung und von Verletzungen zu lindern, Schmerzen zu stillen und rasch wieder eine gute Kondition herzustellen.

Zur Zeit der Römer war es der griechische Arzt Asklepiades, der die medizinische Gymnastik in Rom einführte und die Handgriffe der Massage beschrieb. Er wies auch besonders auf die Wohltat von kreisenden Handbewegungen hin. Im 2. Jahrhundert n. Chr. würdigte Galen die Bewegung, die er als einen Teil der Medizin ansah. In seinem Buch *Gymnastica et de sanitate tuenda* beschreibt er die Übungen unter Belastung zur Steigerung der Kräfte und empfiehlt, den Rhythmus zu steigern, um die Atmung zu beschleunigen und die Körperwärme zu erhöhen.

Trotz der Epigramme von Martial, der Schmähschriften von Juvenal und der Satiren von Petronius verbrachte das römische Volk seine freie Zeit am liebsten in den Thermen. Unter der Herrschaft von Konstantin waren zahlreiche Thermen und öffentliche Bäder in der Hauptstadt entstanden. Die wichtigsten, jene von Caracalla, breiteten sich über eine Fläche von mehr als zehn Hektar aus. Selbst in bescheidenen Verhältnissen lebende Römer verbrachten dort einen Teil ihrer Zeit. Diese Thermen besaßen alle einen Saal mit Bodenheizung zum Schwitzen, einen wohltemperierten Raum und ein Schwimmbecken für ein kaltes Bad. Weiter fand man dort Gärten und Ruhehallen, Massage- und Gymnastikräume für körperliche Übungen. Der Sport erfreute sich dort großer Beliebtheit: Kampf- und Ballspiele gingen dem Bad voraus.

Die Thermen hatten auch Plätze für Kuren durch Sonnenbestrahlung; Oribasius beschrieb im 4. Jahrhundert durch Sonne erwärmte Sandbäder zur Behandlung von Gelenk- und Gichtkrankheiten, denen nach genauesten Anweisungen Begießungen und lauwarme oder kalte Bäder folgten.

Die Kulturen, welche auf den Ruinen der antiken Welt entstanden, pflegten diese Übungen weiter. Es handelte sich jedoch nicht mehr um die harmonische Festigung der Gesundheit. Die platonische Tradition vom menschlichen Gleichgewicht war ebenso verlorengegangen wie die Erinnerung an die griechische Medizin. Und doch hielten auch noch im Mittelalter vereinzelt Ärzte an der Anwendung physischer Methoden der Gesundheitspflege fest: im 5. Jahrhundert untersuchte Caelius Aurelianus die Wirkung passiver und aktiver Übungen, von Stimmübungen und von Massagen. Um das Jahr 1000 spricht Avicenna von der Athletikmassage, zur »Auflösung von Ablagerungen in den Muskeln«, und Paulus von Ägina empfiehlt Streckungen bei Lähmungen von Gliedmaßen. Später, im 14. Jahrhundert, verwendet Guy de Chauliac die Einreibung, die Abreibung und die Geißelung.

Mit der Renaissance gewinnen auch wieder die wissenschaftlichen Theorien über die Bewegung und ihre Anwendungen bei verschiedenen Lebensbedingungen an Bedeutung. Die Wissenschaften erneuern sich, das Wissen greift Jahrhunderte zurück und befragt alle Traditionen der Vergangenheit, auf allen Gebieten sprudeln Quellen der Inspiration hervor. Die Anthologien von Symphorien Champier (1472–1539), *Rosa gallica* (1512), und von Gazi von Padua, *Flori de Corona* (1534) mit elf Kapiteln über sportliche Übun-

2583

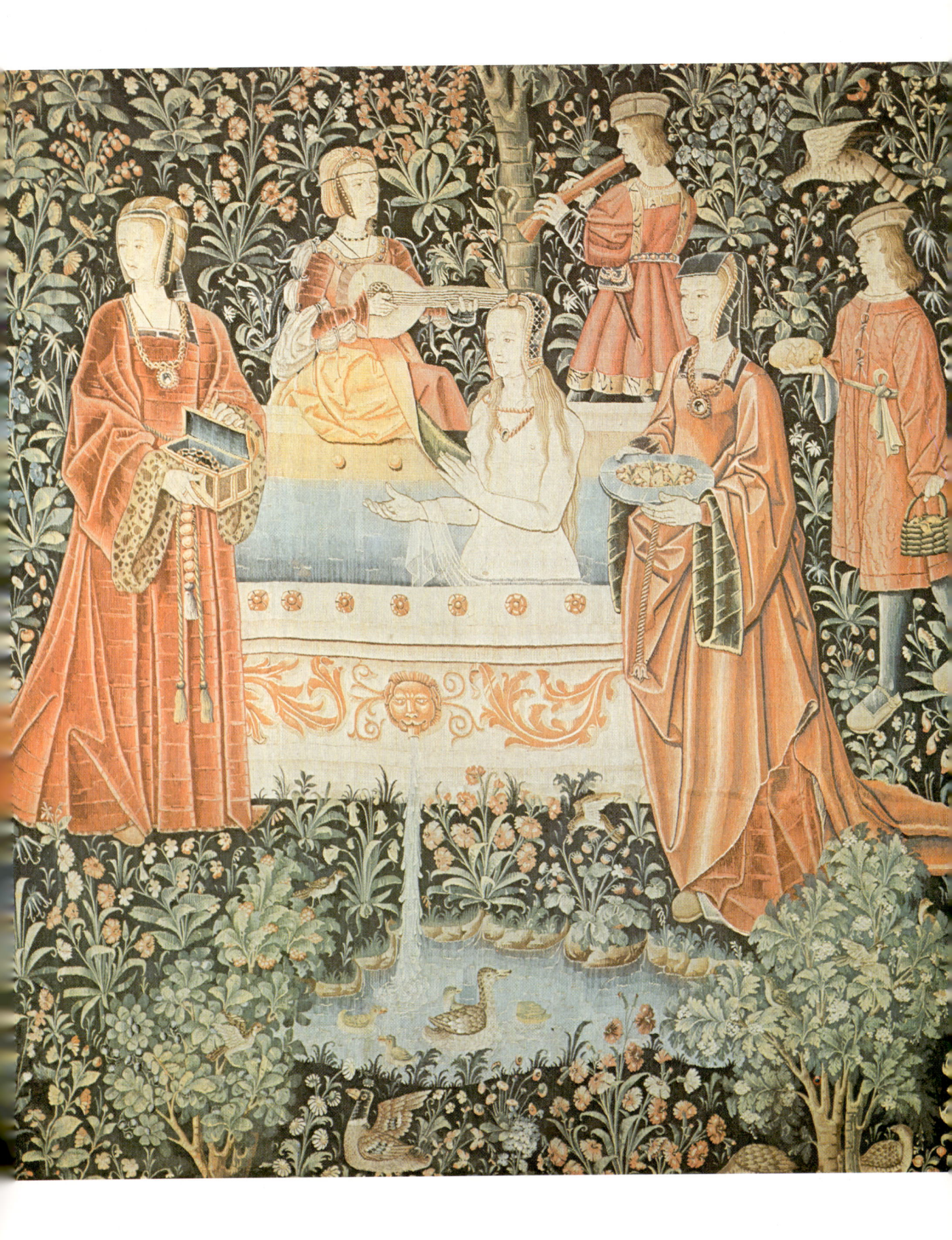

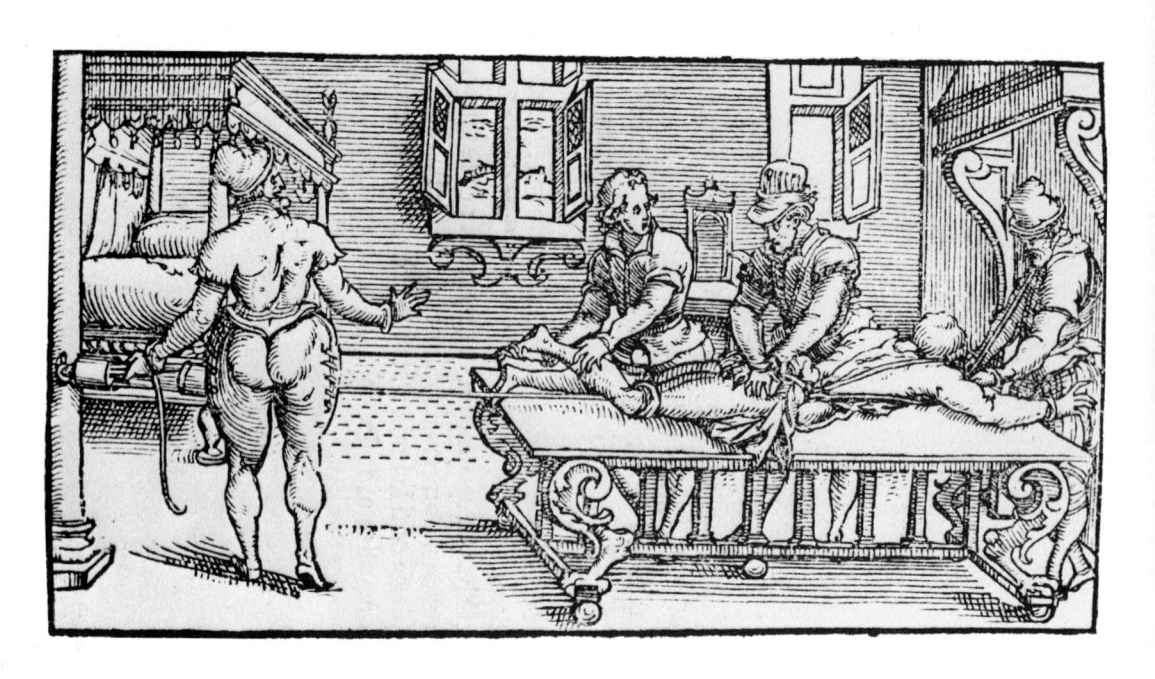

Abbildung 2928
»Die Art, im Freien zugezogene Oberschenkelluxationen einzurenken.«
Illustration aus Cing livres de chirurgie (Fünf Bücher der Chirurgie) *von Ambroise Paré, Paris.*
(Paris, Bibl. d. Alten Med. Fakultät)

gen, sind für die praktische Anwendung nicht geeignet, obwohl ihre Autoren auf die Heilmethoden der Antike zurückgreifen und ihr System auf der Wechselbeziehung von Ernährung und körperlicher Ertüchtigung aufbauen.

In Italien veröffentlicht Geronimo Mercuriale, Professor in Padua, 1569 eine bemerkenswerte illustrierte Abhandlung, *De arte gymnastica*. Er weist darauf hin, daß das allmähliche Verschwinden dieser Kunst mit dem Verfall der militärischen Stärke und der Gesundheit des einzelnen sowie mit dem Auftreten einer großen Anzahl neuer Krankheiten, die im Altertum noch unbekannt waren, zusammenfällt. Er fügt jedoch hinzu, man dürfe hoffen, daß eines Tages intelligente und talentierte Männer alle diese Arbeiten nützen werden und es ihnen gelingen wird, diese heilsame Kunst zu erneuern und den Bedürfnissen der neuen Gesellschaft anzupassen. – Ambroise Paré (1517–1590), der die Chirurgie in Frankreich erneuerte, trug zur Wiederbelebung einer differenzierteren aktiven und passiven Kinesiotherapie bei. Er massierte Verwundete, die zu schwer verletzt waren, um sich selbst bewegen zu können, und unterschied zwischen den verschiedenen Reibungsformen (»die harte, welche resorbiert und ableitet, die weiche, die entspannt, die mittlere, die stärkt«). Er gab seiner Zeit Regeln zur rationellen Anwendung nach dem Muster der Übungen des Altertums, verurteilte »die müßige Ruhe: denn sie verursacht Rohheit, klebrige Laune, Verstopfung, Nieren- und Blasensteine, Gicht, Schlaganfälle und tausend andere Leiden«. – Die Anregungen Montaignes, der nach den Lehren Platons erzogen worden war, sollten wirklich beachtet werden: »Man erzieht nicht eine Seele oder einen Körper, sondern einen Menschen; man braucht nicht zwei daraus zu machen; man darf nicht den einen ohne den anderen erziehen, sondern muß sie gemeinsam, wie ein Pferdegespann führen, das an ein und dieselbe Deichsel gespannt ist. Die Spiele selbst und die Übungen sollten einen guten Teil des Studiums ausmachen.«

In England führte Thomas Sydenham (1624–1689) wieder die hippokratische Philosophie, die natürlichen Heilungsvorgänge – Bewegungen und Massagen – ein. – Am Ende des 16. Jahrhunderts zieht Joseph du Chesne,

Hofarzt von Heinrich IV., in seinem *Portrait de la Santé* (Abbild der Gesundheit) eine merkwürdige Parallele zwischen den Übungen der Antike und jenen, die zu seiner Zeit ausgeführt wurden. Zu Beginn des 17. Jahrhunderts befürwortete Bacon die Massage und Bewegungsübungen als beste Mittel, dem Körper seine heilenden Fähigkeiten zu erhalten. Er meinte nämlich: »Es gibt kaum eine Anlage zu irgendeiner Krankheit, die nicht durch bestimmte, sachgemäße Übungen korrigiert werden könnte, doch bisher hat sie noch kein Arzt genügend unterschieden oder genau angegeben.«

Das 17. Jahrhundert öffnete der Medizin neue Wege, es trug durch Erfahrungen und Selbstbeobachtungen über Krankenkost und Ausscheidungen zum Studium der Hygiene bei, vermehrte die physiologischen Angaben über die Haut und die Schleimhäute und rechtfertigte die Erneuerung der äußeren Praktiken: Hydrotherapie, Schwitzen, Hautabsorption, Lungeninhalation. Claude Perrault, Borelli und ihre Schüler, die Iatromechaniker, versuchten, durch mathematische Gesetze allen Bewegungen und Funktionen des menschlichen Körpers Rechnung zu tragen. Die Abhandlung von Leonardo da Vinci, *Über die Malerei*, die 1651 veröffentlicht wurde, hat ebenfalls zur Erneuerung der Kinesiotherapie beigetragen. Dieses schöne Buch enthält Haltungs- und Bewegungsregeln, die aus der Antike stammen.

Im Lauf des 18. Jahrhunderts setzten sich eifrige Befürworter der Hygiene in verschiedenen Ländern für die Rückkehr zum gesunden Leben und den

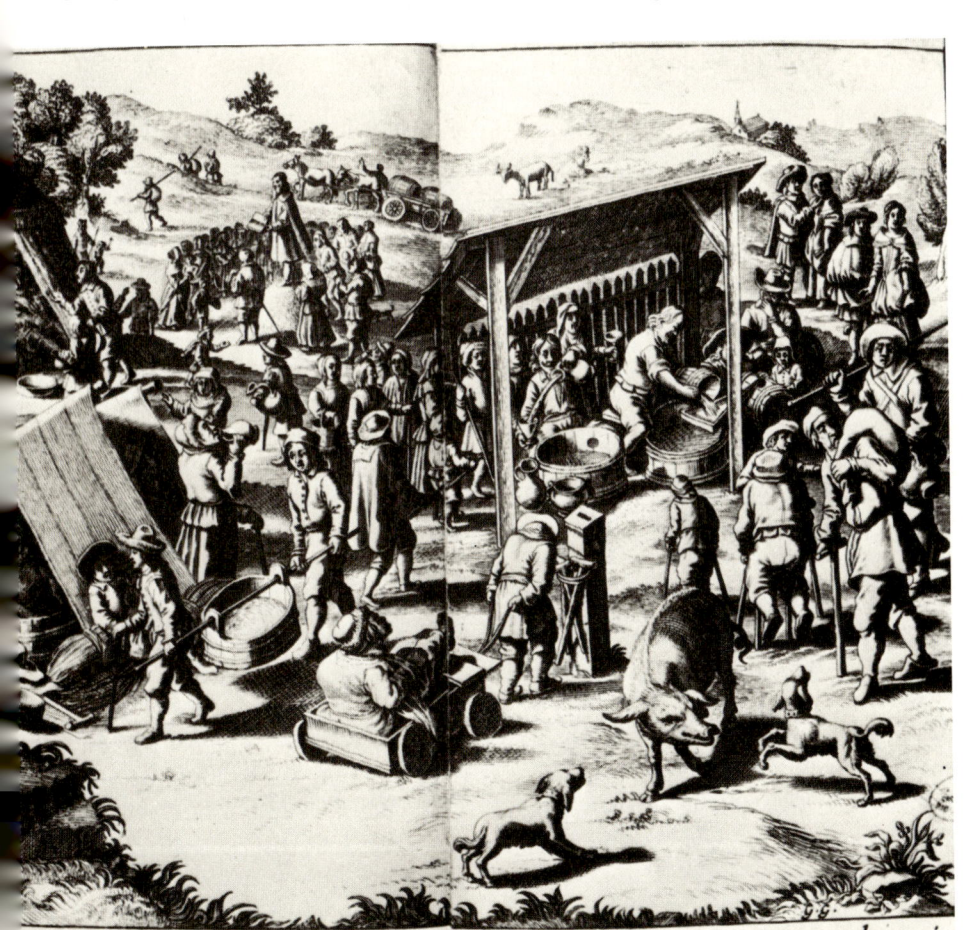

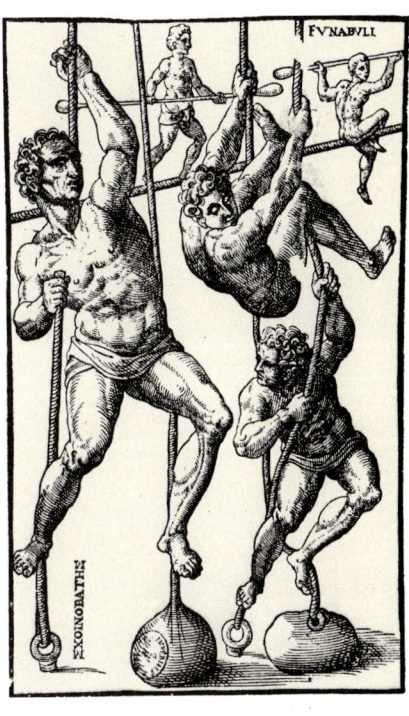

Abbildung 2929
»Gymnastische Übungen«. Illustration aus De arte gymnastica *von Geronimo Mercuriale, Venedig, 1573.*
(Paris, Bibl. d. Alten Med. Fakultät)

Abbildung 2930
Die Quellen von Bielefeld (Westfalen).
Stich aus dem Werk von Conrad Redeker, Brevis descriptio ... Bilfeldiani fontis, *Amsterdam, 1668.*
(Paris, Bibl. d. Alten Med. Fakultät)

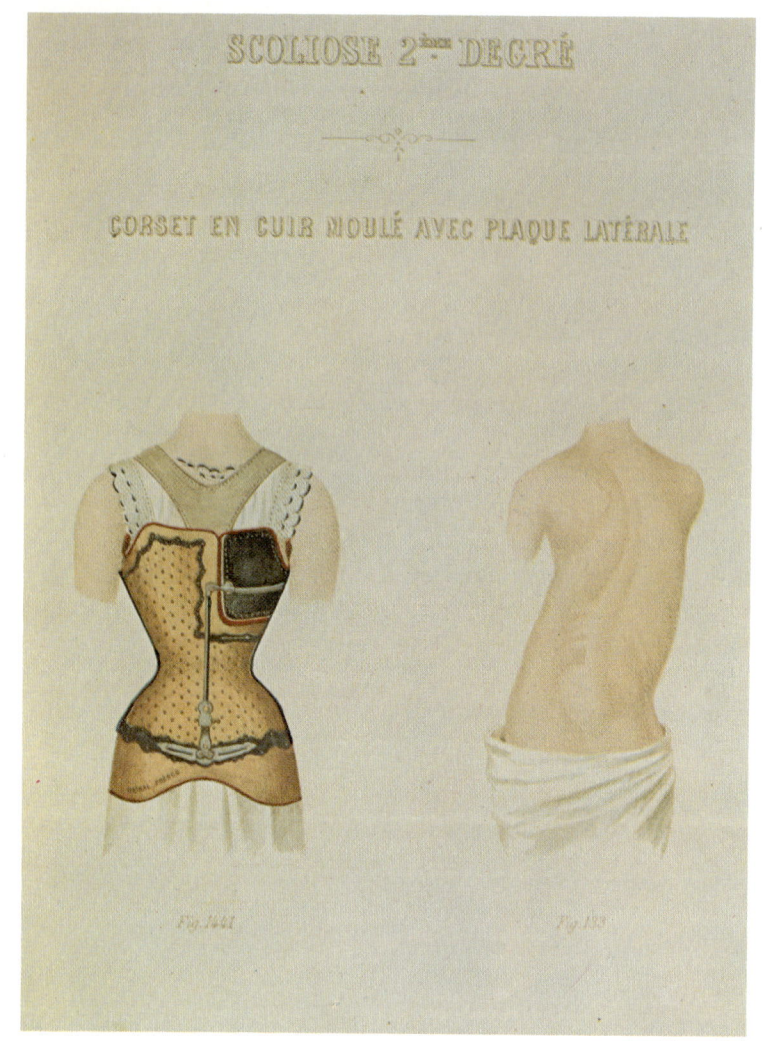

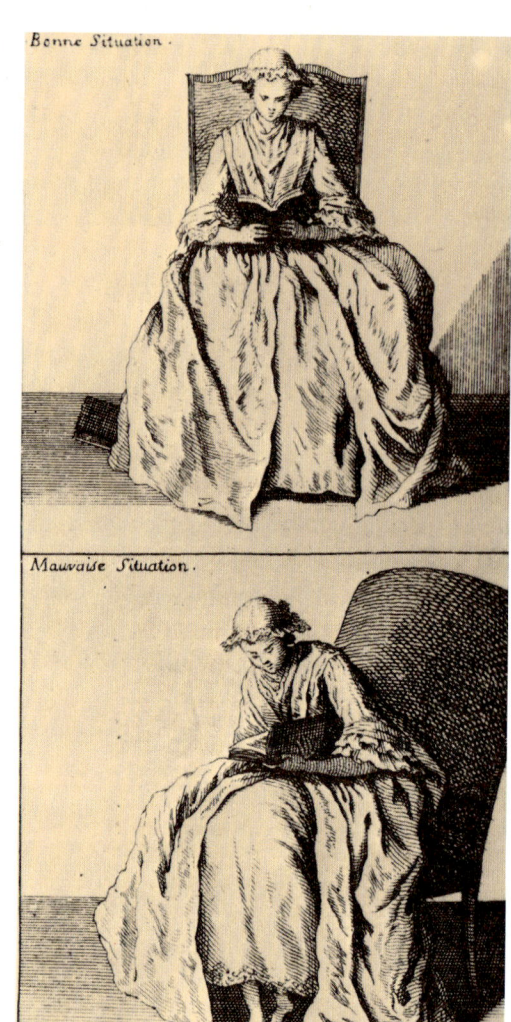

Abbildung 2931 (oben links) Korsett aus geformtem Leder mit seitlicher Verstärkung zur Behandlung einer Skoliose zweiten Grades. Illustration aus dem Werk von L. und J. Rainal, Mißbildungen der Wirbelsäule, Paris, 1901. (Sammlung Prof. Hindermeyer)

Abbildung 2932 (oben rechts) »Die gute und die schlechte Haltung« ein Buch zu lesen. Illustration aus Die Orthopädie oder die Kunst, bei Kindern Körpermißbildungen vorzubeugen oder sie zu korrigieren, *von Nicolas Andry, Paris, 1741. (Paris, Bibl. d. Alten Med. Fakultät)*

sportlichen Übungen ein. Der Universitätsprofessor Friedrich Hoffmann (1660–1742) aus Halle, ein Vorläufer der deutschen Schule, stellte als erster Prinzipien auf und legte die umfassende Bedeutung der Gymnastik in der modernen Medizin fest: »Der Einfluß der Bewegung ist so stark, daß man sie über die besten Medikamente zur Verhütung und Heilung von Krankheiten stellen muß.« 1708 erschien seine Abhandlung *Dissertationes physico-medicae:* »Der Körper ist eine Maschine und folgt mechanischen Gesetzen.«

Nicolas Andry (1658–1742), Dekan der Medizinischen Fakultät Paris, verteidigt seine These, die er folgendermaßen benennt: »Die gemäßigte Übung ist das beste Mittel, sich die Gesundheit zu bewahren.« Ihr folgt, *Traité d'orthopédie* eine Abhandlung über die Orthopädie (diese Bezeichnung soll er geschaffen haben), die er 1741 im Alter von dreiundachtzig Jahren veröffentlicht und die das erste didaktische Werk über dieses Gebiet darstellt. Nicolas Andry gilt als Begründer der französischen Lehre der auf die Hygiene und die Therapie angewandten Bewegung.

Der Genfer Arzt Tronchin, der 1756 nach Paris berufen wurde, um den Herzog von Chartres gegen die Pocken zu impfen, erlangte dort bald beträchtlichen Ruhm, da er alle medizinischen Gewohnheiten, die er als schädlich ansah, direkt angriff – Abführmittel und Aderlaß waren damals sehr in

Mode. Er beschränkte sich darauf, Einreibungen, Bewegung und Spaziergänge anzuraten, aber auch den Genuß von Wein und kaltem Fleisch zur Heilung von chronischen Krankheiten. Als Hausarzt des Herzogs von Orléans und von Voltaire – dem er geraten hatte, sich in Ferney niederzulassen – starb er, ohne die Grundsätze seiner Methoden veröffentlicht zu haben. – 1777 gab Lorry eine Abhandlung über Dermatologie heraus, welche die Hautmassage empfiehlt, denn die Haut wurde bereits nicht mehr nur als Hülle, sondern als ein wesentliches Organ betrachtet.

Wenn J.-J. Rousseau in *Emile* in bezug auf die Kindererziehung schreibt: »Trainiert ständig den Körper, macht ihn stark und gesund, damit er klug und vernünftig wird«, dann spiegelt das nur die Meinung seiner Zeit wieder. Ein Herrscher setzte sich in den Kopf, diese Bestrebungen und Vorschläge zu verwirklichen: 1771 berief der Prinz von Anhalt-Dessau Basedow als Erneuerer des Erziehungssystems und übergab ihm die Leitung des Philanthropicum, das 1774 in Dessau eröffnet wurde. Diese Schule sollte Lehrer heranbilden; dort wurden jährlich öffentliche Spiele abgehalten, welche die griechischen wieder aufleben ließen. – Gutsmuths versuchte, nach den medizinischen Grundregeln von Hoffmann eine Methode einzuführen und veröffentlichte 1793 *Gymnastik für die Jugend,* wobei er bemüht war, eine Erziehungseinheit zusammenzustellen. Ihm zufolge sind die körperlichen Übungen eine Entspannung von den Studien, eine nützliche Erholung durch physische Entwicklung, die den Menschen zu Adel und Würde führen. Dieses Werk übte großen Einfluß aus und trug dazu bei, daß die pädagogische Bedeutung der Gymnastik anerkannt wurde.

In Schweden wurden dank Pierre-Henri Ling (1776–1837) im umfassenden Ausmaß große Anstrengungen zur allgemeinen Verbreitung unternommen. Ling war Amateur im Fechten und hatte bei einem französischen

Abbildung 2933
Figur eines Turners aus bemaltem Karton, 19. Jh.
(Paris, Museum Dupuytren; Prof. Abelanet)

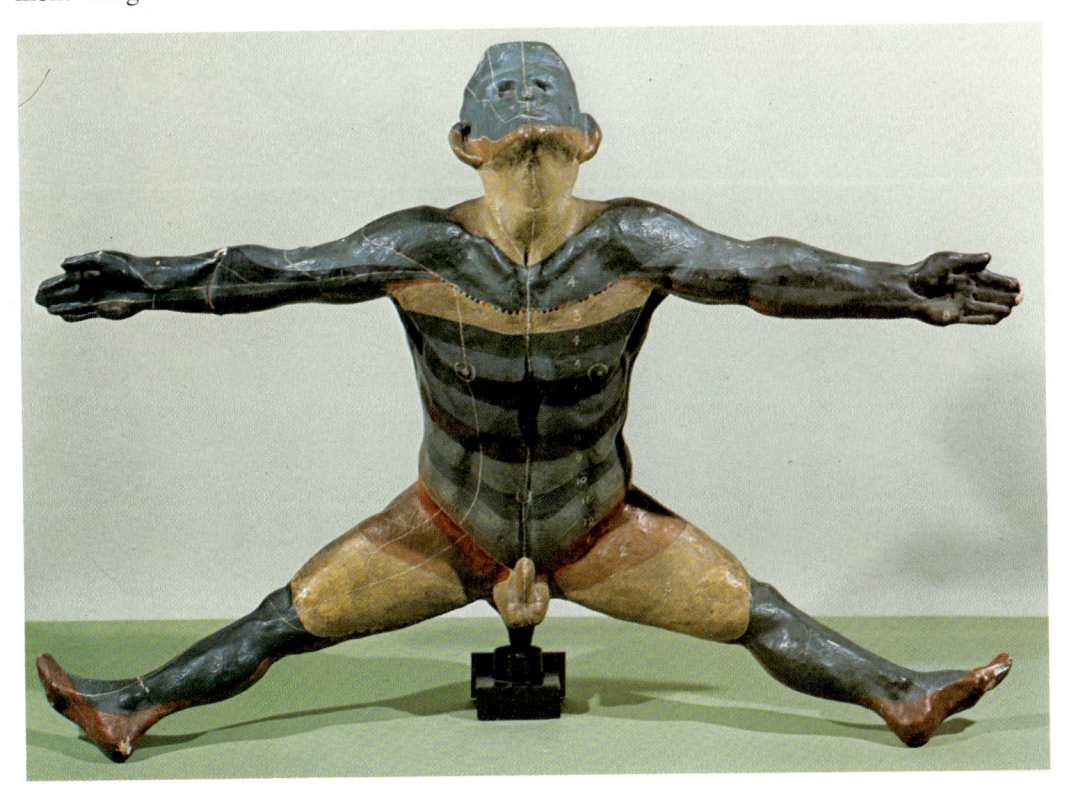

2587

Fechtmeister große Fertigkeit erlangt; mit dieser sportlichen Übung konnte er eine rheumatische Lähmung heilen, von der sein Arm befallen war. 1813 erreichte er, daß in Stockholm das erste Institut für medizinische, pädagogische, militärische und ästhetische Gymnastik geschaffen wurde. Er war in seinen experimentellen Studien sehr weit vorangekommen und führte eine vernünftige, korrektive Gymnastik ein, wobei er die Wirkung der aktiven und passiven Bewegungen untersuchte. Aus dem königlichen Institut von Stockholm sollten Gymnastik-Ärzte für alle Länder Europas hervorgehen.

Offenbar wurden um die Mitte des 19. Jahrhunderts am Institut in Stockholm praktische Behandlungen durchgeführt. Als sich an die zehn Schüler dieses Institutes in den Vereinigten Staaten niederließen, war es möglich, daß Doktor A. T. Still, der Begründer der Osteopathie, mit einem von ihnen Kontakt aufnahm, vielleicht mit Arvid Kellgren, dem Vertreter schwedischer Traditionen, der großen Einfluß auf seinen Schwiegersohn Edgar Cyriax ausübte und den Ruf der Familie Cyriax begründete. Neumann, ein Schüler von Ling, unternahm tiefgreifende Studien über die physiologische Wirkung von verschiedenen Übungen und kam zu folgender grundlegenden Unterscheidung: Schnelle, aktive Bewegungen, wie sie Spiele darstellen, haben eine unbestimmbare therapeutische Wirkung; nur die Lehre von den Haltungen, den passiven Bewegungen oder den doppelten, aktiven und passiven Bewegungen führt zu einer heilenden Gymnastik. Das Werk von Ling und seinen Nachfolgern hatte weitreichende Wirkung. Es stellt den Ausgangspunkt für fast alle modernen Korrektivsysteme dar.

Joseph-Clément Tissot aus Lausanne hat sich Verdienste als Vorkämpfer der physikalischen Therapie erworben. 1782 veröffentlichte er als Zweiund-

Abbildung 2934
Turnübungen. Deutscher Stich,
19. Jh.
(Paris, Bibl. d. Angewandten
Künste)

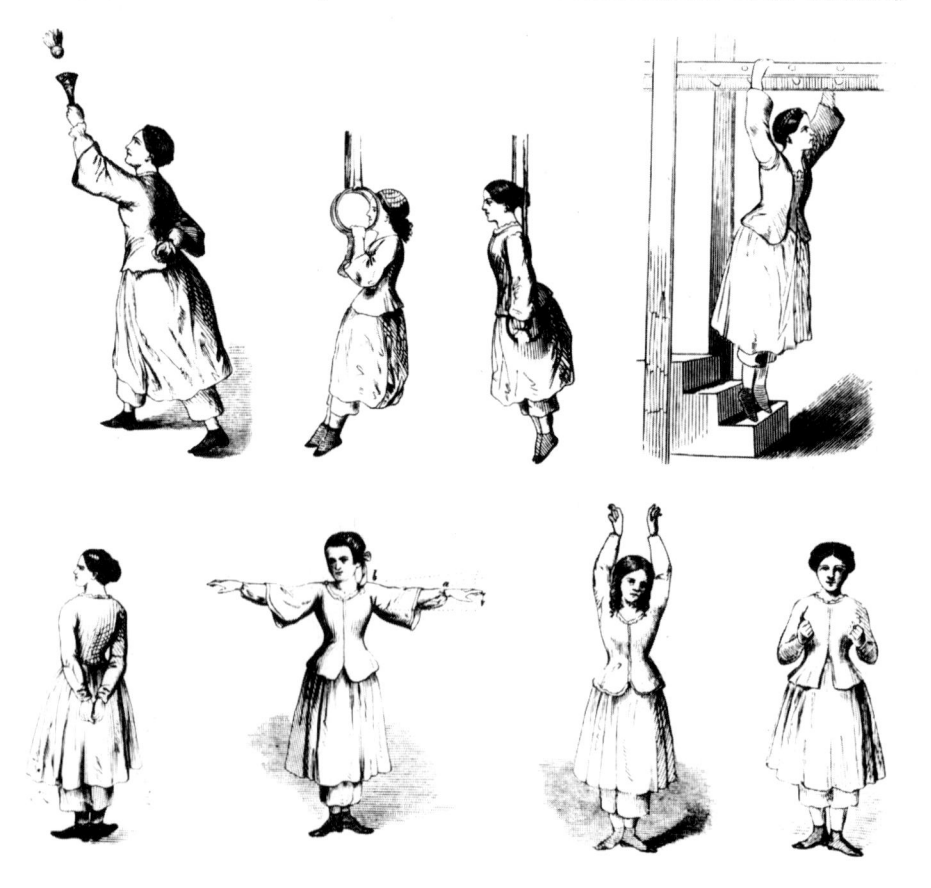

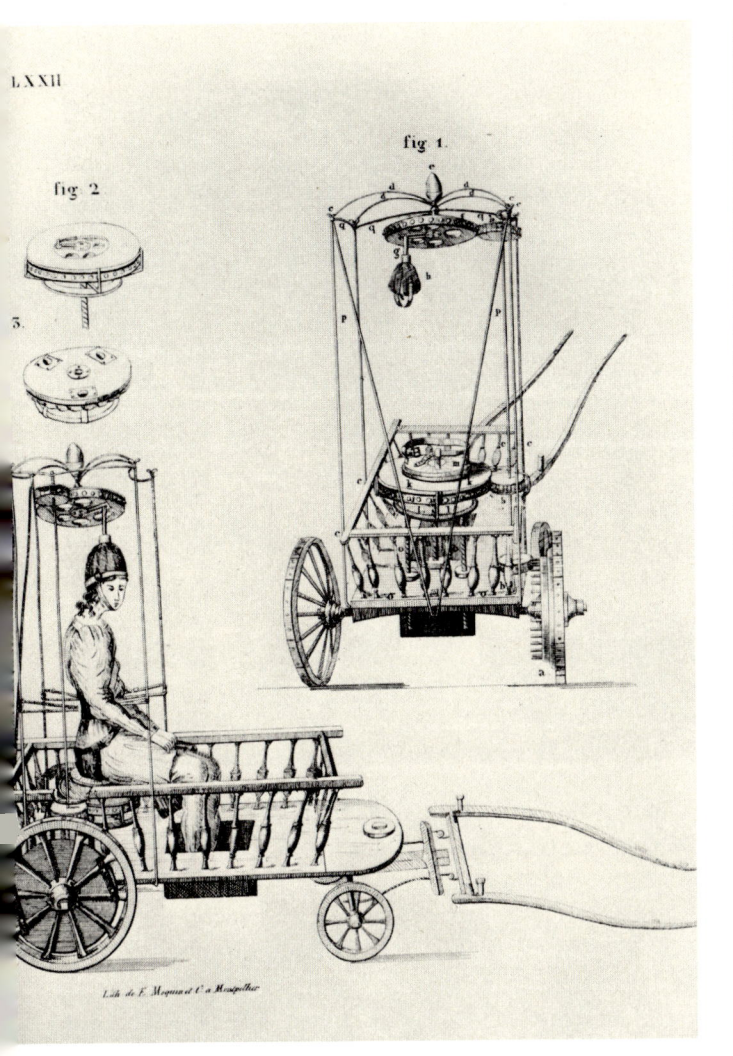

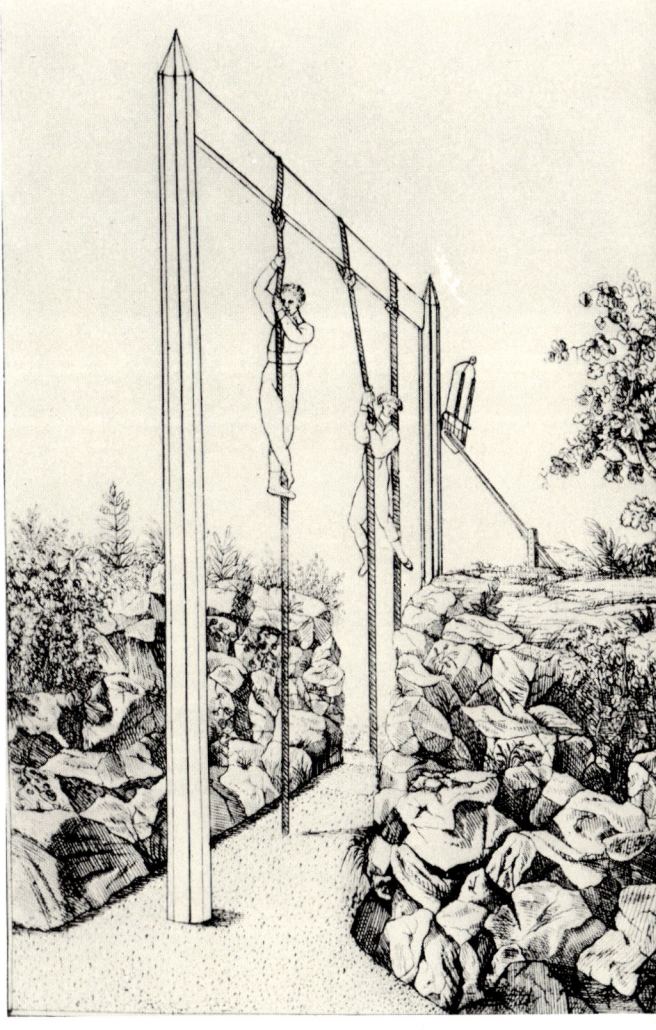

dreißigjähriger das Lehrbuch *Gymnastique médicale et chirurgicale* (Medizinische und chirurgische Gymnastik), in dem er die Griffe der manuellen Behandlung und die dadurch bewirkte Beweglichkeit beschreibt, ohne daß das Wort Massage erwähnt wird, aber auch Behandlungen gegen Gelenkserkrankungen, die im Zusammenhang mit Frakturen oder Rheumatismus auftreten. Die von ihm empfohlenen Übungen und Spiele für jeden Bereich des Körpers sind das Resultat großer praktischer Erfahrungen.

Amoros unterscheidet zunächst zwischen Übungen zur Wiederherstellung der Gesundheit oder Behandlung von Mißbildungen und hygienischen Übungen. Die Methode von Amoros wird vom öffentlichen Erziehungswesen übernommen und im offiziellen Unterricht als Übungen der Kräfte und an Turngeräten sowie zu Mannschaftsturnen ergänzt. Sein Schüler Napoléon Laisné und der Oberst d'Argy gründen die Schule von Joinville. Dieser Methode kann der Hebertismus und sogar das nationale und militärische Gymnastikwesen zugerechnet werden mit den Sokol-Gruppen als berühmteste Beispiele. Auf therapeutischer Ebene organisierte Napoléon Laisné das erste medizinische Gymnasium am Spital Enfants Malades.

Im 19. Jahrhundert verdankt die Kinesiotherapie ihren Fortschritt den Arbeiten von Ärzten, welche die Wirkung von Bewegung, Haltungen und

Abbildung 2935 (oben links)
»Der Rotationswagen.« Illustration aus dem Werk von Jacques Delpech, Über die Orthomorphie in Beziehung zur menschlichen Rasse, Paris, 1828. (Paris, Bibl. d. Alten Med. Fakultät)
»Man wird spüren, daß kein Mittel in der Lage ist, eine solch kräftige Wirkung auf die Gelenke der untersten Anteile der Wirbelsäule auszuüben«, behauptet J. Delpech.

Abbildung 2936 (oben rechts)
»Ansicht eines Balkengerüstes im Graben.«
Illustration aus demselben Werk.

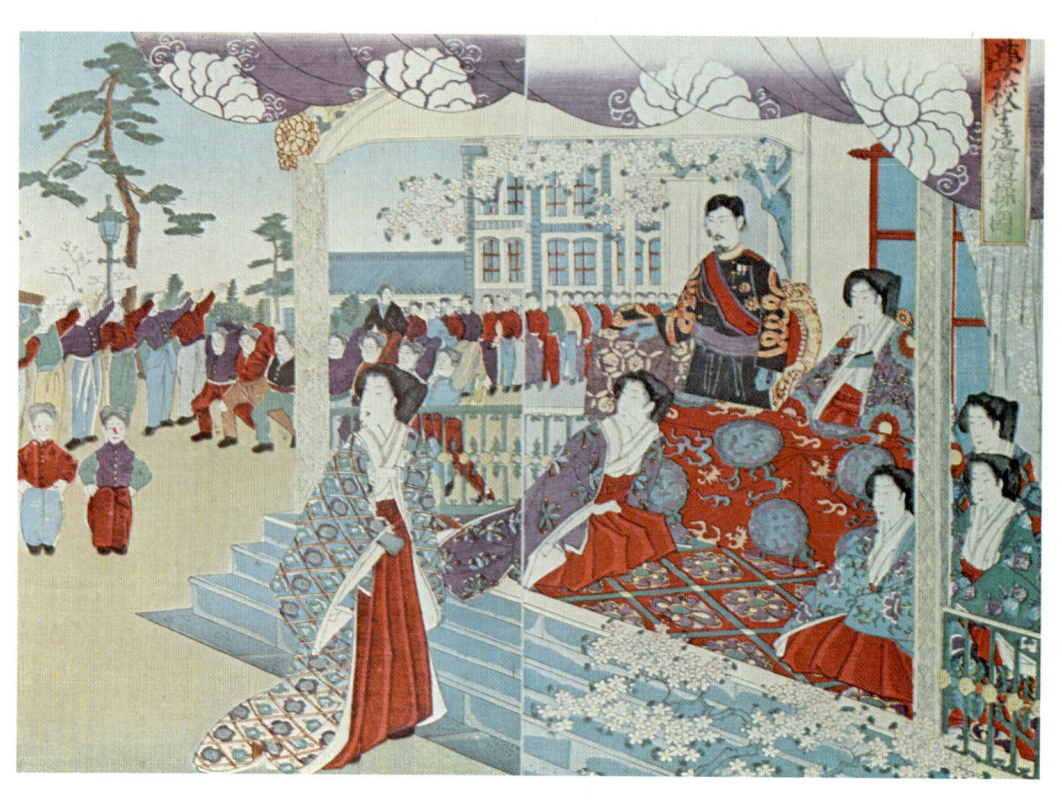

Abbildung 2937
Turnfest, das vom Kaiser abgehalten wurde. Japanischer Holzschnitt aus dem 19. Jh. (Paris, Nat. Bibl., Kupferstichkabinett)

Massagen auf die Heilung von chronischen Krankheiten untersuchten: Rheumatismus, Fettleibigkeit, Herzkrankheiten, gynäkologische Erkrankungen. G. Demeny, Laborgehilfe von Etienne Marey, gelang es, die physiologischen Phänomene der Bewegung einzuordnen; später untersuchte er deren Linien durch Labormethoden. Er versuchte, daraus eine wissenschaftliche Methode abzuleiten und begründete den höheren Lehrgang für Leibeserziehung von Paris. 1895 veröffentlichte Lucas Championnière (1843–1913), ein Chirurg aus der Schule von Ambroise Paré, eine Abhandlung über Frakturen mit dem Titel »Bewegung ist Leben«. Er befürwortete Bewegung und frühzeitige Massage bei Brüchen, »vorsichtige, sanfte, regelmäßige und rhythmische Handbewegungen«, sie entspannen, vermeiden die Bildung eines Ödems und beschleunigen die Heilung. Ein anderer Wegbereiter, H. S. Frenkel, stellt die Funktionsfähigkeit bei neuromotorischen Störungen durch propriozeptive Stimulation und Wiedererlernung aller Bewegungen her. Er empfiehlt den Skoliosekranken die aktive Arbeit. Zur Durchführung dieser Methode eröffnet J.-M. Delpech 1821 ein Institut für Skoliosekranke in Montpellier mit Behandlung im Schwimmbecken. Fulgence Raymond, Schüler von Charcot, ruft in der Salpêtrière ein Gymnasium für Neurologie ins Leben und verwendet als einer der ersten den Ausdruck funktionelle Wiedererlernung (physikalische Therapie).

Im 20. Jahrhundert erlaubten die neuen Möglichkeiten der Radiologie, der Mikrobiologie und die Berechnung der zirkulierenden Flüssigkeiten einen besseren wissenschaftlichen Zugang zu den Auswirkungen der physikalischen Therapie (Kinesiologie, natürliche Erreger, Elektrotherapie). Die Kinesiologie, die zunächst mit der Physiotherapie verwechselt wurde, wird nun abgegrenzt und zeigt ihre Wirkung bei der physikalischen Therapie von Verletzten und Kriegsinvaliden. Alle Kräfte der Bewegung werden in ihren technischen Besonderheiten von spezialisierten Praktikern untersucht, deren Namen seither mit dieser Disziplin verbunden sind: die mechanische Therapie von Zander und von Champtassin; die isometrische Bewegung von Hettinger; die spring technic von Guthrie Smith; die propriozeptive Förderung von Kabat; die Skoliosegymnastik in gebückter Haltung von Klapp usw. Aus diesen Techniken gingen echte Methodologien hervor. In den Krankenhäusern wurden spezielle Abteilungen eröffnet, Zentren für physikalische Therapie, welche der ständig wachsenden Nachfrage, hervorgerufen durch Arbeits- und Verkehrsunfälle, durch neuroorthopädische Krankheiten, die zu Invalidität führen, sowie durch rheumatische Erkrankungen, nachkamen; trotz des Fortschrittes der Chemotherapie finden diese Erkrankungen die beständigste Hilfe in der physikalischen Therapie. Doch die individuelle Gymnastik wird meistens erst dann verordnet, wenn pathologische Veränderungen schon eingetreten sind, nicht als echte Prophylaxe.

Die Bewegungstherapien, die aus den von Still gegründeten amerikanischen osteopathischen Schulen hervorgegangen sind, verbreiteten sich in Europa dank der Bemühungen und Arbeiten von physiotherapeutisch tätigen Ärzten: Mennell in England und Robert Maigne in Frankreich. Sie konnten sich auf eine bessere Kenntnis der Anatomie und der Mechanik der Wirbelsäule und der Gelenke stützen (Lazorthes, Rabischong); daher entwickelten sie dank der Präzision ihrer Indikationen und ihrer Techniken sowie der Qualität ihres Unterrichts daraus eine echte manuelle Medizin, welche sie endgültig von den blinden Handgriffen der *bone setters*, anderer Heilpraktiker unterschied, die sich anmaßten, *Chiropraktiker* zu sein.

Die Relaxation hat sich für die Beherrschung des Tanzes oder der musikalischen Ausdruckskünste, wie das Klavier- oder Geigenspiel, als günstig

Abbildung 2938
Das türkische Bad, *von Jean-Auguste-Dominique Ingres, 1780–1867.*
(Paris, Louvre)
An diesem Bild malte Ingres mit zahlreichen Unterbrechungen sechzig Jahre lang und beendete es erst 1862; so sehr lag ihm dieses Thema am Herzen. Er hat darauf meisterhaft die Anziehung orientalischer Frauen auf den Mann des Westens festgehalten.

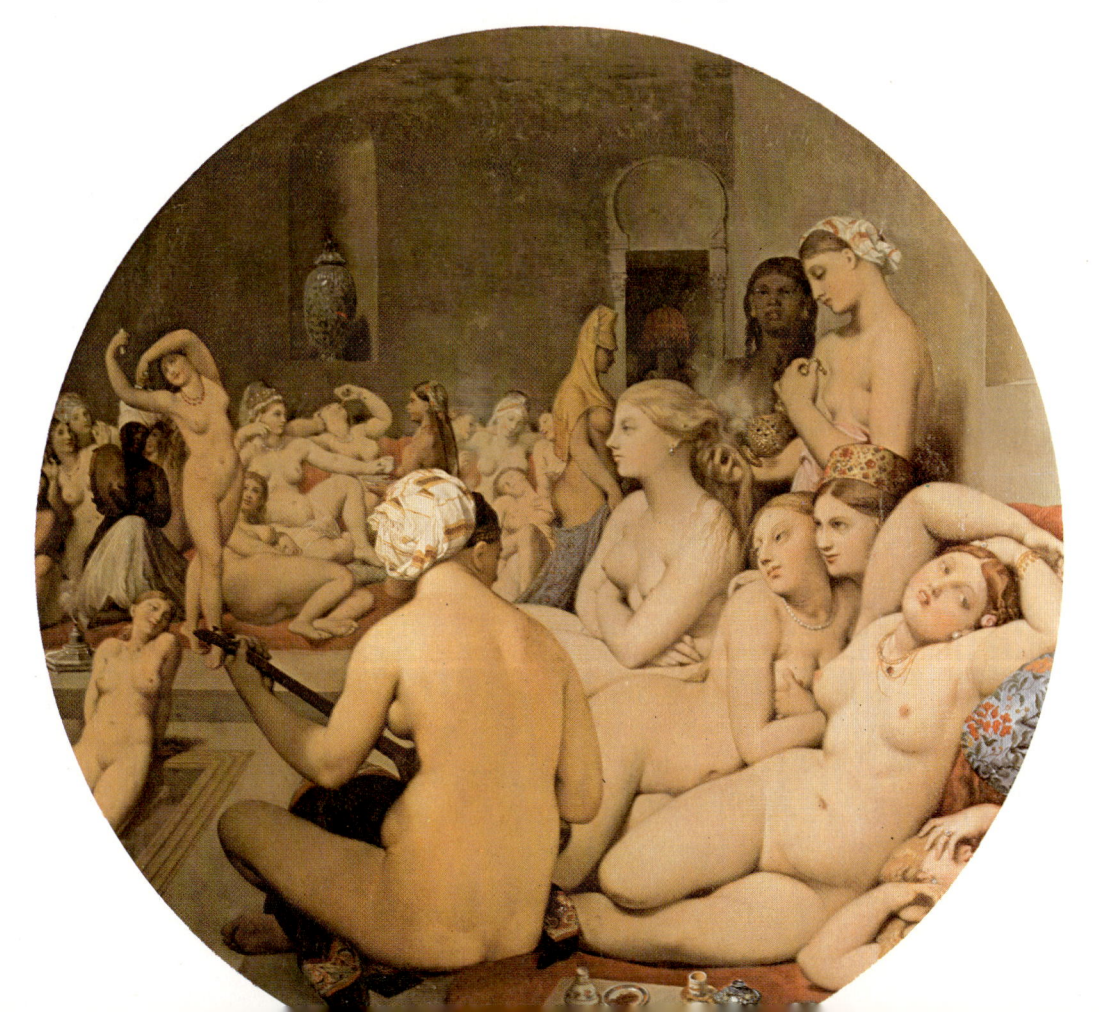

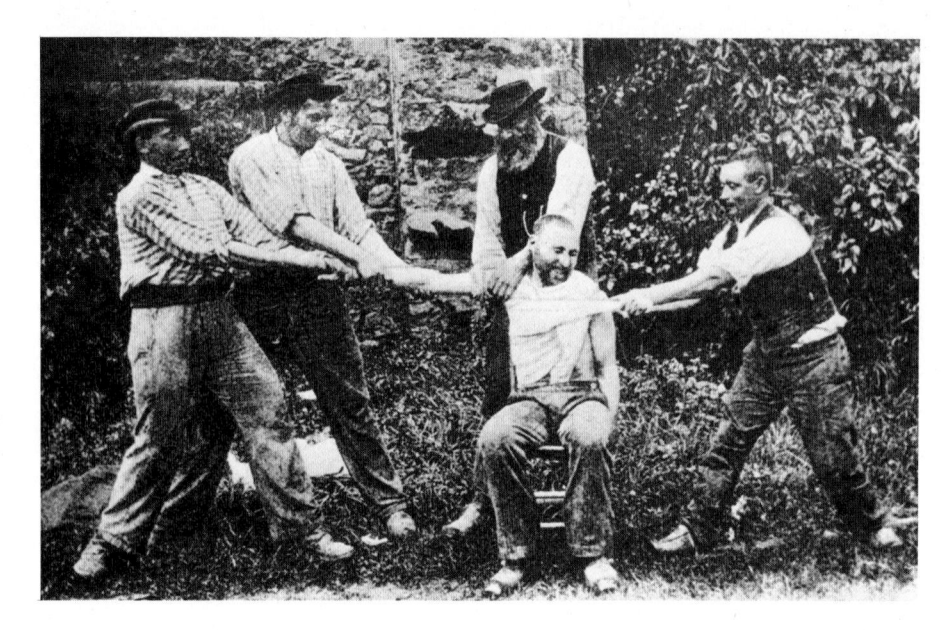

Abbildung 2939
Ein Heilpraktiker, der einen ausgerenkten Arm wieder einrenkt (in Muzillac, Morbihan). Photographie aus dem 19. Jh. (Paris, Bibl. d. Angewandten Künste)

Abbildung 2940
Eine neue Behandlungsmethode gegen Tabes oder Ataxie, durch Aufhängung, die in der Salpêtrière entwickelt worden war. Illustration aus Die Salpêtrière, *März 1889. (Paris, Nat. Bibl., Kupferstichkabinett)*

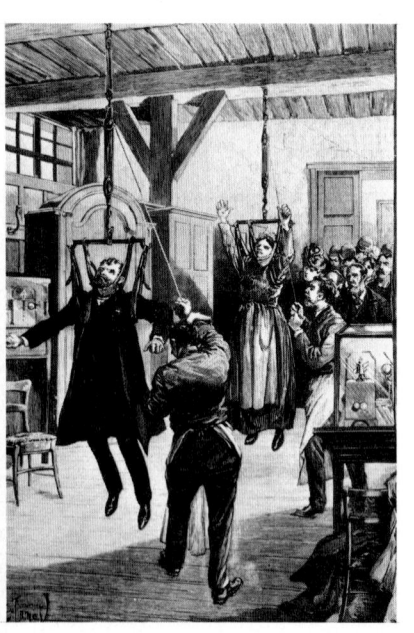

erwiesen, doch sie ist auch der Ausgangspunkt für die medizinisch-psychosomatischen Techniken, welche darauf abzielen, den Tonus und verschiedene Bewußtseinszustände zu kontrollieren. Schon die Jogis hatten sich damit beschäftigt. Doch während im 17. und 18. Jahrhundert Joga in Indien weniger beliebt war, führten die Reiseberichte (François Bernier, 1699) und die Untersuchungen europäischer Indienspezialisten, die ihr Echo in der romantischen Literatur finden, im Westen zu einer echten »orientalischen Renaissance«. Diese Wellen der Begeisterung für die Gymnastik, die Leichtathletik, den Sport, Joga, den Tanz und seit kurzem auch das Jogging riefen, unterstützt von der audiovisuellen Propaganda, weltweit Neugierde hervor, ebenso zahlreiche vorübergehende Bewegungen, aber auch einige beständige Neigungen; doch sie sind noch immer nicht in die Reichweite des Großteils unserer Zeitgenossen gerückt.

Die Bemühungen der Gesundheitsbehörden mehr Sportplätze und Schwimmbäder zu errichten und die Bevölkerung zu ermahnen, sich für ihre Gesundheit selbst verantwortlich zu fühlen, genügen nicht. Es ist auch ein Problem der medizinischen Erziehung; denn es ist die Aufgabe jedes Arztes – und nicht nur des Sportarztes und des Spezialisten auf dem Gebiet der physikalischen Therapie –, das, was schon Hippokrates wünschte, die Bewegung, die Massage und die Hydrotherapie zum weitgehendsten Nutzen jedem einzelnen Menschen mitzuteilen und bei ihm anzuwenden.

Es erscheint möglich, daß aus diesem neuerwachten Interesse für eine natürliche Medizin und als Folge aller hier angeführten Bemühungen eine große Erneuerung hervorgeht, die diesen wunderbaren Heilmitteln, dem Gleichgewicht und der Vollkommenheit des menschlichen Körpers den richtigen Stellenwert beimißt – auf dem Gebiet der Erziehung ebenso wie dem der Medizin.

Wir wissen kaum etwas über den Ursprung der manuellen Behandlung der Wirbelsäule. Es ist jedoch anzunehmen, daß sie mit dem Auftreten der ersten Menschen zusammenfällt, denn es gab überall und zu jeder Zeit Heilpraktiker, die »Gebeine und Nerven wieder in ihre Stellung zurück brachten«. Man kann sich also leicht vorstellen, daß sie im Lauf ihres Wirkens gelegentlich die Wirbelsäule behandelten. In den Schriften des Hippokrates und anderer Schriftsteller des Altertums findet man Beschreibungen von Handgriffen, welche der manuellen Behandlung sehr ähnlich sind. Es ist das Verdienst von Andrew Taylor Still, ab 1874 eine große Anzahl von Techniken zur Behandlung der Wirbelsäule wiederentdeckt, kodifiziert oder erfunden zu haben. Sie stellen die Grundlage aller derzeit verwendeten Behandlungsmethoden dar. Er nennt seine Methode Osteopathie, jedoch bestand sein großer Irrtum darin, daß er sie als quasi universelle Erklärung der Krankheiten und als einzige Behandlungsart ansah.

Die Osteopathie

Der Legende nach soll die Osteopathie entstanden sein, als Still, der als junger Arzt drei Kinder bei einer Meningitis cerebrospinalis-Epidemie verloren hatte, bei einer schweren Ruhrepidemie auf den Gedanken kam, ein Kind durch Massage der Lendengegend, die »kalt und verkrampft« war, zu retten.

Die Entwicklung der Osteopathie

1892 gründete Still eine medizinische Schule, in der neben den grundlegenden Wissenschaften auch seine Theorie gelehrt werden sollte. Um den Unterschied zwischen seiner Methode und der traditionellen Medizin deutlich hervorzuheben, wollte er, daß als Abgangsdiplom nicht der M. D. (medical doctor), sondern ein D. O. (doctor in osteopathy) verliehen werde. 1964 wurde die Schule für Medizin und Osteopathie in Los Angeles in eine Schule für Medizin und Chirurgie umgewandelt. Doch 1973 begann ein neuer Abschnitt: völlige Angleichung der fünf oder sechs osteopatischen medizini-

Abbildung 2941
Turnstunde in einer Lehrerinnenbildungsanstalt von Mayenne um 1900.
(Paris, Staatl. Institut für pädagogische Forschung, hist. Sammlung)

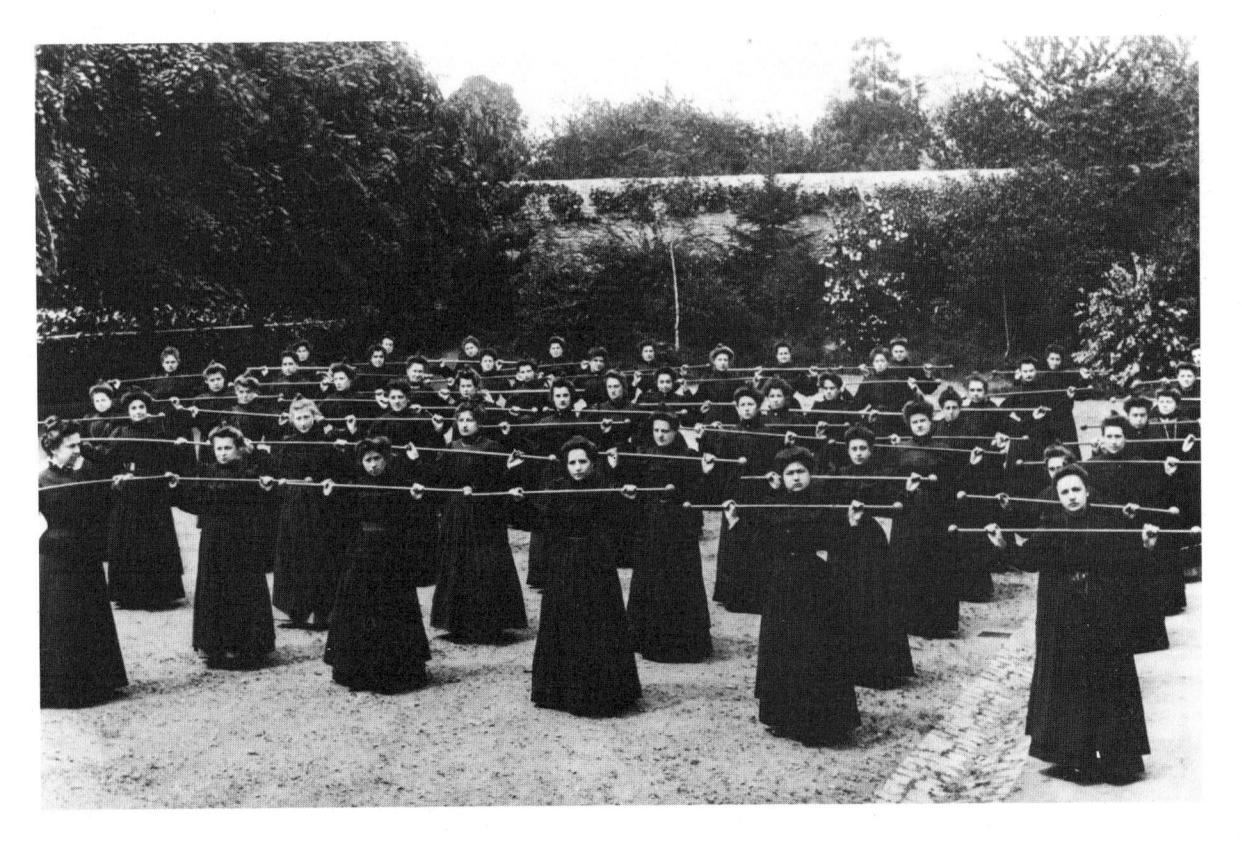

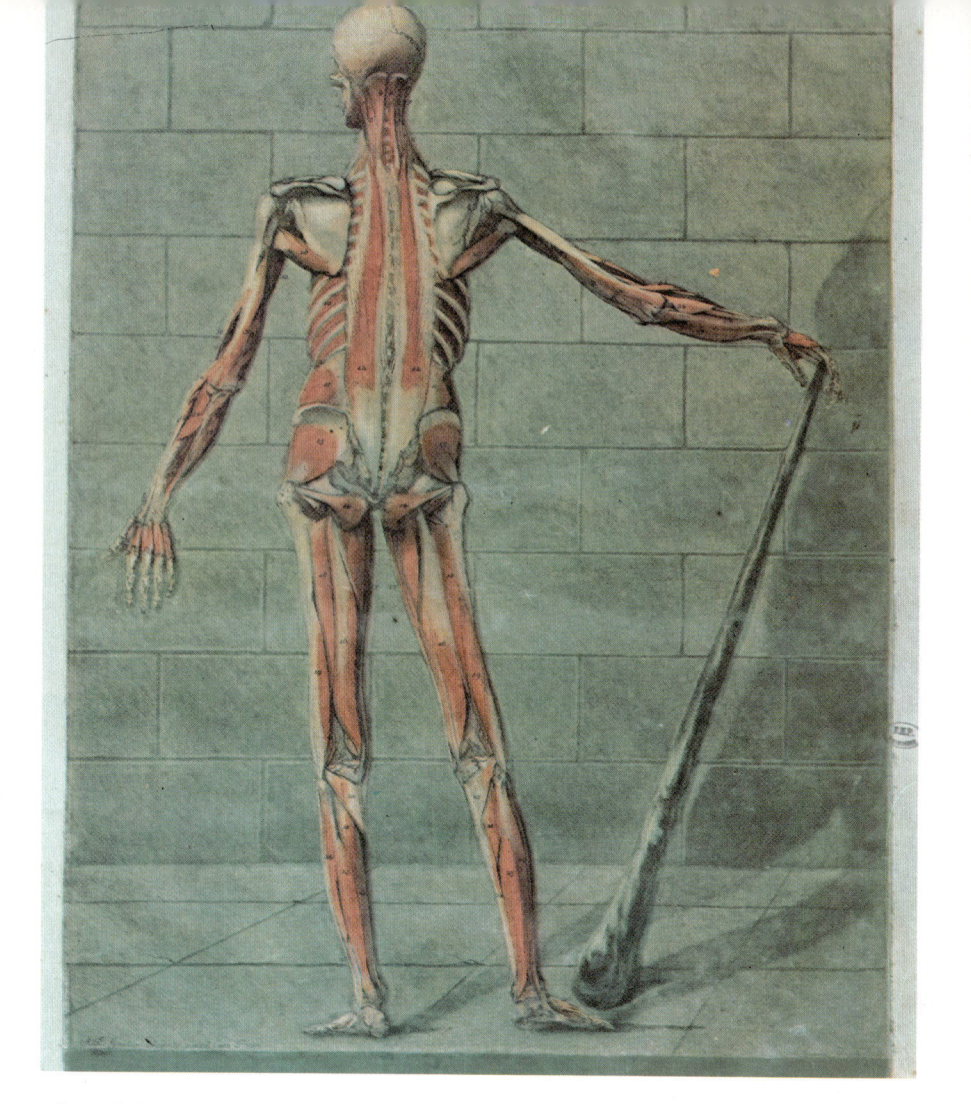

*Abbildung 2942
Myologie. Stich aus dem Werk, Umfassender Anatomieunterricht. Zeichnungen und Stiche in natürlicher Farbe von A.-E. Gautier d'Agoty, dem zweiten Sohn von Nicolas Jadelot, Nancy, 1773.
(Paris, Bibl. d. Alten Med. Fakultät)*

schen Schulen an die traditionellen medizinischen Schulen. Dasselbe Programm, dasselbe Studienniveau und dieselben Qualifikationen. Die fertigen Ärzte behalten im allgemeinen ihren Titel D. O., können aber auch Abteilungschefs an Universitätskliniken werden.

Die Chiropraktik (1895)

Obwohl die Chiropraktik in der Geschichte der manuell behandelten Technik keinen eigenen Platz einnimmt, muß sie unbedingt angeführt werden, denn sie war Gegenstand eines großen Werbefeldzuges und unzähliger Widersprüchlichkeiten. Sie ist eine Karikatur der Osteopathie, und als ihr Urheber gilt der Lebensmittelhändler D. Palmer. Nachdem er hin und wieder Kontakt zu Still gehabt hatte, soll er – der Legende nach – seine Karriere mit einer aufsehenerregenden Behandlung begonnen haben: Heilung seines schwarzen Dieners Lilian Harvey von einer posttraumatischen chronischen Taubheit durch manuelle Behandlung seines Halses. Angespornt durch dieses Ergebnis, behandelte er in diesem Jahr noch weitere Personen mit Erfolg. Einer seiner Patienten, der Reverend H. S. Weed, schlug im September 1895 vor, diese Methode »Chiropraktik« zu nennen. In den Vereinigten Staaten gab es bis zu 60 Chiropraktikerschulen, von denen einige allerdings nur wenige Schüler hatten. Im Augenblick gibt es ungefähr fünfzehn Schulen. Angeblich praktizieren in den Vereinigten Staaten 25 000 Chiropraktiker.

Traditionelle Medizin und manuelle Behandlung

Einige englische und französische Ärzte, wie Lavezzari, studierten um 1925 die osteopathischen Theorien und Techniken und übernahmen sie mit größeren oder kleineren Abänderungen. Die meisten von ihnen verwendeten sie nur begrenzt dort, wo sie ihnen vernünftig erschienen, vor allem bei der schmerzhaften Pathologie der Wirbelsäule. In England gibt es orthopädische Chirurgen, *manipulative surgeons* genannt, welche für manuelle Behandlungen zuständig sind.

Die physikalische Medizin

Es war sicherlich das Verdienst von J. B. Mennell, Professor für physikalische Medizin in London, die manuelle Therapie in den Rahmen der traditionellen Medizin und der Spitalmedizin eingefügt zu haben (1925–1950). Obwohl Mennell die Bedeutung der manuellen Behandlung genau aufzeigt und interessante Indikationen angibt, weist sein Werk eine beträchtliche Lücke auf: er versäumt anzugeben, wie man die richtige Behandlung auswählt, die dem behandelten Fall gerade entspricht. Das gleiche trifft auch auf Cyriax zu, Mennells Nachfolger am Saint-Thomas Hospital, der ein sehr interessantes Untersuchungssystem der Gelenke der Gliedmaßen einführt.

In Europa gibt es 1949 nur in England und Frankreich einige Ärzte, welche manuelle Behandlungen durchführen. In Frankreich findet erst nach dieser Zeit ein echter Aufschwung der manuellen Behandlungen statt. Einige junge rheumatologisch ausgebildete Ärzte gingen entweder nach England oder in die Vereinigten Staaten, um diese Behandlungsmethoden zu studieren. 1960 veröffentlichte R. Maigne die Abhandlung *Les Manipulations vertébrales* (Die manuellen Behandlungsarten der Wirbel), in der er diese Techniken völlig neu kodifiziert, eine klare Nomenklatur und genaue Anwen-

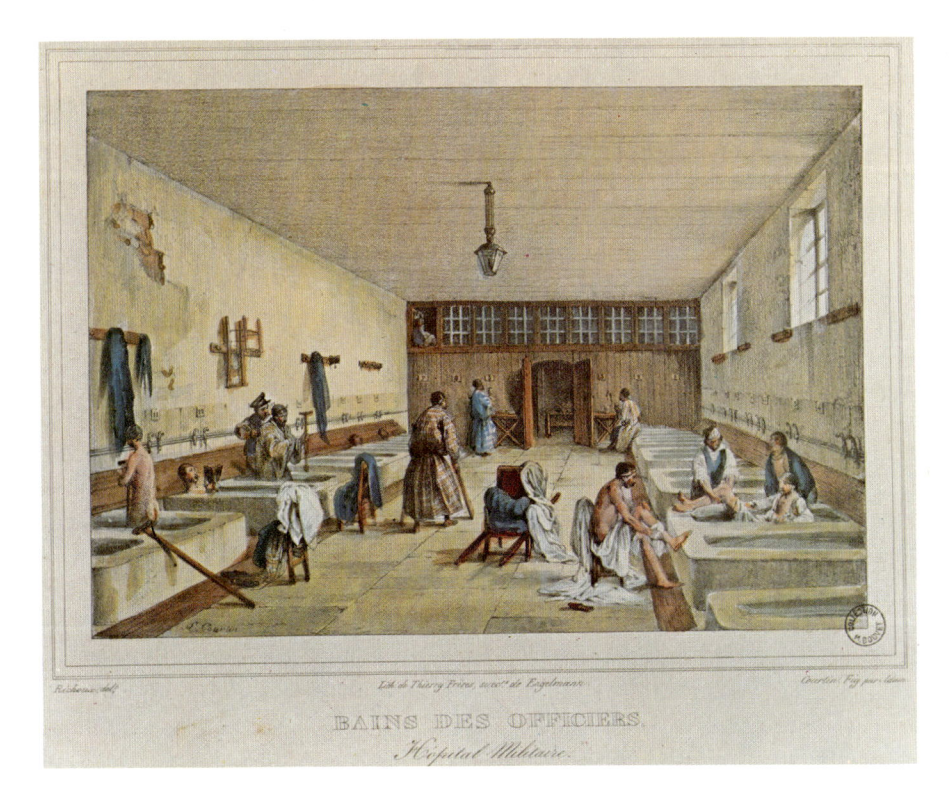

Abbildung 2943
Das Bad der Offiziere im Militärhospital von Bourbonne-les-Bains.
Stich, 19. Jh.
(Paris, Nat. Pharmazeutenstand, Sammlung Bouvet)

2595

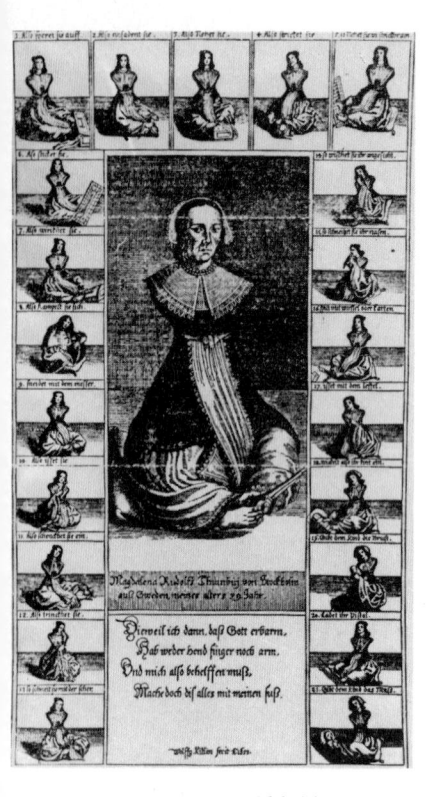

*Abbildung 2944
Magdalena Rudolf Thuinbirj
aus Stockholm, der von Geburt
an die Arme fehlen, hier im
Alter von neunundzwanzig
Jahren. Stich von Wolfgang
Kilian, 1651.
(Vom Autor zur Verfügung
gestelltes Bild.)
Man erzählte zu jener Zeit, daß
Magdalena diese Bilder selbst
verkaufte und auf den Märkten
feilbot, um für ihren eigenen
Lebensunterhalt und den ihrer
Kinder aufzukommen.*

dungsregeln einführt. Somit verlor die manuelle Behandlung ihren esoterischen Charakter; sie wurde eine Therapie wie alle anderen, die auf sich gestellt oder in Verbindung mit anderen angewandt werden kann und die besonders in der schmerzhaften mechanischen Pathologie und der statischen oder Haltungspathologie der Wirbelsäule von großem Interesse ist. Damit die Handgriffe jedoch richtig ausgeführt werden, ist eine lange, fortschreitende Lehrzeit nötig; denn sie müssen genau, wirksam und sanft sein. Das heißt, diese Therapie darf ausschließlich von Ärzten angewandt werden, die eine gute Kenntnis der Knochen- und Gelenkpathologie besitzen.

In thermalen Bereichen wird die physikalische Therapie seit langer Zeit verwendet. Wenn wir schon nicht auf die römischen Legionäre zurückgreifen, so haben doch auch die Soldaten Karls des Großen und die Kreuzritter die Thermalbäder von Néris und Gréoux benützt. 1601 gründete Heinrich IV. in Aix-les-Bains das erste Thermalkrankenhaus, um »seine Feldherrn und tapferen Leute« zu behandeln, »die bei der Belagerung der von Seiner Majestät eingenommenen Städte durch Musketen und Schwertschläge verletzt worden waren«. Im 18. Jahrhundert besaßen Barèges, Bourbonne-les-Bains, Amélie-les-Bains, Digne, Saint-Amand-les-Eaux ihre Militärspitäler. Der Erste Weltkrieg hatte zur Folge, daß 1918 etwa 20000 Kriegsverwundete diese Kuren beanspruchten.

In der Zwischenkriegszeit werden die Indikationen für Thermalbadbehandlungen bei traumatischen Folgeerscheinungen genauer. Das Interesse an einer frühzeitigen Behandlung wird wach, doch man verwendet immer noch eine isolierte *Krenotherapie* (Badekuren) und faßt die manuelle Behandlung nur mit Widerwillen ins Auge. Erst ab 1944–1945 wurde in Aix-les-Bains mit finanzieller Unterstützung der Krankenkasse der systematische Versuch einer Kinesiotherapie im thermalen Bereich durchgeführt. Dort wird die aktive Bewegungstherapie gemeinsam mit der klassischen Thermalkur im thermalen Schwimmbecken eingesetzt. Seither haben auch andere Warmbäder Einrichtungen für thermale Kinesiotherapie eröffnet (Kinebalneotherapie, entsprechend den von Professor Leroy aus Rennes festgelegten Grundregeln; er war der Bahnbrecher für die Behandlung von Folgeerscheinungen von Poliomyelitis). Die Indikationen werden von traumatischen auf rheumatische und neurologische Erkrankungen erweitert. Mehrere Thermalbäder verwenden die Schwimmbecken für aktive, dynamische und kollektive physikalische Therapie (Aix-les-Bains, Dax, Lamalou, Amélie-les-Bains, Bagnères-de-Bigorre). Meistens wird die physikalische Therapie während der Dauer eines Kuraufenthaltes für klassische thermale Behandlung durchgeführt.

Sicherlich führt die thermal-physikalische Therapie zu besseren Ergebnissen als nur die Kinesiotherapie, die bei einer Thermalkur durchgeführt wird. Dies ist auf die kontinuierliche Behandlung während des ganzen Tages, auf die Verbindung der thermal-physikalischen Therapie mit anderen physikalisch therapeutischen Techniken und auf die Anpassung der Behandlungsdauer an den Grad der Verletzungen oder der Erkrankungen zurückzuführen. Ein derartiges Zentrum muß alle klassischen kinesiotherapeutischen Einrichtungen eines modernen Zentrums für physikalische Therapie besitzen, doch der wichtigste Bestandteil ist das Schwimmbecken mit den dazugehörigen Anlagen (diverse medizinische Duschen, Verabreichungen oder Peloidbäder). Das Schwimmbecken muß so groß sein, daß mehrere Kranke behandelt werden können (Wetteifer, Gemeinschaftsatmosphäre). Außerdem muß es Einrichtungen enthalten, die nicht nur das Gehen zwischen parallelen Balken ermöglichen, sondern auch verschiedene Stellungen im Wasser, die Unterwasserscheibentherapie und im allgemeinen auch die diversen analytischen Behandlungen. Die Wassertemperatur sollte ungefähr bei 37° C liegen. Selbstverständlich muß das Thermalwasser rein sein und darf nicht mit Kaltwasser gemischt werden, damit es alle seine Eigenschaften behält. Ein Teil des Schwimmbeckens sollte für verschiedene synthetische Übungen vorbehalten sein (vor allem zur Behandlung von neurologischen Folgeerscheinungen). Wenn möglich, sollte ein zweites Schwimmbecken mit weniger heißem Thermalwasser (27–30° C) und weniger Einrichtungen, geeignet zum Schwimmen, für Spiele und sportliche Wasserübungen, die der Behandlung dienen, vorgesehen sein.

Die schnelleren Ergebnisse, die vollständiger oder leichter durch Thermalkuren erreicht werden, sind den mechanischen, physikalischen, chemischen und speziellen physikalisch-chemischen Eigenschaften der verschiedenen Thermalquellen zuzuschreiben. Die Thermalbehandlung ist somit mehr als eine lokale, rein mechanische Therapie.

Am häufigsten werden folgende Bäder zur physikalischen Therapie angewendet: schwefelhaltige Quellen (Aix, Amélie), natriumchloridhältige (Bourbonne, Dax), ebenso wie pflanzlich-mineralische Schlammbäder und die Metallspuren enthaltenden Hyperthermalbäder, die häufig Kalziumsul-

Abbildung 2945
Bäder von Paris auf den Champs-Elysées, Mitte 19. Jh. (Paris, Museum Carnavalet)

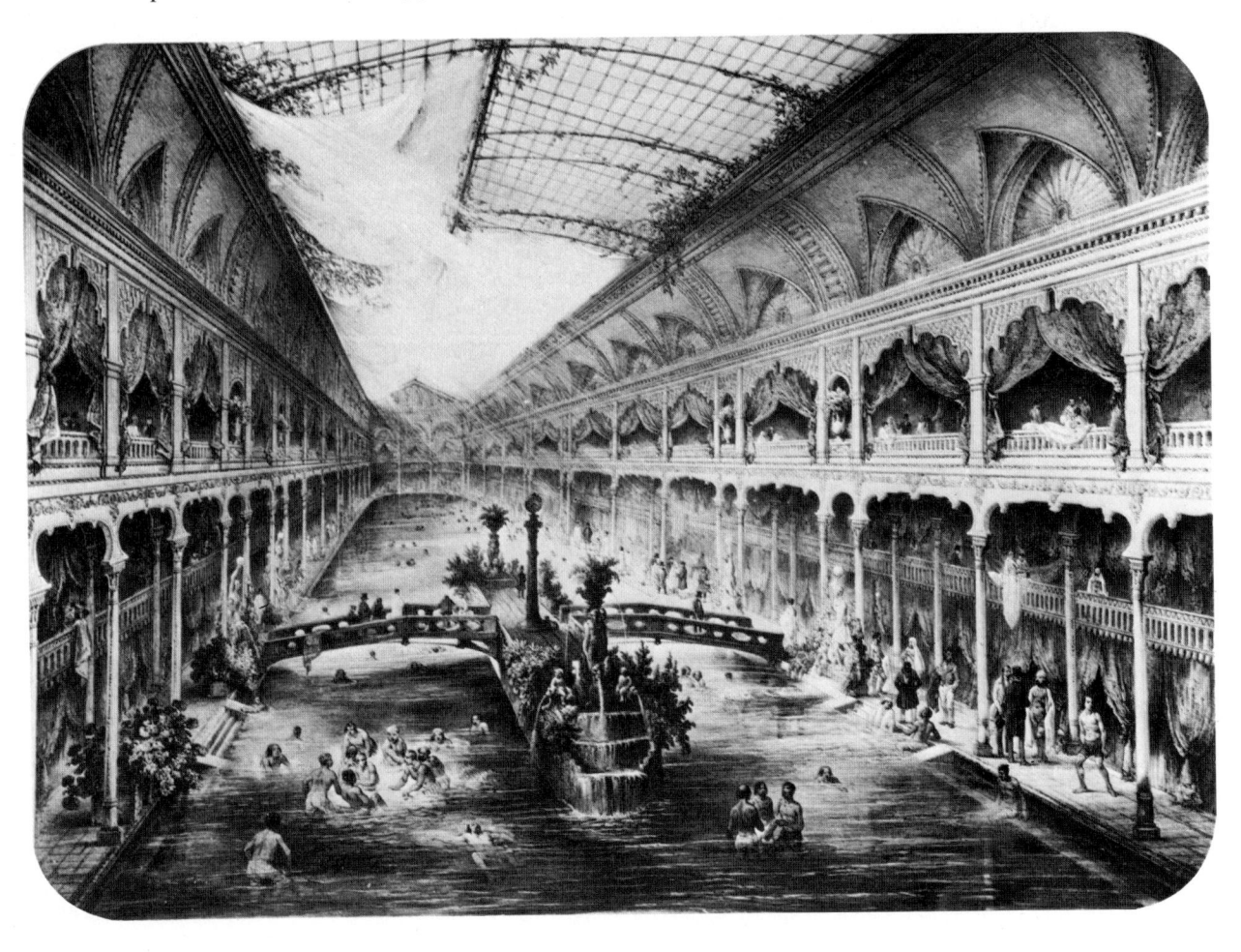

fate enthalten und immer radioaktiv sind (Bagnères-de-Bigorre, Néris, Lamalou). Die Indikationen für physikalische Therapie in Thermalbädern sind dieselben, wie jene für allgemeine physikalische Therapie; sie betreffen traumatische und rheumatische Krankheiten und Neurologien.

Bei einem Trauma muß die thermale physikalische Therapie so früh wie möglich begonnen werden. Dies ist um so wichtiger, wenn die Folgen eines Traumas von Ödemen, trophischen oder Kreislaufstörungen begleitet sind, wenn die Gelenke steif sind, schmerzen und ohne die Hilfe von heißem Wasser, vor allem von Thermalquellen, nur schwer beweglich gemacht werden können. Auch ein an Rheuma leidender Verletzter wird eine physikalische Therapie in einem Thermalbad wesentlich besser vertragen. Eine wichtige Indikation für Thermalbäder ist die Arthroplastik des Hüftgelenks bei Hüftarthrose (leichtes Wiedererlernen des Gehens, Linderung der Schmerzen), ebenso wie bei Verzögerung der Verheilung.

Abschluß

Die Thermalquellen sollten in der physikalischen Therapie eine hervorragende Stelle einnehmen, vor allem dann, wenn die Schwere der Verletzungen, schmerzhafte oder trophische Komplikationen oder eine allzu langsame Wiederherstellung die physikalische Therapie erschweren. Die physikalischen, chemisch-biologischen und psychologischen Wirkungen der Thermalquellen erleichtern die Heilung beträchtlich und beschleunigen die Wiederaufnahme beruflicher Tätigkeiten oder die Eingliederung eines posttraumatischen, rheumatischen oder neurologischen Körperbehinderten.

Geschichte der Amputation

Die Amputation ist fast ebenso alt wie das Menschengeschlecht. Das Studium der Amputation umfaßt nicht nur die Geschichte der Medizin, sondern auch die Archäologie, die Anthropologie und die Ethnologie.

In Spanien und Frankreich (Gargas, Haute-Garonne) hat man in Höhlen einwandfreie Anzeichen einer sechsunddreißigtausend Jahre alten Amputation gefunden. Ähnliche Spuren aus einer noch früheren Zeit wurden in Neumexiko entdeckt. Die weltweit verbreitete Praxis der Selbstverstümmelung zur Versöhnung der Götter war nämlich eine religiöse Handlung. Angeborene Mißbildungen und Aplasien einer Extremität traten vor allem in den arabischen Ländern auf, wo Heiraten unter Blutsverwandten sehr gefördert wurden. Alle Kulturvölker, außer jenem des alten Mexiko, stellten sich gegen das Überleben mißgestalteter Kinder. Montezuma II. schützte die Behinderten, indem er für sie neben dem königlichen Zoo und den botanischen Gärten ein Lager errichtete.

Die frühesten Anzeichen einer Amputation hat man an Skeletten aus der neolitischen Epoche der Vorgeschichte gefunden, zusammen mit Sägen aus Stein oder Knochen, die Tiergebissen genau nachgeahmt waren. Aus der Bronze- oder Eisenzeit fand man Sägen aus Metall und chirurgische Instrumente. Neben einer ägyptischen Mumie mit mißgestalteter Hand fand man eine Armprothese aus Naturfasern, die mehr als zweitausend Jahre alt ist. Griechen und Römer waren mit Amputationen vertraut, und diese wurden

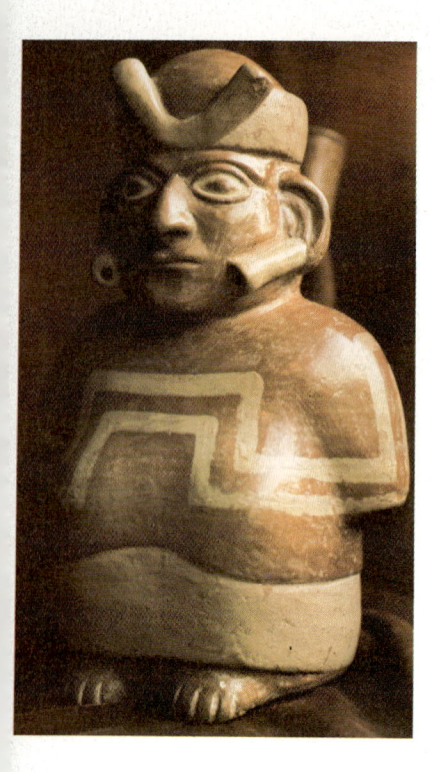

Abbildung 2946
Präkolumbische Statuette, die eine Verstümmelung der Unterarme zeigt.
1500–900 v. Chr.
(Sammlung Dr. L. W. Friedmann, New York; vom Autor zur Verfügung gestelltes Bild).

Abbildung 2947 (gegenüber)
Ein Wunder, das sich beim Grabmal des heiligen Ludwig ereignete, erzählt von Henri de Perche im Livre des faiz de Monsigneur Saint Louis, *Handschrift aus dem 15. Jh. (Paris, Nat. Bibl., Ms. fr. 2829, fol. 89)*
Es handelt sich hier um einen Mann, »gebürtig aus der Normandie, der sein Bein seit zwanzig Jahren nicht mehr gebrauchen konnte infolge einer Verletzung des Knöchels, die sich vom Fuß über das Bein ausbreitete«. Er war gekommen, um am Grabmal des heiligen Ludwig zu beten, und er verließ es geheilt.

Autre miracle.

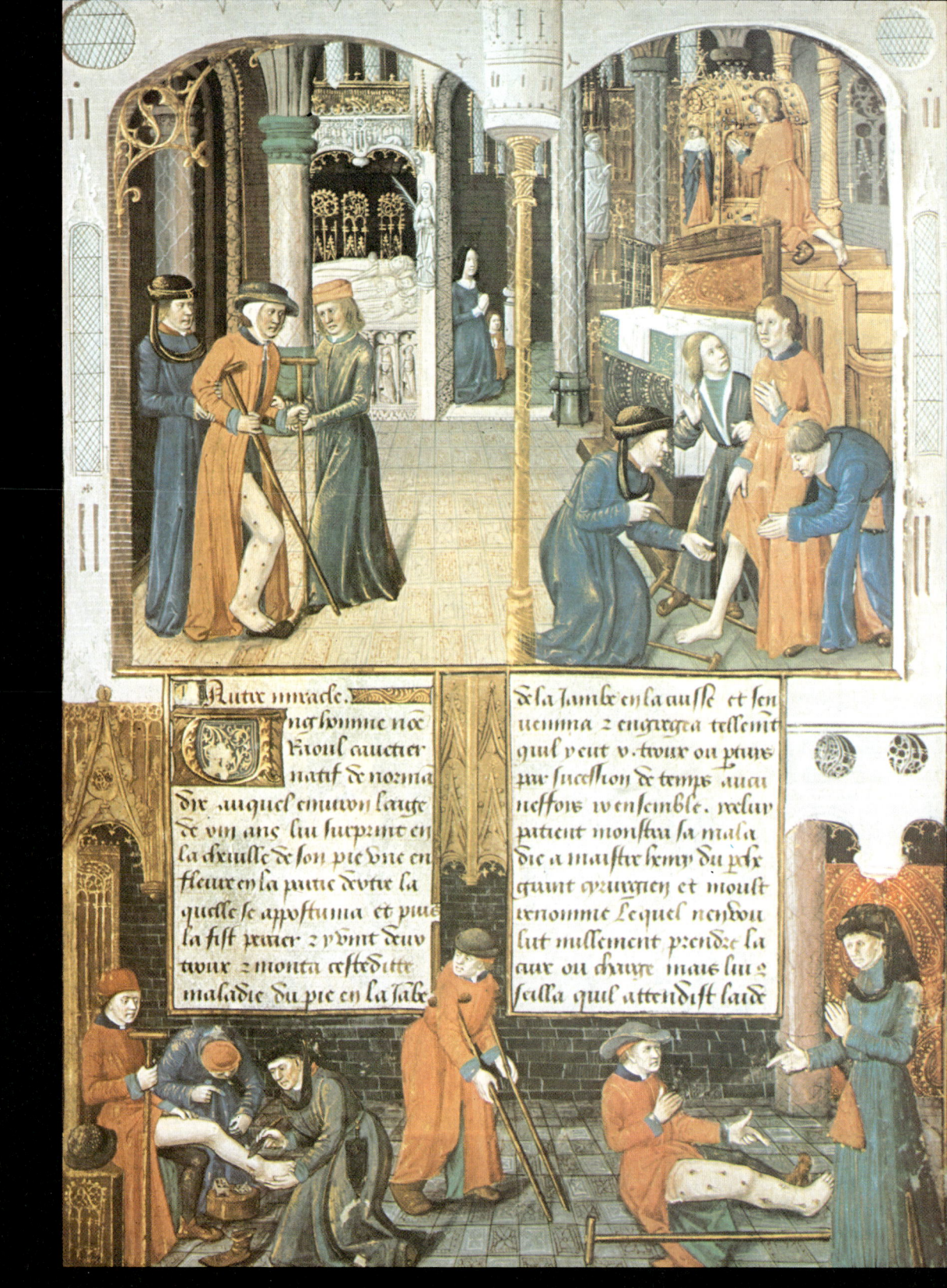

Ung homme nommé Rioul Auvetier natif de Normandie auquel environ l'age de vin ans lui surprint en la cheville de son pie une enfleure en la partie dextre laquelle se apostuma et puis la fist ptuer et vint deux toux et monta cestedite maladie du pie en la jabe de la jambe en la cuisse et son venin a engregea tellement qu'il y eut v. troux ou plus par succession de temps avec nesfors ensemble. Relui patient monstra sa maladie a maistre hemy du pré grant cyrurgien et moult renomme lequel n'en doulut nullement prendre la cure ou charge mais lui conseilla qu'il attendist l'aide

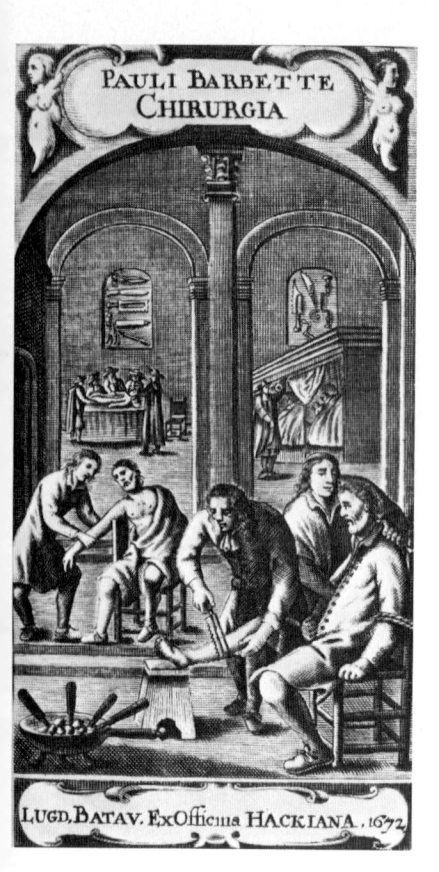

Abbildung 2948
Titelblatt der Opera chirurgico-anatomica, *von Paul Barbette, Leiden 1672, mit verschiedenen chirurgischen Szenen. Im Vordergrund eine Amputation. (Paris, Bibl. d. Alten Med. Fakultät)*

sowohl bei angeborenen als auch durch eine Verletzung verursachten Mißbildungen vorgenommen.

Oft wurden auch Verbrechern als Strafe Gliedmaßen amputiert. In den arabischen Ländern züchtigte man zum Beispiel einen Dieb durch Amputation der rechten Hand; diesen Brauch gibt es noch immer. Auch die Indianer führten zur Zeit vor Kolumbus gerichtliche Amputationen durch: Gliedmaßen, Lippen, Nasen. Seit eh und je gibt es angeborene Anomalien, doch die alten Völker, außer den Azteken, ließen solche Kinder nicht am Leben. Das wird durch einige Tonfiguren bewiesen (1500–900 vor unserer Zeitrechnung).

Die erste detaillierte Darstellung einer angeborenen Amelie der beiden oberen Gliedmaßen stammt aus dem Jahr 1654. Sie stellt eine Schwedin dar, doch die Zeichnung erschien in einer deutschen Zeitschrift. Sie sollte die vielfachen Möglichkeiten aufzeigen, wenn man sich nur seiner Füße bedienen kann. – Lawrence W. Friedmann führte eine beachtliche Untersuchung über die Amputationen bei primitiven Kulturen durch, und wir müssen uns seinen Schlußfolgerungen anschließen: chirurgische Amputationen wurden seit dem Neolitikum durchgeführt, man hat sogar sechstausend Jahre alte Sägen und Messer gefunden. – Celsus (53 v. Chr. bis 13 n. Chr.) hat eine Amputationstechnik mit Lappen und Binden zur Beherrschung der Blutung beschrieben. – Der mohammedanische Chirurg Abulcasis (1013–1106) berichtet von einer Amputation bei Gangrän: Er kämpft gegen die Blutung, »indem er kauterisiert« oder ein »Pulver gegen Hämorrhagie« anwendet. Hieronymus Brunschwig aus Straßburg (1497) führt Amputationen durch; er benützt dabei ein Schlafmittel und kauterisiert mit kochendem Öl.

Die erste Abbildung einer Amputation erscheint 1517 in einem Werk von Hans von Gerssdorf, der über 100 Amputationen durchgeführt haben soll. – Ambroise Paré führt die Ligatur wieder ein, die sei Celsus nicht mehr verwendet worden war. – Wilhelm Febry (Köln, 1593) befürwortete als erster eine Amputation oberhalb der Verletzung der Extremität. – Johann Ulrich

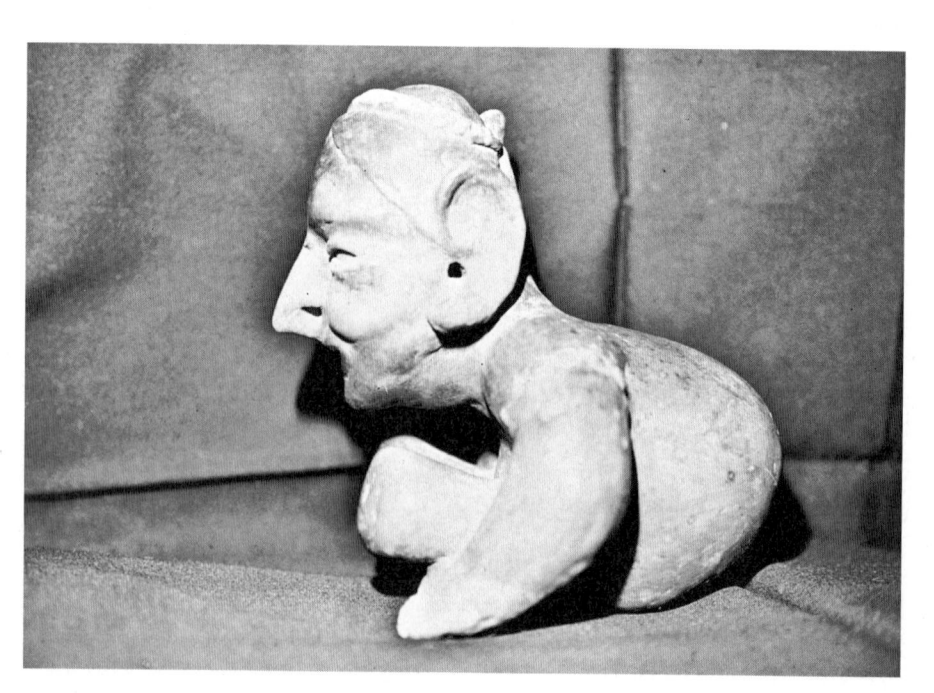

Abbildung 2949
Kleine Figur aus Jalisco (Mexiko), welche einen beidseitigen Oberschenkelamputierten darstellt, der primitive Prothesen verwendet (300–900 n. Chr.). (Sammlung Dr. Friedmann, New York)

Bilger (1720–1793) empfahl 1761, das Gelenk zu bewahren oder Exartikulationen durchzuführen (vor Fergusson, Syme und Brodie).

Die erste Exartikulation der Hüfte dachte sich Sauveur François Morand, 1739, aus. Daraufhin wurde an einem vierzehnjährigen, von einer Gangrän befallenen Kind eine bilaterale Exartikulation der Hüfte vorgenommen; es starb nach elf Tagen. 1759 bot die königliche chirurgische Akademie einen doppelten Preis für die beste Abhandlung über folgendes Thema: »Falls eine Amputation des Oberschenkels als das einzige Mittel erscheint, um das Leben eines Kranken zu retten, soll festgestellt werden, ob diese Operation durchgeführt werden soll und welche Methode hiezu die günstigste ist.« Von 44 Antworten traten 30 für eine Operation ein.

Es ist bekannt, daß die Chirurgen der Großen Armee Napoleons unzählige Amputationen und Exartikulationen durchführten. Die Geschicklichkeit von Jean-Dominique Larrey war berühmt. – Otis stellte fest, daß zur Zeit des amerikanischen Sezessionskrieges 111 Exartikulationen an Zivilisten vorgenommen wurden, wovon 46 erfolgreich verliefen, und 254 an Angehörigen der Armee, wovon nur 28 Erfolg hatten. Die Mortalität betrug fast 90 Prozent, während Farabeuf 1878 – also vor der Entdeckung der Asepsis – der Gesellschaft für Chirurgie von Paris eine Sterberate von 75 Prozent angab. Der Hauptgrund dafür war die fast unvermeidliche Infektion, die es nötig machte, den Stummel offen zu lassen.

Die zahlreichen Verfahren zur Amputation eines Fußes (Lisfranc, Malgaigne, Ricard, Chopart) sind fast alle verschwunden. Nur die Amputationen von Syme und von Pirogoff, die daraus hervorgingen, sind übriggeblieben, ebenso die Exartikulation zwischen Metatarsus und Zehen und die transmetatarischen, welche die Statik des Fußes bewahren. – Am Oberschenkel sollen lange Stümpfe vermieden werden, manche Ärzte empfehlen jedoch bei alten Leuten eine Exartikulation des Knies.

Bis zum Ende des 19. Jahrhunderts wurde die Amputation als geringer chirurgischer Eingriff angesehen, der möglichst schnell durchgeführt werden müsse. Doch was vor dem Zeitalter der Anästhesie, der Ligatur und der Antibiotika als annehmbar gelten konnte, ist es heute nicht mehr. Die Schmerzen des Stumpfes und des Phantomgliedes brachten zahlreiche Ärzte dazu, neue Verfahren zu suchen. August Bier empfahl ab 1893 die Osteoplastik, um das äußerste Knochenende der Tibia zu bedecken; dieses Verfahren wurde von Ertl als Knochenbrücke zwischen der Tibia und dem Wadenbein aufgenommen, die Wucherungen der Röhrenknochen vor allem bei Kindern vermeiden sollte.

Mondry setzte sich 1952 für die Myoplastik ein: Naht der agonistischen und antagonistischen Muskeln. Dieses Verfahren wurde 1956 von Dederich aus Bonn aufgenommen (Naht der Knochenhaut, wenn der Muskel nicht lange genug ist); es ermöglicht die Korrektur zahlreicher mangelhafter Stümpfe und die Behebung der Schmerzen des Phantomgliedes. Die Amputationsstellen wurden nach dem Zweiten Weltkrieg vor allem von zur Verth in Deutschland präzisiert.

Nach dem *Précis de manuel opératoire* (Abriß des Operationsleitfadens) von Farabeuf (1893) erschienen erst wieder die Arbeiten von Gillis in Großbritannien, die von Kirk in den Vereinigten Staaten und schließlich der bemerkenswerte Atlas der Amputationen von Slocum, ein durch seine umfassende und genaue Darstellung hervorragendes Werk (1949).

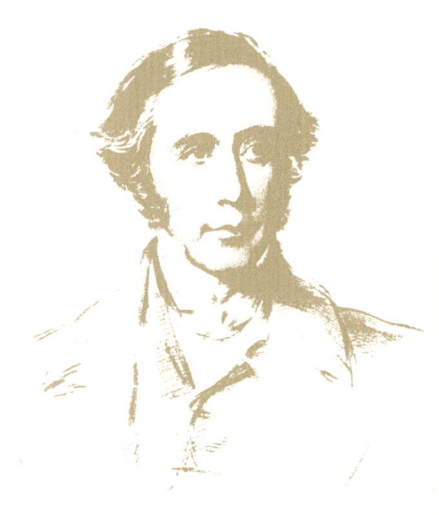

Abbildung 2950
James Syme, 1799–1870, schottischer Chirurg. Er war der Lehrer und Schwiegervater von Lister. Obwohl er eine neue Amputationsmethode des Knöchels erfand, befürwortete er mit Erfolg die Exartikulation.
(Paris, Bibl. d. Alten Med. Fakultät)

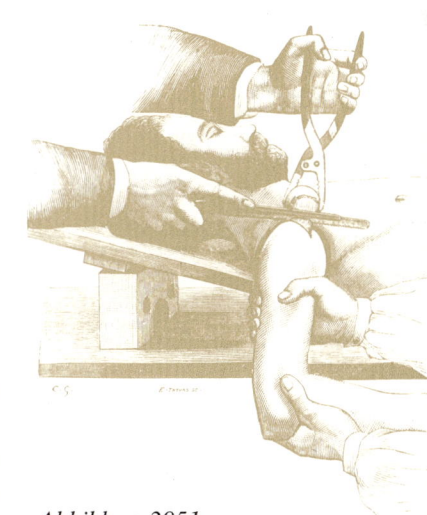

Abbildung 2951
»Resektion der Schulter. Dekapitation des Humerus mit einer langen Säge mit beweglichem Rücken.«
Illustration aus Précis de manuel opératoire *(Einzelheiten der Operationsfertigkeit) von Louis-Hubert Farabeuf, Paris, 1885.*
(Paris, Bibl. d. Alten Med. Fakultät)

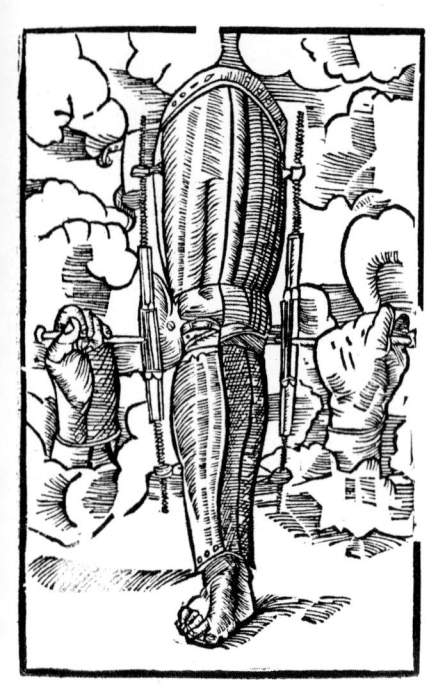

*Abbildung 2952
Prothese zur Wiederherstellung des Beins.
Stich aus* The noble experience of the vertuous handywarke of surgeri... *von Hieronymus Brunschwig, London, 1525. (Paris, Bibl. d. Alten Med. Fakultät)*

Die Entwicklung der Prothesenausrüstung für Amputierte an unteren Gliedmaßen

Offenbar hat es seit dem frühesten Altertum Prothesen für die unteren Gliedmaßen gegeben, die zwar sicherlich noch sehr primitiv waren, doch den gewünschten Zweck erfüllten; sie gaben den Amputierten die Möglichkeit zu stehen und sich zu bewegen. Eine Vase aus dem Louvre aus dem 4. Jahrhundert v. Chr. stellte einen Invaliden dar, der sich auf eine Stelze stützt, welche die Rolle eines Holzbeines erfüllt.

Hippokrates selbst hat sich nie über die zu seiner Zeit verwendeten Prothesen geäußert. War man nicht damals der Ansicht, sie hingen eher von der Mechanik als von der Heilkunst ab? Diese Vermutung wird durch ein Zitat von Percy bestätigt. Er gibt an, zwei antike Marmorplastiken gesehen zu haben, welche aus dem Krieg heimkehrende Soldaten darstellen, unter denen auch einige Invaliden mit Holzbein waren. In der Antike wurden künstliche Gliedmaßen oder zumindest einfache Vorrichtungen als Ersatzglieder verwendet. Es sind nur sehr wenige Unterlagen darüber erhalten; erst aus dem 16. Jahrhundert besitzen wir präzisere Auskünfte.

Die erste künstliche Extremität, welche diesen Namen auch wirklich verdient, ist die von Ambroise Paré entwickelte Prothese nach einer Oberschenkelamputation. Dieses kunstvoll angefertigte Bein bestand aus einem metallenen Oberschenkel, der innen gepolstert war; an ihm war ein Metallstift beweglich angebracht, der das Beinsegment ersetzte. Am unteren Ende dieses Stiftes war ein anderes Stück angesetzt, welches den Fuß darstellte, dessen Stellung durch eine Feder sichergestellt war. Die gesamte Prothese war mit Metallstücken bedeckt, die wie bei einer Rüstung die Form der Waden und des Fußes nachahmten. Es versteht sich wohl von selbst, daß dieser Apparat ein beträchtliches Gewicht gehabt haben muß. »Er ist kompliziert und für die Wissenschaft nur noch von historischer Bedeutung.«

Nach einer Beinamputation verwendete Ambroise Paré eine Stelze aus einem U-förmigen Holzstück, in das er das gebeugte Knie legte, während Tragriemen das Oberschenkelsegment bei diesem sehr vereinfachten Prothesensystem stützten. Dieses nannte er »das Bein der Armen«, im Gegensatz zu dem zuerst beschriebenen, das er als »das Bein der Reichen« bezeichnet hatte. Bemerkenswert ist auch, daß zur gleichen Zeit der Holländer van Solingen, der als einer der ersten nach Lawdham Amputationen oberhalb des Knöchels durchführte, seine Amputierten mit Hilfe eines Stiefels gehen ließ, wobei das Körpergewicht direkt auf dem Stumpf lag. 1696 erkannte Verduin, ein holländischer Chirurg, die Nachteile, welche dieses System aufwerfen konnte, und er meinte, man solle sich besser auf den Oberschenkel stützen, um das äußerste Ende des Stumpfes zu entlasten.

Als Material wurde am häufigsten Leder in Verbindung mit Stahlschienen und später Holz verwendet, doch dieses hatte den Nachteil, daß man sich daran leicht aufreißen konnte. Erst die Verwendung von Leichtmetallen (1927) ermöglichte Fortschritte bei den Prothesen und machte das Gewicht des Apparates wesentlich leichter, was von den Amputierten sehr geschätzt wurde. Um 1935 tauchten Prothesen aus »Leichtholz« auf, deren Holzmasse verringert war; sie wurden durch das Aufziehen von Eisenringen, Versteifungen und Pergamentbänder verstärkt, die derart sorgfältig gestaltet waren, daß sie eine ähnliche Widerstandsfähigkeit wie die Prothesen aus Leichtmetall hatten. Schließlich werden seit kurzem (1959) auch für Prothesen Kunststoffe verwendet, vor allem Polyester, die auf dem industriellen Sektor schon weitgehend gebräuchlich sind.

Bis zu Beginn des vorigen Jahrhunderts wurden alle Prothesen für Beinamputierte aus Leder und Stahl hergestellt. Sie waren ziemlich schwer und wurden entweder keulenförmig oder mit Fuß hergestellt. 1861 stellte der Graf von Beaufort der medizinischen Akademie eine Prothese aus Holzstreben vor, die im Knie durch Metallstücke gegliedert war und auf der Lederhüllen für Unter- und Oberschenkel befestigt waren. Die Prothesen aus Leichtmetall beruhen auf demselben Prinzip.

Ein heikles Problem muß jedoch noch gelöst werden: die Ausrichtung der Prothese. Zahlreiche Forscher dachten sich Maschinen zur Übernahme dieser wesentlichen Funktion aus. Heute werden einfachere Vorrichtungen verwendet, von denen das *coupling* von Staros-Gardner eine der bekannte-

Amputation des Beins

Abbildung 2953
Die Bettler oder die Bruderschaft der Liederlichen. *Gemälde von Peter Breugel dem Älteren, um 1525–1569, datiert 1568. (Paris, Louvre)*

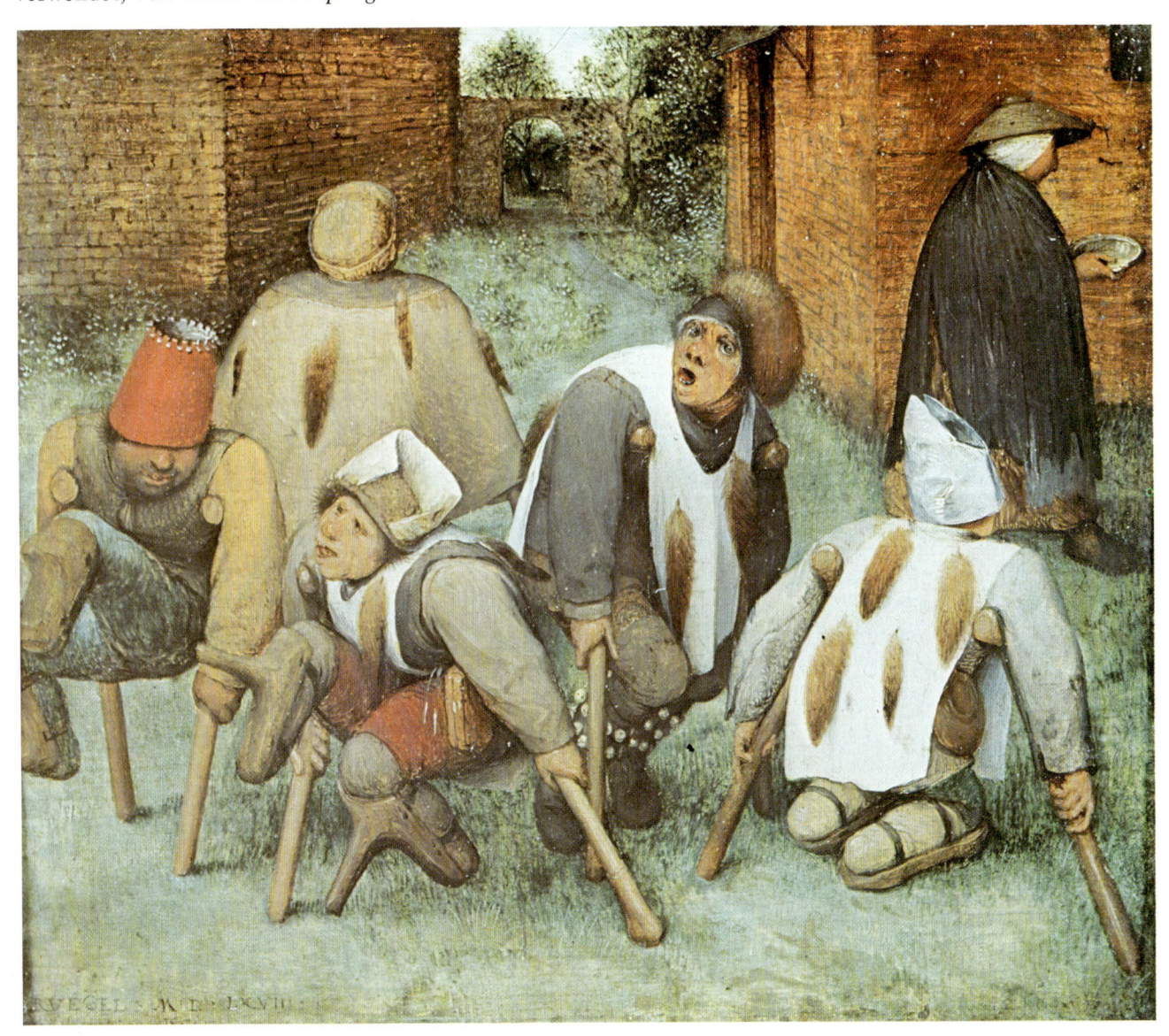

sten ist. Vor kurzem eröffnete die Kontaktprothese neue Möglichkeiten für die Beinamputierten. Durch eine sehr präzise Modelliertechnik und durch die Herstellung eines ganz genau an den Stumpf angepaßten Gelenks ermöglicht die Kontaktprothese die Beseitigung der Beinschiene. Bei dieser Art von Gelenk wurden zwei neue Varianten eingeführt. Die eine wurde vom Zentrum für physikalische Therapie von Nancy ausgearbeitet und erstreckt sich über die Kniescheibe; dies ist die STP, die suprakondyläre Tibiaprothese. Die andere, welche von Doktor Kuhn aus Munster verwendet wird, läßt zwar die Kniescheibe frei, besitzt jedoch laterale Flügel, welche einen besseren Halt des Kniegelenks gewährleisten. Dies ist die KBM-Prothese oder kondyläne Bettung Munster. Im Augenblick sind die Kontaktprothesen vom funktionellen Standpunkt aus gesehen am wirksamsten. Sie ermöglichen eine relativ kurze Prothese am Stumpf; einige Ärzte empfehlen sie sogar bei Amputationen infolge von Arterienentzündungen.

Amputation des Oberschenkels

Bis zu Beginn des vorigen Jahrhunderts wurden fast alle Prothesen aus Leder und Stahl hergestellt. Bald jedoch vervollständigten Holzprothesen diese Apparate für Oberschenkelamputierte. 1861 stellte der Herzog von Beaufort gleichzeitig mit der schon beschriebenen Prothese für Beinamputierte eine Prothese für Oberschenkelamputierte vor, die ebenfalls mit Hilfe von Holzstelzen hergestellt war; sie hatte ein Kniegelenk mit einer Vorrichtung zur Blockierung und eine vorne verschnürbare Lederhülle, die auf Höhe des sich aufstützenden Stumpfes durch einen stählernen Halter unter dem Sitzbein verstärkt und an den Holzstelzen befestigt war. Dies war die erste bekannte Stütze des Sitzbeins. Die um 1925 in Deutschland durchgeführten Arbeiten zur Beseitigung des Aufhängungssystems der Prothese führten zur Ausarbeitung eines Gelenks »mit Unterdruck« oder »mit Entlüftungsventil«.

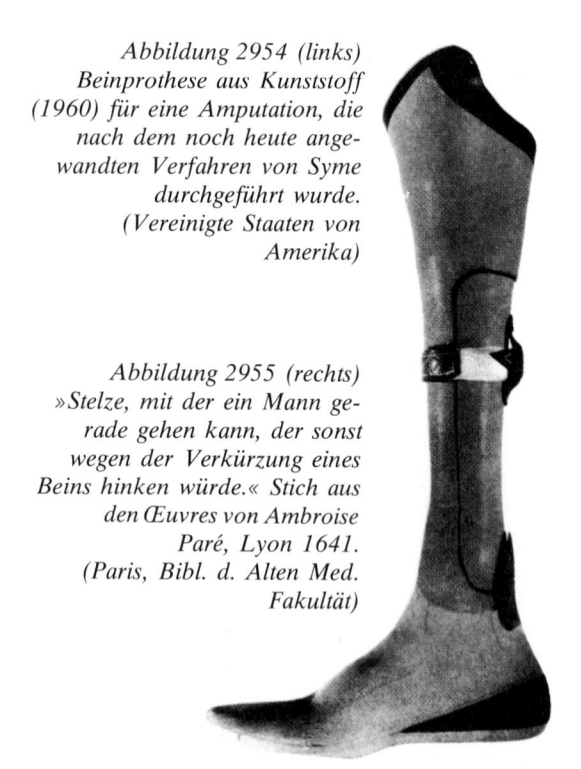

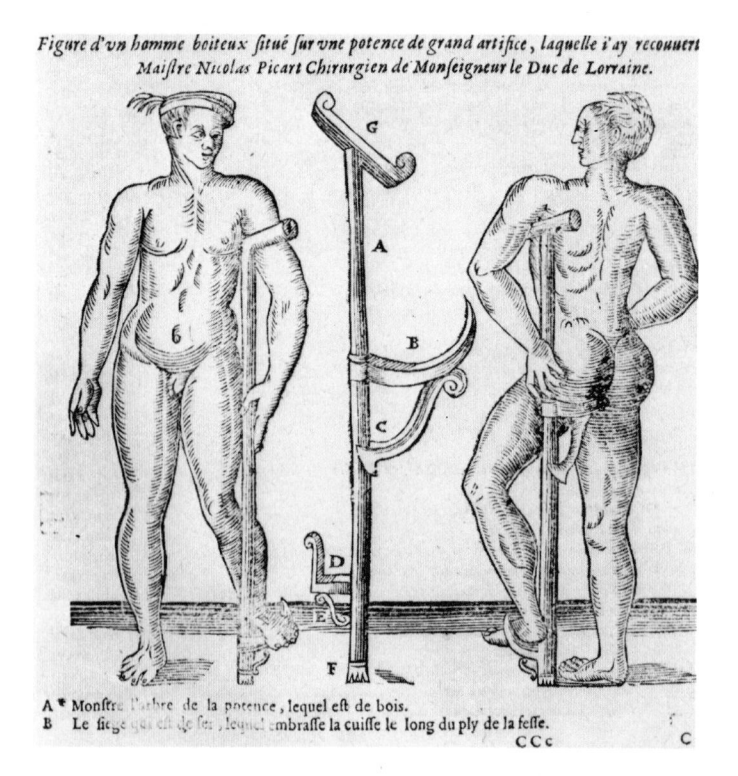

Abbildung 2954 (links) Beinprothese aus Kunststoff (1960) für eine Amputation, die nach dem noch heute angewandten Verfahren von Syme durchgeführt wurde. (Vereinigte Staaten von Amerika)

Abbildung 2955 (rechts) »Stelze, mit der ein Mann gerade gehen kann, der sonst wegen der Verkürzung eines Beins hinken würde.« Stich aus den Œuvres von Ambroise Paré, Lyon 1641. (Paris, Bibl. d. Alten Med. Fakultät)

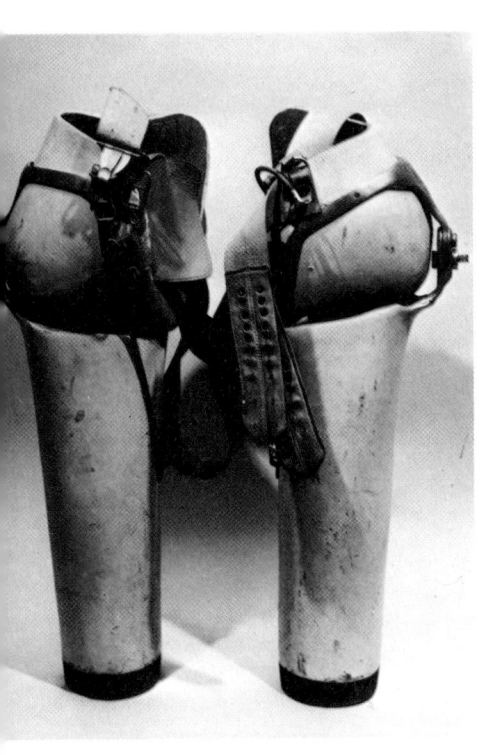

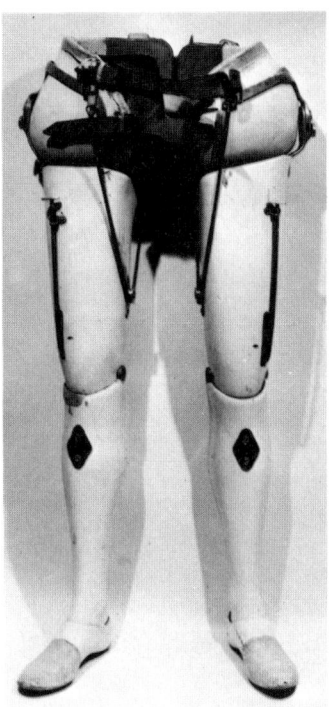

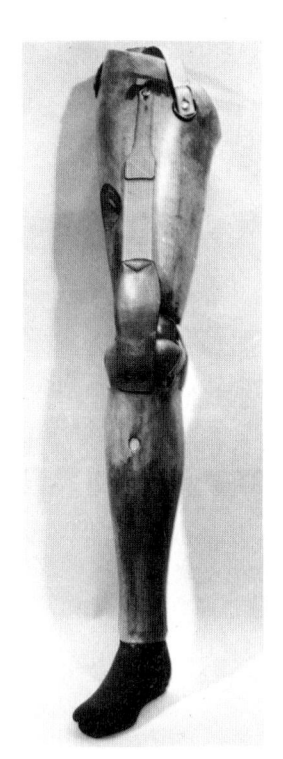

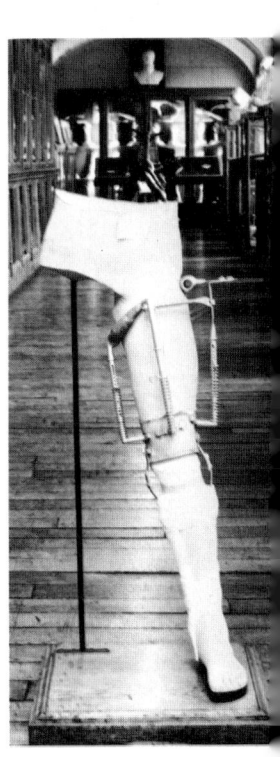

Nach dem Zweiten Weltkrieg führten amerikanische Techniker Studien durch, welche die Prothesenfachleute dazu zwangen, ihre Auffassung über Oberschenkelgelenke zu revidieren. Infolge dieser Arbeiten ging man von der dreieckigen Form auf die viereckige über, welche eine bessere Verteilung des Drucks auf die Peripherie des Stumpfes und eine verbesserte Kontrolle der Prothese gewährleistet. Das war ein weiterer Fortschritt bei der Gestaltung des Gelenks, an dessen vorderen und hinteren Teilen Hohlräume eingerichtet sind, so daß einzig die Muskelkontraktion schon die passende Befestigung der Prothese sicherstellt. Dadurch braucht man keine Aufhängung mehr, und im Gegensatz zu den Gelenken mit Unterdruck wird der Rückfluß des Blutkreislaufs nicht behindert.

Außerdem wird der Amputierte zur Kontraktion der Muskeln seines Stumpfes genötigt und bewahrt somit seinen Tonus, ja er kann ihn in manchen Fällen sogar verbessern. Weil man mit der »Kontakt«-Methode bei Beinamputierten so gute Erfolge erzielen konnte, wurde dieselbe Technik auch nach Oberschenkelamputationen angewandt.

Bis 1930 enthielten alle Prothesen im Knie eine einfache Achse, die Biege- und Streckbewegungen des Beinsegmentes erlaubte. Danach versuchten die Fachleute Gelenksysteme zu entwickeln, die möglichst weitgehend der komplexen Kniebewegung angenähert waren. Die mit mechanischen Systemen ausgestatteten und zu Unrecht »physiologische Knie« genannten Prothesen brachten den Amputierten gewisse Vorteile, vor allem eine erhöhte Sicherheit. Das erste Knie dieser Art, 1935 in Frankreich eingeführt, enthielt eine Kombination von Schwingarmen, die bei Beugung eine Verlagerung des Beinsegmentes nach vorne und gleichzeitig eine leichte Verkürzung der Länge hervorriefen. Danach wurde eine zweite Art dieser Prothese entwickelt. Obwohl es im strengen Sinn des Wortes nicht physiologisch ist, da es

*Abbildungen 2956–57 (oben links)
Zwei Arten von Prothesen amerikanischer Herstellung (1944). Die ersten, links, sind Prothesen mit verminderter Höhe zur Heilgymnastik und zum Gehenlernen. Es sind praktisch zwei »Stützen«. Die zweiten (daneben), sind endgültig und bestehen aus einer Gelenkschale, einer Holzprothese mit einem Gelenk im Knie und einem gegliederten Fuß. Diese Prothese wurde von Jean d'Herminier, dem Kommandanten des Unterseebootes Casabianca, getragen, der 1942 Algier erreichte. Nach einer schweren Arterienentzündung der unteren Gliedmaßen mußte er amputiert werden.*

*Abbildungen 2958–59
(oben rechts)
Oberschenkelprothese aus Leder mit physiologischem Knie und Fuß aus Gummi. Striede, 1940. Österreich. Rechts daneben die Prothese von Delbet, abgeändert für die ambulante Behandlung von Kriegsfrakturen.
Alquier und J. Tanton, 1917.*

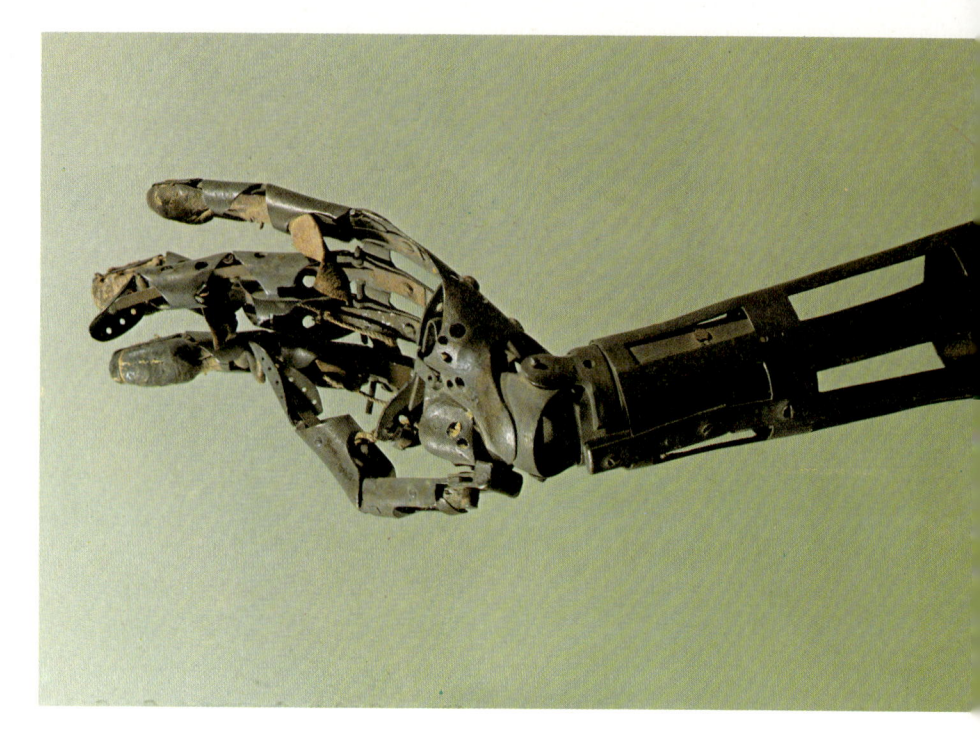

*Abbildung 2960
Armprothese aus Eisen mit Beuge des Ellbogens, drehbarem Handgelenk und Fingern, die durch Seilzug zu bewegen und mit Haut bedeckt sind. Ende 18. Jh.
(Paris, Museum f. Gesch. d. Medizin)*

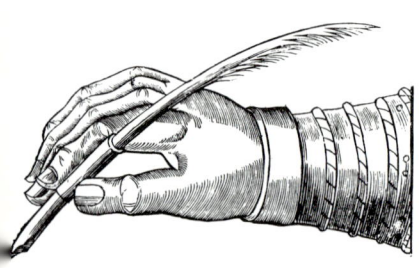

*Abbildung 2961
»Abbildung einer Hand aus gekochtem Leder und aus Papiermaché. Die Finger halten eine Feder zum Schreiben, passend für den, welchem die Hand ganz abgeschnitten oder amputiert wurde; der Kranke steckt seinen Stumpf soweit hinein, wie er nur kann.«
Illustration aus* Œuvres de M. Ambroise Paré, *Lyon, 1641.
(Paris, Bibl. d. Alten Med. Fakultät)*

sich um ein Knie mit einfacher Achse handelt, hat es den Vorteil, daß das Gelenk blockiert wird, wenn das Gewicht des Amputierten sich auf die Prothese verlagert und die Beugung erst bei der schwingenden Phase des Schrittes freigibt.

Es ist das »Knie mit stabilisierender Bremse«. Für das Knie wurden zahlreiche Mechanismen erdacht, die jüngsten waren hydraulisch. Schließlich machten auch die Prothesen der Hüftgelenke und nach Hemipelvektomien beträchtliche Fortschritte (Marc Laurin in Kanada).

Dies sind, rasch umrissen, die großen Abschnitte der Geschichte der Prothesen. Bevor wir abschließen, müssen wir noch auf die gegenwärtigen Bestrebungen der sofortigen Prothesen auf dem Operationstisch hinweisen. Diese Technik wurde von Doktor Berlemont aus Berck-Plage ausgearbeitet und von Professor Weiß in Polen und Doktor Burgess in den Vereinigten Staaten mit einigen Abweichungen übernommen.

Die Bemühungen auf dem Gebiet der Prothesen beschränken sich nicht darauf, deren Sitz zu verbessern und bessere Materialien zu suchen. Auch die schnelle Herstellung und die eventuelle Reparatur muß in Betracht gezogen werden.

Gegenwärtig durchgeführte Studien werden in verhältnismäßig kurzer Zeit zur Vereinheitlichung einzelner Teile führen und somit die Arbeit der Fachleute auf dem Gebiet der Prothesen erleichtern, wobei auch vereinfachte Reparaturmöglichkeiten dieser Apparate sichergestellt werden wird. Schließlich muß noch daran erinnert werden, daß heute die Prothetik kein eigenständiges Fachgebiet mehr darstellen kann. Sie benötigt die Zusammenarbeit mit entsprechenden Spezialisten: Allgemeinmedizinern, Chirurgen, physikalischen Therapeuten und Herstellern. Erst durch diese Zusammenarbeit vor und nach dem Eingriff kann diese heikle Aufgabe der Wiedereingliederung eines Amputierten in das berufliche und soziale Leben gut gelöst werden.

Prothesen der oberen Gliedmaßen

Wir haben gesehen, daß die ersten Prothesen für die unteren Gliedmaßen hergestellt wurden, wobei schon eine ziemlich primitive Art das Gehen ermöglichen oder erleichtern kann. Für die oberen Gliedmaßen ist es schon schwieriger, eine Lösung zu finden, denn eine schlechte Prothese kann eher hinderlich als nützlich sein.

Plinius der Jüngere erwähnt die künstliche Hand eines römischen Bürgers, der im Zweiten Punischen Krieg (218–201 v. Chr.) amputiert worden war. Der angelsächsische Volksmund berichtet vom Piraten Barbarossa Hokus mit seinem Haken; doch die ersten künstlichen Hände, die wir heute kennen, stammen aus dem Mittelalter. Die berühmteste unter ihnen ist die Eisenhand des Götz von Berlichingen, die ein Schmied aus Olnhausen 1509 hergestellt hat. Bei dieser Hand besitzen alle Finger und Fingerglieder Gelenke, die mit Hilfe der anderen Hand oder durch Druck auf einen Widerstand geschlossen werden können; sie werden durch eine Sperrklinke in dieser Stellung gehalten, welche durch einen Entriegelungsknopf wieder gelöst wird und die Finger wieder in ihre ursprüngliche gestreckte Lage zurückbringt. So wenig entwickelt uns diese Konstruktion auch erscheinen mag – obwohl sie vielen heutigen Prothesen überlegen war –, sie ist doch ein echtes mechanisches Wunderwerk und die Grundlage aller späteren Apparate. Die Hand von Ambroise Paré, die ebenfalls von einem Waffenmeister und Schmied hergestellt wurde, war ziemlich ähnlich.

Erst 1818 tauchte die erste Hand mit Gelenken auf, die selbständig Bewegungen durchführen konnte; wir verdanken sie einem Zahnarzt aus Berlin, Peter Ballif. Die Finger werden durch eine Feder geschlossen gehalten und können aktiv durch einen Zug an Darmseilen geöffnet werden, deren äußerstes Ende an einem Schultergeschirr befestigt ist. Von nun an folgen alle Hersteller künstlicher Hände diesem Prinzip: ob diese sich nun aktiv öffnen

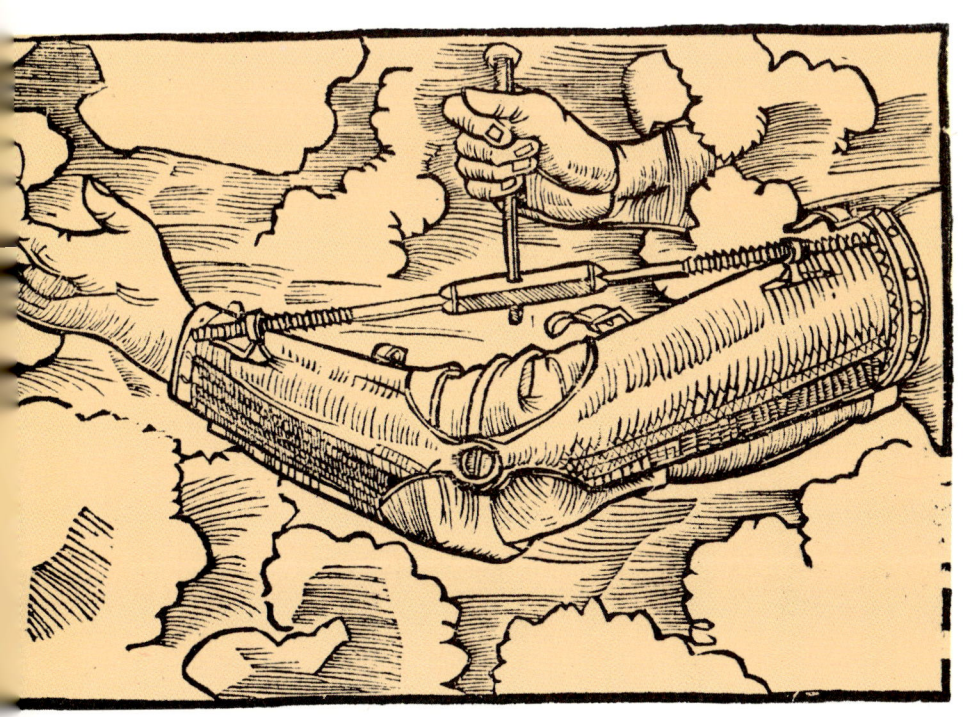

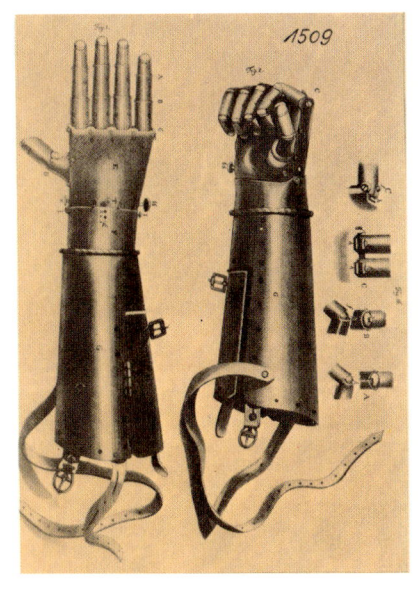

Abbildung 2963
Eisenhand des Ritters Götz von Berlichingen (1480–1562).
Diese gegliederte Prothese aus dem Jahr 1509 ist die erste in dieser Art. Götz von Berlichingen hatte 1504 in Landshut seine rechte Hand verloren, die durch eine Granate ebenso wie sein Schwert zerfetzt wurde, wie er in seinen Erinnerungen erzählt.
Illustration aus dem Informationszentrum für Stahl, Düsseldorf.

Abbildung 2962
Apparat zur Einrenkung eines »verrenkten« Arms.
Stich aus The noble experience of the vertuous handywarke of surgeri... *von Hieronymus Brunschwig. London, 1525. (Paris, Bibl. d. Alten Med. Fakultät)*

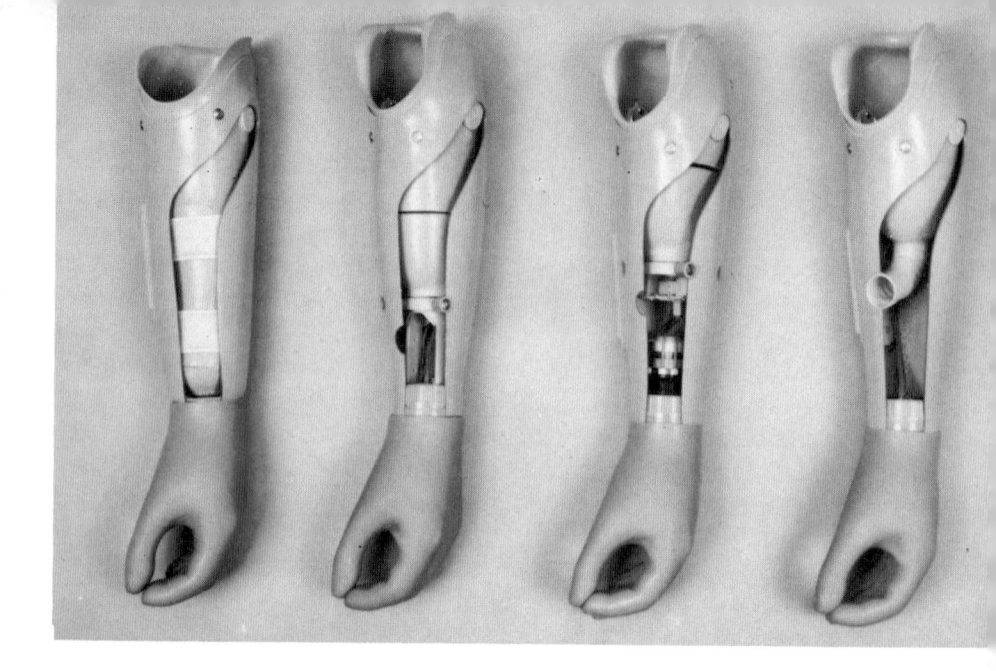

*Abbildung 2964
Myoelektrische Prothesen, die bei den verschiedensten Längen des Unterarmstumpfes verwendet werden können. 1975. (Bundesrepublik Deutschland)*

und schließen lassen, ob ihr Mechanismus durch Seile, Gestänge, Schwingarme, Segmente, Zahn- oder Getrieberäder erfolgt, am Ausgang einer Bewegung steht immer ein Zug, der durch einen Körperteil, gewöhnlich durch die gegenüberliegende Schulter, ausgelöst wird. Die jüngsten Erzeugnisse der europäischen oder amerikanischen Technik sind nur Perfektionierungen dieses Systems. Der gegliederte Griff, der eher einem Werkzeug als einer Hand gleicht, beruht auf demselben Prinzip. Im allgemeinen erlaubt er einen besseren Zugriff als die Finger der künstlichen Hand. Er kann verschiedenen Arbeiten angepaßt werden und verleiht dadurch dem Invaliden zweifellos eine größere Geschicklichkeit im Beruf. Doch sein ungewohnter Anblick macht es unangenehm, ihn in der Öffentlichkeit zu tragen. Obwohl die Amerikaner dem Griff große Bedeutung beimessen, können sie doch nicht die Zurückhaltung zahlreicher Invaliden außer acht lassen. Die Amerikaner waren auch die ersten, die Fortschritte auf dem Gebiet der Kunststoffprothesen und der ästhetischen äußeren Verkleidung erzielt haben.

Gleichzeitig mit der Entwicklung der mechanischen Hand durch den Zug und ihrer Verwendung bis zum heutigen Tag wurden zwei wichtige neue Wege begangen, welche in der Geschichte der künstlichen Hände einen echten Fortschritt darstellen. Schon Baron Jean-Dominique Larrey, Generalarzt und Inspekteur der kaiserlichen Armee, hatte bemerkt, daß »die im Stumpf verbliebene Muskelkraft verwendet werden könnte und müßte, um eine künstliche Hand zu bewegen«. Von dieser Überlegung ausgehend, entwickelte Ferdinand Sauerbruch ab 1915 eine Operationstechnik, welche in den beiden Weltkriegen weitgehend verwendet und vor kurzem verbessert wurde. Diese Kineplastik oder Kinematisation des Stumpfes besteht darin, daß im Bauch eines entsprechend ausgesuchten Muskels ein Kanal angebracht wird, der mit einem Hautstück überzogen und in den ein Stift eingeführt wird, der durch eine Klammer mit dem Zugkabel der Prothese verbunden ist, welche dadurch zu einer kinematischen Prothese wird.

Die ursprüngliche Technik verwendete zwei Kanäle, den einen im Beugemuskel zur Schließung der Hand, den anderen im Streckmuskel, der sie öffnete. Die dadurch erreichte Kraft zum Greifen war jedoch ziemlich schwach. Daher wandte man sich schließlich dickeren und kräftigeren Muskeln zu, wie dem Bizeps oder dem Pectoralis major, und konstruierte daraus einen Muskelmotor, der mit einem einzigen Zug mittels einer Widerstandsfeder und einer automatischen Sperrung gängigen Typs auf die Hand wirkte. Es scheint jedoch, daß, nach einer großen Welle der Begeisterung, immer weniger kineplastische Operationen vorgenommen werden.

Den zweiten fortschrittlichen Weg, der noch bedeutender war, verdanken wir Edmund Wilms, einem Schüler von Sauerbruch. Seine Konstruktion besteht weniger in der Zuhilfenahme einer äußeren Energiequelle als vielmehr in der umfassenden Verwendung all dessen, was nach der Amputation übrigbleibt, ohne sich dabei nur auf den Stumpf zu beschränken. Schon im Zweiten Weltkrieg wurde eine elektromagnetische Prothese versuchsweise in Deutschland angewandt, doch sie wurde wieder verworfen. Erst 1945, als Wilms seine Prothese schon praktisch entwickelt hatte, begann die Regierung der Vereinigten Staaten eine gigantische Forschungstätigkeit auf dem Gebiet der Prothesen; zu diesem Programm gehörte auch die Herstellung eines elektrischen Arms, die der International Business Machines Corporation übertragen wurde. Die Gesellschaft stellte zwischen 1945 und 1949 fünf Versuchsmodelle her, von denen kein einziges kommerziell ausgewertet wurde. Man nahm auch andere Energiequellen zur Hilfe: pneumatische Arme, die durch Kohlensäuredruck bewegt wurden, eine hydraulische Hand, deren Bewegungen durch Druckänderungen einer Flüssigkeit in der hohlen Gummihand hervorgerufen wurden. Die pneumatische Prothese ermöglichte es, eine große Anzahl von Kindern zu versorgen, die in Deutschland nach 1962 Opfer einer Thalidomid-Embryopathie geworden waren. Es handelte sich um Phokomelien und um eine beidseitige Mißbildung der Schulter, welche die Energiezufuhr von außen notwendig machte. Ab 1970 stellen die myoelektrischen Prothesen, welche durch Muskelkontraktion gelenkt werden, einen neuen Fortschritt dar.

Der nächste Abschnitt wird durch die Verbindung verschiedener Energiequellen und die Anwendungsmöglichkeiten der Elektronik gekennzeichnet sein, die neue Verbesserungen auf diesem Gebiet erlauben.

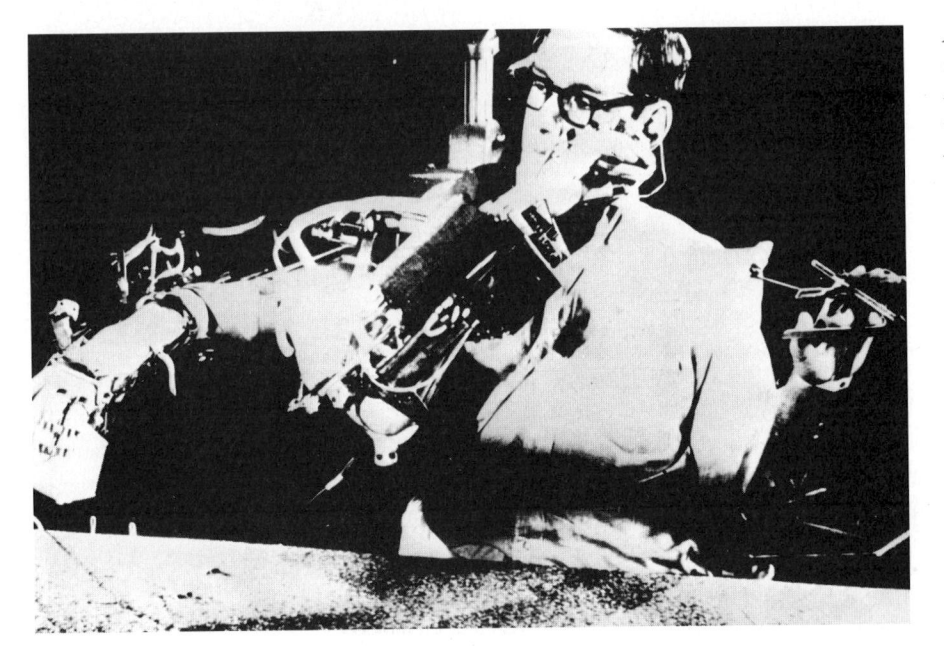

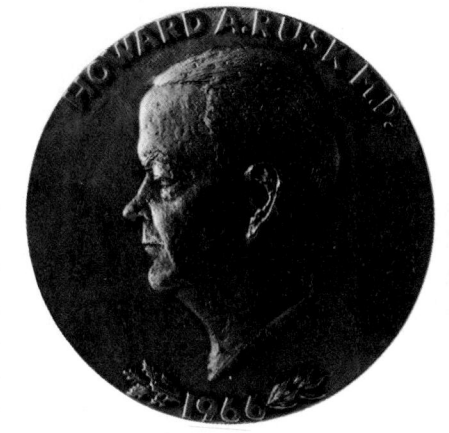

Abbildung 2965
Howard A. Rusk, Wegbereiter und Vorkämpfer für medizinische Rehabilitation.
H. A. Rusk war Professor an der Universität von New York und Direktor des bedeutendsten Institutes für Rehabilitation der Vereinigten Staaten. Sein ganzes Wirken war unermüdlich der Förderung der Rehabilitation auf der ganzen Welt gewidmet.

Abbildung 2966
(unten)
Elektronische Unterstützung eines gelähmten Armes in Aktion, Überlagerung von zwei Bildern.
(Case Institute of Technology, Cleveland, USA)

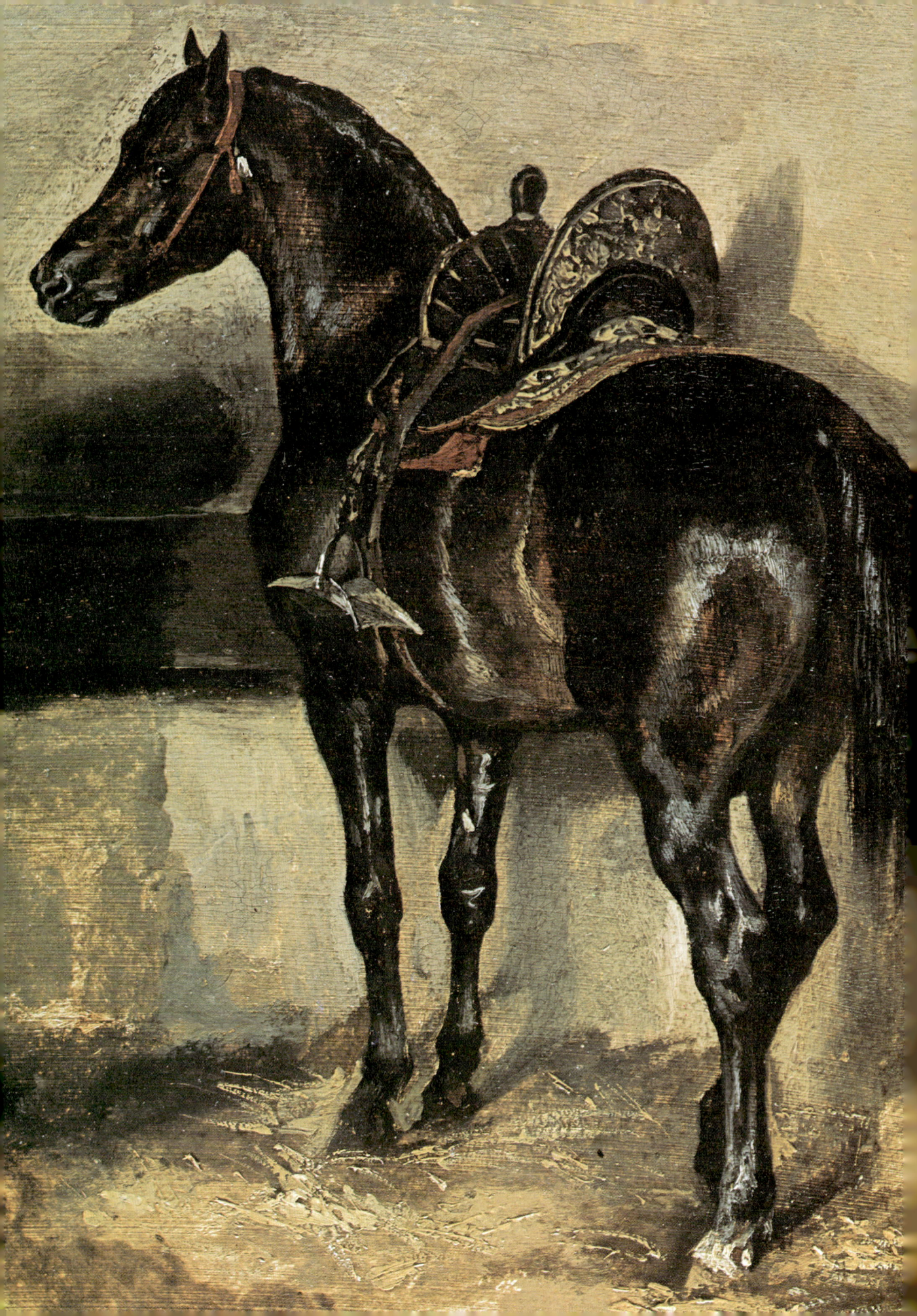

Geschichte der Tiermedizin von der Mitte des 19. Jahrhunderts bis zur Gegenwart

von Louis Nicol

Die Schaffung tiermedizinischer Hochschulen (Lyon 1762, Alfort 1765 und Toulouse 1825) kennzeichnet die endgültige Entstehung eines tiermedizinischen Berufs, der die folgende Periode – bis 1850 – damit verbringt, sein eigenes Wesen zu suchen und zu definieren. Während eine bedeutende Zahl seiner Mitglieder unter dem Einfluß der Theorien Broussais' die Nichtübertragbarkeit der Tierseuchen proklamiert, selbst jener mit der rasantesten Ausbreitung wie die Maul- und Klauenseuche und die Rinderpest, formiert sich eine Gegenpartei, welche diese für die Bekämpfung ökonomischer Desaster äußerst schädliche Konzeption ablehnt. Sie versucht, dem Begriff Ansteckung wieder jene Ausstrahlung zu verleihen, die er in der Antike gehabt hatte. Um ihre Behauptungen zu untermauern, profitieren die »Kontagionisten« von dem Vorteil, den Tierärzte gegenüber Humanmedizinern besitzen: sie können an ihren Patienten Versuchsinokulationen machen.

In der Mitte des 19. Jahrhunderts erscheinen zwei besonders große Sterne am Firmament der Wissenschaft, Claude Bernard und Louis Pasteur; aufgrund ihrer Entdeckungen wird die Medizin im allgemeinen, sowohl die Tiermedizin als auch die Humanmedizin, in eine neue Ära eintreten. Zur gleichen Zeit als sich Bernards Werk entwickelt, baut Pasteur seine Theorie der Keime auf. Er findet, daß bestimmte mikroskopische, lebendige Wesen durch ihre spezifische Entwicklung eine Hauptrolle im Abbau organischer Materie spielen. Wenn dieser Abbau, den der Mensch schon seit undenklichen Zeiten selbst anwendet, zu den gewünschten Ergebnissen führt, nennt man ihn »gute« Gärung. Wenn er dagegen unerwünschte Ergebnisse hat, haben sich »schlechte« Keime in den Prozeß eingeschlichen; sie verursachen dabei eine andere Erscheinung, die man je nach Fall als »Fäulnis« oder »Krankheit« bezeichnet.

Wie Pasteur verschiedene Male schrieb, war er ab 1863 fest davon überzeugt, daß die »ansteckenden und fauligen Krankheiten« als Ursache ebenfalls Partikel oder Keime haben. Seine Untersuchungen über die Krankheiten der Seidenraupe bestärkten ihn in seinen Überzeugungen, aber »da er weder Arzt noch Tierarzt« war, wagte er sich nicht recht auf diesen Weg; er

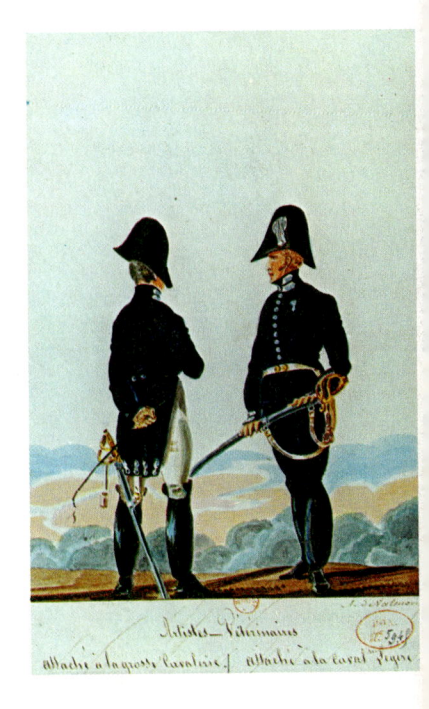

Abbildung 2968
»Artistes vétérinaires.«
Aquarell aus einem Album mit Militäruniformen um 1820–1830.
(Paris, Nat. Bibl., Cabinet des Estampes)

Abbildung 2967 (gegenüber)
Araberpferd im Stall.
Gemälde von Théodore Géricault (1791–1824).
(Paris, Louvre)

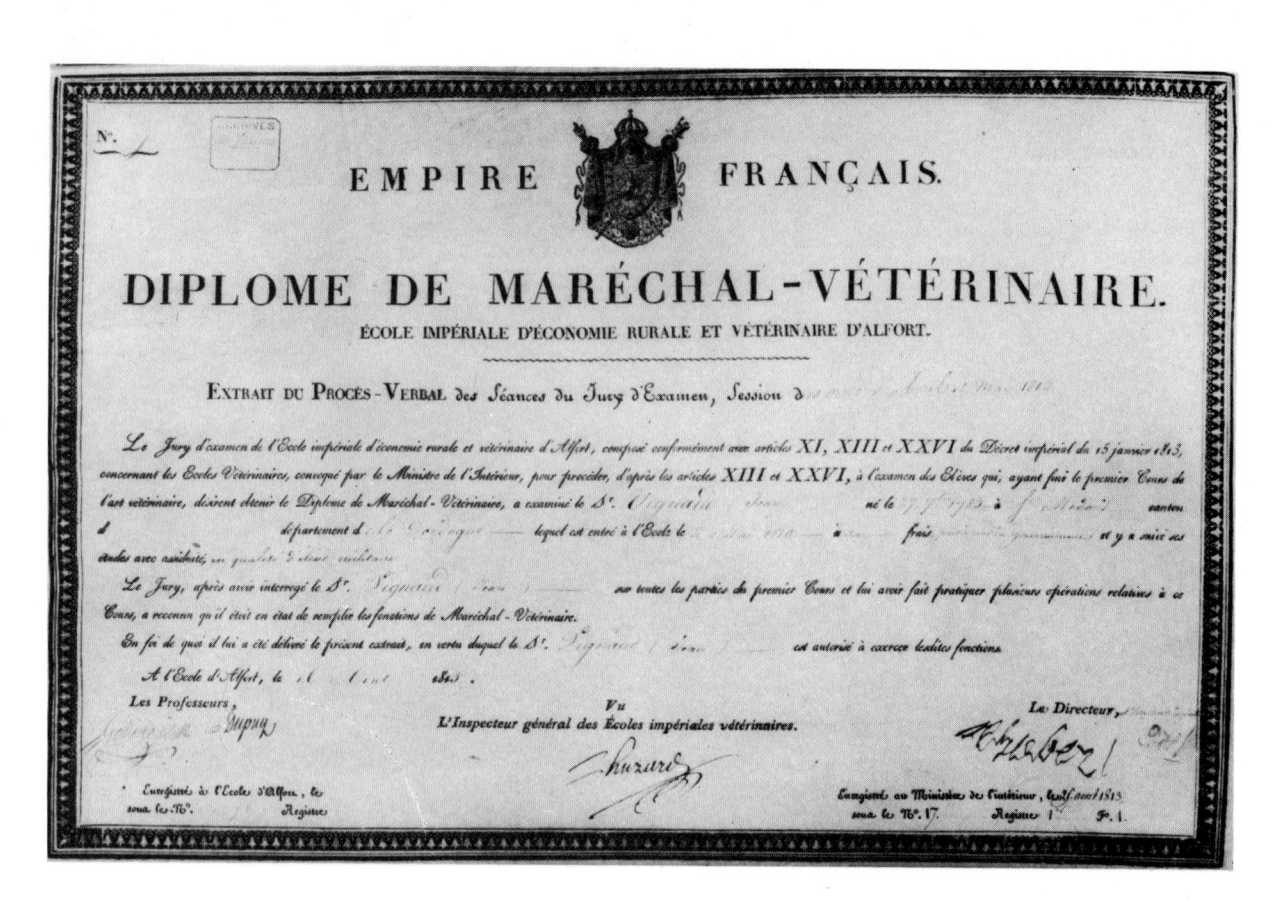

*Abbildung 2969
Diplom eines »maréchal-vétérinaire« von 1813.
(Maisons-Alfort, Archiv der École nationale vétérinaire)*

schätzt ihn um so gefährlicher ein, als unter Ärzten und Tierärzten über Art und Ursachen der sogenannten »virulenten« Krankheiten Uneinigkeit herrscht.

In der Tiermedizin war die Übertragbarkeit »virulenter« Krankheiten seit langem anerkannt, und die guten Versuchsmöglichkeiten *in anima vili* hatten es sogar schon vor Pasteur ermöglicht, zu entdecken, daß mehrere von ihnen durch Impfung übertragen werden konnten. Das gilt für Rotzkrankheit (Viborg, 1797), Gasgangrän (Aimé Barthélémy und Dupuy, 1816), Schafpocken (Girard, 1818) sowie den Milzbrand (Barthélémy, 1823; Eilert, 1836; Gerlach, 1845). Aber wie die Ärzte waren sich auch die Tierärzte über die Beschaffenheit der virulenten Epidemien uneinig. Auf der einen Seite standen die »Spontaneisten«, ihnen gegenüber die »Spezifizisten«. Die ersten meinten, das Virus sei »endogen«, das heißt es entstehe im Organismus, begünstigt durch bestimmte anomale physische, nahrungsspezifische und physiologische Bedingungen. Erst nach dieser Urzeugung könne es sich durch Ansteckung ausbreiten. Die anderen behaupteten, eine Krankheit könne nur von einem für sie spezifischen »exogenen« Virus verursacht sein und sich nur durch Ansteckung übertragen. Wenn eine Epidemie sich mit allen Anzeichen einer Spontaneität entwickle, so sei nicht das Ansteckungsprinzip falsch, sondern es gebe ein Glied in dieser Kette, das dem beobachtenden Blick entgangen sei.

Die große Masse der Tierärzte ist vor dem Hintergrund der in Alfort erhaltenen Ausbildung Anhänger dieser Urzeugung. In Lyon zeigt man sich deutlicher als »Spezifizist«. In Wahrheit haben weder die einen noch die anderen ihren Gegnern offenkundige Beweise entgegenzuhalten. 1850 jedoch beobachten Rayer und Davaine, zwei Humanmediziner, die Anwesenheit mikroskopisch kleiner Stäbchen im Blut von Tieren, die an natürlichem oder inokuliertem Milzbrand eingegangen waren. Casimir Davaine gebührt das Verdienst, 1863 als erster auf der Welt versichert zu haben, daß die 1850 beobachteten Stäbchen lebendige Objekte sind, die Pasteurs Fermenten ähneln und die spezifischen Erreger der milzbrandartigen Krankheiten darstellen.

Davaines vorgelegte experimentelle Nachweise hielt man jedoch nicht für genügend stichhaltig. 1876 ist das Kräfteverhältnis zwischen »Spontaneisten« und »Spezifizisten« praktisch unverändert; alle Ärzte oder Tierärzte haben dieselbe Einstellung wie zuvor. In diesem Moment entschließt sich Pasteur, seit 1873 Mitglied der Akademie für Medizin, in den Vordergrund zu treten und zu beweisen, daß Davaine tatsächlich die Wahrheit erkennt. Um seinen ersten Schritt auf medizinisches Gebiet zu tun, wählt er aus der Tiermedizin die milzbrandartigen Krankheiten. Am 30. April 1877 verkündet er die Resultate seiner Experimente. Dieses Mal ist die Versuchstechnik perfekt, die Existenz echter Beweise erschüttert die Stellung einiger der überzeugtesten »Spontaneisten«. Pasteur hat das Glück, zu den ersten Konvertiten Henri Bouley zu zählen, der gerade in diesem Jahr den Vorsitz in der französischen Akademie für Medizin innehat. Bouley war vierzig Jahre lang der einflußreichste Mann, eine Art »Ludwig XIV.« der Veterinärmedizin.

Als er noch im Irrtum, also ein fanatischer »Spontaneist« war, bewirkte sein rednerisches Talent, das er sowohl auf seinem Lehrstuhl in Alfort als auch auf den Tribünen der Akademie zeigte, die enthusiastische Annahme seiner Thesen. Die Magie seiner Feder, ebenso verführerisch und überzeugend wie seine Sprache, beeinflußte über seine »Chroniken« im *Recueil* die Ideen und Meinungen eines Großteils der tiermedizinischen Welt in seinem Sinne. Im Zeitpunkt seiner Bekehrung hatte Bouley eigentlich das Alter für eine Rückkehr zur experimentellen Technik überschritten; er verteidigt und propagiert jedoch mit jugendlicher Begeisterung und Elan seine neuen Ansichten und bringt dadurch jene Personen, die er früher im falschen Glauben gelassen hatte, zur Wahrheit zurück. Diese Zeit der französischen Tiermedizin ist von bedeutsamen Veränderungen geprägt.

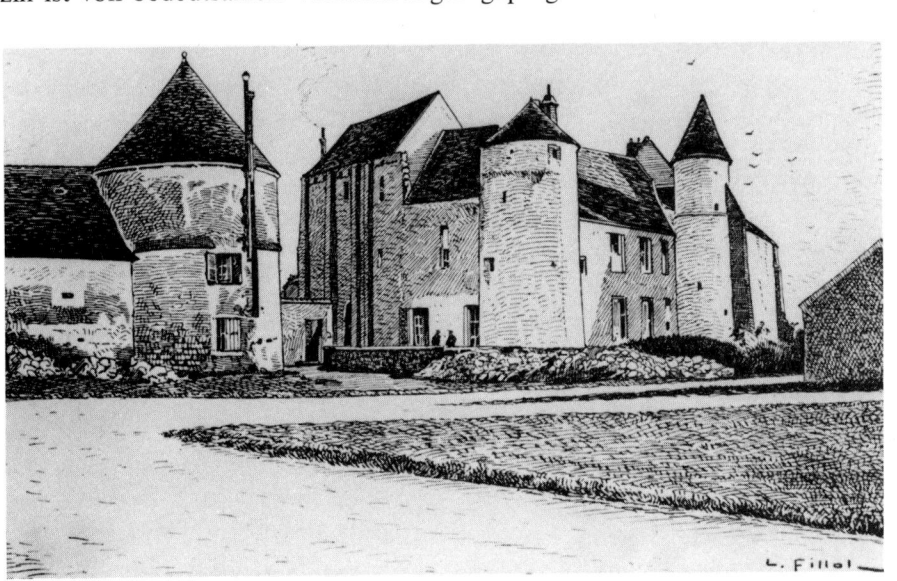

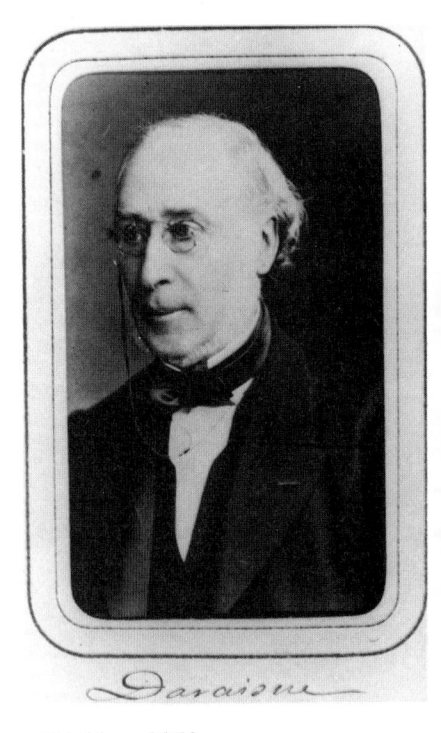

Abbildung 2970
Casimir Davaine, 1812–1882, der nicht Veterinär, sondern Humanmediziner war, wies zusammen mit Rayer als erster 1850 auf das Vorhandensein »kleiner fadenförmiger Körper« oder Milzbrandbazillen im Blut kranker Tiere hin. Ab 1861 zeigt er, daß diese die einzigen Urheber der Krankheit sind.
(Paris, Musée d'Histoire de la médecine)

Abbildung 2971
Bauerngut von Pouilly-le-Fort (Dep. Seine-et-Marne), auf dem Pasteur mit seinen Mitarbeitern Chamberland und Roux im Mai 1881 erfolgreich die Milzbrandimpfung erprobte.
Illustration aus dem Werk Les Microbes, *Paris 1909.*
(Paris, Privatsammlung)

Abbildung 2972
Stute mit Hydrozephalus. Sie kam am 21. Januar 1821 beim Jägerregiment des Departement Gard in Huningue zur Welt. Gemälde von Bordes, 1833. (Maisons-Alfort, Museum der École nationale vétérinaire)

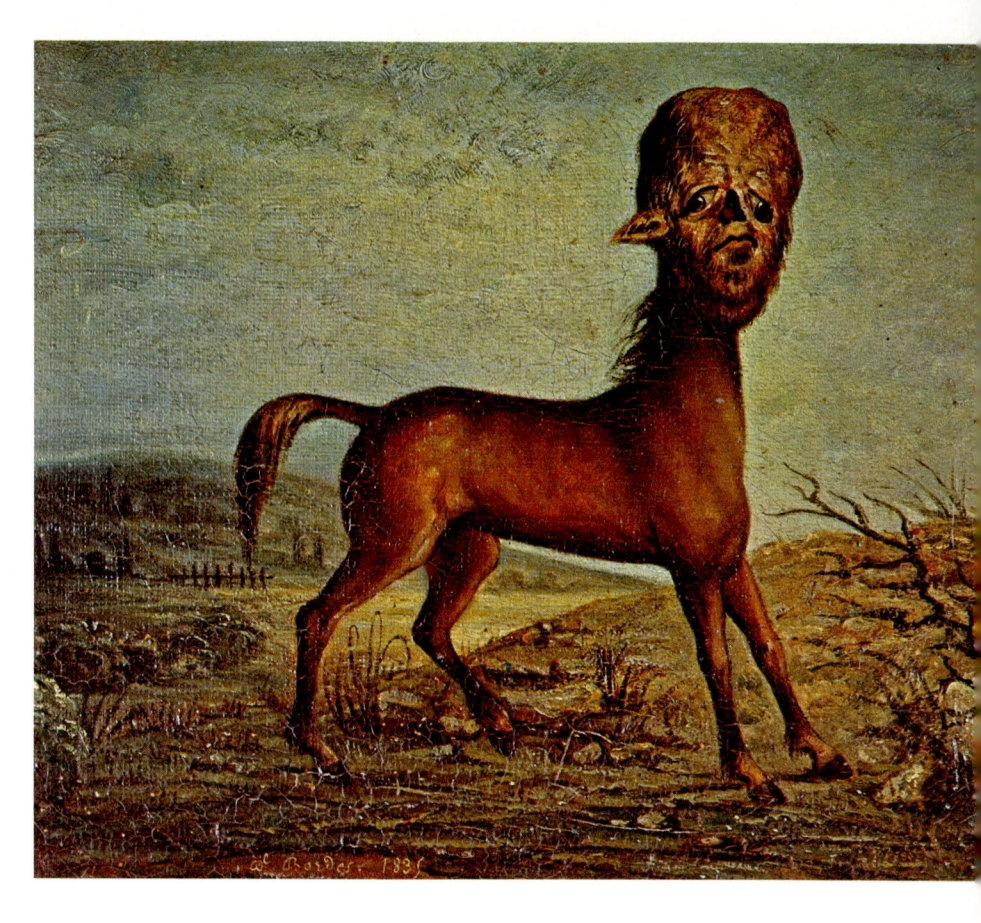

Abbildung 2973
Henry Toussaint, 1847–1890. Stich aus dem 19. Jh. (Maisons-Alfort, Archiv der École nationale vétérinaire) Wir verdanken ihm die ersten Versuche zur Milzbrandimpfung 1880 mit Bazillen abgeschwächter Virulenz.

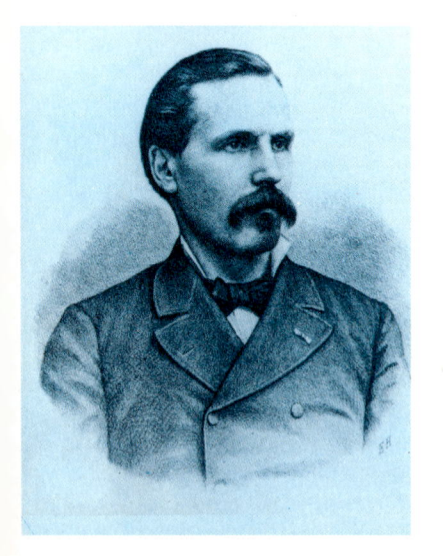

In Alfort schließt sich Edmond Nocard der Partei Pasteurs an. Als »Pasteurianer aus Vernunft« reiht er sich neben seinem Freund Emile Roux in dessen Mannschaft ein. Während er seinen Unterricht fortsetzt, besucht er fleißig das Laboratorium in der Rue d'Ulm. Nach Nocard konvertiert das gesamte Lehrpersonal.

Unbelehrbar bleibt allerdings Gabriel Colin, der bis zum Ende der wissenschaftlichen Karriere Pasteurs sein Hauptgegner sein wird. An der Lyoner Schule steht man auf der Seite Pasteurs, da aber eine unmittelbare Zusammenarbeit wegen der Entfernung Paris–Lyon nicht möglich ist, entschließt man sich zum Wettbewerb, und zwar mit Chauveau als Haupt der Gruppe. Um 1880 entdeckt man hier den Urheber des symptomatischen Milzbrands (Rauschbrand), das *Clostridium Chauvoei,* und während Pasteur den Impfstoff gegen den bakteriellen Milzbrand entwickelt, kündigen Arloing, Cornevin und Thomas ein Impfverfahren gegen das *Clostridium Chauvoei* an. Galtier setzt in Lyon seine Studien über die Tollwut fort; sie ebnen den Weg, den später Pasteur einschlagen wird.

Chauveaus großes Verdienst, abgesehen von dem, das er durch eigene Arbeiten erwarb, besteht in der Gründung einer Schule, aus der eine Gruppe von Physiologen und Forschern hervorging, die ihrerseits die Arbeiten vorantrieben. Erwähnen wir unter ihren Arbeiten jene von Arloing und Laulanie über den Blut- und Lymphkreislauf, den Verdauungsmechanismus, den Atmungsaustausch, die Muskelkontraktionen und das Nervensystem. G. Moussu entdeckt die sekretionserregenden Nerven der Speicheldrüsen und unterscheidet die Nebenschilddrüse von der Schilddrüse.

Die folgende Generation, aus der F. Maignon und vor allem Simonnet herausragen, richtet ihre Aufmerksamkeit auf neue Pole der experimentellen Physiologie, auf Vitamine, Diastasen, endokrine Absonderungen, biologische Dosierung von Hormonen, Östrogene, Anaphylaxie und Tierernährung.

In Toulouse ist der Wettstreit kühner; er wird sogar zum Konkurrenzkampf mit J. Toussaint als Führer, einem jungen Professor, ebenfalls Schüler von Chauveau. Er zögert nicht, dieselben Probleme wie Pasteur anzupacken, doch hat er darin weniger Glück als der berühmte Gelehrte.

Darauf entstehen im tierärztlichen Milieu in allen Teilen der Welt Forschungszentren; es entwickelt sich ein wahrer Ansturm auf die Entdeckung der gefährlichsten Erreger von Tierkrankheiten und solcher, die am meisten die Wirtschaftlichkeit der Tierhaltung bedrohen. So groß ist der Feuereifer, daß die meisten Mikroben schon ab 1890 aufgefunden sind. Es handelt sich insbesondere um die folgenden Erreger: die Streptokokken der Euterentzündung der Kuh (Nocard und Mollereau, 1884); den Streptokokkus des Pferdes (Schutz, 1887); den Kryptokokkus der epidemischen Lymphgefäßentzündung des Pferdes (Rivolta und Micellone, 1883); den Streptokokkus des Rindes (Nocard, 1888) usw. Die tierischen Tropenkrankheiten, wie Trypanosomiasis (Evans, 1880) und Piroplasmose (Smith und Killorne, 1888), erforscht man ebenfalls mit Erfolg.

Die beträchtliche Ausweitung des Horizontes durch die Physiologie hat nach dem Krieg 1939–1945 eine Aufsplitterung der Disziplin zum Ergebnis gehabt. Man schuf neue Lehrstühle; die einen zum Studium der Vermehrung und ihrer Pathologie, die anderen, um Ernährungsprobleme besser erfassen zu können. Diese beiden Richtungen finden insbesondere bei der heutigen Konjunktur der industrialisierten Zuchten Anwendung. Der Mutterzweig,

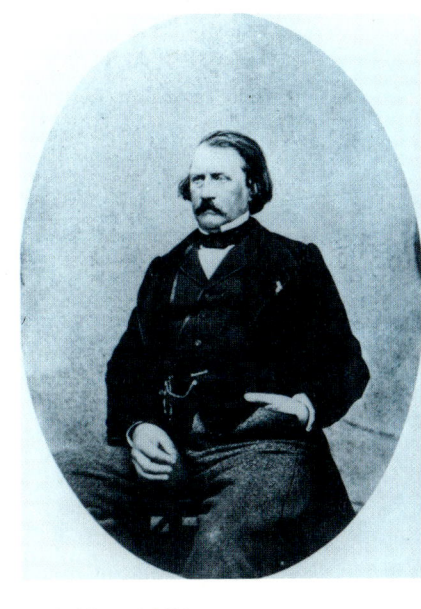

Abbildung 2974
Henry Bouley, 1814–1885, photographiert um 1884. (Maisons-Alfort, Archiv der École nationale vétérinaire)

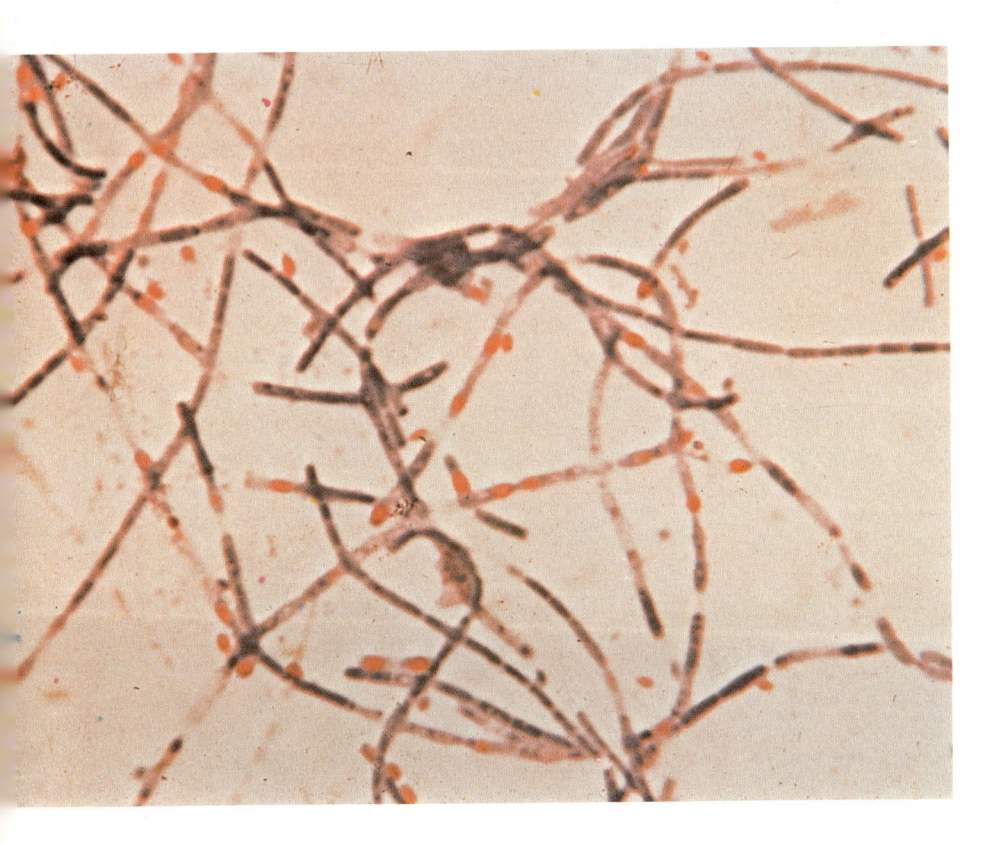

Abbildung 2975
Milzbrandbazillen. Aufnahme von F. Poutrel und J. Gautier. (Mikrobiologisches Labor der Medizinischen Fakultät von Paris)

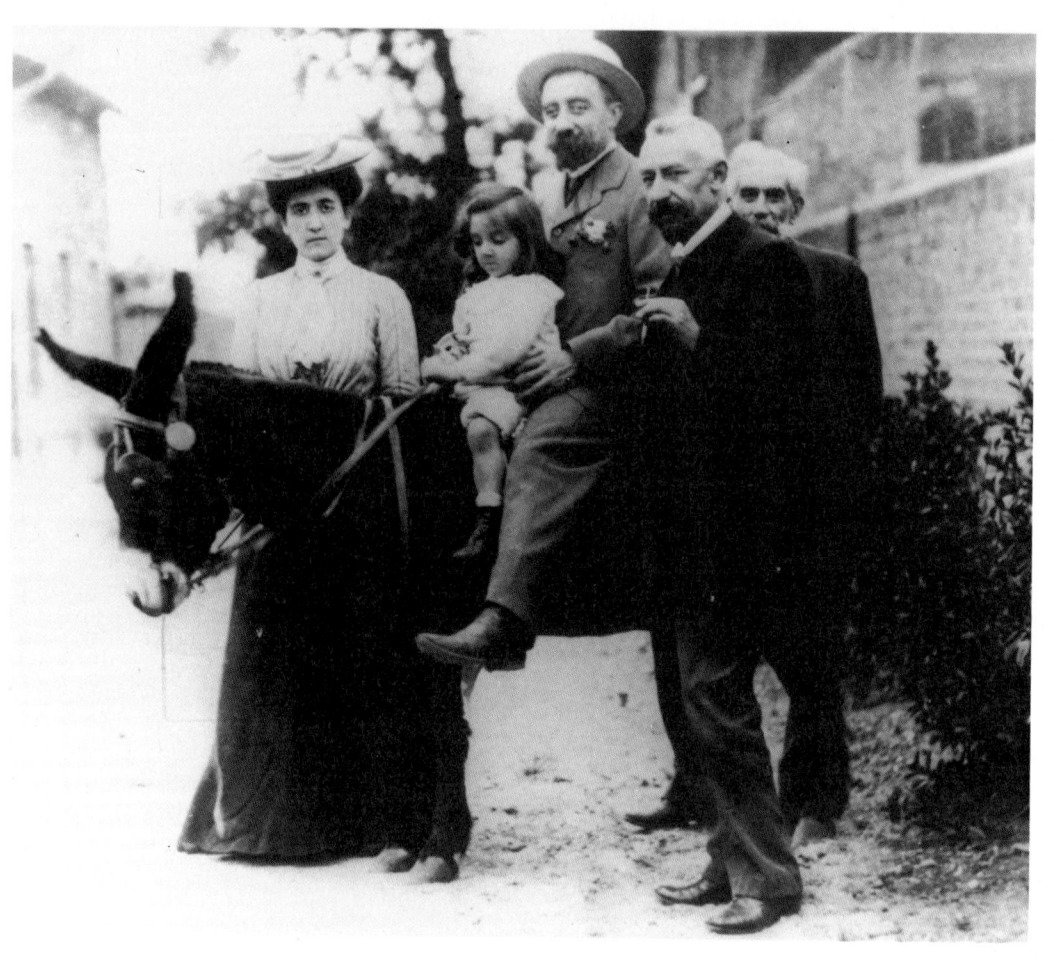

Abbildung 2976
Edmond Nocard, 1850–1903,
im Kreise seiner Familie.
Photographie, 19. Jh.
(Maisons-Alfort, Archiv der
École nationale vétérinaire)

die vergleichende Physiologie, schreitet indessen auf ihrem Weg zur Grundlagenforschung weiter.

Die experimentelle Chirurgie, zum Beispiel die homologe oder heterologe Verpflanzung von Geweben oder Organen, stellt ein Gebiet dar, welches die Tierärzte nun kühn in Angriff nehmen können. Dank neuer Techniken, denen die Elektronik wirksam zu Hilfe kommt, können die Physiologen auch die kleinsten Abweichungen der verschiedenen physikalisch-chemischen Faktoren messen, durch welche sich die Funktion oder die Disfunktion der Organe manifestiert. Schon haben diese hochentwickelten Mittel es ermöglicht, mit den Forschungen bis in den intimsten Winkel des lebenden Tieres vorzudringen und zu versuchen, die Manifestationen seiner Psyche, vielleicht auch seiner Träume, seiner Gedanken und seiner Kommunikationsmittel zu registrieren. Welch glänzende Perspektiven!

Die Krise der Pathophysiologie in der Mitte des 19. Jahrhunderts

Bis zu den Arbeiten Claude Bernards betrachteten die Ärzte die Physiologie als eine simple Kuriosität, einen Zeitvertreib für Gelehrte. Nun erweist sich jedoch, daß diese Wissenschaft von der Organfunktion es ermöglicht,

Störungen und Fehler besser zu verstehen und somit zu verhindern oder zu korrigieren. Der Lehrkörper der tierärztlichen Hochschulen schlägt schon sehr früh diesen neuen Weg ein.

In Alfort veröffentlicht G. Golin 1854 eine *Vergleichende Physiologie der Haustiere*, das erste Lehrbuch dieser Art, das überhaupt in Europa erschien. Es trägt die Merkmale großer Eigenständigkeit, des Geistes eines fleißigen und minutiösen Forschers. Da er allerdings den Instrumenten, die seine Kollegen bei ihren experimentellen Techniken verwenden, skeptisch gegenübersteht, vermeidet er systematisch ihre Benutzung; er geht dabei so weit, ebenso systematisch die Ergebnisse aller jener zu kritisieren, die damit gearbeitet haben.

In Lyon steht die experimentelle Methode Bernards in hohem Ansehen. Ab 1852 zeigt F. Tabourin die Vorteile des subkutanen Wegs bei der Verabreichung von Medikamenten. Der brillanteste der Anhänger Claude Bernards ist unbestreitbar J.-B. Chauveau, Professor der Lyoner Schule, ein scharfblickender Forscher, ein geschickter und einfallsreicher Experimentator. 1855 beobachtet er mit Hilfe von Thoraxfenstern die Herzbewegungen an zahlreichen Tieren, Pferden, Hunden und Affen, und er zeigt ihren Zusammenhang mit den Tönen, die man bei der Auskultation hört. 1861 macht er zusammen mit Marey einen Herzkatheter am Pferd, indem er eine Doppelsonde über die Halsvene in die rechte Herzkammer einführt. Mit Roux nimmt Nocard aktiv teil an der technischen Ausarbeitung der Serotherapie. Außerdem schafft man zahlreiche tierärztliche Abteilungen.

Zur selben Zeit werden andere mikrobielle Extrakte untersucht, sie sind, wie das Tuberkulin und das Mallein, fähig, durch Auslösung von Reaktionen vom allergischen Typ das Vorhandensein entsprechender Bazillen im Organismus nachzuweisen, selbst bei den am wenigsten auffälligen Formen. Durch systematische Studien über die Indikatoren hat Nocard die Regeln zu ihrer Verwendung präzise definiert. Seitdem sind diese Substanzen Basis der Prophylaxe, welche die totale oder jedenfalls weitgehende Ausrottung der Tuberkulose und der Rotzkrankheit ermöglicht hat. Eine so bedeutende Umwälzung innerhalb dieses kurzen Zeitraums mußte unweigerlich Auswirkungen auf die Lehre in den tierärztlichen Hochschulen haben.

Wie der Physiologieunterricht spaltet sich also auch jener der Pathologie auf. Bis Pasteur erteilte man, zumindest in Frankreich, den Medizinunterricht auf der Basis exakter anatomisch-klinischer Daten von Lehrstühlen; der eine war fast ausschließlich dem Pferd vorbehalten, das man als besonders adeliges Tier betrachtete und deshalb als Modell für anatomische und pathologische Studien nahm. Der andere Lehrstuhl widmete sich der vergleichenden Pathologie, die man auf das Vieh anwandte, also auf Rinder, Schafe, Schweine usw. Um dieselbe Zeit entwickelt sich eine neue Disziplin aus ihrem bisherigen Embryonalstadium. Sie ist das vierzigjährige Werk von Alcide Raillet aus Alfort, der ihr auch den Namen Parasitologie gibt. In Verbindung mit der globalen Erforschung der medizinischen Zoologie und seltsamerweise auch mit dem Botanikunterricht wird daraus ein Lehrstuhl gebildet, dessen Inhaber systematisch Tierparasiten und ihre klinischen sowie therapeutischen Aspekte erforscht.

Auf der Suche nach den Erregern infektiöser Krankheiten trifft man bald auf verschiedene Hindernisse. Es gibt viele Erkrankungen – als Beispiel sei die Tollwut genannt –, deren Verursacher weder durch das Mikroskop, noch

Abbildung 2977
Auguste Chauveau, 1827–1917.
Photographie, 19. Jh.
(Paris, Musée d'Histoire de la médecine)
Chauveaus Werk ist bedeutend. Mit Etienne-Jules Marey trug er entscheidend zum Wissen um die Herzphysiologie durch die Anwendung kardiographischer Sonden bei. Ebenso war er mit Toussaint anfänglich an der Milzbrandimpfung beteiligt. Wir verdanken ihm außerdem den Nachweis, daß humane und tierische Tuberkulose identisch sind.

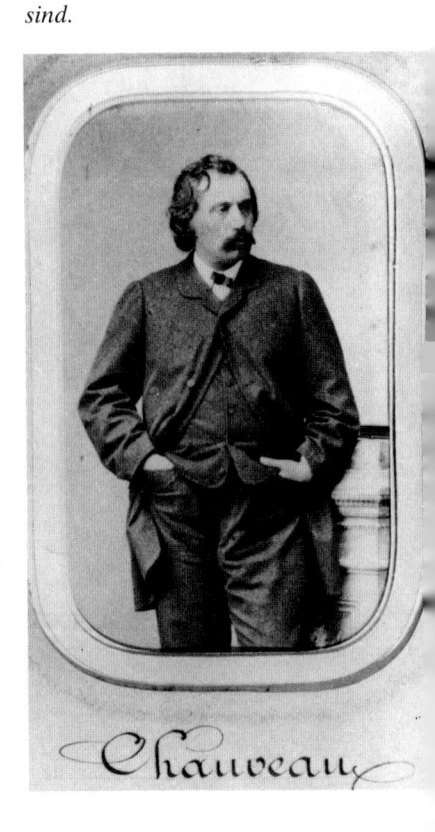

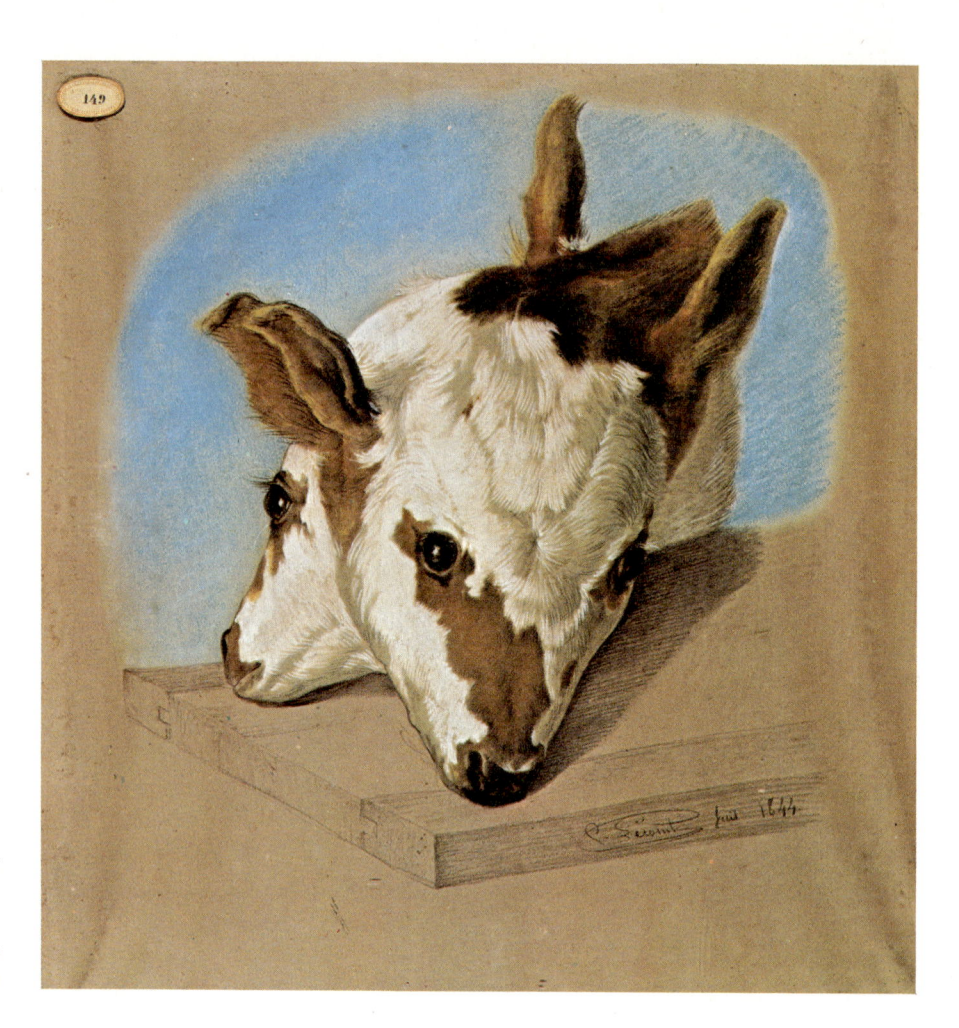

*Abbildung 2978
Kalb mit zwei Köpfen. Anonymes Pastellbild von 1884.
(Maisons-Alfort, Museum der
École nationale vétérinaire)*

mit Hilfe der üblichen Kulturböden entdeckt werden können; sie gehen durch die gebräuchlichen Filter hindurch, und man nennt sie daher »Ultraviren« oder »filtrierbare Viren«. 1898 zeigen Roux und seine Schüler, daß man das Lungenseuchenvirus in Kollodiumbeuteln, die man in das Bauchfell eines Kaninchens pflanzt, *in vivo* züchten kann. Im selben Jahr demonstrieren Loeffler und Frosch, daß auch das Aphthenvirus die Filtermembranen passiert. Eine neue Ära ist angebrochen; die veterinärmedizinische Forschung engagiert sich entschlossen, und rasche Fortschritte sind ihr Lohn.

Das 20. Jahrhundert

Die Evolution der Kenntnisse und Techniken

Dieser Rhythmus, der sich wegen des Ersten Weltkriegs verlangsamt hatte, kehrt in der Zeit zwischen den beiden Kriegen zurück. 1922 zeigen Vallée und Carré, daß für die Maul- und Klauenseuche mehrere Viren verantwortlich sind; dieses Faktum ist wichtig zur Entwicklung einer wirksamen Prophylaxe. Auch die ersten krebserzeugenden Viren sind am Tier entdeckt worden. Die Veterinärvirologie wird mit den Fortschritten in der Elektronenmikroskopie und der Zellkultur einen beträchtlichen Aufschwung nehmen.

Das Ende des Krieges 1939–1945 ist Ausgangspunkt für eine erneute Wandlung. Diese betrifft die gesamte Welt und alle Bereiche wie Ideen, Sozialstrukturen, Ökonomie, Wissenschaften usw. Unter dem Einfluß anderer Wandlungen, die wir zu analysieren versuchen werden, haben auch die Medizin und die Tiermedizin dieser Bewegung nicht standhalten können.

Beachten wir zunächst folgendes: Wenn die Humanmedizin und die Veterinärmedizin sich wegen der Ähnlichkeit der Organe, deren Störungen sie beheben sollen, nahestehen, auch in vielen ihrer Untersuchungsmethoden sowie ihrem therapeutischen und prophylaktischen Arsenal, so sind sie grundsätzlich verschieden in ihrer Ethik. Während der Humanmediziner alles tun muß, was im Interesse des ihm anvertrauten Patienten liegt, muß der Tierarzt nicht im Interesse des ihm vorgeführten Tieres handeln, sondern in dem des Eigentümers. Sein Eingriff ist daher nach dem Nutzen zu beurteilen, seine Kosten muß er so veranschlagen, daß die Rentabilität des Betriebs des Klienten deutlich positiv bleibt. Wir verstehen somit, daß die Tiermedizin in ihrer Form, ihren Mitteln und ihrer Beschaffenheit eng mit der Entwicklung der Agrarökonomie verbunden ist und sich ständig anpassen muß.

Diese Regel hat jedoch nicht absoluten Charakter. Eine deutliche Ausnahme bildet die Medizin der Tiere, die dem Menschen Gesellschaft leisten. Hier sind die affektiven Bindungen, die sich zwischen Mensch und Tier gebildet haben, der Art, daß die Tiermedizin auf diesem Gebiet der Humanmedizin nahekommt. Sie benutzt diffizile Untersuchungsmethoden wie Radiographie, Kardiographie, Enzephalographie, vielfältige Analysen usw. und wendet moderne Therapien, zum Beispiel Radiotherapie, Elektroskopie, Physiotherapie, Hibernation und dergleichen mehr an. Bei solchen Kleintieren praktiziert man eine Chirurgie mit modernen Geräten und in gut eingerichteten Operationsräumen, zumindest an den veterinärmedizinischen Hochschulen und spezialisierten Kliniken. Diese Medizin erlaubt sich Kühnheiten, die nur durch die finanziellen Mittel des Tierhalters und außerdem durch einen gewissen Takt begrenzt sind. Werden diese Grenzen überschritten, treten wir in den Bereich der Humanmedizin und der experimentellen

Abbildung 2979
Junghuhn mit einem Rouxschen Sarkom (einem Viruskrebs) am Flügel.
Aufnahme der Forschungsgruppe Nr. 8 des CNRS.
(Villejuif, Institut Gustave-Roussy)

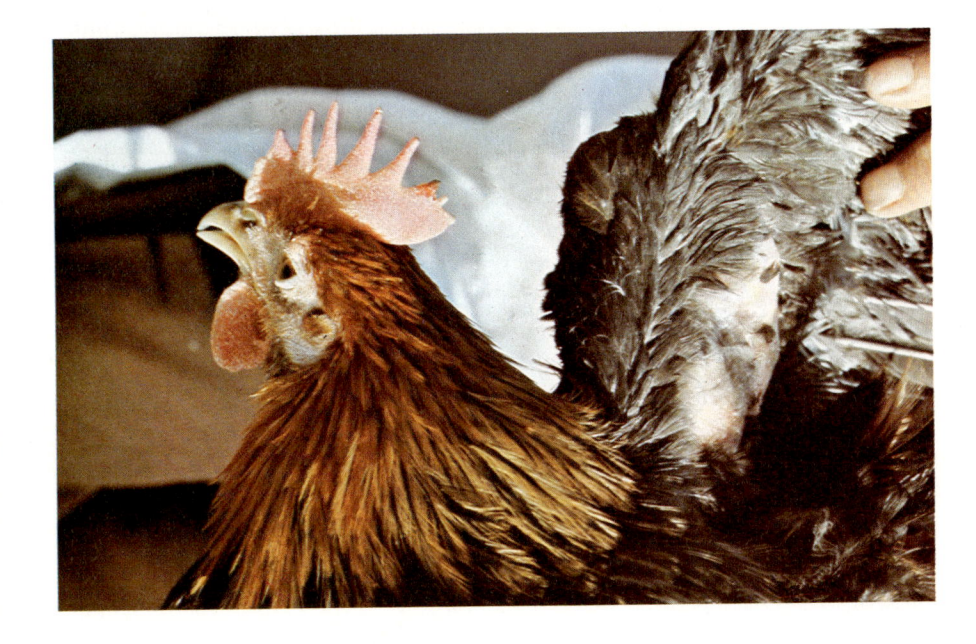

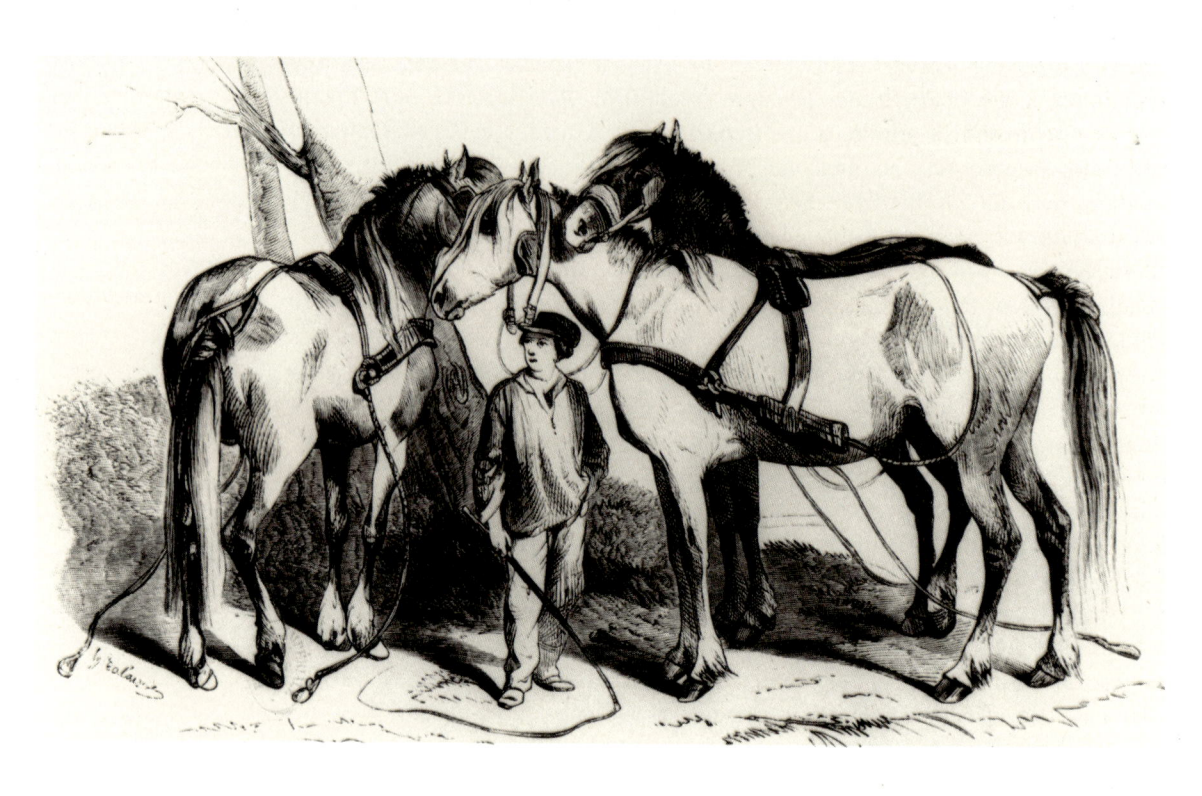

Abbildung 2980
Pferde der Lothringer Rasse.
Stich, Mitte 19. Jh.
(Paris, Nat. Bibl., Cabinet des Estampes)

Chirurgie ein, die beide an den Schulen hoch in Ehren stehen; sie arbeiten mit dem Fortschritt und der Entwicklung von Spitzentechniken der Humanchirurgie, zum Beispiel Organverpflanzungen, Transplantationen, Herzchirurgie usw. Die Chirurgie der Nutztiere ist weit von diesen Fortschritten entfernt, was an verschiedenen Schwierigkeiten und nicht etwa an mangelnder Fingerfertigkeit oder operativer Ungeschicklichkeit liegt, ebensowenig an unzureichenden anatomischen Kenntnissen der Chirurgen.

Anatomische Studien und Forschungen standen zu allen Zeiten an den tiermedizinischen Hochschulen in hohen Ehren. Auf allgemeine Anatomie und ebenfalls angewandte Anatomie legt man Wert; diese befassen sich vergleichend mit den Haupttierarten, das Pferd dient dabei als Prototyp. In der Veterinärchirurgie sind die Fortschritte zweifellos durch echte Hindernisse bei der Durchführung der Asepsis während des operativen Eingriffs sowie bei der postoperativen Versorgung verzögert worden; dies liegt zum ersten an der Widerspenstigkeit der Patienten, aber auch an dem Vorzug, welcher der Antisepsis gegenüber der Asepsis gegeben würde. Dies erklärt auch, warum die Veterinäre so lange zögerten, Eingriffe an Eingeweiden vorzunehmen und sich auf Extremitäten und Gelenke, den Kopf und seine Höhlen sowie den Schlund beschränkten. Die letzten Fortschritte der Anästhesie und das Erscheinen der Sulfonamide und Antibiotika haben den Chirurgen der Großtiere etwas mehr Kühnheit verliehen; üblich sind zum Beispiel Eingriffe an den Magendivertikeln zum Herausoperieren von Fremdkörpern und Kaiserschnitte geworden.

Zu den Ereignissen, welche die Veterinärpraxis revolutionierten, zählt das Aufkommen der mechanischen Fortbewegung, die nach und nach die Vorherrschaft des höchsten Tieres, des Pferds, untergrub. Dieser Abbau des Pferdebestands war trotz der Entwicklung der verschiedenen Transportmittel auf den Schienen und trotz des Erscheinens der ersten Automobile bis zum

Ersten Weltkrieg kaum bemerkbar. Doch zwischen den beiden Kriegen beschleunigte sie sich sehr; durch den Zweiten Weltkrieg noch einmal verlangsamt, erreichte sie ihren Höhepunkt einige Jahre nach dem Ende der Kampfhandlungen, als sich alle Zweige der Landwirtschaft motorisierten.

Diese Situation, die in den westlichen Ländern allgemein vorherrschte, hat sich im Vergleich zum Jahrhundertbeginn durch eine Senkung des Pferdebestands auf 20 Prozent ausgewirkt. Sie wäre für das Pferd als Spezies fatal verlaufen, wenn seine Zucht nicht durch Pferderennen und den Pferdesport unterstützt worden wäre.

Das Verschwinden des »Hafermotors« hat den Beruf des Tierarztes grundlegend umgestaltet. In den Großstädten war die Umstellung zur Kleintierpraxis die Folge; diese Tendenz hat sich progressiv auf die gesamte Medizin der Kleintiere ausgebreitet, und einen immer wichtigeren Platz finden darin jetzt die Katzen. Die Umstellung geschah auch im ländlichen Bereich, und heute befassen sich wohl an die 50 Prozent der praktischen Tierärzte, in Frankreich ungefähr zweitausendzweihundert, besonders mit der sogenannten »caninen« Medizin (»Hundemedizin«); von diesen üben 60 Prozent eine gemischte Tätigkeit aus, bei der die Hunde nicht dominieren.

Eine andere Berufssparte, nämlich die Armeetierärzte, hat die Abschaffung der Pferde besonders zu spüren bekommen. Diese Kategorie, die zur selben Zeit wie die tierärztlichen Hochschulen entstand, also während der Jahrzehnte vor der Französischen Revolution, machte nur langsame Fortschritte. Ursprünglich sah man den Militärveterinär als einen einfachen, fachkundigen Hufschmied an, der häufig die Schikanen des »Stallmeisters«, eines adeligen Offiziers, erdulden mußte. Während seit Ende des 18. Jahrhunderts ausländische Armeen, zum Beispiel die englische, ihm den Rang eines Offiziers zuerkennen, gelingt es in Frankreich, weder während des Konsulats noch des Ersten Kaiserreichs, seine Verhältnisse und seinen Status zu verbessern. Erst 1860 formieren sich die Armeetierärzte, ihre Position stärkt sich ab 1884. Zu diesem Zeitpunkt geben Pasteurs Entdeckungen eine solide Basis für eine Prophylaxe gegen infektiöse Krankheiten.

In den Kreisen der zivilen Tierärzte erkennt man an, daß die Militärveterinäre unbestreitbar ein chirurgisches Talent besitzen; einer von ihnen, Marcenac, erhält den Lehrstuhl für chirurgische Pathologie der Hochschule von Alfort. Ihm verdanken wir die Erneuerung der Veterinärchirurgie der Kleintiere wie auch der Pferde und der Großtiere.

Am Vorabend des Krieges 1914–1918 umfaßt die Gesamtheit der Armeeveterinäre Frankreichs 522 aktive Offiziere. Während der Kriegshandlungen zeigt der Stellungskrieg die Unwirksamkeit der Kavallerie, und zwischen den beiden Kriegen nimmt die Motorisierung der Armee zu. Nach dem Ende des Krieges 1939–1945 beschränkt sich der Pferdebestand der Armee auf einige hundert Tiere der Republikanischen Garde und einiger Sporteinheiten der Militärschulen. Die Abschaffung der berittenen Einheiten hatte zwar eine Senkung der Zahl der Militärveterinäre zur Folge, doch wurden sie nicht völlig verdrängt; heute sind noch etwa siebzig im aktiven Dienst. Zu den aktiven Offizieren sind noch die Tierärztinnen zu zählen, die für das Heer arbeiten und anschließend der Reserve zugeteilt werden.

Der Erlaß vom 20. Mai 1967 hat die Militärveterinäre endgültig in die Sanitätstruppen integriert und ihre Aufgabe folgendermaßen beschrieben:

Die Entwicklung des Standes

Abbildung 2981
Röntgenbild einer Ratte, aufgenommen von Albert Londe, 1896.
(Paris, Privatsammlung)

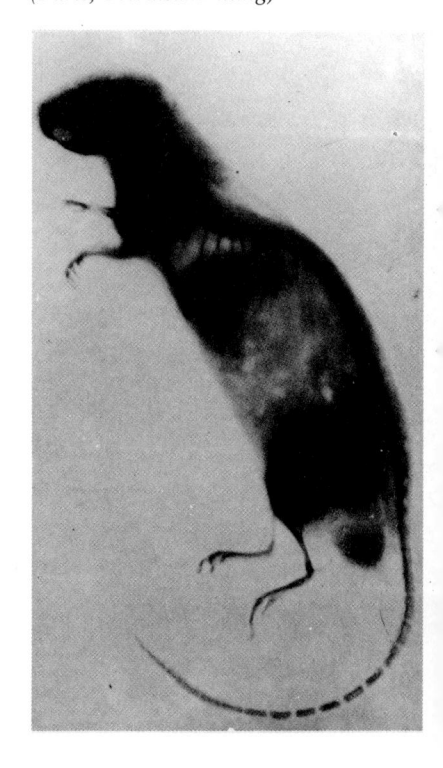

»Die Veterinäre nehmen, was die tierische Biologie selbst und ihre Beziehungen zur Humanbiologie angeht, an den Forschungen und Experimenten wissenschaftlicher und militärischer Art teil, das heißt an Projekten, die den atomaren, den biologischen und chemischen Krieg betreffen. Sie sind verantwortlich für die Aufstellung, Erhaltung und Verwaltung der Tierbestände sowie für ihre Verwendung bei militärischen Aufgaben. Sie üben die hygienische und qualitative Kontrolle der Nahrungsmittel tierischen Ursprungs aus, die für den Verzehr bestimmt sind.«

Ökonomie und Tiermedizin

Abbildung 2982
Champ de courses *(Rennbahn).*
Bild von Edgar Degas,
1834–1917.
(Paris, Louvre)

Das Ende des Zweiten Weltkriegs war Ausgangspunkt für eine glänzende Evolution der Viehzucht. Die Verlängerung der Schulpflicht sowie die audiovisuellen und geschriebenen Publikationen haben in vielen jungen Landbewohnern das Interesse am Wissen geweckt. Sie konnten durch diese Mittel erfahren, was außerhalb ihrer Region über Grenzen und Ozeane hinweg geschah und welchen Vorsprung die Vereinigten Staaten und Kanada in der industriellen Tierhaltung hatten. Auch begriffen sie den Zweck dieser Zuchtformen: das im Betrieb steckende Kapital möglichst rentabel einzusetzen.

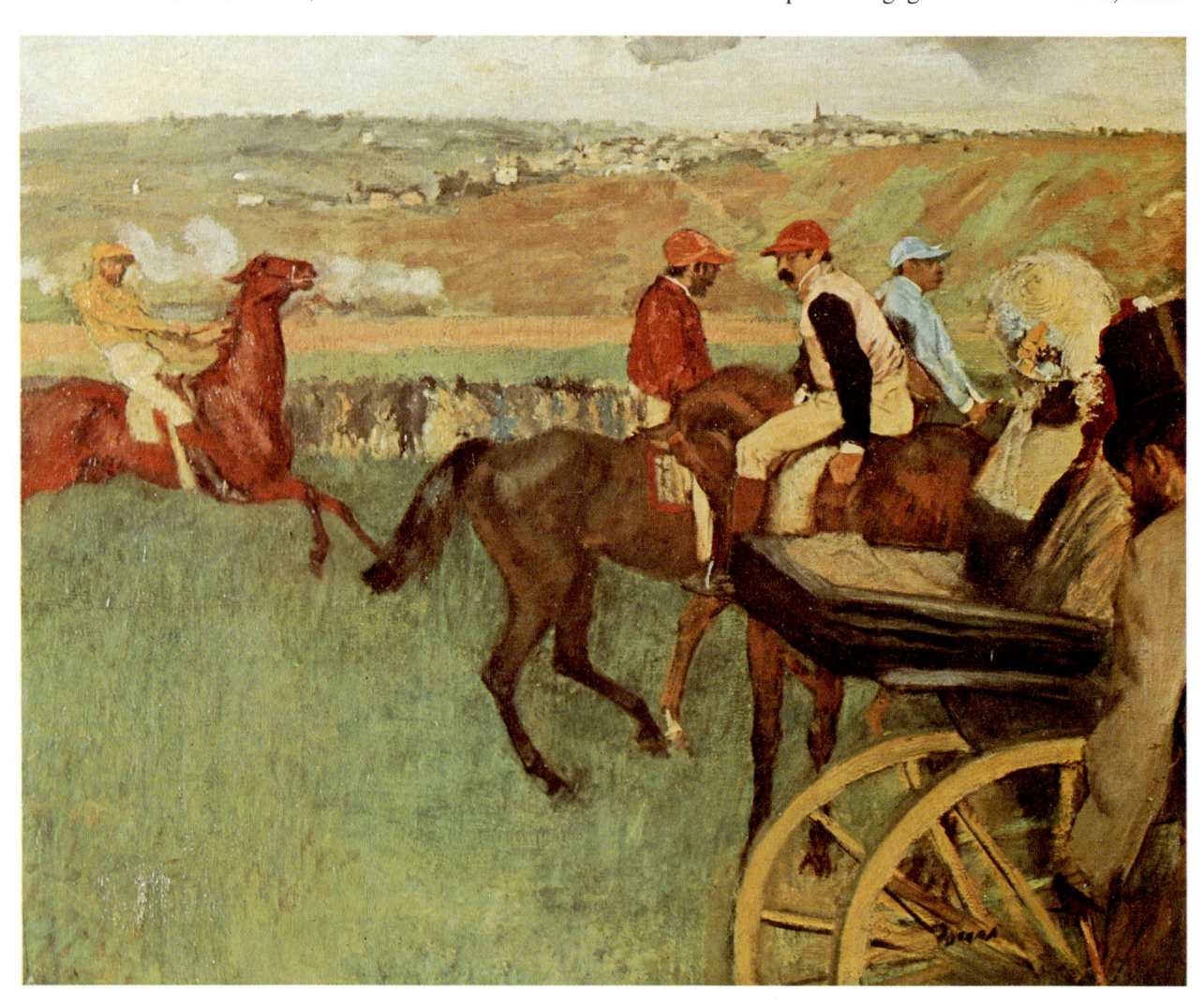

Tatsächlich gab es in Europa schon seit langem bedeutende Schweinezuchtbetriebe. Als Pasteur 1883 ein Impfserum gegen Rotlauf suchte, hatte er es im Poitou in einem Schweinezuchtbetrieb ausprobiert, der über vierhundert Tiere zählte. Die Betriebe wurden oft von den Städten unterhalten, die darin eine einträgliche Verwertungsmöglichkeit für die Nebenprodukte der Milchindustrie sowie die Abfälle der Großküchen von Kasernen, Schulen, Krankenhäusern usw. sahen. Erst nach 1945 sind diese industriellen Zuchtbetriebe allmählich Sache der Landwirte geworden, die dabei ihre ursprüngliche Berufung, nämlich Viehzucht mit dem Ziel der Produktion von Fleisch oder Milch, fortsetzten. Nur eine kleine Fläche, einige hundert Quadratmeter, braucht man zur industriellen Tierhaltung; sie bildet sozusagen einen Betrieb »ohne Boden«, in dem Familienangehörige oder Arbeitskräfte vom Ort beschäftigt sind. Hilfe erhalten sie dabei durch eine ausgefeilte Mechanisierung der Tierpflege und der Fütterung. Futter produziert nicht mehr der Hof, sondern es wird als Industrieprodukt bei Großfirmen eingekauft, die über Forscher- und Technikergruppen verfügen und bei denen angestellte Tierärzte eine Hauptrolle spielen.

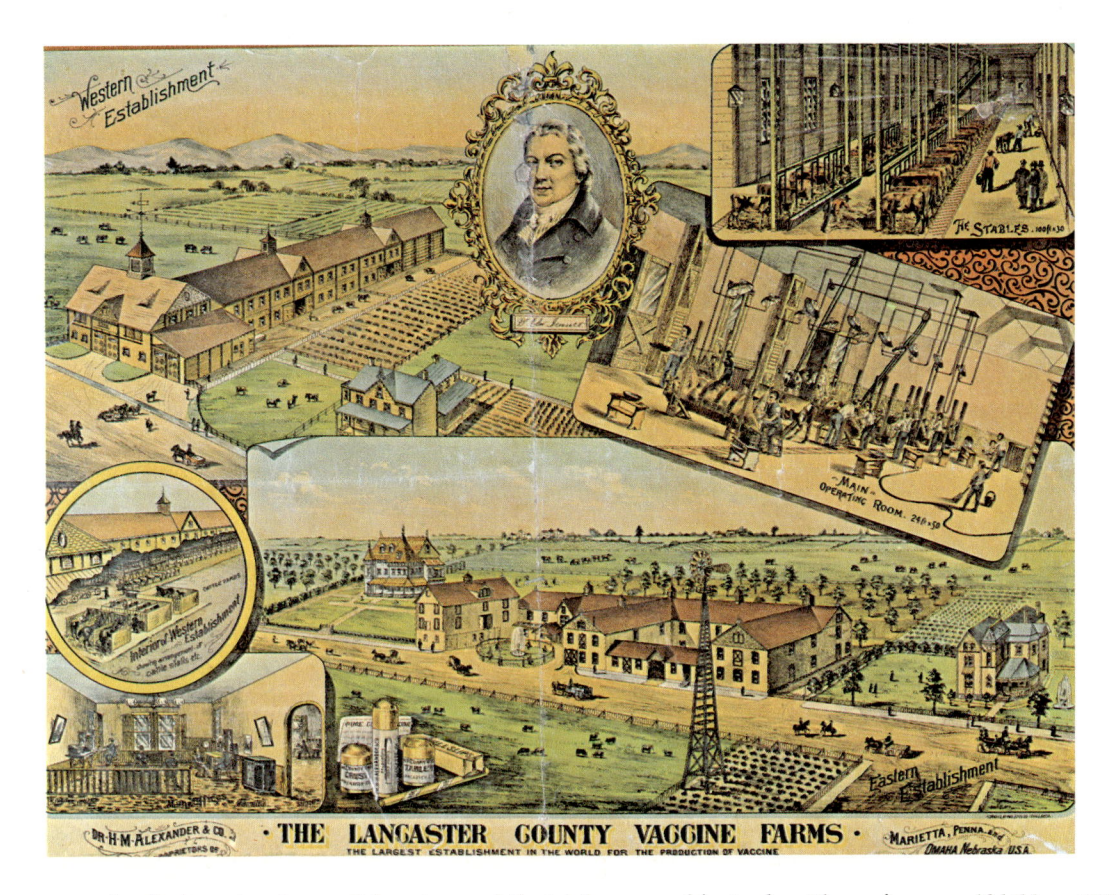

Mit Hilfe elektronischer Dateien erarbeiten die Genetiker ausgefeilte Selektionen zur Züchtung neuer Rassen oder zur Verwandlung der alten; man will dabei Typen erzielen, die früher reifen, fruchtbarer und besser geeignet sind, einer bestimmten Erwartung zu entsprechen. Vor allem sucht man die Leistung: Schlachttiere, Rinder, Schweine und Geflügel werden zu »Fleischmaschinen«, die Milchkuh wird zum »Euter« und die Legehenne zum »Ovarium«.

So kommt es, daß mit dieser ökonomischen Rationalisierung eine neue und komplexe Pathologie entsteht. Sie ist mit vielen Faktoren verbunden, zum Beispiel genetischen, diätetischen, medikamentösen, ökologischen, in-

Abbildung 2983
Farm für die Produktion von Vakzinen in den Vereinigten Staaten. 19. Jh.
(Paris, Institut de vaccine)

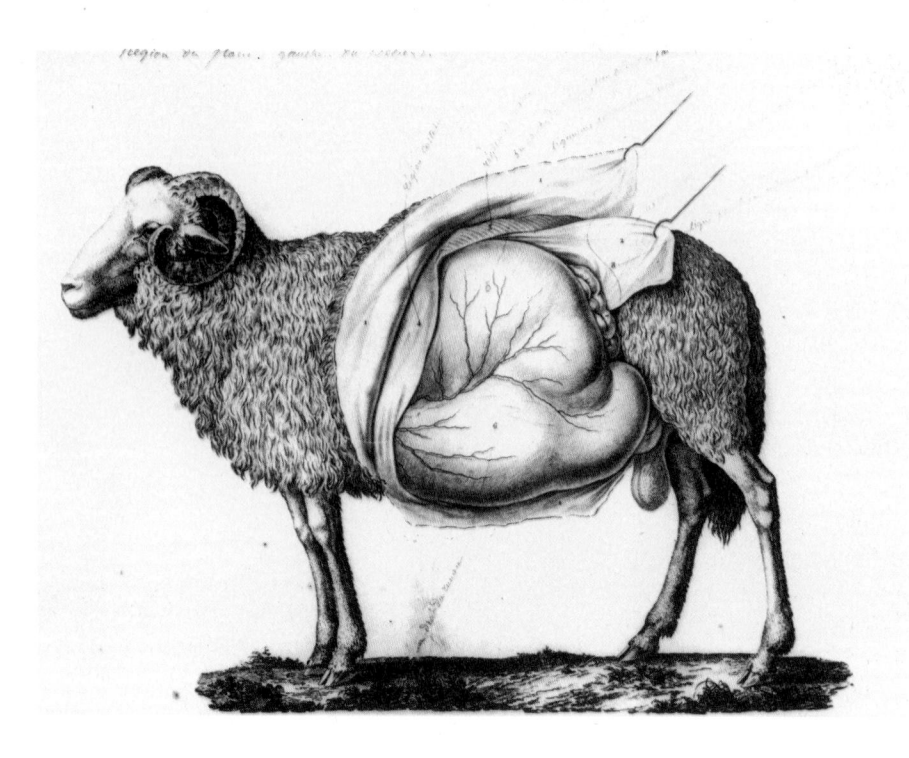

Abbildung 2984
»Linke Flanke des Widders.«
Anatomische Tafel aus Anatomie chirurgicale des principaux animaux domestiques *von V. Leblanc und A. Trousseau, Paris 1828.*
(Maisons-Alfort, Bibl. der École nationale vétérinaire)

fektiösen, parasitären oder psychosomatischen; sie alle beeinflussen sich gegenseitig. Die genetische Selektion allein ist keine glückliche Entscheidung, und eine Binsenwahrheit ist es, daß Tiere sogenannter »verbesserter« Rassen meistens ihre Widerstandsfähigkeit verlieren und diese Schwächung mit Hypersensibilisationen analog den »geographischen Krankheiten« einhergeht, die Jean Bernard beschrieb.

Ursache krankhafter Zustände sind häufig Ernährungsmängel, auch wenn das Futter auf dem Hof produziert wird; durch Verwendung mineralischer Düngemittel oder von Stalldünger aus Betrieben »ohne Boden« kann der Nährstoffgehalt der Futterpflanzen grundlegend verändert sein. Die industriell hergestellten Futtermittel sind häufig sehr verschieden von den natürlichen. Sie können ebenso gefährlich durch Übermaß wie durch Mängel sein, und mit Ph. Cottereau dürfen wir behaupten, daß die Veterinärpathologie heute eine »Ära der tierischen Stoffwechselkrankheiten« erlebt. Um diese Nachteile auszugleichen, versucht man, das Gleichgewicht dadurch wiederherzustellen, daß man das Futter durch Zusatz chemischer, biologischer oder medikamentöser Additive »komplettiert«. Der Mißbrauch dieser Praktiken kann den Zellstoffwechsel stören, die Selbstverteidigung des Organismus schädigen und Infektionen sowie diversen Parasiteninvasionen Vorschub leisten; dabei kommt es um so mehr zu dramatischen Situationen, als der Verdauungstrakt durch eine intensive Mast zu stark belastet ist. Gewisse Überschreitungen, wie die illegale Verwendung von Hormonen, können indirekt eine Gefahr für den Menschen bedeuten.

Die konzentrationslagerartige Haltung in Intensivzuchten – zwanzigtausend Hühner in einem einzigen Betrieb, pro Schwein ein Quadratmeter, pro Kalb 1,2 Quadratmeter usw. – ist so weit von den natürlichen Lebensbedingungen der Tiere entfernt, daß sie bisweilen schädigend auf das Seelenleben der Tiergruppen wirkt, die dann auch empfindlicher auf verschiedene Attakken reagieren. Die echten infektiösen Krankheiten schleichen sich um so leichter ein, je schwieriger optimale Umweltbedingungen zu realisieren sind (Temperatur, Luftfeuchtigkeit, Lüftung usw.). Von einer Region zur anderen, von einem Kontinent zum anderen reisen die Krankheiten bei unvorsichtiger Einführung neuer Zuchttierstämme. In Wahrheit handelt es sich meistens nicht um neue Krankheiten, sondern um Affektionen, die hier und da schon die traditionellen Viehzuchtanstalten heimsuchten. Aber während sie früher still, gutartig und sporadisch auftraten, haben sie – auf die monströsen modernen Ställe übertragen – als Folge rasch wiederholter Passagen ihres Erregers eine eklatante Virulenz und eine überwältigende Fähigkeit zur Expansion erhalten. Alle diese Epidemien verlaufen nicht so tödlich wie zum Beispiel die Newcastle-Krankheit des Geflügels oder bestimmte Schweinepestarten. Einige verursachen nur eine verminderte Leistung, die aber einen so hohen Multiplikator hat, daß sie für den Züchter und für die ganze Agrarökonomie äußerst nachteilig sind.

Als die Tierhaltung ihre ersten Schritte vom Handwerk zur Industrie hinüber tat, rührten die Krankheiten offensichtlich und allgemeiner von Mikroben her; das gilt zum Beispiel für die Pasteurellose, Listeriose, Tuberkulose usw. Diese sind heute in den Hintergrund getreten. Seitdem hat die Vervollkommnung der Untersuchungsverfahren in der Bakteriologie es ermöglicht, die wichtige und vielfältige Rolle der Ultraviren in der Pathologie aller Tierarten aufzuzeigen. Einer anderen Kategorie pathogener Erreger des Typs PPLO (Peri-Pneumonia-Like Organisms) – man faßt sie zur Zeit unter der Bezeichnung Mykoplasmen zusammen – kommt eine nicht zu unterschätzende Bedeutung zu, während sich bei den Tieren wie auch beim Menschen die Zukunft diverser Mykosen schon abzeichnet; als Beispiel seien Aspergillosen, Candidamykosen usw. genannt. Die pathologische Szene ist heute bei

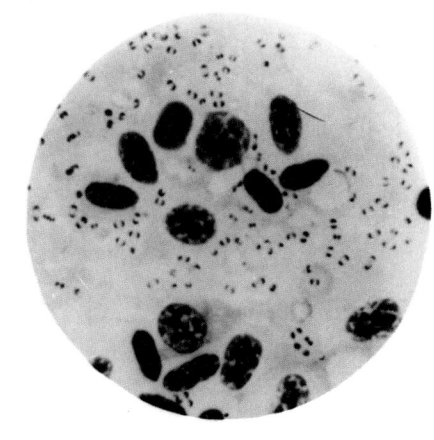

Abbildung 2985
Hühnercholera.
(Paris, Photoarchiv des Musée Pasteur)
Die Hühnercholera entsteht durch eine Bakterie der Gattung Pasteurella, *die Toussaint 1879 züchtete. Während Pasteur mit Chamberland und Roux die Hühnercholera untersuchte, entdeckte er das Prinzip der vorsorglichen Impfung durch Inokulation mit abgeschwächten Mikroben.*

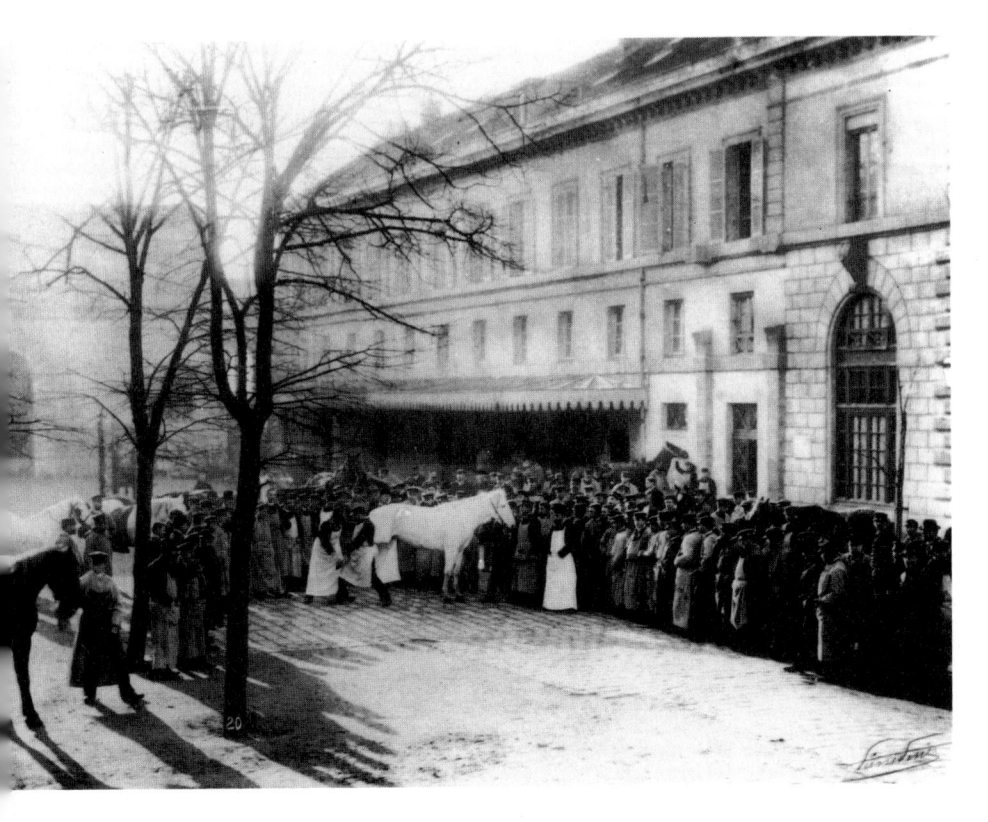

Abbildung 2986
»Eine klinische Sprechstunde an der École vétérinaire von Maisons-Alfort.«
Photographie von Pierre Petit. Ende 19. Jh.
(Maisons-Alfort, Archiv der École nationale vétérinaire)

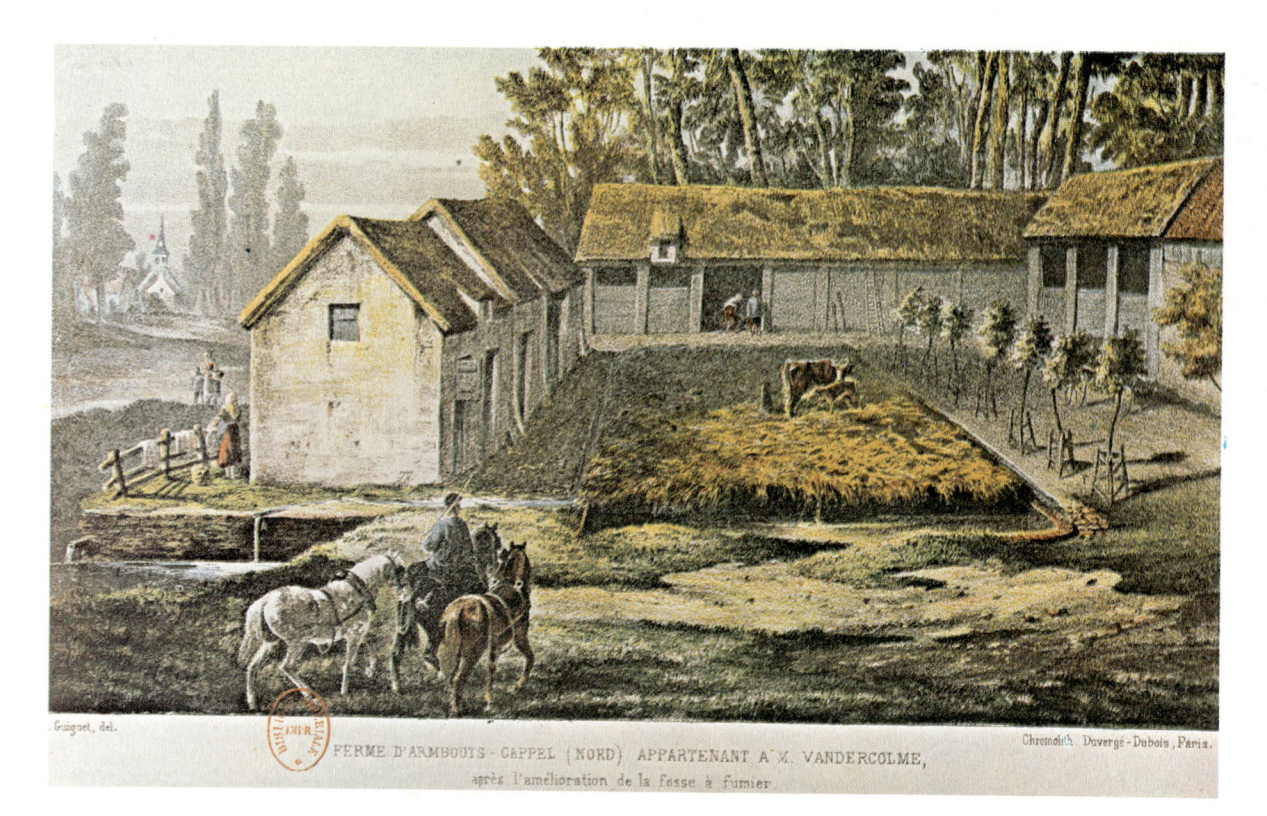

Abbildung 2987
Versuchsfarm.
Illustration aus Agriculture du nord de la France *von J.-A. Barral, Paris 1870, Bd. II.*
(Paris, Nat. Bibl.)

Abbildung 2988 (gegenüber oben)
Forschungslabor für infektiöse Krankheiten an der École vétérinaire von Alfort. Aquarell, Ende 19. Jh.
(Maisons-Alfort, Archiv der École nationale vétérinaire)

Abbildung 2989 (gegenüber unten)
Vernichtungshalle des Forschungslabors für infektiöse Tierkrankheiten an der École nationale vétérinaire von Alfort. Aquarell, Ende 19. Jh.
(ibd.)

Die Organisation des Veterinärwesens

allen Arten mit respiratorischen Syndromen beschäftigt. Dennoch bestehen bestimmte klassische Krankheiten fort und mahnen uns, daß ein Nachlassen der Wachsamkeit auf dem Gebiet der Hygiene und der Impfung gefährlich sein kann; bewiesen hat dies die Newcastle-Krankheit, die 1970 in Europa einen schlimmen Rückfall hatte.

Die ökonomischen Folgen der Tierseuchen sind bedeutend; sie betreffen nicht allein den Verlust durch das Eingehen der Tiere, sondern auch jenen der Milch- und Fleischproduktion sowie der Arbeitskraft. Wenn man sie auf nationaler Ebene berechnet, übertreffen sie die Summe aller Einzelverluste der Unternehmer. Sie führen nicht nur zu einem Verlust des Volksvermögens, sondern die Tierseuchen und die mit ihnen einhergehenden Verbote sind ein Hindernis für kommerzielle Transaktionen im Inland wie auch im Export, im Handel mit Tieren oder ihren Produkten mit dem Ausland, das mit Importbeschränkungen reagiert. Die Staaten sind daher auch überzeugt, daß sie immer mehr zum Kampf gegen die Seuchen beitragen müssen. Die meisten haben nach und nach die Bedingungen und die Bekämpfungsmaßnahmen gegen die Krankheiten kodifiziert, die für sie am bedrohlichsten sind. Diese Maßnahmen decken sich mit dem absoluten Besitzerrecht der Landwirte an ihrem Viehbestand. Als Ausgleich für diese Restriktionen übernehmen die Staaten die Organisierung der Bekämpfung und sogar in bestimmten Fällen einen Teil der finanziellen Belastungen, welche die Vorgänge mit sich bringen.

Zur Zeit der Gründung der tierärztlichen Hochschulen hatten sich diese zum Ziel nicht allein die Schulung von Männern gesetzt, die fähig sein sollten, Tiere individuell zu behandeln. Sie verfolgten außerdem die Absicht, den Kampf gegen die damals schon häufigen Seuchen wie Rinderpest, Lun-

ÉCOLE NATIONALE VÉTÉRINAIRE D'ALFORT
LABORATOIRE DE RECHERCHES SUR LES MALADIES INFECTIEUSES DES ANIMAUX
— Élévation et Coupe d'une Loge et d'un Paddock —
— Couloir de distribution des Aliments et des Boissons —

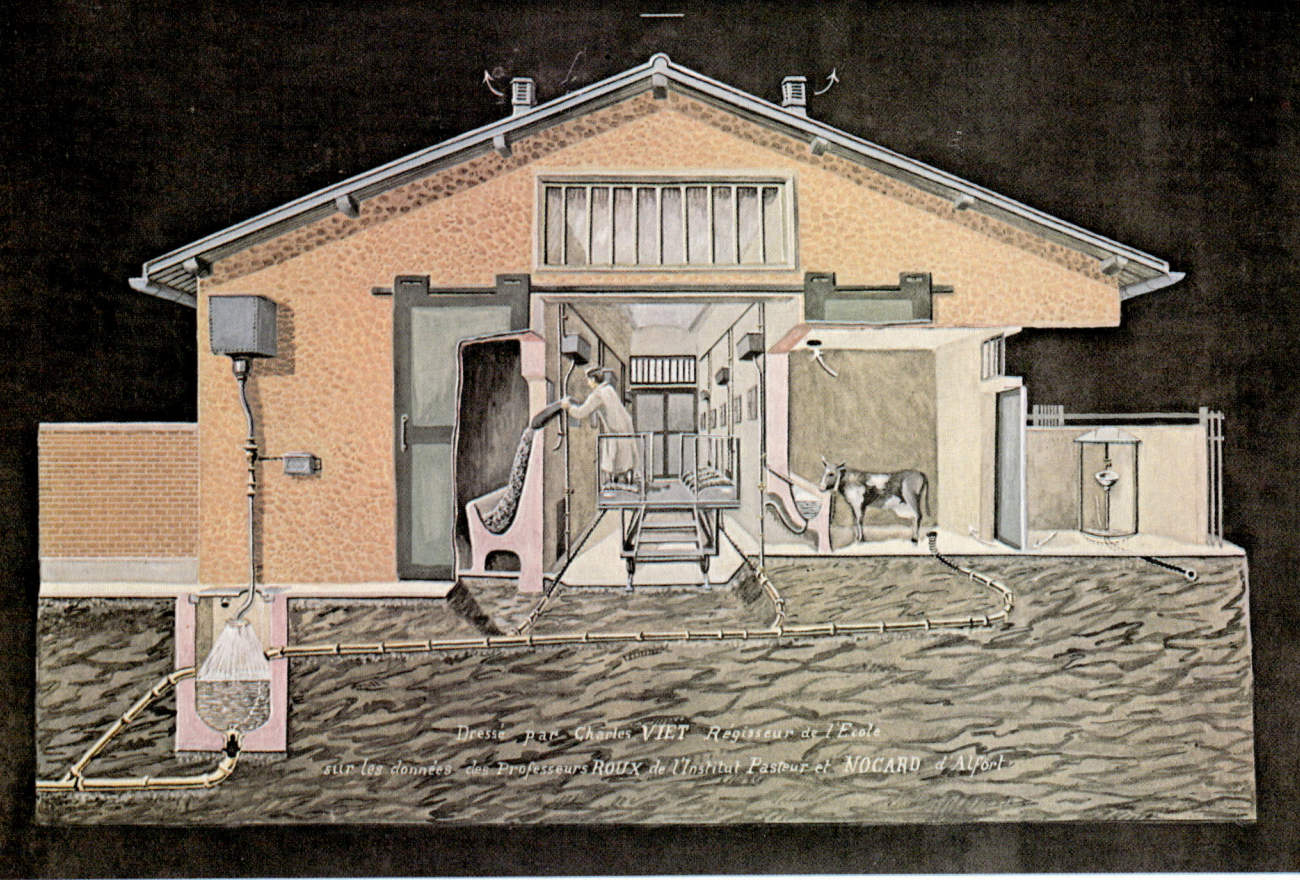

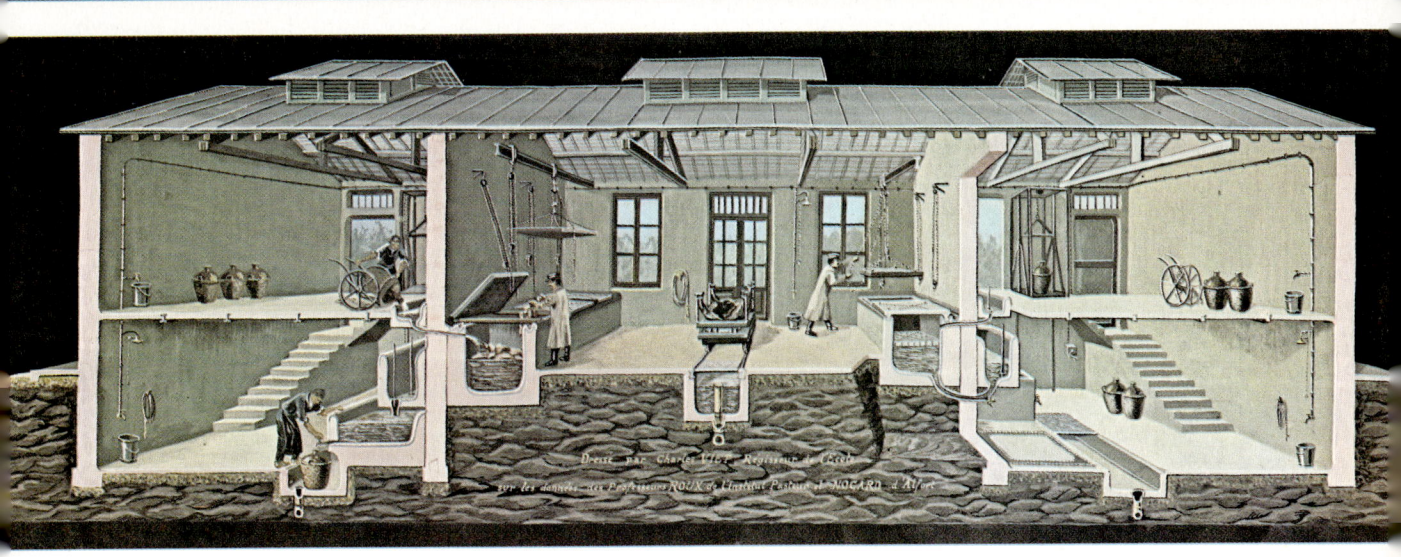

Dressé par Charles VIET Régisseur de l'École
sur les données des Professeurs ROUX de l'Institut Pasteur et NOCARD d'Alfort

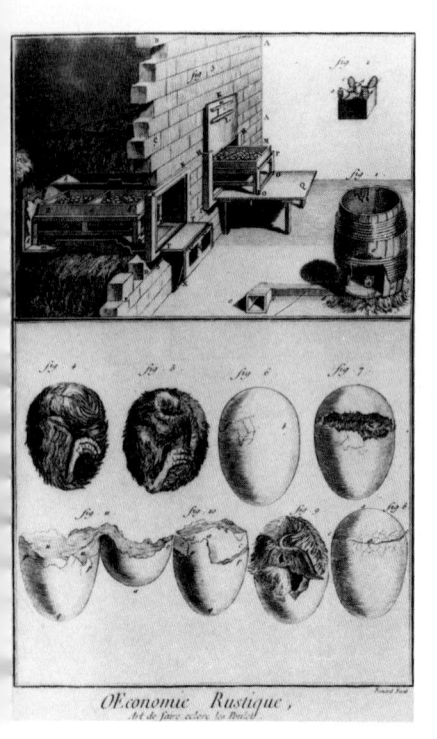

*Abbildung 2990
»Ländliche Ökonomie. Die Kunst, Küken auszubrüten.«
Tafel aus* Recueil de planches de l'Encyclopédie par ordre de matières, *Paris, Panckoucke, 1785.
(Paris, Bibl. des Arts décoratifs)*

genseuche, Milzbrand, Tollwut, Pferdetyphus, Maul- und Klauenseuche, Räude usw. aufzunehmen.

Anfang des 19. Jahrhunderts befindet sich die Volksgesundheit Europas in einem alarmierenden Zustand. Die ständigen Kriege und Truppenbewegungen seit 1790 verbreiten die ansteckenden Krankheiten überall. Meistens vergißt und vernachlässigt man sanitäre Vorsichtsmaßnahmen; das geschieht mit um so mehr Leichtsinn, als der Begriff »Ansteckung« umstritten ist, obwohl ihn Lateiner und Griechen der ersten Jahrhunderte schon als Tatsache erkannt hatten. 1813 gibt man ein neues Dekret heraus, das die Einrichtung der Sanitärveterinäre begründet; diese Einrichtung befindet sich noch im Embryonalstadium, denn für ein Departement ist nur ein Tierarzt vorgesehen. In jedem Arrondissement assistiert ihm ein fachkundiger »Marschall« oder »Hufschmied«. Die zivilen Behörden waren gegebenenfalls verpflichtet, sich an diese Departementstierärzte zu wenden. Doch in der Sorge, die berufliche Freiheit des Veterinärs oder das Besitzerrecht des Züchters zu beschneiden, überließ es der Gesetzgeber letzterem, zu wählen, welchem Praktiker er die Behandlung seines Viehbestands anvertrauen wollte – selbst wenn es sich um eine ansteckende Krankheit handelte. Weil das Eingreifen des »offiziellen« Veterinärs im allgemeinen mit sanitären Zwangsmaßnahmen verbunden war, zum Beispiel die Beschränkung des Handels mit den Tieren oder Schlachtung der kranken Tiere, holte man ihn selten.

Wir verstehen somit, warum das Dekret von 1813 keine Wirksamkeit hatte. 1861 beauftragt der Landwirtschaftsminister H. Bouley, die in England, Belgien, Holland und Mitteleuropa wütende Rinderpest zu untersuchen; durch fachmännische Untersuchungen und durchgreifende sanitäre Maßnahmen gelingt es ihm, Frankreich vor dieser schrecklichen Krankheit zu bewahren; England und die Niederlande verloren fast fünfzigtausend Stück Vieh. Diese Meisterleistung nutzte er als Gelegenheit, die Schwächen der gültigen Vorschriften anzuprangern. 1866 wird er zum Generalinspektor der Veterinärschulen ernannt; mit den Jahren mehrt sich sein Ansehen, und bald betraut man ihn mit der Schaffung eines beratenden Komitees. Dieses nimmt gerade zu dem Zeitpunkt seine Tätigkeit auf, als die Arbeiten Pasteurs die Ätiopathogenese der infektiösen Krankheiten und ihrer Epidemiologie meisterlich erhellen. Bouley, der die Thesen Pasteurs anerkennt, bittet diesen, dem Komitee beizutreten. Parallel zur Entstehung von Pasteurs Werk, ganz in seinem Geiste und mit der Erfahrung Bouleys, erarbeitet man nun also neue Gesetze für die Seuchenbekämpfung. H. Bouley war es bereits gelungen, die schwere Rinderpest von 1871 schnell einzugrenzen. Die Krankheit war damals in Rußland und Asien endemisch; im Laufe des letzten Viertels des 19. Jahrhunderts hatte sie jedoch auf Zentraleuropa übergegriffen. Zweimal, nämlich 1815 und 1870, war sie hinter den vorrückenden feindlichen Truppen in Frankreich eingedrungen. Dank drakonischer Maßnahmen, das heißt der systematischen Schlachtung, war diese Krankheit seit 1871 nicht mehr in Frankreich aufgetreten.

Das neue Gesetz wird am 21. Juli 1881 verkündet. Es nennt namentlich die als »ansteckend geltenden« Krankheiten. Für jede präzisiert es die Mittel, die zur Bekämpfung geeignet sind, zum Beispiel Isolierung, Reglementierung des Viehtransports sowie der Märkte usw. Das Gesetz enthält wichtige Neuerungen; zum einen wird für Notschlachtungen eine Entschädigung gezahlt; zum anderen statuiert es zum ersten Mal die Oberhand der Staatsmacht gegenüber dem Staatsbürger und dessen absolutem Besitzerrecht am Vieh. Wenn eine als »ansteckend geltende« Krankheit auftritt, kann der Besitzer des Tieres nicht mehr frei den Mann bestimmen, der die Behandlung übernehmen soll. Er ist verpflichtet, einen graduierten Tierarzt herbeizuholen, der seine Lizenz als »vétérinaire sanitaire« besitzt. Dieser ist wiederum verpflichtet, die Krankheit den Behörden anzuzeigen. Jede Überschreitung des Gesetzes wird bestraft.

Ein Dekret von 1888 und ein neues Gesetz vom 21. Juni 1898 erhöhen die Zahl der als ansteckend geltenden Krankheiten auf vierzehn. Dieses Gesetz wird 1914 in das Landwirtschafts- und Wassergesetz aufgenommen. Ähnliche Vorschriften entstehen in ganz Europa; alle umfassen amtlich angeordnete Schlachtungen für den Eventualfall.

Als Folge der Anwendung dieser Gesetze verschwanden mehrere Krankheiten, zum Beispiel Rinderpest und -lungenseuche, Tollwut, Rotzkrankheit der Unpaarhufer, Schafpocken und Beschälseuche, aus Europa und gehörten der Vergangenheit an. Andere wüteten jedoch weiter, zum Beispiel die Maul- und Klauenseuche, die sich dank ihrer subtilen Übertragung in kurzen Intervallen über Europa ausbreitete und Millionen von Tieren befiel; zwar ging daran nur eine geringe Zahl ein, aber an kranken wie gesundeten Tieren hinterließ sie Folgen, die beträchtliche ökonomische Verluste mit sich brachten. Die amtlich verordnete Schlachtung hätte so viele Tiere betroffen, daß man sie nicht durchführen konnte; deshalb mußten andere Methoden zur Ausrottung dieser Krankheit erdacht werden. Weniger spektakulär schritt die tierische Tuberkulose voran. Ihr chronischer und schleichender Verlauf weckte weder bei den Landwirten noch bei ihren Abgeordneten oder den Behörden die heilsame Furcht, die sie hätte hervorrufen sollen. Und dennoch schätzten Nocard und Leclainche 1903 den Infektionsgrad des französischen Rinderbestands auf 10 Prozent; Vallée und Panisset wiesen darauf hin, daß

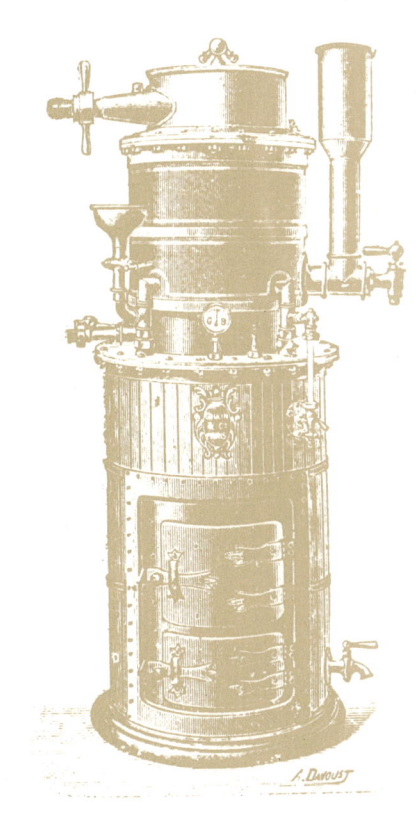

Abbildung 2991
Gaulin-Pasteurisierer.
Stich, Ende 19. Jh.
(Paris, Nat. Bibl., Cabinet des Estampes)

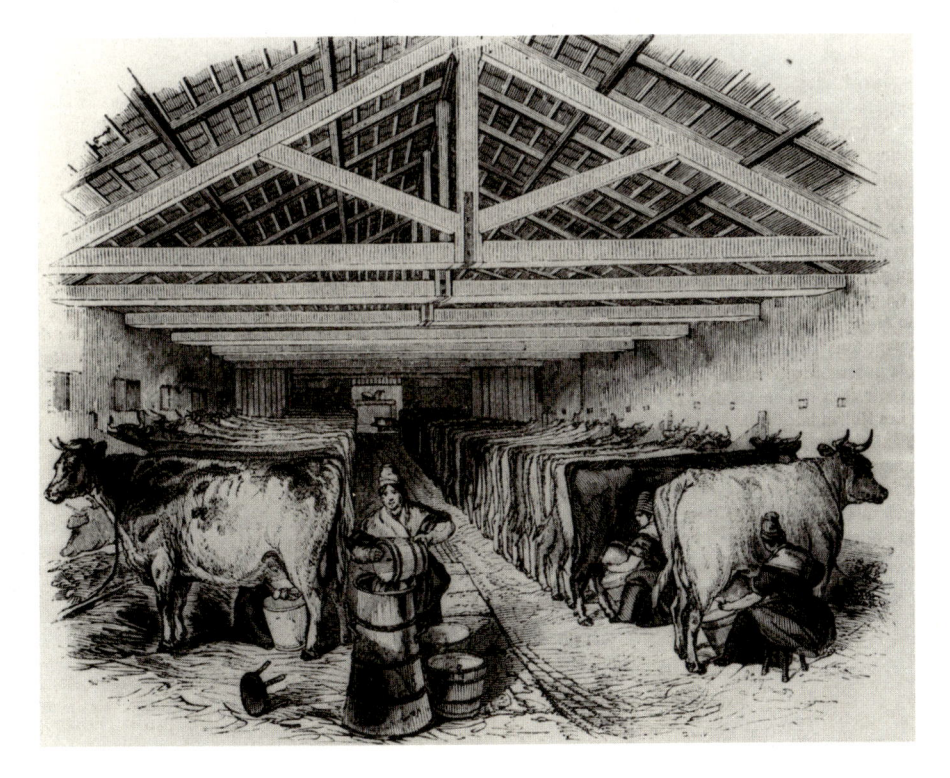

Abbildung 2992
Ein englischer Viehstall.
Illustration aus dem Magasin pittoresque *von 1844.*
(Paris, Bibl. des Arts décoratifs)

2629

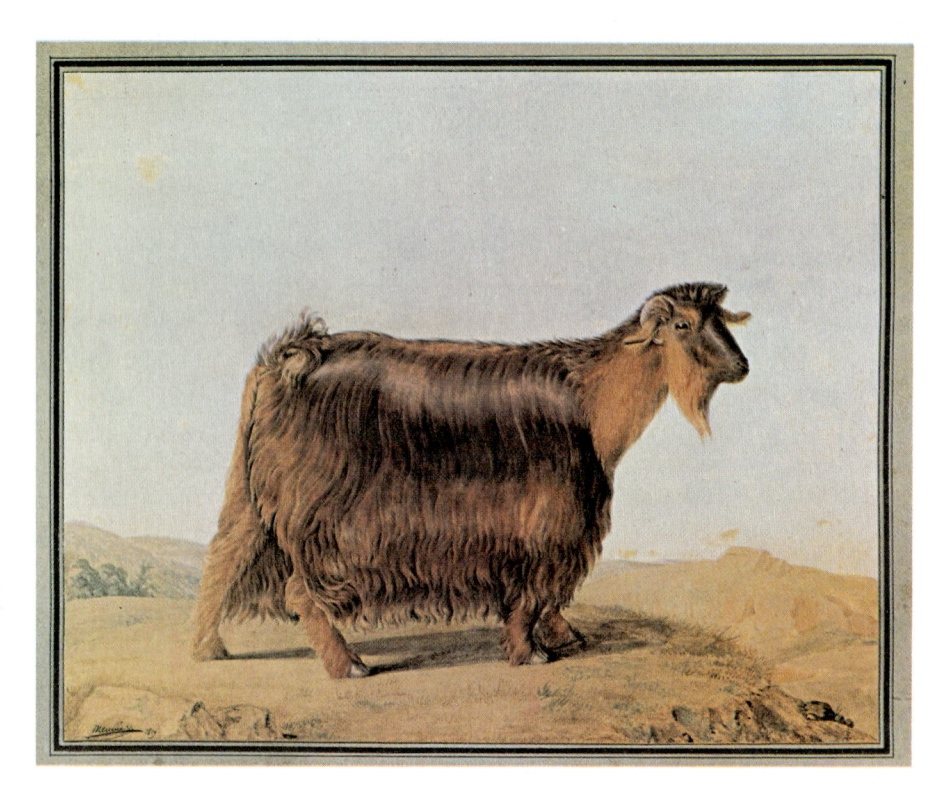

*Abbildung 2993
Angoraziege. Aquarell von Meunier, datiert 1864.
(Maisons-Alfort, Museum der École nationale vétérinaire)
Aus dem Fell der Angoraziege stellt man im allgemeinen den als Alpaka bezeichneten Stoff her – und nicht aus der Wolle des Tieres gleichen Namens; dieses Material ist nämlich zu selten, und seine Gestehungskosten liegen sehr hoch.*

er 30 bis 40 Prozent betragen konnte, in einigen Betrieben sogar mehr. Man wußte damals schon, daß die tierische Tuberkulose – vor allem jene der Rinder – auf den Menschen übertragbar ist, und zwar über den Verdauungsweg durch Trinken der Milch von tuberkulösen Kühen.

E. Leclainche, der wie E. Nocard das Gesetz von 1898 entstehen sah, kannte sehr wohl dessen Schwächen, nämlich den Mangel an Geldern und qualifiziertem Personal. In seinen Vorlesungen und in Fachzeitschriften wie der *Revue de médecine vétérinaire,* die er 1903 gerade gegründet hatte, prangerte er mutig diese Zustände an; gleichzeitig befürwortete er aber auch ein Interventionsprogramm. Man schuf daraufhin Ämter, die für Seuchen und ansteckende Krankheiten zuständig waren – in jedem Departement eines. Konkrete Formen nahm diese Organisation erst an, als E. Leclainche sie als Generalinspektor leitete.

Der neue Chef gibt sich keinen Illusionen hin. Er weiß, daß das in Kraft befindliche Gesetz es nicht gestattet, wirksam gegen die Tuberkulose vorzugehen. Um ihm diese Wirksamkeit zu geben, hätte darin die freiwillige Prophylaxe aufgenommen werden müssen. Daher bemühte sich Leclainche um eine Änderung des Gesetzes. In der Zwischenzeit machte er die Departementsdirektoren zu Beauftragten für die Tiergesundheit. Sie vervollkommnen die Hygiene beim Vieh sowie der Stallungen und gewinnen auf diese Weise Achtung und Vertrauen der Landwirte und ihrer Abgeordneten.

Als G. Barrier 1923 stirbt, übernimmt E. Leclainche den Posten eines Generalinspektors der tiermedizinischen Hochschulen. Mit seinen ausländischen Kollegen fordert er als einer der ersten die Gründung eines Internationalen Tierseuchenamts. Auf seinem neuen Posten veranlaßt er zwei Maßnahmen zur Verbesserung des Ansehens der Tierärzte: 1923 führt er das Diplom eines »docteur-vétérinaire« ein, und die Société centrale de médecine vétérinaire – sie war 1844 gegründet worden – läßt er in eine nationale Akademie für Tiermedizin umwandeln.

1929 tritt er die Leitung des tiermedizinischen Dienstes an H. Vallée ab, emeritierter Professor am Lehrstuhl für ansteckende Krankheiten in Alfort und Nachfolger Nocards in der Direktion des Laboratoire de recherches vétérinaires. Der weltweit bekannte Spezialist für Tiertuberkulose besitzt einen brillanten Geist und umfassendes Wissen; seine Beredsamkeit ist außergewöhnlich. Als er als Experte der Regierung vor das Parlament gerufen wird, um die Vorlage eines neuen Sanitärgesetzes zu erläutern, hält er ein so überzeugendes Plädoyer, daß er die meisten Gegner des Projekts auf seine Seite bringt. Am 7. Juli 1933 wird das Gesetz verabschiedet.

Dank der engen Zusammenarbeit der Viehhalter der Veterinärdienste und der praktischen Tierärzte, die aushilfsweise auch als »vétérinaires sanitaires« wirken, konnte das Gesetz vom 6. Dezember 1954 jenes von 1933 verbessern; auf diese Weise entstand die Ära der »kollektiven Prophylaxe«. Das Prinzip der Tuberkulosevorsorge basiert seitdem einzig auf einer standardisierten intradermalen Tuberkulinreaktion. Darauf ansprechende Tiere werden zunächst gekennzeichnet, isoliert und aus dem Handel gezogen; ihnen steht unabänderlich das Ende bevor; sie sollen nach einer variablen Frist, welche die Veterinärämter je nach dem klinischen Befund der Infektion festlegen, auf alle Fälle jedoch innerhalb von sechs Monaten, in einem zugelassenen Betrieb geschlachtet werden. Jede Schlachtung aufgrund einer Be-

Abbildung 2994
Mischfutter für die Hühner.
Gemälde von Constant Troyon, 1810–1865.
(Paris, Louvre)

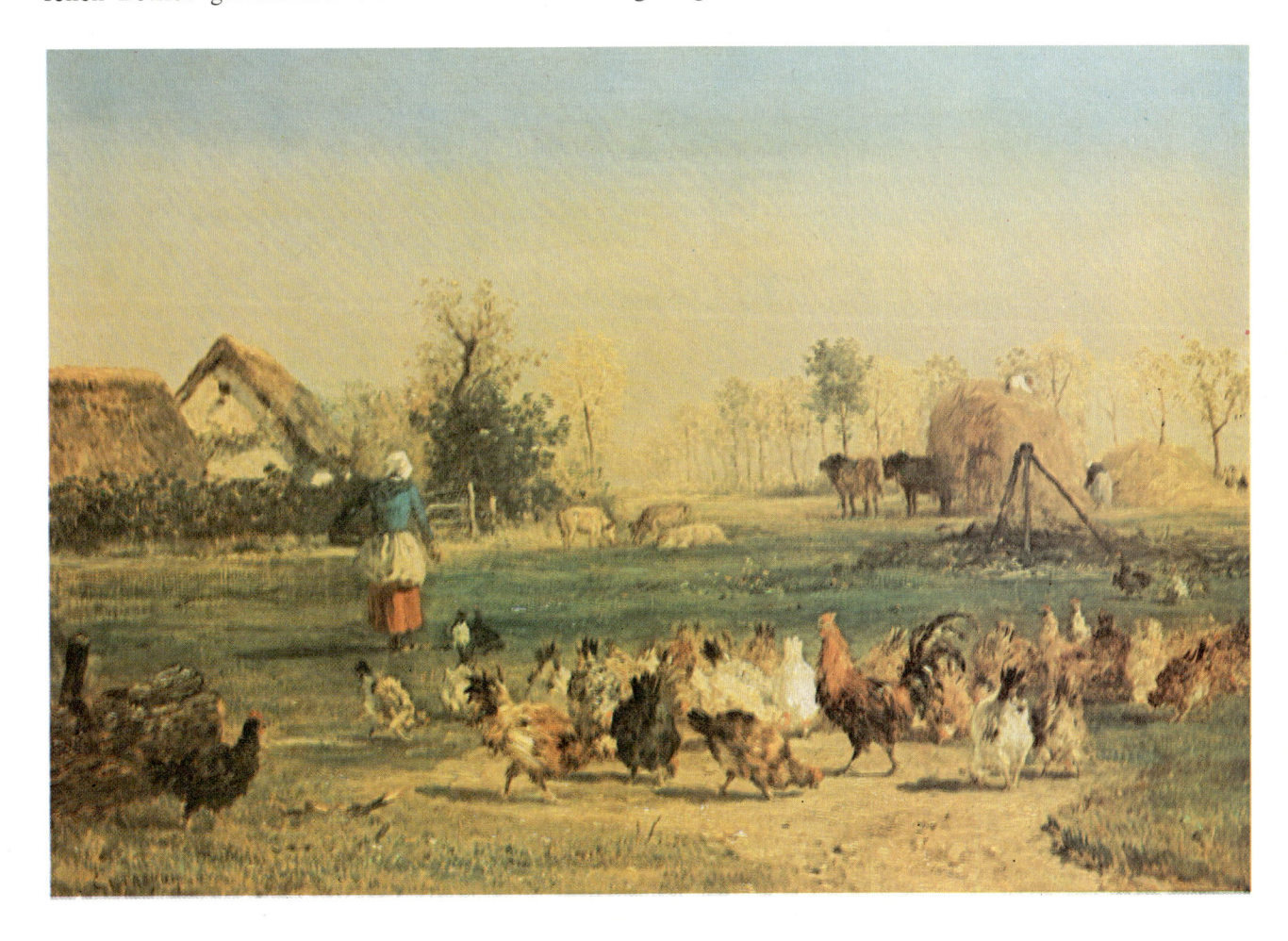

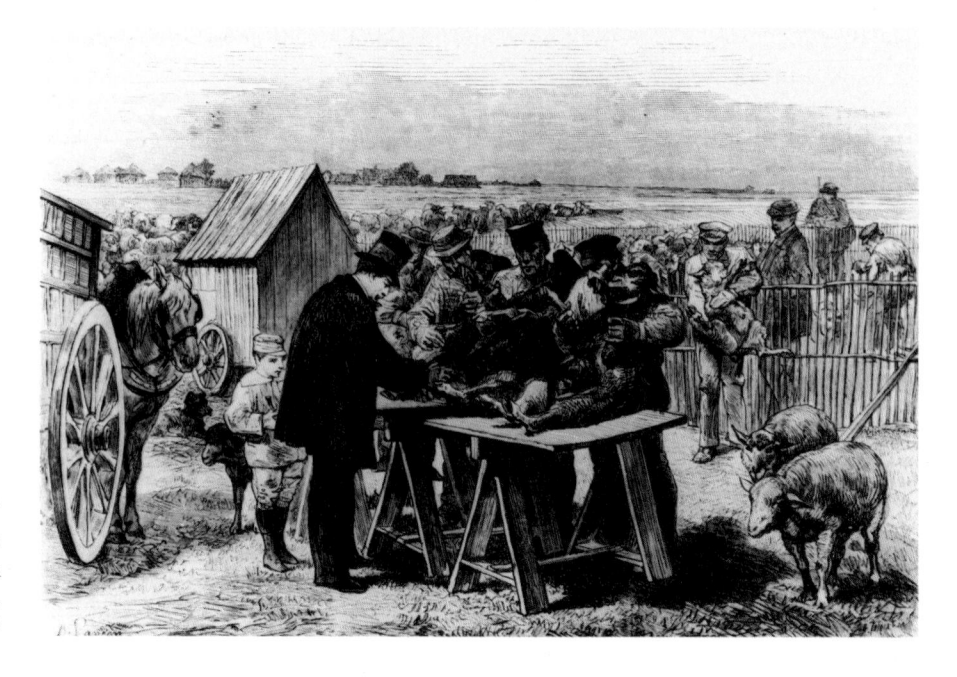

Abbildung 2995
Die Impfung der Schafe. Stich aus der Zeitschrift Illustration *vom 3. November 1883. (Paris, Bibl. des Arts décoratifs)*

schlagnahme wird entschädigt. Ein anderes Charakteristikum des Gesetzes besteht darin, daß an bestimmte Betriebe Bescheinigungen ausgegeben werden. Eine erste Kategorie betrifft Betriebe, die anerkannt tuberkulosefrei sind; eine »patente sanitaire« erhalten jene, die auch frei von Brucellose sind, eine »patente vétérinaire et médicale« dagegen jene, in denen das mit dem Vieh umgehende Personal ebenfalls medizinisch überwacht wird. Diese Verordnungen, die man den jährlich vom Staat gewährten Mitteln anpaßte und ausweitete, wurden zwischen 1954 und 1966 nach und nach auf ganz Frankreich angewandt. Zur selben Zeit sank der Infektionsgrad des französischen Viehbestands (etwa zwanzig Millionen Rinder) von zehn auf etwa 1,5 Prozent. Seit 1966 verringerte er sich dann sehr langsam, um sich schließlich auf einen Stand von 0,16–0,17 Prozent einzupendeln. Verantwortlich für diesen Rest dürfte eine Reinfektion durch einige tuberkulöse Tiere sein, die durch das Erkennungsnetz schlüpfen.

Der Erfolg der antituberkulösen Prophylaxe hat die veterinärmedizinischen Behörden veranlaßt, ähnliche Methoden auch bei der Tierbrucellosebekämpfung einzuführen. In ihrer Übertragung subtiler als die Tuberkulose und unterschiedlich in ihrem Verhalten, stellen diese Infektionen also Probleme dar, die sich schwerer lösen lassen.

Seit der Ausrottung der Rinderpest war die Maul- und Klauenseuche unbestreitbar die schlimmste Geißel, die das Vieh in Europa wellenartig traf; die letzten Wellen kamen 1938, 1952 und 1957. Allein in Frankreich wurde sie in den entsprechenden Jahren in 218 000, 300 000 und 99 000 Betrieben festgestellt. Die Epidemie von 1952 hat den französischen Viehhaltern Verluste eingebracht, die man damals auf 152 Milliarden (Alte) Franc schätzt.

Die Möglichkeit, aktive polyvalente Impfstoffe herzustellen, hat nach dem Krieg wirksame Bekämpfungsmittel geliefert. Dieser Kampf, der offiziell seit 1958 geführt wird, umfaßt eine kombinierte Aktion mit einer jährlichen allgemeinen Impfung des ganzen anfälligen Bestands und rigorosen prophylaktischen Maßnahmen. Diese Anstrengungen hatten Erfolg; die in Frankreich erkannten und festgestellten Fälle betrugen jährlich nur noch wenige Dutzend, und diese Tiere werden überdies radikal durch entschädigte Schlachtungen ausgemerzt.

Über ein Dreivierteljahrhundert lang hat Frankreich keine Tollwut gekannt, was allein an dem Effekt drakonischer sanitärer Maßnahmen liegt, die aus der Entdeckung der Ausbreitungsart des Tollwutvirus entstanden und seit 1881 in Gesetzen verankert sind. Seit 1968 wurde diese Krankheit in Frankreich jedoch wieder aktuell. Nachdem sie 1947 von Polen ausgegangen war, schritt sie nach und nach durch die beiden deutschen Staaten und Luxemburg voran; 1968 erreichte sie Frankreichs Ostgrenze an der Mosel, und von dort breitet sie sich mit einer Geschwindigkeit von 30 bis 60 Kilometer im Jahr weiter aus. Zur Zeit sind vierundzwanzig Departements betroffen, u. a. die Departements Oise, Yonne, Nièvre und Saône-et-Loire, außerdem auch Länder wie Dänemark, Holland, Belgien, die Schweiz und Österreich. Die Seuche wird hauptsächlich von Wildtieren weitergetragen, insbesondere vom Fuchs. Den klassischen Sanitärmaßnahmen entzieht sie sich also.

In Anbetracht der heutigen Situation kann man zum Schutz des Menschen nicht an seine allgemeine Impfung denken, aber man sollte sie den besonders gefährdeten Personen empfehlen. Die Impfung der Haustiere ist hingegen in den betroffenen Departements offiziell organisiert; für Hunde ist sie obligatorisch und fakultativ für die anderen Tierarten. Die Ernährungs- und Landwirtschaftsorganisation der Vereinten Nationen (FAO – Food and Agriculture Organization) mit Sitz in Rom besitzt eine Sektion, die ähnliche Ziele verfolgt.

Die Bekämpfung von Seuchen ist nicht die einzige Aufgabe der Veterinärdienste; die Entwicklung der Tierzucht hat es mit sich gebracht, daß ihnen neue Aufgaben zugeteilt wurden, zum Beispiel die Kontrolle der Zuchttiere in Besamungszentren und der reinrassigen Zuchttiere, die man für den Export bestimmt. Mit der Bekämpfung der Tierseuchen haben die Veterinärdienste zum Schutz der menschlichen Gesundheit beigetragen, da sie mikrobielle, virale und parasitäre »Anthropozoonosen« ausschalteten; es handelt sich dabei um Krankheiten, die vom Tier auf den Menschen und umgekehrt übertragen werden können. Aber in ihrer Rolle als Hygieniker gehen die Tiermediziner noch weiter, denn sie sichern die sanitäre und qualitative Inspektion des Tierfutters sowie aller Nahrung tierischer Herkunft. Diese Spezialisierung kam gegen 1860 in Deutschland auf, und zwar in der Folge einer Serie von Trichinosen und Finnenbefall. Die Krankheiten breiteten sich rasch über alle Länder aus, doch man schuf gleichzeitig auch entsprechende Gesetze.

In Frankreich oblag den städtischen Behörden ihre Bekämpfung. In den Städten erfolgte sie unter korrekten Bedingungen in städtischen Schlachthäusern unter der Überwachung spezialisierter Tierärzte, denen Techniker assistierten, die sie selbst ausgebildet hatten. Auf dem Land war die Inspektion praktischen Veterinären übertragen, die nicht die materiellen Möglichkeiten besaßen, eine Überwachung durchzuführen, die genügte, um wirksam sein zu können; es gab nämlich eine Unmenge privater Schlachthäuser – jeder ländliche Schlachterladen besaß eines –, und meistens stellten diese eine wahre Herausforderung an die Gesundheitsüberwachung dar. Die Departementsdirektionen der Veterinärdienste hatten nur ein Beobachterrecht an dieser

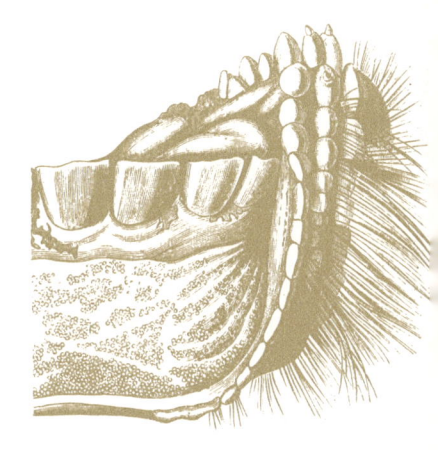

Abbildung 2996
Unterkiefer einer an Rinderpest erkrankten Kuh.
Illustration aus dem Werk Aide-mémoire du vétérinaire *von J. Signol, Paris 1884. (Paris, Privatsammlung)*

2633

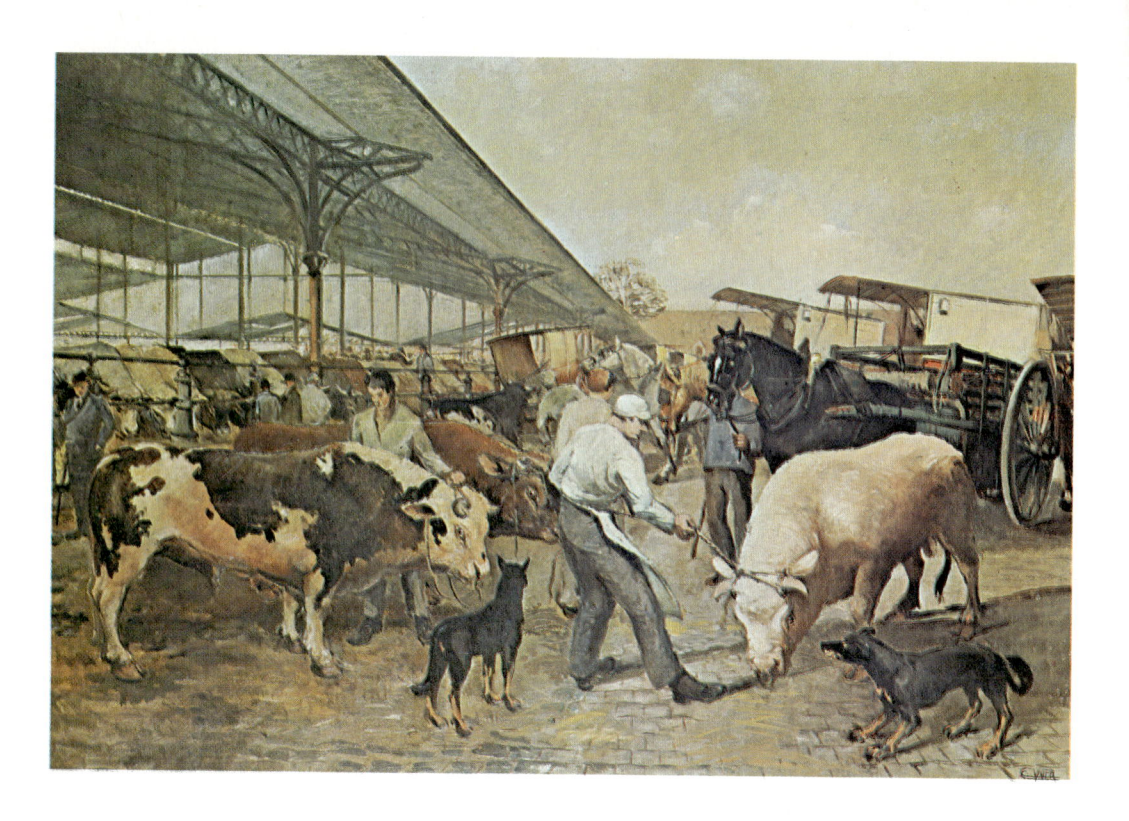

*Abbildung 2997
La Villette, beobachtet von
Charles Yver, 1957.
(Paris, École des métiers de la viande)*

Organisation, doch mit der Zeit gewannen sie das Vertrauen der staatlichen Ämter.

Sie forderten die Abschaffung der privaten Schlachthäuser, die entweder durch kommunale oder regionale Einrichtungen abgelöst werden sollten, aber auch durch private, dann aber industrielle Schlachthäuser, in denen Veterinäre ganztags beschäftigt waren. Seitdem hat das neuere Gesetz vom 31. März 1965 das gesamte Kontrollnetz für Märkte und Schlachthäuser sowie für die Beschau aller Nahrungsmittel tierischer Herkunft organisiert.

Die meisten Departements besitzen somit Laboratorien, deren Aufgabe es ist, bei Nahrungsmittelintoxikationen Diagnosen zu stellen.

Die Forschung

Pasteur, der sein Werk bis an die Grenzen seiner Kräfte fortgesetzt hatte – er war seit fünfundzwanzig Jahren halbseitig gelähmt –, wurde 1888 die große Genugtuung zuteil, das »Haus« (gemeint ist das Institut Pasteur) einzuweihen, dessen Gründung er während seiner wissenschaftlichen Karriere von ganzem Herzen erhofft hatte. Da er sich, wie er versicherte, als »von der Zeit besiegt« fühlte, sah er hierin für seine Mitarbeiter eine Möglichkeit, sein Werk in aller geistigen Freiheit und Selbständigkeit fortzusetzen. Wir haben erfahren, wie sich E. Nocard, Chef von Alfort, in Pasteurs Gruppe einfügte und an den Arbeiten um so aktiver teilnahm, als sich diese gerade auf Tierkrankheiten richteten.

Ein Veterinär war es, A. Prévot, der ab 1895 in Garches das erste Herstellungszentrum therapeutischer Seren leitete. Sein Nachfolger, G. Ramon, ebenfalls ein Tierarzt, machte sich international dadurch bekannt, daß er das Diphtherieanatoxin und das allgemeine Prinzip zur Umwandlung diverser Toxine in Anatoxine entdeckte.

Bis zum Ende des Zweiten Weltkriegs blieben das Institut Pasteur, die Lehrstühle an den Hochschulen sowie das Laboratorium von Alfort die einzigen Stätten, an denen man veterinärmedizinische Forschungen betrieb. Die Revolution, die sich darauf in allen Bereichen der Wissenschaft begab, und die Entwicklung der Viehhaltung mit den bekannten Effekten auf die Tierpathologie sollten zwangsläufig eine parallele Entwicklung der tiermedizinischen Forschung mit sich bringen.

Das der veterinärmedizinischen Abteilung von Alfort angegliederte Forschungslaboratorium spaltet sich in der Folge auf und wird dezentralisiert. Aus ihm geht zum einen das Zentrallabor für tiermedizinische Forschung hervor (»Laboratoire central de recherches vétérinaires«).

Die 88 Departementslaboratorien übernehmen, wie bereits angedeutet wurde, einen großen Teil der Diagnosen und der Kontrollen über tierische Nahrungsmittel, die in ihren Zuständigkeitsbereich fallen. Das »Laboratoire central d'hygiène alimentaire«, das vom ehemaligen Departementslabor der Seine abstammt, hat eine gesonderte Stellung und nähert sich einem »Centre d'études et de recherches pour l'alimentation collective« an.

Die Kontrolle über biologische Erzeugnisse wie Seren und Impfstoffe wandert nach Fougères ab. Mit den Forschungen über Tierkrankheiten sind Laboratorien betraut, die auf die Pathologie einer bestimmten Art spezialisiert und vorteilhaft im Herzen jener Regionen angesiedelt sind, in denen die entsprechende Tierart am meisten vorkommt. Die Brucellose wurde bereits früher in Montpellier untersucht, Nizza befaßt sich mit Bienenkrankheiten, Saint-Brieuc beherbergt Labors und Stationen für Geflügelzucht sowie Schweinekrankheiten, und Brest bearbeitet die Pathologie von Wassertieren. In Nancy untersucht man die Tollwut, in Lyon betreibt man allgemeine Virologie usw.

Abbildung 2998
Herstellung von Diphtherieserum im Institut Pasteur in Vaucresson. Entnahme von einem Pferd.

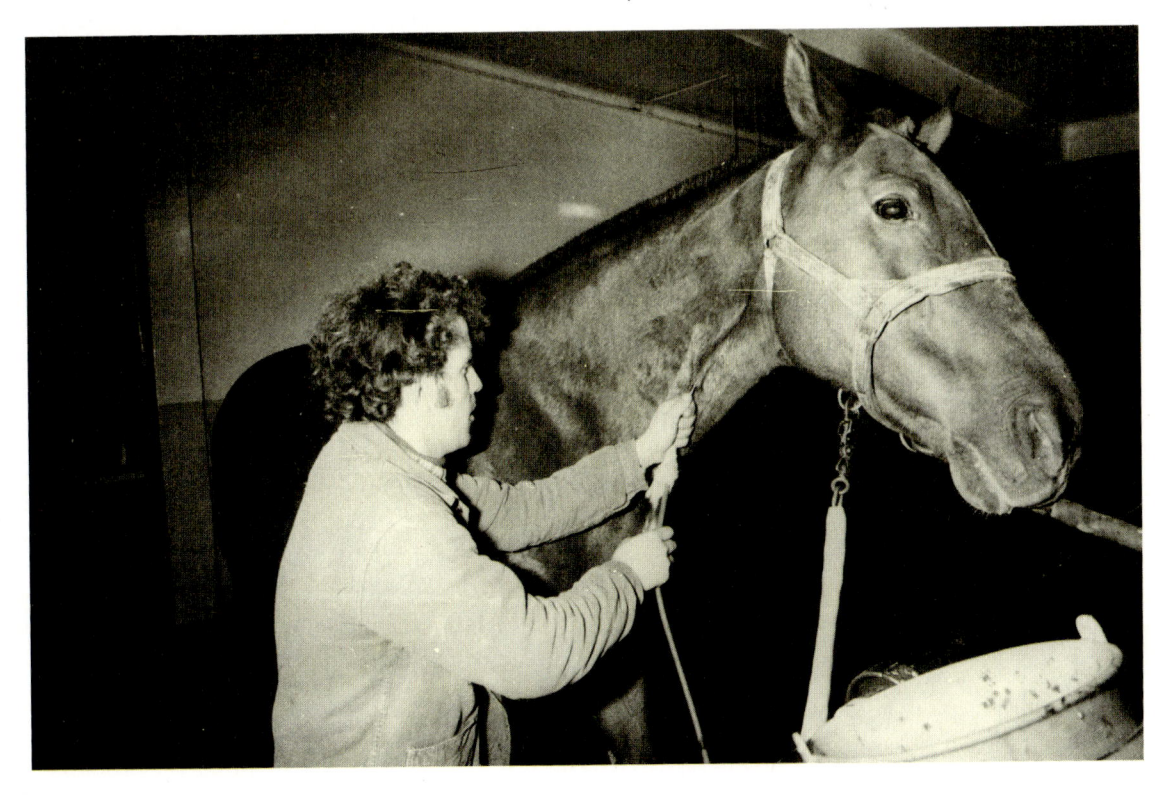

Eine andere Forschungskette, die ebenfalls dem Landwirtschaftsministerium angegliedert ist, fügt sich 1961 in den Rahmen des Institut national de la recherche agronomique (abgekürzt INRA) ein. Das veterinärmedizinische Ressort hat vielfältige und eklektische Tätigkeiten. Es finanziert nicht nur die Forschung an den Lehrstühlen der verschiedenen Fakultäten, sondern es besitzt auch eigene Labors, zum Beispiel für Virologie und Immunologie in Thiverval-Grigon, für Vermehrungspathologie in Nouzilly bei Tours, für Ernährungsphysiopathologie in Clermont-Ferrand und für Pharmakologie und Toxikologie in Toulouse.

Zitieren wir der Vollständigkeit halber noch das Laboratorium für Ethnologie der Wildtiere am Muséum d'histoire naturelle (in Paris), ferner ein Zentrum zur Auslese von Versuchstieren, das dem CNRS in Orléans unterstellt ist, und die Labors der biologischen und veterinärmedizinischen Dienste der Armee.

Außer diesen staatlichen Einrichtungen ohne Erwerbszweck müssen wir auch die zahlreichen Labors der Hersteller biologischer und pharmazeutischer Produkte sowie der Tiernahrungsmittelindustrie erwähnen. Anzufügen wäre ferner, daß eine ähnliche Aufwärtsentwicklung in den anderen Ländern beobachtet wird. Einige setzen vielleicht noch größere Mittel ein. Dies mag auf alle Fälle für die Sowjetunion und die USA gelten.

Die Lehre

Es ist klar, daß die neuen Kenntnisse, welche aus der weltweiten veterinärmedizinischen Forschung erwuchsen, eine Revision der Lehre auferlegen. Einige Lehrstühle mußten die Palette ihrer Themen einschränken, um sie neuen Lehrstühlen zu überlassen. Auf diese Weise kam es dazu, daß heute in Frankreich drei Lehrstühle für ansteckende Krankheiten existieren, nämlich einmal für »ansteckende Krankheiten und Sanitärrecht«, ferner für »allgemeine Pathologie, Mikrobiologie und Immunologie« und schließlich für »Hygiene und industrielle Herstellung von Nahrungsmitteln tierischer Herkunft«. Auf dieselbe Weise entstanden Lehrstühle für Vermehrungskrankheiten sowie für Tierernährung, also zwei Probleme, die bei der Tierhaltung eine bedeutende Stellung einnahmen.

Wir haben die Zahl und das Ausmaß der Aufgaben kennengelernt, die sich heute dem Berufsstand stellen; sie bedingen mehr und mehr eine Spezialisierung. Trotz einiger Versuche konnte die Ausbildung von Fachtierärzten nicht im Rahmen der Lehre erfolgen, abgesehen von jener der Spezialisten für Tropenkrankheiten und solcher Veterinäre, die eine Laufbahn im Gesundheitswesen anstreben.

H. Vallée begründet 1920 eine nach der Schulzeit folgende Ausbildung in Tropenmedizin; dazu wendet er sich an Experten für Pathologie und Zoo-Ökonomie an der Hochschule von Alfort, aber auch an Lehrmeister von medizinischen und naturwissenschaftlichen Fakultäten, ferner ans Institut Pasteur, das Muséum d'histoire naturelle, die École coloniale, das Institut d'agronomie tropicale und an zahlreiche qualifizierte Dozenten. 1928 geht dieser Lehrbetrieb auf das Institut de médecine vétérinaire exotique über, das Graduierte der französischen Hochschulen und Schüler anderer Nationen aufnimmt. Nachdem es zunächst dem Landwirtschaftsministerium angegliedert war, stellte man es 1939 unter die Vormundschaft des Kolonienministeriums und sodann unter die des Ministeriums für das Überseeische Frankreich. Es überwindet erfolgreich die Entkolonisierungsperiode und findet sich heute dem »Kooperationsministerium« angegliedert wieder unter der Bezeichnung Institut d'élevage et de médecine vétérinaire des pays tropicaux. Nachdem es zunächst unter ungewissen Umständen in Räumen untergebracht war, die ihm die Hochschule von Alfort lieh, hat man es nunmehr in eigenen Räumen und in erweiterter Form auf einem Platz neben der Schule angesiedelt; es ist heute mit wichtigen technischen Abteilungen sowie Laboratorien ausgestattet. Es versieht dort seine Aufgaben in Ausbildung und Forschung.

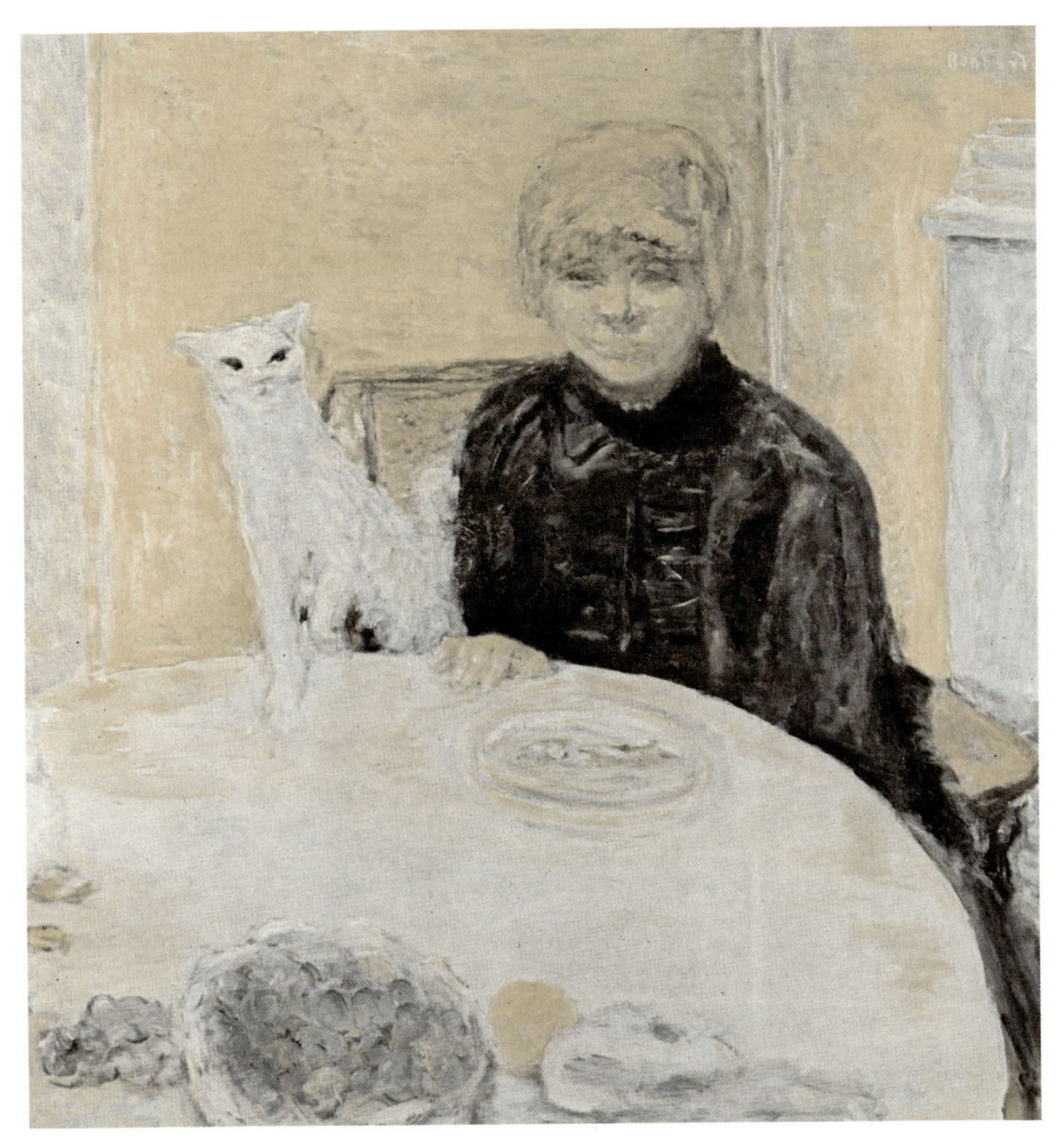

Eine Laufbahn im staatlichen Dienst der Sanitärveterinärmedizin erfordert gründliche Kenntnisse in der immer wieder veränderten einschlägigen Gesetzgebung, vor allem aber über die verschiedenen infektiösen Krankheiten. Man muß namentlich die prophylaktischen, sanitären oder medizinischen Maßnahmen kennen, die getroffen werden können, um Krankheiten zu

Abbildung 2999
Frau mit Katze.
Gemälde von Pierre Bonnard, 1867–1947.
(Paris, Musée national d'Art moderne)

Der Stand

bekämpfen. Seit kurzem wird daher auch an der Hochschule ein Unterricht erteilt, der sich an die Schulzeit anschließt. Eine andere Notwendigkeit stellt die Fortbildung der praktischen Tierärzte dar. Sie liegt zur Zeit jedoch im Zuständigkeitsbereich der Berufsverbände.

Wie bei den meisten freien Berufen hat eine Verordnung des Vichy-Regimes aus dem Jahre 1942 gleichzeitig eine Tierärztekammer, den Ordre national des vétérinaires français, eingerichtet und das ehemalige Syndicat national des vétérinaires aufgelöst. Nach Kriegsende behielt man den Ordre des vétérinaires bei, jedoch gestaltete man ihn durch die Gesetze vom 23. August 1947 und vom 26. Februar 1953 wieder um. Er vertritt nun den Stand gegenüber dem Staat. In diesem Hinblick besitzt er verordnende, verwaltende und disziplinäre Gewalt.

Bis zu Beginn des 19. Jahrhunderts konnte sich der entstehende tiermedizinische Stand wegen der Auflösung der Körperschaften nicht zusammenschließen. Seit 1806 machte man zahlreiche Versuche, die Veterinäre in einer Institution zusammenzufassen, aber das Wort »syndicat« (im Sinne von Gewerkschaft) erscheint erst 1902 in der Bezeichnung Fédération des sociétés et syndicats vétérinaires. Man muß noch bis 1920 warten, um die Entstehung des Syndicat des vétérinaires de France et des colonies zu erleben; aus ihm ist den Umständen entsprechend das Syndicat national des vétérinaires français hervorgegangen. Es gruppiert sich in verschiedene Departementssektionen und umfaßt außerdem eine bedeutende Zahl von spezialisierter Sektionen, die über eine gewisse Autonomie verfügen.

Jahrzehntelang hat sich das allgemeine Profil des Tierärztestands kaum verändert. Im Gegensatz dazu geschah dies nach dem letzten Krieg um so gründlicher, damit er sich besser den Entwicklungen, die ihn beeinflussen, anpassen und die Leistungen erbringen konnte, die man dem Stand der Forschung entsprechend von ihm erwartet.

Diesbezüglich erscheint es lehrreich, einmal ein neueres Mitgliederverzeichnis mit einer Ausgabe der dreißiger Jahre zu vergleichen. Eines fällt dabei sofort auf, nämlich die Gesamtzahl der erfaßten Veterinäre; von 3500 ist sie auf etwa 7600 gestiegen. Wir finden außerdem einen Berufszweig, der früher nicht existierte und dem heute etwa tausend Kollegen angehören. Es handelt sich um die in Forschung und Industrie beschäftigten Veterinäre, die für Arzneimittelfabriken, Hersteller landwirtschaftlicher Erzeugnisse oder Futtermittelfabriken arbeiten.

Eine andere Neuheit ist die Zahl der weiblichen Tierärzte. 1936 wurde zum ersten Mal eine Frau graduiert; seitdem gehören dem Stand fast zweihundertfünfzig Frauen an. Auch die Berufsausübung sieht heute anders aus, sowohl was die Behandlung von Krankheiten als auch sozioprofessionelle Aspekte betrifft. In der ländlichen Veterinärmedizin nimmt die individuelle Behandlung immer noch einen bedeutenden Raum ein, und das wird wahrscheinlich auch so bleiben. Dabei versteht es sich, daß mit der Ausweitung und der Entwicklung der industriellen Tierhaltung der Schutz des gesamten Bestands vor dem Einzelfall den Vorrang hat. Es wird jedoch auch künftig ein Sektor übrigbleiben, in dem die individuelle Medizin aufgrund des Werts des Tieres berechtigt ist. Dieses Faktum sichert den Fortbestand der Tiermedizin als freien Beruf.

Wie wir schon betonten, ist der Beruf des Veterinärs vor allem mit der Tierhaltung verbunden. In unserer Epoche, in der allein Produktivität und

Abbildung 3000 Krankheiten der Kuh und des Ochsen. Illustration aus Almanach du messager boiteux *um 1830–1835. (Paris, Nat. Bibl.)*

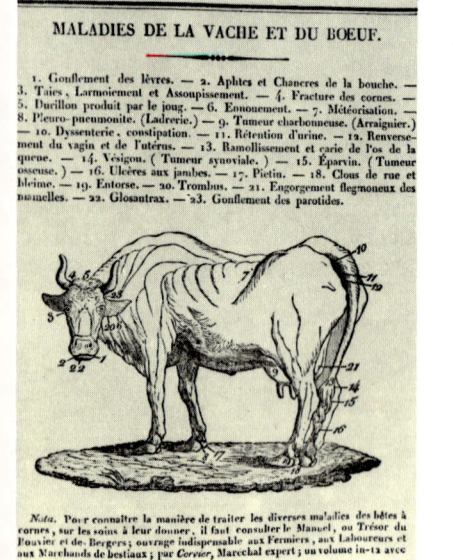

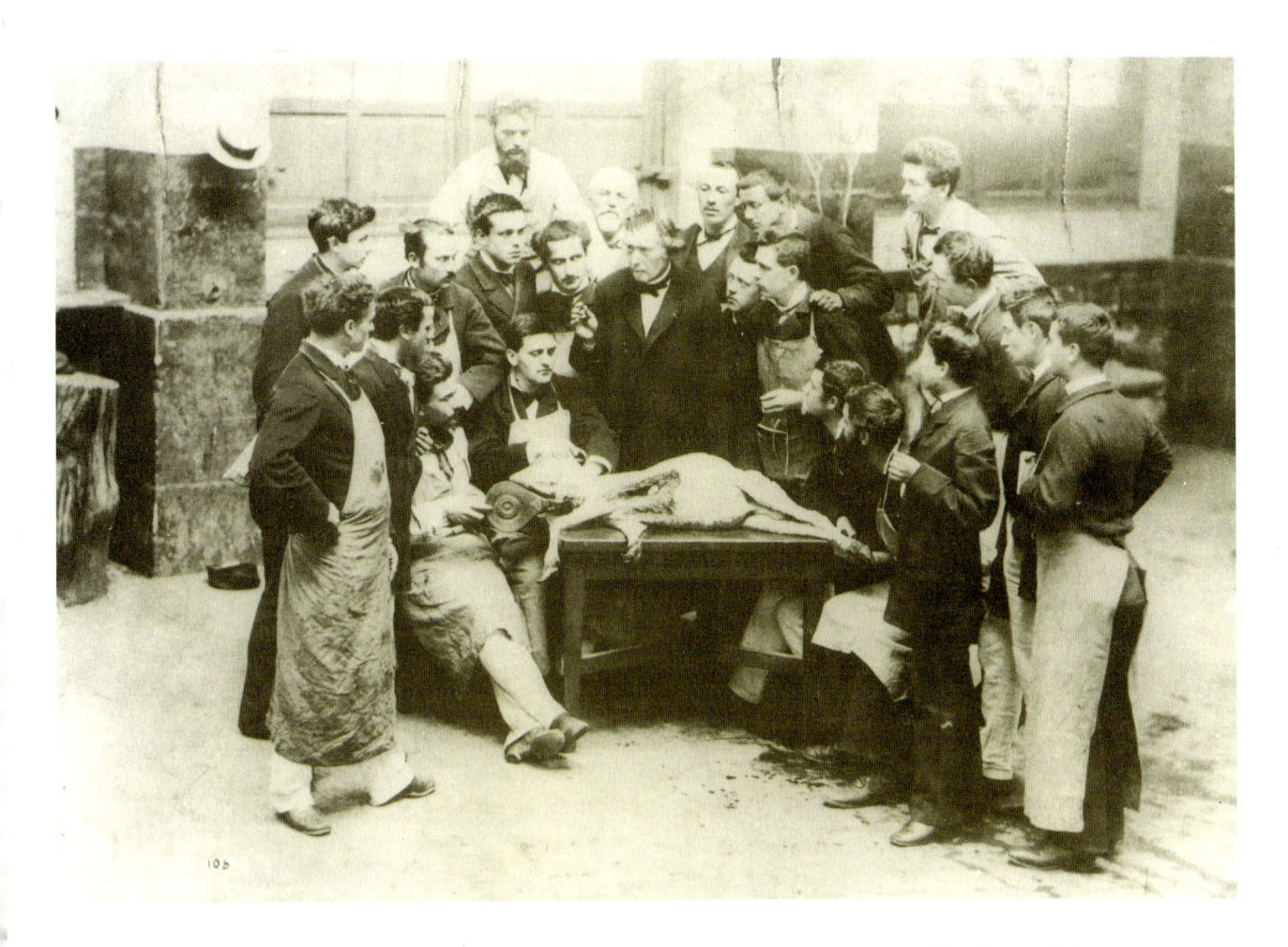

Ertrag anvisiert werden, gibt es kaum noch Platz für Gefühle. Die Existenzberechtigung der Tierärzte besteht darin, zum Gedeihen der bäuerlichen Ökonomie beizutragen, und umgekehrt kann die Veterinärmedizin nur mit einer blühenden Ökonomie als Umgebung gedeihen. Wir können begreifen, daß es einigen Personen Schwierigkeiten bereitet, mit dieser Bewegung im Einklang zu bleiben; daher gibt es unvermeidlich Reibungen, bis eine neue Harmonie zwischen allen betroffenen Parteien erreicht ist.

Aber dies gehört schon zum Bereich der Geschichte von – morgen!

Abbildung 3001
Unterrichtsstunde in der École nationale vétérinaire von Alfort. Photographie, Ende 19. Jh. (Maisons-Alfort, Archiv der École nationale vétérinaire)

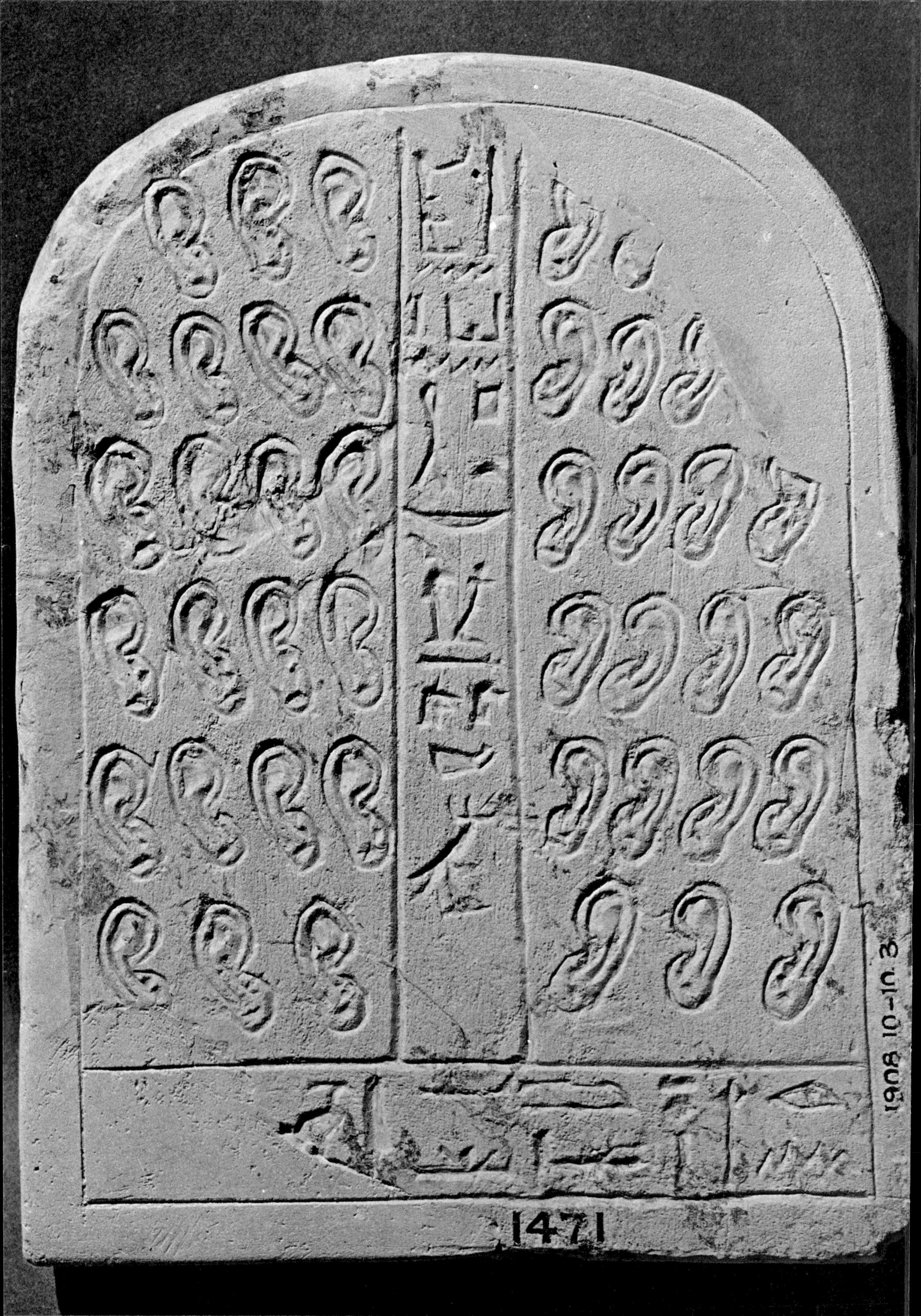
1908 10-10 3
1471

Geschichte der Hals-, Nasen- und Ohrenheilkunde

von P. Pialoux und J. Soudant

Abbildung 3002 (gegenüber) Stele, die Ptah – »dem, der hört« – gewidmet ist. Ägypten, Memphis, 11. Dynastie, 1000 v. Chr. (London, Britisches Museum) Ptah war der Schutzgott der Stadt Memphis. Die Einwohner hielten ihn für den Schöpfer der Welt.

Seit dem frühesten Altertum haben sich die Mediziner für die Krankheiten des Ohres, der Nase und des Halses interessiert und sich bemüht, sie zu behandeln, die Anatomie dieser Organe zu erforschen und ihre Funktionsweise zu erklären. Gegen Ende des 19. Jahrhunderts ist daraus ein wirkliches Fachgebiet der Medizin geworden, die Hals-, Nasen- und Ohrenheilkunde, das durch die Gründung von Zeitschriften und die Einrichtung von Lehrstühlen offiziellen Charakter bekommen hat.

Die ein halbes Jahrhundert währende Entwicklung brachte ihm eine Strukturierung und Vertiefung. Gegenwärtig weist das Erscheinungsbild dieser Disziplin sehr deutliche Unterschiede zu dem um das Jahr 1900 auf. Sie hat wahrhaftig zahlreiche Wandlungen erfahren, die von der allgemeinen Entwicklung der Medizin oder gewiß im gleichen Maße von der des Menschen abhingen.

Wir haben die Geschichte der Hals-, Nasen- und Ohrenheilkunde, ihrer Entwicklung und ihren drei Forschungsbereichen entsprechend gegliedert: in Otologie (Ohrenheilkunde), Rhinologie (Nasenheilkunde) und Laryngologie (Halsheilkunde), welchen die Pathologie des Rachens hinzuzufügen ist. Auch halten wir einen Einblick in bestimmte Disziplinen für richtig, wie beispielsweise die Chirurgie, die plastische Gesichtschirurgie, die Phonation (Stimmbildung), die Endoskopie, die Audiologie (Hörlehre) und die Labyrinthologie. Abschließend werden wir die Etablierung der Hals-, Nasen- und Ohrenheilkunde in groben Zügen skizzieren.

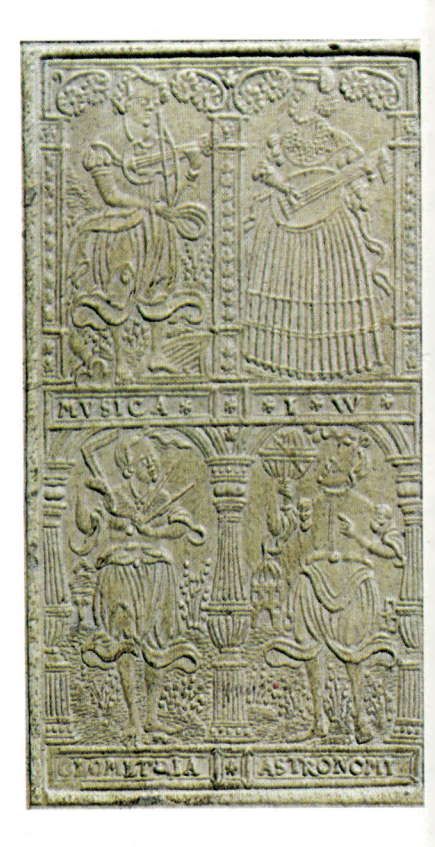

Vom Altertum bis zur Renaissance

Abbildung 3003 (oben) Die Musik, die Geometrie und die Astronomie. Detail eines Bucheinbands, Ende 16. Jh. (Paris, Bibliothek der Alten Med. Fakultät)

Die Otologie

Die ersten und bekannten Zeugnisse über die Otologie stammen aus dem alten Ägypten. Einige Papyrusschriften aus dem fünfzehnten Jahrhundert vor unserer Zeitrechnung weisen Verschreibungen für Eiterungen des Ohres auf (Papyrus Ebers, von Leiden, von Berlin). Alkmaion von Kroton, Empedokles und Aristoteles nehmen vom 6. bis zum 4. Jahrhundert die Erforschung des Ohres vor. Wahrscheinlich ist Hippokrates jedoch der wirkliche Vater der Otologie; gegen Ende des 4. Jahrhunderts legt er erste Forschungsergebnisse zur Anatomie und Pathologie des Ohres vor. Celsus nimmt im 1. Jahrhundert n. Chr. Einreibungen mit ätzenden Salben vor, verschreibt lokale Aderlässe und Opium und empfiehlt bei Vereiterungen des Ohres den Gallapfel. Er führt als erster Einspritzungen durch, um Fremdkörper aus dem

Abbildung 3004
Künstliches Ohr für »diejenigen«, welche ein Ohr verloren haben. Man durchstoße den Knorpel mit einem kleinen Fleckhalter. Nach der Vernarbung der Löcher bringe man dort ein künstliches Ohr aus geklebtem Papier oder gekochtem Leder an, das man gefällig gestaltet hat.«
Illustration aus den Werken des Herrn Ambroise Paré, kurz vor seinem Tode von ihm selbst überarbeitet und ergänzt, Paris, 1607. (Paris, Bibliothek der Alten Med. Fakultät).

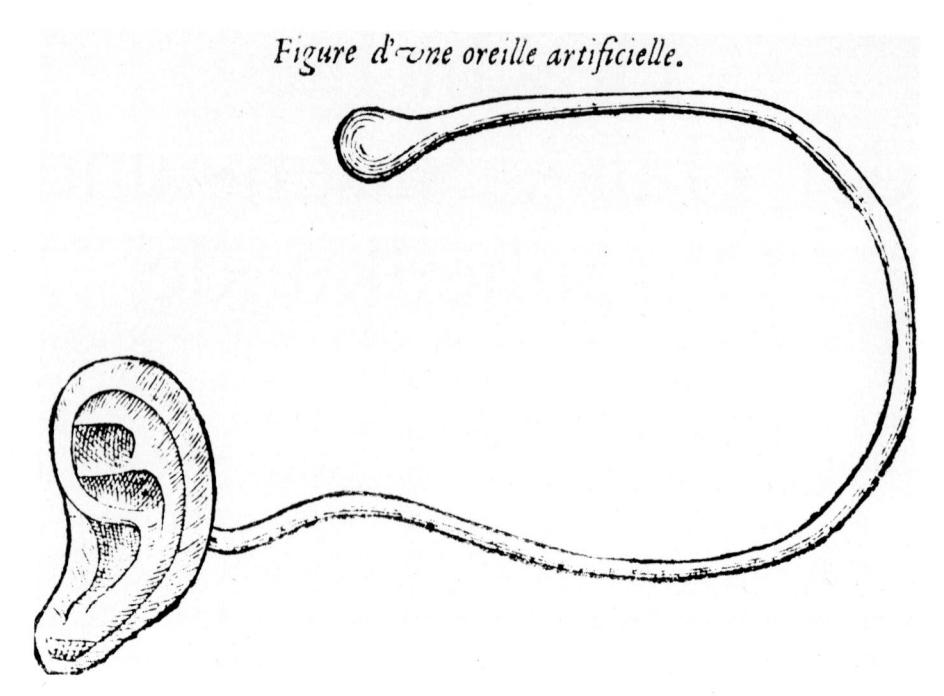

Figure d'une oreille artificielle.

Abbildung 3005 (gegenüber links)
»Hörrohre«.
Illustration aus den Exercitationes praticae cura medendi methodum von Frédéric Dekkers, Leiden, 1695. (Paris, Bibliothek der Alten Med. Fakultät)

Abbildung 3006 (gegenüber rechts)
Stich, der die Musik versinnbildlicht. Oben eine Darstellung des Ohres.
Aus dem Werk Tractatus secundus de naturae simia seu technica macrocosmi historia..., von Robert Fludd, Oppenheim, 1618. (Paris, Nat. Bibl.)

Ohr zu entfernen. Der berühmte römische Arzt Galen (129–199) verfaßt wichtige Forschungsarbeiten. Er greift dabei von seinen Vorgängern jene Vorstellungen auf, die er für vernünftig hält und schlägt seinerseits neue Theorien vor. Galen entfernt mit Hilfe von Haken, Zangen und Sonden Fremdkörper aus dem Ohr und benutzt Ätzmittel.

Einige Nachfolger von Galen sind durch otologische Forschungen berühmt geworden: Oreibasios (326–403) war der Arzt von Julius dem Abtrünnigen. Er beschreibt die Hör- und Gesichtsnerven und vermutet die Existenz des inneren Ohres. Der byzantinische Arzt Alexander von Tralles erfindet im 6. Jahrhundert die ersten Hörrohre. Paulus von Ägina vervollkommnet im 7. Jahrhundert die Operationsverfahren von Hippokrates und Celsus und wendet neuartige Haken und Hebel zur Entfernung von Fremdkörpern an. Er empfiehlt die Ablösung der Ohrmuschel, um tiefsitzende Fremdkörper zu entfernen. Die arabischen Mediziner, insbesondere Rhazes und Avenzoar verfassen im 9. Jahrhundert Werke über die Therapie der Ohrenkrankheiten.

In der Mitte des 12. Jahrhunderts war in Frankreich mehr oder weniger unbemerkt der wirkliche Begründer der Hals-, Nasen- und Ohrenheilkunde in Erscheinung getreten. Zwei große Gruppen teilten damals die Medizin unter sich auf: die Mediziner der Universität, offiziell mit der theoretischen Unterweisung betraut, lehrten in lateinischer Sprache und die Barbiere, Vorgänger der Chirurgen, praktizierten und handhabten das chirurgische Messer. Neben ihnen und ganz deutlich abseits standen die Spezialisten. Diese Ärzte durften lediglich auf ihrem Fachgebiet tätig werden, die einen beim Schneiden, die anderen bei der Heilung von Eingeweidebrüchen, andere wiederum beim Zahnziehen. Unter ihnen trat dann auch der *medicator aurium* in Erscheinung, der sich ausschließlich mit den Ohren befaßte; von ihm verlangte man bestimmte Kenntnisse und später Fachstudien der Hals-, Nasen- und Ohrenheilkunde. Sie besaßen eine Spezialausrüstung, »Tropfen zum Heilen und zum Lösen«, einen »gekrümmten Haken«, »Röhrchen zum Saugen«; sie brauchten auch »Wolle, Baumwolle, Schwamm«.

Ebenfalls in Frankreich untersucht Guy de Chauliac (1295–1368) das Ohr mit Hilfe von Spiegeln und empfiehlt die Ablösung der Ohrmuschel. Von ihm stammt eine Abhandlung über die Taubheit.

Von der Renaissance bis zum 19. Jahrhundert

Im 15. Jahrhundert und vor allem während der Renaissance erlangt man dank der Genehmigung zur Leichenöffnung genauere Kenntnisse über die Anatomie des Ohres. Vesal aus Padua (1514–1564) untersucht und zeichnet in der Nachfolge von A. Achilini (1463–1512) die beiden ersten Gehörknöchelchen und nennt sie »Amboß und Hammer«. Bartholomeo Eustacchio (1520–1574) beschreibt die Eustachische Röhre und soll den Steigbügel entdeckt haben, obgleich Gian Filippo Ingrassia aus Neapel ihn bereits im Jahre 1546 erwähnt hatte. Fünf andere Anatomen fochten diese Entdeckung heftig an. Auf alle Fälle hat Eustacchio als erster den Trommelfell-Spannermuskel (Musculus tensor tympani) und die Ohrschnecke beschrieben sowie die Schallausbreitung durch die Paukenhöhle und die Kette der Gehörknöchelchen erklärt. Kurz vorher hatte Gabriel Falloppio (1523–1562), den manche für einen bedeutenderen Anatomen als Vesal halten, der Paukenhöhle die noch heute gebräuchliche Bezeichnung *tympanum* gegeben. Er hatte in seinen bewunderswerten Arbeiten über die Schädelnerven den Kanal beschrieben, der seinen Namen trägt, die Chorda tympani und die

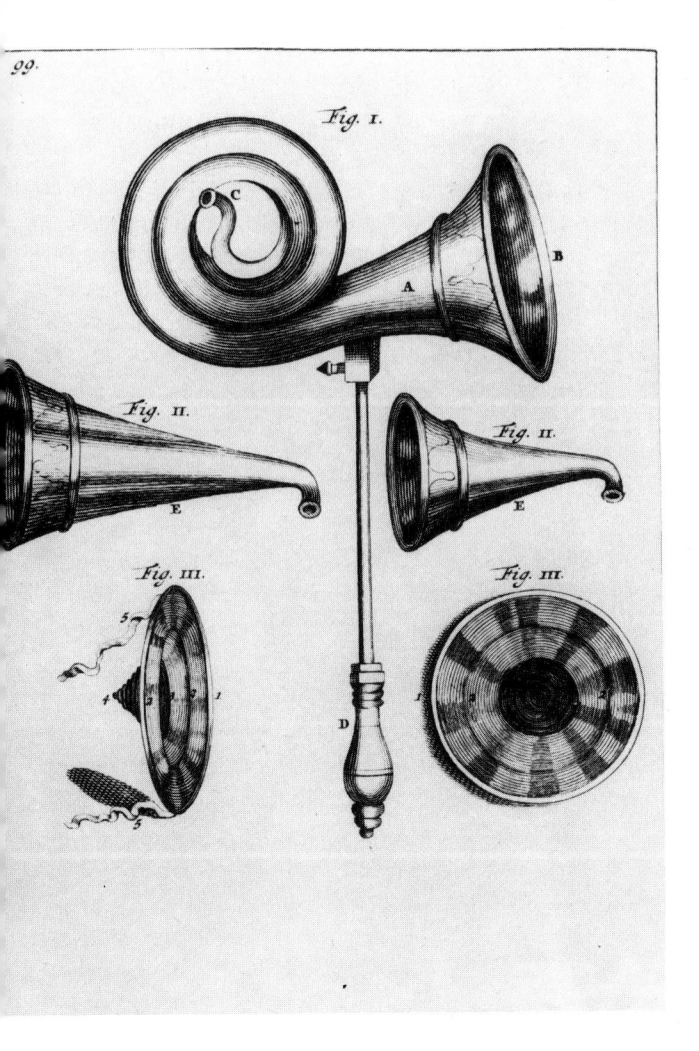

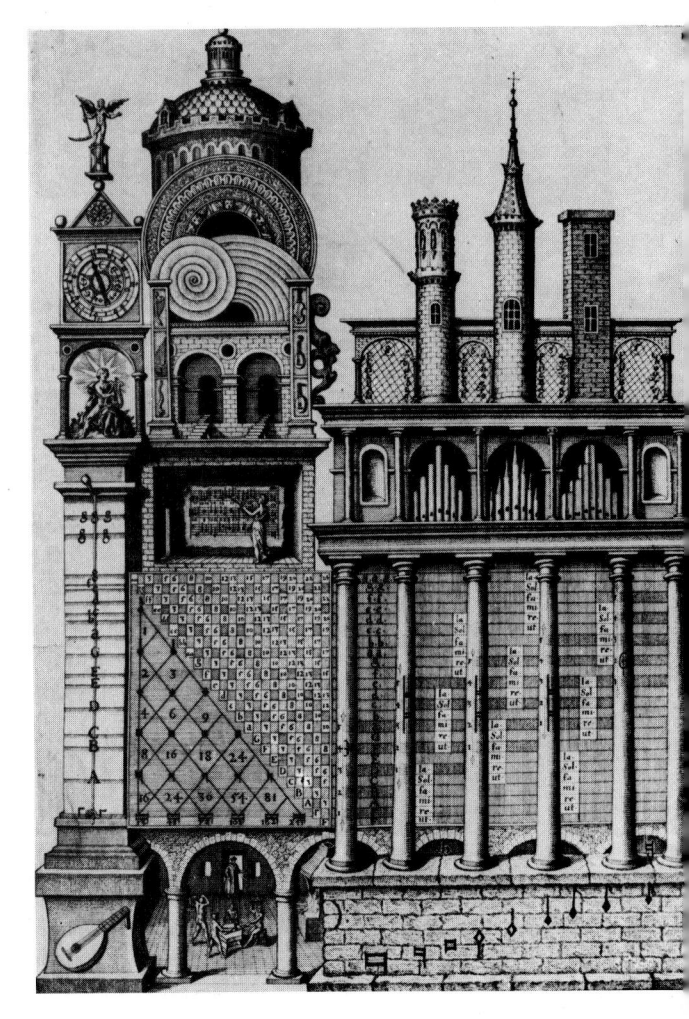

Bogengänge. Auch auf diesem Gebiet führen die Anatomie und ihre neuesten Entdeckungen zu bemerkenswerten Fortschritten in der Physiologie, in der Pathologie und sogar in der Therapie.

Fabricius von Acquapendente (1533–1619) untersucht die Paukenhöhlen Neugeborener. Plater aus Basel beschreibt 1583 die Erweiterungen (Ampullae) der Bogengänge. Cardanus entdeckt 1560 die Knochenleitung, ein diagnostisches Hilfsmittel, das von Capivacci 1603 weiterentwickelt wird. Julius Casserius (1561–1616) veröffentlicht ein Werk der vergleichenden Anatomie mit sehr schönen Bildtafeln, über die Sprech- und Hörorgane und die Bogengänge. Thomas Bartholin (1616–1680) entdeckt kalkartige Konkremente im äußeren Gehörgang. Thomas Willis aus Oxford (1621–1675) beschreibt im Zuge seiner Forschungen über die Gehörtrommel die Parakusis (Hörabweichung), die seinen Namen trägt. Er untersucht auch die Perforationen des Trommelfells.

Die Fortschritte in der Otologie sind allerdings nicht nur den Medizinern zu verdanken. Montaigne beschreibt im Jahre 1580 als erster Schalltraumata, ohne jedoch auf die dadurch verursachten Störungen einzugehen. Durch die Zunahme von Feuerwaffen fühlt er sich tief beunruhigt und meint: »Die

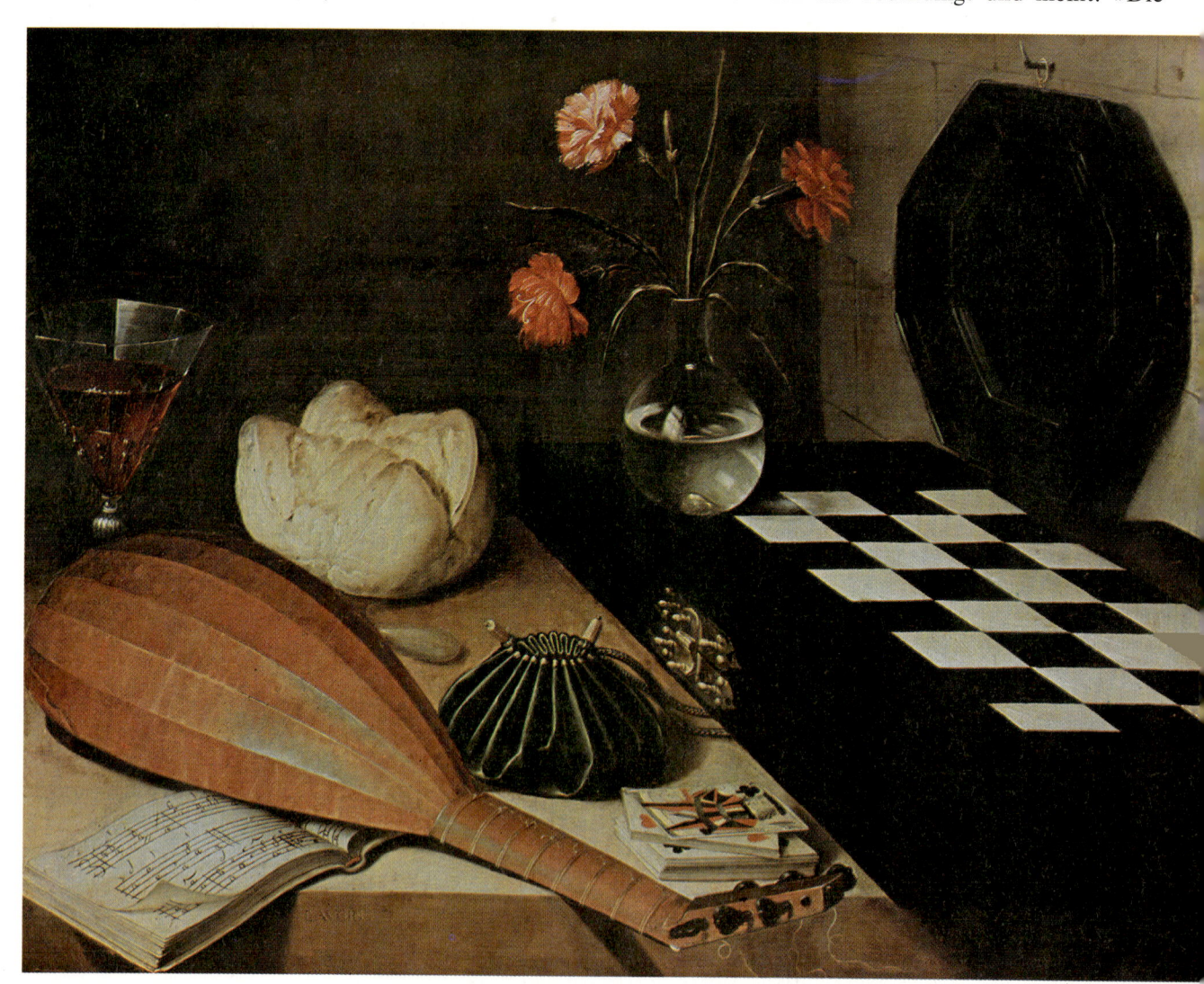

Abbildung 3007
Stilleben mit Schachbrett oder die fünf Sinne, *von Lubin Baugin, um 1610 bis 1663. (Paris, Louvre)*

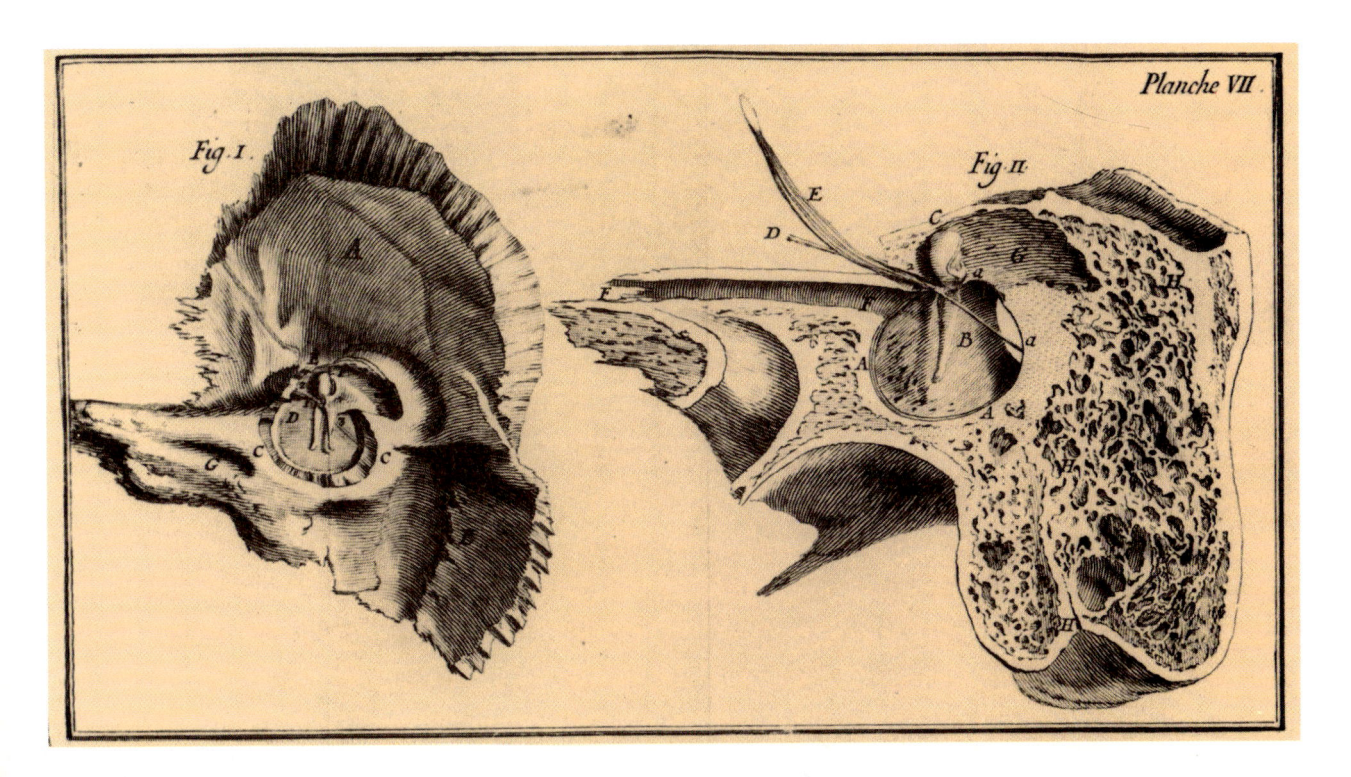

Feuerwaffen haben – bis auf die Betäubung der Ohren – so wenig Wirkung, daß man sie nicht mehr anwenden wird.« Im Jahre 1664 erscheint die *Abhandlung über den Menschen und über die Entwicklung des Fötus* von Descartes. Der Geschmack, der Geruch und das Gehör bilden Gegenstand einer Studie in Anatomie und Physiologie. Übrigens stand Descartes zu jener Zeit mit der Schule für Anatomie von Padua in Verbindung, wohin er *den Abbé des Herrn de Maire* mit dem Auftrag gesandt hatte, ihm täglich einen Bericht über die dortigen Forschungen zu schicken.

Im Jahre 1704 erschien der *Tractatus de aure humana* von Antoine-Marie Valsalva (1666–1723). Seitdem gilt der Verfasser dieses sehr einflußreichen Werkes als Begründer der Anatomie des Ohres. Dieser *Tractatus* ist in drei Teile gegliedert: das äußere Ohr mit den Hautmuskeln, den Muskelbändern und den Einkerbungen – die erste trägt übrigens noch den Namen »Einkerbung von Valsalva – das Mittelohr mit der Paukenhöhle, den Gehörknöchelchen und der Eustachischen Röhre und das innere Ohr mit den Bogengängen. Das Buch enthält interessante Einblicke über die Physiologie des mittleren und sogar des inneren Ohres. Valsalva erfand andererseits die Gehörprüfung durch Lufteinblasen in die Ohrtrompeten, die nach ihm »Valsalva-Versuch« benannt ist und immer noch angewendet wird. Valsalva weist auf die Perforation der *membrana flaccida* bei bestimmten Ohrentzündungen hin. Er hatte das Ohr eines Taubstummen seziert und darauf hingewiesen, daß die Taubheit auf die Verknöcherung des ovalen Fensters und seiner Verwachsung mit dem Steigbügel zurückzuführen sei. Ruysch hatte im Jahre 1703 den Nerv von Jacobson (Nervus tympanicus) beschrieben. Er benutzte bei seinem Versuch Quecksilber und konnte beweisen, daß Rivinus im Unrecht war, als er eine ständige Perforation der Gehörtrommel annahm, welche er als »Foramen von Rivinus« beschrieben hatte. Baptista Morgagni (1682–1771) war ein berühmter Schüler von Valsalva und der Begründer

Abbildung 3008
Anatomische Bildtafel. Sie stellt in Abbildung I »den Schläfenknochen von hinten gesehen«, dar, »den man soweit wie möglich abgetragen hat, um die Paukenhöhle, den Hammer, den Amboß und die Chordatz erkennen zu können ... Alles in seiner natürlichen Lage.
Abbildung II:
»Der Warzenfortsatz, der Hammer, die Knochenpartie des Gehörganges, der zum Gaumen führt ...«
Stich aus der Abhandlung über das Hörorgan, über die Struktur, den Gebrauch und die Krankheiten aller Partien des Ohres, *von Joseph Duverney, Paris, 1683.*
(Paris, Bibliothek der Alten Med. Fakultät)

2645

*Abbildung 3009 (unten links) Anatomische Bildtafel mit verschiedenen Ansichten des inneren Ohres, unter anderem den Eingriff des Hörnervs in die Ohrschnecke.
Illustration aus dem Werk* Anatomicae disquitiones de auditu et olfactu *von Antonio Scarpa, Milano, 1794. (Paris, Bibliothek der Alten Med. Fakultät)*

*Abbildung 3010 (unten rechts) Hörorgane. Ohr- und Gesichtsmuskeln.
Stich aus dem Werk* De vocis auditusque organis historia anatomica... *von Julius Casserius, Ferrara, 1601–1602. (Paris, Bibliothek der Alten Med. Fakultät)*

der pathologischen Anatomie. Er hat das *Antrum mastoideum* (größter Hohlraum im Warzenfortsatz des Schläfenbeins), den knöchernen Gehörgang und die Beziehungen zwischen Entzündungen des Ohres und Abszessen im Gehirn erforscht. Fabrizius von Hilden hatte ein Jahrhundert zuvor die Entfernung einer Perle mit Hilfe eines Instruments beschrieben, welches an das Otoskop (Ohrenspiegel) von Kramer erinnert. Die Perle hatte sich vier Jahre lang im Ohr einer Frau befunden und epileptische Anfälle und die Lähmung eines Armes verursacht. Die Entfernung des Fremdkörpers führte die Heilung herbei.

Guichard-Joseph Duverney war ein Vorgänger von Valsalva in Frankreich. Im Jahre 1683 erschien seine Abhandlung über das Hörorgan mit einer Beschreibung der Ohrdrüsen, des Antrum mastoideum und seiner Verbindungen mit der Paukenhöhle. Duverney behauptete – im Gegensatz zu seinen Vorgängern –, daß der Eiter aus dem Ohr selbst und keineswegs aus dem Gehirn stamme. Das Werk von Duverney fand seinen verdienten Erfolg und wurde in sämtliche Sprachen übersetzt. Ein anderes französisches Werk vervollständigte dasjenige von Duverney. Der Arzt Lechevin (1732–1788) aus Rouen beschreibt darin die künstliche Paukenhöhle, den Verschluß des Gehörganges, Ohrentzündungen durch Infizierung aus dem Nasen- und

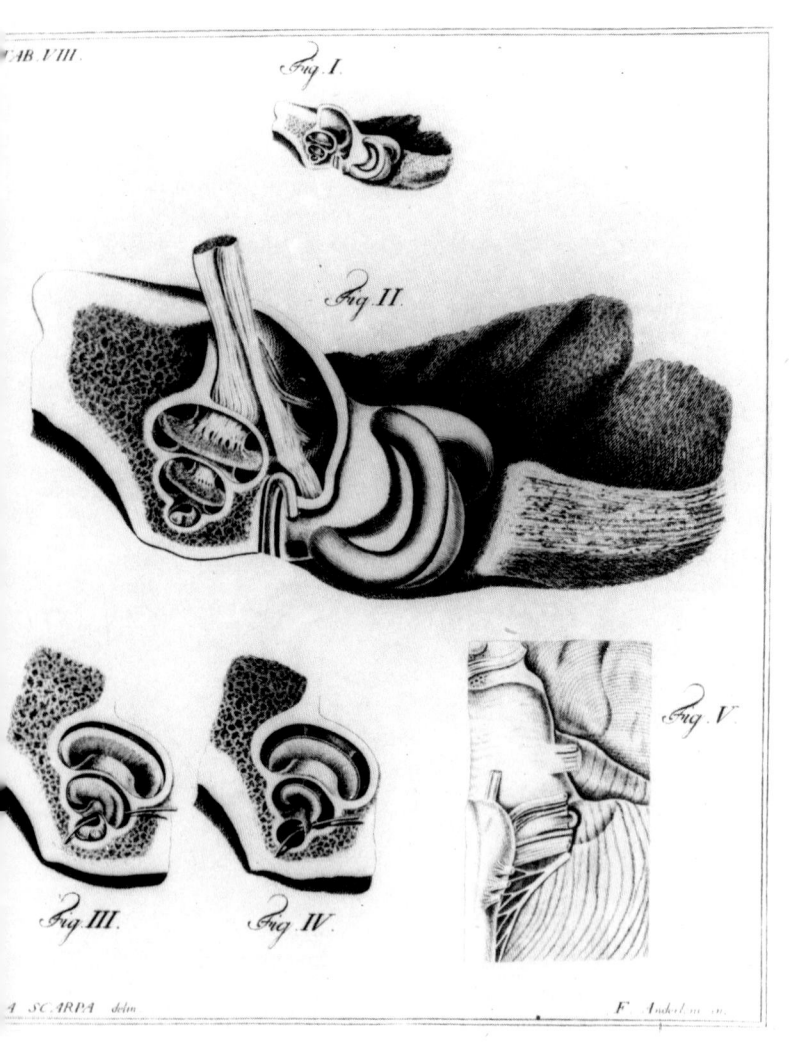

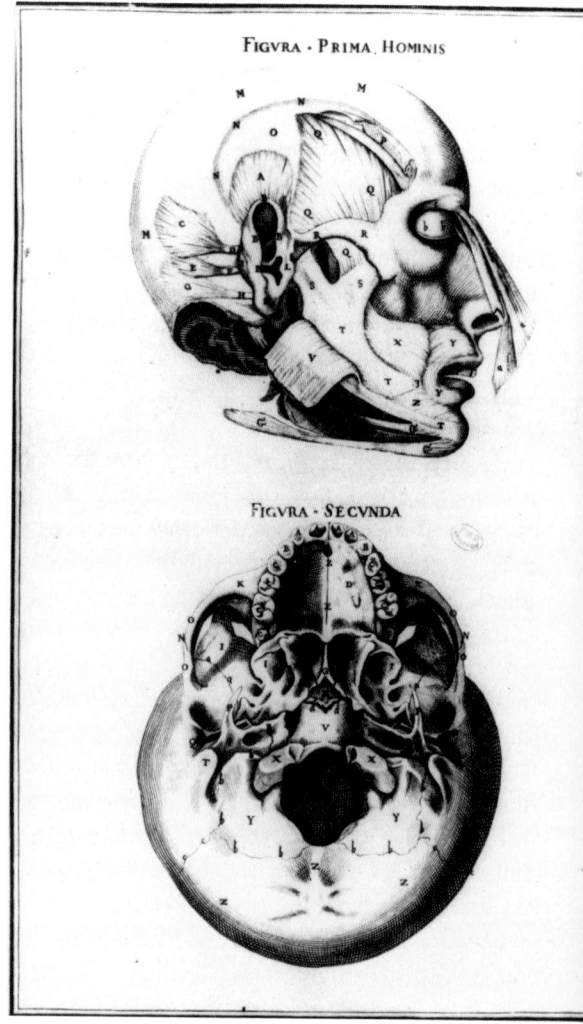

Rachenbereich und Krankheiten des Labyrinths. Das Werk erhielt den Preis der Akademie für Anatomie, blieb allerdings in seinem therapeutischen Teil anfechtbar. Tatsächlich setzt Lechevin nach dem Beispiel seiner Kollegen einzig und allein auf Galen und geht sogar soweit, das Einführen von Hundehaaren in das Ohr zu empfehlen, »um den Eiter heraustreten zu lassen«!

Der Postmeister Guyot aus Versailles legte der Akademie im Jahre 1724 das Modell einer gekrümmten Zinnröhre vor. Er führte sie durch den Mund ein und injizierte mit ihrer Hilfe eine Flüssigkeit in die Eustachische Röhre. Wie er erklärte, hatte ihn dieses Verfahren von der Taubheit geheilt. Diese neue Behandlungsweise fand in zahlreichen Ländern sogleich Anwendung. Archibald Cleland stellte der Königlichen Gesellschaft von London im Jahre 1741 eine Röhre aus Silber vor, welche er durch die Nase einführte. Antoine Petit benutzte 1753 das gleiche Instrument. Bis dahin hatte man diese Röhren nur dazu benutzt, um Flüssigkeiten zu injizieren. Cleland und Lentin bliesen im Jahre 1793 damit zum ersten Mal Luft ein. Soissy benutzte bei eitrigen Ohrenentzündungen eine Sonde mit zwei Krümmungen, um die Paukenhöhle auszuspülen. Wie bei allen neuen Instrumenten traten selbstverständlich auch gegen die Sonde zahlreiche polemische Gegner auf, die nur Nachteile und Gefahren darin sahen und ihre Anwendung verzögerten.

In jener Epoche wurden indessen zwei wichtige Eingriffe vorgeschlagen: die Trepanation des Warzenfortsatzes (Processus mastoideus) und die Trommelfellpunktion. Man begegnete diesen Eingriffen zunächst mit Begeisterung, führte sie, auch bei falscher Indikation, grundlos aus und vergaß sie dann zu Unrecht. In der Mitte des 17. Jahrhunderts nahm Riolan aus wenig bekannten Gründen die erste Trepanation des Warzenfortsatzes vor. Der Chirurg Jean-Louis Petit (1674–1750) griff sie 1744 wieder auf und empfahl die Öffnung des Warzenfortsatzes bei lebensgefährlichen eitrigen Entzündungen. Kolpin operierte indessen 1791 von Berger, der Arzt am dänischen Hofe war; er litt an Taubheit und hatte Kolpin gebeten, den Eingriff vorzunehmen, starb jedoch dreizehn Tage später an einer Meningitis mit Venenthrombose. Man nahm darauf den Eingriff bis etwa Mitte des 19. Jahrhunderts nicht mehr vor.

Himly aus Göttingen führte gegen Ende des 18. Jahrhunderts die Trommelfellpunktion an Hunden durch, Astley-Cooper praktizierte sie im Jahre 1800 zum ersten Mal am Menschen und konnte in drei Fällen von Taubheit Besserungen erzielen. Er nahm diesen Eingriff als Behandlungsverfahren auf, wandte ihn jedoch nicht mehr an, nachdem er später sechzigmal nacheinander damit gescheitert war.

Zu erwähnen ist, daß verschiedene Entdeckungen die Erkenntnisse in der Otologie vorantrieben, beispielsweise die Beschreibung des Neurinoms des Hörnervs, über dessen erste Beobachtung Sandifort im Jahre 1777 berichtet hat. Auch wurden schon vereinzelt heilgymnastische Methoden bei Taubstummheit angewandt; Erzbischof von York hatte 1865 einen Taubstummen das Sprechen gelehrt. Jérome Cardan, 1501–1576, war ebenfalls ein Wegbereiter und propagierte die Behandlung der Taubstummen. Zur gleichen Zeit hatte der spanische Benediktiner Don Pedro Ponce mit dem Unterricht für Taubstumme begonnen. 1788 entwickelten sowohl Heinecke in Leipzig als auch der Abbé Michel de l'Épée in Frankreich eine Unterrichtsmethode für diese Unglücklichen. 1712 in Versailles geboren, war er zuerst Anwalt im Parlament von Paris und anschließend Domherr. Er kümmerte sich zunächst

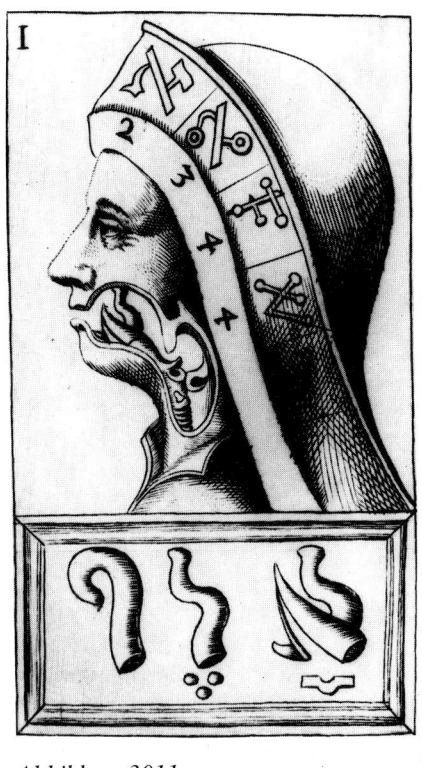

Abbildung 3011
Studie der Bewegung des Halses bei der Aussprache des hebräischen Alphabets.
Stich aus dem Werk Alphabeti vere naturali hebraici ... *von F. M. Van Helmont, Sulzbach, 1667.*
(Paris, Nationales Institut für junge Gehörlose)

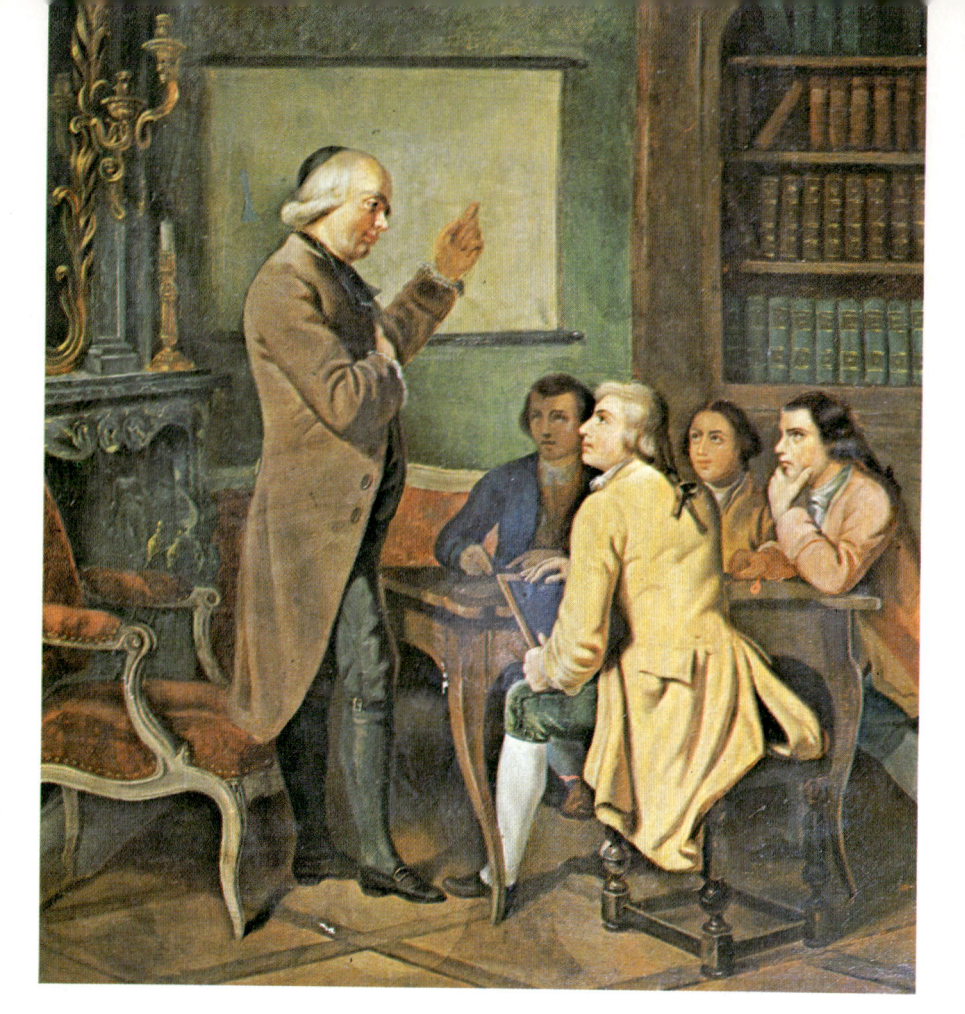

Abbildung 3012
Eine Unterrichtsstunde bei Abbé de l'Épée.
Von dem taubstummen Maler N. Ginonvier, nach F. Peyson. 19. Jh.
(Paris, Nationales Institut für junge Gehörlose)

um zwei taubstumme Mädchen, die schon ein italienischer Priester unterrichtet hatte; Abbé Michel de l'Épée suchte ihre Intelligenz mit Hilfe von vereinbarten Zeichen zu fördern. Die Erfolge veranlaßten ihn zur Gründung einer Schule, des späteren Instituts in der Rue Saint-Jacques in Paris. Der Abbé brachte seine Methode zu solcher Vollkommenheit, daß sich sein Ruf in ganz Europa ausbreitete; er wandte die Fingersprache oder gestuelle Methode an, das heißt, er bildete mit den Händen und Fingern Figuren, die Buchstaben bezeichneten. Heinecke benutzte die orale Methode, nach der man die Bedeutung des Gesprochenen von den Lippen ablas. Er hatte hierin in Frankreich einen Vorläufer, Rodrigue Pereire, 1715–1780, Mediziner spanischer Abstammung. Der Kongreß für Taubstummheit in Mailand erklärte 1880 die orale Methode zur einzigen vernünftigen Maßnahme.

Das 19. und 20. Jahrhundert

Das 19. Jahrhundert stellt für die Anerkennung der Ohrenheilkunde als Disziplin einen entscheidenden Wendepunkt dar. Seit Beginn des Jahrhunderts bilden sich drei Schulen heraus: die französische, die englische und die deutsch-österreichische, wobei letztere einen entscheidenden Einfluß ausübte.

Die französische Schule
Die französische Schule der Ohrenheilkunde scheint mit Saissy aus Lyon, 1756–1822, ihren Anfang genommen zu haben. Er verfaßte 1819 ein wichtiges Lehrbuch über das mittlere und das innere Ohr. Jedoch gilt Jean-Marc-

Gaspard Itard, 1775–1838, als wirklicher Begründer der Schule. Er war zunächst Chirurg am Val-de-Grace Hospital und ab 1800 Arzt an der Nationalen Stiftung für Taubstumme in Paris. Itard trat 1821 mit der Veröffentlichung des zweibändigen Werkes *Abhandlung über die Krankheiten des Ohres und des Gehörs* hervor. Er präzisierte insbesondere die Indikationen für eine Trommelfellpunktion und vervollkommnete die klinische Erforschung des Ohres und des Nasen- und Rachenraums. Itards technisches Verfahren der Tubensondierung trug beträchtlich dazu bei, diese Behandlungsmethode zur allgemeinen Anwendung zu bringen; noch heute wird die Sonde von Itard angewandt. Wir verdanken ihm ebenso gute Arbeiten über die physiologische Schulung des Ohres bei jungen Taubstummen *(Erste physische und moralische Entwicklungen des jungen Wilden aus dem Aveyron,* 1807).

Itard hatte zahlreiche Schüler: Nicolas Deleau, 1797–1862, verfaßte eine Abhandlung zur Ohrenheilkunde (1838). Pierre Bonnafon, 1805–1891, versuchte, das Gehör mit Hilfe der Stimmgabel zu prüfen. Zu nennen sind ebenso Bonnet, 1809–1858 und Prosper Ménière, 1789–1862, der berühmteste von ihnen. Er legte am 8. Januar 1861 der Kaiserlichen Akademie für Medizin einen Bericht über eine Erkrankung vor, die man nach ihm benannte. Dieser Bericht erlangte in der Folgezeit tatsächlich Weltbedeutung. Bis heute ist keine Änderung der klinischen Beschreibung der »Ménière-Krankheit« erforderlich. P. Ménière hatte einen bedeutenden Schüler, M. Lermoez, der Hospitalarzt in Paris war und 1898 am Hospital Saint-Antoine die erste

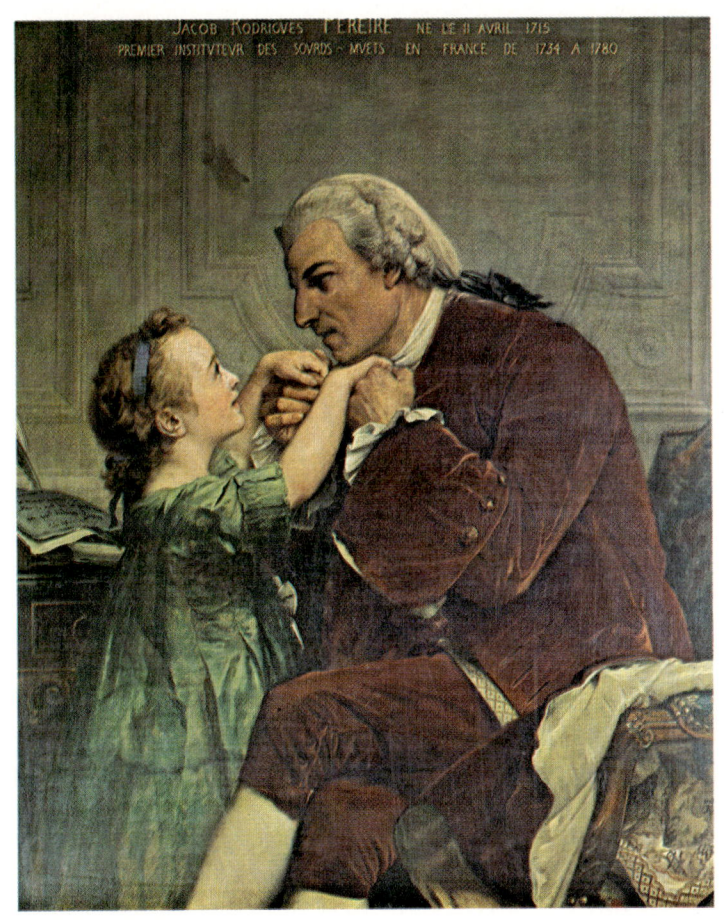

Abbildung 3013
Jacob Rodrigues Pereire *(1715–1780),* wie er mit Fräulein Marbois aus Orléans das Sprechen übt.
Jules Lenepveu (1819–1898) malte das Bild im Jahre 1861. Jacob Pereire war der erste Taubstummenlehrer in Frankreich. Er bringt hier dem kleinen Mädchen bei, nach den Schwingungen des Kehlkopfes die Töne zu erkennen. (Paris, Nationales Institut für junge Gehörlose)

Abteilung für Hals-, Nasen- und Ohrenheilkunde eröffnete. Er entwickelte daraus ein hervorragendes Lehrzentrum. Von seinen Schülern seien H. Bourgeois, A. Hautant und J. Ramadier erwähnt. Sie sollten mit Ch. Eyries eines der ersten technischen Verfahren der gehörerhaltenden Mittelohrausräumung entwickeln, in welcher sich die gegenwärtigen Tympanoplastiken (Wiederherstellung des Schalleitungsapparats im Mittelohr) angedeutet finden.

Einige Jahre früher hatte P. Isambert, der die Kehlkopftuberkulose erkannte, am Hospital Lariboisière die erste Sprechstunde als Hals-, Nasen- und Ohrenarzt eingerichtet. Gougenheim folgte auf ihn und erhielt den Auftrag zur Gründung einer Krankenhausabteilung, aus der später der Pavillon Isambert, die Klinik für Hals-, Nasen- und Ohrenheilkunde, hervorging.

Die englische Schule

Die englische Schule dieser Disziplin nahm in der ersten Hälfte des 19. Jahrhunderts mit John Cunningham Saunders ihren Anfang. Er veröffentlichte 1906 ein wichtiges Werk über die Anatomie und Pathologie des Ohres; die ersten Kliniken wurden 1805 unter seiner Leitung in London eröffnet. Sein Nachfolger war Buchanan. Später bildete sich um den Mediziner Joseph Toynbee, 1815–1866, eine bedeutende Schule. Er war ein ausgezeichneter Anatom des Ohres und veröffentlichte einen deskriptiven Katalog von Präparaten der Anatomie und der pathologischen Anatomie, die an fast zweitausend Leichen vorgenommen worden waren. Wir verdanken Toynbee die Erfindung des *speculum auris* mit zylindrisch-konischer Form, das bald darauf das zweiklappige Spekulum verdrängte, das Itard benutzt hatte. William Wilde aus Dublin, 1815–1876, war Zeitgenosse von Toynbee und erlangte als Ohrenarzt einen großen Ruf. Er war der Vater des berühmten Schriftstellers Oscar Wilde, der 1856 geboren wurde. Am Rande sei erwähnt, daß sich William Wilde 1864 gegen die Anklage verteidigen mußte, Miss Travers, eine seiner jungen Patientinnen, Tochter eines Professors für Gerichtsmedizin am Trinity College, unter Einwirkung von Chloroform verführt und vergewaltigt zu haben. Die Geschworenen erkannten zwar die Tatsache der Verführung an, brachten jedoch mit einigem Humor die Meinung zum Ausdruck, daß der der Tugend von Miss Travers zugefügte Schaden nur einen Farthing – der vierte Teil eines englischen Penny – wert sei (Frank Harris, *Oscar Wilde*).

Aus der Zeit gegen Ende des 19. Jahrhunderts sei J. P. Cassels erwähnt. Er war Chirurg für Ohrenheilkunde am Hospital von Glasgow und übersetzte die Werke von Politzer ins Englische.

Im 20. Jahrhundert traten zwei Wissenschaftler besonders hervor: T. E. Hawthorne in der chirurgischen Taubheitsbehandlung und C. S. Hallpike in der Labyrinthologie.

Die deutsch-österreichische Schule

Die deutsche Schule machte mit Wilhelm Kramer aus Bern, 1801–1875, zum ersten Mal auf sich aufmerksam. Er bekämpfte die Vorurteile, die dazu geführt hatten, daß man die chronischen Entzündungen des Ohres vernachlässigte, ja nicht einmal behandelte, und wies außerdem nachdrücklich auf das erhebliche Risiko der meningoenzephalitischen Komplikationen (Hirn- und Hirnhautentzündungen) hin. Kramer hat das Werk *Die Erkenntnis und*

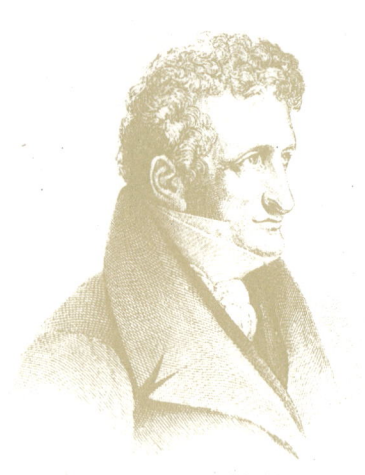

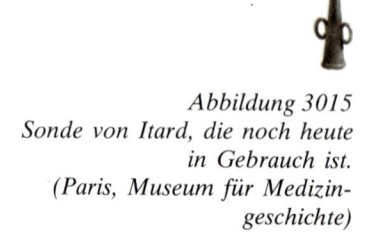

*Abbildung 3014
Jean-Marie Gaspard Itard, 1774–1838.
(Paris, Ikonographische Sammlung der Alten Med. Fakultät).
Itards hauptsächliche Forschungen in der Ohrenheilkunde machen ihn zu einem der Begründer dieser Disziplin. Er vollbrachte außerdem eine Tat, die berühmt geblieben ist: die geduldige und hartnäckige Erziehung des wilden Kindes aus dem Aveyron, das er im Institut für Taubstumme aufnahm. Er verfaßte zwei Berichte darüber (1801 und 1806), welche die wissenschaftlichen Kreise jener Epoche begeisterten.*

*Abbildung 3015
Sonde von Itard, die noch heute in Gebrauch ist.
(Paris, Museum für Medizingeschichte)*

Heilung der Ohrenkrankheiten verfaßt. Friedrich von Troeltsch aus Würzburg, 1829–1890, schrieb eine Abhandlung zur Ohrenheilkunde. *Die Krankheiten des Ohres, ihre Erkenntnis und Behandlung* wurde siebenmal neu aufgelegt und im Jahre 1870 ins Französische übersetzt. Er brachte in erster Linie Licht in die pathologisch-anatomische Eigenart des Attikus. Schrapnell hatte 1832 den Abschnitt der Paukenhöhle isoliert, der dieser Höhle entspricht, die seinen Namen trägt. Salomon Moos (1831–1895) trug viel dazu bei, Friedrich von Troeltschs Vorstellungen zu verbreiten.

Helmholtz stellte den berühmten Lehrsatz von den Tonempfindungen auf, den er 1862 vorlegte. Seine Theorien entfachten leidenschaftliche Kontroversen, die übrigens bis heute noch nicht beendet sind. Friedrich Eduard Voltolini aus Breslau, 1819–1889, ist eher als Laryngologe bekannt. Er hat ein Werk über die *Akute Entzündung des häutigen Labyrinthes des Ohres* hinterlassen.

Hans Wilhelm Meyer aus Kopenhagen, 1824–1895, veröffentlichte eine Arbeit über die Wucherungen der Rachenmandeln des Nasenrachenraums. Der Wiener Anatom Zuckerkandl verfaßte die Arbeit *Zur Morphologie des M. tensor tympani.*

Bezold aus München, 1842 geboren, benutzte Stimmgabeln für die Diagnose von Ohrenkrankheiten. Er konnte beweisen, daß die verminderte Wahrnehmung tiefer Töne mit einer Schädigung des Mittelohres, der Wahrnehmungsschwund und hoher Töne mit einer Schädigung des Labyrinths zusammenhängt. Wir verdanken Bezold – sowie Wolf und Lucae – die Grundlagen der Gehörprüfung. Überdies seien die Chirurgen Kuster und Trautmann aus Berlin, Zaufel aus Prag und Joseph Gruber und Adam Politzer aus Wien erwähnt. Ihre Forschungen richteten sich in erster Linie auf die Untersuchung akuter und chronischer Entzündungen des Mittelohres und

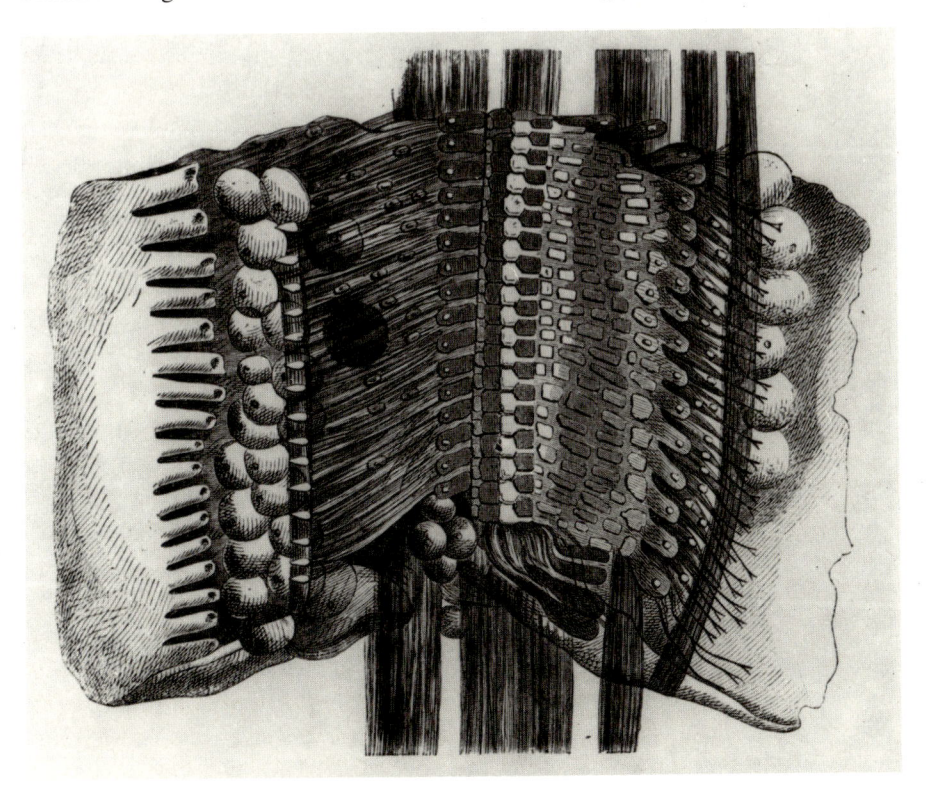

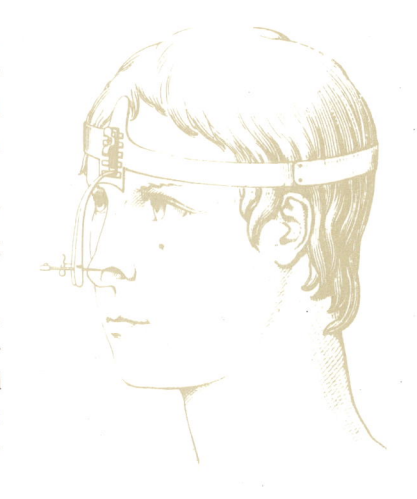

Abbildung 3016
»*Instrument zur Gehörmessung, welches unter dem Namen Akumeter beschrieben und bei seiner Anwendung dargestellt wird.*«
Illustration aus der Abhandlung über die Krankheiten des Ohres und des Gehörs, *von J.-M. G. Itard, Paris, 1821, Band II, Bildtafel I, Abbildung 3.*

Abbildung 3017
»*Stark vergrößerte Zellen des Cortischen Organs*«.
Illustration aus dem Werk Die Ordnung der physikalischen Welt und ihr Urgrund nach der modernen Wissenschaft, *von D.-L. de Saint-Ellier, Paris, 1840.*
(Paris, Nat. Bibl.)
Das Corti-Organ hat die Funktion, die feinsten Schwingungen der Flüssigkeit der Ohrschnecke anzuzeigen und dann zu verstärken. Es setzt sich aus Wimpernzellen zusammen. Sie werden durch die Bewegungen der Flüssigkeit abgelenkt und setzen die Nervenfasern in Tätigkeit.

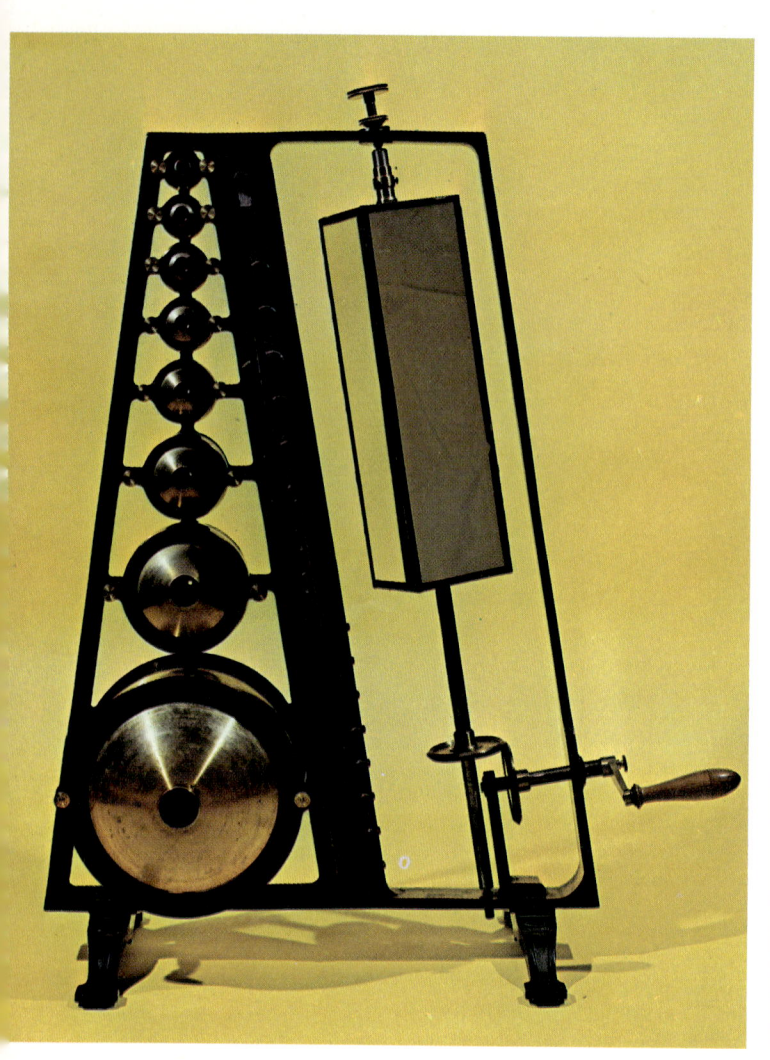

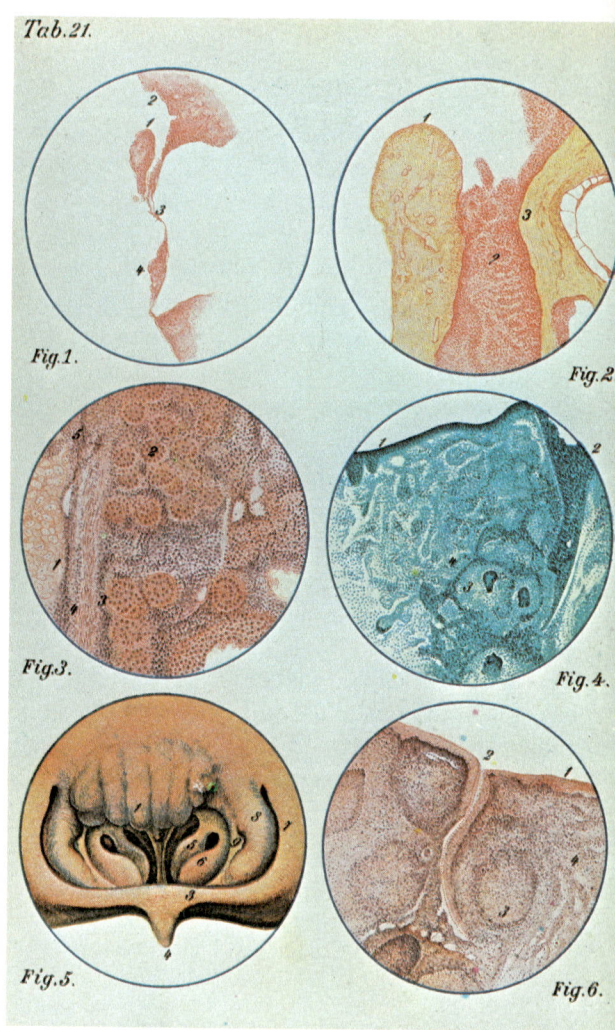

Abbildung 3018 (oben links) Schallfänger von H. L. Helmholtz (1821–1894). Er ermöglicht die Analyse und Synthese komplexer Töne. Instrument aus dem 19. Jahrhundert. (Paris, Gewerbemuseum)

Abbildung 3019 (oben rechts) Verschiedene Beispiele für Krankheiten des Ohres und der Mandeln. Illustration aus dem Handatlas der Ohrenkrankheiten, *von A. Politzer und G. Bruhl, Paris, 1902. (Paris, Bibliothek der Alten Med. Fakultät)*

führten zwischen 1888 und 1895 dazu, die chirurgischen Indikationen und technischen Verfahren genau festzulegen, die heute noch der Behandlung dieser Entzündungen zugrunde liegen.

Mit Adam Politzer konzentrierte sich der Hauptsitz der deutsch-österreichischen – man kann sogar sagen: der internationalen – Ohrenheilkunde für ein Vierteljahrhundert auf Wien. A. Politzer war ungarischer Abstammung und schuf 1865 am Hauptkrankenhaus in Wien die erste klinische Abteilung für Ohrenheilkunde. Im Jahre 1895 wurde er ordentlicher Professor für Ohrenheilkunde. Er verfaßte zahlreiche Werke, von denen das *Lehrbuch der Ohrenheilkunde* in mehrere Sprachen übersetzt wurde. Es war ein Vierteljahrhundert lang das bevorzugte Lehrbuch der Otologen. Auch die Nachfolger von A. Politzer waren hervorragend. Hier sind vor allem folgende Persönlichkeiten zu nennen: Alexander, Newman und Barany, der später den Nobelpreis erhielt.

Aktuelle Gesichtspunkte

Zum Abschluß unserer Ausführungen zur Geschichte der Ohrenheilkunde können wir nicht umhin, einige Hinweise auf ihre neueste Entwicklung zu geben. Seit Beginn des 20. Jahrhunderts haben nämlich in diesem Bereich bedeutende Forschungen und Entdeckungen stattgefunden.

Anatomie und Physiologie

Die anatomische Untersuchung der Ohrschnecke und des Vestibulums hat mit der Perfektionierung der Mikroskope und vor allem der Ultramikroskope einen beträchtlichen Aufschwung genommen. Diese Untersuchung hat sich nicht nur auf die sensorischen Strukturen und die Strukturen des Stützapparats, sondern ebenfalls auf die Flüssigkeiten des Labyrinths und die Gewebschemie dieser Komplexe ausgedehnt. Wir können nicht alle Wissenschaftler nennen, die mit diesen verschiedenen Forschungen zu tun haben. Einige von ihnen dürfen indessen nicht unerwähnt bleiben: Wever und Brey, J. R. Lindsay und seine Schule, H. Engström und H. Spoendlin. Im Forschungsbereich der Funktionsweise und der Physiologie der Gehörschnecke ragen zwei Wissenschaftler hervor: G. von Bekesy, der den Nobelpreis erhielt, sowie H. Davis und seine Schüler.

In der Physiologie des Vestibulums und der Untersuchung des Gleichgewichts betätigt sich seit den ersten Pionieren – M. Flourens, R. Barany, J. R. Ewald – ebenfalls eine Vielzahl von Forschern; erwähnt seien A. M. Di Giorgio und R. R. Gacek.

Die funktionelle Forschung

Die Erforschung des Gehörs hat mit dem Aufkommen der Audiometrie eine vollständige Wandlung erfahren. Die anfänglich rein tonale Untersuchung hat sich mit dem Aufkommen der vokalen Audiometrie und der sogenannten überschwelligen Tests verändert. In jüngster Zeit ist die sogenannte objektive Audiometrie in Erscheinung getreten: die Elektro-Cochleographie, die Impedanzänderungsmessung (Messung des akustischen Widerstandes), die Untersuchung des Stapediusreflexes sowie die Untersuchung der Potentialschwankungen, die im Hirnstamm und Kortex hervorgerufen werden.

Die Erforschung des Gleichgewichtssinns hat eine ähnliche Entwicklung genommen. Zum Wärmeversuch sind allmählich Drehstuhlversuche (rotatorische Prüfung), Versuche mit Pendelstühlen und Gleichstromversuche (galvanische Prüfung) hinzugetreten. Sie münden in die Aufzeichnung des Nystagmus, die Elektronystagmographie. Hierzu wären viele Namen zu nennen, doch muß ich mich mit einigen begnügen: O. Nylen und G. Aschan in Schweden, G. Gradenigo in Italien, R. Mittermaier in Deutschland, A. Ledoux in Belgien, E. Hoizinga und J. J. Groen in Holland, C. Pfalz in der Schweiz, C. S. Hallpike in England, F. Altmann und J. R. Lindsay in den Vereinigten Staaten. Im Jahre 1958 erschien in Frankreich das erste Gesamtwerk der Labyrinthologie, *Krankheiten des inneren Ohres und Otoneurologie* (M. Aubry und P. Pialoux).

Die Behandlungsmethoden

Die radikale Ausräumung des Mittelohres nach Zaufal und Stacke hatte zum Ziel, die Schäden aufgrund chronischer Ohrentzündungen zu behandeln. Sie wurde zunächst durch Heath gewandelt, der die Eröffnung der Paukenhöhle empfiehlt, in der Folgezeit mit der teilweisen Ausräumung nach J. Ramadier und Ch. Eyries. Sie bildet die Grundlage der aktuellen Tympanoplastik, mit der man nicht nur die Entfernung der Beschädigungen, sondern auch die funktionelle Wiederherstellung des Gehörs anstrebt. Am berühmtesten ist die deutsche Schule mit Zöllner und Wulstein. Gegenwärtig vertritt man die Transplantation menschlicher Gewebe (Marquet).

Abbildung 3020
Ausspülung der Paukenhöhle durch die Ohrtrompete, nachdem man das Trommelfell durchbohrt hat.
Illustration aus dem Handbuch für klinische Ohrenheilkunde, *von Emile Ménière, Paris, 1895.*
(Paris, Bibliothek der Alten Med. Fakultät)
Ménière empfiehlt diesen Eingriff bei der Behandlung von Mittelohrentzündungen.

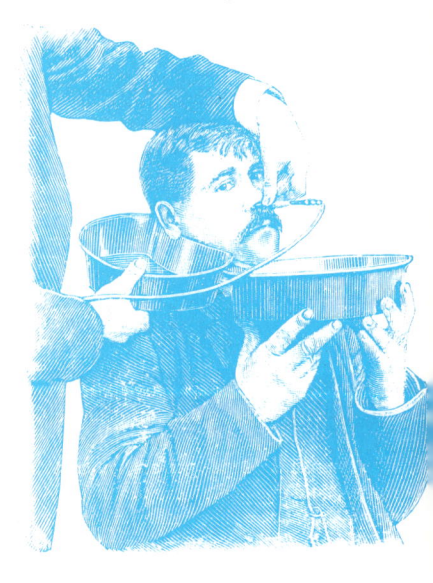

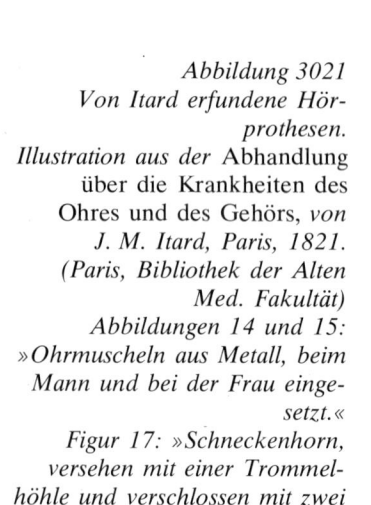

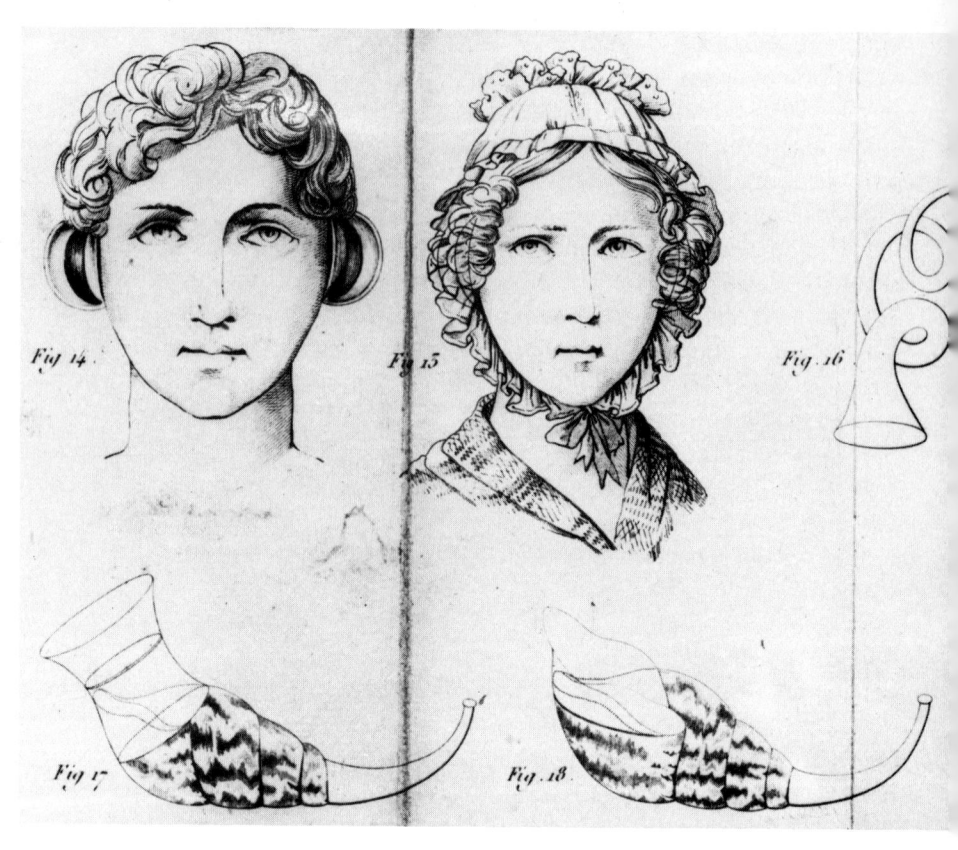

*Abbildung 3021
Von Itard erfundene Hörprothesen.
Illustration aus der* Abhandlung über die Krankheiten des Ohres und des Gehörs, *von J. M. Itard, Paris, 1821. (Paris, Bibliothek der Alten Med. Fakultät)
Abbildungen 14 und 15:
»Ohrmuscheln aus Metall, beim Mann und bei der Frau eingesetzt.«
Figur 17: »Schneckenhorn, versehen mit einer Trommelhöhle und verschlossen mit zwei hautartigen Scheidewänden.«*

Das bedeutendste Ereignis in diesem Forschungsbereich war jedoch die chirurgische Behandlung der Otosklerose. Diese Chirurgie hat mit Kessel, Miot und Boucheron ihren Anfang genommen, die eine Perforation der Steigbügelfußplatte erprobten. Jenkin und Holmgren durchbohrten nach ihrem Beispiel einen der Bogengänge.

Tatsächlich hat der Franzose M. Sourdille diese Chirurgie ins Leben gerufen, indem er die Trepanation des äußeren Bogenganges vorschlug, die »Fensterung«. Lempert und Schambaugh folgten seinem Beispiel. Rosen empfahl schließlich die Stapedochirurgie, die gegenwärtig einmütig Anerkennung findet; es handelt sich um die »Steigbügelabtragung« (Stapedektomie). Einige Mediziner empfehlen bei Schwindelanfällen und Gesichtslähmungen eine chirurgische Behandlung.

Hörprothesen

Von jeher hat der Mensch die natürliche Geste ausgeführt, seine Hand wie einen Trichter ans Ohr zu legen. Als erstes Hörgerät diente vermutlich das Horn, das Jäger oder Krieger aller Zeiten gebrauchten. Im Altertum steckten die Tauben das Mundstück eines Hifthorns oder eines Signalhorns in den Gehörgang, um den Verstärkungseffekt zu nutzen. Beschreibungen liegen in Homers *Ilias* vor, auch in Werken von Lund und dem deutschen Jesuiten Athanasius Kircher aus dem Jahr 1650. Der letztere beschreibt ein sehr merkwürdiges Gerät, die *ellipsis autica* oder akustische Ellipse. Duguet war 1706 auf die kluge Idee gekommen, die Armlehnen eines Sessels für den Empfang von Tönen zu benutzen. Sie wanderten durch einen hohlen Gang im Holz und mündeten in ein Ansatzstück am Ohr. Mit dieser Erfindung läßt sich der akustische Sessel vergleichen, den J. Harrison Curtis 1841 beschrieben hat. Weiter sei Claude-Nicolas Lecat erwähnt, Stallmeister, Doktor der Medizin, Chefchirurg am Hôtel-Dieu von Rouen und Steinschneider. Er beschreibt 1767 in seiner *Abhandlung über die Empfindungen und Leidenschaften im allgemeinen und die Sinne im besonderen* ein Hörgerät eigener Erfindung. In dem Werk *Die Theorie über das Gehör* schlägt er 1768 zwei Hörgeräte vor, deren Vorteile seiner Meinung nach darin bestehen, daß sie den Höhlen des menschlichen Ohres nachgebildet sind. Im 18. Jahrhundert benutzte man verschiedenartige Hörner, bis dann 1805 das Hörrohr in Erscheinung trat. Seine Wirksamkeit ist beträchtlich; der Hörgewinn kann ohne Klangverzerrung mühelos 90 bis 100 Dezibel betragen.

Die Hörprothese mit Knochenleitung geht wahrscheinlich auf das 18. Jahrhundert zurück, als Haller 1757 die Luft- und Knochenwege unterschied. Nach der Überlieferung soll Beethoven, als er bereits schwer gehörgeschädigt war, mit Hilfe eines Holzstiels, den er zwischen den Zähnen hielt und dessen anderes Ende auf dem Klavier ruhte, gehört haben. In diesem Zusammenhang sei das Dentaphon von Cincinnati aus der Zeit um 1860 erwähnt. Es bestand aus einer gespannten Schweinshaut. Rhodes aus Chicago perfektionierte das Gerät im Jahre 1879 und ersetzte die Schweinshaut durch Hartgummi. Er bezeichnete den Apparat als Audiphon. Der Kranke hielt es zwischen den Zähnen. Graham Bell war schottischer Herkunft und hatte als junger Taubstummenlehrer eine seiner Schülerinnen geheiratet (Mable Hubbart). Er war bestrebt, daß sie mit einem elektrischen Hilfsmittel hören konnte. Er verzichtete aber anscheinend auf sein ursprüngliches Vorhaben, nachdem er am 10. März 1876 das Telefon erfunden hatte. In Wirklichkeit konstruierte Doktor Ferdinand Health, Arzt an der Politzer-Klinik in Wien, 1900 den ersten Lautverstärker für Taube. Das Gerät bestand aus einem Mikrophon mit einer Schicht Kohlegries, es war batteriebetrieben und mit einem Telefonhörer verbunden. Der Hörgewinn war gering – er betrug 10 bis 15 Dezibel – und die Tonfrequenz beschränkte sich auf etwa 1000 bis 1800 Hertz. Seit 1907 hat dieses Hörgerät Verbesserungen erfahren, man hat den Empfänger mit einem Ansatzstück versehen, das in den Gehörgang eingeführt wird; es ersetzte den Telefonhörer, damals ein schwerer und plumper Kopfhörer. Hugo Liebert entwickelte 1932 den ersten Mastoid-

Abbildung 3022/23
Ohrschneckenimplantate (J. Macleod und P. Pialoux). Sie wurden in Frankreich hergestellt (Bildvorlage des Autors).
Links:
Prothesenausrüstung, welche die Töne aufnimmt und sie zu dem eingepflanzten Empfangssystem weiterleitet.
Rechts:
Röntgenaufnahme, welche die Elektroden im Bereich der Ohrschnecke sowie den subkutanen Empfangsapparat darstellt.

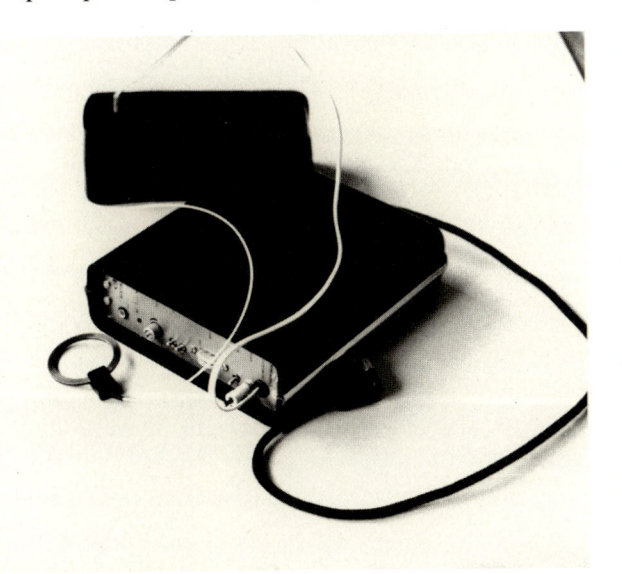

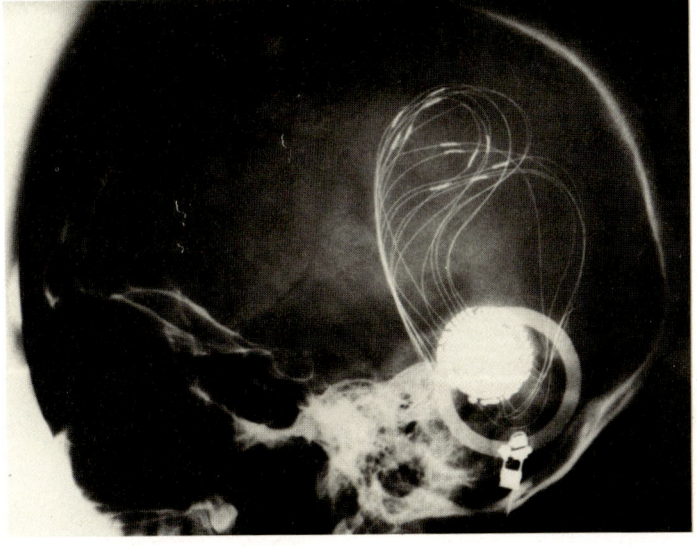

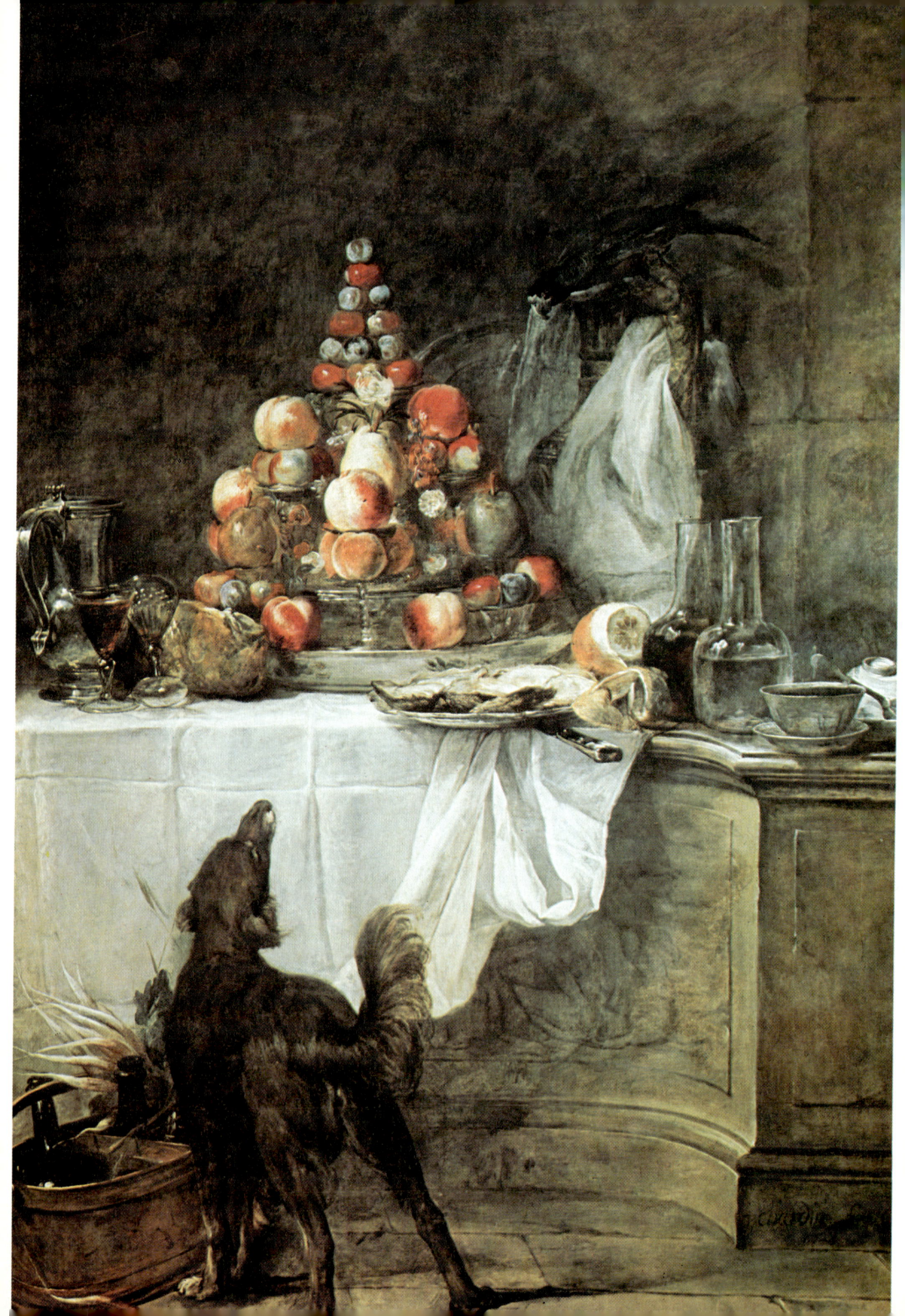

vibrator. Der Industrielle Arthur Vengel aus Madison (Wisconsin) hatte 1920 ein Gerät von beträchtlichem Umfang mit Radioröhren gebaut. Die Labors der Bell-Telefongesellschaft stellten den Transistor aus Germanium ab 1948 her, doch wurde er erst seit etwa 1952 für Hörgeräte verwendet. Neueste Versuche, elektronische Rezeptoren in das geschädigte innere Ohr einzusetzen, um den Hörnerv zu reizen, scheinen Erfolg zu versprechen.

Abbildung 3024 (gegenüber)
Das Buffet. Jean-Baptiste Chardin (1699–1779) schuf dieses Gemälde im Jahre 1728. (Paris, Louvre)
Ein Hund atmet begierig die verlockenden Gerüche dieser herrlichen Köstlichkeiten ein.

Die Rhinologie

Vom Altertum bis zur Renaissance

Die Grundbegriffe der Nasenheilkunde entstammen – wie die der Ohrenheilkunde – bestimmten ägyptischen Papyrusschriften. Sie betreffen die Behandlung besonders von Nasenbeinbrüchen. Hippokrates scheint nicht viele Forschungen zu diesem Thema angestellt zu haben, hat indessen verschiedene Arten von Nasenbluten unterschieden: die »Nebenblutungen« (beim Ausbleiben der Menstruation) und solche, die mit einem veränderten Allgemeinzustand zusammenhängen (Anschwellen der Leber und der Milz, allgemeine Erschöpfung). Er hat bereits auf die Schwierigkeit hingewiesen, Erkrankungen der Nase zu behandeln und das »Ausfegen« der Nasenhöhle von hinten nach vorne empfohlen. Einzelne hinduistische, griechische, arabische und byzantinische Mediziner erwähnten in uralten Chroniken recht häufig Geschwüre der Nasenhöhle und des Rachens, die der Lupus, die Tuberkulose und möglicherweise die Syphilis hervorrufen. Der römisch-griechische Philosoph Don Chrysostomos richtet im 1. Jahrhundert n. Chr. folgende heftige Ansprache an seine Mitbürger: »Wie ihr wißt, hat eine seuchenartige Krankheit von euren Nasen Besitz ergriffen ... man sagt, daß Aphrodite auf die Frauen von Lesbos zur Strafe eine Krankheit der Achsenhöhlen schickte; nun, auf diese Weise hat der göttliche Zorn einer großen Anzahl von euch die Nase zerstört, und daher rührt der eigentümliche Klang eurer Stimmen.« Die in dieser Rede angedeuteten Erscheinungen werden als Fälle von tertiärer Syphilis der Nase mit Perforation des harten Gaumens angesehen.

Mit Galen nimmt eine sehr genaue Forschung ihren Anfang. Er beschreibt die Nase mit ihrem äußeren Teil und zwei inneren Höhlen, die durch das Septum getrennt sind und bringt diese Höhlen mit dem Gehirn in Verbindung. Galen beschreibt außerdem das Pflugscharbein und den viereckigen Knorpel und erkennt, daß die beiden Knochen des äußeren Nasenskeletts durch eine Naht verbunden sind, die von den Knorpeln verlängert wird. Galen begründet auch die elastische Konstitution der Nase, da sie in besonderer Weise Schlägen ausgesetzt sei und beschreibt die Siebplatte (Lamina cribrosa) des Siebbeins, welches das Dach der Nasenhöhle bildet. Ferner unterscheidet er die Schleimhaut der Nase von der des Mundes und des Halses und weist darauf hin, daß sie feiner und widerstandsfähiger sei und hält sie für die Verlängerung der harten Hirnhaut. Ebenso beschreibt er die engen Verbindungen zwischen der Nase und der Augenhöhle sowie den Tränennasengang; der Geruchssinn ist für ihn ein höherer Sinn als der Geschmackssinn. Den Ursprung der Geschmacksnerven sieht er im Trigeminusnerv.

Galen schreibt der Nase drei Funktionen zu:
a) den Durchgang der Atemluft, ihre Erwärmung und Filterung,

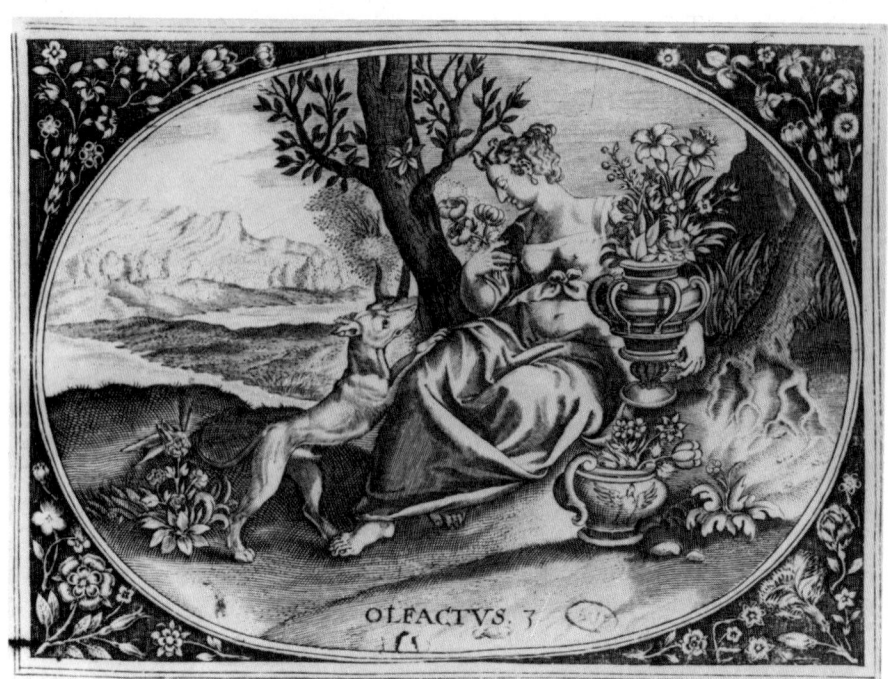

Abbildung 3025
Der Geruchssinn. Stich aus dem 17. Jh.
(Paris, Bibl. des Arts décoratifs)

b) die Ausscheidung von Schleim aus dem Gehirn, welche durch die Bewegungen dieses Organs ermöglicht wird (beim Gesunden wandert der Schleim in den hinteren Teil des Halses und in den Mund, beim Kranken passiert er durch die Nase),

c) die Durchlüftung des Gehirns und die Passage der Gerüche. Seiner Meinung nach filtert das Siebbein, ein Schwammknochen, die Luft und die Gerüche und verhindert das Eindringen von Fremdkörpern. Der Sitz des Geruchssinns befindet sich nicht in den Schleimhäuten und dem Nasenknochen, sondern höher, in der »vorderen Kammer«.

Galen führt die Anosmie auf eine Verstopfung der »Löcher des Siebbeins« zurück. Er unterscheidet schließlich die Pathologie der Nase von der des Katarrhs: es handelt sich dort um eine Überproduktion von Ausscheidungen, die aus dem Gehirn kommen; der Schleim, der im Gehirn entsteht, durchquert das Siebbein und gelangt schließlich in die Nasenhöhlen. Es scheint, daß Galen auch die Ozäna (Stinknase) identifiziert hat. Diese Vorstellungen blieben bis zur Renaissance und sogar darüber hinaus bestehen. Die Nasenpolypen haben stets die Aufmerksamkeit auf sich gezogen. Der byzantinische Chirurg Paulus von Ägina hat sie in der ersten Hälfte des 7. Jahrhunderts genau beschrieben und benutzte manchmal die Behandlungsmethoden, die Galen empfohlen hatte. Die arabischen Mediziner entfernten die Polypen mit Hilfe »des Skalpells, des Spatels und der Schlinge«.

Von der Renaissance bis zum 19. Jahrhundert

Aus der Zeit der Renaissance stammen genaue und ausführliche Forschungsarbeiten. Mondino de Luci beschreibt die Nasenhöhlen und ihre Funktionen. Guy de Chauliac empfiehlt bei Verletzungen der Nase eine Behandlung und für die Entfernung der Polypen ein technisches Verfahren. Berengario da Carpi, 1470–1530, erforscht das Keilbein und seine Höhlen, die er für den Sitz der Katarrhe hält. Leonardo da Vinci zeichnet den Kanal, durch den »die Tränen vom Herzen zu den Augen aufsteigen«. Er erwähnt die verschiedenen Nebenhöhlen einschließlich jener, die Highmore erst 1651 entdecken sollte und die nach ihm benannt ist. Ambroise Paré beschreibt 1560 mehrere Verfahren, wie man »die Purpur oder Polypus« herausschneidet, »der sich am Siebbein oder durchlöcherten Knochen festsetzt«, hält aber an der Tradition Galens fest und schreibt um 1573 beispielsweise: »Bleibt nun von der Nase zu sprechen, welche die Griechen *rhis* nennen, da die Ausscheidungen der vorderen Hirnkammern sie durchfließen. Die Nase führt die Luft und mit ihr die Gerüche der vorderen Hirnkammer und den Sinnesorganen zu.« Aber sagt man nicht heute noch »Katarrh des Gehirns« (rhume de cerveau = Schnupfen)?

Im 16. Jahrhundert erscheinen neue Beschreibungen von Krankheitserscheinungen bei Syphilis. Sie breitete sich in jener Epoche heftig und plötzlich wie eine Epidemie aus und versetzte Europa in Schrecken. Man glaubte zu Recht oder Unrecht, diese Krankheit sei aus einem anderen Erdteil eingeschleppt worden. Die meistgenannten Mediziner jener Epoche, wie Benedictus (1455) und Menardus (1505), begnügen sich indessen damit, in allgemeiner Form auf die Geschwürbildungen an Hals und Gaumen, den Verlust des Gaumenzäpfchens, der Nase und sogar auf die Nekrose der Luftröhre hinzuweisen. Das berühmte Gedicht von Fracastoro, *Syphilis sive morbus gallicus* (1521), enthält zu unserem Thema lediglich die folgende Textstelle: »Ihre von Geschwüren zerfressenen Münder waren weit aufgerissen und ihre Kehlen brachten nur sehr schwache Laute hervor.« Ambroise Paré gibt 1573 in seinem klaren und bildreichen Französisch eine genaue Beschreibung der

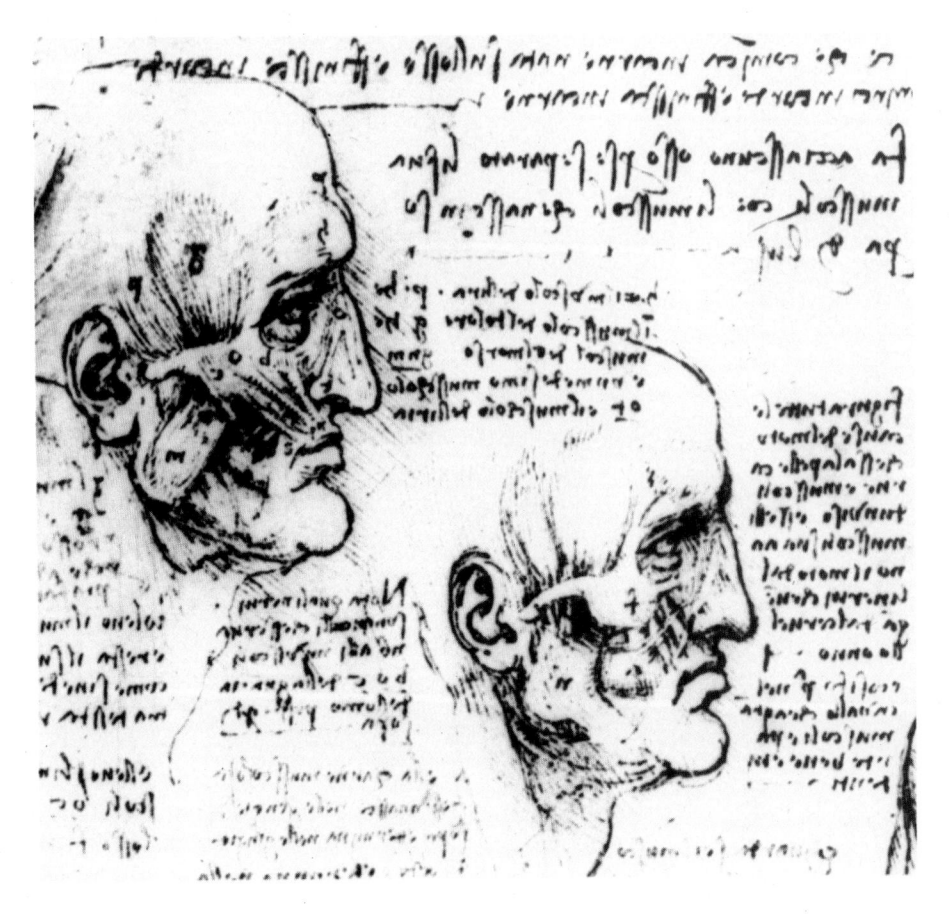

Abbildung 3026
Kau- und Gesichtsmuskeln.
Zeichnung von Leonardo da Vinci.
(England, Windsor, Sammlung der Königin)
Leonardo da Vinci hat die Beziehung zwischen diesen Muskeln, dem Ausdruck von Gefühlen (Wut und Schmerz) und der Mimik des Gesichts gut erkannt.

Abbildung 3027 (unten links) »Operationsinstrumente, die man in der Nasenhöhle und an den Mandeln anwendet.« Bildtafel aus der Vollständigen Abhandlung der Anatomie des Menschen... *von J.-B.-M. Bourgery und Claude Bernard, Paris 1866–1867. Abbildung 14; Schlingenschnürer von Desault, Abbildung 48; Unterbinder von Itard.*

Abbildung 3028 (unten rechts) Katheterismus der Eustachischen Röhre. Illustration aus dem Handatlas der Ohrenkrankheiten, *von A. Politzer und G. Bruhl, Paris, 1902. (Paris, Bibliothek der Alten Med. Fakultät)*

üblen Folgen der Syphilis: »Die Kranken sind noch nach ihrer Heilung abschreckend anzusehen, haben blutunterlaufene Augen, einige verlieren das Gehör, andere die Nase; wieder andere haben einen durchlöcherten Gaumen und Knochenschwund und meckern oder näseln statt zu sprechen, und sie haben einen verzerrten Mund wie Gotteslästerer.« Erst im 18. Jahrhundert finden sich im Werk von Astruc, das zwischen 1736 und 1777 veröffentlicht wird, genauere und vollständigere Beschreibungen von Mund, Gaumen und Nase bei venerischen Krankheiten.

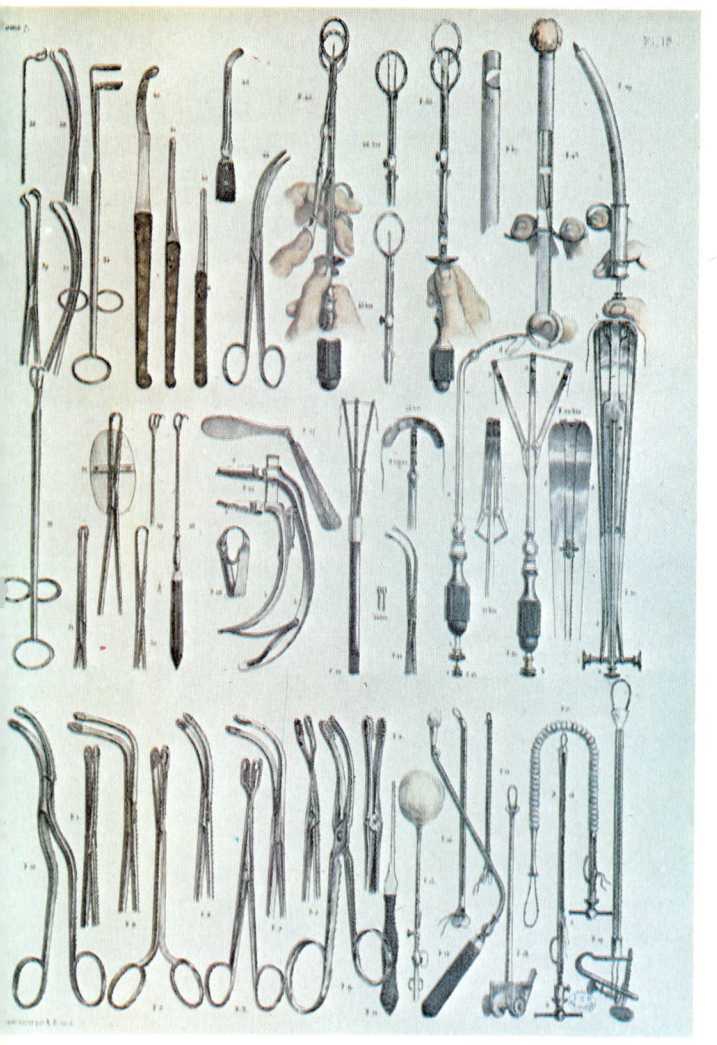

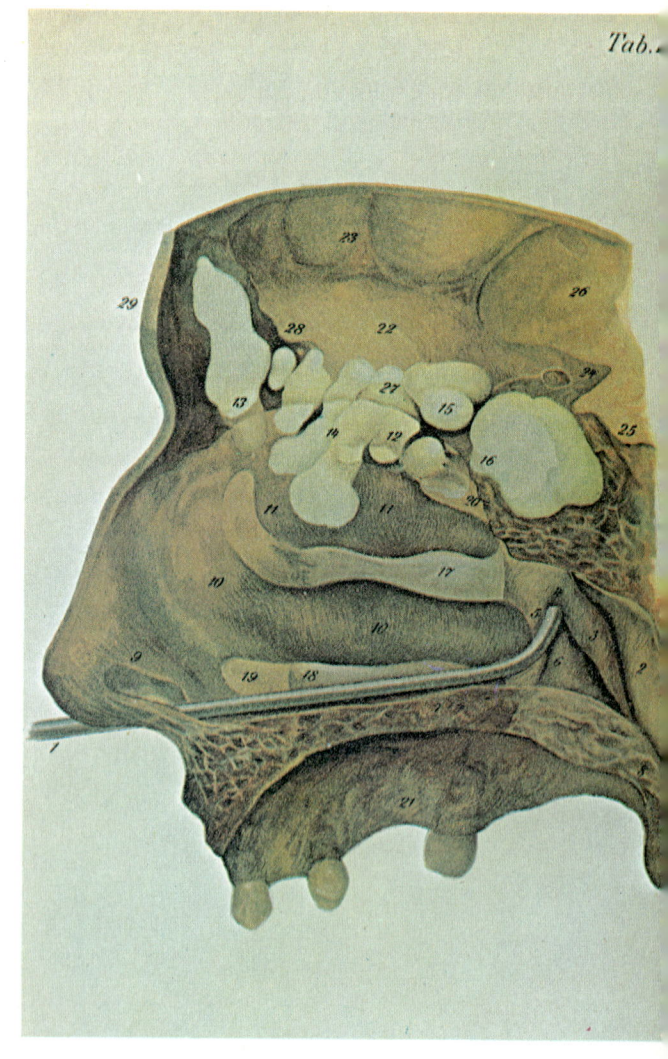

Im 16. und 17. Jahrhundert bilden die Anatomie und die Physiologie der Nase Gegenstand zahlreicher Forschungen. Vesal stand unter dem Einfluß der galenischen Theorien, hatte allerdings die Abhängigkeit zwischen Nase und Gehirn in Zweifel gezogen. Die meisten Mediziner vertraten die Anschauung, die Nasenhöhle scheide Flüssigkeiten aus dem Gehirn aus. F. Sansovino bezeichnet in seinem Buch *l'Edificio del corpo humano* (1550) die Nasenhöhlen als *cloaca del cerebro*. Conrad-Victor Schneider, (1614–1680) konnte durch sorgfältige Untersuchungen beweisen, daß bei Katarrhen die Schleimdrüsen Quelle der Ausscheidungen sind. Er stellte außerdem fest, daß die Siebplatte von Nerven durchzogen ist und beschrieb als erster den Riechkolben und den Riechstrang (Bulbus und Tractus olfactorius) im Ge-

hirn. Caspar Bartholin der Jüngere, 1655–1738, veröffentlichte 1679 eine bemerkenswerte Abhandlung mit dem Titel *De olfactus organa*. Er vervollständigte damit die Literatur über die Nase, die Julius Casserius, 1561–1616, in seinem Werk *Pentaesthesion* (1609) verfaßt hatte. Vesal hatte die Kieferhöhle, die Stirnbeinhöhle und die Keilbeinhöhle entdeckt. Der Italiener Ingrassia (1510–1580) beschrieb die vorderen Siebbeinzellen. Diese Höhlen sind leer und enthalten nur Luft.

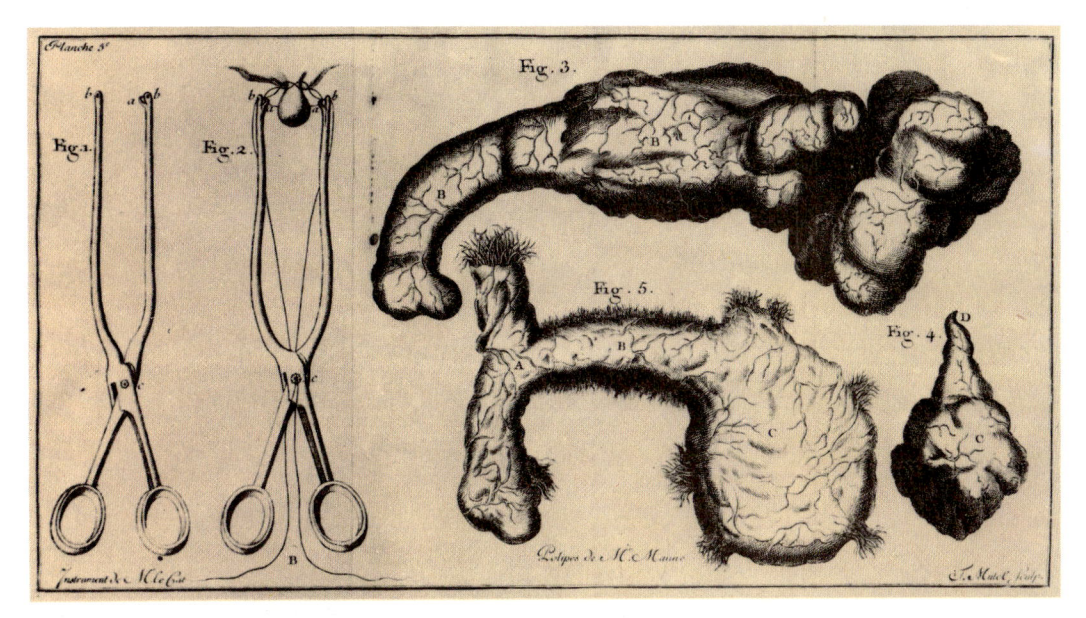

Die Anatomie der Nase hat im 18. Jahrhundert kaum Fortschritte gemacht. Von allen Krankheiten dieses Organs wird am häufigsten das Nasenbluten erwähnt. Nach Valsalva, 1666–1723, ist es durch Druck auf den vorderen Teil des Septums zum Stillstand zu bringen. Die Ozäna behandelt man mit Spülungen und Duschen. Polypen entfernt man mit Zangen verschiedenartigster Form und mit Schlingen, die schon Saliceto im 17. Jahrhundert erfunden hatte, Levret und Desault entwickelten sie weiter. Man kennt sie in der modernen Epoche als Polypenschnürer von Lermoyez.

Deschamps veröffentlicht zu Beginn des 19. Jahrhunderts in Paris eine *Abhandlung der Krankheiten der Nasenhöhlen und ihrer Nebenhöhlen* (1804). Als erster untersucht er genau die Krankheiten der Nase, Entzündungen, Nasenbluten, Verletzungen, Ödeme, Abszesse, und gibt eine systematische Klassifizierung heraus. Er erforscht auch die Krankheiten der Stirnbein- und Kieferhöhle und beweist, daß diese Nebenhöhlen keineswegs mit dem Geruchssinn in Verbindung stehen. Hippolyte Cloquet veröffentlicht im Jahre 1821 die *Osphresiologie* oder Abhandlung über die Gerüche, den Geruchssinn und die Riechorgane. Er faßt die bisherigen Kenntnisse über die Nasenhöhlen, die Nasenchirurgie und den Geruchssinn in diesem Werk zusammen. Cloquet empfiehlt bei Nebenhöhlenentzündungen die Kieferhöhle weit zu öffnen, um den Eiter abfließen zu lassen.

Der Deutsche J. P. Franck (1771–1842) betont die Bedeutung der Nasenatmung und weist nachdrücklich auf die Gefahr des Katarrhs bei Säuglingen hin. Rayer, Billard, Rilliet und Barthez fanden diese Indikation in der Folgezeit bestätigt. Pierre-Adolphe Piorry (1794–1870), der Erfinder des Plessi-

Abbildung 3029
Illustration aus Beobachtungen über die radikale Entfernung verschiedener Polypen der Gebärmutter, des Halses und der Nase . . ., *von André Levret, Paris, 1749.*
Paris, Bibliothek der Alten Med. Fakultät).
Abbildung 5 stellt einen Nasenpolyp dar, der im Jahre 1717 entfernt wurde. »Der Teil A dieses Polypen füllte das rechte Nasenloch aus, Teil B zog sich durch die Nasenhöhle und Teil C reichte bis in den Hals hinab.«

Das 19. und 20. Jahrhundert

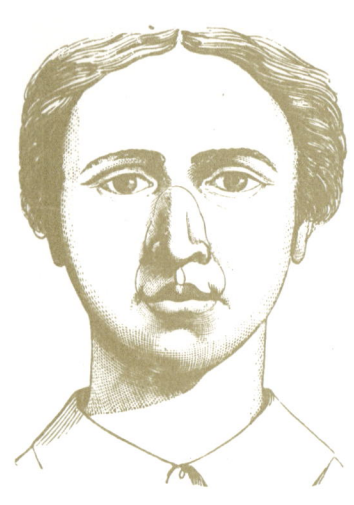

Abbildung 3030
»Fräulein D. mit einer Nase aus mit Schellack geklebtem Kautschuk.« Das junge Mädchen hatte durch eine Hauttuberkulose die Nase und die Oberlippe verloren. Illustration aus dem Arsenal der zeitgenössischen Chirurgie, von G. Gaujot und E. Spillmann, Paris, 1867. (Paris, Bibliothek der Alten Med. Fakultät)

Abbildung 3031
Nasenplastik. Stich aus De curtorum chirurgia per insitionem von G. Tagliacozzi, Venedig, 1597.

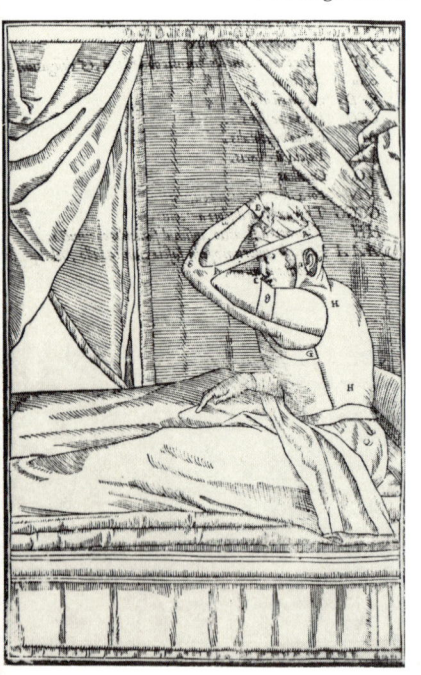

meters (Klopfblättchen für die Perkussion), vertrat die Ansicht, daß Asthma durch den Verschluß der Nase hervorgerufen werden kann. Er betont auch, daß die Migräne in den Nasenhöhlen ihren Ausgang nimmt. Meyer aus Kopenhagen hat die Rachenmandelwucherungen untersucht und den Einfluß der Nasenatmung auf die Entwicklung des Kindes dargestellt.

Aus dieser Epoche stammt die Reflextherapie, die seitdem viel von sich reden gemacht hat. Wilhelm Hack aus Freiburg versicherte 1882, Asthma, Husten und Migräne mit dieser Methode geheilt zu haben. Pierre Bonnier hat sich sehr eingehend mit ihr befaßt, und seine Schemata für die Anwendung der Punkte der Elektrokauterisation sind nach wie vor mustergültig.

Das Jahr 1882 ist ein wesentlicher Zeitpunkt in der Geschichte der Nasenheilkunde: Zuckerkandl aus Wien veröffentlichte nämlich in diesem Jahr sein Werk *Normale und pathologische Anatomie der Nasenhöhlen und ihrer pneumatischen Anhänge*. Ein Band dieses zweibändigen und immer noch aktuellen Werkes enthält die Abbildungen und Schemata.

Die Behandlung und Unterscheidung von Ohren-, Nasen- und Halstumoren macht Fortschritte; man identifiziert im Jahre 1855 das Zylindrom, dessen spezifische Eigenart jedoch erst von Pietrantoni und Leonardelli 1957 bewiesen wurde.

Ebenso beschrieb Berger 1924 und 1926 die Tumore der Riechplakode.

Die Chirurgie der Nebenhöhlen machte seit Jansen im Jahre 1894 durch die Forschungsarbeiten einer Vielzahl von Wissenschaftlern Fortschritte: Luc (1900), Fuset, Sieur und Jacob (1901), Horgon und Turnbull (1929), Hicguet (1932) und vor allem Vilarfiol (1928) und Lima (1936). Kayer entdeckt 1895 den »nasalen Zyklus«, die Wechselfolge von Blutandrängen und Gefäßkontraktionen oder -retraktionen alle vier oder fünf Stunden in der Nasenhöhle. Die Untersuchung der Flimmerhaare der Nasenschleimhaut bildete Gegenstand sehr wichtiger Forschungsarbeiten; von Errand (1910), Platner (1931), Tremble (1949), Corssen und Allen (1955) stammen hervorragende Beiträge. Maxwell weist 1905 nach, daß die Arbeit, die von dem Flimmerepithel eines Frosches geleistet wird, pro Millimeter, pro Minute und pro Quadratzentimeter 10 Gramm erreichen kann. Proetz beweist 1933, daß die Temperatur die Häufigkeit der Wimpernschläge beeinflußt. Mac Carrel stellt 1939 die beträchtlichen Absorptionsmöglichkeiten durch die Schleimhaut dar. Überdies werden die wichtigsten Funktionen der Nasenschleimhaut demonstriert: die Luftpassage, die Aufbereitung und Filterung der Luft, die reflektorische Beeinflussung von Motorik und Sekretion der Bronchien, die Beziehungen zwischen Auge und Nase sowie zwischen Nase und Gehirn und die allgemeine reflektorische Beeinflussung des vegetativen Lebens. Das bedeutende Werk *Krankheiten der Nase, der Nebenhöhlen und ihre Behandlung* (1909) von M. Hadjeck darf ebenfalls nicht unerwähnt bleiben.

Die *Geruchsmessung* ist im Jahre 1851 mit Forlich sowie mit Zwardemaker 1888 und Elsberg 1836 in Erscheinung getreten. Wir müssen übrigens auf die Stirnhöhlenallergie zurückkommen, die von Galen bei der Unverträglichkeit gegen Ziegenmilch beobachtet wurde. Dioskurides kannte sie ebenfalls, er erwähnt den Begriff des Feldes und die Überempfindlichkeit. Ihr Zusammenhang mit dem Asthma fand erst viel später und in erster Linie durch die Forschungen von Pasteur Vallery-Radot Bestätigung. Mac Bride hatte im Jahre 1896 die bösartigen Granulationsgeschwülste erforscht, ihre Beschreibung erfolgte erst 1933 durch Stewart und Bouchet (1944).

Die Rhinoplastik

Vor Abschluß des Kapitels Nasenheilkunde kommen wir noch zu der Rhinoplastik, über die wir seit dem ersten nachchristlichen Jahrhundert etwas erfahren. Aulus Cornelius Celsus erwähnt Verfahren zur Korrektur mißgestalteter Nasen. Hinduistische Chirurgen und Zeitgenossen von Celsus erfanden eine Methode, um Kriegsgefangenen und Ehebrechern eine neue Nase zu formen; letzteren schnitt man nach dem Gesetz des Manu zur Strafe Nase und Ohren ab. Sukruta hat die Methoden der hinduistischen Chirurgen folgendermaßen beschrieben: »Der Chirurg schneidet aus dem Blatt eines Baumes ein Stück heraus, so groß wie das, das der Nase des Patienten fehlt. Er hält es an dessen Wange, um einen Hautlappen gleicher Größe herauszuschneiden, legt diesen auf den Nasenstummel und näht ihn mit dem rasch freigelegten bloßen Fleisch zusammen. Dann werden zwei kleine Röhren angebracht, um die Nasenlöcher zu bilden.«

Der Chirurg Branca aus Sizilien erfand in der ersten Hälfte des fünfzehnten Jahrhunderts ebenfalls ein Verfahren, um »jenen eine Nase anzufertigen, die sie verloren haben«. Branca entnahm, wie die Hindus, Hautstücke der Wange. Sein Sohn Antonio folgte diesem Beispiel, verwendete aber einen Hautlappen aus dem Arm seiner Patienten, da er die Wange nicht entstellen wollte. Er behandelte nur frische Verwundungen. Dabei legte er die Haut des Armes an die Nase und band den Arm mit Leinentüchern am Kopf fest. Fünfzehn bis zwanzig Tage später »trennte er die Fleischpartien, schnitt die Haut zu und formte die Nase«. Als Nachfolger von Antonio Branca wandten der kalabrische Arzt Vianeo und später Aranzio ein ähnliches Verfahren an. Diese Methode läßt sich also nicht auf den Bologneser Gaspard Tagliacozzi (1546–1599) zurückführen, der im Jahre 1569 seinen ersten Bericht über die Rhinoplastik gab. Gerechterweise sei indessen hinzugefügt, daß der letztgenannte Praktiker dieses technische Verfahren sehr verbesserte. Er beschrieb es 1599 in seinem Werk *De curtorum chirurgia per incisionem*.

Eine Vielzahl von Chirurgen bekämpfte den Eingriff von Tagliacozzi. Gabriel Fallopio versicherte, daß er lieber sein ganzes Leben lang ohne Nase leben als sich diesem Eingriff unterziehen wolle. Ambroise Paré hielt sich an die künstlichen Nasen aus Silber und bezeichnete die Methode seines Bologneser Kollegen wenn nicht als undurchführbar, so doch als äußerst schwierig. Er erwähnt jedoch den Fall eines Herrn de Saint-Thoan, der die Nase verloren hatte und nach Italien ging, um den »Wiederhersteller verlorener Nasen« aufzusuchen. Er kehrte »nicht ohne große Bewunderung jener zurück, die ihn zuvor mit einer Nase aus Silber gekannt hatten«. – Die Methode von Tagliacozzi geriet bis zum 19. Jahrhundert in Vergessenheit; Grafe kannte die hinduistische Methode und griff sie damals wieder auf; sie wurde jedoch durch die deutsche Methode ersetzt. Die Rhinoplastik ist heutzutage ein ausgesprochenes Fachgebiet, mit dem sich unter anderem die Namen G. Sanvero-Rosselli, J. M. Converse, und M. Aubry und seine Schule (G. Jost, G. Sénéchal) verbinden.

Abbildung 3032/33
»Das Mittel, eine Nase durch Kunstgriff wiederherzustellen ... entweder aus Gold, oder aus Silber, entweder aus Papier oder aus geklebtem Leinen ... man verbinde und befestige sie mit dem Hinterkopf.«
Stich aus Werken des Herrn Ambroise Paré, *Lyon, 1641. (Paris, Bibliothek der Alten Med. Fakultät)*

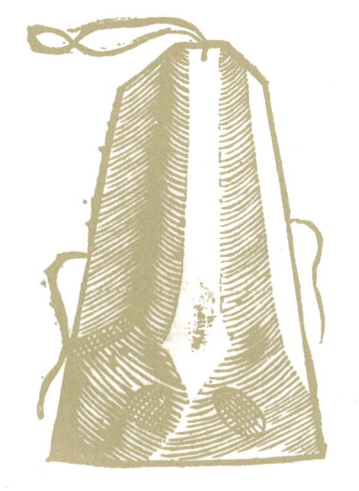

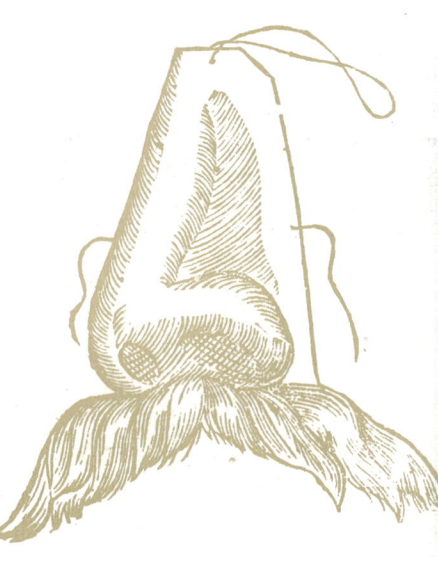

Die Krenotherapie
(Badekuren)

Die Therapie mit mineralhaltigem Wasser ist seit dem frühesten Altertum bekannt und der Erwähnung würdig. Herodot setzte als erster die Dauer der Kur auf einundzwanzig Tage fest, eine schicksalhafte Zeitdauer, in der man einen Widerschein der Zahlentheorie von Pythagoras zu sehen glaubt. Seitdem hat man die Indikationen nach verschiedenen Arten der Thermalquellen aufgegliedert und ihre Zusammensetzung sorgfältig untersucht. Seit dem

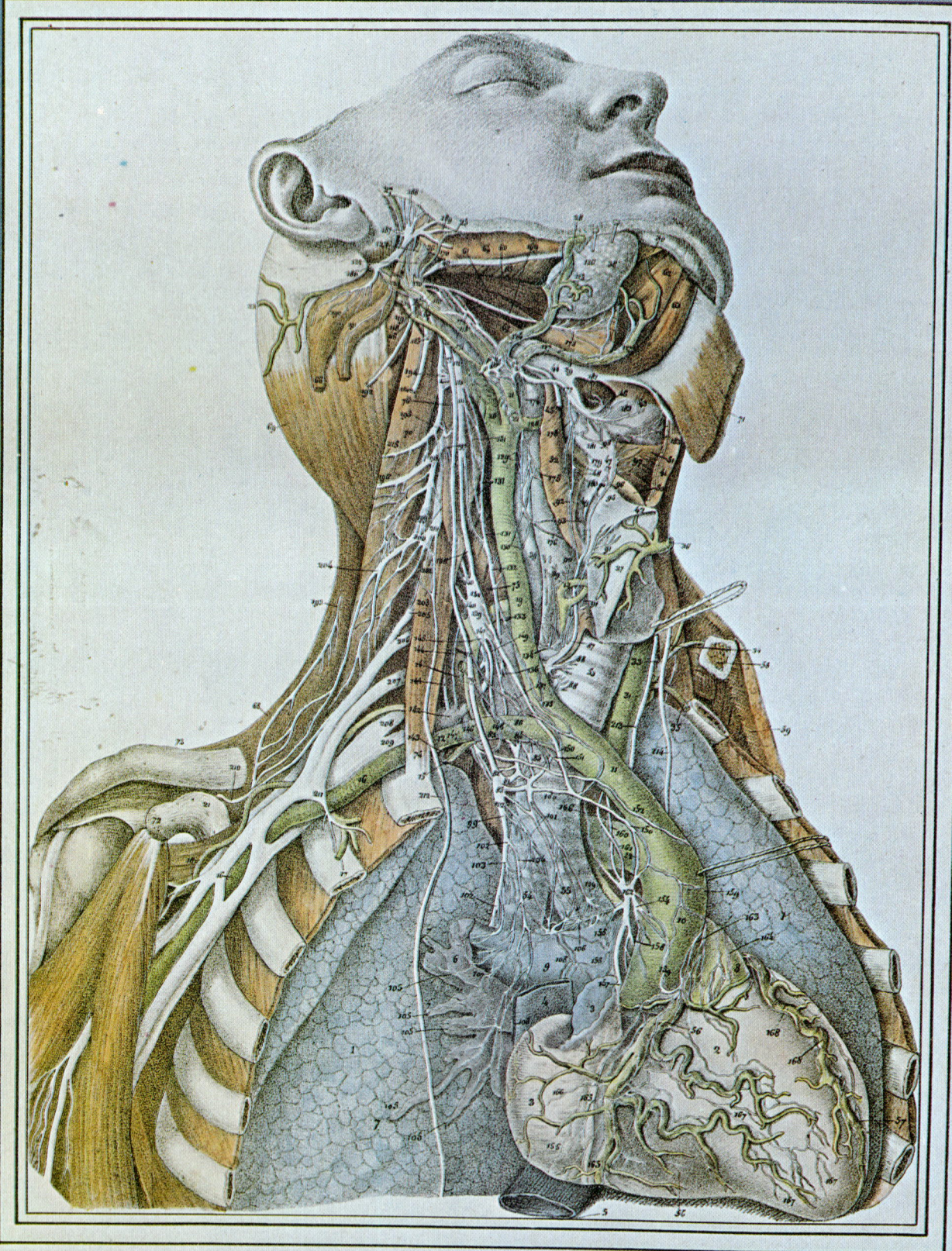

Haincelain del. Lith. de Langlumé

18. Jahrhundert kennt man die Wirkungen der Behandlung, auf die Pascal de Boirie sowie Théophile de Bordeu aufmerksam gemacht haben. Überdies hat der Aufenthalt »in den Bädern« immer berühmte Persönlichkeiten angezogen. Beispiele sind im Überfluß vorhanden.

Die Laryngologie

Von jeher scheinen sich Ärzte und Chirurgen für die Erforschung des Kehlkopfes begeistert zu haben. Hippokrates beschreibt den Kehlkopfdeckel und schlägt Behandlungen für Kehlkopfleiden vor. Von den griechischen Medizinern beschreibt Aretaios von Kappadokien zu Beginn des 2. Jahrhunderts die *kynanchè*, die Entzündung des Kehlkopfdeckels, des Rachens, des Kehlkopfes und des Mundes. Im Verlauf dieser Krankheit »streckt« der Kranke »die Zunge heraus wie ein Hund«. Bei der *kynanchè* verändert sich das »Pneuma« durch Hitze oder Trockenheit, wobei der Kranke Angstgefühle empfindet. Übelriechende Dünste aus »gewissen Höhlen« oder »vom Patienten verschluckte Gräten« können dieses letztere Übel hervorrufen.

Mit Galen beginnt die Geschichte der Laryngologie. Galen (129–199) war in erster Linie Anatom und hat wichtige Arbeiten zur Erforschung des Kehlkopfes hinterlassen. Da seine Lehren und seine Vorstellungen im ganzen Mittelalter und sogar bis zur Renaissance einmütig Anerkennung fanden, müssen wir zunächst bei seinen Arbeiten verweilen. Galens anatomische Beschreibungen sind zwar unvollständig, im allgemeinen jedoch genau; so erkennt er im Aufbau des Kehlkopfes drei Teile; den Ringknorpel, den Schildknorpel und den Stellknorpel, die zusammen einen einzigen Knorpel bilden. Den Kehlkopfdeckel beschreibt er sorgfältig, die Stimmbänder und die Ventrikel hält er für Verlängerungen der Zunge und diese für das Mundstück der Flöte, die vom Kehlkopf gebildet wird. Die Schleimhaut des Kehlkopfes ist eine dünne, harte und mitteltrockene Membran, »die von einer Flüssigkeit befeuchtet wird, welche die benachbarten Drüsen ausscheiden«. Seine Beschreibung der Innervation des Kehlkopfes ist ein Beispiel besonderer Art: der obere Kehlkopfnerv (Nervus laryngeus superior) mit seinen Zweigen, dem inneren Ast zur Schleimhaut und dem äußeren Ast zum krikothyreoiden Muskel (zwischen Ringknorpel und Unterrand des Schildknorpels); der rückläufige Nerv (Nervus recurrens), für dessen Verlauf er eine logische Erklärung vorschlägt. »Diese Nerven«, sagt Galen, »dringen vom unteren Teil her in die Kehlkopfmuskeln ein, damit diese sich dem zu heftigen Zustrom der Luft widersetzen können.« Die Nerven, die aus dem Rückenmark kommen, können den Kehlkopf – das wichtigste Organ – nicht versorgen, da sie »niedere Nerven« sind. Zudem fällt diese Funktion »zwei langen Nerven« zu, »die aus dem Gehirn kommen und an beiden Seiten der Luftröhre hinunterlaufen, sich in zwei Äste teilen, in den Brustkorb eindringen, dann wieder aufsteigen und sich in den Muskeln des Kehlkopfes verlieren. Der linke Nerv ist länger als der rechte Nerv, er verläuft um die Aorta und wendet sich zum Rückgrat, während der rechte Nerv sich bis zur Achselhöhle hinzieht«. Warum dieser sonderbare Verlauf?, hat sich Galen gefragt. Auf dem ganzen Weg vom Gehirn zum Rumpf treffen diese Nerven nämlich auf nichts von Bedeutung, wo sie sich festhalten können; andererseits steigen sie viel tiefer ab, um nicht unterhalb der Epidermis bloßgelegt zu bleiben.

Vom Altertum bis zur Renaissance

Abbildung 3034 (gegenüber) Innervation und Muskeln des Rachens und der oberen Partie des Brustkorbes. Anatomische Bildtafel aus dem Handbuch der deskriptiven Anatomie des menschlichen Körpers, *von Jules Cloquet, Paris, 1825. (Paris, Museum für Medizingeschichte)*

*Abbildung 3035
Aderlaß unter der Zunge.
Stich aus dem Werk Discorsi... intorno al sanguinae i corpi humani, von P. P. Magni, Rom, 1584.
(Paris, Bibliothek der Alten Med. Fakultät).
Magni empfiehlt diesen Aderlaß, um »Mandelentzündung und Halsentzündung« zu heilen.*

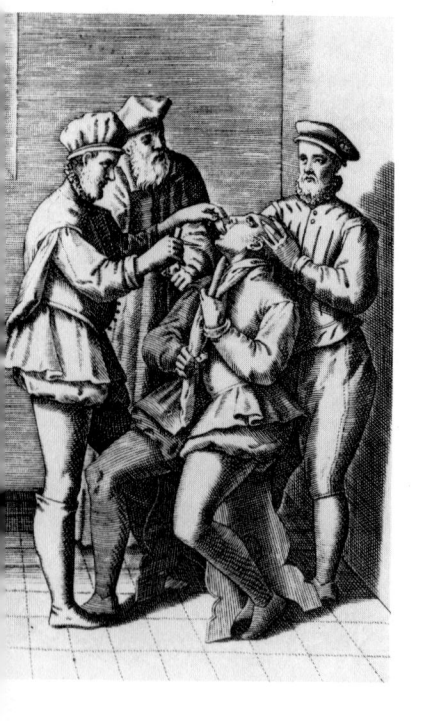

Halten wir fest, daß es einen anastomotischen Ast gibt, die »Galensche Anastomose«, der zwischen dem rückläufigen Kehlkopfnerv und den oberen Kehlkopfnerven verläuft.

Galen behandelt in seinem Werk *Peri Phones* (»die Stimme«) die Stimm- und Tonbildung und erklärt, daß die Töne durch variable Kontraktionen des Kehlkopfes entstehen. Seiner Meinung nach ist die Stimme ein beseelter Ton, *aer per cussius* (die »Perkussion«), und kann sich dank der Muskeln und Knorpel des Kehlkopfes nur dort bilden. Die Stimmhöhe hängt von der Länge der Stimmritze ab, Eunuchen, Frauen und Kinder haben deshalb eine sehr hohe Stimme. Galen hatte bekanntlich keine Möglichkeit, menschliche Leichen zu sezieren. Er führte seine Experimente an Affen sowie an verschiedenen lebenden und toten Tieren durch. So konnte er feststellen, daß das Durchschneiden oder die Verletzung der rückläufigen Kehlkopfnerven, des Nervus vagus oder der Stimmbänder zum Verlust der menschlichen Stimme führt. Auch wies er nach, daß Verletzungen des Thorax, des Bauches, des Gehirns oder des Rückenmarks die Stimme verändern oder zum Verschwinden bringen sowie eine Dysphonie (Stimmstörung) oder Aphonie (Stimmlosigkeit) verursachen können. Das Eindringen von Fremdkörpern ruft Husten hervor. Nach Galen ziehen Geschwürbildungen des Kehlkopfes entweder die Schleimhaut allein oder auch die Knorpel in Mitleidenschaft. Er unterscheidet die *kynanchè*, die Entzündung des inneren Kehlkopfes, und die *synanchè*, die Entzündung des Rachens.

Galen wendet verschiedenartigste Therapien an: Diät, Krankenkost, Seebäder – er bevorzugte die Stadt Stabiae bei Neapel – lösende Heilmittel (Milch, Stärkemehl, Gummi), Expectorantien, Styptika, »Hypoglottide« – kleine Kugeln in Bohnengröße, welche man unter die Zunge legte, wo sie sich langsam auflösten. Galen empfiehlt Aderlässe, erwähnt jedoch nicht Inhalationen, welche die Ägypter gut kannten. Die Lehren und die Verordnungen Galens wurden noch lange als unerschütterliche Wahrheiten angesehen. Ende des 16. Jahrhunderts gab Mondino nach Sezierungen von Menschen genaue anatomische Beschreibungen, die jedoch nicht mit denen Galens übereinstimmten. Bevor man auch nur einen Augenblick lang die Möglichkeit eines Irrtums von seiten des Meisters zugab, beschuldigte man eher die Natur, sich seit Galen verändert zu haben. Galen erinnert daran, daß Asklepiades (124 v. Chr. geboren) den Luftröhrenschnitt als letztes Heilmittel gegen Erstickung empfohlen hatte. Der Chirurg Antyllos lebte in der ersten Hälfte des 2. Jahrhunderts, also kurz vor Galen. Er präzisiert die Indikationen und das technische Verfahren bei diesem Eingriff. Der Byzantiner Paulus von Ägina (erste Hälfte des 7. Jahrhunderts) erwähnt den Luftröhrenschnitt nicht. Die arabischen Mediziner interessieren sich zwar dafür, führen ihn jedoch nicht durch. Im 12. Jahrhundert berichtet Avenzoar, daß er ihn ohne große Schwierigkeiten an einer Ziege vorgenommen habe. Im folgenden Jahrhundert behandelt Meister Roland aus Salerno Verletzungen des Halses. Beniviéni (1440–1502) öffnet Abszesse des Kehlkopfes nach der Methode von Lanfranchi (erste Hälfte des 13. Jahrhunderts). Man hat oft behauptet, daß die beiden letztgenannten Chirurgen eigentlich als erste in der Neuzeit den Luftröhrenschnitt durchgeführt haben. Man muß indessen betonen, daß dieses Verdienst Antonio Musa Brassalova gebührt.

Wir können nicht umhin, einige Worte über einen heiliggesprochenen Arzt zu verlieren, den die Halskranken im Mittelalter um die Erleichterung baten, welche ihnen die Praktiker nicht hatten gewähren können. Der heilige Blasius war Arzt in Sebaste, dem heutigen Sivas, in der asiatischen Türkei. Als er Bischof geworden war, ließ ihn der Gouverneur von Kappadokien im Jahre 316 enthaupten. Während man ihn zur Hinrichtung führte, rettete der heilige Blasius ein Kind, das an einer Fischgräte – andere sprechen von einem Knochen – zu sterben drohte, die in seinem Hals steckte. Blasius forderte die Mutter auf, in seinem Namen eine Kerze anzuzünden, was sie auch tat. Daher stellt man den Heiligen mit einer Kerze in der Hand dar. Auf anderen Gemälden sieht man auch, wie er den Hals des Kindes berührt, das er heilt. Der Märtyrer verdankt diesem Wunder unter vielen anderen, daß man ihn im ganzen Orient als Heiler von Halskrankheiten ehrt und anbetet. Im 5. Jahrhundert empfahl der griechische Arzt Aetius seinen Kollegen, sich bei schweren Fällen von Halskrankheiten an Blasius zu wenden und den folgenden Satz auszusprechen: *Blasius martyr et servus Christi dixit: aut ascende, aut descende!* Der heilige Franz von Sales heilte die ehrwürdige Mutter Chantal, die an einer Mandelentzündung zu sterben drohte, indem er ihren Hals mit Reliquien des Märtyrers berührte. Aus dem Orient hat sich die Verehrung des heiligen Blasius tatsächlich schnell in Italien, Spanien, Frankreich, Skandinavien und Deutschland ausgebreitet. Noch heute wird der heilige Blasius in bestimmten Regionen Europas verehrt, in erster Linie in der Umgebung von Lyon, in der Grafschaft Nizza, in Genua und vor allem

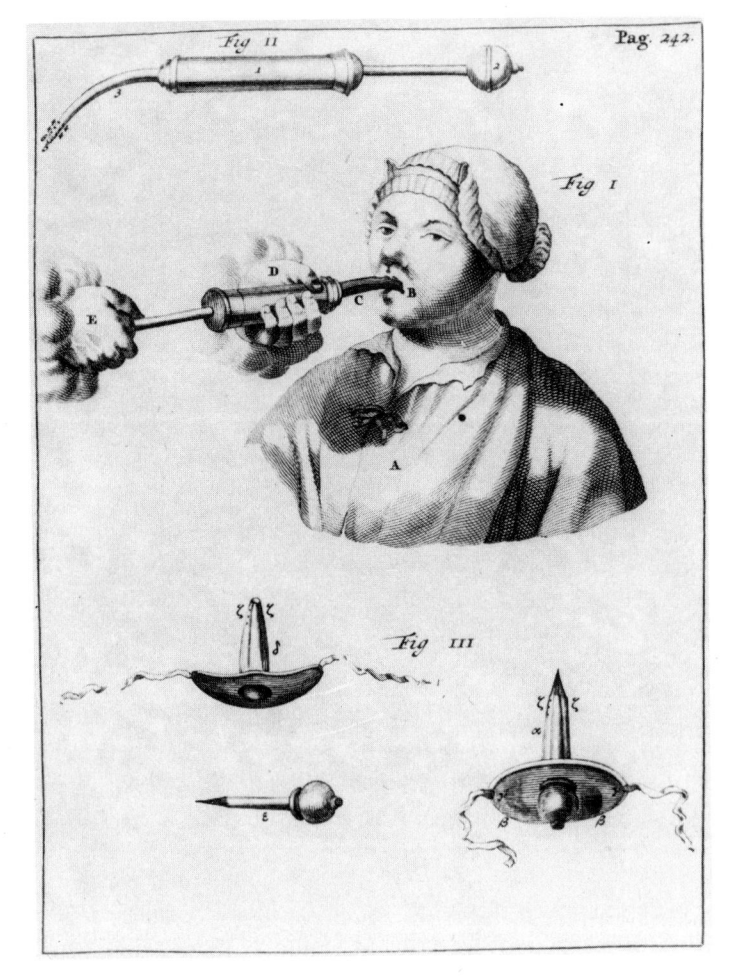

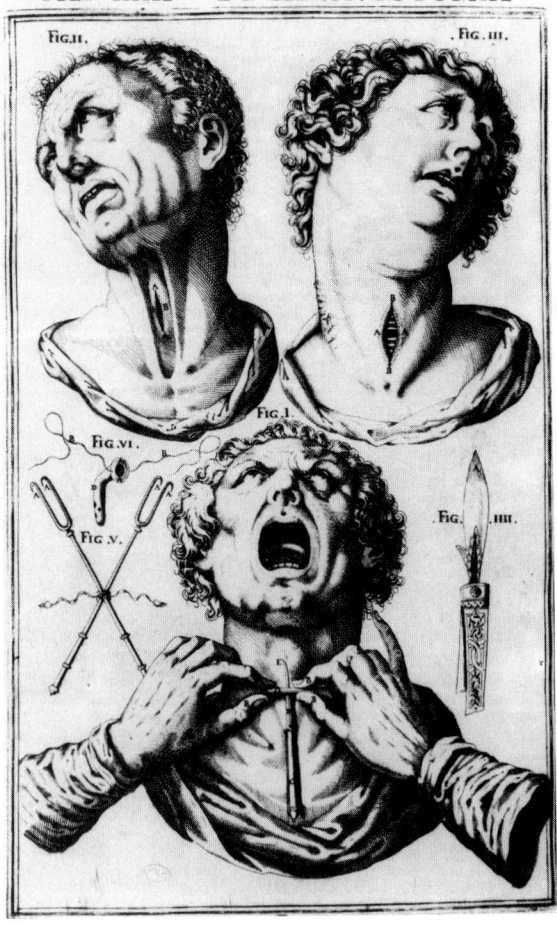

*Abbildung 3036
(oben links)
Injektion medikamentöser Substanzen (Abbildung I) mit einer Spritze bei einer schweren Halsentzündung mit Atemschwierigkeiten; Spritze (Abbildung II), Silberkanüle (Abb. III).
Illustration aus dem Werk* Exercationes praticae circa medendi methodum, *von Friedrich Dekkers, Leiden, 1695.
(Paris, Bibliothek der Alten Med. Fakultät)*

*Abbildung 3037
(oben rechts)
Kehlkopfschnitt. Bildtafel aus dem Werk* De vocis auditusque organis historia anatomica, *von Julius Casserius, Ferrara, 1601–1602.
(Paris, Bibliothek der Alten Med. Fakultät.*

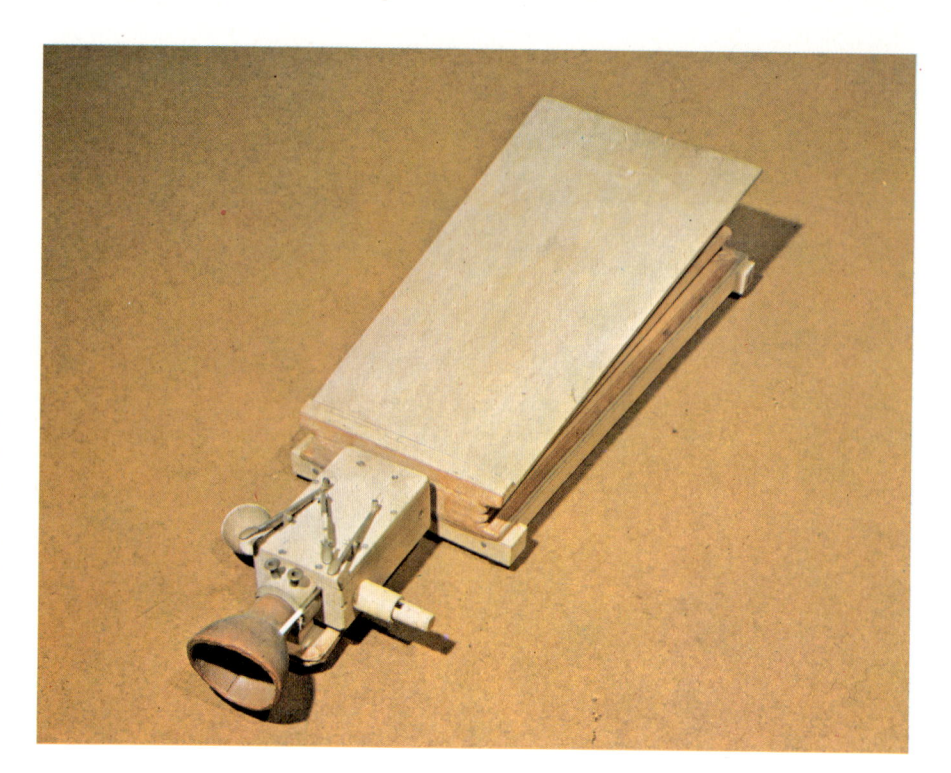

Abbildung 3038
Die Sprechmaschine des Ungarn Farkas Kempelen de Pazmand, 1734–1804. (London, King's College). Diese Maschine wurde 1788 konstruiert und vor Goethe ausprobiert. Liénart fertigte eine Kopie davon an, die im akustischen Labor der Abteilung für Mechanik der Universität von Paris VI aufbewahrt wird.

im Elsaß, wo ihn achtzehn Kirchen zu ihrem Schutzheiligen wählten. Abschließend sei hinzugefügt, daß Guy de Chauliac im 14. Jahrhundert empfahl, bei Krankheiten des Kehlkopfes adstringierende Puder einzublasen.

Von der Renaissance bis zum 19. Jahrhundert

Am 14. Dezember 1514 schickt Leonardo da Vinci dem geheimen Kämmerer des Papstes, Baptista Del Aquila, das Manuskript einer Abhandlung über die Stimme. Er hat es gerade fertiggestellt, mit großartigen Zeichnungen illustriert und beschränkt sich darin nicht nur auf den Kehlkopf, sondern erforscht auch die Luftröhre, wo nach seiner Meinung die Klangfarbe der Stimme entsteht, da Vinci die Muskeln der Zunge und der Lippen untersucht, die, wie er sagt, beim Menschen viel entwickelter und viel variierter sind als bei Tieren. Dieser Schöpfer des Lächelns der Mona Lisa, schreibt Antoine Vallentin, interessierte sich ganz besonders für die »beiden Muskeln, die den Mund entspannen und das Lächeln vorbereiten«. Der päpstliche Kämmerer widmete dem Werk jedoch nicht die notwendige Sorgfalt, so daß heute nur noch einige Einzelblätter und Entwurfsskizzen davon existieren. Vesal, Falloppio, Fabricius von Acquapendente und Casserius (1561–1616) beschreiben die Knorpeln und Muskeln des Kehlkopfes und untersuchen seine Physiologie. Morgagni beschreibt die Ventrikel, die im Jahre 1689 nach ihm benannt werden. Die Anatomen Valsalva, Willis und Santorini, die Physiologen Dodart und Ferrein und die Pathologen Lieutaud, Boerhaave (1668) und van Swieten veröffentlichen Forschungsarbeiten, deren Bedeutung nur von den Modernen übertroffen werden wird. Dodart untersucht auf genaue Weise die Physiologie der Stimme, die Stimmbänder, die Bewegungen der Lippen und die Tätigkeit der Stimmritze. Ferrein hat an einer Leiche nachgewiesen, daß die Tonintensität von der Stärke der Luft abhängt und daß diese Kraft die Tonhöhe nicht beeinflußt, dies vielmehr nur von der Länge der Stimmbänder abhängt.

Boerhaave hat in der gleichen Epoche die Kehlkopfkrankheiten sehr aufmerksam und sehr vollständig erforscht: Ödeme, Krebs, Kehlkopflähmung. Morgagni hat den Kehlkopf aus pathologisch-anatomischer Sicht untersucht. So beschreibt er unter anderem die Öffnung der Leiche eines jungen Mädchens, das plötzlich gestorben war. Da sie eine sehr schwache Stimme und Atembeschwerden hatte, glaubten die Ärzte, sie sei von einem Lungenleiden befallen. Bei der Autopsie stellte man jedoch keine Schädigungen der Lunge fest. Morgagni empfahl, den Kehlkopf zu öffnen, den er mit Geschwüren und klumpigem Eiter von gräulicher Farbe bedeckt fand, was die Atemnot erklärte. Morgagni hat außerdem Beobachtungen über Fälle krebsartiger und syphilitischer Laryngitis veröffentlicht sowie von Atemnot, verursacht durch Fremdkörper, deren Entfernung die Heilung der Kranken herbeiführte. Lieutaud hat krebsartige, tuberkulöse und syphilitische Geschwürbildungen des Kehlkopfes beschrieben und interessierte sich für die Polypen dieses Organs.

Das 19. und 20. Jahrhundert

Seit Beginn des 19. Jahrhunderts nimmt die Anzahl der Werke über die Kehlkopfkrankheiten mit Albers (1829), Ryland (1837) und Horace Green (1846) zu. Henle und Reiners untersuchten die Schleimhaut des Kehlkopfes aus histologischer Sicht. Magendie und Robert Willis spezialisierten sich auf die Physiologie der Muskeln und der Nerven. Nachdem Bretonneau (1771–1862) festgestellt hatte, daß der Krupp und die Rachendiphtherie (Halsbräune) demselben Krankheitsprozeß – der Diphtherie – zugehören, legte er 1825 das Verfahren des Luftröhrenschnitts fest. Einige Jahre später (1858) erfand der Mediziner E. Bouchut aus Paris die »Kehlkopfintubation«

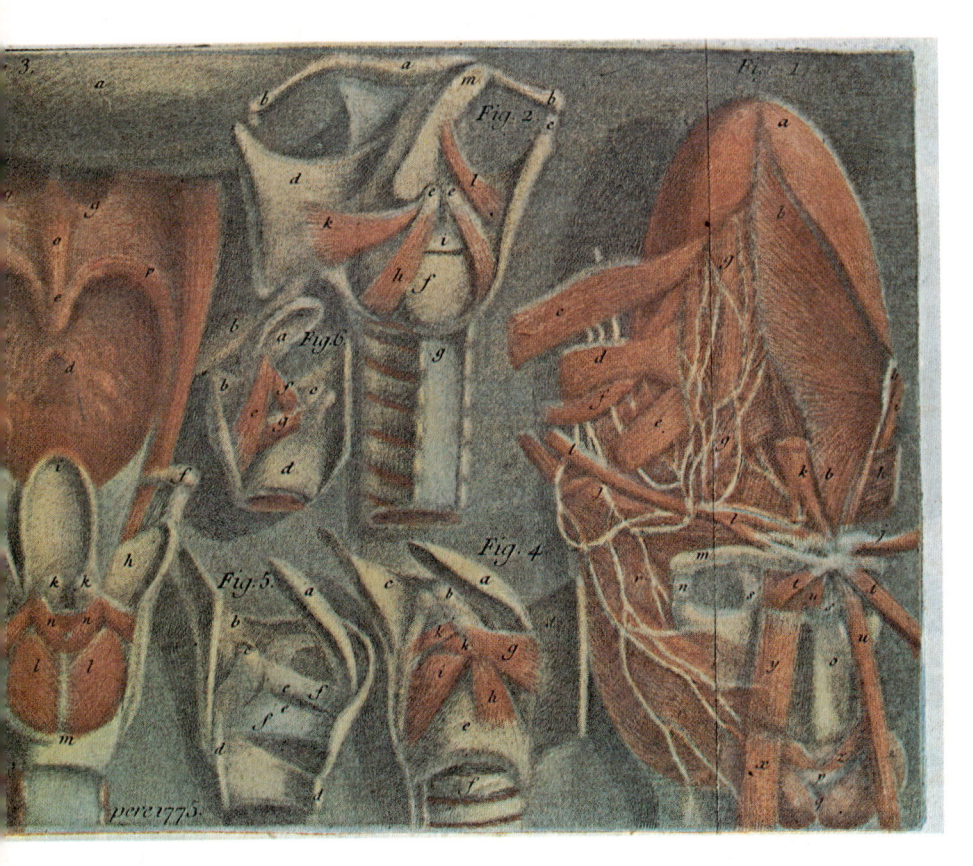

Abbildung 3039
Die Stimmorgane. Anatomische Bildtafel von Jacques Gautier d'Agoty. Sie wurde für die Naturgeschichte der Sprache von Court de Gébelin angefertigt, Paris, 1776.
(Paris, Privatsammlung)

und wandte sie an sieben Kruppkranken an. Die Urheberschaft an der Kehlkopfintubation war allerdings recht umstritten. Einige Wissenschaftler schrieben diese Entdeckung Doktor Loiseau, einem Arzt des Montmartre, zu. Indessen hatte Bouchut die wirkliche Kehlkopfintubation entwickelt und ist als der Schöpfer dieser Methode anzusehen. Der Eingriff führte jedoch nur zu mittelmäßigen Ergebnissen, weil sich der Schlauch leicht verstopfte und man den Kranken ständig überwachen mußte. Überdies gab man die Intubation angesichts der Opposition von Trousseau vorübergehend auf. Sie kam allerdings im Jahre 1885 wieder auf und hatte durch den amerikanischen Chirurgen O'Dwyer hinsichtlich der Instrumentierung Verbesserungen erfahren. In der Folgezeit bemühten sich Trousseau und Belloc, die Schädigungen des Kehlkopfes durch Tuberkulose von denen durch Syphilis oder Krebs zu unterscheiden. Morgagni erbrachte dazu einen wichtigen Beitrag.

Eine genaue Analyse der Kehlkopfschädigungen (Turck, Czermack), ließ sich jedoch erst nach der Erfindung des Kehlkopfspiegels durch M. Garcia im Jahre 1854 vornehmen; sie führte zu den sorgfältigen Beschreibungen von Collet im Jahre 1913. Der spanische Musiklehrer Manuel Garcia legte im Jahre 1885 der Königlichen Gesellschaft von London das Ergebnis seiner Experimente dar: »Er war schon immer von der Vorstellung besessen gewesen, das Bild des Kehlkopfes beim Singen zu sehen. 1854 hatte er sich während eines Aufenthaltes in Paris einen kleinen Spiegel mit langem Stiel anfertigen lassen, der mit einem anderen Spiegel versehen war. Garcia begab sich zu seiner Schwester, um das Experiment durchzuführen; nachdem er den Spiegel in sehr heißem Wasser gesäubert hatte, lehnte er ihn gegen die hintere Wand des Kehlkopfes und versuchte mit dem zweiten Spiegel einen Sonnenstrahl in den Hals zu projizieren.« Garcia hatte also die indirekte Laryngoskopie (Kehlkopfspiegelung) erfunden. Sie gestattete es, die Stimmerzeugung und die Bewegungen des Kehlkopfes zu untersuchen. Sowohl die Idee, künstliches Licht mit einem konkaven Spiegel zu reflektieren, um die inneren Höhlen auszuleuchten, als auch die Anwendung dieser Methode (1613) gehen auf den französischen Arzt P. Borel aus Castres zurück.

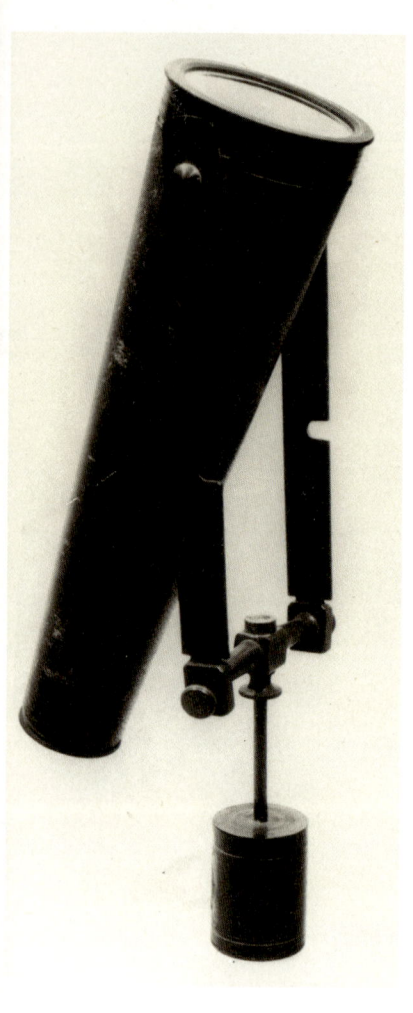

Abbildung 3040
Laryngoskop von Adler. 19. Jh.
(Paris, Museum für Medizingeschichte)

Die Schädigungen des Kehlkopfes wurden ebenfalls von P. Isambert, der 1871 am Hospital Lariboisière die erste Sprechstunde für Hals-, Nasen- und Ohrenkrankheiten abhielt, gründlich erforscht, ebenso von Gougenheim, der dann 1901 die Sprechstunde in eine Abteilung ausbaute. 1861 erscheinen die ersten präzisen Forschungsarbeiten über die Kehlkopflähmungen (Traube, Turck). Gerhart beschreibt die Lähmung des Stimmritzenöffners. Man hat dieses Krankheitsbild nach ihm benannt. In diesem Forschungsbereich dürfen ebenfalls die Namen Riegel, Horsley und Semon nicht unerwähnt bleiben; der letztere stellte mit Rosebach aufgrund von Experimenten an Affen ein Gesetz über die Unterscheidung zwischen peripherem oder zentralem Ursprung der Lähmungen auf (1870). Lermoyez hält im Jahre 1897 vor der französischen Gesellschaft für Hals-, Nasen- und Ohrenheilkunde einen bemerkenswerten Vortrag über die Recurrenslähmungen. Diesem Vortrag sollte ein wichtiger Artikel folgen, der 1924 in den *Annalen für Hals- und Ohrenheilkunde* erschien und unter Mitarbeit von J. Ramadier verfaßt worden war. Der zentrale oder periphere Ursprung der Kehlkopflähmungen erregte sehr lange wissenschaftliche Disputationen, an denen eine Vielzahl von Wissenschaftlern teilnahm.

Cavasse nahm 1859 und Curlt 1864 die Erforschung von Frakturen des Kehlkopfes in Angriff. Deren Arbeiten folgten die von Mussat (1872) sowie von Chailloux (1874); letzterer faßt die Frakturen durch Erwürgen oder Erhängen ins Auge. Panas beschreibt 1878 die Kehlkopfverengung infolge von Unfällen. Mitry (1895) und Michel (1903) geben ausgezeichnete experimentelle und klinische Darstellungen. Moure hatte 1889 die Dysphonie durch Verletzung der Stimmbänder beschrieben. Ein berühmter Tenor spielte und sang die Rolle des Arnold in »Wilhelm Tell«; als er das »folgt mir« aussprach, fühlte er, wie seine Stimme plötzlich »zusammenbrach«. Bei der Untersuchung stellte sich das Stimmband als rot und geschwollen heraus, ein wirklicher »Peitschenhieb für die Kehle«. Moure führt dieses Hämaton auf einen Riß des Muskelbandes zurück. Poyet (1893), Langmaid (1897) und Escot (1927) lieferten in der Folgezeit gute Berichte über diesen Unglücksfall bei Sängern.

Nicht unerwähnt soll bleiben, daß am Ende des 19. und ganz zu Beginn des 20. Jahrhunderts zwei wichtige Ereignisse eine noch genauere Erforschung des Kehlkopfes ermöglichen sollten: die Entdeckung und Anwendung des Kokains in der Hals-, Nasen- und Ohrenheilkunde durch Jelinek (1884) sowie die Perfektionierung des Laryngoskops durch Chevalier-Jackson (1903). Dieses wichtige Gerät ermöglicht die direkte Untersuchung des Kchlkopfes.

Am Ende des 19. Jahrhunderts nahm die Chirurgie des Kehlkopfkrebses allmählich ihren Anfang. Billroth führte 1873 die erste Laryngektomie durch, und Sebileau perfektionierte sie. Im 20. Jahrhundert traten allmählich die technischen Verfahren der partiellen Chirurgie in Erscheinung. In diesem Zusammenhang dürfen Saint-Clair, Thomson und V. Negus in England,

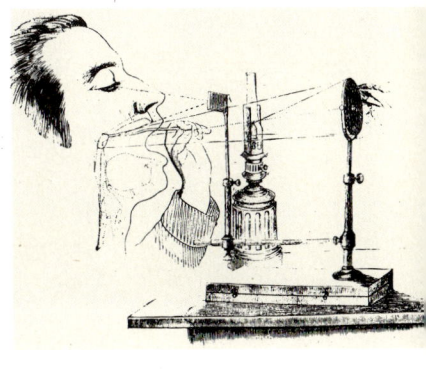

Abbildung 3041
Autolaryngoskop von Czermak. Illustration aus dem Werk Arsenal der zeitgenössischen Chirurgie, *von G. Gaujot und E. Spillmann, Paris, 1867. (Paris, Bibliothek der Alten Med. Fakultät)*
»Mit diesem Gerät kann man nicht nur den Kehlkopf der Kranken, sondern auch seinen eigenen untersuchen. Das ist eine wichtige Maßnahme, denn nur, wenn man Untersuchungen an sich selbst vornimmt, kann man eine gewisse Geschicklichkeit erreichen.«

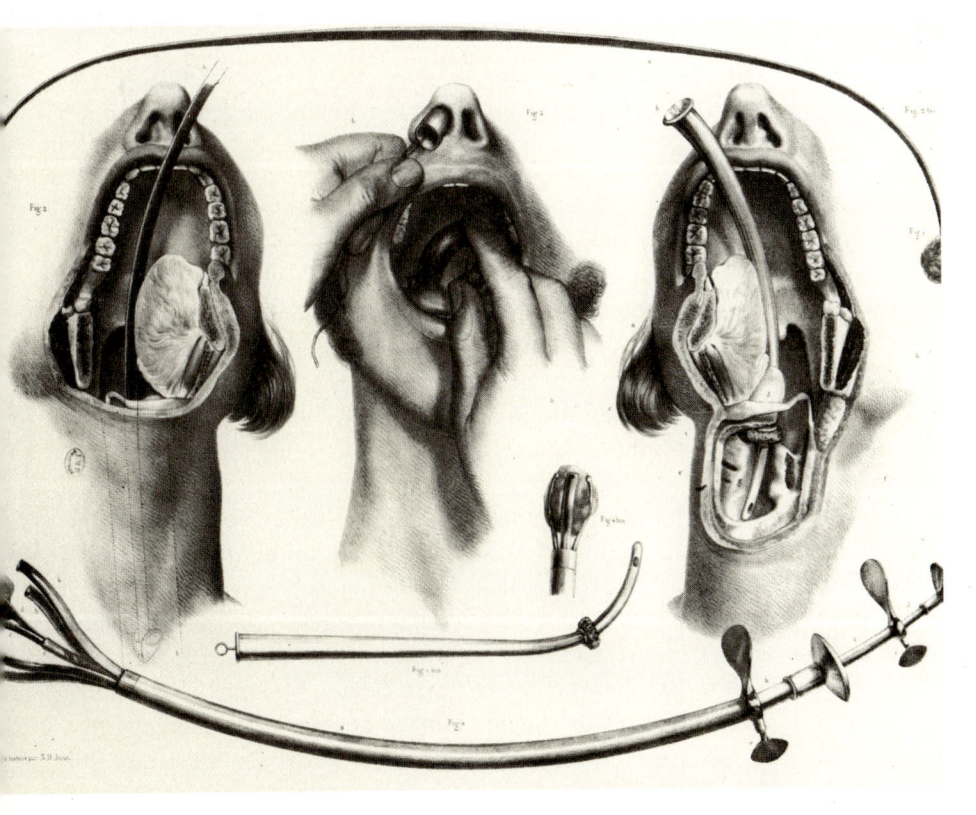

Abbildung 3042
Katheterismus der Speiseröhre und des Kehlkopfes. Anatomische Bildtafel aus dem Werk Vollständige Abhandlung der Anatomie des Menschen..., *von J.-M.-B. Bourgery und Claude Bernard, Paris, 1866–1867. (Paris, Bibliothek der Alten Med. Fakultät)*

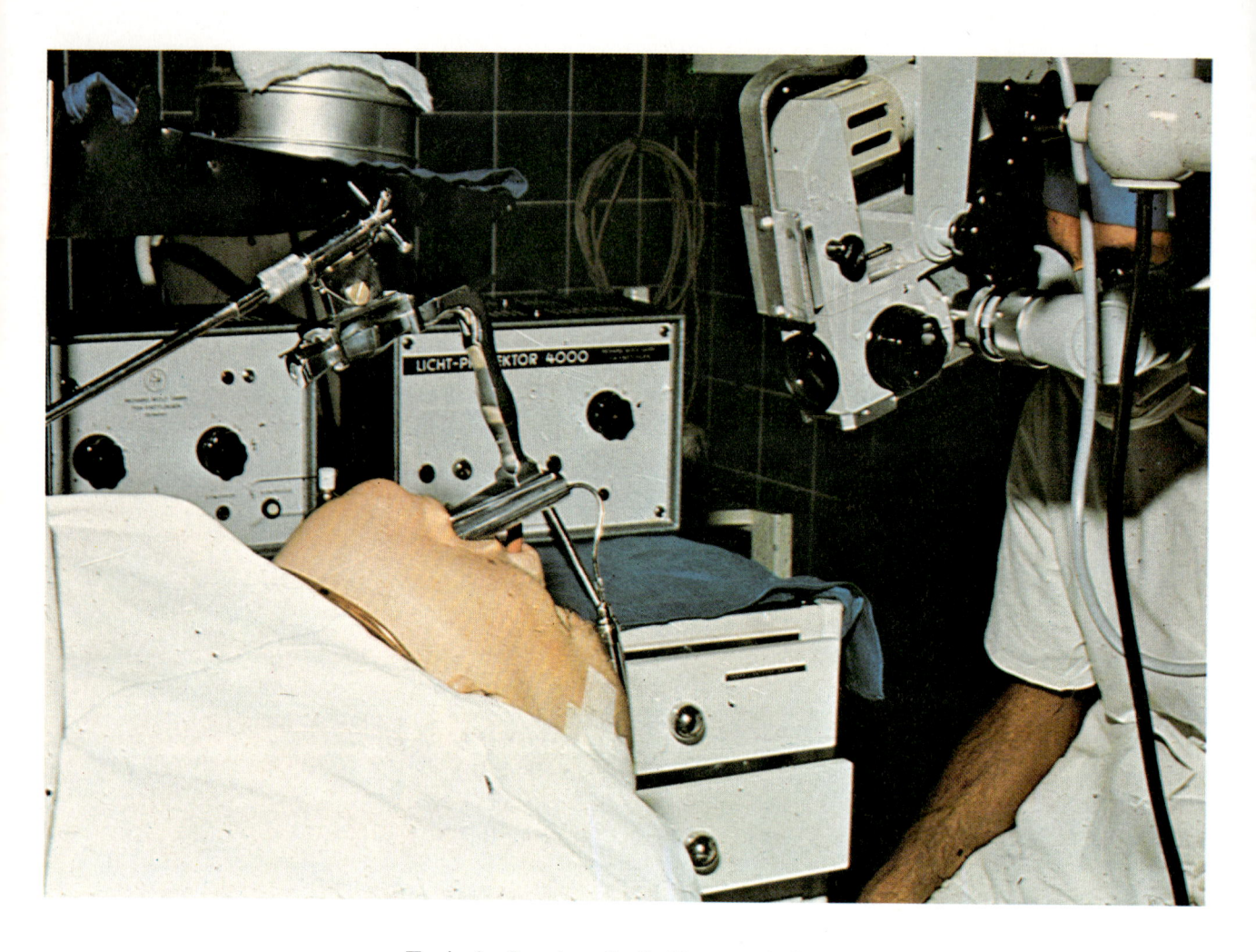

Tapia in Spanien, P. C. Huet und G. Portmann in Frankreich nicht unerwähnt bleiben.

Die Endoskopie

Kußmaul aus Freiburg im Breisgau hat 1868 die Anfänge der Endoskopie gelegt, sie nimmt jedoch erst mit Killian wirklich Form an. Er entfernt 1897 als erster einen Fremdkörper aus den Bronchien. Brunnings verbessert die Instrumentierung. Doch die Entstehung und Entwicklung als Disziplin vollzieht sich mit Hasslinger und Chevalier-Jackson Senior, der erklärte: »Das Bronchoskop ist nichts weiter als ein Bronchienspiegel, und die Bronchoskopie darf den Kranken keinesfalls in Gefahr bringen«. Dieselben Wissenschaftler haben ihre Methode auch bei der Erforschung der Speiseröhre angewandt.

Gegenwärtig läßt sich ein beträchtlicher Fortschritt verzeichnen. Die endoskopische Untersuchung findet mit Hilfe des Fibroskops statt, einer biegsamen Röhre, welche von innen durch kaltes Licht beleuchtet wird. Schließlich gehört zu diesem Kapitel ein weiterer Forschungsgegenstand: *die Stimmbildung*. Husson schlägt im Anschluß an die Theorie der Muskelspannung von R. Ewald die Theorie der Neurochronaxie vor. Seiner Meinung nach stellen die Vibrationen der Stimmbänder keine einfache periphere Erscheinung dar, sondern hängen von einem »rhythmischen Einwirken« ab, »das aus den Zentren stammt«. Diese Theorie untersucht Mac Leod.

Abbildung 3043 (oben) Direkte Laryngoskopie in Überstreckungslage des Patienten. (Aufnahme von Professor Portmann).

Die Krankheiten des Rachens

Das Altertum

Zu Beginn des 2. Jahrhunderts n. Chr. hatte Aretaios von Kappadokien, den wir bereits erwähnt haben, in Ägypten und in Syrien zwei Epidemien beobachtet, bei der es sich anscheinend um die Diphtherie handelte. Er beschrieb diese Leiden unter dem Namen »syrische Abszesse« und »ägyptische *eskara*« der Mandeln. Aretaios schreibt, daß die *eskara* durch schlechte Ernährung, durch das Nilwasser und den Haferaufguß begünstigt wird. Wie wir wissen, bezeichnete Galen diese akuten Krankheiten des Rachens und des Kehlkopfes seinerseits als *eskinanca*.

In alten Medizinbüchern der Inder empfahl man gemäß Sucruta die Tonsillektomie (operative Entfernung der Mandeln). Man führte sie mit Hilfe eines halbkreisförmigen Messers durch, nachdem man die Mandel mit einer Zange gefaßt hatte. Bis zum 19. Jahrhundert werden Racheneiterungen mit gewissen Mandelentzündungen verwechselt.

Von der Renaissance bis zum 19. Jahrhundert

Während der Renaissance bringt Ambroise Paré in seinen Werken (1573) zweifelsohne die damals herrschende Vorstellung über die Funktion der Mandeln zum Ausdruck. Er schreibt nämlich: »Sie dienen dazu, die salzhaltige Flüssigkeit aufzunehmen, die aus dem Gehirn tröpfelt und sich auf der Zunge ausbreitet, um sie durch zwei nachgewiesene Gänge zu befeuchten.« Heute läßt sich das klinische Gesamtbild des Meisters der Chirurgie über die akuten Halsentzündungen besser würdigen. Die peritonsillitische Phlegmone ist identisch mit der früheren *synanchè* des Aretaios von Kappadokien und Galens (*syn* und *ankein*, zusammengezogen). »Bei einer Entzündung sind die Drüsen (Mandeln) so fest mit den Muskeln des Kehlkopfes und anderen

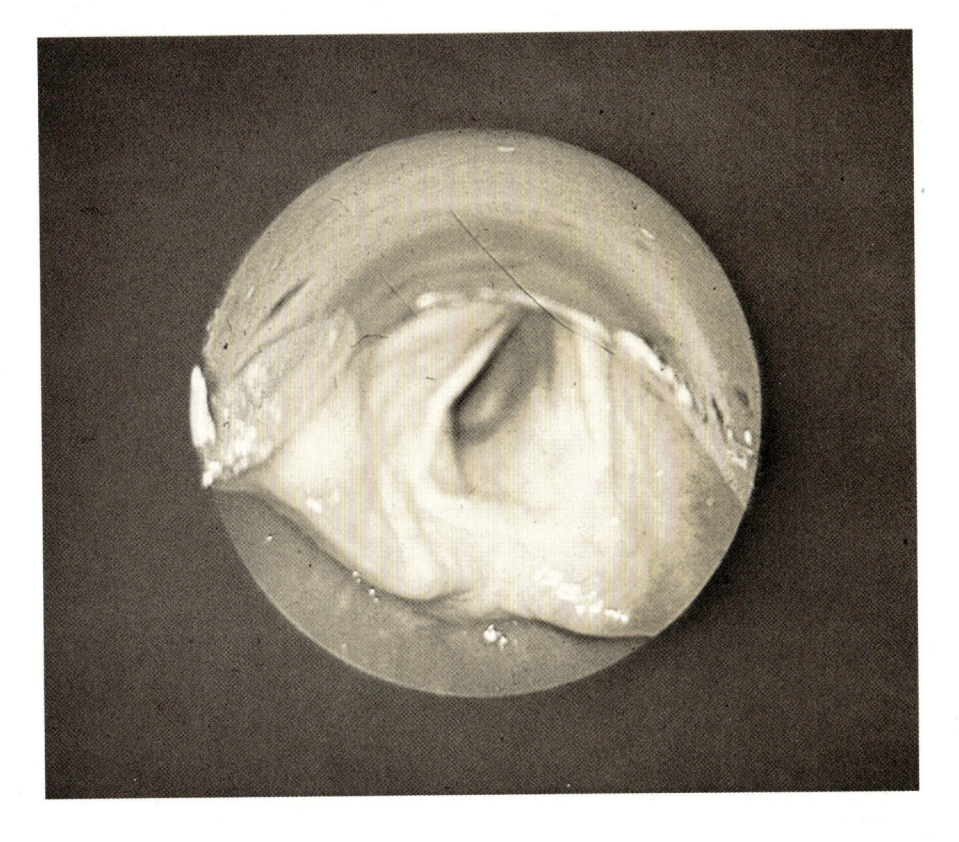

*Abbildung 3044
Normaler Kehlkopf. Stimmbänder während der Atmung.
(Aufnahme von Professor Portmann)*

Abbildung 3045
Die Impfung gegen den Krupp im Hospital Trousseau. Stich vom Ende des 19. Jh. nach A. Brouillaud.
(Paris, Museum Carnavalet)
Wenn man die Szene betrachtet, kann man links auf dem Stich Martin und rechts Roux erkennen.

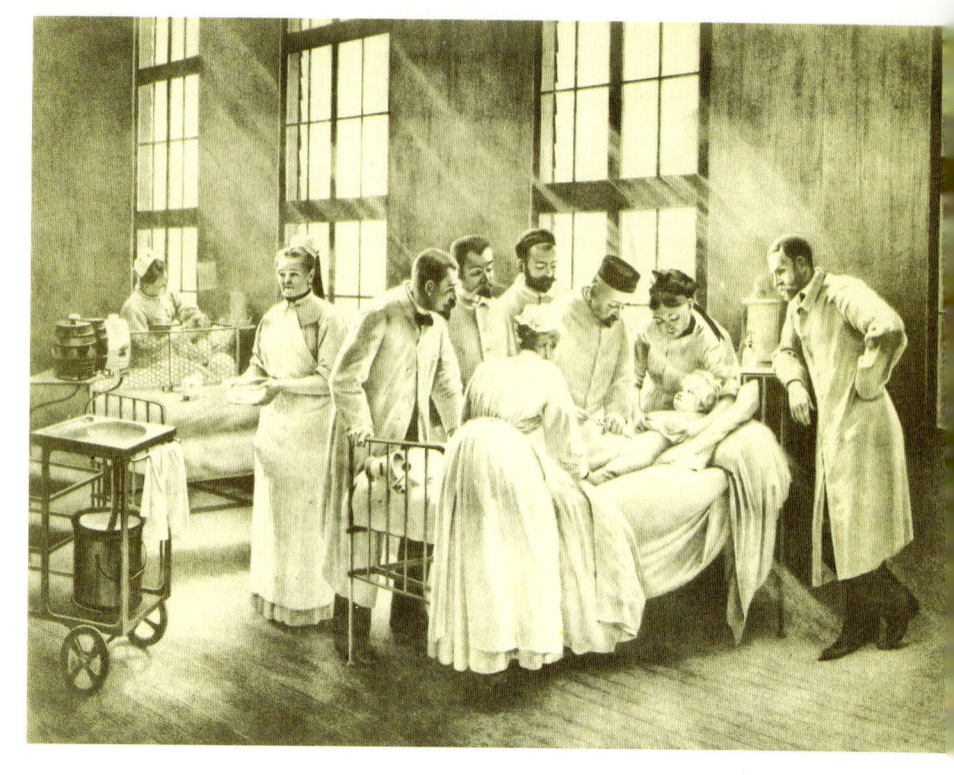

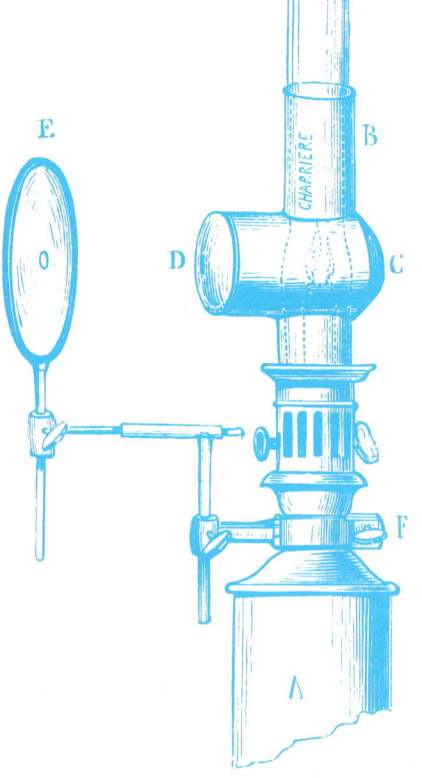

Abbildung 3046
Laryngoskop von Mandl. Illustration aus dem Arsenal der zeitgenössischen Medizin, *von G. Gaujot und E. Spillmann, Paris, 1867. (Paris, Bibliothek der Alten Med. Fakultät)*
Das Laryngoskop von Mandl hat eine konvexe Linse, (D), um das Licht zu verstärken.

Halsmuskeln verschwollen, daß sie die Luftwege verschließen und der Kranke gewürgt wird und erstickt.« Ambroise Paré unterscheidet drei Formen von Mandelentzündungen; die eine mit einfacher Halsentzündung ohne Tumor, die andere und schwerste mit Tumor tief im Hals; bei der dritten erkennt man Drüsenerkrankungen an den äußeren, weniger jedoch an den inneren Partien. Paré gibt dazu kluge Ratschläge: »Wenn man erkennt, daß der Tumor Eiter enthält, durchstoße man ihn mit einem langen chirurgischen Messer oder mit einer gebogenen Lanzette; wenn die Schwellung indessen zunimmt und den Kranken in Todesgefahr bringt, ist an der Luftröhre unterhalb des Knotens am Hals in der Membran, die die knorpeligen Substanzen zusammenhält, ein Einschnitt vorzunehmen.« Wahrscheinlich handelt es sich hierbei um den Luftröhrenschnitt zwischen Ringknorpel und Schildknorpel.

Unter bestimmten Umständen entfernte Ambroise Paré auch das Gaumenzäpfchen und beschreibt es folgendermaßen: »Es hängt hinten am Gaumen, um die Heftigkeit der Luft zu brechen, die von den Lungen angezogen und eingeatmet wird. Bei Schnupfen verlängert und verdickt sich das Gaumenzäpfchen an seiner Spitze und verursacht manche Unannehmlichkeiten – Erstickung, offener Mund. In diesem Fall ist es mit einem Instrument in der Form der Abschnürschlinge abzutrennen, das Herr Castellan, ein sehr gelehrter Mann von gutem Verstand, zu diesem Zwecke erfunden hat. Die Abschnürschlinge läßt sich auch zum Abbinden der Polypen benutzen. Man muß kalt operieren, wenn das Zäpfchen weder geschwollen noch rot und nicht voll mit Blut von schwärzlicher Farbe ist und auch nicht schmerzt.«

Die Diphtherieepidemien im 17. und 18. Jahrhundert haben eine beachtliche Ausdehnung. Die Diphtherie war in allen Ländern Europas verbreitet und trug die verschiedensten Bezeichnungen. Ihre häufig erwähnte Art, der Befall der Luftröhre, bezeichnete man 1751 als Krupp. Man sollte sie noch lange für eine Krankheit *sui generis* halten, die keine Beziehung zur Angina (Halsentzündung) mit Belag aufwies. Samuel Bard versicherte indessen 1771, daß die beiden Arten, Befall des Kehlkopfs und Befall des Rachens identisch sind, eine Auffassung, die jedoch verkannt wurde.

Ebenfalls im 18. Jahrhundert nahm man die wissenschaftliche Erforschung des Geschmacks vor. Wie wir festgestellt haben, war bereits Galen der Ansicht, daß, falls enge Beziehungen zwischen der Nase und dem Geschmack beständen, der Geruchssinn vorherrsche und die Geschmacksnerven von gröberer Beschaffenheit seien. Sulzer beschreibt 1752 die Geschmacksempfindung, die entsteht, wenn man gleichzeitig ein Silberstück und ein Bleistück auf der Zunge miteinander in Verbindung bringt. Er weist darauf hin, daß eine Geschmacksempfindung ausgelöst wird, wenn man die Stücke mit einem Metallfaden verbindet. Sulzer hatte 38 Jahre vor Volta die Anregung des Geschmacks durch elektrische Ströme entdeckt, den Vorläufer der zeitgenössischen Elektrogustometrie (elektrische Geschmacksmessung).

Das 19. und das 20. Jahrhundert

Im neunzehnten Jahrhundert führte man die Erforschung des Geschmacks mit großen Unterbrechungen fort. Hoffmann erneuert 1897 das Experiment mit Elektroden, die durch Gleichstrom eine große Stimulation ausüben. Dieser Forschungsgegenstand wird jedoch erst 1958 von der Schule von Kopenhagen mit Krarup sowie Osterhammel und Fons weiterentwickelt. Fahrmann und Bekesy nahmen 1964 Grundlagenforschungen über den Geschmack vor und legten die elektrophysiologischen Fundamente für die Erforschung dieses Sinns.

Fick erklärt in der gleichen Epoche, daß jedem der vier Grundrichtungen des Geschmacks ein besonderer Typus von Papillen entspricht. Bekesy bestä-

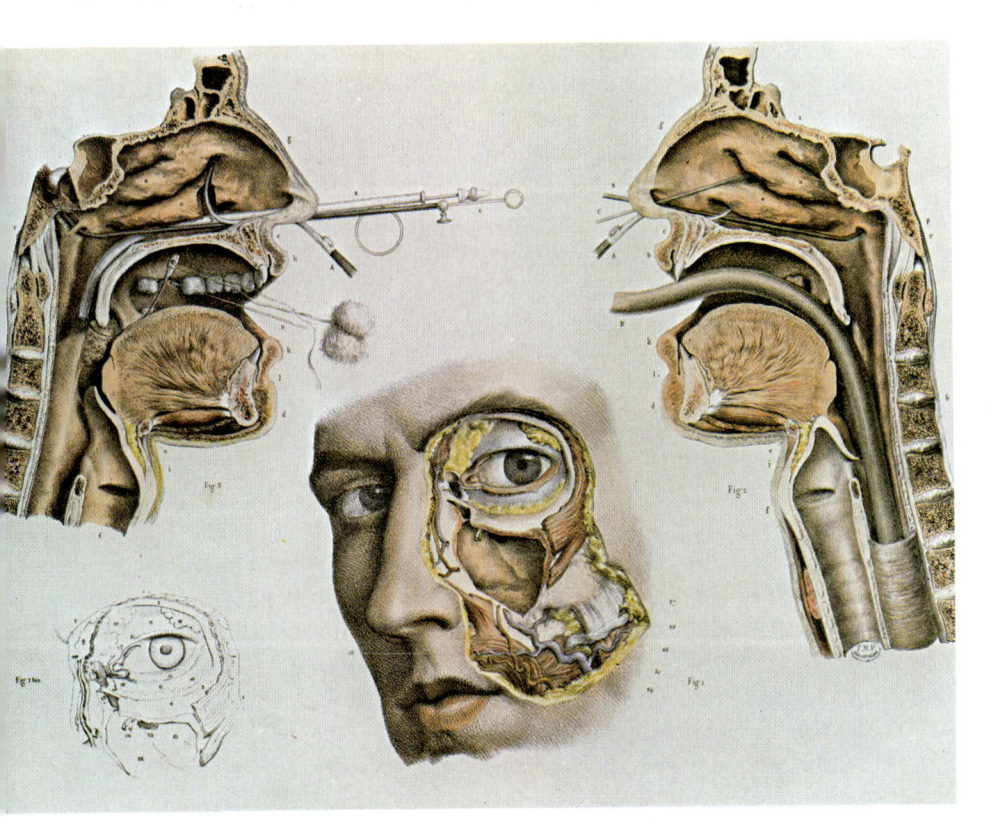

Abbildung 3047
»Die Bildtafel dient dazu, die Dimensionen und die Beziehungen der Gesichtshöhlen darzustellen sowie den Modus des Katheterismus der Gänge, mit den Wegen, welche die Instrumente nehmen.«
Illustration aus der Vollständigen Abhandlung der Anatomie des Menschen..., *von J.-B.-M. Borgery und Claude Bernard, Paris, 1866–1867.*
(Paris, Bibliothek der Alten Med. Fakultät)

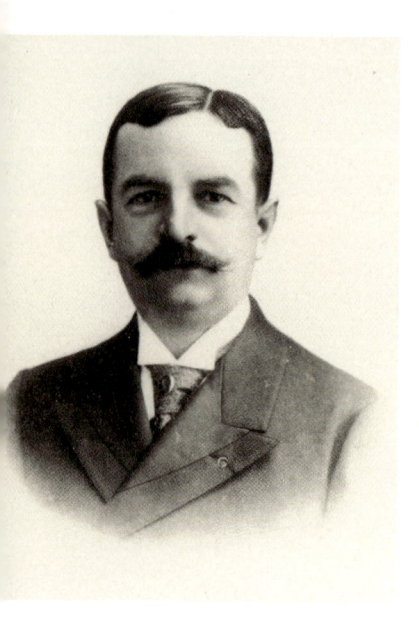

Abbildung 3048
Marcel Lermoyez, 1858–1929, einer der Begründer der Hals-, Nasen- und Ohrenheilkunde in Frankreich. Er setzte die Schaffung der ersten Krankenhausabteilung für diese Disziplin am Hospital Saint-Antoine durch. (Paris, Ikonographische Sammlung der Alten Med. Fakultät)

tigt dieses Forschungsergebnis und beweist, daß der elektrische Reiz einen Geschmack auslöst, der mit dem chemischen Geschmack identisch ist.

In der Pathologie der Mandeln herrscht im 19. Jahrhundert die Untersuchung der Schädigungen durch die Diphtherie vor. Bretonneau (1778–1862) war in Tours und dann in Paris als Arzt tätig. Ihm gebührt das Verdienst, das Krankheitsbild der Diphtherie klar umrissen zu haben; 1818 gab er eine vollständige Beschreibung der Diphtherie und führte die Rachendiphtherie mit Krupp auf das Vorhandensein von Belag zurück. Als Bretonneaus Nachfolger ersetzte Trousseau dessen Bezeichnung »Diphtheritis« durch Diphtherie, um klarzustellen, daß es sich dabei um eine allgemeine Krankheit handelt. Ferner beschrieb er die gangränösen Halsentzündungen bei bösartigen Diphtherien. Bouveret beschreibt im Jahre 1876 die Angina, die bei Typhus plötzlich auftritt. Man sucht dann in der Luftröhre nach spezifischen Anzeichen für bestimmte Krankheiten. Die Veröffentlichungen darüber gründen auf der Beschreibung der Angina Plaut-Vincent durch Vincent aus dem Jahre 1896. Er setzt die Angina zu einer gemischten Infektion mit fusiformen Bakterien und Spirochäten in Beziehung, deren Existenz jedoch lange umstritten war.

Die herpetiforme Angina war seit den Arbeiten von Gruber zwischen 1912 und 1913 vermutet worden. Levaditi, Harvier und Nicolai (1920) sowie Blanc (1921) gaben eine genauere Beschreibung. J. Zahorzky bezeichnet sie 1924 als Herpangina, da er sie mit dem Herpes des Rachens verwechselt.

Die Entzündungen im Rachen oder im Retropharyngealraum wurden 1834 von Löwenhart und 1842 von Mondière vermutet, und sie haben auf eine mögliche Lokalisation der Entzündung hinter dem Rachen hingewiesen. Verneuil gibt 1863, Gautier 1869 eine Gesamtbeschreibung der Peritonsillarphlegmone bzw. des Retropharyngealabszesses, sie wurde 1896 durch die Arbeiten von Marfan bestätigt.

Aufgrund der Arbeiten von Tillaux, Morestin und Broca sind diese Phlegmonen des Rachens danach in zwei Abarten bekannt geworden, die zumeist die Lymphknoten betreffen: die Abszesse im Retropharyngealbereich und im Spatium parapharyngeum. Gegen Ende des 19. Jahrhunderts brachten die Fortschritte in der Laryngoskopie und der pathologischen Anatomie genauere Kenntnis der Erscheinungsformen der Syphilis im Bereich des Rachens und des Kehlkopfes (Fournier, Chauffard, Dieulafoy). – Fränkel identifiziert 1873 die Leukoplakie des Rachens, führt sie jedoch auf eine Mykose (Pilzinfektion) zurück; Heryng deutete sie 1884 als erster als eine Hyperkeratose. Übrigens widersetzte sich Siebenmann 1895 dieser Anschauung. Brown Kelly in England bezeichnete sie als Keratose des Rachens. In Frankreich wurde sie erst 1951 durch Baldenweck bekannt.

Von den Tumoren des Rachens ist unbedingt das Fibrom des Nasenrachenraums zu erwähnen. Seine Beschreibung geht anscheinend auf Hippokrates zurück. Er erwähnt nämlich die »harten Tumore im hinteren Nasenraum«. Gross faßt 1890 unter derselben Bezeichnung alle gutartigen Bindegewebstumore des Nasenrachens zusammen. Die Arbeiten von Moure, Escot, Laurens und schließlich Sebileau stammen aus jüngerer Zeit. 1924 berichtet der letztere mit seinem Schüler Pierre der französischen Gesellschaft für Hals-, Nasen- und Ohrenheilkunde, daß sich die Tumore im Umkreis der Choane, der hinteren Öffnungen der Nase zum Rachenraum, festsetzen. Die Schulen von Sebileau, Moulonguet, Aubin und Lemarye empfehlen in der

*Abbildung 3050 (gegenüber)
Elco Huizinga, Professor in Groningen, war eines der Gründungsmitglieder des Kollegiums für Hals-, Nasen- und Ohrenheilkunde, das 1926 gegründet wurde.*

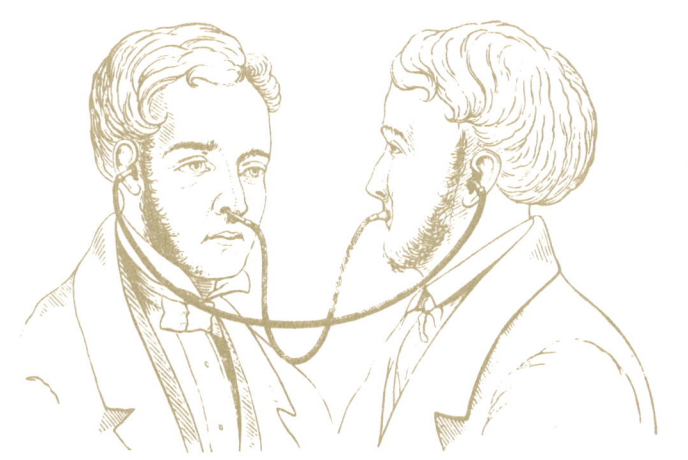

*Abbildung 3049
»Direktes Otoskop (Ohrenspiegel) von Toynbee zur Erforschung der Eustachischen Röhre und des Mittelohres.« Illustration aus dem* Arsenal der zeitgenössischen Chirurgie, *von G. Gaujot und E. Spillmann, Paris, 1867–1872. (Paris, Bibliothek der Alten Med. Fakultät)*

Folgezeit Behandlungen durch chirurgische Entfernung, nicht zuletzt die »para-latero-nasale Rhinotomie«, eine Nasenoperation, die Huguier, der Vorläufer von Moure und Sebileau, im Jahre 1849 beschrieben hat. – Bosworth schreibt 1859 die erste Beobachtung eines bösartigen Tumors der Rachenhöhle Fardel (im Jahre 1837) zu. Veillon (1875) und Hallad (1880) beginnen mit der histologischen Erforschung dieses Tumors. Escot (1901) und Chevalier-Jackson stellen als erste eine genaue klinische Klassifikation auf. Schließlich werden die parapharyngealen Tumore von Fiori 1909 klassifiziert und von Huet 1952 in anatomischer und anatomisch-pathologischer Hinsicht genau erforscht. Riser und Dejerine beschreiben die Parästhesie des Rachsens und schreiben sie der psychosomatischen Pathologie zu.

In diesem Kapitel wurde also die fortschreitende Entwicklung der Geschichte der Hals-, Nasen- und Ohrenheilkunde vom Altertum bis in unsere Tage dargestellt. Im 19. Jahrhundert hat sich ein entscheidender Wendepunkt vollzogen, und dabei wurden Lehre und Forschung institutionalisiert. Politzer erhielt in Wien den ersten Lehrstuhl für die klinische Hals-, Nasen- und Ohrenheilkunde. Allmählich traten wissenschaftliche Periodika für diese Disziplin in Erscheinung: 1875 die *Annales françaises des maladies de l'oreille et du larynx,* 1876 die *Monatsschrift für Ohrenheilkunde;* 1881 das *Archive of laryngology* und die *Archivi italiani di Laringologia.* Die erste Gesellschaft für Nasenheilkunde entstand 1879 in Amerika, eine französische Gesellschaft wurde 1884, die von Berlin 1889 gegründet. Der erste internationale Kongreß für Nasenheilkunde findet 1880 in Mailand statt. In Frankreich wird E. Sebileau, der Nachfolger von Gougenheim an der Lariboisière, der erste Inhaber des Lehrstuhls für klinische Hals-, Nasen- und Ohrenheilkunde. F. Lemaitre, A. Aubin und M. Aubry treten als seine Nachfolger an. In Paris tritt mit M. Lermoyez eine andere Schule in Erscheinung. Seine Schüler, A. Hautant, H. Bourgeois, J. Ramadier und A. Moulonguet, traten später an die Spitze der Schule. M. Bouchet wiederum war der wichtigste Schüler von H. Bourgeois und vertrat auf nationaler und internationaler Ebene die französische Schule. In Lyon war F. Collet, der die Wienreise unternommen hatte, umgeben von Garel, Lannois, Rebatu und Jacod. In Montpellier hob sich Mouret, in Bordeaux Moure hervor, dem G. Portmann folgte. Die internationale Hals-, Nasen- und Ohrenheilkunde hat sich im Jahr 1926 im »Collegium O.R.L. Amitiae sacrae« zusammengeschlossen.

Abschließende Bemerkungen

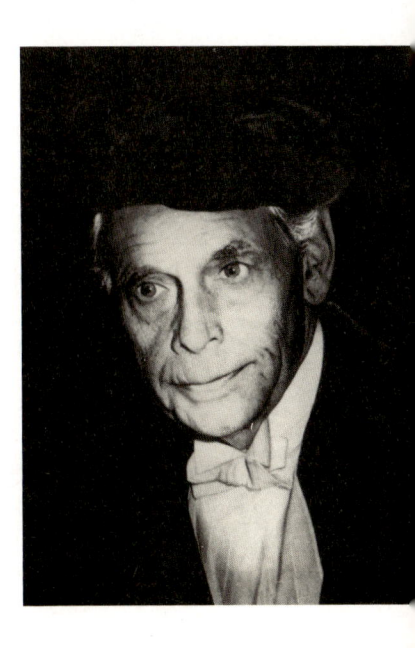

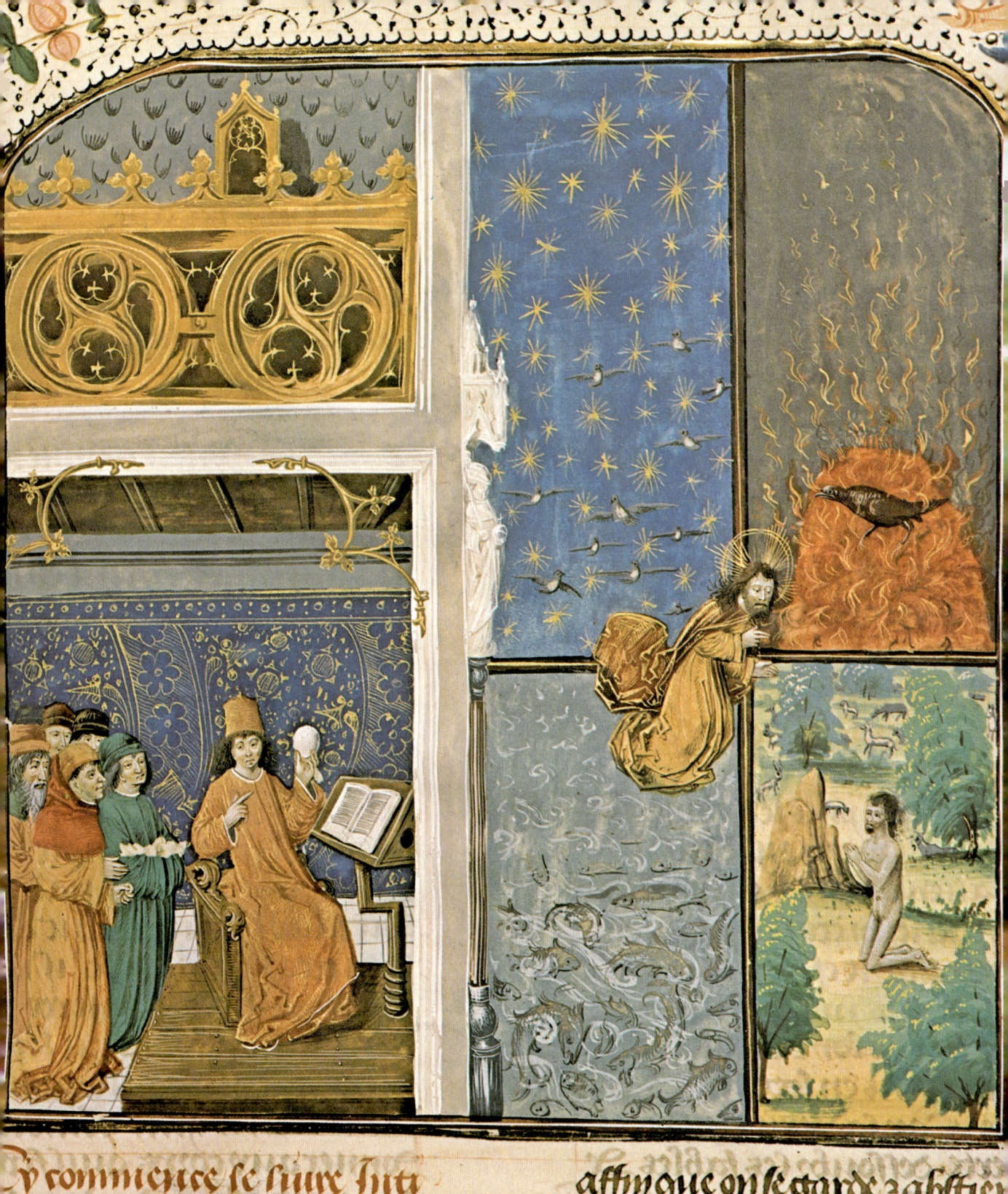

cy commence le liure Inti-
tule ouide de methamorpho
qui contient en somme
vnze liures. Et senssieut
prologue sur le premier.

outes escriptu
res soient bonnes
et vrayes

afin que on se garde et abstien
de mal faire. On dit co-
minement et il est vray que
sens reposé et muchié est pis
et chose moult a desprisier
pour ce ne se doit on retaire
publier et monstrer a ceulx

Die Geschichte der Endokrinologie bis zum Zweiten Weltkrieg

von Jean Vague

Die Endokrinologie entwickelte sich parallel zur Medizin, entsprechend den Anforderungen an Präzision und Rationalität, oder sie unterlag der manchmal fruchtbaren, häufiger verhängnisvollen Versuchung der Einbildungskraft. Wie die anderen Wissenschaften stellte sie Hypothesen auf, die sie wieder verwarf, wenn sie sich als falsch herausgestellt hatten. Ihr Rang und ihre Bedeutung im Hinblick auf die Physiologie und die Pathologie änderten sich gemäß den Fortschritten der Wissenschaft. Ihre Geschichte verläuft in vier Abschnitten, die deutlich zu unterscheiden sind und durch immer größere Fortschritte markiert werden.

Abbildung 3051 (gegenüber) Darstellung der vier Elemente. Die Miniatur entstammt einer Handschrift der Metamorphosen *von Ovid aus dem 15. Jh. (Paris, Nat. Bibl., französisches Manuskript 137, Blatt 1)*

Die Zeit vor Claude Bernard und Brown-Séquard

Der Begriff von den vier Grundstoffen aus der hippokratischen Medizin durchzog das ganze Mittelalter. Er gehört in seiner Ungenauigkeit zu den Anfängen der Forschung, aus der auch die Endokrinologie hervorgeht. Paracelsus (1493–1541) übergeht die Schriften seiner Vorgänger und schreibt: »Der Mensch ist ein chemisches Gemisch. Die Krankheiten haben ihre Ursache in irgendeiner Verfälschung dieses Gemisches.« Und er verbessert, was er gemäß dem aristotelischen Prinzip aus der Beobachtung der Natur gewonnen hat. Als althergebrachtes Mittel verwendet man häufig zur Therapie und Prophylaxe die Hauptorgane von Tieren, insbesondere Leber und Hoden. Eine wissenschaftlich fundierte Grundlage dafür ist jedoch nicht vorhanden. Die einzige Erfahrung in diesem Bereich beruht auf der Kastration von Tieren und Menschen (Aristoteles, *Geschichte der Tiere*). Die Kunst hat frühzeitig die äußeren Aspekte der sexuellen Differenzierung analysiert. Die Doppeldeutigkeiten lieferten Bildhauern und Malern genügend Themen.

Zur Zeit der Entdeckung des Blutkreislaufes durch Harvey (1578–1657) wird Thomas Willis (1621–1675) geboren. Er unterscheidet durch eine Urinuntersuchung Diabetes mellitus von Diabetes insipidus (1674). Aus dem Wissen seiner Epoche folgert er schließlich, daß »das Blut neue und leben-

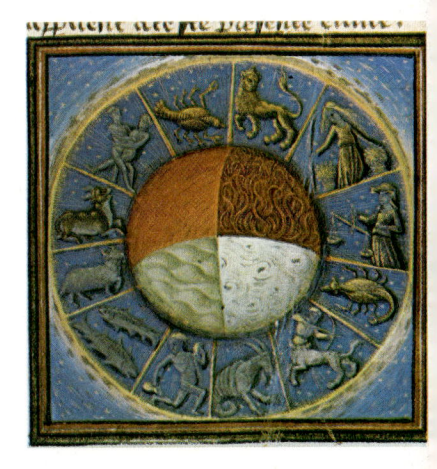

Abbildung 3052 Die vier Elemente und die Tierkreiszeichen. Miniatur aus der Handschrift Buch über die Eigenschaften der Dinge, *von Bartholomäus Anglicus, 15. Jh. (Paris, Nat. Bibl., französisches Manuskript 135, Blatt 285)*

dige Kraft schöpft, wenn es die Hoden durchströmt.« Ettmüller (1644–1683) schreibt 1680: »Die Hoden enthalten eine Hefe von veränderlicher Aktivität. Sie erwacht im 14. Lebensjahr und regelt die Veränderungen während der Pubertät.« Und Theophil de Bordeu (1722–1776) sagt: »Jedes Organ ist eine Werkstatt, von der eine spezifische Substanz in das Blut ausgeschüttet wird.«

Seit Malpighi (1628–1694) und Leeuwenhoek (1632–1723) wird mit dem Mikroskop der Aufbau der Organe durchforscht. De Graaf (1641–1673) entdeckt 1672 den Follikel in den Ovarien, Cruikshank (1745–1800) identifiziert 1797 das menschliche Ei. Das Wissen darüber wird von Baer im Jahr 1827 vervollständigt. Spallanzani (1729–1799) beobachtet die mikroskopischen Elemente der Reproduktion. Sprengel (1766–1833) identifiziert 1802 nach vielen Ansätzen die Zelle mit Kern und Protoplasma. Wharton (1610–1673), Lalouette (1711–1792), Henle (1809–1885) und Kölliker (1817–1905) beschreiben die geschlossenen Drüsen oder auch Blutgefäßdrüsen. Diese besitzen keine Exkretionskanäle und werden zu den Lymphknoten gerechnet. Alle vertreten die Auffassung, daß das Blut einen Wandel erfährt, wenn es diese Drüsen durchströmt.

Es ist bemerkenswert, daß sich das Wissen um Feuer und Verbrennung seit Heraklit nicht verändert hat. Die Entdeckung der Atmung (1777) durch Lavoisier (1743–1794) führte in wenigen Jahren zum Energieerhaltungssatz von Lavoisier-Laplace-Carnot. Während die Isolierung von chemisch reinen

Abbildung 3053
Brust und Bauchhöhle eines weiblichen Fötus. Originale Tuschezeichnung von Gérard de Lairesse für den großen, anatomischen Atlas von G. Bidloo, Anatomia humani corporis, *Amsterdam, 1685. (Paris, Bibliothek der Alten Med. Fakultät)*
Man kann bei »N« die Thymusdrüse sehen, die der Autor »als sehr groß im Vergleich zum Rest des Fötus« bezeichnet.

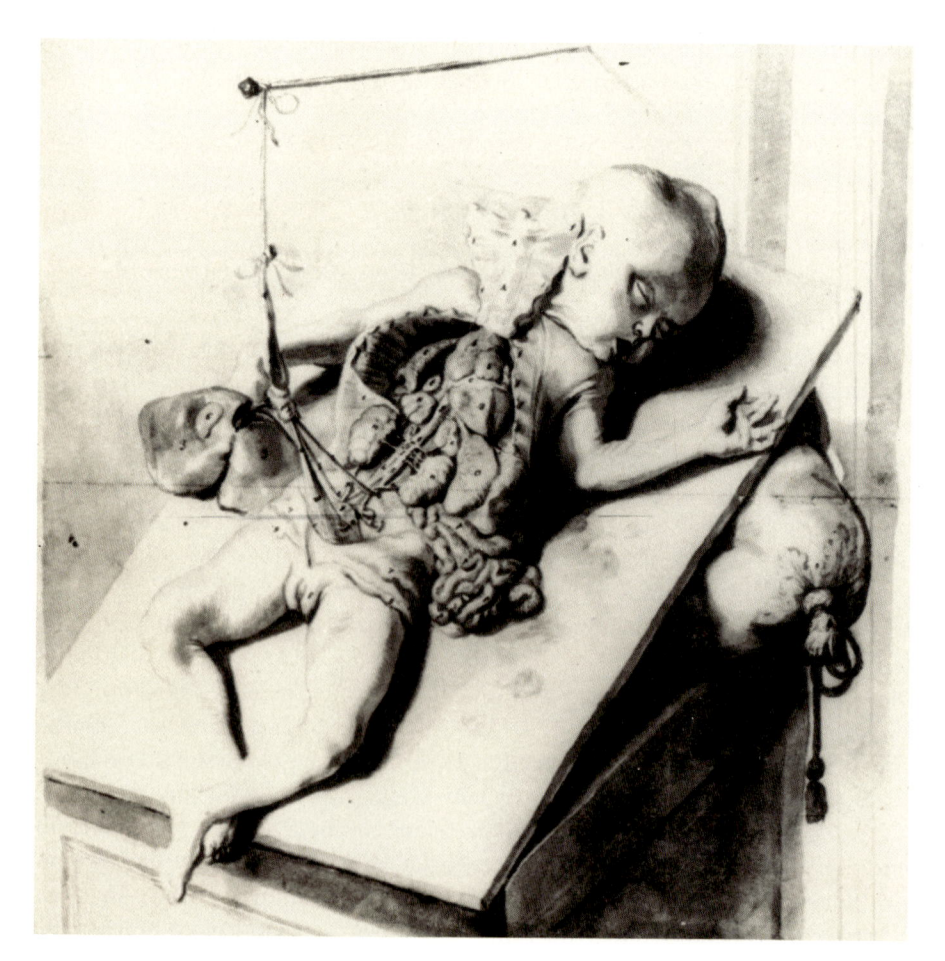

2680

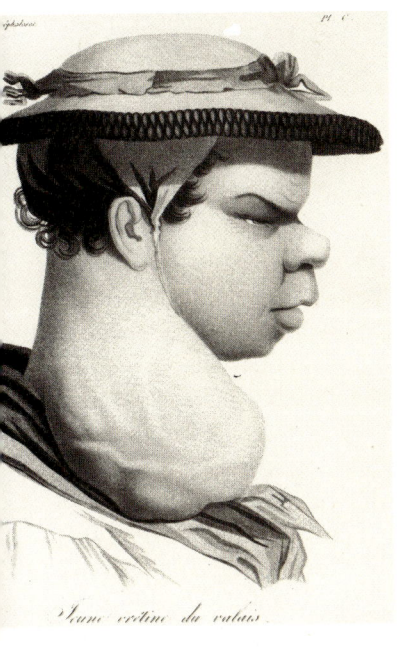

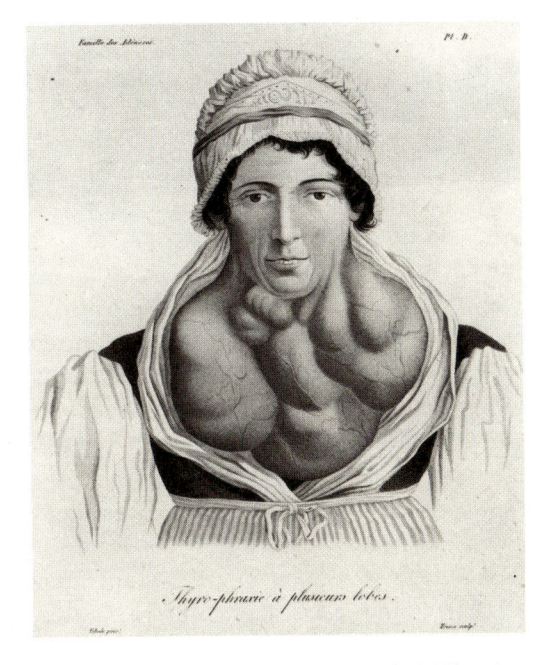

*Abbildung 3054
(links)
Eine junge Frau aus dem Wallis, an Kretinismus erkrankt. Stich, 19. Jh.
(Paris, Museum für Geschichte der Medizin)*

*Abbildung 3055
(rechts)
»Thyrophraxie in mehreren Lappen oder Kropf; eine Krankheit, die in jedem Alter auftritt.«
Illustration, aus »Natürliche Nosologie oder die Erbkrankheiten des menschlichen Körpers« von J. L. Alibert, Paris, 1817.
(Paris, Bibliothek der Alten Med. Fakultät)*

Stoffen noch sehr begrenzt möglich ist, synthetisiert Wöhler (1828) eine organische Substanz, den Harnstoff, ausgehend von Ammoniumcyanat. Er ebnet damit der modernen Biochemie den Weg.

Roland von Parma (13. Jahrhundert) benutzte ausgeglühte Schwämme, um den Kropf zu behandeln. Courtois extrahierte 1811 das Jod aus Seetang. Coindet und J. B. Dumas verwenden es ebenfalls gegen Kropf. J. B. Boussingault, ein Agronom, beschreibt bei Pflanzen die Absorption von Nitraten aus dem Boden und von Kohlendioxid aus der Luft. Er publiziert 1831: »Ich bin sicher, daß der Kropf in den Cordilleren (Kolumbien) verschwinden würde, wenn die Behörden die notwendigen Maßnahmen ergriffen. Man müßte in der Hauptstadt eines jeden Bezirkes ein Jodsalzdepot schaffen, wo jeder Einwohner das Salz kaufen kann, das er benötigt.« Seine Anregungen wurden übergangen; erst viel später hörte man auf ihn. Auch Prevost in Genf fand die Ursache des Kropfes im Jodmangel (1849).

1792 schafft Fodéré den Begriff des Kretinismus, der vom Kropf verursacht wird. Parry beschreibt 1806 das Krankheitsbild bei der Vergrößerung der Schilddrüse: Tachykardie, Herzerweiterung, Exophthalmus, den tragischen Blick, Angstzustände und Unstetigkeit. Seine Arbeit wird jedoch erst 1825 von seinem Sohn veröffentlicht. Flaiani (1802), Demours (1818) und Louis (1821) beobachten ähnliches. Basedow (1840) gruppiert sie unter dem Namen skrofulöse Anämie oder okuläre Kachexie. Grave (1843) widmet ihr eine seiner Lehrstunden im Krankenhaus von Dublin, und Charcot (1856) macht dies in Frankreich bekannt. Auch wenn wir noch weit von einer hormonalen Pathologie entfernt sind, hat Cooke 1756 einen virilisierenden Tumor der Nebennieren bei einem siebenjährigen Mädchen beobachtet. Morgagni gibt 1719 und 1761 nach zwei Anläufen eine Beschreibung des Syndroms, das seinen Namen tragen wird: *mulier annos nata quinque et septuaginta, virili aspectu et valde obesa ... scilicet os frontis ibi prominebat in confertissima tubera ...* ein Syndrom, das 150 Jahre später Steward (1928), Morel (1930), Pende (1937), Henschel (1949), Calame (1951) und Scotto (1961) wieder finden und vervollständigen werden.

2681

Claude Bernard und die zweite Hälfte des 19. Jahrhunderts

Diese zweite Phase beginnt in einer Umwelt, in der Physik und Chemie rasch voranschreiten und zu Elektrophysiologie und Biochemie führen. In der Medizin setzt sich die experimentelle Genauigkeit mehr und mehr durch. Die *Einführung in die experimentelle Medizin* wird erst 1865 herausgegeben, aber ihr genialer Autor hat darin Prinzipien angewandt, ohne vorher etwas über die zugehörige Theorie auszuführen. Der Glykogenstoffwechsel der Leber und die »innere Sekretion« von Glukose in der Leber werden in den *Lektionen über die Anwendung der experimentellen Physiologie in der Medizin* von 1855 beschrieben. 1849 praktiziert Berthold (1803–1861) in Göttingen nacheinander die Kastration und Wiedereinpflanzung der Hoden bei einem Hahn und beschreibt die Wirkung. Brown-Séquard, ein Schüler von Claude Bernard, zeigt 1856, daß die Entfernung der Nebenniere den Tod nach sich zieht. Und im gleichen Jahr findet Vulpian im Blut der Nebennierenvenen die Grünfärbung durch Eisenchlorid, eine Eigenschaft, die man schon an Nebennierenschnitten kennengelernt hatte. 1894 zeigen Oliver und Schäfer, daß die Extrakte des Nebennierenmarks den Blutdruck erhöhen. Im folgenden Jahr erreichen Syzmonowicz und Cybulski den gleichen Effekt mit dem Blut der Venae suprarenales. Langlois bestätigt diese Arbeiten (1897). Die Methode der Entfernung und Wiedereinpflanzung wird von Moritz Schiff bei der Schilddrüse (1856), von Eselberg (1892), Gley und Moussu (1893) bei der Nebenschilddrüse, von Mering und Minkowski (1886) beim Pankreas angewandt. Marinesco (1891) beobachtet die Wirkung der Hypophysektomie beim Tier. 1895 beschreiben Oliver und Schäfer die Hypertonie bei betäubten Tieren, die durch den Extrakt einer ganzen Hypophyse hervorgerufen wird. Howell zeigt 1898, daß nur der hintere Lappen der Hypophyse beteiligt ist.

Die klinischen und anatomisch-klinischen Ergebnisse des Werkes von Laënnec isolieren mit den großen Syndromen der visceralen und nervösen Pathologie, die wichtigsten Endokrinopathien in ihrer klassischen Ausprägung, die heute nur noch selten auftreten. Sie tragen zur Identifizierung der normalen Funktion der Drüsen bei. Syndrome einer Insuffizienz und Überfunktion von endokrinen Drüsen werden beschrieben. Das Sekretionsprodukt wird viel später identifiziert.

Charcot und Ballet isolieren 1877 die »pachydermale Kachexie«, ohne ihre Ursache zu erkennen. William Odd bezeichnet sie im folgenden Jahr auf Grund ihrer eigentümlichen Art, die Haut zu befallen, als Myxödem. Bourneville schreibt die myxödemale Idiotie im Hospiz von Bicetre 1880 dem angeborenen Fehlen der Schilddrüse zu. Reverdin (1882) und Kocher (1883) beweisen dies mit den Folgen der Thyreoidektomie (Cachexia strumipriva), die bei Kropf üblich war. Chatin zeigt 1860 die Möglichkeit, der Entwicklung des epidemischen Kropfes und des Kretinismus mit Jod vorzubeugen, was auch schon Boussingault vorgeschlagen hatte. Trousseau stützt sich auf die Arbeiten von Grave und Charcot und beschreibt 1861 in einer seiner klinischen Lehrstunden im Hôtel-Dieu den »Hyperthyreoidismus«. Gauthier beschuldigt 1886 zum ersten Mal eine Veränderung der Schilddrüsenfunktion, ohne zunächst dafür den Beweis zu erbringen.

*Abbildung 3056
Henry Blacker, geboren 1724, mißt 7 Fuß 4 Zoll (2,23 m). Er stellte sich in ganz England aus. Englischer Stich, 18. Jh. (Paris, Kunstgewerbliches Museum)*

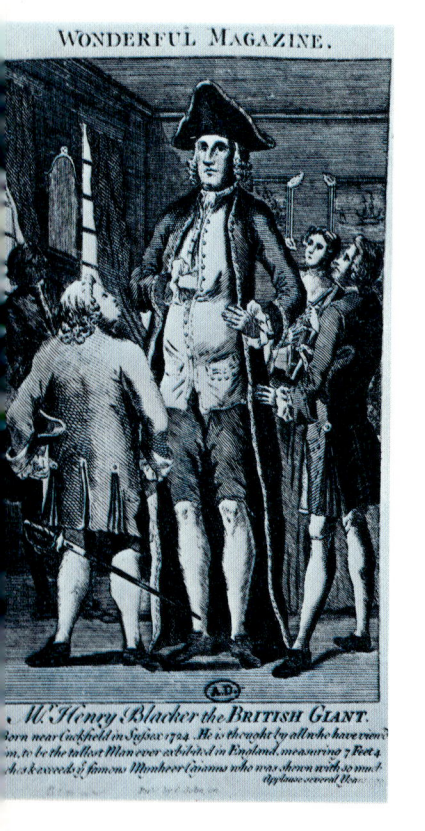

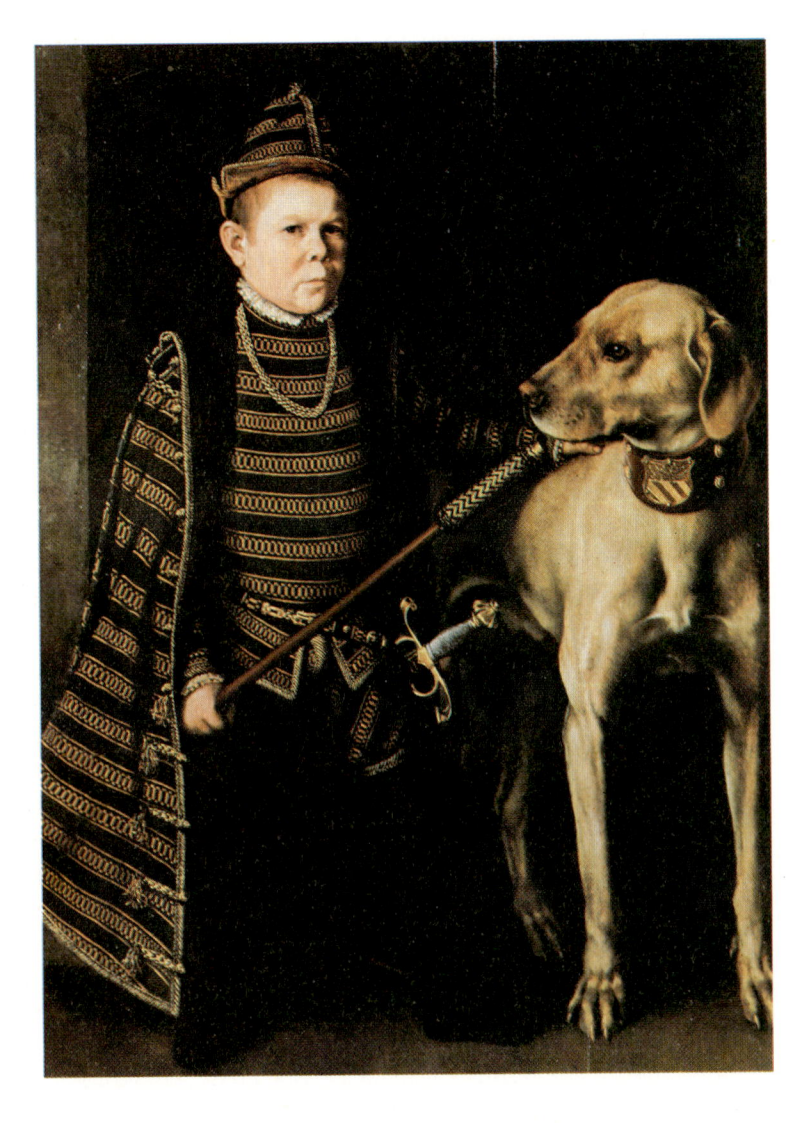

Abbildung 3057
Der Zwerg des Kardinals von Granvelle, einen großen Hund haltend. Gemälde von Anton Moor van Dashorst, genannt Antonio Moro (1519–1576). (Paris, Louvre)

Möbius stellt die Symptome des Hyperthyreoidismus dem Myxödem entgegen und erhärtet so die Hypothese von der Hypersekretion der Schilddrüse. Dies stellt das erste Beispiel einer langen Kette dar. Pendred beobachtet 1896 einen voluminösen Kropf bei zwei taubstummen Schwestern, von denen eine geistig normal entwickelt war. Addison sammelte zwischen 1849 und 1856, kurz vor den Erkenntnissen von Brown-Séquard, die Hauptsymptome einer chronischen Nebennierenunterfunktion. Trousseau schlägt bezüglich eines Falles den Namen »Addisonsche Krankheit« vor. Die Identifizierung des Hyperkortizismus ließ bis zum Beginn des 20. Jahrhunderts auf sich warten. Ogsten berichtet 1872 über zwei Fälle vom Pseudohermaphroditismus bei Frauen, mit zweiseitiger Nebennieren-Hyperplasie.

Corvisart benannte die Tetanie 1861, die von Clark (1815), Dance (1830), Tonnelé (1832) und schließlich 1861 von Trousseau vollständig beschrieben wurde. Nachdem man festgestellt hatte, daß die totale Thyreoidektomie Tetanie hervorrufen kann, betonen Reverdin (1882), Kocher (1883) und Weiss (1883) den Zusammenhang mit der Unterfunktion der Nebenschilddrüse. Chvostek entdeckt 1889 durch die Beobachtung von Tetaniefällen die Kontraktion der Gesichtsmuskulatur beim Abklopfen der Wangen.

Der Aufschwung der Chemie zu Ende des 18. Jahrhunderts und zu Beginn des 19. Jahrhunderts führte dazu, im Harn (Pool und Dobson, 1775, Cawley, 1778) und im Blut nach der reduzierenden Substanz zu suchen, die Nicolas (1803) und Chevreul (1815) als Glukose identifizieren werden. Die Kenntnis der Hauptsymptome und der Entwicklung bei Diabetes auf der Grundlage der Diätetik verdanken wir Bouchardat, dessen Arbeiten sich auf die Jahre zwischen 1830 und 1856 erstrecken. Lancereaux (1888) folgt den Arbeiten von Mering und Minkowski und schreibt die Krankheit dem Pankreas zu. Von Stosch (1828), Proust und Grisolle (1848), Marsh (1854) und vor allem Kussmaul (1874) klären die Symptome der Ketoazidose.

Petters (1857) und Kaulich (1860) entdecken die »Azetonurie«, Legal und Gerhardt (1884) die Acetessigsäure, Stadelmann, Minkowski und Külz (1883 und 1884) die Beta-Hydroxy-Buttersäure. In dieser Periode identifiziert man noch die diabetische Netzhauterkrankung (Retinopathia diabetica) in ihren ophthalmoskopischen und histologischen Aspekten (Jaeger, 1856; Mackenzie und Nettleship, 1879), die diabetische Gangrän (Marchal, de Calvi, 1852) und den Bronzediabetes (Hanot und Chauffart, 1882). Virchow und von Recklinghausen machten ersichtlich, daß das Eisenpigment für die Hämochromatose verantwortlich ist. Pierre Marie (1886) schuf den Begriff Pigmentzirrhose.

Der Krankheitsverlauf des Hypopituitarismus wird erst im folgenden Jahrhundert erkannt. Doch Cunningham beschreibt schon 1879 die Hauptsymptome der »Megalakrie«. Pierre Marie präzisiert das Krankheitsbild 1886 und schlägt den Begriff Akromegalie vor. Er identifiziert auch, zusammen mit Souza Leite 1890 und zur gleichen Zeit wie Minkowski, den Hypophysentumor. Tamburine bestätigt dies 1894, und Benda isoliert 1900 das eosinophile Adenom. Brissaud, Meige, Launois (1895) und Hutchinson (1900) erkennen die Beziehung zwischen Akromegalie und Gigantismus.

Seit 1890 hatte Pierre Marie ein neues Syndrom von der Akromegalie deutlich unterschieden: Die »Osteoarthropathie hypertrophiante pneumique«, die mit chronischen Lungenveränderungen in Verbindung steht und von der Hypophyse nicht beeinflußt wird.

Dabei stützt er sich auf sieben Beobachtungen, von denen eine persönlicher Art ist. Jedoch waren drei der Fälle aus der Literatur und der persönliche Fall von Pierre Marie in Wirklichkeit Knochenhautverdickungen, ebenfalls ohne offensichtlichen Bezug zur Hypophyse, aber auch zu Lungenveränderungen. Dies wird erst viel später beschrieben (Touraine, Sorrente und Golet; Pachydermie mit Pachyperiostose der Extremitäten 1935; J. Vague; Pachydermoperiostose, 1948). Nach Lièvre (1948) »hatte Pierre Marie das Glück, eine neue und authentische Krankheit zu beschreiben, ohne sie gesehen zu haben.«

Chiari, Braun und Späth beschreiben 1852 die postpuerperale Ovaratrophie mit anhaltender Laktation. Frommel komplettiert 1852 die Beschreibung des Syndroms durch 28 Beobachtungen unter 3000 Patientinnen der Gynäkologie. Die Anomalien der Geschlechtsreife sind noch sehr schlecht klassifiziert; Maestre de San Juan (1856) beschreibt jedoch in wenigen Worten nahezu perfekt das Syndrom, das fast ein Jahrhundert später erst näher analysiert wird:

Falta total de los nervors olfactorios con anosmia en un individuo en quien existia una atrofia congenita de los testiculos y miembro viril.

Abbildung 3058
»Das Arteriensystem der gesamten vorderen Körperhälfte. Der rechte Arm stellt die Muskeln und die subkutanen Gefäße dar; der linke Arm die Muskeln und die tiefliegenden Gefäße; auch die unteren Gliedmaßen sind dargestellt.
Illustration aus dem Handbuch der beschreibenden Anatomie des menschlichen Körpers *von Jules Cloquet, Paris, 1825. (Paris, Bibliothek der Alten Med. Fakultät)*

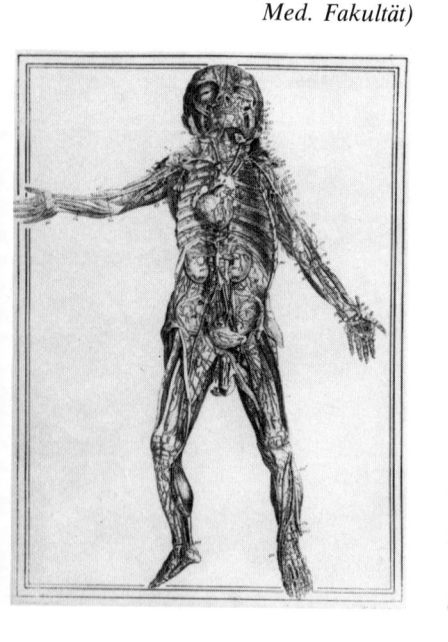

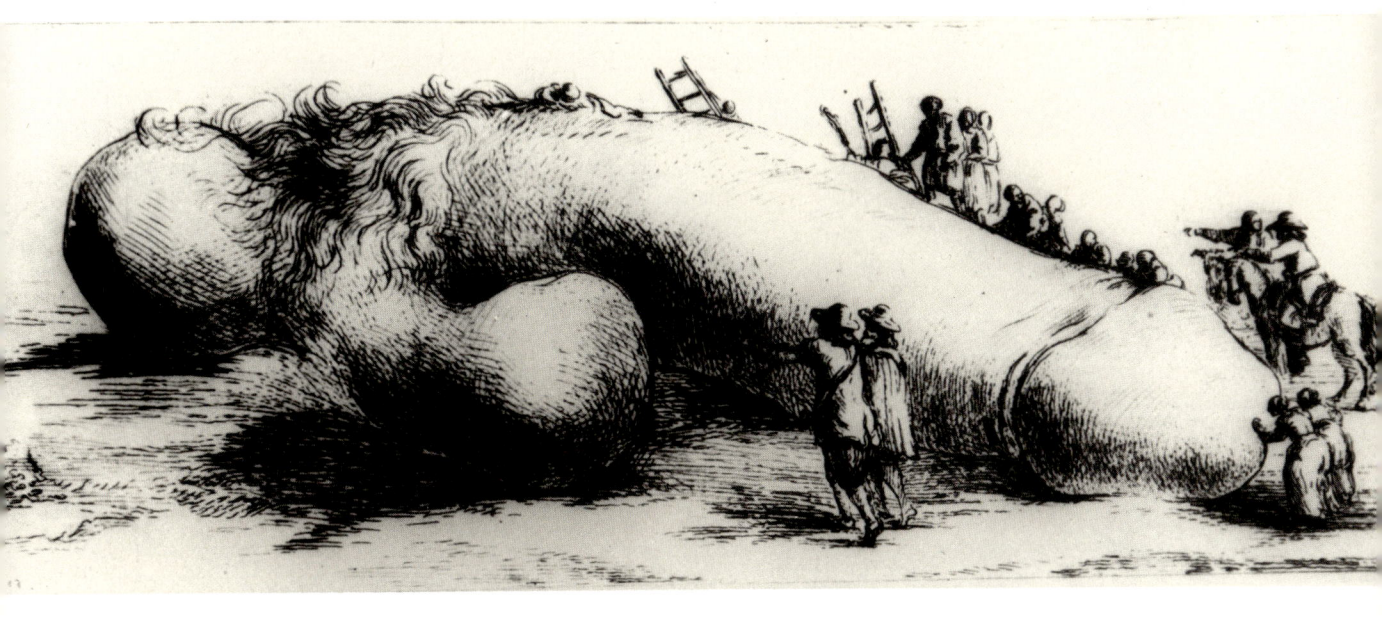

Dies ist auch die Zeit der Entwicklung auf den Gebieten der Chemie, insbesondere der organischen Chemie, sodann der experimentellen Physiologie, der Histologie und der Elektrophysiologie des Nervensystems sowie der Mikrobiologie. Nun treten die ersten Vorstellungen vom »Enzym« auf (Kühne, 1878); dies ist eine Bezeichnung, die sich gegen die Begriffe »Diastase« und Duclaux und »Ferment«, vorgeschlagen von Berthelot und Cohnheim, durchsetzen wird.

Das erste Enzym, das bekannt wird, ist die Amylase zum Abbau von Malz (Payen und Persoz, 1834), die man viel später im Sekret des Pankreas wiederfindet (Valentin, 1844). Enzyme werden nicht nur in der Zelle (Barthelot, 1865), sondern auch in deren Sekretionsprodukten entdeckt. Büchner gelingt 1897 die Fermentation des Zuckers mit einem Extrakt in vitro. Fischer (1894) legt den Schwerpunkt auf den spezifischen Charakter der molekularen Erkennung von Enzymen; er vergleicht ihre Beziehung zum Substrat mit dem Schlüssel-Schloß-Prinzip. Dies ist ein fruchtbarer Gedanke, der später einen großen Teil der Molekularbiologie beinflußt. In der gleichen Epoche führten die von Lavoisier, Laplace und Carnot eingeführten Begriffe zur Beschreibung der Oxidation und der Energieerhaltung zum Begriff des Metabolismus, des Stoffwechsels, mit seinen zwei Orientierungen auf Akkumulation (Anabolismus) und Freigabe (Katabolismus) von Energie, darüber hinaus zum Begriff der Nährstoffe und ihres energetischen Wertes. Berthelot (1827–1907) in Paris; Lambling (1857–1924) in Lille; von Pettenkofer (1818–1901) und von Voit (1831–1908) in München; Rubner in Berlin (1854–1932); Benedicts Werk (1870–1957) in Washington ergänzten das vorangegangene und eröffneten eine neue Periode.

In der zweiten Hälfte des 19. Jahrhunderts erlaubt die Kenntnis der endokrinen Drüsen eine rationalere Therapie in Angriff zu nehmen, ohne daß jedoch der Zufall bei diesen Erfolgen fehlte. Der Verzehr verschiedener Organe mit einem therapeutisch-prophylaktischen Ziel war eine überholte Methode. Am 1. Juni 1889, 33 Jahre nach der Entdeckung des letalen Effektes der Nebennierenentfernung, berichtet Brown-Séquard vor Kollegen der »Gesellschaft für Biologie« über Erkenntnisse, die er an sich selbst gewon-

Abbildung 3059
Satirische Darstellung von Dominique Vivant-Denon (1747–1825). Ende 18. Jh. (Paris, coll. part.)
Vor dem Schaffott gerettet durch David, begleitet D. Vivant-Denon Bonaparte nach Ägypten. Er wird von Napoleon zum Generaldirektor der Museen ernannt und war der erste Organisator des Louvre. Als Graveur hinterließ er eine bedeutende Sammlung anstößiger oder erotischer Gravuren, die im Kontrast zu den bevorzugten öffentlichen Funktionen dieser wichtigen Persönlichkeit stehen.

nen hatte. Sie sind die Grundlage der modernen Endokrinologie. Er injizierte sich im Alter von 72 Jahren sechs Mal, zwischen dem 15. und 30. Mai, einen wäßrigen Extrakt aus den Hoden eines Hundes und eines Meerschweinchens unter die Haut. Dies entspricht annähernd anderthalb Hoden eines Hundes. Brown-Sequard stellt in den folgenden Tagen neben einigen lokalen Entzündungen eine Steigerung seiner Kraft fest. Vor den Kollegen fügt er mit Diskretion hinzu, daß »andere Kräfte, die nicht verloren, jedoch vermindert waren, sich bemerkenswert verbessert haben«. Die Opotherapie, (Gewebssaftbehandlung), die Mutter der Hormontherapie, wird geboren. Doch unterliegt ihr Ursprung offensichtlich einem Interpretationsfehler.

Die Hoden gehören zu der Gruppe der inkretorischen Drüsen, die sofort ihre hormonale Produktion sezernieren und daher fast nichts speichern. Sie enthalten im Schnitt 550 Nanogramm Testosteron pro Gramm Hoden. Das sind 24 Mikrogramm für zwei menschliche Hoden und 10 Mikrogramm für die eines Hundes von durchschnittlicher Größe. Die tägliche Sekretion ist tausendmal größer als die Dosis, die sich Brown-Séquard in 15 Tagen verabreichte. Der berühmte Physiologe, der die Verbesserung seiner »anderen

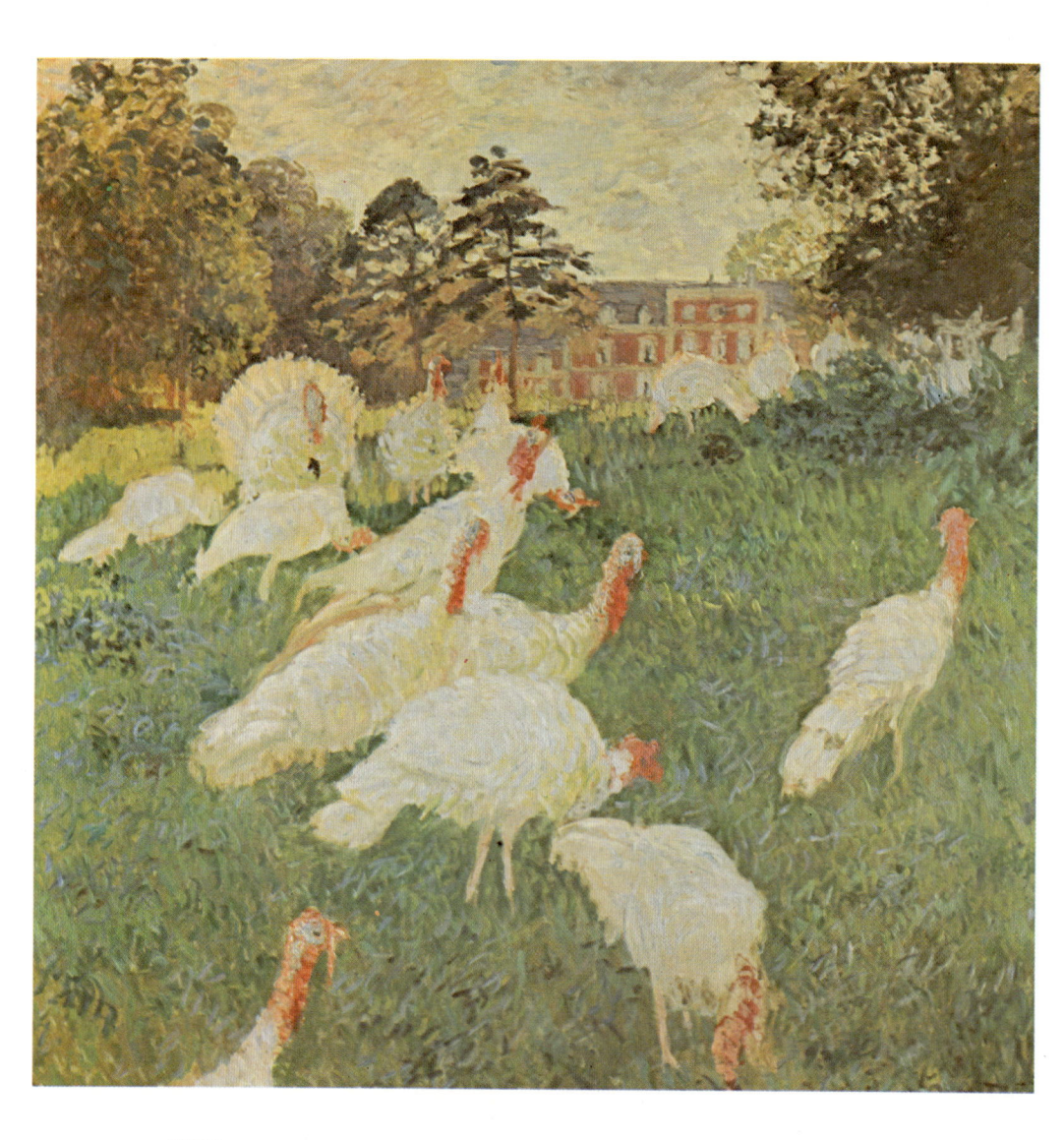

Abbildung 3060
Die Truthähne. Gemälde von Claude Monet (1840–1926) aus dem Jahre 1877.
(Paris, Museum für malerische Gestaltung)

Kräfte, die nicht verloren, jedoch vermindert waren«, feststellte, wurde von einer Autosuggestion begünstigt, wie es in diesem Bereich häufig geschah.

Es war indessen ein fruchtbarer Irrtum. Zwei Jahre später, 1891, injiziert Murray in Großbritannien einer Myxödemkranken Schilddrüsenextrakt. Sie wurde 28 Jahre lang, bis zu ihrem Tod an Herzinsuffizienz im Alter von 74 Jahren, behandelt und blieb von ihrem Myxödem geheilt. 1892 zeigt der Däne Howitz, daß der Schilddrüsenextrakt über Mund und Rachen wirkt. Diese Methode wendet man als einzige, wenn man von akuten Fällen absieht, an. Die Schilddrüseninsuffizienz ist damit der oralen Opotherapie zugänglich, und dies wird wohl der einzige Behandlungsweg bleiben. Der Grund dafür liegt darin, daß im Gegensatz zu den Hoden und Nebennieren die Schilddrüse ihre Hormone, die gegenüber Verdauungssäften resistent sind, akkumuliert. Ein Trockenextrakt der Schilddrüse enthält im Schnitt 10 Milligramm Thyroxin, eine frische Drüse 2,5 Milligramm. Der tägliche Bedarf an diesem Hormon liegt bei 1 Milligramm, was 0,1 Gramm Trockenextrakt oder 0,4 Gramm frischer Drüse entspricht. Die Synthese des Thyroxins (1927) und des Trijodthyronins (1952) wird dieser Therapie gewiß einen Fortschritt bringen. Aber der Schilddrüsenextrakt hat während mehr als einem halben Jahrhundert die korrekte Behandlung von Millionen von Myxödemkranken erlaubt, die früher ein armseliges Leben fristeten. Man mußte die orale endokrine Opotherapie auf die Anwendung von Schilddrüsen wegen ihres besonderen Charakters beschränken. Die Arbeiten von Whipple, Minot und Murphy sowie Castle (1925) erlauben in einem Bereich, den man mit gutem Willen dazurechnen kann, die Heilung der Perniziosa durch die orale Verabreichung einer antianämischen Substanz, die in der Leber und der gastroduodenalen Schleimhaut akkumuliert wird. Sie wird später als Cyanocobalamin, als Vitamin B 12 identifiziert.

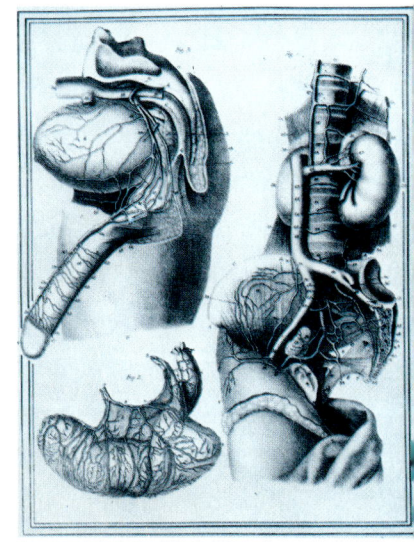

Abbildung 3061
Anatomische Tafel mit den Venen des Beckens und der Urogenitalorgane des Menschen. Illustration aus dem Handbuch der beschreibenden Anatomie ... *von Jules Cloquet, Paris, 1825.*
(Paris, Bibliothek der Alten Med. Fakultät)

Die erste Hälfte des 20. Jahrhunderts bis zum Zweiten Weltkrieg

Die Luftfahrt, die Hertzschen Wellen, die Radioaktivität, Wellenmechanik, Quantenmechanik und Relativitätstheorie, in der Medizin die Bakteriologie in ihrer Entwicklung seit dem Tode Pasteurs, die ersten Errungenschaften der Chemotherapie, die Vitamine, Elektrokardiographie, Elektroenzephalographie, die bedingten Reflexe und chirurgische Großtaten kennzeichnen diese Epoche. Das führt über die Entwicklung der organischen Chemie zur Biochemie. Sie beginnt auf der Ebene der inneren Sekretionsdrüsen mit einem Paukenschlag.

Takamine und Aldrich isolieren 1901 aus dem Nebennierenmark das Adrenalin, das vier Jahre später Stoltz und Dakin synthetisieren werden. Flächer trennt beide Isomere und stellt fest, daß nur die optisch links drehende Form aktiv ist. Bayliss und Starling zeigen 1902, daß eine Substanz die Aktivität des exokrinen Pankreas stimuliert, die auf dem Blutweg aus der gastro-duodenalen Schleimhaut angeliefert wird. Sie bezeichnen diese Substanz als »Sekretin«, Edkins (1905) weist auf dieselbe Art die Existenz des gastro-duodenalen Gastrins nach, welches die Salzsäuresekretion des Magens stimuliert. W. B. Hardy bezeichnet 1905 eine Substanz als »Hormon«, wenn

Abbildung 3062 (unten) Die Kutsche von General Tom-Pouce. Aus »Die Illustration« von 1845. (Paris, Bibl. des Arts décoratifs) Tom-Pouce, mit bürgerlichem Namen Charles S. Stratton, war ein berühmter amerikanischer Zwerg. Er wurde am 24. März 1845 Louis-Philippe vorgestellt.

sie von einzelnen Zellen ins Blut abgesondert wird und an einem anderen Ort eine spezifische Wirkung auslöst. Dies muß vor dem Hintergrund einer Zeit vieler anderer Entdeckungen gesehen werden: Die therapeutische Wirkung des Schilddrüsenextrakts erregt Aufsehen, und Brown-Séquards Illusion weckt viele Hoffnungen. Pezard (1911) analysiert schon sehr gut die Mechanismen der sexuellen Differenzierung bei Hühnervögeln. 1917 beschreibt Lillie anhand der Kälber *free-martin* die Sterilisierung und die folgende Maskulinisierung eines weiblichen Zwillings durch Implantation der Keimdrüsen des männlichen Zwillings. Das Wissen um Syndrome, die mit Funktionsstörungen der internen Sekretionsdrüsen in Verbindung stehen, erweitert sich regelmäßig. Am 28. Oktober 1912 verwendet Nicola Pende vor der »Italienischen Gesellschaft für innere Medizin« einen Ausdruck, der in die Geschichte eingehen wird: die Endokrinologie. Gley (1914) ergänzt die Kriterien von Hardy und fordert für die Identifizierung von Hormonen, daß sie von einem differenzierten Gewebe sezerniert werden und eine bestimmte chemische Struktur besitzen müssen. Sie müssen in den von Drüsen wegführenden Gefäßen zu finden sein, und sie sollen, entfernt von ihrem Ursprung, eine spezifische Wirkung erzielen.

1902 formulieren Ancel und Bouin das Gesetz von der Proportionalität der Wirkung. Die Erfahrungen von Pezard über die sexuellen Eigenschaften der Hühner, von Champy bei Lurchen und von Lipschutz bei Säugetieren lassen auf das Gesetz vom Wirkungsminimum schließen. Unterhalb einer bestimmten Dosis geschieht nichts – oberhalb dieser Dosis jedoch tritt ein maximaler Effekt gemäß einer Alles-oder-Nichts-Reaktion ein. Diese sich widersprechenden Gesetze enthalten jeweils die halbe Wahrheit. Die verborgenen Verbindungen zwischen der Dosis, der Vermittlung und der erzielten Wirkung bleiben für später vorbehalten.

Die Mechanismen hormonaler Wirkung

Die Wirkung der verschiedenen Hormone werden nach und nach erforscht. In der vorderen Hypophyse identifiziert man das Wachstumshormon; ein Mangel dieses Hormons durch Exhärese ruft Zwergwuchs hervor, ein Überschuß, der durch Injektion von Drüsenextrakt hergestellt werden kann, beschleunigt das Wachstum (Evans, 1921) und verursacht eine beson-

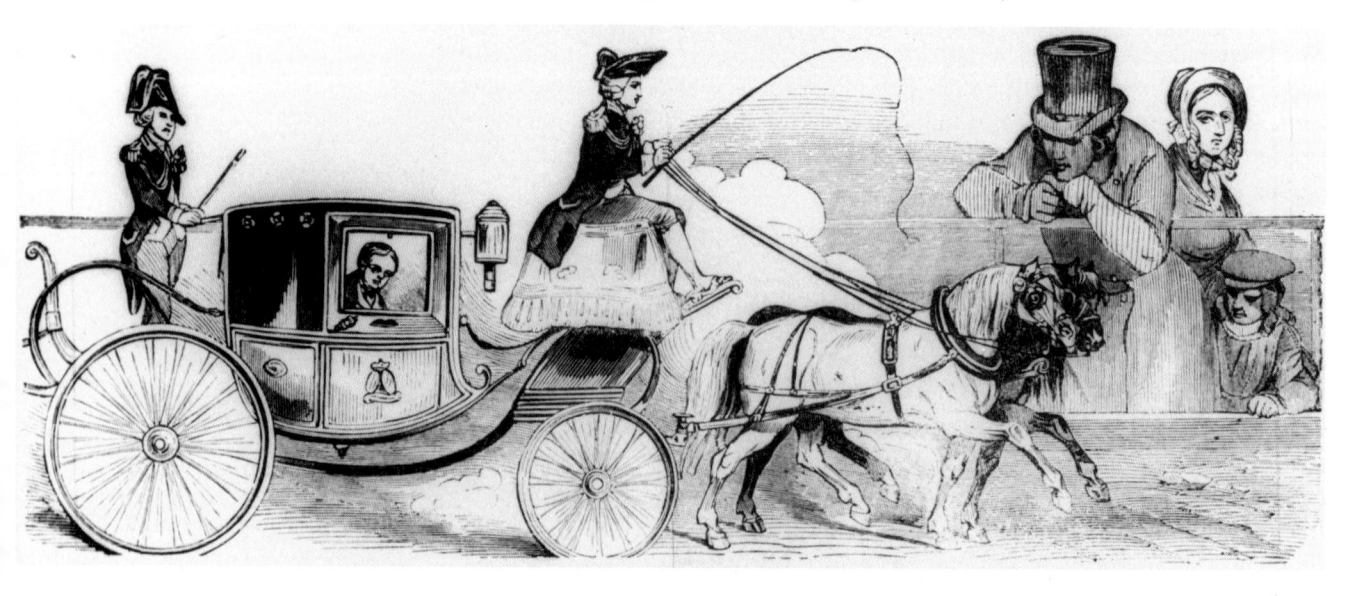

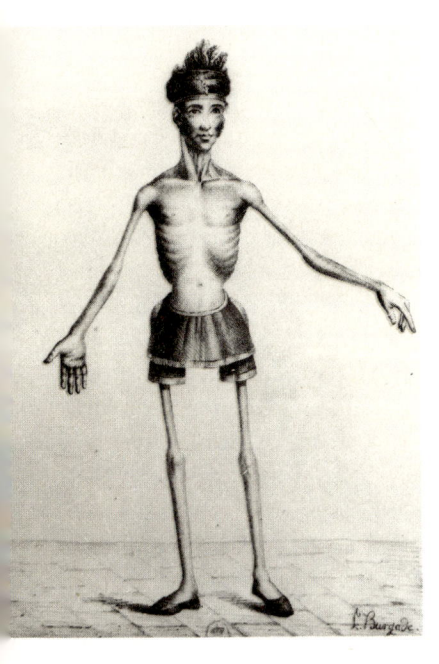

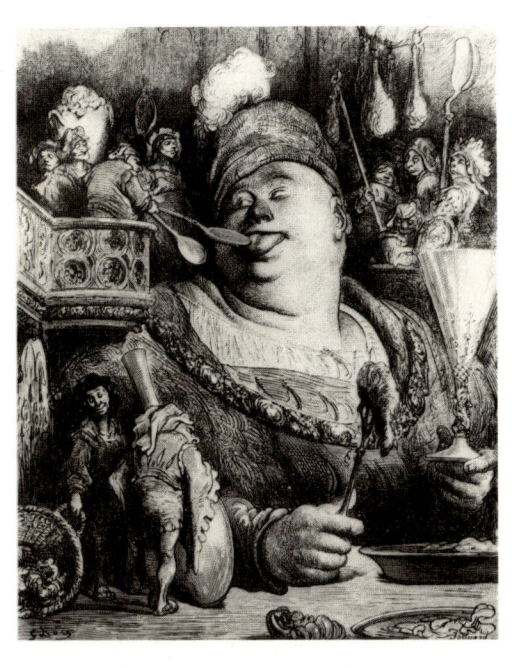

*Abbildung 3063 (links)
»Das lebende Skelett. Claude Ambroise Seurat, geboren in Troyes, Champagne, am 10. April 1798, hier im Alter von 28 Jahren dargestellt.« Stich, 19. Jh.
(Paris, Nat. Bibl., Kupferstichkabinett)*

*Abbildung 3064 (rechts)
Gargantua. Stich von Gustave Doré. Illustration zu einer Ausgabe der Werke von Rabelais, 1873.
(Paris, Bibl. des Art décoratifs)*

dere Art von Diabetes (Houssay, Young, 1930). Zwischen 1923 und 1937 gelingt Houssay durch Hypophysektomie beim Tier die Heilung eines experimentellen Diabetes. Im Mittellappen identifizierten Hogben und Winton (1922) das Melanotropin. Dieses Hormon aktiviert die Melanophoren der Lurche. Farini und van den Velden demonstrieren 1913 in getrennten Arbeiten die diuresehemmenden Eigenschaften von Extrakten der hinteren Hypophyse. In der Folge lokalisieren zahlreiche Forschungen (Camus und Roussy, 1913–1939; Benoit, 1937; Ranson, 1938) die Sekretion des antidiuretischen Hormons im Nucleus supra-opticus und paraventricularis; seine Übertragung vom Tractus supra-optico-hypophysialis zur Neurohypophyse und die beschleunigende Wirkung auf die tubuläre Resorption von Wasser in der Niere. Ernst Schaerer beschreibt 1924 auf histologischer Grundlage die sekretorische Aktivität gewisser Neurone des Hypothalamus eines Fisches aus der Gruppe der Teleostei, *Phoxinus laevis,* und postuliert ihren Einfluß auf die Aktivität der Hypophyse. Diese ersten Arbeiten beweisen die Existenz der Neurosekretion und ebnen der zukünftigen Neuroendokrinologie den Weg. Vierzig bis fünfzig Jahre später gelingt dann die Isolierung und Synthese der Gehirnhormone.

Die Wirkung des Thyroxins richtet sich auf die periphere Oxidation. Die Ausschüttung des Hormons löst phosphorylierende Redoxreaktionen aus. Das Cortisol ist noch unbekannt, aber die Wirkung der »Glucocorticoide«, die Mason, Kendall und Reichstein 1936 isolierten, wird der Proteolyse und dem Stärkeabbau zugeordnet. Das Desoxycorticosteron (Steiger und Reichstein, 1937) steigert die Retention von Natrium und die Elimination von Kalium. Die anatomischen und histologischen Effekte der Androgene, Östrogene und Progesterone wurden eindeutig analysiert, und dies Jahre bevor die chemische Struktur dieser Hormone geklärt war. Der regulatorische Mechanismus der hormonalen Sekretion wird im Lauf dieser Periode exakt umrissen. Man kennt auch in groben Zügen die negative Rückkopplung der Sekretion von Gonadenstimulatoren durch Sexualhormone (P. E. Smith, Achheim und B. Zondek, 1926–1931). Der Zusammenhang zwischen TSH und Thyroxin (Aron, 1929), ACTH und der Nebennierenrinde (Anselimo und Hoffmann, Collip, 1933) wird ebenso geklärt wie jener zwischen der Nebenschilddrüse und der Calcämie (Loeb, 1900; Erdheim, 1906; McCallum und Voegtin, 1909). Die Rolle des Hypothalamus beschränkt sich auf die Sekretion des antidiuretischen Hormons. Der Ablauf der Freisetzung wird erst später geklärt. Van de Velde beobachtet 1904 die periodischen Temperaturschwankungen der Frau im Laufe des Menstruationszyklus, M. Hovelacque beschreibt 1920 die prämenstruale Hyperthermie. Fruinsholz vergleicht dies 1929 mit Beobachtungen zu Beginn der Schwangerschaft und schreibt dieses Phänomen den Gelbkörpern zu, deren Sekretion noch unbekannt ist. Rubenstein (1937), Zuck (1938), Palmer und Devilliers (1938–1939) beweisen den Zusammenhang zwischen Temperaturanstieg und Ovulation, Gelbkörperbildung und Sekretion des Progesteron (Menothermische Kurve). Papanicolaou (von 1917–1943) und Storr (1940) bringen die vaginale Zytologie auf den neuesten Stand. Murray (1939) beschreibt deren Zyklus und Asin sowie Botella-Llusia die Anwendungen (1941).

Nachdem 1935 die wichtigsten Steroidhormone isoliert und synthetisiert waren, zieht Champy einen Schlußstrich unter die Arbeiten, die sich über die letzten 30 Jahre verteilen. Er sammelt die ersten Fakten zur Sensibilität und Rezeptivität der Gewebe gegenüber Hormonen. Dies führt später zur Kenntnis, der Isolierung und Feststellung der Größe der rezeptiven Stellen.

Die endokrine Pathologie

Nachdem die endokrine Pathologie im vorangegangenen Jahrhundert weitgehend ausgearbeitet worden war, wird sie nun vervollständigt. Die Beschreibung des adiposo-genitalen Syndroms (Babinski, 1900, und Frölich, 1901) führt zu den ersten Erkenntnissen der Hypophyseninsuffienz. Lorain, Souques und Chauvet beschreiben 1911 den hypophysären Zwergwuchs, Simmonds die hypophysäre Kachexie, die später jedoch bedeutungslos sein wird. 1937 beschreibt Sheehan alle anatomisch-klinischen Elemente des Panhypopituitarismus, der der hypophysären Nekrose postpartum folgt. Die gleiche anatomisch-klinische Methode führt zu der Klassifizierung der Hypophysentumore (Benda, 1900; Erdheim, 1909). Obgleich diese Klassifizierung fruchtbar gewesen war, ist sie jedoch heute überholt. Diese Tumore werden seit 1911 unter dem Einfluß von Cushing erfolgreich operiert. Benda (1901) identifizierte das eosinophile Hypophysenadenom, das die Akromegalie hervorruft.

Obgleich der Begriff Diabetes insipidus geläufiger ist, machen Parhon und P. Zondek das Syndrom als Hyperhydropexie bekannt (1933). Ogsten war 1872 vermutlich der erste, der an zwei Schwestern die Beziehung zwischen Pseudohermaphroditismus und angeborener Nebennierenhyperplasie feststellte. Felix Marchand (1891) berichtet darüber anhand von zwölf anderen Fällen. Im Anschluß an die Beobachtungen von Krukiewicz (1896) und seiner drei Mitarbeiter erbringt Fibiger 1905 dafür den Beweis und ordnet Erbrechen und Diarrhöe den Elementen der Diagnostik zu. Zwanzig Jahre später machen Debre und Semelaigne die Hauptsymptome der angeborenen Nebennierenhyperplasie bei Neugeborenen und Säuglingen bekannt.

Guthrie beschreibt 1907 bei einem vierjährigen Jungen die klinischen Anzeichen eines virilisierenden Nebennierentumors. Er hebt insbesondere die topographische Verteilung des Fettes hervor. 1910 schafft Apert den

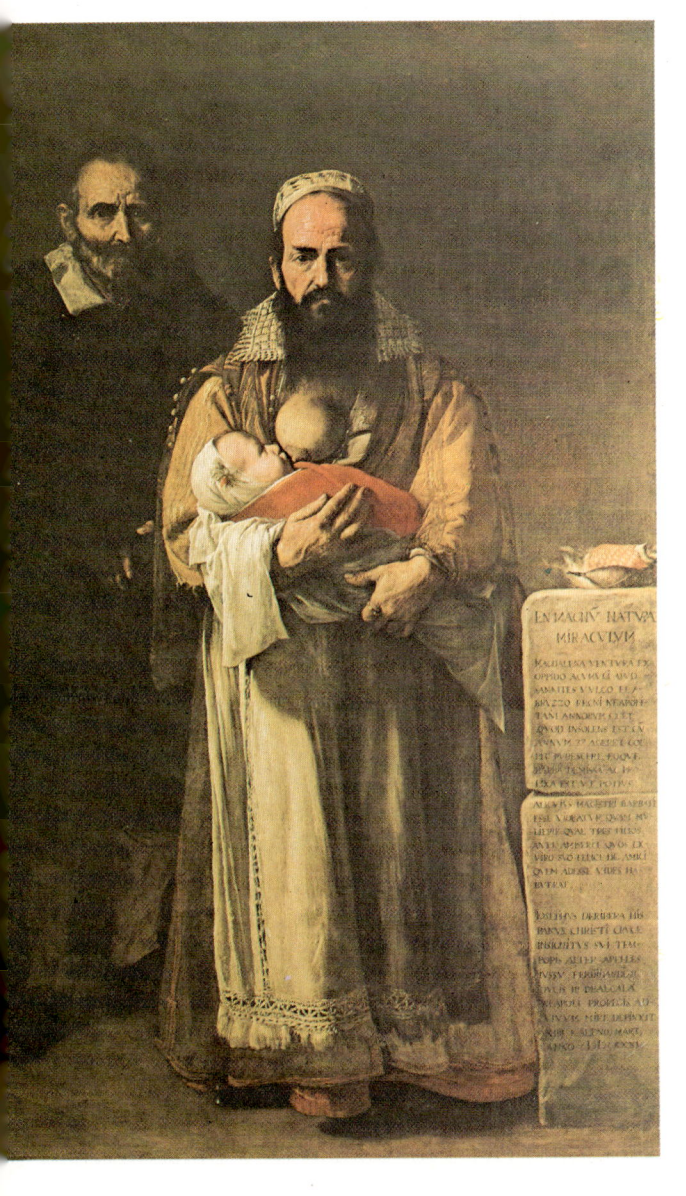

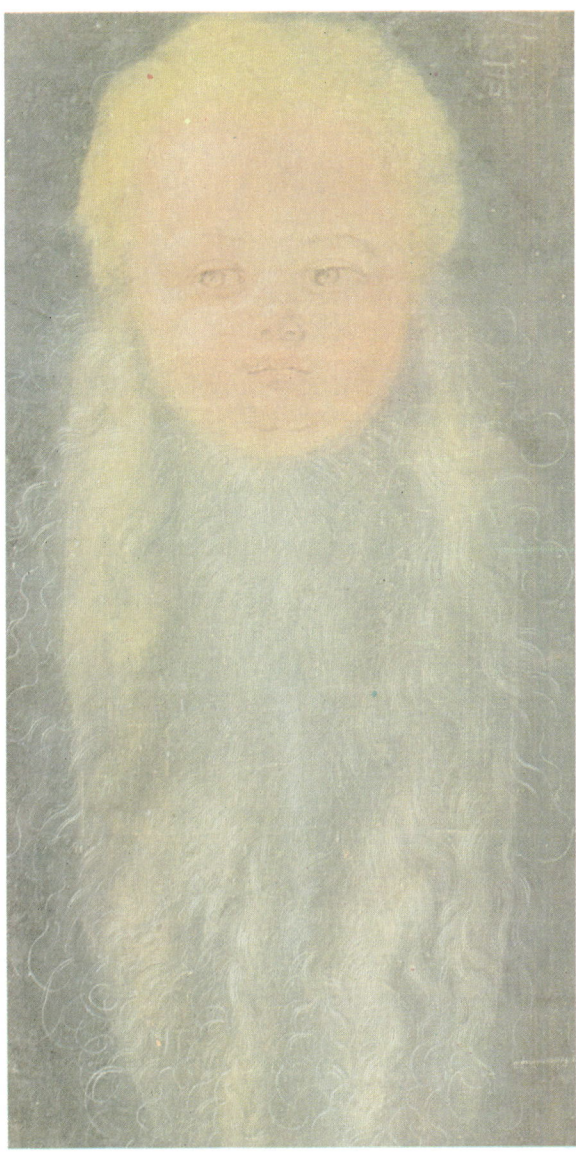

Begriff Hirsutismus und präzisiert dessen Beziehung zu Nebennierenschäden, Hyperplasie oder Tumoren. Die These von Gallais, 1912, faßt unter dem Namen »suprarenaler Pseudohermaphroditismus« elf Studien aus dem anatomisch-klinischen Bereich zusammen. Paradoxerweise vergißt er aber Ogstens Hauptfall, der erstmals in einer ganzen Familie vorkam, darunter einzuordnen. Er stellt ihn zu Unrecht in den folgenden Rahmen. Er faßt unter dem Nebennierenvirilismus 25 Beobachtungen zusammen. Darunter befinden sich 17, bei denen ein Nebennierentumor eine sekundäre Virilisierung hervorgerufen hat. Bittdorf beobachtete 1919 den ersten feminisierenden Tumor der Nebennierenrinde beim Mann.

Zwei der Beobachtungen des suprarenalen Virilismus von Gallais enthalten Symptome, von denen man später weiß, daß sie auf Hypercortisolismus zurückgehen: Striae rubrae (purpurfarbene Schwangerschaftsstreifen) und Muskelschwund. Im gleichen Jahr entwirft Cushing aufgrund eines Falles die Beschreibung einer Krankheit, die seinen Namen tragen wird, und macht

Abbildung 3065 (links)
Die bärtige Frau stillt ein Kind.
Gemälde von José de Ribera (1588–1652).
(Toledo, Krankenhaus von Tavera)

Abbildung 3066 (rechts)
Kopf eines bärtigen Kindes.
Zeichnung von Albrecht Dürer (1471–1528).
(Paris, Louvre, Cabinet des Dessins)

*Abbildung 3067
Leiche eines jungen Mannes, der an der Addisonschen Krankheit gestorben ist. Illustration aus* Über die konstitutionellen und lokalen Auswirkungen einer Erkrankung der Nebennieren *von Thomas Addison, London, 1855. (Paris, Bibliothek der Alten Med. Fakultät)
Gesicht und Körper des Kranken weisen eine gräuliche und matte Pigmentierung auf, die für die Krankheit charakteristisch ist.*

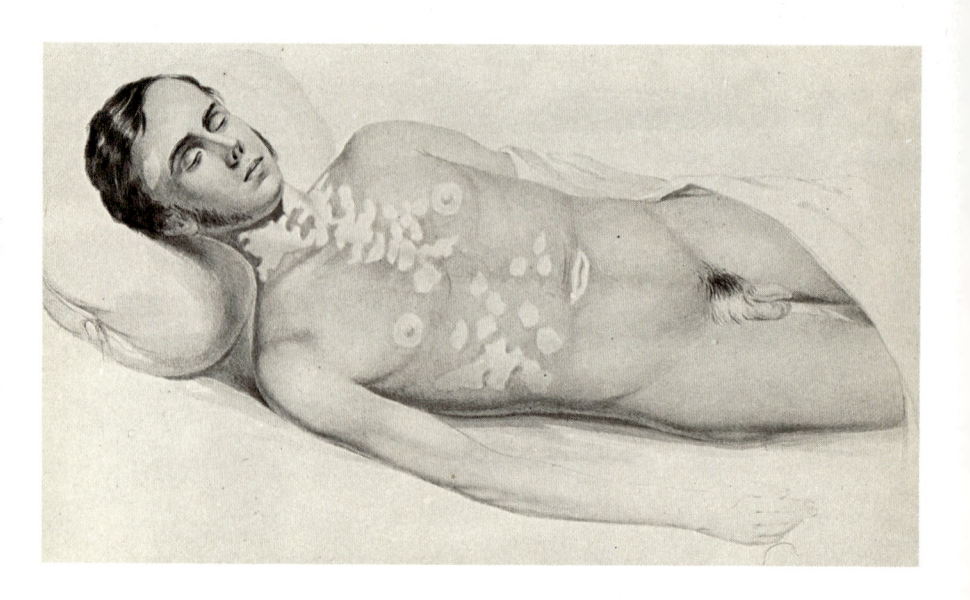

*Abbildung 3068
Anatomisches Schema mit Form und Lage der Schilddrüse im Verhältnis zu Kehlkopf und Luftröhre. Aus* Atlas der menschlichen Anatomie *von J. Sobotta, herausgegeben von H. Ferner und J. Staubesand. (München/Wien/Baltimore, 1977, Band II)*

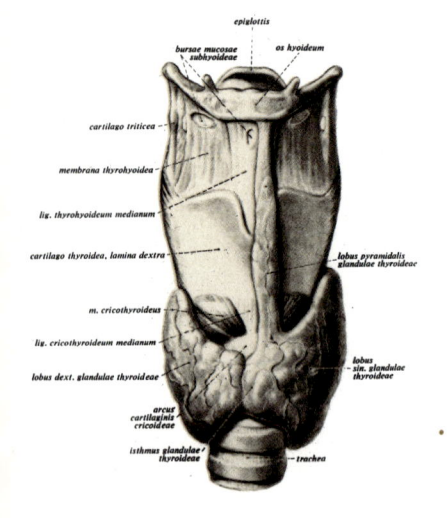

sich über ihren Ursprung in der Hypophyse Gedanken. Ein Jahr später beschreiben Sicard und Reilly an einem Fall die Amenorrhöe, die Verteilung des Fettes im oberen Teil des Körpers, die violettfarbenen Schwangerschaftsstreifen und die Hypertrichose mit Haarausfall, wobei sie, ohne daß ein Beweis vorliegt, einen Tumor der Hypophyse vermuten.

1924 veröffentlicht Itsenko in Rostow am Don einen Fall von »Hypophysentumor mit symptomatischem, polyglandulärem Komplex«. Er erinnert an den oben erwähnten Fall, begleitet von einer erhöhten Kapillarfragilität. Ohne jeglichen Beweis, mit Ausnahme eines vergrößerten Türkensattels, »neigt er dazu, die Symptome einer Hypertrophie der Nebennierenrinde« und letztere dem Befall von Hypophyse und Hypothalamus zuzuschreiben. Parkes und Weber entdecken 1926 bei der Autopsie einer Frau das Hypophysenadenom, dessen Sydrom vollständig bekannt ist. Cushing macht zunächst zwölf, dann noch vier weitere Beobachtungen (elf Frauen, fünf Männer) und veröffentlicht eine perfekte anatomisch-klinische Studie der »hypophysären Basophilie«.

Mehrere Jahre vergehen mit Zögern, bis man vom einfach suprarenalen zum hypophysären Ursprung der Krankheit gelangt ist. Maranon zeigt 1934 die Beständigkeit des Hyperkortizismus. Crooke beobachtet 1935 die basophilen und hyalinen Zellen der Hypophyse. Er sieht darin einen Beweis für den hypophysären Ursprung, der nicht der Tatsache standhalten wird, daß man diese Zellen später im therapeutischen Hyperkortizismus wiederfinden wird. In der folgenden Periode wird zwischen Hyperkortizismus, der durch einen einfachen Nebennierentumor verursacht wird, und der Cushingschen Krankheit, deren Ursache komplexerer Natur ist, unterschieden. P. E. Weil und Plichet (1921) beschreiben den »Diabetes bei bärtigen Frauen«, Archard und Thiers nehmen vier Monate später diesen Ausdruck wieder auf.

Die anfängliche Beschreibung der chronischen suprarenalen Insuffizienz wird vervollständigt, während die zwei Hauptursachen, die schon von Addison her bekannt waren, Tuberkulose und kortikale Atrophie, präzisiert werden; beide stehen 1930 in einem Verhältnis von zwei zu eins (Guttmann). Sergent und Bernard hatten 1899 die Symptome der akuten Nebenniereninsuffizienz identifiziert. Andrews (1906), Waterhouse (1911) und

Friderichsen (1917) beschreiben die akute Nebenniereninsuffizienz aufgrund intraglandulärer Blutung bei Meningokokkensepsis im Rahmen der sogenannten Purpura fulminans. Snelling und Erb (1935) machen die neo-natale, verkalkende Blutung der Nebennieren bekannt. Alezais und Peron (1908) nennen die Tumore des Chromaffingewebes, die ihren Ursprung außerhalb der Nebennieren haben, »Paragangliome«. Pick beschreibt 1912 einen Tumor des Nebennierenmarks, das Phäochromozytom, in Zellen, die von Chromsalzen braun gefärbt werden.

Die Pathologie der Schilddrüse

Einige Jahre erwiesen sich für die anatomisch-klinische Beschreibung der Thyreoiditis als ausreichend. Riedel identifizierte 1896 die »chronische Entzündung der Schilddrüse als eine Geschwulst, die so hart wie Eisen ist«. Diese Thyreoiditis wurde nach ihm benannt. Der harte Charakter kann jedoch in der gebräuchlichen Benennung nur als holzig bezeichnet werden. De Quervain beschreibt 1914 die »akute, eitrige Thyreoiditis und die Beteiligung der Schilddrüse an Intoxikationen und akuten Erkrankungen im allgemeinen«. Hashimoto isoliert 1912 den Kropf bei einer lymphozytären Thyreoiditis.

Maranon (1925) und Guy Laroche (1930 und später) untersuchen den endemischen Kropf in seinen verschiedenen klinischen pathophysiologischen, geographischen und soziotherapeutischen Aspekten. Unter dem Einfluß von Marine und Kimball (1917) wird die Prophylaxe schließlich durch die Anwendung von Jodsalz mit bemerkenswerten Ergebnissen realisiert. Aufgrund der Arbeiten von Dunhill (1909) wird die Thyreoidektomie zur Behandlung der Basedowschen Krankheit angewandt. Plummer beschreibt 1926 das toxische Adenom. Brain untersucht 1927 die Fälle von Pendred und berichtet über fünf Familien, in denen Kropf und Schwerhörigkeit von Geburt an gemeinsam auftreten. Schmidt (1926) beobachtet zwei Fälle der Addisonschen Krankheit, die mit lymphozytärer Thyreoiditis und chronischer Hypothyreose einhergehen, und kündigt die Erkenntnis der pluriglandulären, autoimmunen Syndrome für später an.

Recklinghausen hatte 1891 in Virchows Jubiläumsschrift über zwei Fälle von fibröser Ostitis mit Frakturen, Knochendeformation und folgenschwerer Entwicklung berichtet. 1904 veröffentlicht Askanazy einen ähnlichen Fall, bei dem die Autopsie am linken Rand der Schilddrüse eine Schwellung er-

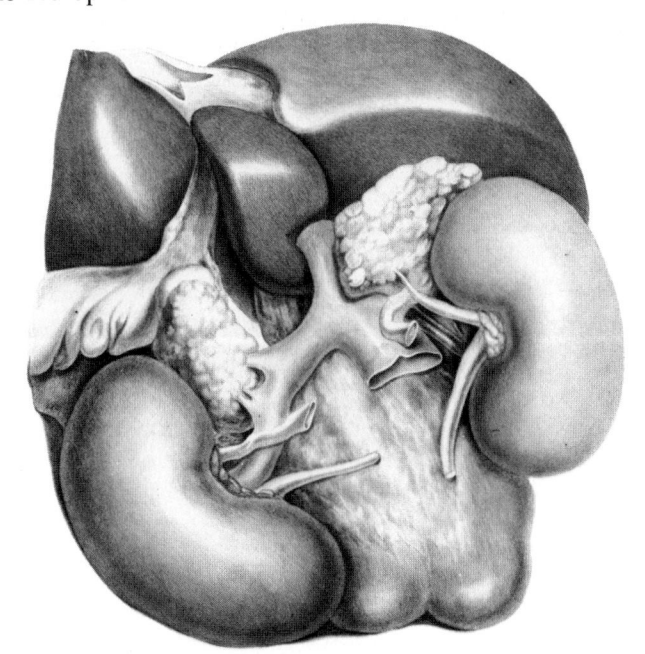

*Abbildung 3069
Die charakteristischen Schäden der Nebenniere,
durch die Krankheit verursacht, die Thomas Addison 1855 beschrieb und die nach ihm benannt ist.
Aus dem zuvor angeführten Werk von Thomas Addison.
(Paris, Bibliothek der Alten Med. Fakultät)*

gab. Er vermutet hier einen Zusammenhang mit der Nebenschilddrüse, ohne einen Beweis dafür zu erbringen. Erdheim (1907), Schlagenhaufer (1915), Maresh (1916) und Hoffeinz (1925) machen gleichartige Beobachtungen. Schließlich klärt Mandl die Heilung von Knochenschäden nach der Entfernung des Nebenschilddrüsenadenoms (1926). Lièvre beschreibt 1931 sorgfältig die Osteodytrophia fibrosa generalisata, und Albright definiert 1939 die Kriterien des Hypoparathyreoidismus bei Tetanie.

Die Sexualpathologie muß sich bis zu den Hormondosierungen, der Zytogenetik und weiter bis zu den Ergebnissen der Untersuchungen in der folgenden Periode gedulden, um wirklich über die Anfänge hinauszukommen.

Mit diesen Bemühungen wurden die ersten Meilensteine im Bereich der geschlechtlichen Differenzierung gelegt. Merschejewski begann schon 1876 eine wissenschaftliche Studie über die Auswirkung der Kastration beim Menschen. Wagenseil (1933) und vor allem Pittard (von 1902 bis 1934) folgten ihm nach. Die Verbreitung der Ovarektomie erlaubt allen Gynäkologen, deren Folgen zu beobachten und, seit 1932, sie auch zu korrigieren. Pozzi

Abbildung 3070
Die Taufe des Eunuchen.
Gemälde von J. G. Nauwinck,
17. Jh.
(Paris, Louvre)

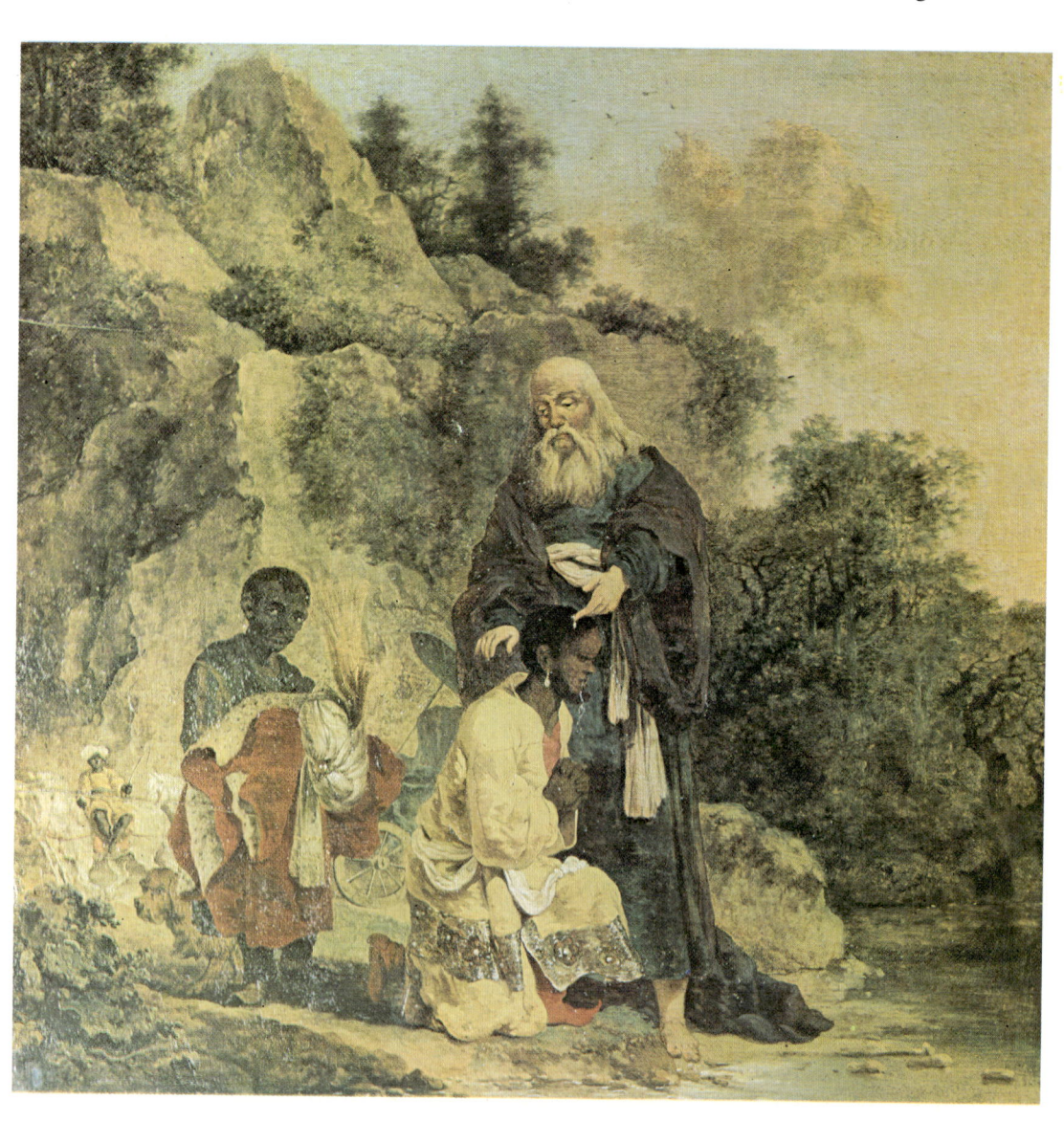

(1910), Ombrédanne (1930–1939) und Constantini entdecken den Hermaphroditismus, der lange Zeit in Abrede gestellt wurde und nur durch Beobachtungen von Heppner gestützt war (1870). Meixner zeigt 35 Jahre später, daß die Hoden ursprünglich zu den Nebennieren gehörten, den echten Hermaphroditismus erkannten Pozzi 1910, Ombrédanne 1930–1939 und Constantini 1945. Während man schon lange erkannt hatte, daß der Pseudohermaphroditismus bei Frauen suprarenalen Ursprungs ist, verbirgt der Pseudohermaphroditismus bei Männern noch lange seine Herkunft, obwohl ihn die gleichen Autoren gut beschrieben haben. Maranon (1925–1935) analysierte die Anomalien der sexuellen Differenzierung auf extragenitaler und morphologischer Ebene sowie ihre Auswirkungen auf das Verhalten. Funke (1902), Shereschewsky (1926), Ulrich (1930) und Turner beschreiben die Ovarialagenesie, ohne jedoch ihre Hintergründe zu klären.

Ogle (1899), Marburg (1908) und Pellizi (1911) machen die Makrogenitosomia bzw. Pubertas praecox in ihrem Anfangsstadium bekannt, die von einem Tumor der Epiphyse (Zirbeldrüse) herrührt. Stein und Leventhal beobachten 1935 die perlmuttglänzenden, polyzystischen Ovarien, die für Anovulation und Amenorrhöe verantwortlich sind.

Der Diabetes konnte auf Grund der Entdeckung des Insulins nunmehr anders behandelt werden. Die Häufigkeit und Schwere der Ketoazidose und der infektiösen Komplikationen nahmen ab, die degenerativen Komplikationen jedoch zu. Labbe und Boulin weisen 1924 durch Versuche den Prädiabetes durch provozierte Hyperglykämie nach. Kimmelstiel und Wilson identifizieren 1936 die interkapillaren Verletzungen des Glomerulus, Wilder berichtet 1927 vom ersten Fall eines Langerhansschen Adenoms mit hypoglykämischen Anfällen (Insulinom), der bösartigen Form mit Metastasenbildung. Die erste erfolgreiche Operation verdanken wir Howland und Campbell (1929). Whipple und Franz (1935) formulieren präzise die heute klassische Symptomen-Trias dieser Tumore. 1930 veröffentlichen Doeze und Potter getrennt den ersten Fall eines hypoglykämisierenden, mesenchymalen Tumors außerhalb der Pankreas (pleural).

L. de Gennes und Royer de Vericourt entdecken 1935 hypophyso-genitale und kardiale Schäden durch Hämochromatose, die darauf zurückzuführenden Beeinträchtigungen von Leber und Pankreas sind schon seit dem vorangegangenen Jahrhundert bekannt.

Von Gierke publiziert 1929 die Hepatonephromegalia glycogenia, die Kimmelstein (1933) Glycogenose, R. Wagner (1937) Thesaurismose und van Creveld (1939) Glycogenkrankheit benennen. C. und G. Cori isolierten die Phosphorylase, die Glycogen in Glucose umsetzt (1934). Schließlich veröffentlicht Garrod 1923 sein grundlegendes Buch über die angeborenen Fehler des Metabolismus. Dies wurde zum Anreiz für die Pathophysiologie der Enzyme.

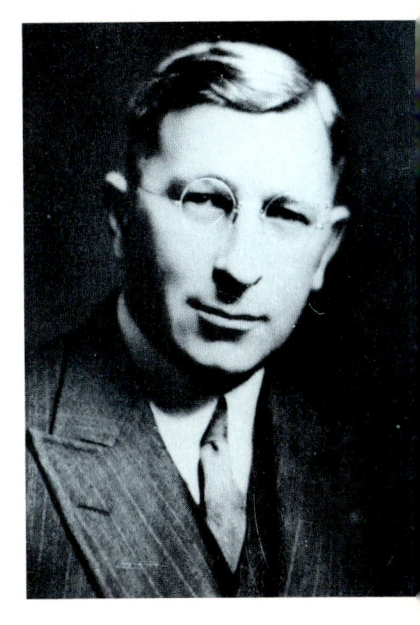

Abbildung 3071
Sir Frederick Grant Banting (1891–1941), Nobelpreisträger für Physiologie und Medizin im Jahre 1923 zusammen mit John J. R. Macleod (1876–1935). (Paris, Museum für Geschichte der Medizin)

Die Hormone

Man isolierte schließlich eine große Anzahl von Hormonen und stellte sie nach Bestimmung ihrer Struktur rein dar. Aus der Endokrinologie ging die Hormonologie hervor. Die Hormone teilen sich schon durch ihre Struktur in drei Gruppen: kleine Moleküle, die aus einem Grundgerüst von einer oder zwei Aminosäuren aufgebaut sind, Polypeptide und Steroide. Wie Adrenalin und Nordadrenalin aus je einem Molekül Tyrosin hervorgehen, so entsteht Thyroxin aus je zwei dieser Moleküle. Kendell isoliert am Weihnachtstag

1914 zum ersten Mal 33 Gramm Thyroxin mit einer Ausbeute von 5 Promille. Er verwendet hierzu drei Tonnen Drüsen, die er vom Schlachthof bezog. Harington und Borger synthetisieren es 1927. Auch hier ist nur die optisch linksdrehende Form aktiv. Langerhans hatte 1869 zwischen den Acini des Pankreas zelluläre Inselchen beschrieben, ohne dafür eine Erklärung zu finden. Laguesse gab ihnen 1893 den Namen »Langerhanssche Inselchen«, er beschrieb ihren »an Blutgefäßdrüsen erinnernden Charakter« und daß sie »wirklich kleine, geschlossene Drüsen« wären. Sie würden ihre Funktion im Vergleich zu den Acini noch lange aufrecht erhalten, die nach einer Ligatur der exkretorischen Pankreaskanäle bald degenerierten.

Die ersten Versuche, einen hypoglykämisierenden Pankreasextrakt zu präparieren, mißlingen Gley (1905), Dewitt (1906), Rennie und Frazer (1907), Murlin (1913) und Kleiner (1919). Zuelzer und Scott (1908 bzw. 1912) waren vermutlich die ersten, die einen Pankreasextrakt herstellten, der die Glukosurie nach der Pankreasresektion eines Hundes minderte. Der eine versuchte es bei acht Diabetikern und erreichte unterschiedliche Ergebnisse hinsichtlich der Glukosurie; hinzutretende Fieberanfälle hielten ihn von weiteren Versuchen ab. Der andere wandte den Extrakt nicht beim Menschen an, weil zuvor bei Hunden, denen man das Pankreas entfernt hatte, Entzündungen auftraten.

In Bukarest stellt Paulesco als erster einen Pankreasextrakt dar, der Hyperglykämie und Glukosurie senkt oder unterdrückt, Azetonämie und Azetonurie, Blut- und Urinharnstoff reduziert und manchmal Hypoglykämie hervorruft. Dazu entfernte man einem diabetischen Hund das Pankreas und injizierte den Extrakt venösperipher oder portal. Bei normalen Hunden senkt dieser Extrakt, Pankrein genannt, den Blutzucker. Die subkutane Injektion wurde nicht am Menschen durchgeführt, weil sie Entzündungen hervorrief. »Die Gesellschaft für Biologie« veröffentlichte die Arbeiten von Paulesco zwischen April und Juni 1921 viermal und auch in einer Abhandlung der *Archives internationales de physiologie* am 31. August 1921.

Banting und Best, letzterer war noch Student, arbeiteten im Labor von MacLeod in Toronto und publizierten ähnliche Resultate im *Journal of Laborator and Clinical Medicine* vom Februar 1922. Das war zehn Monate nach der ersten und sechs Monate nach der letzten Mitteilung von Paulesco. Die Extraktion wurde in der gleichen Weise durchgeführt, das verwendete Pankreas entnahm man jedoch erst sechs bis zehn Wochen nach der Ligatur der exkretorischen Kanäle. Man wandte diese Technik seither nicht mehr an. Eine subkutane Injektion bei einem diabetischen Kind im Januar 1922 wurde nicht wiederholt, weil sie zu Entzündungen führte.

Collip stellt einen Extrakt mit Alkohol in saurem Milieu her, das die aktive und inaktive Form des Trypsins löst (1922). Walden, von der Firma Lilly, perfektioniert diese Technik. Banting, Best, Collip, MacLeod und Noble veröffentlichen im *American Journal of Physiology* (September 1922) die ersten Ergebnisse der Anwendung von Insulin bei normalen Kaninchen (der Ausdruck »Insulin« stammt von Schäfer, Edinburgh, und ersetzt die Wendung »Isletin«). Diese Methode wird heute für die Dosierung von Hormonen genutzt. Die Verwendung bei Diabetikern ist seit Mai 1922 erfolgreich. Die verfügbaren Vorräte an Insulin sind Anfang 1923 schon beträchtlich.

Der Nobelpreis für Medizin wird 1923 Banting und MacLeod für die Entdeckung des Insulins verliehen. Da der Preis nur an diese beiden geht,

*Abbildung 3072
Teresia, 265 Kilogramm Gewicht, genannt die Königin der Kolosse. Postkarte um 1925–1930.
(Paris, Privatsammlung)*

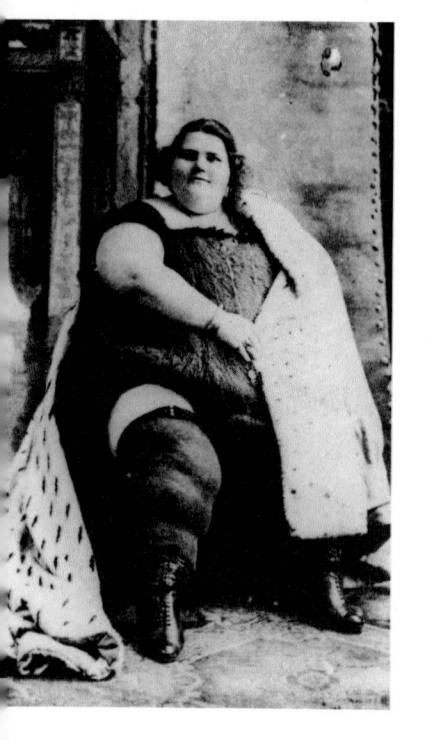

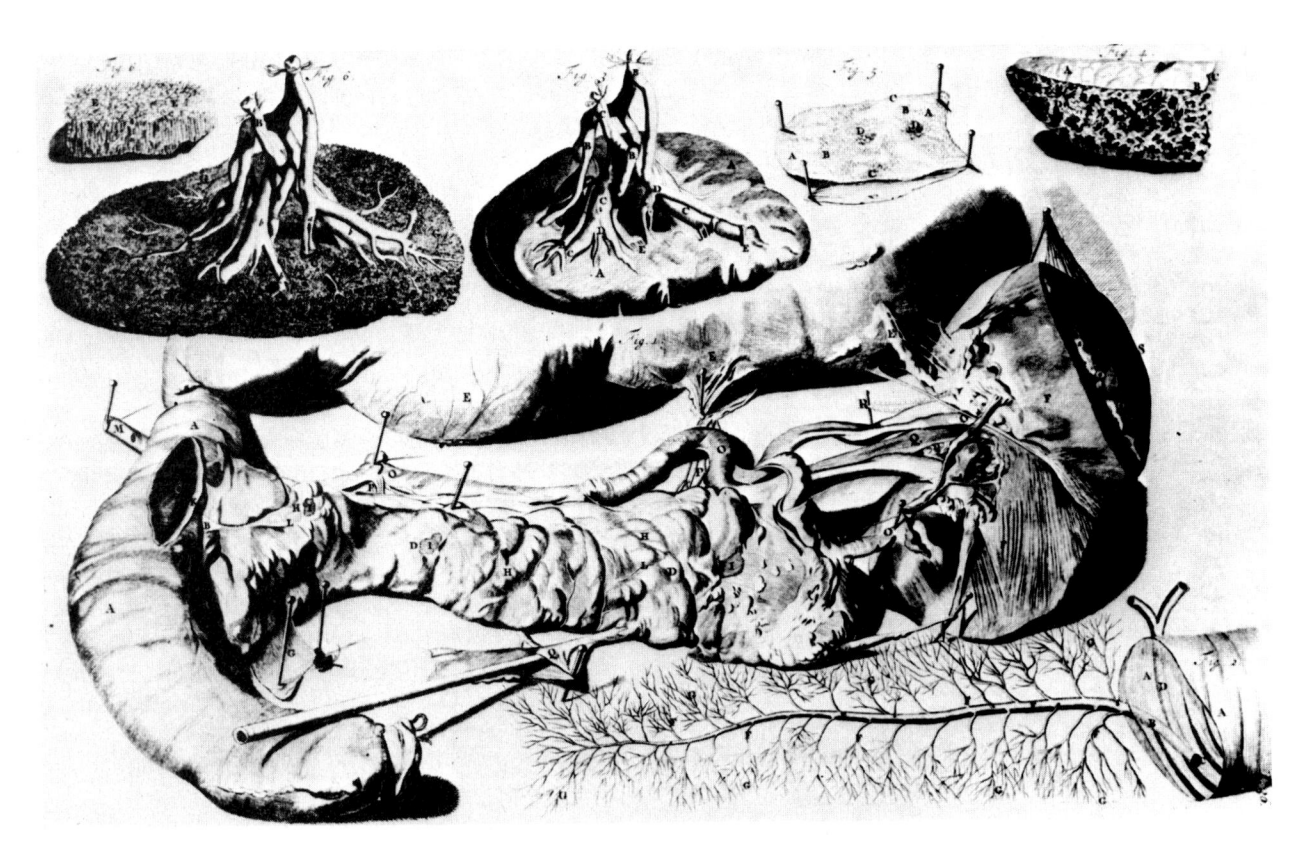

wird er Objekt zahlreicher Kritiken. Das erste Hormon, das für den menschlichen Körper essentiell ist, steht den Medizinern als Extrakt zur Verfügung und rettet Millionen von Menschenleben. Abel kristallisiert das Hormon 1925, die Herstellung wird seither zunehmend industrialisiert. Der Zusatz von Protamin und Zink durch Hagedorn, 1935, erlaubt in vielen Fällen, mit täglich einer Injektion auszukommen. Murlin äußert 1923 den Verdacht, daß ein zweites, diesmal hyperglykämisierendes Pankreashormon existiert. Kimbal und Murlin bestätigen es im folgenden Jahr und nennen es Glukagon, doch wird seine reine Darstellung und Kristallisation erst später realisiert.

Das Insulin dominiert durch seine therapeutische Wirkung über alle Proteohormone, die in dieser Periode identifiziert und rein dargestellt werden. Zwischen den beiden Weltkriegen wurden mehrere Hormone der vorderen Hypophyse durch ihre Wirkung identifiziert und teilweise dargestellt: die Gonadotropine, Prolan A (= FSH) und Prolan B (= LH/ICSH) (B. Zondek und Aschheim, 1926), deren umfangreiche Produktion durch die Plazenta und Ausscheidung durch den Harn eine frühzeitige Diagnose der Schwangerschaft erlaubt (Aschheim und B. Zondek, 1928; Friedman, 1929; Brouha und Hinglais, 1930); weiter das thyreotrope Hormon (Loeb, Hoffmann und Basset sowie Aron, 1929; das Adenotropin (Collip, 1933) bzw. Kortikotropin (Anselmino und Hoffmann, 1933); das somatotrope Hormon (Evans und Long, 1922). Stricker und Grueter, beides Schüler von Boin, erreichen die Sekretion von Milch und, bei der Taube, die Aktivität der Kropfdrüse durch einen Extrakt des vorderen Hypophysenlappens. Sie nennen ihn Prolaktin (1928). Ehrardt erzielt die gleiche Wirkung mit einem Extrakt der Plazenta (1936).

Abbildung 3073
Anatomische Tafel mit dem untersten Teil des Magens und einem Stück des Zwölffingerdarmes mit Pankreas und Milz. Aus »Die Anatomie des menschlichen Körpers« *von W. Cowper, Oxford, 1698. (Paris, Bibliothek der Alten Med. Fakultät)*

Abbildung 3074 (gegenüber) Las Meninas – Die Familie Philipps IV. Gemälde von Diego Vélasquez (1599–1660), gemalt 1658. (Madrid, Prado) Infantin Margarita, die spätere Marie von Österreich, als Kind mit dem Zwerg Nicolas de Portosato zur Linken und der Zwergin Maribarbola.

Das melanotrope Hormon ist bisher nur durch seine Funktion bei Lurchen (B. M. Allen, 1916; C. E. Smith, 1916) und Fischen (Lundström, 1932; G. Veil, 1937) bekannt.

Magnus und Schäfer beobachten 1901 die diuretische Wirkung des hinteren Hypophysenlappens in Verbindung mit der schon bekannten Gefäßwirkung. Der weit wichtigere, antidiuretische Effekt wird erst 1913, getrennt von Farini in Venedig und van den Velden in Düsseldorf, entdeckt. Sie verwenden ihn für die Behandlung des Diabetes insipidus. Dale stellt 1906 das Oxytocin, Ott und Scott (1910) die milchtreibende Wirkung des hinteren Hypophysenlappens fest.

Seit 1919 konnte Dudley die den Druck erzeugenden und die antidiuretischen Wirkungen von der Oxytocinwirkung trennen. Der Extrakt des hinteren Lappens behält jedoch seine drei Wirkungsbereiche bei. Blumgart zeigt 1922 den antidiuretischen Effekt eines Nasensprühmittels, das aus der Lösung des Extraktes des hinteren Lappens hergestellt wird, und Smith die Wirkung der nasalen Einnahme des puderförmigen Extrakts; man wendet diese Methoden noch heute an (1934). Collip beobachtet 1925, daß der Extrakt der Nebenschilddrüse Calcämie fördert. Man identifiziert Hormone durch ihre Wirkung in Organen, die von den Drüsen entfernt liegen, und gab ihnen, wie es damals üblich war, den Namen endokrine Hormone, obgleich es sich hierbei um eine falsche Bezeichnung handelt. Auch konnten diese Hormone noch nicht rein dargestellt werden. Im einzelnen betrifft es das Sekretin des Zwölffingerdarmes (Bayliss und Starling, 1902), das Gastrin der Magenschleimhaut (Edkins, 1905), das Komarov erst 1938 vom Histamin unterscheiden wird; weiterhin das Cholecystokinin des Duodenums (Boyden, 1928) – das zukünftige Angiotensin –, dessen Aufbau Goormaghtigh im iuxtaglomerulären Apparat der Niere vermutet (1939), sowie den Blutbildungsfaktor, das spätere Erythropoietin, welches Carnot und Deflandre 1906 entdecken.

Die Steroidhormone

Ancel und Bouin hatten 1901 Argumente dafür vorgebracht, daß aus dem interstitiellen Gewebe der Hoden virilisierende Substanzen sezerniert werden. David, Dingemanse, Freud und Laqueur isolieren dann 1935 das Testosteron aus den Hoden eines Stieres. Aber die geringe Konzentration (50 Milligramm aus 100 Kilogramm frischem Organ) verhindert die industrielle Nutzung. Im gleichen Jahr wurde das Androsteron, ein weit schwächeres Androgen als das Testosteron, synthetisiert. Man ging von natürlichen Steroiden aus, die sowohl im Tierreich als Cholesterol (Ruzicka) wie auch im Pflanzenreich als Sitosterol (Hoppenhauer) oder Stigmasterol (Butenandt) vorkommen. Im gleichen Jahr synthetisieren Butenandt und Ruzicka das Testosteron mit Dehydroandrosteron als Ausgangsprodukt; das Hormon steht von nun an der Medizin zur Verfügung. Es ist keine Frage mehr, daß ein eunuchoider Zustand nunmehr beseitigt werden kann. Man darf auch die Fälle von Insensibilität gegenüber dem Hormon außer Betracht lassen, das sie, zumindest unter den schweren Fällen, sehr selten ist.

Parallele Arbeiten betreffen den Bereich der Östrogene. Allen und Doisy in den Vereinigten Staaten, Butenandt in Deutschland, Laqueur in den Niederlanden, Courrier und Girard in Frankreich und Marrian in Großbritannien isolierten die drei wichtigsten Hormone Östron, Östradiol, Östriol aus dem Urin und analysierten ihre Wirkung zwischen 1923 und 1933. Im

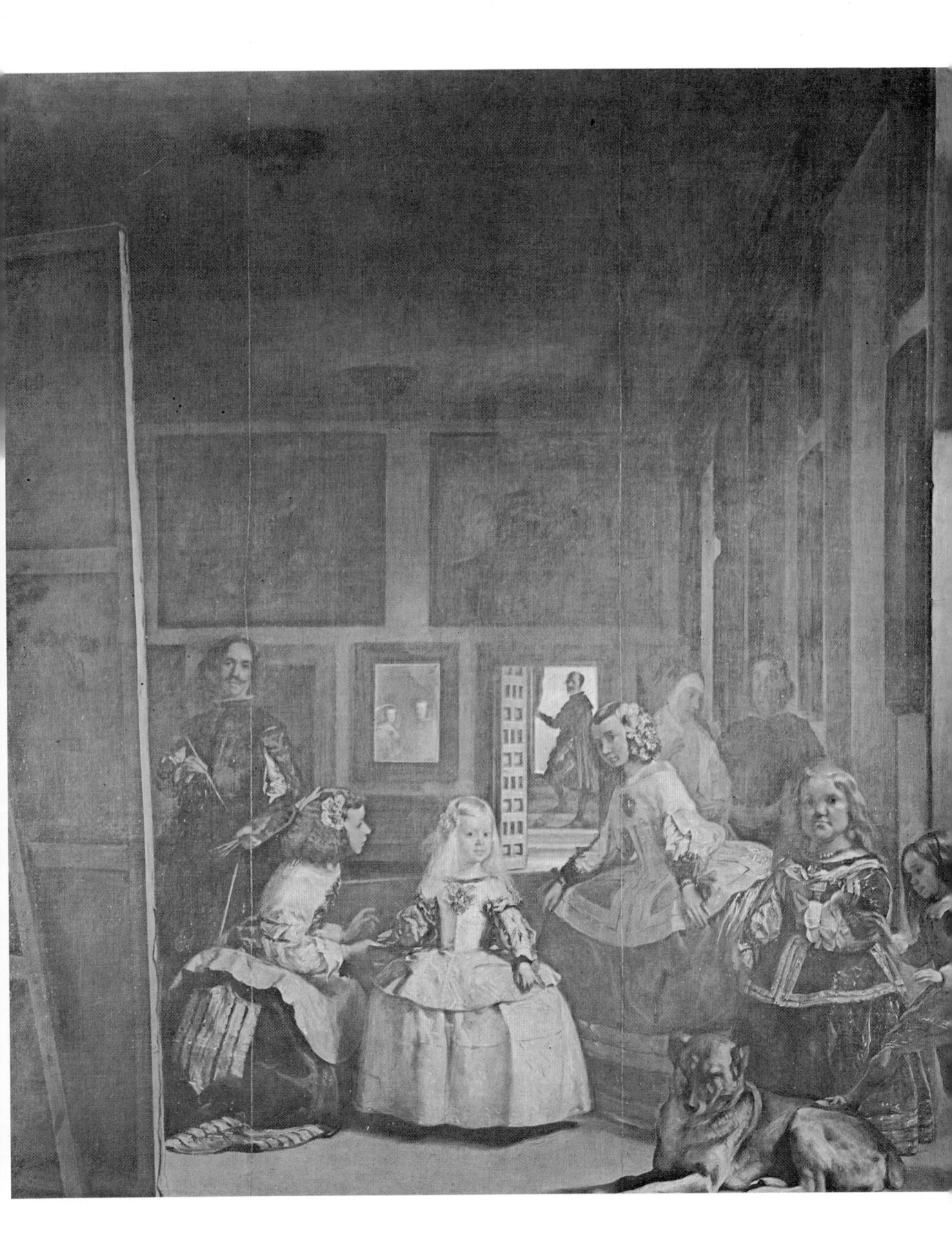

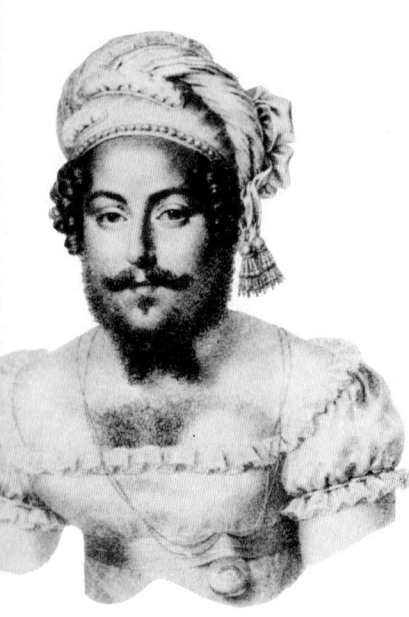

*Abbildung 3075
Mademoiselle Lefort, geboren in Paris am 22. März 1799, bei ihrer Durchfahrt nach Tours am 20. April 1821.
(Dictionnaire des sciences medicales, Band XXI, S. 98. Hermaphrodit)
(Paris, Nat. Bibl., Kupferstichkabinett)*

Gegensatz zum Testosteron sind diese Hormone während der Schwangerschaft reichlich im Urin vorhanden. A. Girard verfügt 1932 über ein Kilogramm Östron, das er aus dem Urinextrakt einer Stute kristallisierte. Die Extraktion beeinflußt von nun an die industrielle Nutzung; Bachmann, Cole und Wilds können 1939 das Hormon synthetisieren. Die Extraktion von Östrogenen aus dem Urin wird für die therapeutische Anwendung bis 1948 im industriellen Maßstab verfolgt. Dodds und Robinson synthetisieren 1938 die ersten nichtsteroiden Östrogene: Stilböstrol, Dienöstrol, Hexöstrol, sie sind oral wirksam.

Die Arbeiten über das Progesteron gingen schneller voran. Butenandt in Deutschland sowie Wintersteiner und Allen in den Vereinigten Staaten isolieren das Hormon innerhalb von einem Jahr aus den Gelbkörpern. Sie stellen es kristallin dar und ermitteln seine Struktur. Einige Monate später gelingt Butenandt die Synthese; er ging dabei vom Stigmasterin der Sojabohne aus und 1937 vom Cholesterol.

Callow und Young geben allen Hormonen, die durch oxidative Abspaltung der seitlichen Kette vom Cholesterol abgeleitet sind, den Namen Steroide (1936). So wichtig die Sexualsteroide auch sind, so erfolglos war doch auch ihre Anwendung im Gegensatz zu der der Nebennierenrindensteroide. Einige Jahre später als die Hormone der Ovarien und der Hoden findet man die ersten Hormone der Nebennierenrinde. Reichstein in der Schweiz, Mason und Kendall, die aus den Vereinigten Staaten kommen und schon das Thyroxin isoliert hatten, extrahieren 1936 das Dehydrocorticosteron, Corticosteron und Desoxycorticosteron. Kendall isolierte das künftige Kortison unter dem Namen »Verbindung E« (1938). Die geringe Menge, die in der Drüse enthalten ist, verbietet die therapeutische Anwendung der Hormonextrakte. 1937 synthetisieren Steiger und Reichstein im großen Maßstab aus dem Stigmasterin der Sojabohne das Desoxycorticosteron oder Kortexon (Substanz Q nach Reichstein). Sie ermöglichen damit eine Lebensverlängerung bei der früher tödlich verlaufenden Addisonschen Krankheit.

Am Vorabend des Zweiten Weltkrieges erhält das Insulin den Diabetikern und das Desoxycorticosteron den an der Addisonschen Krankheit Leidenden das Leben; Präparate aus Thyroxin, Testosteron, Östradiol und Progesteron heben einen Mangel an dem jeweiligen Hormon völlig auf. Das Pulver des hinteren Hypophysenlappens wirkt nasal und führt die Diurese des Diabetes insipidus auf das normale Niveau zurück, die therapeutische Anwendung von Adrenalin ist sehr vielseitig. Diese Errungenschaften spornen Biologen und Mediziner an, und überall in der Welt werden Laboratorien, Lehrstühle, Krankenhausabteilungen und Gesellschaften für Endokrinologie geschaffen.

Geschichte der Lungenheilkunde

Erfars ein andrer/ich biñ satt/
Mir hat man zogen schoh/roch/matt.

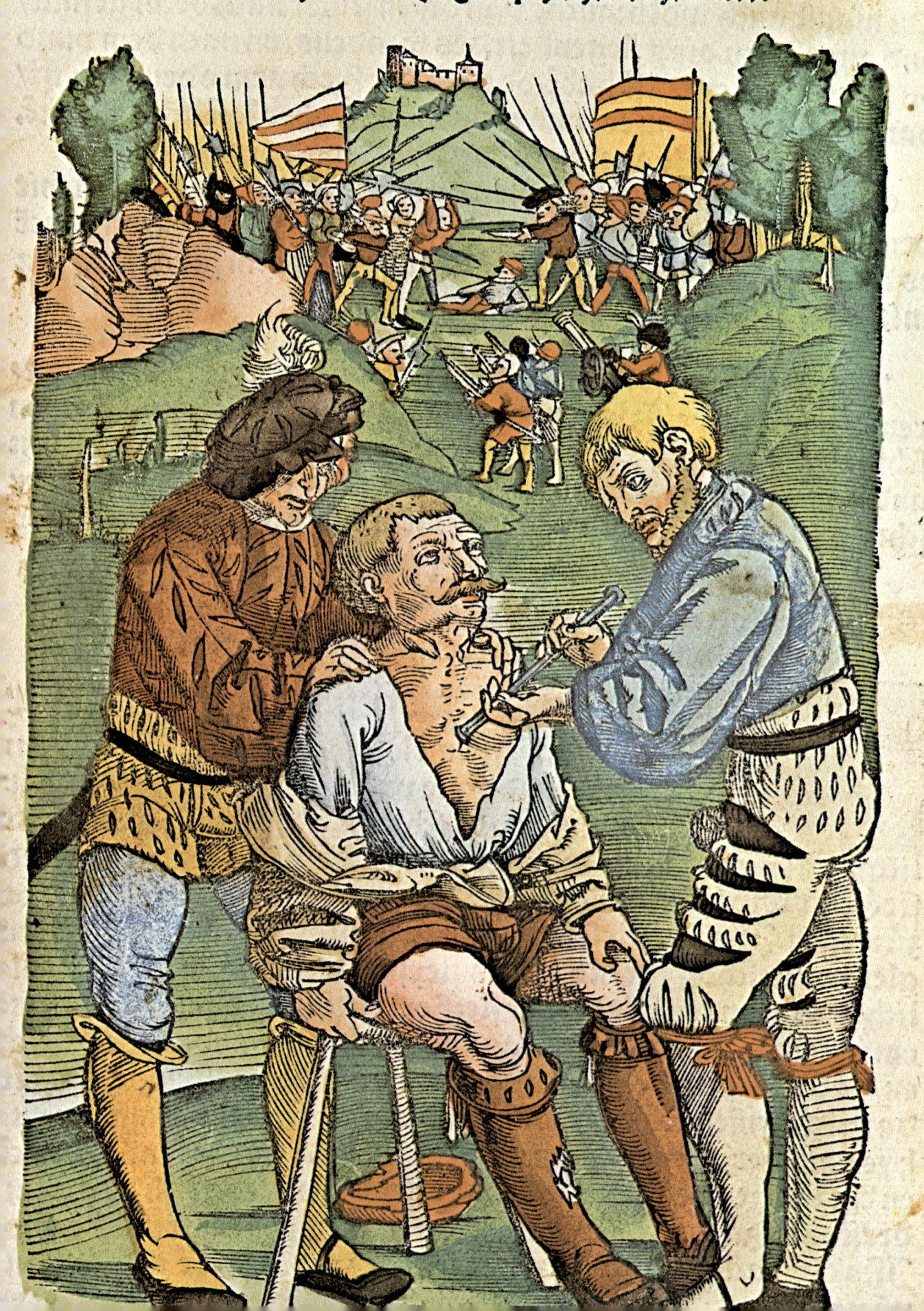

Geschichte der Lungenheilkunde

*von Robert Bollinelli
und Pierre Carles*

Die Lungenheilkunde oder Pneumologie ist zweifellos die erste Disziplin, die von der medizinischen Revolution im 19. Jahrhundert profitierte. Bis dahin fügt sie sich in den allgemeinen Rahmen der Medizingeschichte ein, die gekennzeichnet ist von einer langsamen Erweiterung der Kenntnisse auf dem Gebiet der Anatomie, der Physiologie, der Untersuchungsmethoden und der Pathologie.

Die Beschreibung des Atmungsapparats ist gegen Ende des 19. Jahrhunderts, des großen Jahrhunderts der Anatomie, abgeschlossen; Leonardo da Vinci, Vesal und d'Acquapendente, um nur die Bekanntesten zu nennen, haben sich dabei ausgezeichnet. William Harvey beschreibt zu Beginn des 19. Jahrhunderts den doppelten Blutkreislauf, aber erst später ermöglicht die Erfindung des Mikroskops Malpighi die Entdeckung des Kapillarsystems in der Lunge.

Die klinische Untersuchung des Atmungsapparats und die Nosologie wurden seit Hippokrates nicht sehr viel weiterentwickelt. Auenbrugger schlägt 1760 die Perkussion vor, aber Allgemeingut wird sie erst später. Der wichtigste Beitrag stammt von Paracelsus, der im 16. Jahrhundert eine Beschreibung der Bergsucht der Bergleute, die erste Berufskrankheit der Lunge, liefert. Lavoisier leitet den Übergang zum 19. Jahrhundert ein, indem er 1785 den chemischen Mechanismus der Atmung aufzeigt.

Die moderne Pneumologie entsteht mit Laennec, der sowohl ein neues Explorationsmittel als auch eine neue Nosologie einführt. Diese beschreibende und klassifizierende Medizin kommt knapp der außergewöhnlichen Entwicklung der wissenschaftlichen Medizin zuvor, die aus der Eingliederung der Grundwissenschaften wie Physik und Chemie in die Physiologie resultiert. Schöpfer dieser neuen Physiologie sind Magendie und Claude Bernard.

Das letzte Drittel des 19. Jahrhunderts erlebt die Geburt der Mikrobiologie mit Pasteur und 1844 die Isolierung des *Mycobacterium tuberculosis* durch Robert Koch; damit erhält die Tuberkulose ihre Autonomie. Ihren reproduktiven und ansteckenden Charakter hatte fünfzehn Jahre zuvor schon Villemin experimentell nachgewiesen. »Alles scheint nun möglich, alles scheint erklärbar«, glaubt man, aber schon wendet sich der große deutsche Pathologe R. Virchow gegen das Dogma von der Spezifität der Krankheiten; er betont die Rolle der Disposition und der Reaktionen des Organismus gegenüber den Keimen. Als Folge dieser Grundlagenforschung findet das Laboratorium Eingang in die Klinik und wird zu einer ihrer unerläßlichen Ergänzungen und Stützen.

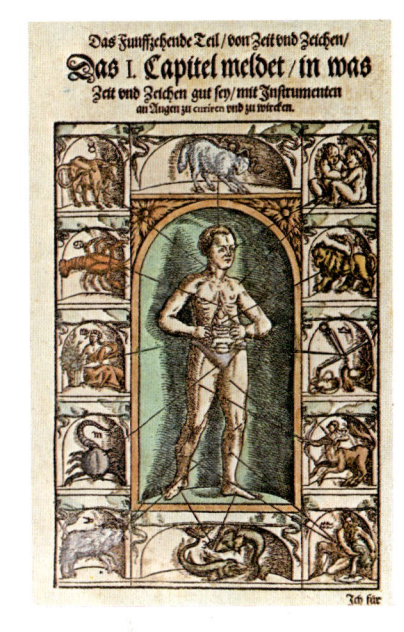

*Abbildung 3077 (oben)
Tierkreismensch. Illustration aus* Ophthalmoduleia, das ist Augendienst *von G. Bartisch, Dresden 1583.
(Paris, Centre de doc. ophtal. de la faculté de médecine.)
Bis zum 17. Jh. herrschte die Idee vor, daß jedes Organ von einem Tierkreiszeichen abhing; so glaubte man, daß Krebs »die Lunge regiert«.*

*Abbildung 3076 (gegenüber)
Extraktion eines Pfeils durch einen Feld-Chirurgen.
Stich von Wechtelin. Illustration zum Werk des H. von Gersdorff* Feldbuch der Wundartzney, *Straßburg 1540.
(Philadelphia, USA, Kunstmuseum)*

Das 20. Jahrhundert ist zunächst das Jahrhundert der neuen Diagnosemethoden; anschließend, das heißt nach dem Zweiten Weltkrieg, wird es zum Jahrhundert des therapeutischen Fortschritts. Die Radiologie, die Röntgen 1896 einführt, wälzt die Regeln der Diagnosestellung bei Lungenkrankheiten um. Während der ersten Hälfte des Jahrhunderts erarbeitet man in den Physiologielabors die Techniken zur Untersuchung der Funktion des Atmungsapparats; in der Klinik nehmen sie ab 1950 ihren eigentlichen Aufschwung. Die Bronchoskopie ist gegenüber der urologischen und rektalen Endoskopie im Verzug; Chevalier Jackson praktiziert sie 1917 zuerst zur Entfernung von Fremdkörpern, aber zur echten pneumologischen Diagnosemethode wird sie erst unmittelbar nach dem 2. Weltkrieg und dank der französischen Schule.

Auf dem Gebiet der Chirurgie ermöglichen es die Fortschritte der Anästhesiologie in den Vereinigten Staaten, schon vor 1940 Lungenoperationen mit einer Sicherheit und technischen Präzision durchzuführen, die sich während und nach dem Zweiten Weltkrieg erhöhen. Das 20. Jahrhundert ist außerdem gekennzeichnet von der therapeutischen Revolution der Antibiotika; nicht nur die Behandlung der Tuberkulose, sondern auch die aller Infektionen der Atemwege wird radikal verändert. In dieser Periode kann die Lungenheilkunde endlich von den enormen Fortschritten auf den Gebieten der Allergie und der Immunologie infolge der Entdeckung der Anaphylaxie durch Portier und Richet, 1907, profitieren. Den Verlauf des Asthmas, der allergischen Lungenbläschenentzündungen (Alveolitiden), der Lungenfibrose und bestimmter allgemeiner Krankheiten mit Lokalisierung in der Lunge interpretiert man heute im Lichte allgemeinimmunologischer Daten.

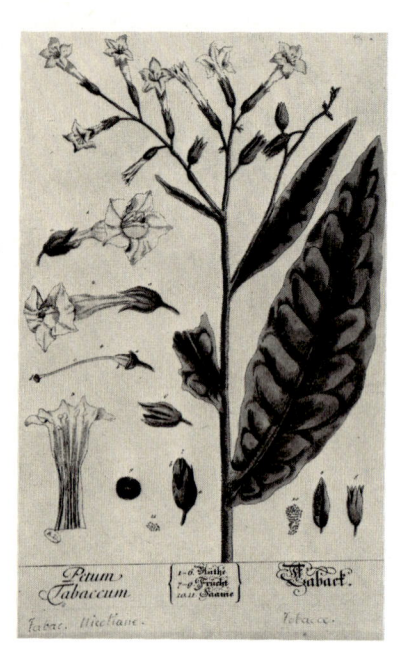

Abbildung 3078
Der Tabak. Stich aus dem 18. Jh.
(Paris, Bibl. des Arts décoratifs)

Von den Ursprüngen bis zum Ende des 18. Jahrhunderts

In den nichtwestlichen Zivilisationen

Die Kenntnisse aufgrund mündlicher Überlieferung sind sehr fragmentarisch; sehr viel umfangreicheres Wissen haben wir über die Zivilisationen mit schriftlichen Überlieferungen.

In Mesopotamien, bei den Sumerern, den Babyloniern und den Assyrern, ist die Medizin vor allem Sache des Priestertums. Dennoch gibt es auch eine Laienmedizin. So kommt es, daß wir – dank dem Sumerologen Samuel Kramer, der den Text der berühmten Keilschrifttafel des antiken Nippur entzifferte – die älteste medizinische Abhandlung kennen; sie geht auf das dritte Jahrtausend, die ausgehende Periode von Akkad, zurück. Auch einige Lungenkrankheiten finden wir darin erwähnt:
– Bronchitis: ». . . wenn der Kranke hustet, wenn beim Atmen Geräusche in der Luftröhre auftreten und wenn er unter Hustenanfällen leidet.«
– Lungen- oder Rippenfellentzündung: ». . . wenn ein ins Wasser gefallener und wieder herausgeholter Mann Schmerzen empfindet, die bald auf die eine, bald auf die andere Seite ausstrahlen . . ., je nachdem, ob er auf die eine oder die andere Art atmet.«

In der Therapeutik kennen die Babylonier die Belladonna, die sie zur Bekämpfung von Husten, Keuchhusten und Asthma anwenden; doch benutzt man auch Packungen auf der Basis von Leinmehl, oder man wendet Räucherungen an.

Auch in der *persischen Kultur,* die auf das assyrische Reich folgt, entwikkelte sich die Medizin hauptsächlich auf religiöser Basis.

In *Indien* gründet die Physiologie auf der Zirkulation der organischen »Körperwinde«. Fünf Hauche erwähnen die Weden häufig, so den *prana,* der anscheinend mit der Atmung zusammenhängt. In der Zusammensetzung *pranapana* scheinen *prana* und *apana* jeweils Ein- und Ausatmung zu bedeuten. In den Texten des Atharwaweda finden wir eine durchaus eindeutige Erwähnung von Bronchitissymptomen. – Auf therapeutischer Ebene gibt es eine prophylaktische Methode, die auf Atemübungen basiert.

Im *präkolumbischen Amerika* ist die magische und priesterliche Medizin die üblichste Form der Heilkunst. Im mexikanischen und peruanischen Pantheon finden wir Gottheiten mit einer umfassenden oder auch krankheitsspezifischen medizinischen Kraft, zum Beispiel bei den Aztekten: Tlaloc, der Gott des Regens und der meteorologischen Erscheinungen, ist auch für Affektionen verantwortlich, die man dem schlechten Wetter oder »unheilvollen Winden« zuschreibt; Atlana und Animitl bestimmen über Bronchitis und Katarrh. Doch bleiben die anatomischen Kenntnisse sehr fragmentarisch. Auf einer Holzschatulle in Form eines Jaguars, einer Arbeit der Nazca oder Mochica, sehen wir eine voluminöse Luftröhre in eine einlappige flache Lunge münden; in der Mitte liegt das eiförmige Herz. Noch summarischer sind die physiologischen Kenntnisse. Pathologisch haben die Mayas eine spezielle Terminologie für den Kehlkopfhusten (»zean«), den tiefsitzenden Husten aus Bronchien oder Lungen (»thuhuzen«), Atembeschwerden vom asthmatischen Typ (»coczel«), den banalen Bronchienkatarrh und für schwindsüchtige Lungenkrankheiten. Dagegen scheinen Rippenfellentzündungen bei den Indianern Ausnahmefälle gewesen zu sein. Auf therapeutischer Ebene dient ein Absud auf Absinthbasis als Mittel gegen Husten. Die mexikanische Pharmakopöe behandelt Rippenfellentzündungen mit Packungen auf Kautschukbasis. Zwei peruanische Pflanzen nehmen eine Vorzugsstellung ein: der Chinarindenbaum und der Kokastrauch. Zu rituellen oder therapeutischen Zwecken rauchen die Azteken eine Art Zigarre aus einem Nachtschattengewächs, das die Spanier »tabaco« nennen; gegen Schleimhautkatarrh verschreibt man es in Schnupfpulverform. Man kennt auch Aderlaß, Schwitzprozeduren und Räucherungen. In Peru endlich bedient man sich zum Schließen von Wunden, die besonders häufig am Brustkorb vorkommen, gigantischer Ameisen, deren Kopf als Wundklammer fungiert.

In China ist alles, was über dem Zwerchfell liegt »yang«, und was darunter liegt ist »yin«. Die Lunge ist ein unpaariges Organ mit vierundzwanzig luftgefüllten Höhlen; sie ist in acht Blätter unterteilt, die als Deckel für das Herz dienen und sichert das Vorrücken des Pneumas in die Gefäße. »Die Atmung erfolgt in zwei Schritten: Ausatmung (hu) und Einatmung (ki). Da der ›yang‹ natürlich zum Ansteigen neigt und der ›yin‹ zum Absteigen, ist die Ausatmung, die ein Ansteigen bedeutet, ›yang‹ und gehört somit zum ›yang‹-Teil des Körpers. Sie hängt von zwei Organen dieses Teils ab, nämlich vom Herzen und der Lunge. Die Einatmung ist ›yin‹ und gehört zum ›yin‹-Teil des Körpers« (Zitat: Huard und Ming Womc). Die Pathologie basiert des weiteren auf dem Pulsfühlen. Der Puls des rechten Arms zeigt den Zustand der Lunge und des Thorax an; weil man diese Organe gemeinsam mit den »Winden« untersucht, ist der für die Lunge verantwortliche der Westwind, Wind des Herbstes. Die Therapeutik ist sehr weit entwickelt; die Chinesen kennen

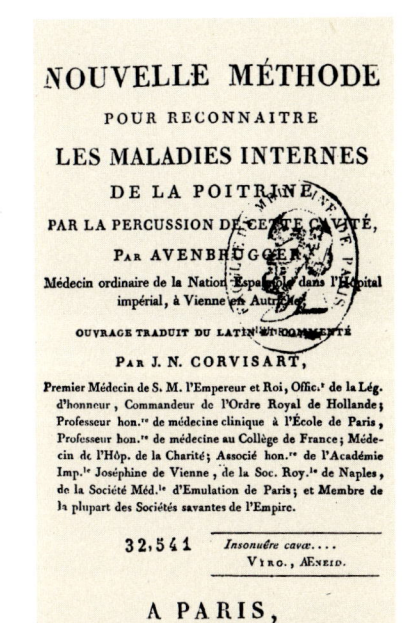

*Abbildung 3079
Titelblatt des Werks von J.-N. Corvisart, das die Perkussion bekanntmachte und ihr eine erhebliche Verbreitung verschaffte. Zwar wurde sie schon von Auenbrugger entdeckt, der seine Methode 1761 in Wien veröffentlichte, aber man verkannte sie lange.
(Paris, Bibliothek der Alten Medizinischen Fakultät)*

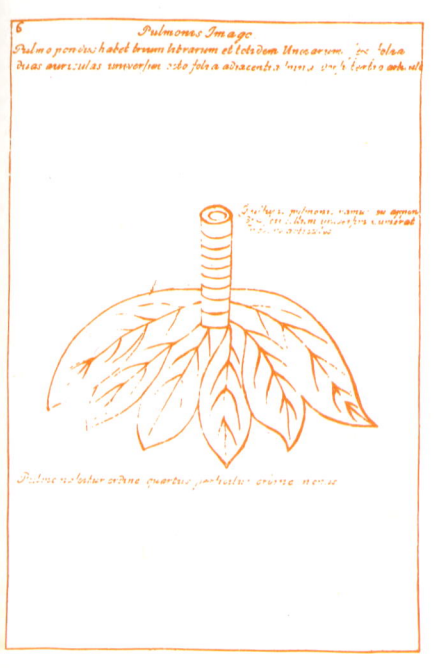

die Ephedra sinica und den Eisenhut gegen Husten sowie den Stechapfel gegen Asthma. – Bei der Akupunktur wird, wenn die Atemwege betroffen sind, der Patient in die Punkte gestochen, die dem »Meridian oder dem Lungengefäß« entsprechen.

In Ägypten bleibt die Medizin anfänglich der Priesterschaft überlassen; die Kenntnis einer gewissen Topographie der inneren Organe ist für Bestattungs- und Einbalsamierungsriten nötig. Im Papyrus Ebers lesen wir: »Durch die Nase oder den Mund tritt die Luft in die Lunge ein und durch die Luftröhre und durch die Bronchien.« Die Ägypter betätigen sich insofern als Pneumatisten, als die Lunge für sie eine wichtigere vitale Rolle als die Leber zu spielen scheint. Sie praktizieren Inspektion, Palpation und Pulsuntersuchung. Im Papyrus Ebers finden wir außerdem dargelegt: »Das Ohr hört, was zuunterst liegt . . . lege deine Hand auf den Kranken und klopfe . . .« Krankheiten, die man an mumifizierten Leichen entdeckte, haben es ermöglicht, die Nachwirkungen von Rippenfellentzündung, Pneumonie und Silikose zu erkennen.

Um Lungenkrankheiten zu behandeln, wendet man sehr oft Inhalationen und Räucherungen an. Gegen Husten empfiehlt man Myrrheninhalationen. Weihrauch dient zum Desinfizieren der Luft. Chody behauptet, daß die Ägypter der protodynastischen Periode (ungefähr 3600 Jahre v. Chr.) schon Luftröhrenschnitte machten. Eine Tafel des Königs Aha, die man in Abydos fand, scheint dies anzudeuten.

Die Lungenheilkunde im Okzident

Hippokrates (460 bis 377 v. Chr.) kennt und unterscheidet die trockene und die eitrige Rippenfellentzündung, also das Empyem, ferner den Hydrothorax sowie andere akute oder chronische Lungenkrankheiten. Er beschreibt das Lungenerysipel mit oder ohne Eiterung sowie Lungentuberkel, -tumoren und -schwindsucht. Seine Beschreibung der Lungenentzündung ist heute noch gültig: »Es erscheinen Fieber, Husten und ein Auswurf, der anfangs nur schleimig und zäh ist; er wird dann gallig und fahl ab dem 6. und 7. Tag und sodann eitrig ab dem 8. und 9. Tag, wobei der Kranke Schmerzen im Rücken und an den Seiten verspürt . . . Wenn das Fieber zwei Tage nach dem 9. Tag wiedererscheint, kommt es üblicherweise zum Tode, oder es entwickelt sich eine innere Eiterung. Wenn der Kranke bis zum 14. Tag fieberfrei bleibt, ist er gerettet.« Hippokrates kennt Inspektion und Palpation. Daher bezeichnet man heute noch die gekrümmten Fingernägel (Uhrglasnägel) bei chronisch Lungenkranken als »digitalen Hippokratismus«. Er hat die Idee, den Brustkorb zu auskultieren und zu schütteln. »Wenn man sein Ohr an den Brustkorb hält und aufmerksam horcht, bemerkt man ein Geräusch wie von Essig«, in welchem Zusammenhang Hippokrates auch »ein Geräusch wie von einem Lederriemen« erwähnt. In der Physiologie ist die Hauptaufgabe der Lunge, die Körpersäfte aufzufrischen. In *De artibus* präzisiert Aulus Cornelius Celsus im 1. Jahrhundert n. Chr. die Semiologie der Lunge. Er beschreibt den Auswurf der Lunge und des Rippenfells, er legt genauer dar, daß man die Hämoptysis, das Blutspucken, an ihrer schaumigen Art erkennt, und er unterscheidet die Atemnot bei Asthma und Orthopnoe. Außerdem präzisiert er, daß »die Atmung mit Pfeifgeräuschen einhergeht, weil der Weg, über den die Luft eindringt, verengt ist.« Der Bronchospasmus ist damit bis auf seinen paroxysmalen Charakter beschrieben! Packungen, trockene Schröpfköpfe bei Lungenfellentzündung oder Schröpfen bei einer Rippenfellentzündung komplettieren das therapeutische Rüstzeug.

Abbildung 3080 (oben) Chinesische anatomische Darstellung der Lunge. Stich aus Specimen medicinae sinicae sive opuscula medica ad mentem sinensium *von Andreas Cleyer, Frankfurt 1682. (Paris, Bibliothek der Alten Medizinischen Fakultät)*

Abbildung 3081 (unten) Einbalsamiertisch aus der Nekropole von Sakkara. Alabaster, 3. Dynastie. (Kairo, Museum)

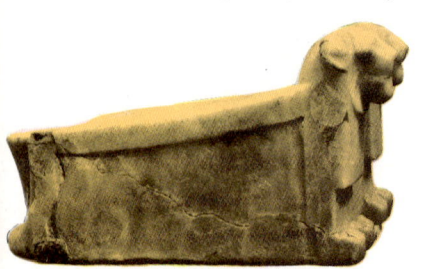

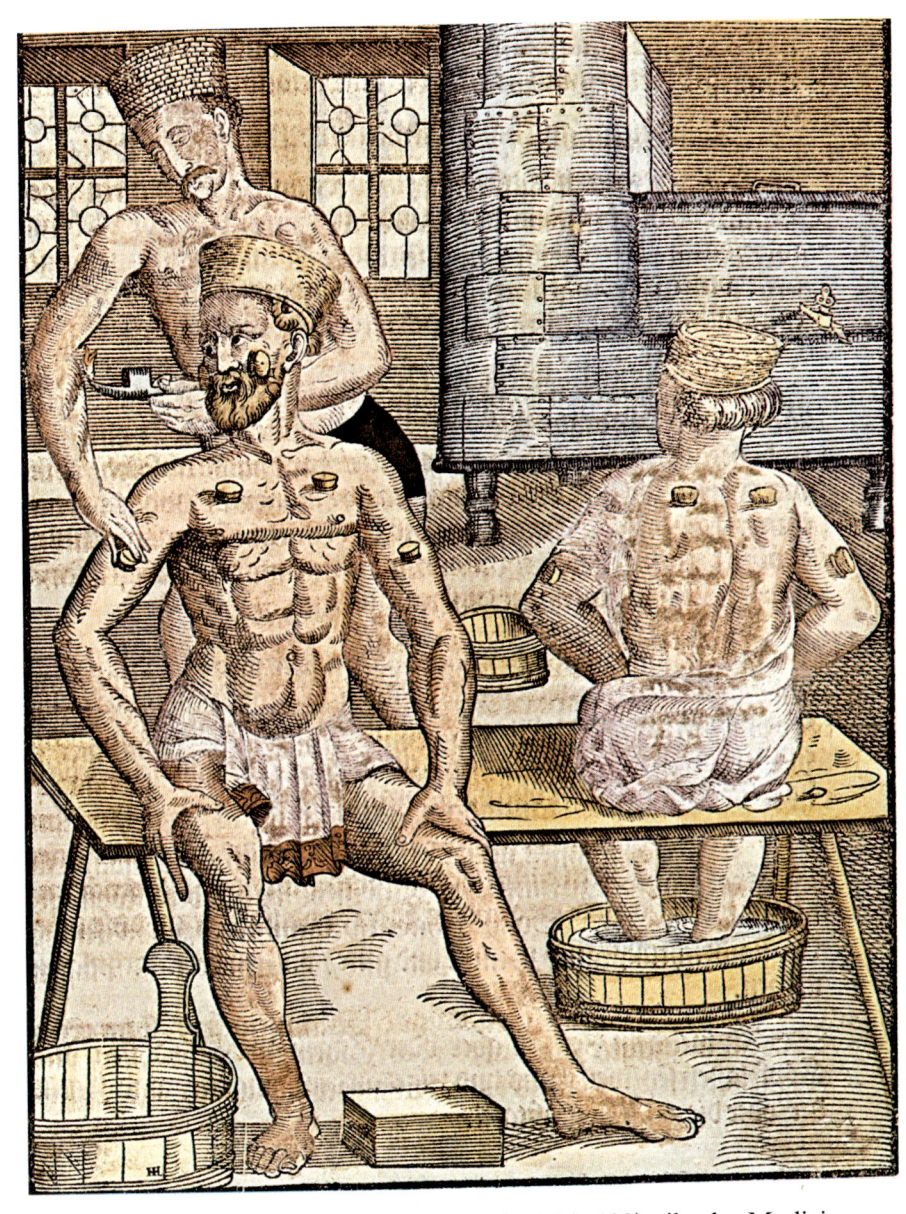

*Abbildung 3082
Anlegen von Schröpfköpfen.
Illustration aus* Ophthalmoduleia, das ist Augendienst *von Georg Bartisch, Dresden 1583.
(Paris, Centre de doc. ophtal. de la faculté de médecine)*

Der aus Pergamon stammende Galen (129 bis 199) gibt der Medizin neue Impulse. Als Philosoph Anhänger des Finalismus versichert er, daß die Funktion eines Organs von seiner Form und seiner Struktur abhängt; dies verleitet ihn zu mehr oder weniger treffenden Behauptungen. Nur lächeln können wir heute über die Texte dessen, das gute elf Jahrhunderte als medizinische Referenz galt: »Bei den Tieren geschieht die Atmung im Interesse des Herzens, das die Substanz der Luft benötigt; brennend vor Hitze verlangt es nach viel Frische, die sie ihm gibt. Mit ihrer kühlenden Eigenschaft tritt die Luft herein und erfrischt das Herz; sie kommt wieder heraus, und sie nimmt die gärenden und die verbrannten, rußigen Partikel mit sich.« An anderer Stelle lesen wir: »Die Natur hat das Herz in das Zentrum der Brusthöhle gelegt, einen für seine Sicherheit sehr vorteilhaften Platz, der ihm von der Lunge her eine gleichmäßige Versorgung mit Kälte gewährleistet.« Immerhin schließt Galen daraus, daß die Atembewegung eine Tätigkeit des Brustfells und der Thoraxmuskeln ist.

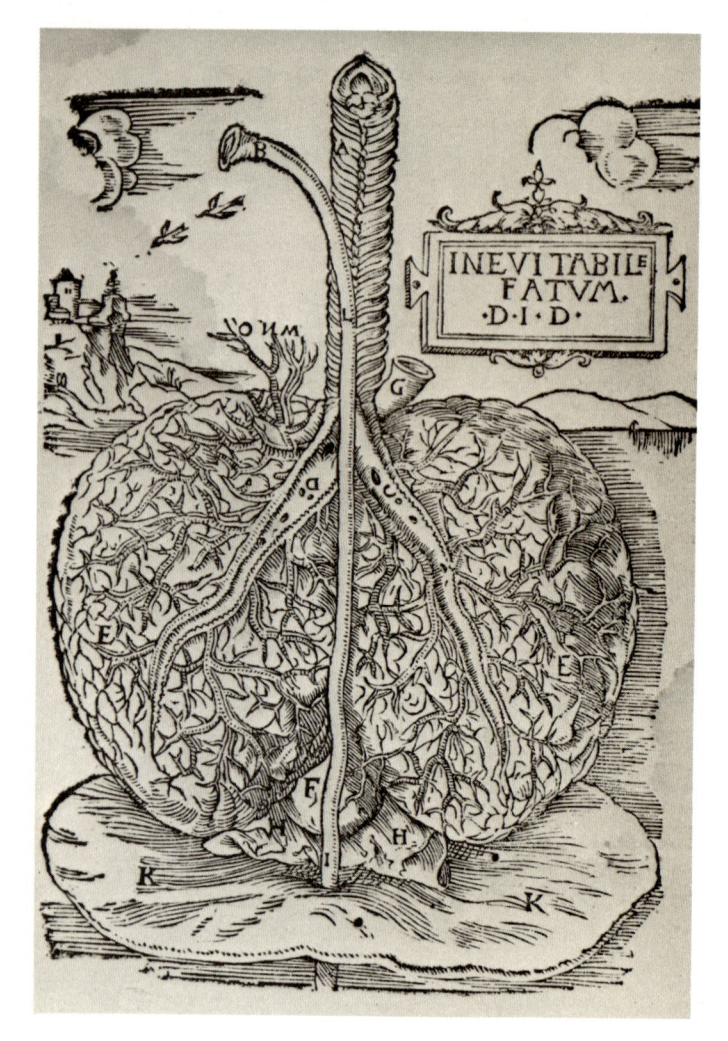

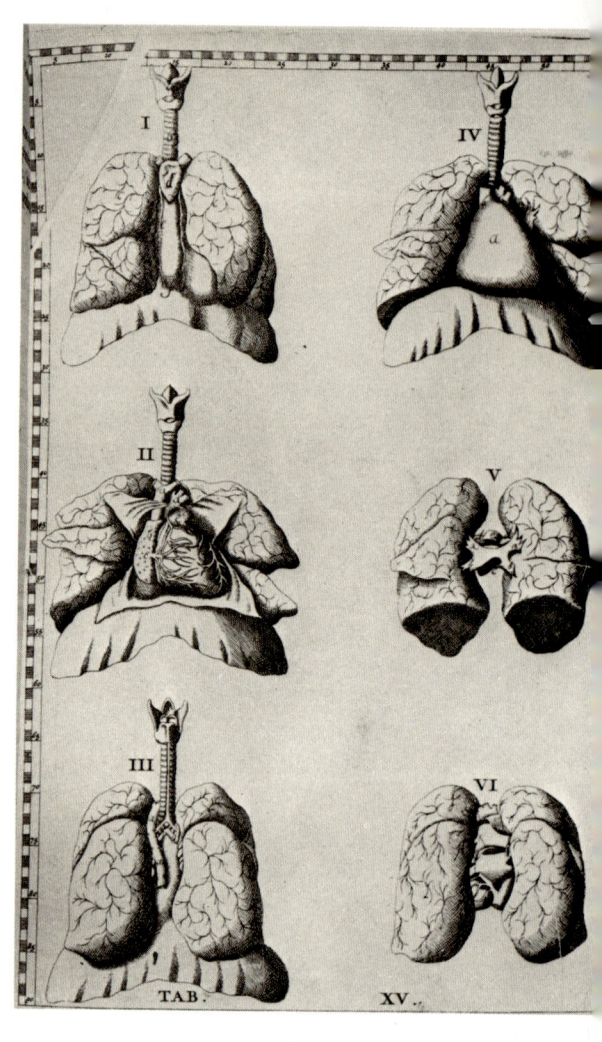

Abbildung 3083 (oben links) Anatomische Darstellung von Johannes Dryander in: Anatomia Mundini . . . collata per Joannem Dryandrum, Marburg 1541. *(Paris, Bibliothek der Alten Medizinischen Fakultät) Man sieht die Lunge, die Luftröhre (A), die Speiseröhre (B, L und I) sowie das Zwerchfell (K).*

Abbildung 3084 (oben rechts) Darstellungen der Lunge nach B. Eustachi, veröffentlicht von G. M. Lancisi in seinem Werk Tabulae anatomicae, *1741. Diese Tafeln, die seit 1654 verloren waren, fand man erst 1714 wieder. Frei von jeglichen wunderlichen Ornamenten zeigen sie ein Wissen, das der Epoche sehr voraus war.*

Über das ganze Mittelalter ruht die abendländische Medizin, und erst ein Jahrtausend später, in der Renaissance, machen wir wieder vier große Mediziner aus: Rabelais, Paracelsus, Ambroise Paré und Vesal.

Über die Anatomie des Thorax und der Lunge schreibt Rabelais (um 1494 bis 1553): »Rippen wie ein Reifen . . .«, »Lunge wie eine Pelzmütze.« – Theophrastus Bombastus von Hohenheim, genannt Paracelsus (1494–1551), ist der Vater der Berufsmedizin, insbesondere im Hinblick auf die Lunge. Eines seiner Bücher handelt von »der Bergsucht und anderen Berufskrankheiten« (1533–1534). Die Krankheit der Bergleute definiert er folgendermaßen: »Jene, die Erze fördern und sie schmelzen, also Bergleute und ihresgleichen, jene, welche die Erze, Silber, Gold, Salze, Alaun und Schwefel waschen, jene, die Vitriol kochen und jene, die mit Blei- und Kupfererz sowie unreinem Zinn-, Eisen- oder Quecksilbererz umgehen, bekommen eine Lungenkrankheit. Man sagt, sie seien an der Bergsucht erkrankt.« Zur Behandlung der Bergsucht »soll man die Ausdünstungen, die aus dem Berg kommen, verhindern, damit sie den Bergmann nicht verseuchen«. – Ambroise Paré (1509–1590) hat insbesondere über Rippenfellentzündung und die Entleerung eines Empyems geschrieben: ». . . Um es zu entleeren, muß der Chirurg zwischen der dritten und vierten echten Rippe, gezählt von unten nach oben, eine Öffnung herstellen. Diese Öffnung muß in einem Abstand von sechsbis siebenfacher Fingerbreite von der Wirbelsäule angebracht werden, mit dem Glüheisen, durch Ätzung oder mit dem Rasiermesser . . .; und man muß schrittweise so schneiden, daß man die Spitze auf den unteren Teil der Rippe richtet, damit nicht Vene, Arterie und Nerven abgeschnitten werden.« – Andreas Vesal (1514–1564) bringt in der illustrierten Ausgabe seines Werkes *De humani corporis fabrica libri septem* (VI. Buch, S. 561) eine Abbildung, die einen erwachsenen Mann zeigt; er trägt die Hände auf dem Rücken, und seine Brusthöhle liegt offen da, wobei das Herz und die Lungen zu sehen sind. Dieser Holzschnitt läßt die anatomischen Fortschritte erkennen, die man in etwa vierzig Jahren erzielt hatte.

Die Renaissance ist vor allem die Epoche anatomischer Erkenntnisse.

Die Pathologie bleibt weit im Rückstand, aber Ramazzini schafft die Grundlagen für die Arbeitsmedizin, insbesondere in der Lungenheilkunde. Die Toulousaner haben das Anliegen, Vasco Castello zu zitieren, der »régent« (Dekan) der Medizinischen Fakultät geworden ist. Sein 1616 erschienenes Buch *Exercitationes medicinales ad omnes thoracis affectus* bildet das erste Werk, das der Thoraxpathologie gewidmet ist. – Im 18. Jahrhundert gelingt es Antoine Laurent Lavoisier (1743–1794), den Sauerstoff, den Priestley kurz zuvor (1774) entdeckt hatte, zu isolieren und dann auch zu untersuchen. Darauf zeigt er den chemischen Mechanismus der Atmung. Seine Entdeckungen werden künftig die Entwicklung der Atmungsphysiologie ermöglichen. – 1791 erklärt Hassenfratz (1755–1837), daß das Kohlendioxyd des Blutes aus den Geweben stammt. Später deklariert Bichat (1771–1802): »Bei seinem Durchtritt durch die Gewebe nimmt das arterielle Blut den Charakter des venösen Bluts an . . .; ein Atemstillstand gibt dem arteriellen Blut den Charakter des venösen Bluts.« – Auenbrugger (1722–1809) experimentiert 1754 am Spanischen Krankenhaus in Wien mit einer neuen Forschungsmethode, nämlich der Perkussion. 1761 legt er in seinem Werk *Inventum novum ex percussione thoracis humani* die Prinzipien und Konsequenzen für die Diagnosestellung dar. Im selben Jahr veröffentlicht er ein Werk über die Lungenkrankheiten der Steinbrucharbeiter. Ein halbes Jahrhundert vergeht, bevor die Methode von Jean Nicolas Corvisart populär gemacht wird; 1808 übersetzt dieser die Abhandlung Auenbruggers aus dem Lateinischen und kommentiert sie.

Die erste Hälfte des 19. Jahrhunderts

Hier dominiert Laennec; er ist der wirkliche Schöpfer der modernen Pulmologie, und zwar dank dieser drei Beiträge: der mittelbaren Auskultation, der anatomisch-klinischen Methode, welche die organischen Läsionen mit den Beobachtungen an Gesunden und an Kranken zu Lebzeiten vergleicht, und einer neuen Nosologie. Die Essenz seines Werks ist enthalten in seinen Abhandlungen *Traité de l'auscultation médiate* oder *Traité des maladies du poumon et du cœur*.

Zunächst erinnert er an Bedeutung und Grenzen der Auenbruggerschen Methode. Anschließend legt er dar, wie er dazu kam, die mittelbare Auskultation und das Stethoskop zu erfinden. Er beschreibt ausführlich die Merkmale, die man bei der Auskultation der Atmung (Atemzüge und Rasseln) sowie der Stimme und des Hustens feststellen kann. Aber diese Technik als

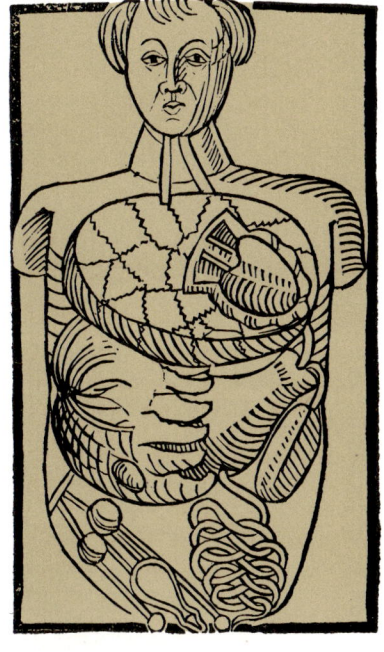

Abbildung 3085 (oben)
Erste Darstellung von Brust- und Bauchhöhle in Anthropologium de hominis dignitate, natura et proprieta-tibus *von Magnus Hundt, Leipzig 1501.*
(Paris, Bibliothek der Alten Medizinischen Fakultät)

Abbildung 3086 (unten)
Blick auf die Brusthöhle von vorn. In: De humani corporis fabrica *von A. Vesal, Basel 1543. Die beiden Stiche zeigen den Fortschritt der anatomischen Wissenschaften innerhalb von vierzig Jahren.*

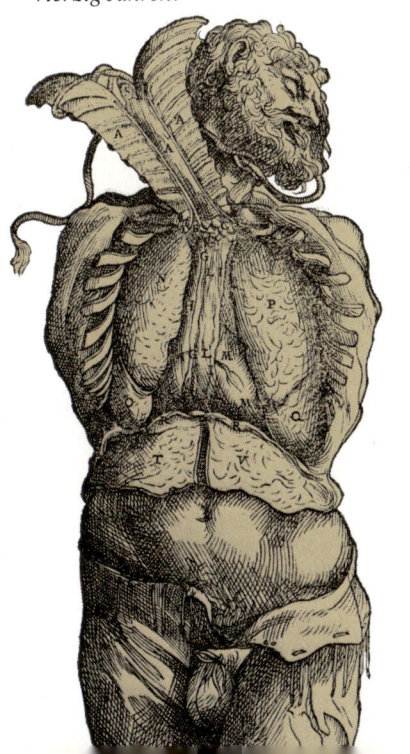

Abbildung 3087 (unten links) Anatomische Tafel. Sie zeigt die Lungen, das Herz, den Ursprung der großen Gefäße und die Anordnung der Felle, die das vordere Mediastinum bilden; es wird durch einen vertikalen Schnitt über die seitliche Brust bloßgelegt.
Illustrationen aus: Manuel d'anatomie descriptive du corps humain von J. Cloquet, Paris 1825.
(Paris, Bibliothek der Alten Medizinischen Fakultät)

Hilfsmittel der Diagnostik geht über eine einfache Semiologie hinaus; sie bildet die Basis einer neuen Krankheitslehre. Laennec unterscheidet:

– die Krankheiten der Bronchien, wie Katarrh und Bronchienerweiterung, so bei seinen bekannten Beobachtungen an einem Kind namens Lajoie, an der Klavierlehrerin und am Kutscher Chopinet, sowie den Krupp;

– die Erkrankungen des Lungengewebes, Hypertrophie und Atrophie der Lunge, Emphysem und Lungenödem, Lungeninfarkt und Lungenfellentzündung;

– akzidentelle Bildungen in der Lunge, zu denen er Schwindsucht, Zysten und Lungentumoren rechnet; seltsamerweise rangiert auch das Asthma in dieser Abteilung;

– Krankheiten des Rippenfells mit verschiedenen Entzündungsarten, Pleuraerguß und Pneumothorax.

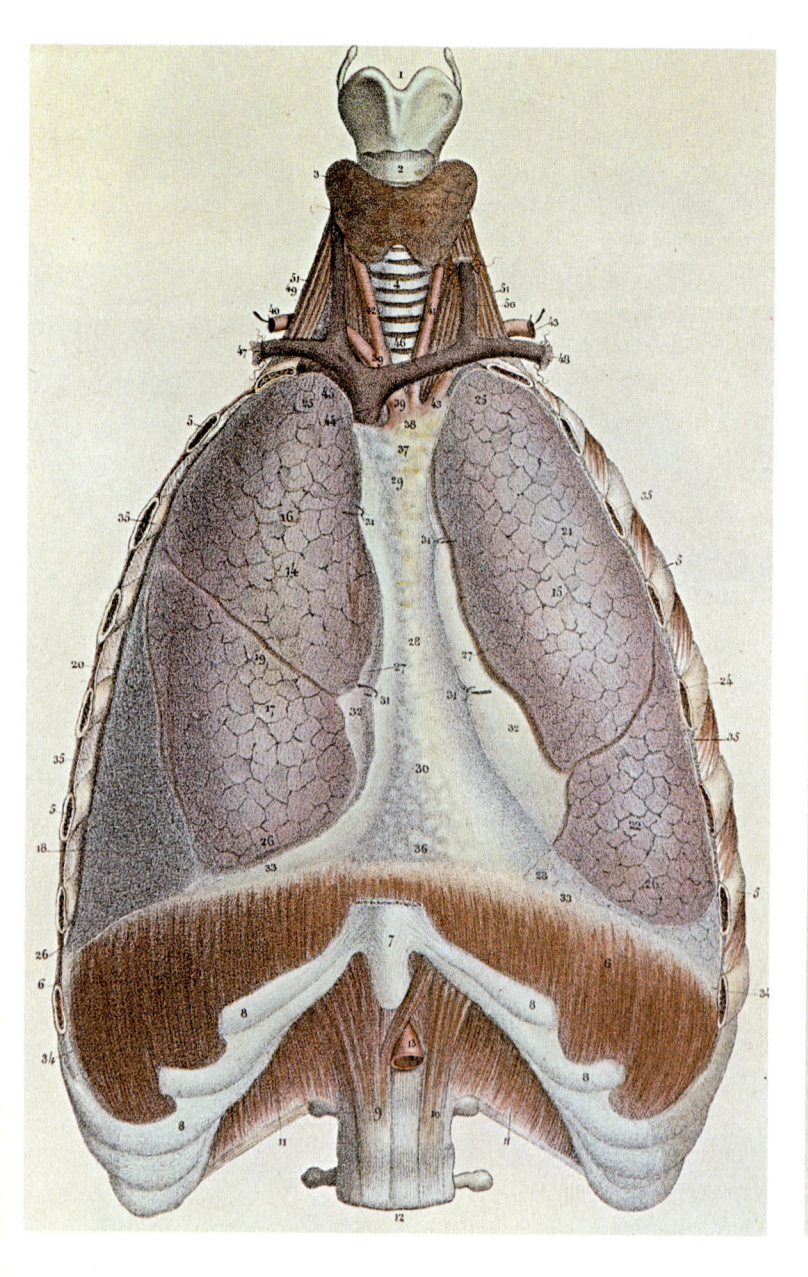

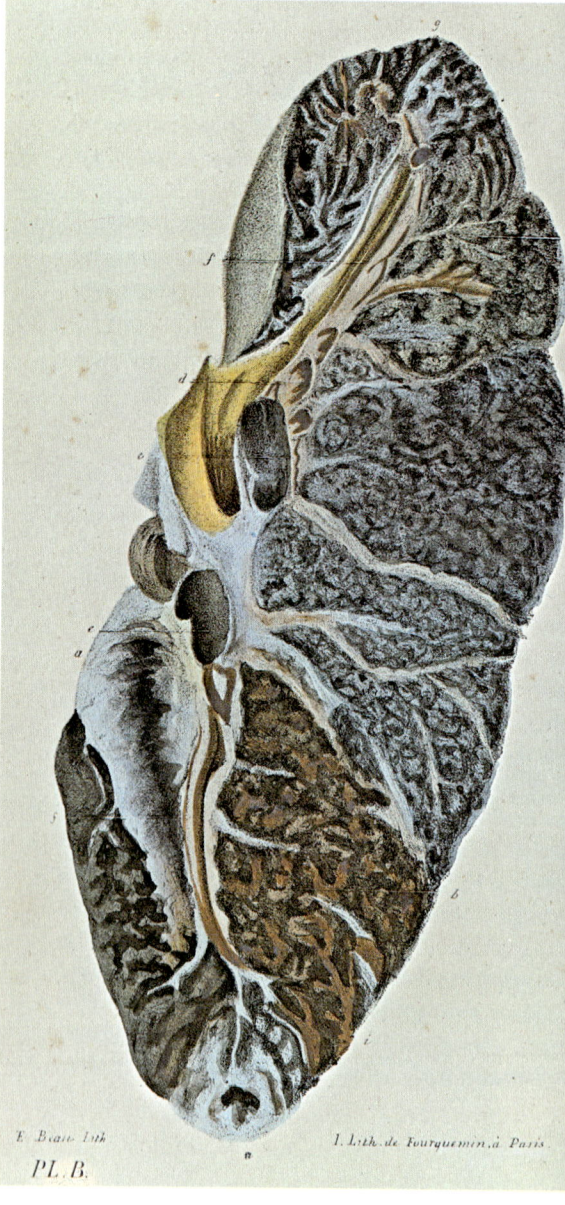

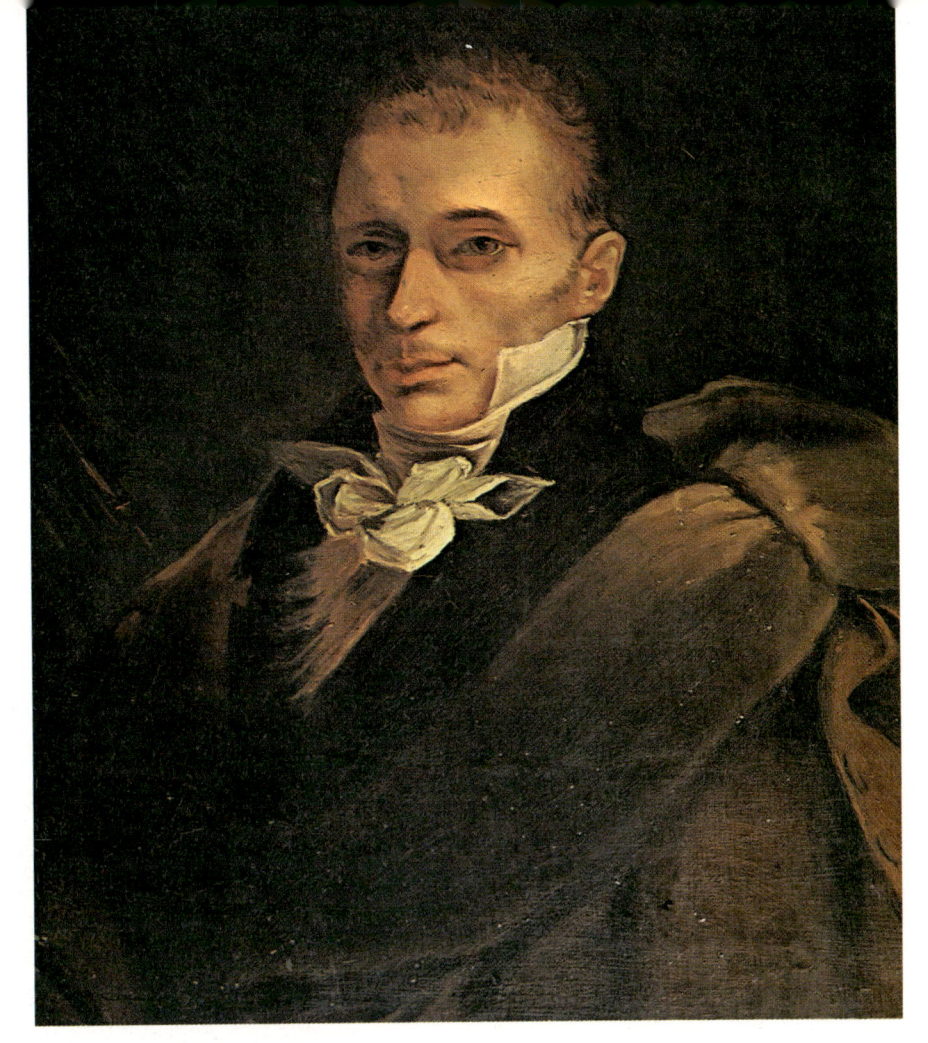

Abbildung 3089
René Théophile Hyacinthe Laennec (1781–1826).
Kopie von Filiprandi des Gemäldes von M. Dubois, das zu Lebzeiten Laennecs entstand. Das Original befindet sich im Besitz seiner Nachfahren.
(Paris, Académie nationale de médecine)

Laennec steht Broussais (1779–1838) gegenüber, der in seiner Abhandlung *Catéchisme de la médecine physiologique* für die Pathologie ein einheitliches Konzept vorschlägt. Für ihn ist nämlich die Reizung, die er Phlegmasie nennt, das *primum movens* aller Krankheiten.

Zwischen Broussais und Laennec kommt es zu polemischen Disputen, aus denen die beschreibende und klassifizierende Medizin Laennecs und der großen Kliniker seiner Epoche als Sieger hervorgeht.

Abbildung 3088 (gegenüber, rechts)
»Allgemeine Melanose der Lungen, beobachtet an einem neununddreißigjährigen Kohlenhändler.«
Illustration aus: Traité de l'auscultation médiate . . . *von R. T. H. Laennec, 4., beträchtlich erweiterte Auflage von M. Andral, Paris 1837 (ibd.)*

Die zweite Hälfte des 19. Jahrhunderts

Auf dem Gebiet der Medizin und der Lungenheilkunde bringt diese Periode drei bedeutende Umwälzungen:
– Claude Bernards experimentelle Medizin,
– die pathologische Anatomie mit Virchow und
– die Mikrobiologie Pasteurs

Claude Bernard

Claude Bernard ist Schüler und Erbe Magendies. Auf dem Gebiet der Atmung untersucht er insbesondere die Rolle der roten Blutkörperchen als Sauerstoffträger. Er klärt außerdem die Rolle des Bronchospasmus beim Asthma, indem er die Zusammenziehung der glatten Bronchienmuskulatur – eine Entdeckung Reisseissens – durch die Erregung des peripheren Endes

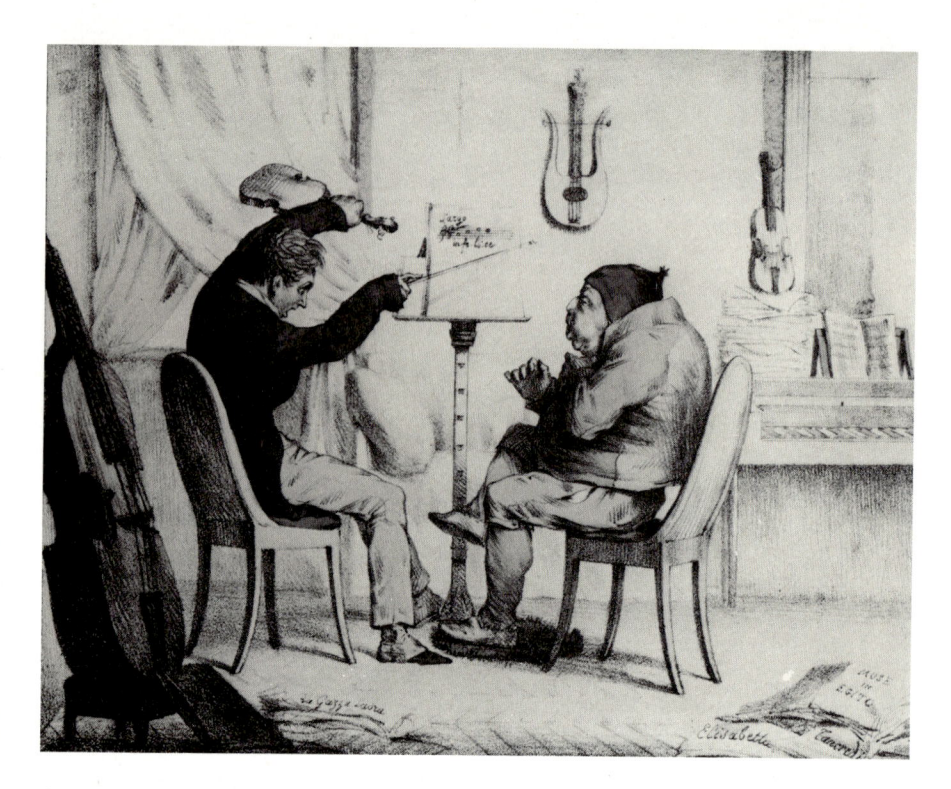

Abbildung 3090
»Asthma wird mit Musik geheilt.«
Darstellung aus dem Album comique de pathologie pittoresque, *Paris 1823.*
(Paris, Bibliothek der Alten Medizinischen Fakultät)

Abbildung 3091
Titelblatt der ersten Ausgabe von R. T. H. Laennecs berühmtem Werk.

des Vagusnerven provoziert. 1853 und auch 1856, als er den Mechanismus der Vergiftung mit Kohlenmonoxyd untersucht, zeigt er, daß bei Inhalation dieses Gases schnell der Tod eintritt, weil es sofort den Sauerstoff aus den roten Blutkörperchen verdrängt.

In der großen physiologischen Bewegung dieses letzten Jahrhunderts entwickelt sich die Physiologie des Atmungsapparats auf drei Ebenen; es handelt sich um den Gasaustausch allgemein, die Ventilation (die Belüftung der Lunge) und der Atemregulation. 1841 führt Magnus *die erste Bestimmung der Gase im Blut* durch; 1867 nimmt Pflüger sie wieder auf und vereinfacht sie, wie später noch einmal 1900 Frédéricq. 1862 entdeckt Felix Hoppe-Seyler, daß der Sauerstoff vom Hämoglobin der roten Blutkörperchen im Organismus transportiert wird.

Das Ende des Jahrhunderts ist gekennzeichnet durch die ersten Arbeiten der großen Atmungsphysiologen Bohr, Haldane, Barcroft und Krogh. *Die Untersuchung der Ventilation* führt Hutchinson ab 1850 durch; er ist der Vater der Spirographie. Marey erfindet 1865 ein Gerät zur Aufzeichnung der Bewegungen des Brustkorbs. Paul Bert untersucht 1878 die respiratorischen Folgen des Unter- und Überdrucks in Taucherglocken. 1894 definiert Loewy den anatomischen Totraum. Flourens, 1858, und vor allem Brown-Sequard, 1880, präzisieren die *Lokalisation der nervösen Zentren im Stammhirn*. Pflüger und Dohmen weisen 1868 den Einfluß des Sauerstoffmangels und des Kohlendioxydüberschusses auf die Atemsteuerung nach.

Bichat

Die allgemeine pathologische Anatomie wurde von Bichat begründet. Die Fortschritte der Mikroskopie im 19. Jahrhundert werden künftig die Entwicklung der pathologischen Anatomie ermöglichen.

In dieser Periode dominiert Rudolf Virchow, der für ein zelluläres Konzept des Krebses eintritt und zeigt, daß die Metastasen eine Folge der Zellausbreitung über den humoralen Weg sind. Er trägt auch wesentlich zur Beschreibung peripherer venöser Thrombosen und der Lungenembolie bei.

Die Mikrobiologie

Die zweite Hälfte des 19. Jahrhunderts ist gekennzeichnet durch die Entstehung der Mikrobiologie. Ihre Entwicklung folgte auf die Arbeiten Pasteurs und geschah bemerkenswert schnell; der Rhythmus der Entdeckungen in den beiden letzten Jahrzehnten ist beeindruckend, was sich daran beurteilen läßt, wenn man als Beispiel die Keime nimmt, die in der Atemwegspathologie eine Rolle spielen: 1882 entdeckt Koch den Tuberkelbazillus, 1883 Talamon den Pneumokokkus, 1882 Gessard den Pyocyaneus, 1880 Pasteur den Staphylokokkus, 1892 Pfeiffer den *Hämophilus influenzae,* 1898 Nocart und Roux die Mykoplasmen und endlich 1910 Ricketts die Rickettsien.

Im Gegensatz zu diesem außerordentlichen Aufschwung der Grundwissenschaften bleibt die anatomisch-klinische Medizin zu Beginn des Jahrhunderts empirisch; die beiden dominierenden Gestalten sind Trousseau und Dieulafoy. In den drei Bänden seines Werks *Clinique médicale de l'Hôtel-Dieu de Paris* (1877) räumt Armand Trousseau der Lungenheilkunde einen großen Platz ein. Bemerkenswert sind seine Abhandlungen über Bronchienerweiterung und Bronchorrhöe, Hämoptysis (Bluthusten), Lungenschwindsucht, Lungengangrän, Rippenfellentzündung und Thorakozentese (Pleurapunktion, Punktion des Brustfellraums), traumatische Blutungen in das Rippenfell, Hydatidenbefall der Lunge, Abszesse und Auswurf bei Lungenfellentzündung sowie über die Behandlung von Lungenentzündung und Asthma. Insbesondere ist der Vortrag über das Asthma klassisch geblieben. Georges Dieulafoy veröffentlicht 1880 ein Handbuch über innere Krankheiten, in dem ein großer Teil den Krankheiten des Atmungsapparats gewidmet ist. Er leistet einen wichtigen Beitrag zur Beschreibung der Rippenfellentzündung, baut ein Gerät zur Thorakozentese und präzisiert die Merkmale der Interlobärpleuritis.

Auf dem Gebiet der akuten Lungenkrankheiten ist diese Periode außerdem gekennzeichnet durch die Schilderung von neuen klinischen Bildern, die

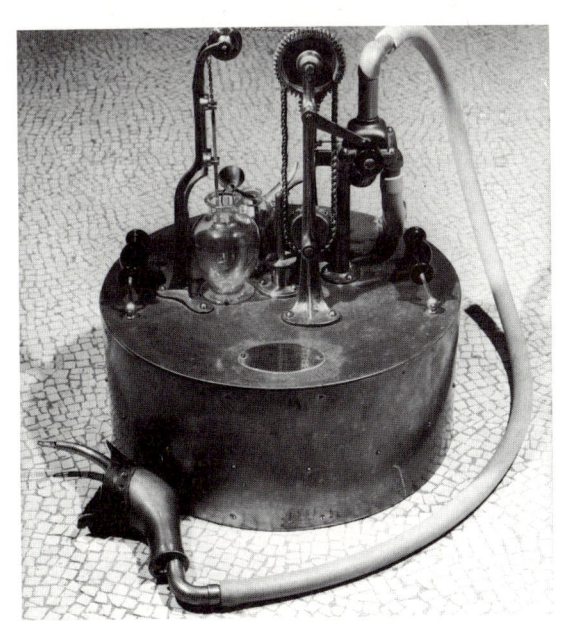

*Abbildung 3092 (links)
Gerät, das Raphael Dubois im Auftrag von Paul Bert gestaltete, um mechanisch dosierte Mischungen von Chloroform und Luft zur Anästhesie herzustellen; Konstruktion: Charles Verdin
(Paris, Musée d'Histoire de la médecine)*

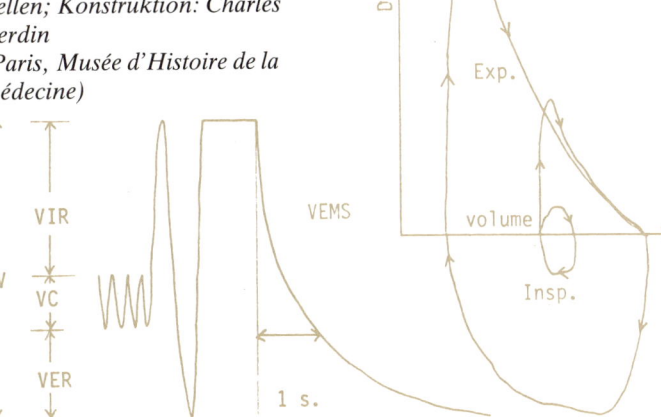

*Abbildung 3093 (unten)
Links: Normales Spirogramm. VC = Atemzugvolumen, VIR = inspiratorisches Reservevolumen, VER = exspiratorisches Reservevolumen, VC + VIR + VER = CV, Vitalkapazität, VEMS = exspiratorisches Maximalvolumen in der ersten Sekunde der forcierten Exspiration (Einsekundenwert).
Rechts: Fluß–Volumen–Kurve. Es handelt sich um die Aufzeichnung einer forcierten Exspiration in einem Koordinatensystem, mit der man den momentanen Luftfluß in Abhängigkeit von den Volumina erhalten kann.
(Die Dokumentation stellte der Autor zur Verfügung)*

Abbildung 3094 (links) »Lungengangrän mit in Vernarbung befindlichen und frischen Gangränherden. Tödlicher Bluterguß in die Pleurahöhle infolge der Ruptur eines der letzteren.« In Anatomie pathologique du corps humain ... von Jean Cruveilhier, Paris 1828–1842, 3. Lieferung, Tafel II. (Paris, Bibliothek der Alten Medizinischen Fakultät)

Abbildung 3095 (rechts) »Subakute Pneumonie in der gesamten linken Lunge außer ihrem vorderen Rand; sie hat mit verhärtender Eiterung geendet, wodurch das Lungengewebe ein granitartiges oder granulöses Aussehen bekommen hat.«

man aufgrund einer ausgefeilten Semiologie definiert; Grisolle hatte 1841 die Merkmale der akuten offenen Lobärpneumonie beschrieben, Rilliet und Barthez schilderten jene der Bronchopneumonie; Woillez beschreibt nun 1854 eine Lungenentzündung mit abgekürzter Evolution, Potain 1877 die Lungenkongestion, Grancher 1883 die Splenopneumonie, deren Bild gleich dem einer Rippenfellentzündung ohne Erguß ist. Auf semiologischer Ebene wird die Rippenfellentzündung von Skoda, Pitres und Damoiseau untersucht, die ihre Namen jeweils einem Merkmal beifügen: dem »Skodismus« oder vorderen subklavikulären Tympanismus, der Damoiseauschen Parabel und dem Sou-Merkmal von Pitres.

Ein besonderer Platz muß Sir William Osler eingeräumt werden. Er litt selbst an einer Bronchienerweiterung, und seine Kindheit war von wiederholten Bronchialinfektionen überschattet gewesen. 1875 bringt er eine allgemeine Übersicht über die Krankheiten der Bergleute und zeigt, daß es sich um eine Anthrakose, Kohlenstaublunge, handelt, die mit der Einatmung von Staub zusammenhängt. Er macht einen Tierversuch und wirft die Frage nach den Abwehrmechanismen der Lunge auf. Erst später dringt die Biochemie in die Klinik ein, und ihre erste Anwendung in der nichttuberkulösen pulmo-

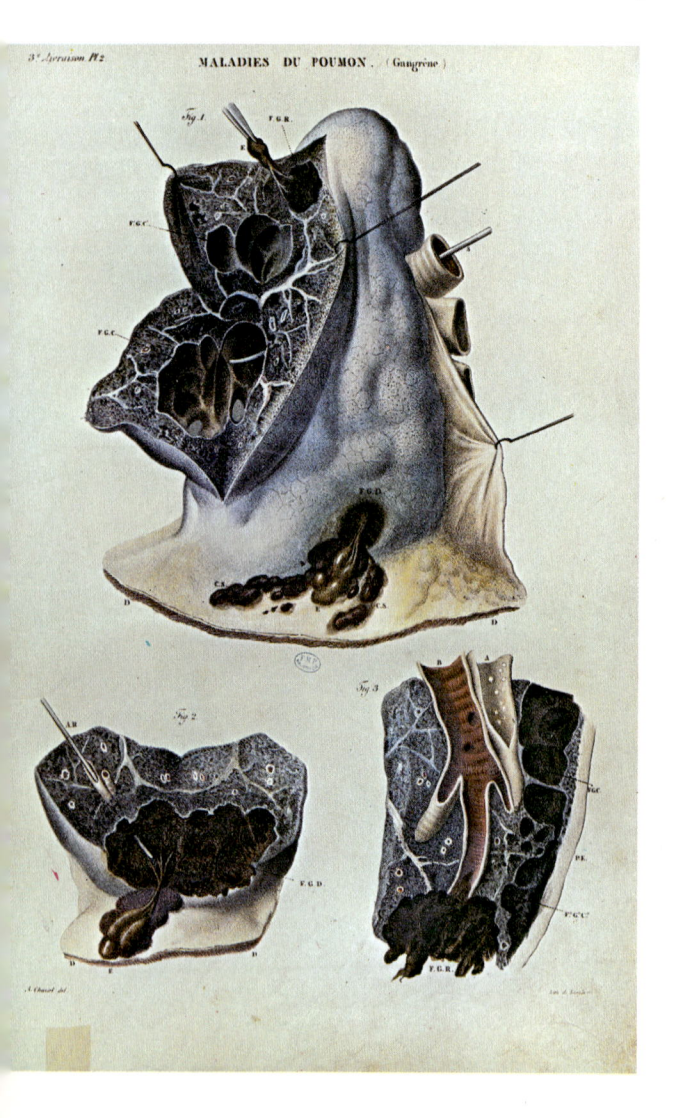

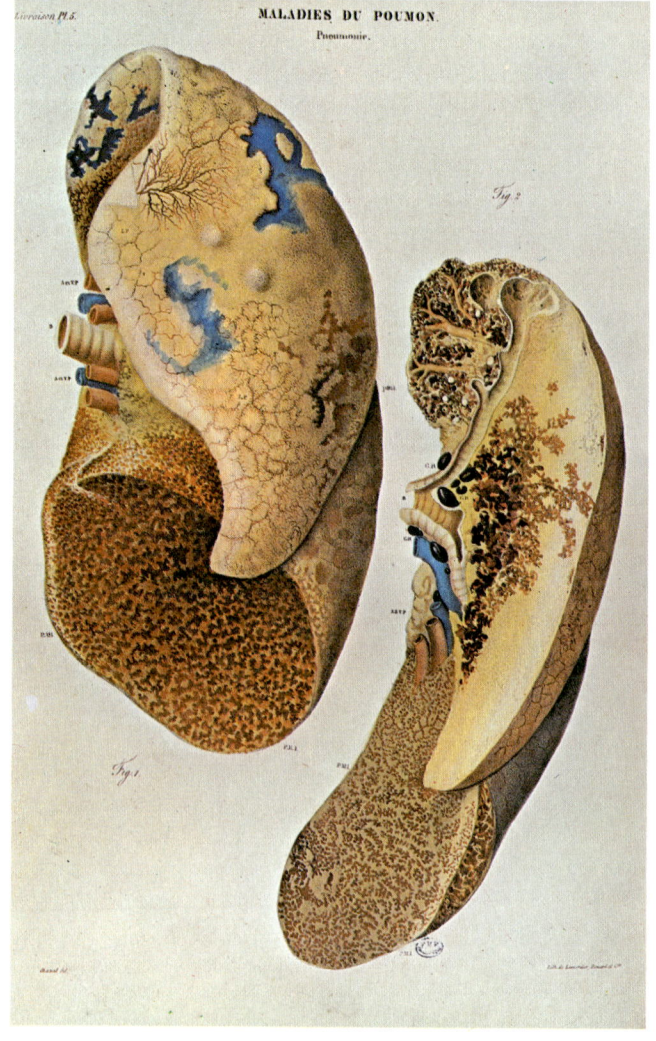

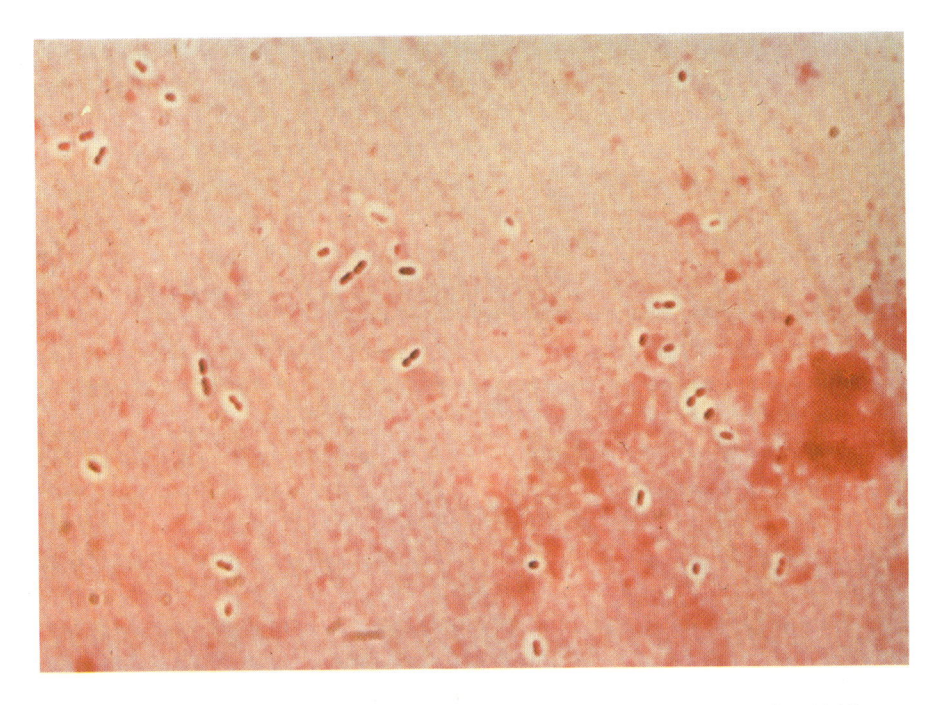

Abbildung 3096
Pneumokokken in einem Auswurf.
Photo von F. Poutrel und J. Gautier.
(Mikrobiologisches Labor der Medizinischen Fakultät Paris)

logischen Praxis ist die Zytodiagnostik der Pleuraexsudate, die 1900 von Widal, Sicard und Ravaud eingeführt wurden.

Das Ende des Jahrhunderts erlebt somit den Triumph der wissenschaftlichen Medizin, und die mikrobiologischen Entdeckungen scheinen das Dogma von der Spezifität der Krankheiten zu bestätigen, was schon Laennec und die großen Nosologen vertraten. R. Virchow bekämpft jedoch dieses Konzept und zeigt die Bedeutung der Reaktionen des Organismus auf eingedrungene Keime. Er selbst hat 1845 die Diapedese, das Durchdringen der Gefäßwand, der Leukozyten entdeckt, Metschnikoff 1884 die Phagozytose. Zur Entzündung gesellt sich noch ein anderer Abwehrprozeß, nämlich die Produktion von Antitoxinen (Behring und Ehrlich, 1890–1891). Währenddessen hat Pasteur gezeigt, daß Mikroben sowohl Verursacher von Infektionskrankheiten als auch Induktoren der Immunität sind.

Die Bakteriologie ebnet der Immunologie den Weg. Wir sind am Beginn des 20. Jahrhunderts angelangt.

Erste Hälfte des 20. Jahrhunderts: die Ära der Diagnostik

Von 1900 bis 1940 wird der Fortschritt in der Lungenheilkunde von drei Hauptfaktoren beherrscht: der Entwicklung der Untersuchungstechniken, unter denen unbestreitbar die Radiologie den ersten Rang einnimmt, der Ausbildung einer eigenständigen Brustkorbchirurgie und der Entstehung der Immunologie.

Am 8. November 1895 entdeckt Wilhelm Conrad Röntgen in Würzburg die X-Strahlen. Antoine Béclère (1856–1939) wendet die Radiologie sogleich breit in der Diagnostik der Lungenkrankheiten an. Zwei Jahre nach einem ersten Bericht über die radiologische Tuberkulosediagnose legt er am

Die paraklinischen Methoden

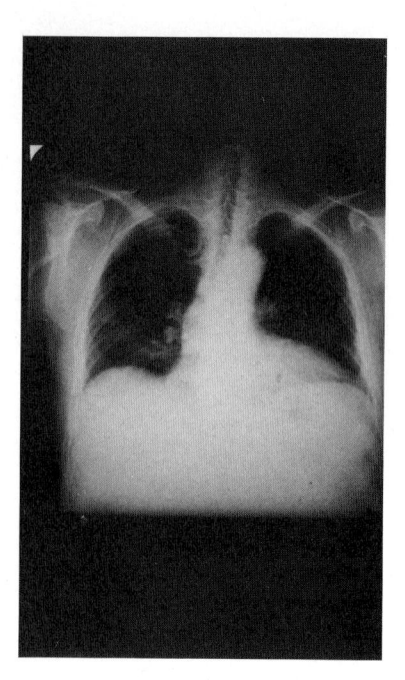

Abbildungen 3097/98 (oben und unten) Röntgenbilder der Lunge. Inspiration und Exspiration. (Bilder: Prof. Willemain, CNRI)

Die Physiologie der Atmung

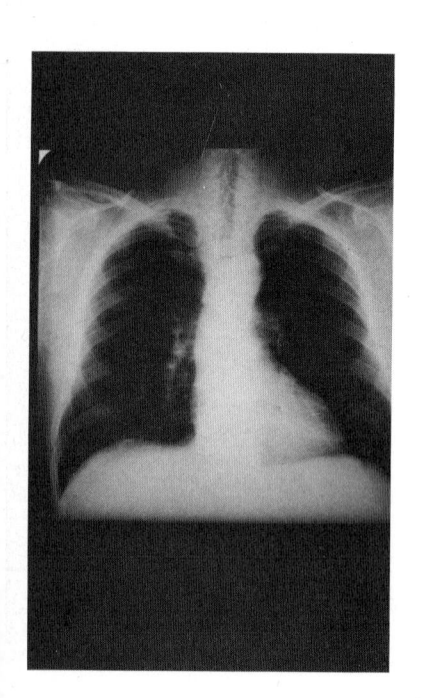

31. Juli 1900 in Paris auf dem Internationalen Kongreß für medizinische Elektrologie und Radiologie einen neuen Bericht über die Diagnose der Brustleiden vor; das Hauptsächliche ist bereits darin enthalten. Zu den Schöpfern dieser pulmonalen Semiologie zählen Williams in Boston, Maragliano in Italien, Holzknecht und Kienboeck in Wien, Holfelder in Frankfurt und andere.

Als zweite Etappe der pulmonalen Radiologie erscheint die Tomographie, die André Bocage 1921 in Paris entwickelte. Die tomographische Technik wird, insbesondere durch Ziedses des Plantes (Utrecht), Vallebona (Genua 1930), und Bartelink (Nimwegen 1932), verbessert.

Eine andere wichtige Etappe der pulmonalen Radiologie wird mit der Erfindung der Bronchographie begonnen. 1921 schlagen Sicard und Forestier die Anwendung von *Lipiodol* zur Hervorhebung der natürlichen Hohlräume, insbesondere des Bronchialbaums vor. Die Idee stammt von Sicard, die Erprobung am Tier und die klinische Praxis bleibt seinem Schüler und Assistenten Jacques Forestier überlassen. Sergent und Cottenot benutzen als erste die Lipiodolbronchographie zur Diagnose der Bronchienerweiterung.

Eine Angiokardiopneumographie macht zum ersten Mal 1927 in Lissabon Egas Moniz. Dennoch erscheint der Nutzen dieser Technik nicht sofort jedermann einleuchtend. 1936 entdeckt der Brasilianer Manuel de Abreu die Radiophotographie. 1937 macht der Italiener Luigi Condorello, Rom, die ersten Pneumomediastinographien, und diese Technik wird anschließend in Frankreich von Charles Coury weiterentwickelt.

In diesem Zusammenhang muß auch die nuklearmedizinische Diagnostik mittels Radioisotopen erwähnt werden. Diese Untersuchungen beginnen zwar 1914, aber erst nach 1950 werden sie in die Pulmologie eingeführt.

Auf dem Gebiet der *Atmungsphysiologie* kommt es zu großen Entwicklungen; auf ihnen werden die klinische Funktionsdiagnostik und die Pathophysiologie nach 1940 aufbauen. Man vertieft die Studien über den Atmungsaustausch.

Christian Bohr in Kopenhagen (1855–1911) stellt die Dissoziationskurve des Oxyhämoglobins dar und präzisiert mit Hasselbach und Krogh (1904) die Rolle des Kohlendioxyds in dieser Erscheinung. Einige Jahre später zeigt Barcroft (1872–1947) aus Cambridge, daß der steigende Säuregrad des Bluts die Dissoziationskurve nach links verlagert. Paradoxerweise wird man die von Bohr beschriebene Kurve nach Barcroft benennen, während die Verlagerungen aufgrund der Azidität oder der Basizität unter der Bezeichnung »Bohr-Effekt« bekannt sind. Henderson (1909) und danach Hasselbach (1916) bestimmen das Verhältnis des Kohlendioxyds zu den Bikarbonaten; es handelt sich um die bekannte pH-Gleichung. 1923 zeigt Christian Lundsgaard (1883–1930), Kopenhagen, daß die Zyanose mit der Menge an reduziertem Hämoglobin zusammenhängt.

Die Mechanismen der Diffusion zwischen Lungenbläschen und Kapillargefäßen werden von August und Marie Krogh präzisiert. August Krogh (1874–1949), Kopenhagen, stellt 1908 ein Gerät her, mit dem man den Sauerstoffdruck im Blut messen kann. Seine wichtigsten Arbeiten betreffen die Diffusion durch die *Alveolenkapillarenmembran*. Marie Krogh, seine Frau, hat daran einen beträchtlichen Anteil. August und Marie Krogh zeigen, daß die »Absorption des Sauerstoffs wie auch des Kohlendioxyds und die Eliminierung des Kohlendioxyds in der Lunge allein durch Diffusion erfolgen«.

Auf dem Gebiet der Ventilation mißt Tissot (1904) zum ersten Mal die Volumina der Lunge. 1907 untersucht Liebmeister den Zusammenhang zwischen Lungenvolumen und intrapleuralem Druck und ebnet hiermit den Weg zum Begriff der Compliance (Lungendehnbarkeit). Peabody macht eine Annäherung zur maximalen Ventilation, die anschließend von Knipping, Köln, präzisiert wird. Cournand und Darling entwickeln 1937 eine Technik zur Messung des Restvolumens. Schließlich untersuchen Jacobaeus, Gebauer und Zavod durch eine getrennte Bronchospirometrie die Ventilation jeder einzelnen Lungenhälfte.

Die Erforschung des Lungenkreislaufs wird beherrscht vom Versuch W. Forssmanns, Berlin, der 1929 seine eigene rechte Herzvorkammer katheterisiert; fünfzehn Jahre später wird Cournand die Technik dieser Katheterisierung präzisieren und damit die Kenntnisse über die Hämodynamik des Lungenkreislaufs revolutionieren.

Auf dem Gebiet der Steuerung zeigt die belgische Schule mit Heymans, Bouckaert, Regniers und Dautrebande die Rolle des Karotissinus.

Abbildung 3099
Heilungsversuch an einer Tuberkulösen durch Transfusion von Ziegenblut.
Stich aus der Illustration, *1891.*
(Paris, Bibl. des Arts décoratifs)
Während zu Beginn des 20. Jh.s die Explorationstechniken große Fortschritte machen, bleibt die Behandlung noch ebenso unterschiedlich wie unwirksam.

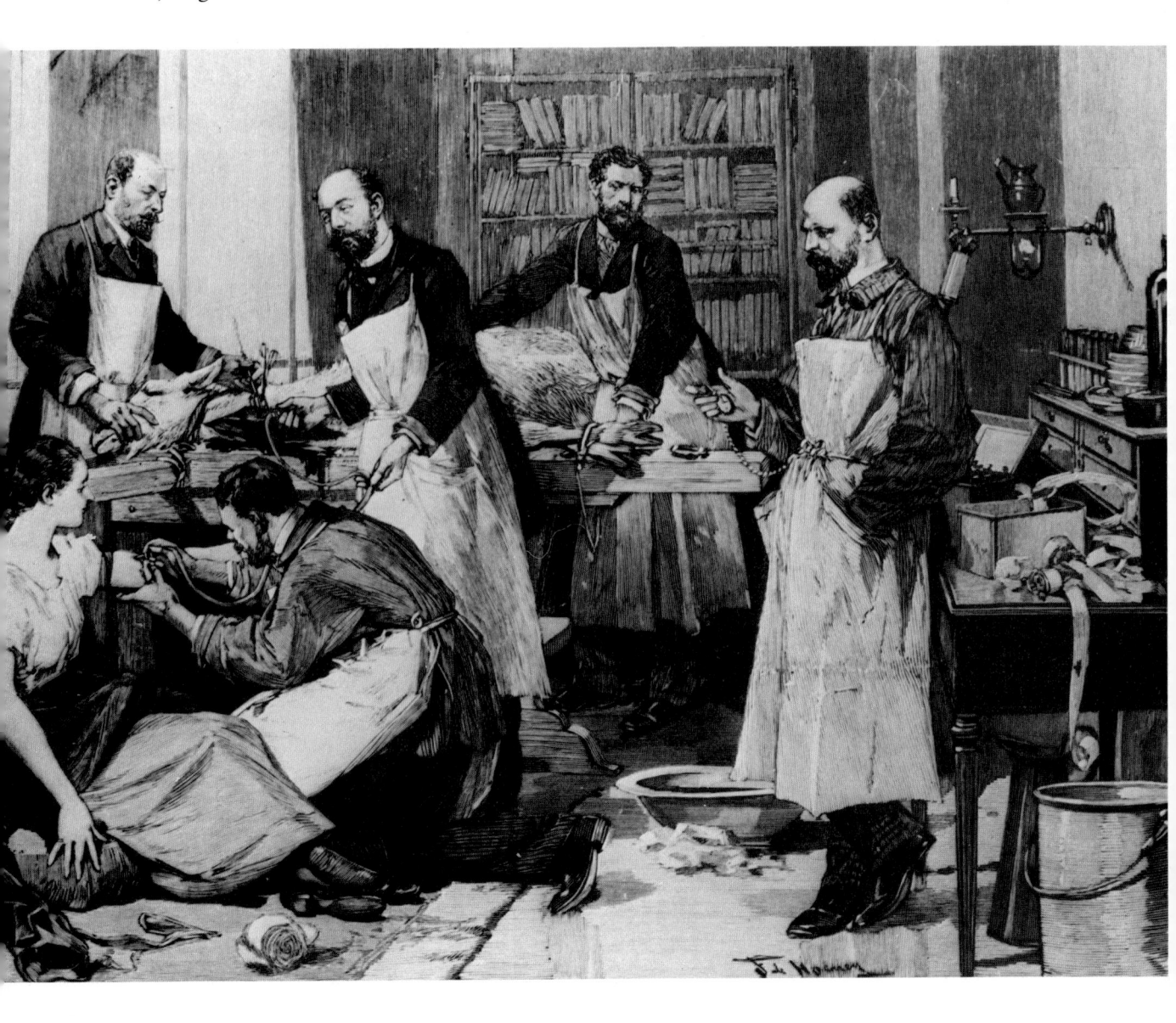

*Abbildung 3100
Bronchoskopie. Ein Karzinom
verstopft einen Bronchus.
(Die Abbildung stellte der Autor
zur Verfügung)*

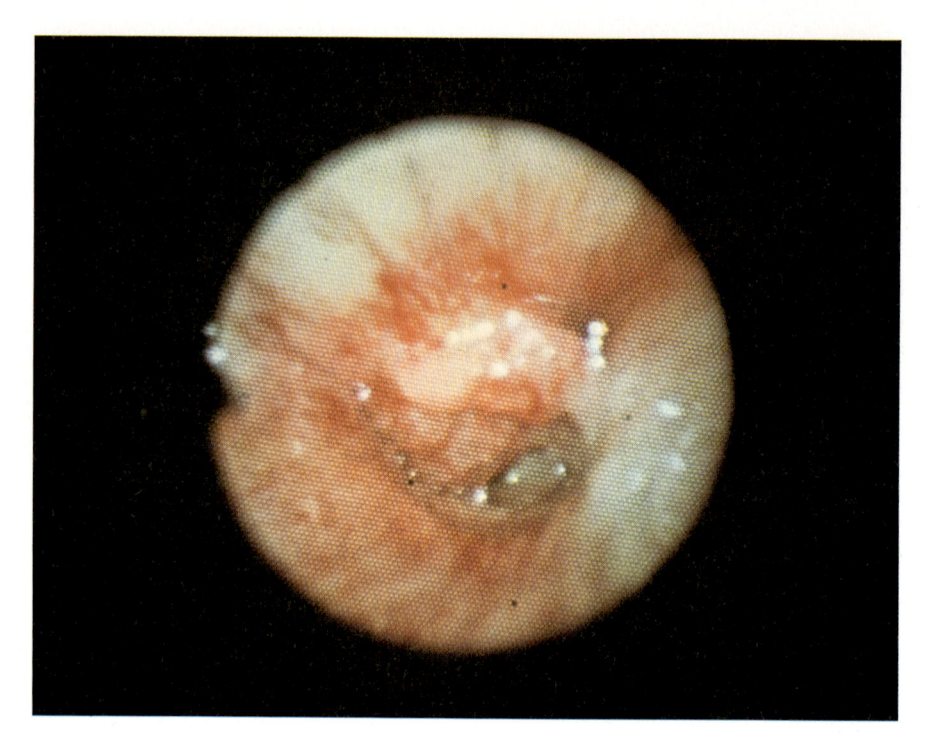

Die Endoskopie

Die Endoskopie entstand im ausgehenden 19. Jahrhundert, als Edison kleinste Glühbirnen entwickelte. Gustav Killian untersuchte damit als erster die Bronchien; diese Technik sollte jedoch lange Zeit den Hals-Nasen-Ohrenärzten vorbehalten sein. Dominierend ist unter ihnen Chevallier-Jackson, Philadelphia. 1935 wird die Technik durch Soulas, Mounier-Kuhn und Lemoine in Frankreich verbreitet. – Die Pleuroskopie hat Jacobaeus, Stockholm, 1913 geschaffen.

Die Thoraxchirurgie

Die Chirurgie des Brustkorbs war zunächst die der Tuberkulose. Man bediente sich der Thorakoplastik und zahlreicher technischer Varianten, die Sauerbruch (Berlin) »zerstörende« Thorakoplastik, Maurer (Paris), Fruchaud, Angers, und unlängst nach dem Krieg Björk (Stockholm) vorschlugen. Der extrapleurale Pneumothorax, den 1891 Tuffier bekanntmachte, wurde ab der Periode vor dem Zweiten Weltkrieg von Schmidt (Heidelberg 1936) und dann auch in Frankreich von Maurer und D. le Foyer (1937) wiederaufgenommen.

Die Chirurgie der Verletzungen hat während des Ersten Weltkriegs große Fortschritte gemacht. Insbesondere zeigt Pierre Duval, daß man sich wie bei irgendeiner anderen Wunde zu verhalten hat. Die Ergebnisse bessern sich dank den erweiterten Erkenntnissen und Fortschritten bei der Blutübertragung, aber die Infektion ist die Hauptursache für Mißerfolge. Ihre Nachwirkungen sind zahlreich.

Die wichtigste Tatsache bleibt jedoch die Entwicklung der großen Resektionschirurgie des Brustkorbs in den Jahren 1930 aufgrund der Fortschritte in der Anästhesie und der Reanimation. In der Vergangenheit waren schon mehrere einschlägige Versuche gemacht worden, und Tuffier hatte sich darin als Pionier betätigt, als er 1896 bei Tuberkulose eine Lungenspitze entfernte; mit Hallion hatte er Untersuchungen über die Luftfüllung durch künstliche Beatmung angestellt, um einen Kollaps im Moment der Brusthöhlenöffnung zu vermeiden. In der Folge benutzte Sauerbruch Unterdruckkammern. Aber erst im Jahrzehnt vor dem Krieg sollte in den Vereinigten Staaten die erweiterte Praxis der Einführung eines Tubus in die Luftröhre und die postoperative Reanimation es ermöglichen, Resektionen an der Lunge mit Sicherheit auszuführen. Als erster hatte jedoch Doyen 1897 schon mit Hilfe eines eingeführten Tubus operiert.

Die erste Lobektomie (Entfernung eines Lungenlappens) machte 1927 Robinson, die erste totale Pneumonektomie (Entfernung eines Lungenflügels) wegen tuberkulöser Läsionen führte 1931 Nissen durch. Die erste Pneumonektomie wegen Krebs wagten Graham und Singer 1933, die erste Entfernung eines Lungensegments 1939 Churchill und Belsey, die erste chir-

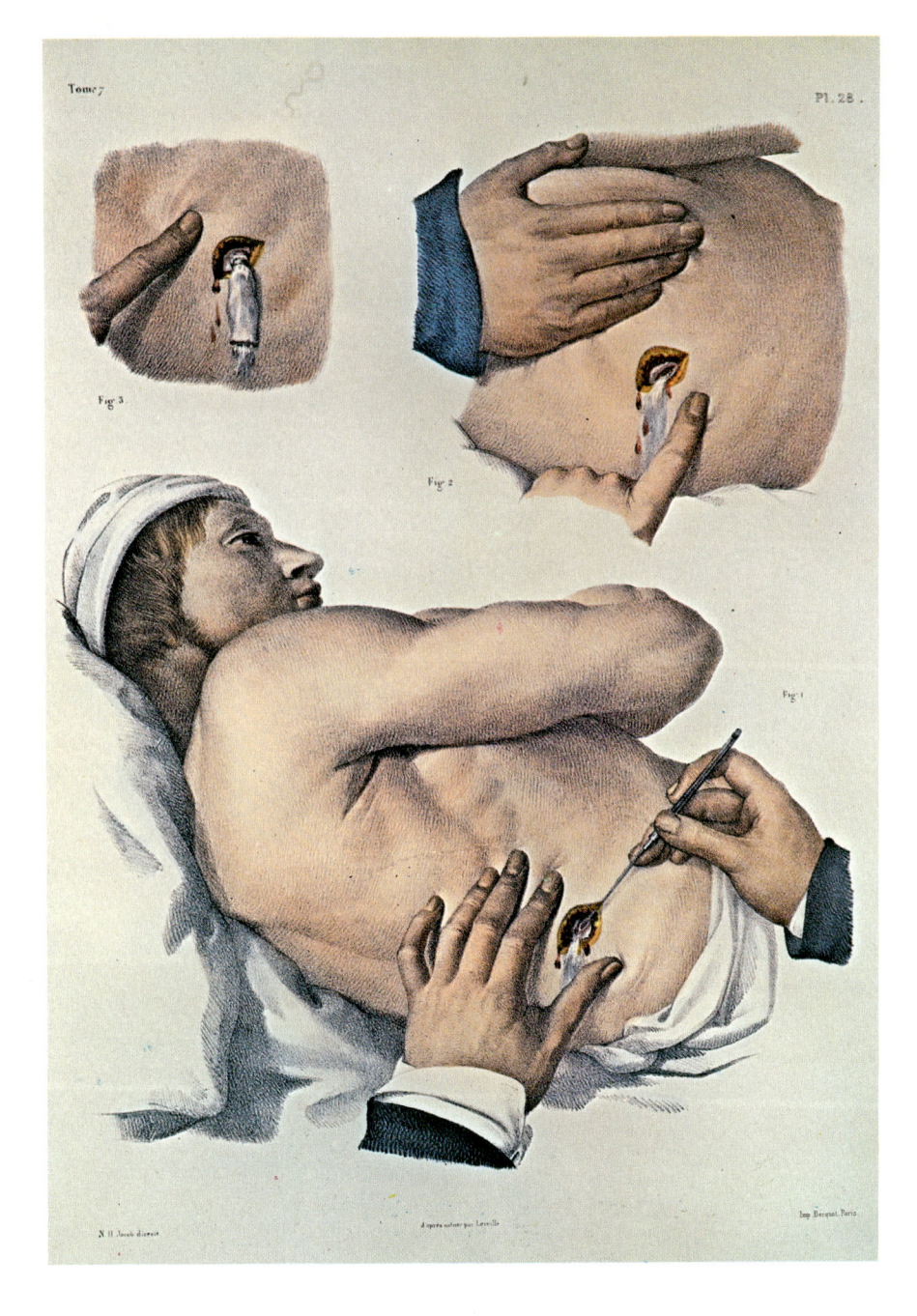

Abbildung 3101
»Empyemoperation.«
Die Darstellung zeigt verschiedene Operationsschritte. Illustration aus dem Werk Traité complet de l'anatomie de l'homme, comprenant l'anatomie chirurgicale et la médecine opératoire *von J.-M. Bourgery und Claude Bernard, Paris 1866–1867, Bd. VII, Tafel 28.*
(Paris, Bibliothek der Alten Medizinischen Fakultät)

urgische Behandlung einer angeborenen Luftröhrenbronchienfistel führte C. Haight 1941 durch.

Immunologie und Allergologie

Der Jahrhundertbeginn erlebt die Entwicklung der Immunologie, die auf zwei Entdeckungen der Pasteurschen Periode gründet: der erworbenen Immunität infolge von infektiösen Krankheiten und der Bildung spezifischer Antikörper nach Impfungen. Der Versuch, den man als Kochsches Phänomen kennt, objektivierte 1890 zwei Reaktionsarten: bei der einen, früh einsetzenden, handelt es sich um Überempfindlichkeit, bei der zweiten um Immunität gegenüber Zweitinfektionen.

1902 machen Charles Richet und Paul Portier eine grundlegende Entdeckung, nämlich die der Anaphylaxie, das Gegenteil des Schutzes. 1908 prägt Clemens von Pirquet die Bezeichnung Allergie. Sie unterscheidet sich von der Anaphylaxie durch ihre Erscheinungsfrist (sie ist nicht unmittelbar) und ihre geringere Intensität. – 1914 zeigt zum ersten Mal Fernand Widal mit sei-

Abbildung 3102 (unten)
Charles Richet, 1850–1935.
(Paris, Archive des Centre d'optique et d'électronique)

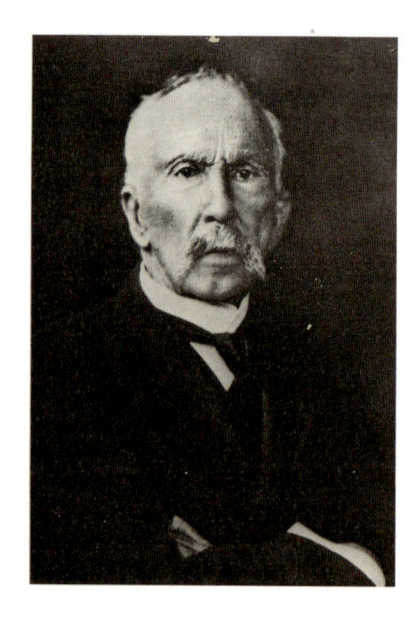

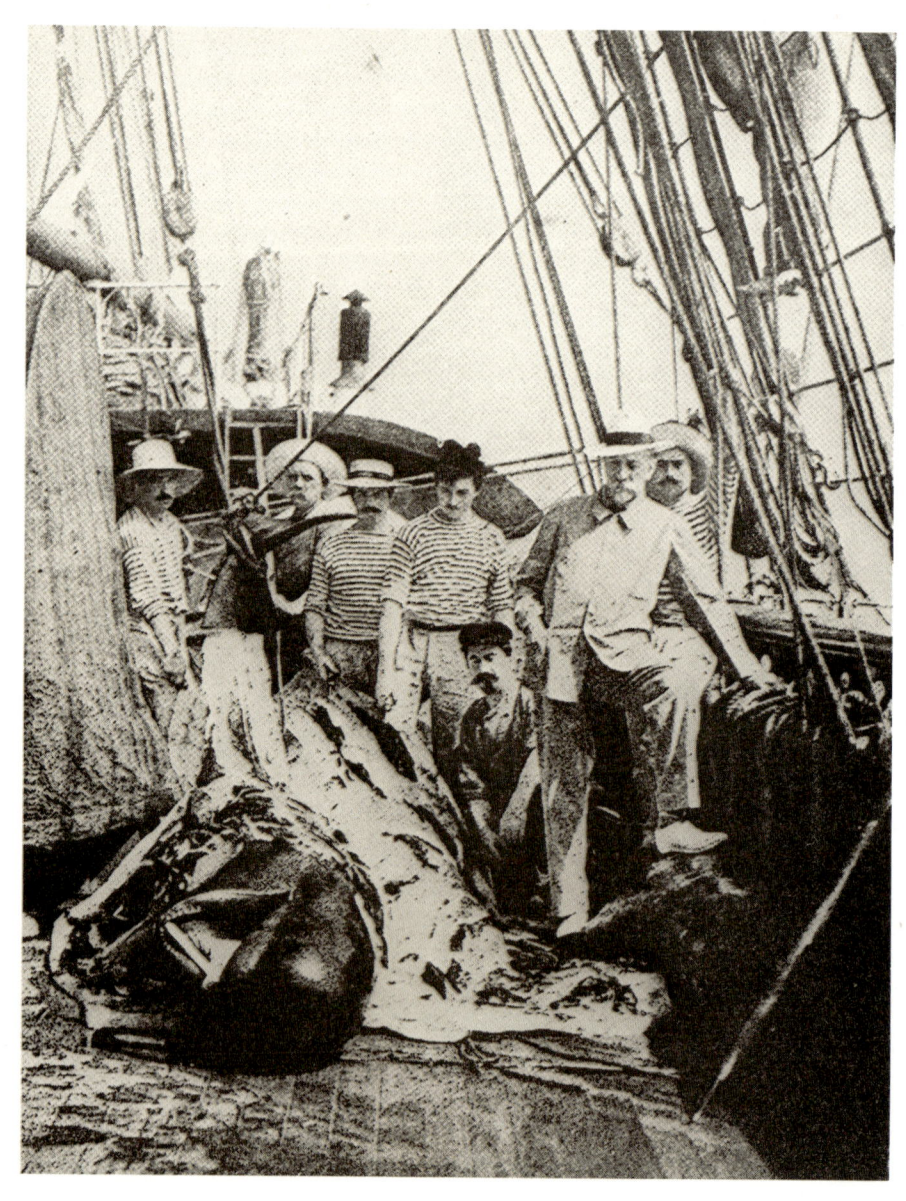

Abbildung 3103 (rechts)
Prinz Albert von Monaco auf seinem Schiff 1910.
(Paris, Privatsammlung)
Bei einer wissenschaftlichen Kreuzfahrt vor dem Kap Verde untersuchten Portier und Richet an Bord dieser Jacht am Tier die hypnotoxischen Wirkungen eines Extrakts aus der Qualle Physalia, der »Portugiesischen Galeere«, und die kongestive Wirkung der Substanz, die aus den Tentakeln eines anderen Hohltiers, der Aktinie oder »Seeanemone« stammte. Dies brachte sie zur Entdeckung der Anaphylaxie.

nen Schülern P. Abrami und Etienne Brissaut, daß das Asthma einen anaphylaktischen Mechanismus haben kann. Er geht von dem ausgesuchten Fall eines Schafhändlers aus und weist dabei nach, daß bei diesem Patienten erst nach mehrjähriger Sensibilisierung Asthma auftrat. Widal weist dem Asthma – oder zumindest einigen Formen – einen Platz im Rahmen der allergischen Krankheiten zu; gleichzeitig erklärt die Anaphylaxie die Pathogenese des Heuschnupfens, bei dem Backley (Manchester 1871) die Rolle des Gramineenpollens gezeigt hatte.

Indessen untersuchten in derselben Epoche in den Vereinigten Staaten insbesondere Coca und Robert Cooke ebenfalls die allergischen Zusammenhänge des Asthmas. 1923 schlagen sie eine erste Klassifizierung der Überempfindlichkeitsmechanismen vor. Später führt Cooke als erster Desensibilisierungstechniken ein und zeigt den vererbbaren, wahrscheinlich genetischen Charakter der Atopie. Dieser neue Begriff wird künftig Anklang finden; angeregt zu dieser Bezeichnung hatte Edward Perry von der Columbia University: »Atopie«, das ist das Ungewöhnliche . . .

Auf dem ersten Internationalen Asthmakongreß 1932 in Mont-Dore stellt die französische Schule, eine Schule der Synthese, die Lage klar. Fernand Bezançon zeigt, daß die Allergie nicht die Ätiologie des Asthmas ganz erklärt. Er schlägt Bezeichnungen vor wie *allergische Äquivalente* für spastischen Nasenkatarrh und Luftröhrenentzündung, *morbides Verwandtschaftsverhältnis* für Krankheiten, die mit der asthmatischen Diathese zusammenhängen (Ekzem, Nesselausschlag, Quinckesches Ödem, Migräne usw.), sowie den Ausdruck *respiratorische Reize* (épines respiratiores) für lokale Faktoren. Für ihn handelt es sich beim Asthma um ein Syndrom.

Auf demselben Kongreß sind die ausländischen Schulen zahlreich vertreten. C. Prausnitz aus Breslau, der im vorhergehenden Jahr mit Kustner die Möglichkeit gezeigt hatte, passiv Serumantikörper eines Kranken auf einen Gesunden zu übertragen, untersucht die Idiosynkrasie (eine Form von Überempfindlichkeit) und zeigt, daß die echte Behandlung der Pollinose aus einer spezifischen Desensibilisierung besteht. W. Storm van Leeuwen aus Leiden, der Begründer der allergologischen Schule der Niederlande, unterscheidet mit dem Ziel einer spezifischen Behandlung folgende Asthmaformen: Asthma durch klimatische Antigene, Asthma durch tierische Schuppen, Asthma durch Nahrungsmittel sowie bakterielles und medikamentöses Asthma. Leriche und Fontaine, Straßburg, schlagen zur Heilung von hartnäckigem Asthma die Entfernung des Ganglion stellatum vor. Nach 1940 wird die Immunologie dank der Fortschritte der Immunochemie erneut einen Sprung nach vorn machen.

Auf dem Gebiet der Pathologie eröffnet der Erste Weltkrieg – leider – zwei neue Beobachtungsfelder: die Vergiftungen mit Kampfgas einerseits und die Spanische Grippe von 1918 andererseits. Am 15. Mai 1915 übergeben R. Dujarric de la Rivière und J. Leclercq der französischen Regierung ihren Bericht über den pathologischen Effekt der Giftgase. Bei ihrer Beschreibung der Nachwirkungen betonen die Autoren Atemnot und Erstickungserscheinungen, bronchiale und pulmonale Merkmale bei der Auskultation sowie die zytologische Zusammensetzung des Auswurfs, der eine Stauung und manchmal auch eine Nekrose der Lunge zeigt. Erwähnt werden auch Superinfektion durch anaerobe Mikroben und Fälle von Gangrän.

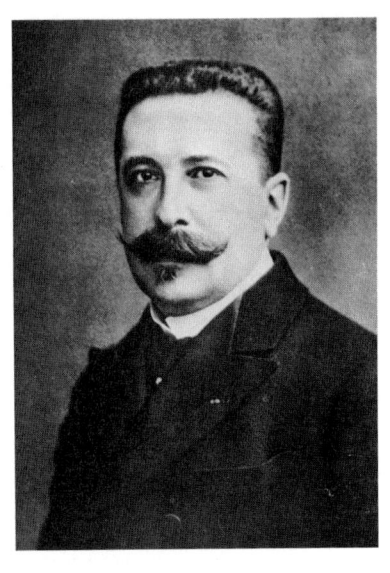

Abbildung 3104
Fernand Widal (1862–1929).
Photographie von Pierre Petit.
(Paris, Bildersammlung der Alten Medizinischen Fakultät)
Auf dem Gebiet der Pulmologie verdanken wir Fernand Widal außer seinen Arbeiten über das Asthma die Zytodiagnose der Rippenfellergüsse und der Zerebrospinalflüssigkeit in Zusammenarbeit mit Ravaut und Sicart.

Die Pathologie

Die große Grippe von 1918, die man die Spanische Grippe genannt hat, verursachte Tausende von Todesfällen in ganz Westeuropa; mit sich brachte sie pulmonale Komplikationen in der Form von Lungenentzündungen, von Ödemen, die wir heute als läsionell qualifizieren würden, ferner von Empyemen und pulmonalen Eiterungen. Mit der Untersuchung von Lungenabszessen und der Klassifizierung pulmonaler Eiterungen bleiben insbesondere die Namen Emile Sergent, Raoul Kourilsky, Michel Léon Kindberg und – in der Chirurgie – Robert Monod verbunden. In dieser Epoche klagen Sergent und Kourilsky noch immer über Schwierigkeiten bei der diagnostischen Abgrenzung vom eitrigen Krebs.

Auch andere Bereiche der respiratorischen Pathologie eröffnen sich und werden erweitert. Schaumann und Pautrier zeigen die Häufigkeit von Krebsherden in Mediastinum und Lunge sowie den allgemeinen Charakter der Sarkoidose. Dann wird die Rolle des Silziumdioxyds in der Silikose nachgewiesen; auf dem Kongreß von Johannesburg 1930 untersucht man den Zusammenhang zwischen Silikose und Tuberkulose und schlägt eine radiologische Klassifizierung vor. Loeffler (Zürich) beschreibt 1932 das flüchtige Lungeninfiltrat mit Bluteosinophilie; als Ursache verdächtigt wird 1934 zunächst der Spulwurm, und experimentell weisen ihn anschließend 1942 die Deutschen

*Abbildung 3105
Arbeit im Bergwerk.
Darstellung um 1860.
(Paris, Nationalbibliothek,
Cab. des Estampes)*

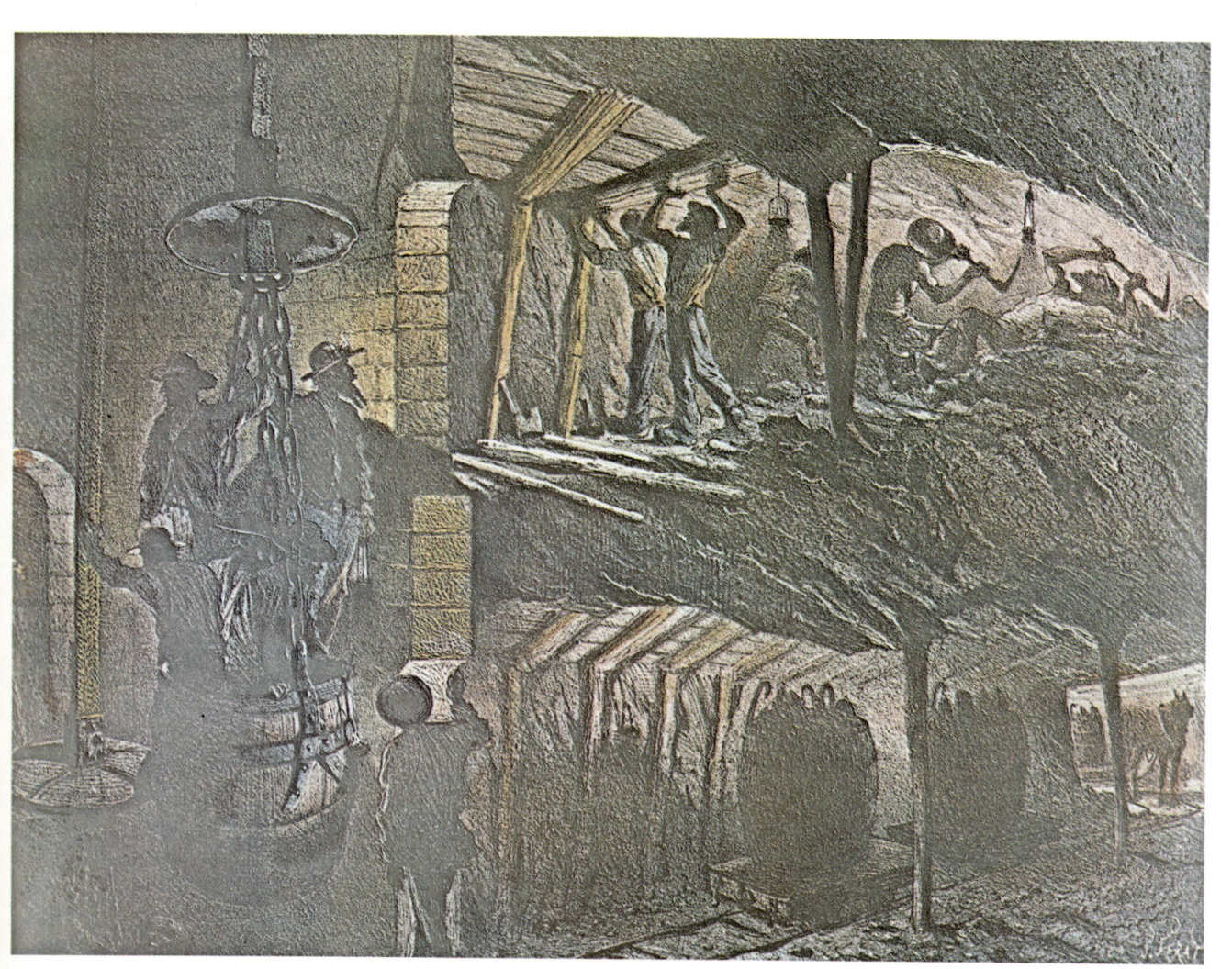

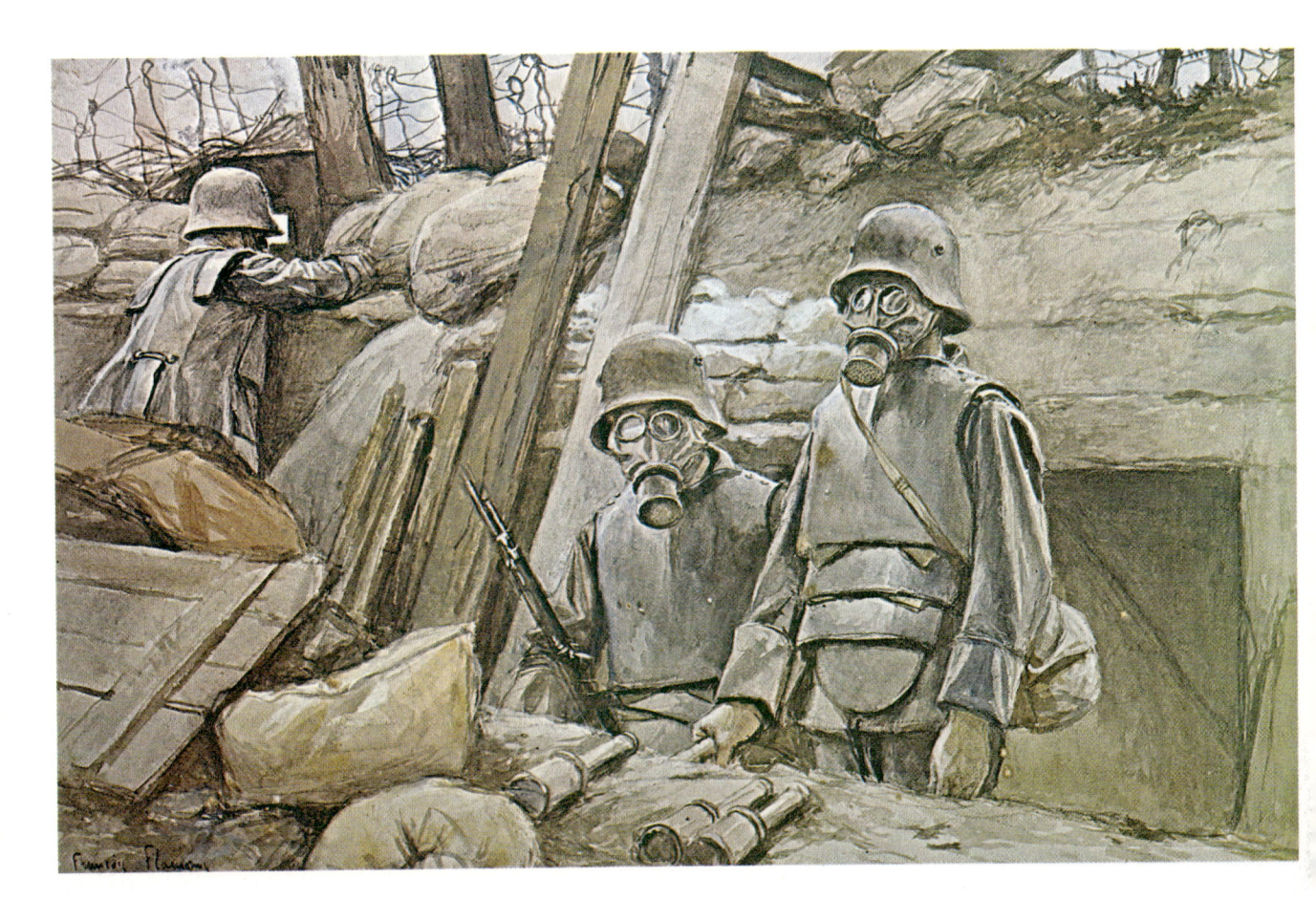

Miller, Vogel und Mining nach; dennoch kann diese parasitäre Ätiologie nicht dazu führen, daß die Ursache des Loefflerschen Syndroms völlig aufgeklärt wird.

Letulle unterscheidet narbige mutilierende Sklerosen und systematisierte diffuse Sklerosen. Bezançon und Delarue beschreiben die hypertrophische retikuläre Pneumonie.

Abbildung 3106
Deutsche Soldaten mit Gasmasken, *August 1917. Gemälde von François Flameng, 1856–1923. (Paris, Musée de l'armée)*

Die Therapeutik

Die Pflanzentherapeutik wurde erneuert durch die Entdeckung von Wirkstoffen, die viel handlicher sind als Dekokte und Extrakte. Kodein wendet man gegen Husten an; Ephedrin, Adrenalin (oder Heckelsches Serum, das heißt einen albuminfrei gemachten reinen Nebennierenextrakt), Evatmin (eine Kombination aus Adrenalin und Hypophysenextrakt) und Atropin benutzt man bei Asthmaanfällen; oft ist Aspirin wirksam, obwohl man auch schon Aspirinasthma kennt. Koffein wird als anregendes Mittel gegeben. Pulver aus *Datura stramonium* und Belladonna wird oft als kleines symptomatisches Mittel bei asthmatischer Atemnot verordnet. Das Theophyllin, das sich als ein ausgezeichnetes bronchienerweiterndes Mittel erweisen wird, führt Jacquelin erst 1938 in die Asthmabehandlung ein.

Die wichtigste Tatsache ist jedoch die Entdeckung der Sulfonamide durch Domagk (Prag 1935). Trefouel vom Institut Pasteur zeigt mit seinen Mitarbeitern, daß der Wirkstoff aus dem Sulfonamidkern besteht, der die Ernährung der Bakterien stört. Die Sulfonamide eröffnen die moderne therapeutische Ära, welche die zweite Hälfte des 20. Jahrhunderts beherrschen wird.

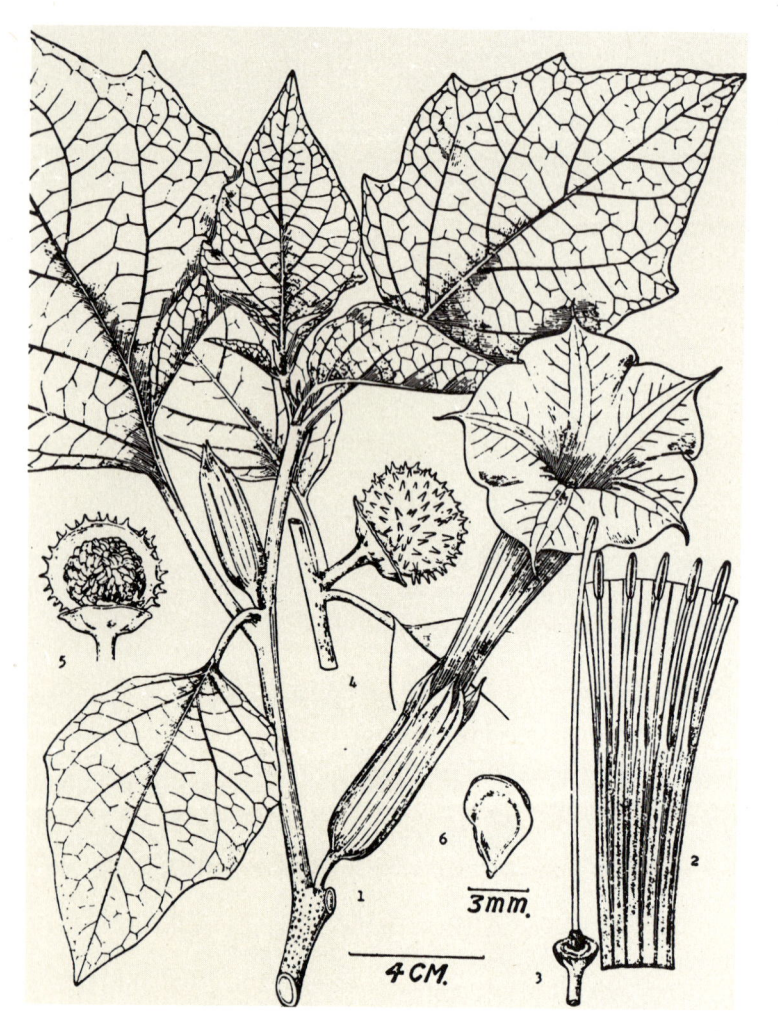

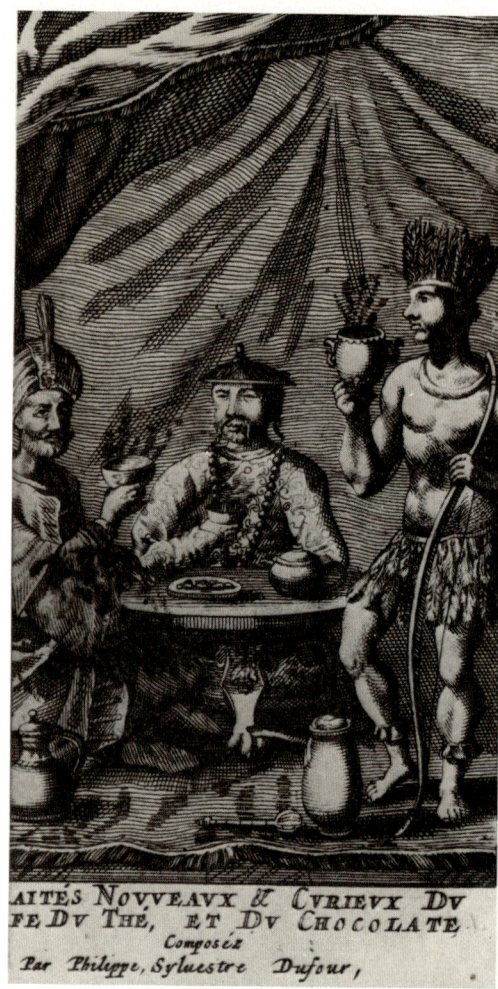

*Abbildung 3107 (links)
Der Stechapfel. Chinesischer Stich des 19. Jh.s.
(Paris, Nationalbibliothek, Cab. des Estampes)*

*Abbildung 3108 (rechts)
Stich aus* Traités nouveaux et curieux du café, du thé et du chocolat . . . *von M. St. Disdier, Den Haag 1693.
(Paris, Nationalbibliothek)*

Zweite Hälfte des 20. Jahrhunderts: die therapeutische Ära

Von 1940 bis heute machte man in allen Bereichen immense Fortschritte; beschleunigt wurden sie durch eine scheinbar ungeordnete Entwicklung, die oft dennoch parallel zu den Grundwissenschaften sowie den Techniken und ihrer Anwendung in der Klinik verlief. Zum größten Teil beruhen diese Fortschritte weniger auf der Arbeit einzelner Forscher als auf der jener interdisziplinärer Forschergruppen, die sich um verdiente Männer scharten. Claude Bernard schrieb bereits über die moderne Wissenschaft: »Die Namen der Pioniere verschwinden in der allgemeinen Fusion, und diese nimmt um so größere Ausmaße an, als sie unpersönlich und selbständig wird.« Diese zweite Hälfte des 20. Jahrhunderts beginnt mit der Ära der Therapeutik. Der alte Traum, Tuberkulose medizinisch heilen zu können, hat sich endlich erfüllt; die Lungenheilkunde wird die Lungenforschung ablösen.

Das erste Jahrzehnt von 1940 bis 1950 steht im Zeichen eines parallelen Aufkommens der Bronchologie und der Thoraxchirurgie, die nun ihre Vollkommenheit erlangt. Das zweite Jahrzehnt von 1950 bis 1960 erlebt die Entwicklung der respiratorischen Pathophysiologie. Seit 1960 endlich sind wir Zeuge der Entstehung einer neuen Nosologie, die mit den Fortschritten der Immunologie, der Virologie und der respiratorischen Epidemiologie zusammenhängt.

1942 entwickelt Sir Alexander Fleming das Penicillin, an dem er seit langen Jahren arbeitet. Zwei Jahre später entdeckt Salman Waksmann das Streptomycin als erstes wirksames Tuberkulostatikum. Sogleich ändern sich die Prognosen für Pneumonie und Bronchopneumonie im Greisen- und Kindesalter; trotz der Sulfonamide stellten sie nämlich noch eine häufige Todesursache dar. Die Infektion, eine wichtige Ursache für Komplikationen bei der Thoraxchirurgie, kann man nun besser meistern. Doch bald zeigen sich auch resistente Bakterien, die den Mißerfolg zahlreicher Behandlungen erklären.

Die Regeln für die Antibiotikabenutzung (Wahl des Präparats unter Berücksichtigung der Sensibilität des Keims, Dosierung entsprechend der Serum- und Gewebskonzentration sowie Berücksichtigung der Empfänglichkeit und insbesondere der Eliminierungsfunktionen) werden immer präziser, was wir der Pharmakologie und der Pharmakokinetik verdanken. Die Antibiotherapie kennt sowohl Mißerfolge als auch verhängnisvolle Folgen; sie begünstigt nämlich die Entwicklung einer Sekundärflora, die durch die Zerstörung der dominierenden Keime gefördert wird. Auf diese Weise kommt es am Atmungsapparat oft zu einer neuen Pathologie aufgrund opportunistischer Erreger (Bakterien, Viren, Parasiten und Pilze), wie man sie besonders bei Patienten beobachtet, deren Abwehr geschwächt ist.

Die Synthese des Kortisons und dessen erste therapeutische Anwendungen gehen auf 1948 zurück. In der Folge werden leichter zu handhabende Kortikoide entdeckt. In Europa zeigt J. Turiaf als erster den Vorteil der Kortikotherapie am Fall einer asthmatischen Erkrankung. Man wendet sie erfolgreich bei exsudativer Rippenfellentzündung, insbesondere der tuberkulösen, an. Schließlich wird sie auch als Langzeitbehandlung bei Asthma mit permanenter Dyspnoë, Sarkoidose und bei bestimmten respiratorischen Kollagenoseformen verordnet (J. Turiaf).

Die präventive und kurative Verwendung von Antikoagulantien seit 1955 hat die Prognose der Lungenembolie verändert; bis zu diesem Datum war sie häufig Ursache der postoperativen Sterblichkeit, insbesondere in der Thoraxchirurgie. Bernard Halpern und Pasteur Vallery-Radot verdankt man 1942 die Entdeckung der Histaminantagonisten, die besonders nützlich für die Behandlung des spastischen Nasenkatarrhs sind. Vor kurzem wurden im Anschluß an grundlegende Arbeiten der Schule von Lille (Havez und Voisin) wichtige Fortschritte in der Kontrolle der Bronchialsekrete erzielt. Schließlich ist der Lungenheilkundler ganz in erster Linie an den Fortschritten der antimitotischen Chemotherapie interessiert; das Fortschreiten der Hodgkinschen Krankheit, deren Äußerungen am Thorax so häufig sind, ist durch diese neuen Behandlungsformen verändert worden. Leider wurden auf dem Gebiet der soliden Tumoren und insbesondere des Bronchialkrebses bis jetzt noch keine derart zufriedenstellenden Ergebnisse erzielt.

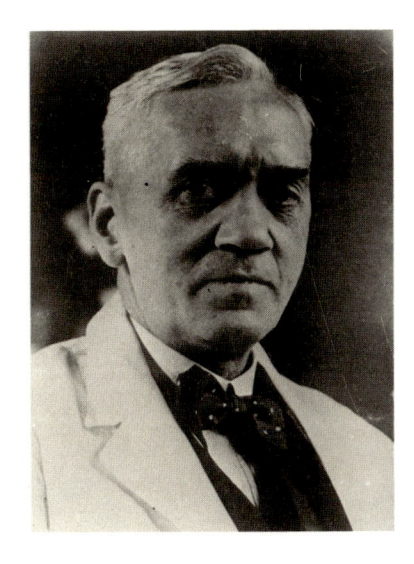

Abbildung 3109
Sir Alexander Fleming.

Bronchologie und Thoraxchirurgie

Die Routineanwendung der Bronchoskopie in der klinischen Diagnose der respiratorischen Krankheiten wird der Pathologie der Bronchien und der nichttuberkulösen respiratorischen Erkrankungen den entscheidenden Impuls geben. Die französische Schule hat an dieser Entwicklung einen

Abbildung 3110 (gegenüber, oben)
Tomographie. Sie zeigt eine chronische respiratorische Insuffizienz.
(Aufnahme: Prof. Moretti, CNRI)

Abbildung 3111 (gegenüber, unten)
Lungenventilationsszintigraphie. (ibd.)

ausschlaggebenden Anteil, hauptsächlich unter der Führung von Pierre Ameuille, »médecin des hôpitaux de Paris«.

Anatomisch-pathologische Arbeiten (besonders von Huguenin und J. Dalarue) bringen den Beweis, daß der Lungenkrebs in Wirklichkeit ein Bronchienkrebs ist. Die bronchialen Adenome, die seit Jackson bekannt sind, scheinen nicht so selten zu sein, wie man zunächst dachte; man erfindet die synonymen Bezeichnungen Epistom und Epitheliom mit verändertem Stützgewebe (J. Delarue). J.-M. Lemoine, ein Schüler P. Ameuilles, hat an dieser historischen Periode einen entscheidenden Anteil. Fünfundzwanzig Jahre später wird die Bronchoskopie mit einem starren Tubus durch die elastische Fibroskopie abgelöst.

Zur selben Zeit ermöglicht die endoskopische Photographie, das Untersuchte im Bild festzuhalten. Infolge dieser Evolution mehren sich die Indikationen zur Lappen- und Segmentresektion, der plastischen Bronchienchirurgie (im Falle eines Adenoms) und der anastomotischen Resektion (in begrenzten Fällen von Krebs).

Die Chirurgie der Lunge und des Mediastinums erreicht 1950 ihr heutiges Niveau; außerdem ersetzt die Resektion nach und nach die chirurgische Kollapstherapie. Die Pioniere dieser Chirurgie in den Vereinigten Staaten bleiben Alexander, Overholt und Churchill, in England Tudor Edwards und Price Thomas, in Schweden Crafoord, in Frankreich Santy und M. Bérard, Lyon, sowie R. und O. Monod und J. Mathey, Paris. Auf diese Weise ist in den Jahren um 1950 die gesamte mechanische Pathologie des »Bronchialbaums« in Zusammenhang mit den Obliterationsphänomenen an den Hauptbronchien und der sekundären Atelektase (der Luftverknappung in der Lunge) perfekt bekannt, und die Indikationen der pulmonalen Resektionen sind kodifiziert. Aber die chronische Bronchitis, die Obstruktion der peripheren Atemwege und die respiratorische Insuffizienz bleiben wenig erforschte Gebiete, und zehn Jahre müssen noch vergehen, bevor die dadurch aufgeworfenen Probleme in der Szenerie den Vorrang bekommen.

Pathophysiologie und Reanimation

Seit dem Zweiten Weltkrieg sind die hauptsächlichen Zusammenhänge der Atmungsphysiologie bekannt. Die Techniken der funktionellen Exploration haben sich vervielfacht, ob es sich nun um neue Methoden handelt, die insbesondere mit Radioisotopen arbeiten, oder um ältere oder klassischere Techniken, die neu überdacht wurden. Die alte Spirographie, die man durch die Untersuchung der forcierten Ausatmung verfeinert hat (Tiffeneau), da man so die Atmungsdefizite genauer differenzieren kann, ferner die Transfertests mit Kohlenmonoxyd, die hämodynamische Erforschung des kleinen Kreislaufs, die Ventilationsmechanik, die regionale szintigraphische Untersuchung der Ventilation und der Perfusion sowie der Belastungstest stellen Methoden mit präzisen Indikationen dar, die für die pneumologische Praxis heute unerläßlich sind.

Es ist unmöglich, die Namen all jener zu zitieren, die einen ausschlaggebenden Anteil an diesem Fortschritt hatten und denen die Anerkennung der Nachfolgenden zusteht. Ein Name dominiert jedoch in dieser Periode, nämlich jener von André Cournand. Speziell erwähnt werden soll auch Paul Sadoul, der als einer der ersten die Bedeutung der respiratorischen Pathophysiologie geahnt hat. Die Pathophysiologie bedingte den Aufschwung der respiratorischen Reanimation. 1952, während der dänischen Poliomyelitis-

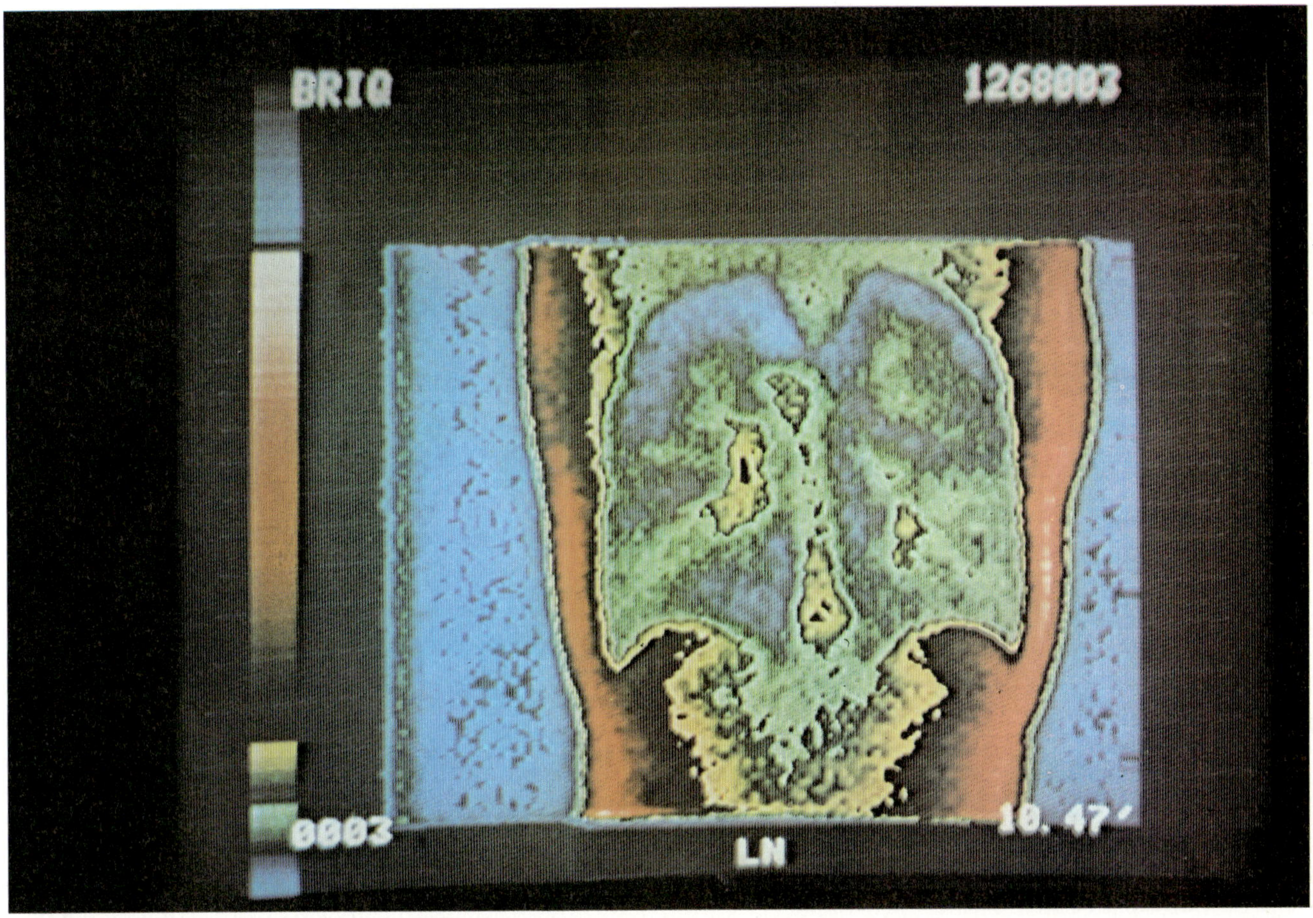
BRIQ
1268003
0003
LN

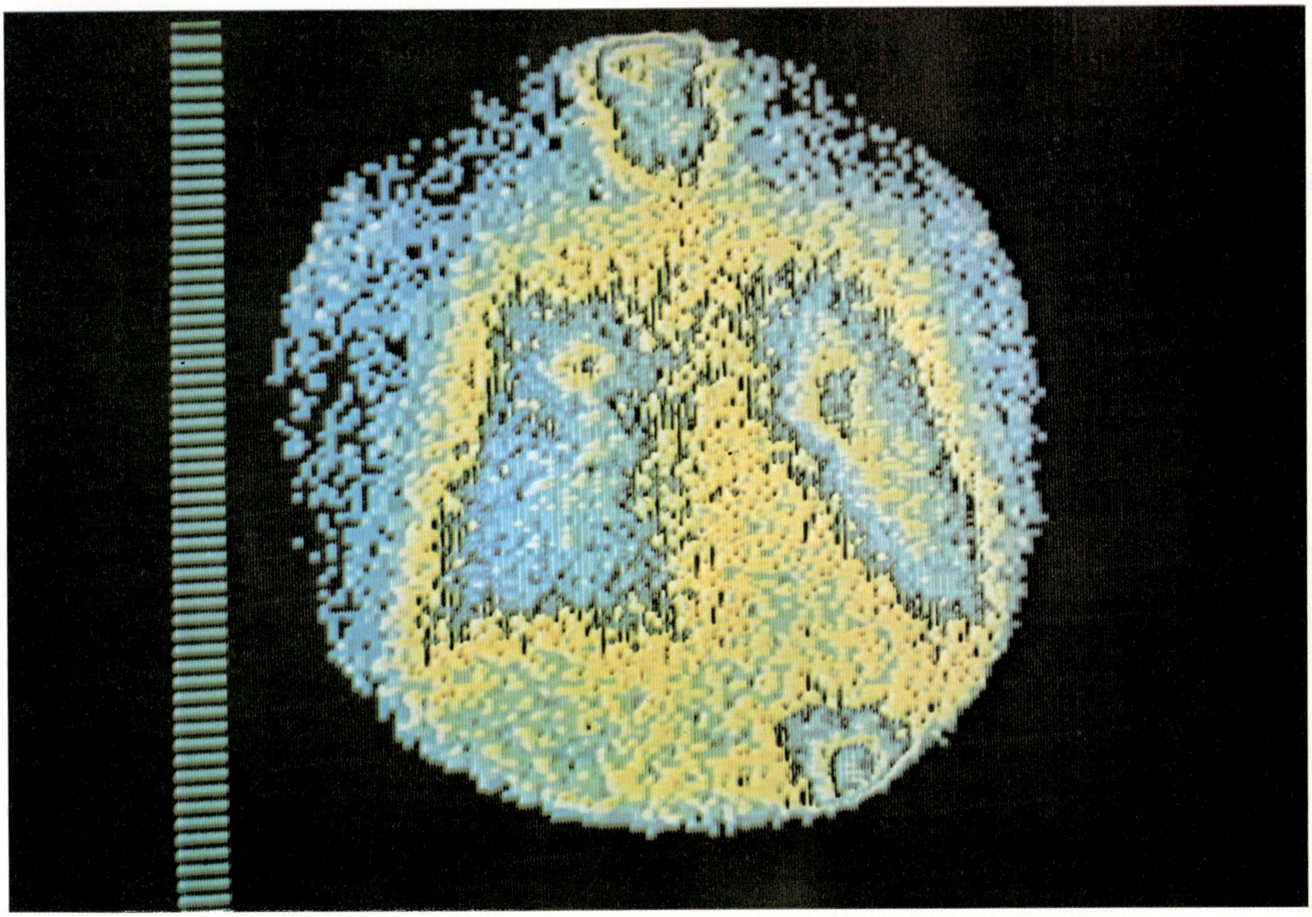

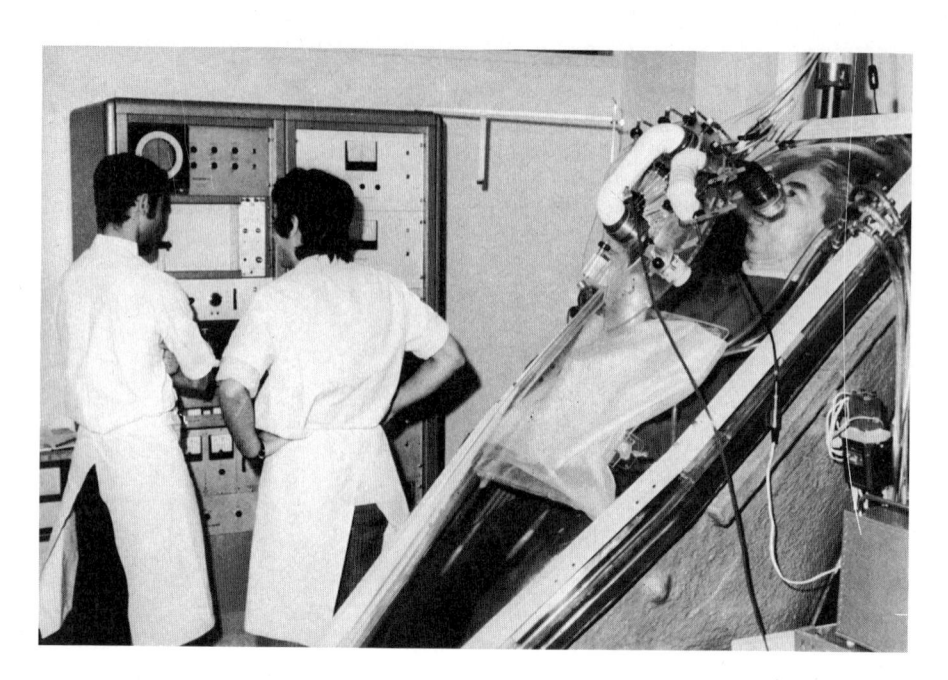

*Abbildung 3112
Plethysmographie.
(Photo: Cracm, CNRI)*

epidemie, kodifiziert Lassen (Kopenhagen) die Modalität der respiratorischen Reanimation, wobei er das Gerät Engströms aus Stockholm benutzt. Aber diese Reanimationstechniken haben einen allgemeinen Wert; die kombinierte Korrektur der Störungen und der großen metabolischen Ungleichgewichte findet bald Anwendung in der Thoraxchirurgie, und zwar nach Traumen oder Resektionen bei Patienten mit einer funktionellen Behinderung wie auch bei der respiratorischen Dekompensation der Patienten mit chronischer respiratorischer Insuffizienz. Diese große respiratorische Reanimation findet ihre Verlängerung in der assistierten Atmung der letztgenannten Kranken.

Eine neue Nosologie

Die zweite Hälfte des 20. Jahrhunderts sieht den Aufbau einer neuen Nosologie; sie stützt sich auf die Erkenntnisse, die ihr insbesondere die Immunologie, die Mikrobiologie, die Epidemiologie, die Klinik usw. bringen.

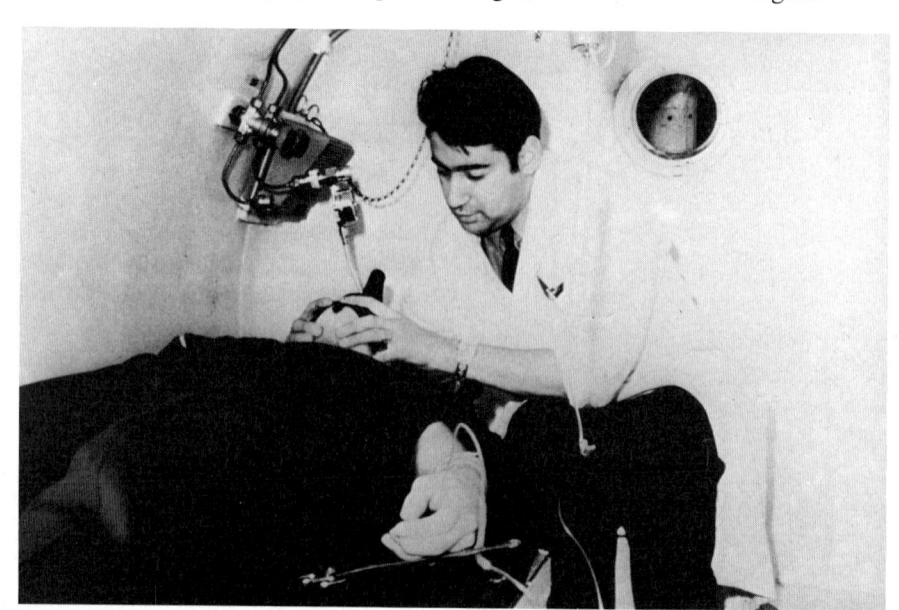

*Abbildung 3113
Sauerstofftherapie in einer Überdruckkammer.
(Photo: CNRI)*

1. *Die Immunologie*
1940 sind die Grundlagen für die Immunoallergologie geschaffen. Aber erst nach 1945 entwickelt sich die Immunochemie.

1962 schlagen Gell und Coombs eine Klassifizierung der immunopathologischen Prozesse in vier Typen vor: der erste Typ entspricht der unmittelbaren Überempfindlichkeit in der Art der Anaphylaxie, Typ 2 den zytotoxischen Prozessen, Typ 3 der halbverzögerten Überempfindlichkeit, als deren experimentelles Modell des Arthus-Phänomen gilt, und Typ der verzögerten Überempfindlichkeit.

Auf dem Gebiet der Lungenheilkunde entspricht das allergische Asthma dem Typ 1; der Antikörper ist ein spezifisches IgE (Ishizaka, 1966), das man heute nach einer radioimmunologischen Methode bestimmen kann. Zu Typ 2 gehört das Goodpasture-Syndrom (1919), bei dem es sich um eine Krankheit handelt, die einhergeht mit Antibasalmembran-Antikörpern an den Läsionen an Nierenglomeruli und Lungenbläschen; auch die primäre diffuse Fibrose des Stützgewebes beruht vielleicht auf diesem Mechanismus. Zu Typ 3 gehören die allergischen Lungenbläschenentzündungen mit Präzipitat von Immunkomplexen in den Gefäßwänden; angeführt wird dieser Typ von der »Farmerlunge«. Zu Typ 4 gehören Tuberkulose, Sarkoidose, Pneumokoniose und vor allem Silikose. Gegenüber diesen Überempfindlichkeitsleiden finden sich die angeborenen immunitären Mängel, die zwar viel seltener auftreten, aber sie sind letztlich verantwortlich für wiederholte Lungeninfektionen.

Die fruchtbarste Anwendung dieser Fortschritte in der respiratorischen Immunopathologie betrifft jedoch die »Farmerlunge« und die allergische Lungenbläschenentzündung. Die erste Beschreibung geht auf Campbell, 1932, zurück; 1946 führt Tornell in Schweden eine erneute Untersuchung durch; er analysiert die Zusammenhänge mit Sarkoidose und Tuberkulose und schreibt die Ursachen dem *Candida*-Pilz zu. Aber die Schule des Brompton-Hospitals in London mit Pepys beweist 1962, daß es sich beim Antigen um einen wärmeliebenden Strahlenpilz handelt, der im verschimmelten Heu vorkommt; Pepys entdeckt im Serum Präzipitine gegen verschimmeltes Heu, und dies wird ein wichtiger Test für die Diagnosestellung.

2. *Die Mikrobiologie*
Die Mikrobiologie, die Parasitologie und die Mykologie wurden weiterentwickelt und ihre Techniken perfektioniert (zum Beispiel Isoliermethoden, Auszählung der Keime, Immunofluoreszenz, Antibiogramme, serologische Tests usw.).

Die atypische Pneumonie – den Begriff prägten Dingle und Finland – wird zum ersten Mal anläßlich einer Epidemie aufgrund von 26 000 Fällen beschrieben; sie wütete von März 1942 bis Mai 1943 in der Armee der Vereinigten Staaten. Wir wissen heute, daß diese atypische Lungenentzündung nicht auf einem Virus, sondern auf dem Bakterium Mycoplasma pneumoniae beruhte. Anschließend ermöglichen die Perfektionierung der Techniken sowie die Fortschritte in der molekularen Biochemie, die Charakteristiken jener Viren zu definieren, die speziell auf den Atmungsapparat gerichtet sind. Ihre Rolle ist in der Lungenheilkunde entscheidend. Sie bewirken Nasenkatarrh, Bronchitis, Lungenentzündung und Rippenfellentzündung. Man hat berechnet, daß zwischen 1957 und 1962 in den Vereinigten Staaten mehr als

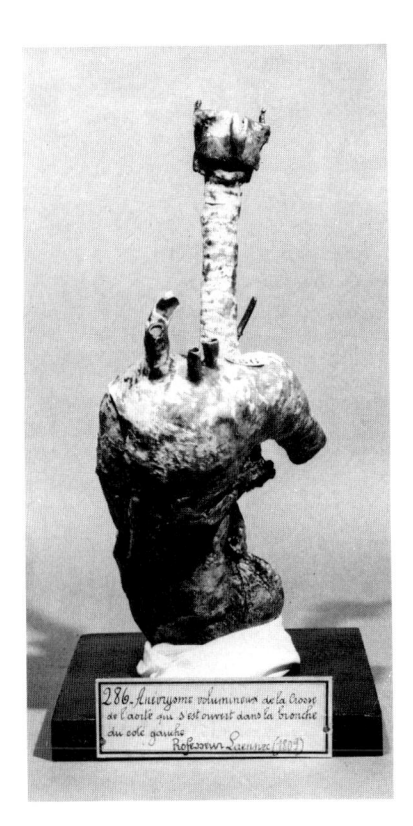

*Abbildung 3114
Anatomisches Präparat, das 1809 nach einem Befund Laennecs hergestellt wurde; es zeigt »ein voluminöses Aneurysma des Aortabogens; es hat sich in den linksseitigen Bronchus geöffnet«. (Paris, Musée Dupuytren, Prof. Abélanet)*

eine Milliarde respiratorischer Viruserkrankungen auftraten, darunter 1,3%
Lungenkrankheiten, das heißt zwei bis drei Millionen pro Jahr.

3. Die Epidemiologie

In Frankreich war L. Schwartz ihr Vorkämpfer. Die Epidemiologie der Krankheiten des Respirationstraktes wurde ab 1960 entwickelt, vor allem in England durch Fletcher und Holland, in den Vereinigten Staaten durch Ferris, Higgins und Burrows, in Holland durch Orie und van der Lende sowie in Frankreich durch Kourilsky und Brille, Sadoul und Freour. Gerade der Epidemiologie verdanken wir die hauptsächlichen Daten über chronische Bronchitis und andere chronische Krankheiten des Atmungsapparats. Die Epidemiologie stützt sich auf Erhebungen, die transversal sein können (Analyse der Merkmale einer Population in einem bestimmten Augenblick), aber auch longitudinal (Überwachung einer ausgewählten Population zur Untersuchung des Werdegangs der Symptome oder Tests).

4. Die Klinik

Die Lungenheilkunde wird vor allem ab 1960 von dieser Erneuerung profitieren. Dies erklärt insbesondere die Fortschritte der Erkenntnisse über respiratorische Manifestationen bei allgemeinen Krankheiten wie Sar-

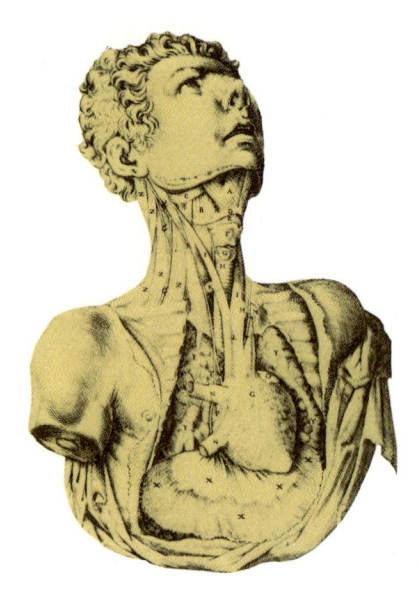

Abbildung 3115
Anatomischer Stich aus De vocis auditusque organis historia anatomica . . . *von Julius Casserius, Ferrara 1601–1602.*
(Paris, Bibliothek der Alten Medizinischen Fakultät)

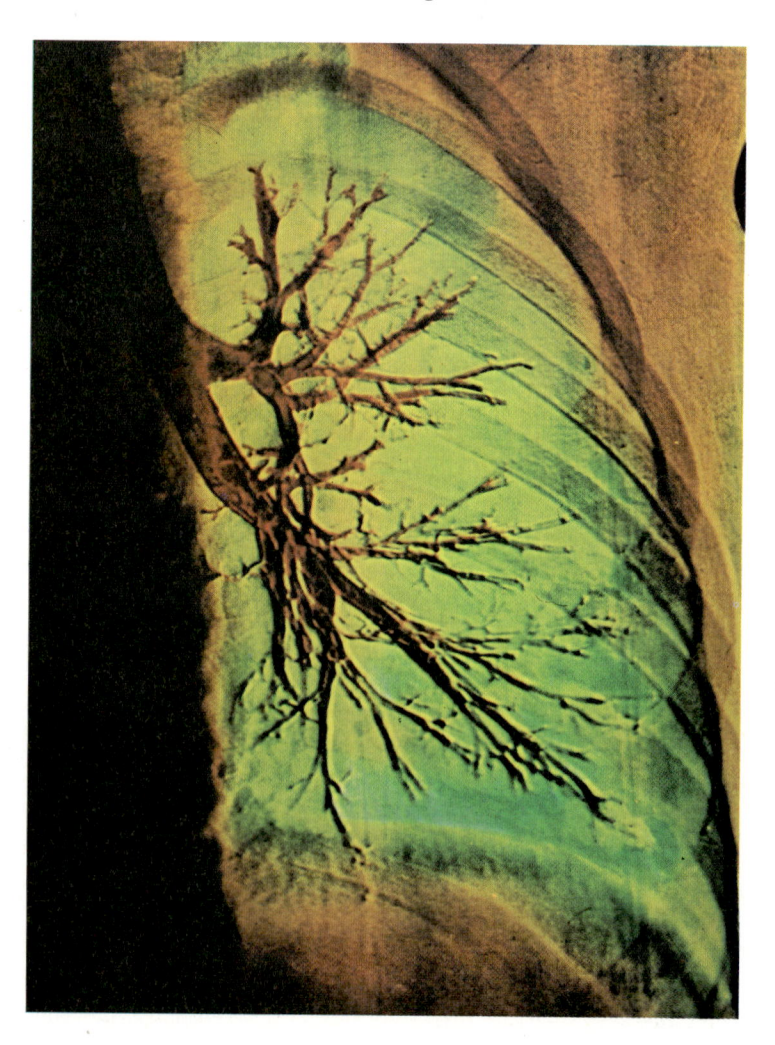

Abbildung 3116
Normale Bronchographie mit Lipiodol.
(Aufnahme: A. Pol, CNRI)

koidose, Kollagenose, X-Histiozytose, Retikulopathien, Dysglobulinämie usw., ebenso bei den umweltbedingten Erkrankungen und den Krankheiten des kardiorespiratorischen Systems.

Heutiger Stand der Lungenheilkunde und Perspektiven

Die anatomischen Strukturen des Atmungsapparats sind heute wohlbekannt, und mit der Morphometrie ist es sogar möglich, den Grad eines Lungenemphysems an einem anatomischen Präparat zu messen. Wir können andererseits die verschiedenen Ebenen der Atmungsfunktion untersuchen, aber die Zusammenhänge zwischen den anatomischen Strukturen und der Funktion sind noch unzureichend erhellt; es muß daher eine physio-anatomische Methode entwickelt werden.

Wir kennen die Modalitäten der Reaktion der Lunge auf äußere Angriffe, deren physiologisch-chemische und immunologische Mechanismen analysiert worden sind, aber die nichtrespiratorischen Funktionen der Lunge sind nur unzureichend bekannt. Dabei können in der pulmonalen Struktur mehr als

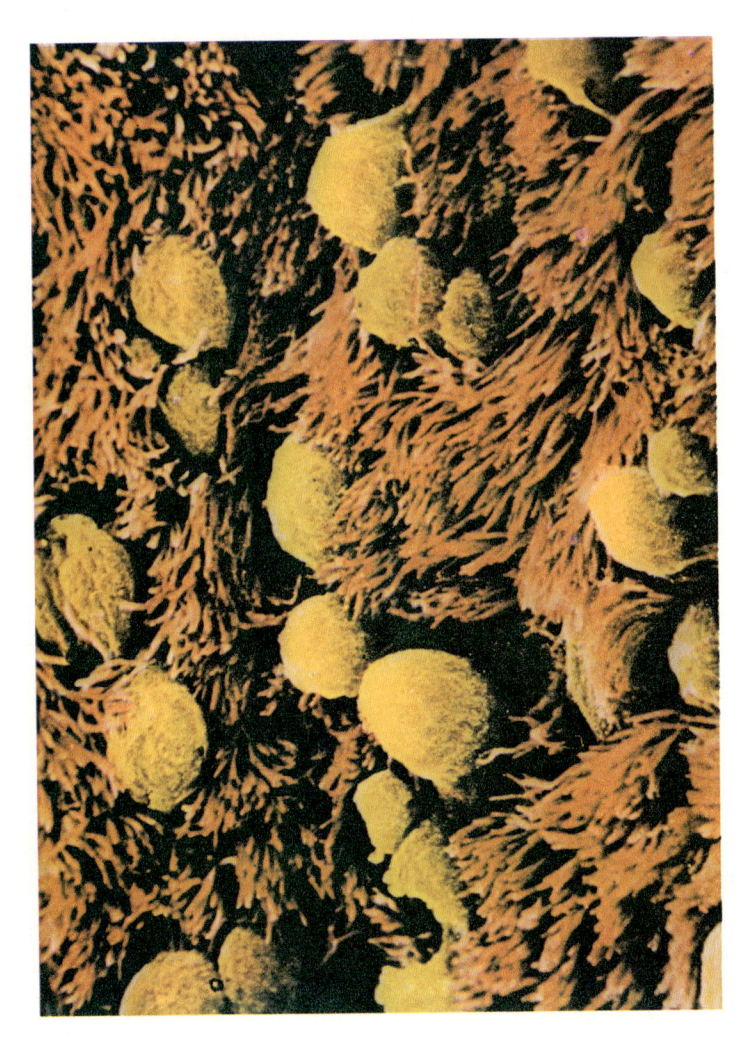

Abbildung 3117
Bronchienepithel unter dem Rasterelektronenmikroskop.
400fache Vergrößerung.
(Aufnahme: Pir, CNRI)

vierzig Zelltypen identifiziert werden; wir dürfen daher annehmen, daß dieses Organ zahlreiche metabolische Aktivitäten haben mag, namentlich in der Synthese der Lipide und Proteide und im Stoffwechsel pharmakologisch wirksamer Substanzen.

Die Explorationsmethoden haben sich erweitert, sie kennen aber auch Grenzen; zum Beispiel erfordert auf dem Gebiet der histologischen Forschung eine Lungenbiopsie zuweilen die chirurgische Öffnung des Brustkorbs, und dies stellt einen bedeutenden Nachteil dar, vor allem für Patienten mit respiratorischer Insuffizienz.

Auf dem Gebiet der Nosologie wurden neben den chronischen respiratorischen Krankheiten drei Bereiche grundlegend umgestaltet: jener der umweltbedingten Lungenkrankheiten, jener der respiratorischen Manifestationen bei allgemeinen Erkrankungen und der Bereich der von Gefäßkrankheiten herrührenden respiratorischen Leiden.

Auf therapeutischer Ebene ist die Anwendung der Antibiotika noch schlecht kodifiziert, obwohl wir theoretisch die Mittel für eine wirksame und geeignete Dosierung besitzen. Die Asthmabehandlung hat große Fortschritte gemacht, aber die Desensibilisierungstechniken sind noch zu empirisch, und Zusammensetzung und Dosierung der benutzten Allergene sind oft unvollkommen.

Die Indikationen für die pulmonale Chirurgie haben sich vermindert; dies gilt vor allem für das Bronchialkarzinom und, weit dahinter, die Eiterungen im Rippenfell- und Lungenbereich sowie die Geschwülste des Mediastinum.

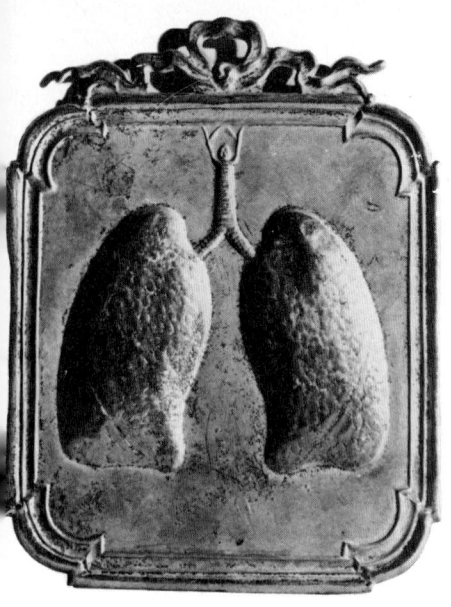

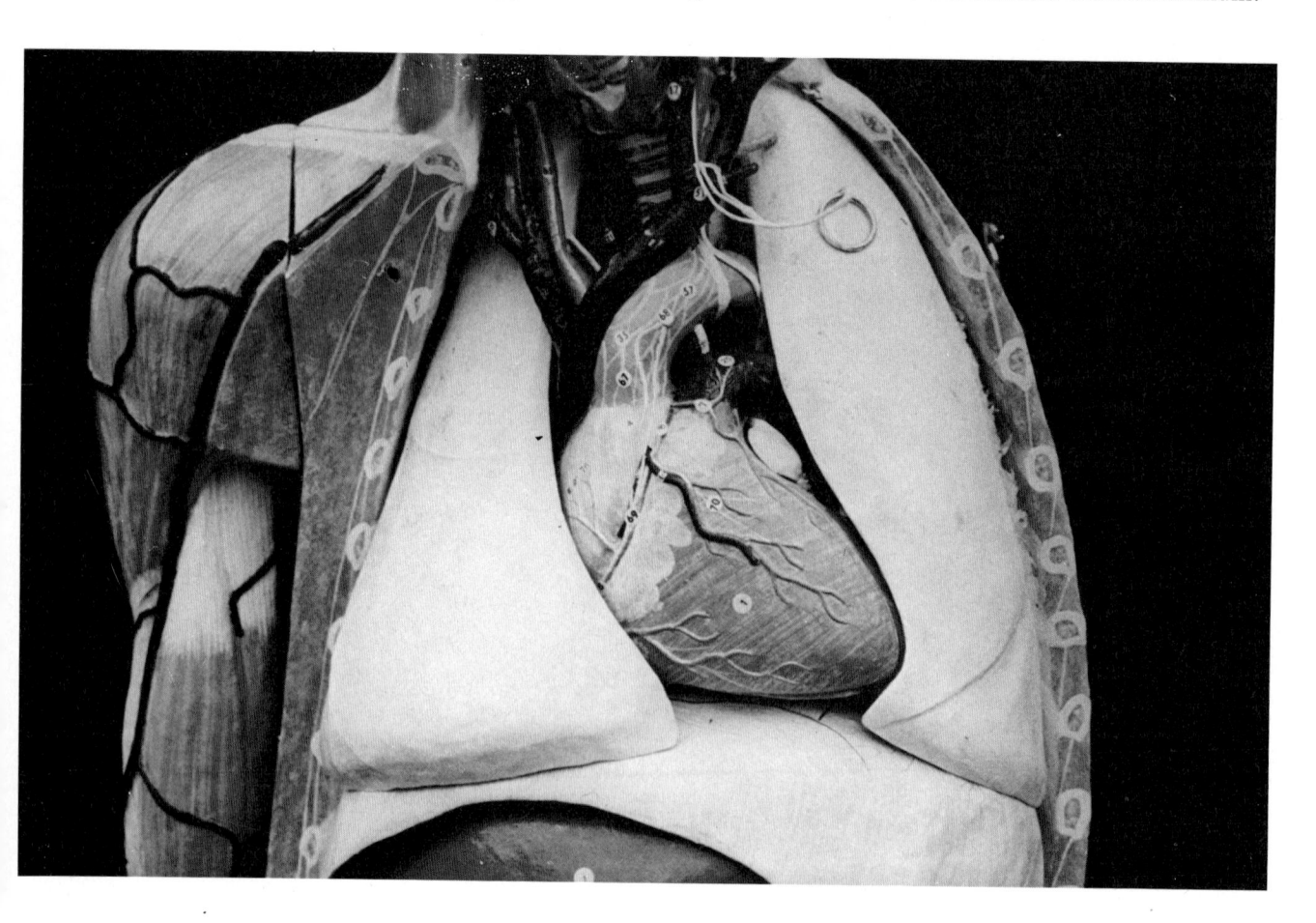

Abbildung 3118
Die Lungen.
Votivbild, Ende 19. Jh.
(Paris, Privatsammlung)

Abbildung 3119
Herz und Lunge. Lehrmodell
von Auzoux.
(Aufnahme: CNRI)

Heutzutage ist die Lungenheilkunde mit zwei Problemen konfrontiert: dem Bronchialkrebs und der respiratorischen Insuffizienz.

An Bronchialkarzinom sterben jedes Jahr in Frankreich 20 000 Menschen, in England noch mehr, 52 000; es nimmt in der Krebsmortalität des Menschen den ersten Platz ein; bestenfalls 25 Prozent der diagnostizierten Patienten kann man operieren, und geheilt werden 25 Prozent der Operierten, das heißt also insgesamt 6 Prozent. Angesichts dieser Lage entwickeln sich zwei Forschungsarten: die eine ist fundamental und therapeutisch, sie nimmt an der allgemeinen Krebsforschung teil und betrifft die krebserzeugenden Agenzien, die Biologie der Krebszelle und die Chemotherapie; die zweite ist epidemiologisch und methodisch, und ihr Ziel liegt in der Erkennung von Risikofaktoren und frühzeitiger Diagnosestellung.

Respiratorische Insuffizienz ist das übliche Ergebnis chronischer Erkrankungen des Atmungsapparats wie chronische Bronchopneumopathien und jede Art von pulmonalen Fibrosen. Diese Krankheiten, die sich auf anatomisch-klinischer und pathophysiologischer Ebene unterscheiden, haben als Gemeinsamkeit exogene ätiologische Faktoren, die man beeinflussen kann, zum Beispiel Tabak, respiratorische Erkrankungen in der Kindheit, berufsbedingte Verunreinigungen, Infektion und Staub. Die Bedeutung dieser chronischen respiratorischen Erkrankungen ist beträchtlich: zwei bis drei Millionen Menschen mit chronischer Bronchitis leben in Frankreich, der Arbeitsausfall hat sich verdoppelt, der Verbrauch an Medikamenten verdreifacht.

Die Geschichte der Lungenheilkunde, vor allem seit Laennec, führt zu zwei verschiedenen Überlegungen:

1. Die Entwicklung eines Fachgebiets hängt eng mit dem Fortschritt des Wissens im allgemeinen zusammen, und wie Lichtenhaeler sehr zu Recht betont, hängt der wissenschaftliche Fortschritt eines Landes von seiner Macht und von seinem Freiheitsgrad ab. Nach der Revolution wuchs das Ansehen Frankreichs enorm, und Paris wurde ein bedeutendes Zentrum der Wissenschaften, der Literatur und der Künste. Im letzten Drittel des 19. Jahrhunderts und bis zum Ersten Weltkrieg stehen Europa und insbesondere Deutschland ganz in der vorderen Reihe des Fortschritts. Das 20. Jahrhundert nach dem Ersten und vor allem nach dem Zweiten Weltkrieg sieht den außergewöhnlichen Aufschwung der amerikanischen Medizin.

2. Schließlich zeigt die Geschichte der Lungenheilkunde, wie sehr sie vom Fortschritt der Medizin allgemein und – präziser – der Inneren Medizin abhängt. Ein Fachgebiet entsteht kontinuierlich, indem es seine Elemente den autonomen Wissenschaften entnimmt; seine Grenzen sind beweglich. Der Spezialist muß dieses im Vertrauen auf seine eigene Kompetenz und seine Techniken bei der globalen Beurteilung des kranken Menschen immer berücksichtigen.

Vor kurzem sagte Léopold Sedar Senghor: »Der Arzt von 1930 konnte noch alles von der Medizin wissen, jener von 1950 ein ganzes Fach; derjenige von 1980 kann nur danach streben, einen Zweig seines Fachgebiets zu kennen.« Dies stimmt nur zum Teil und könnte auch nicht ausreichen; jedoch ist die Gefahr groß, daß eine Disziplin völlig in spezialisierte Untergruppen zerfällt. Der Pulmologe muß in seinem Bereich ein Mann der Synthese sein, sonst stünde die Existenz der Lungenheilkunde auf dem Spiel.*

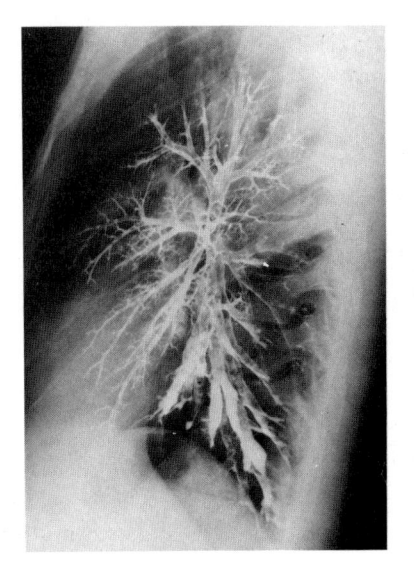

Abbildung 3120
Bronchographie mit Hystrast (ein Kontrastmittel).
Seitliche Aufnahme. Sie zeigt erhebliche Bronchienerweiterungen an der Lungenbasis. Andere betroffene Bronchien sind zusammengezogen.
(Die Aufnahme stellten die Autoren zur Verfügung)

* Wir danken insbesondere Frau A. Gachon, Kuratorin der Bibliothèque universitaire de médecine-pharmacie-chirurgie dentaire für ihre Hilfe bei unseren bibliographischen und ikonographischen Recherchen.

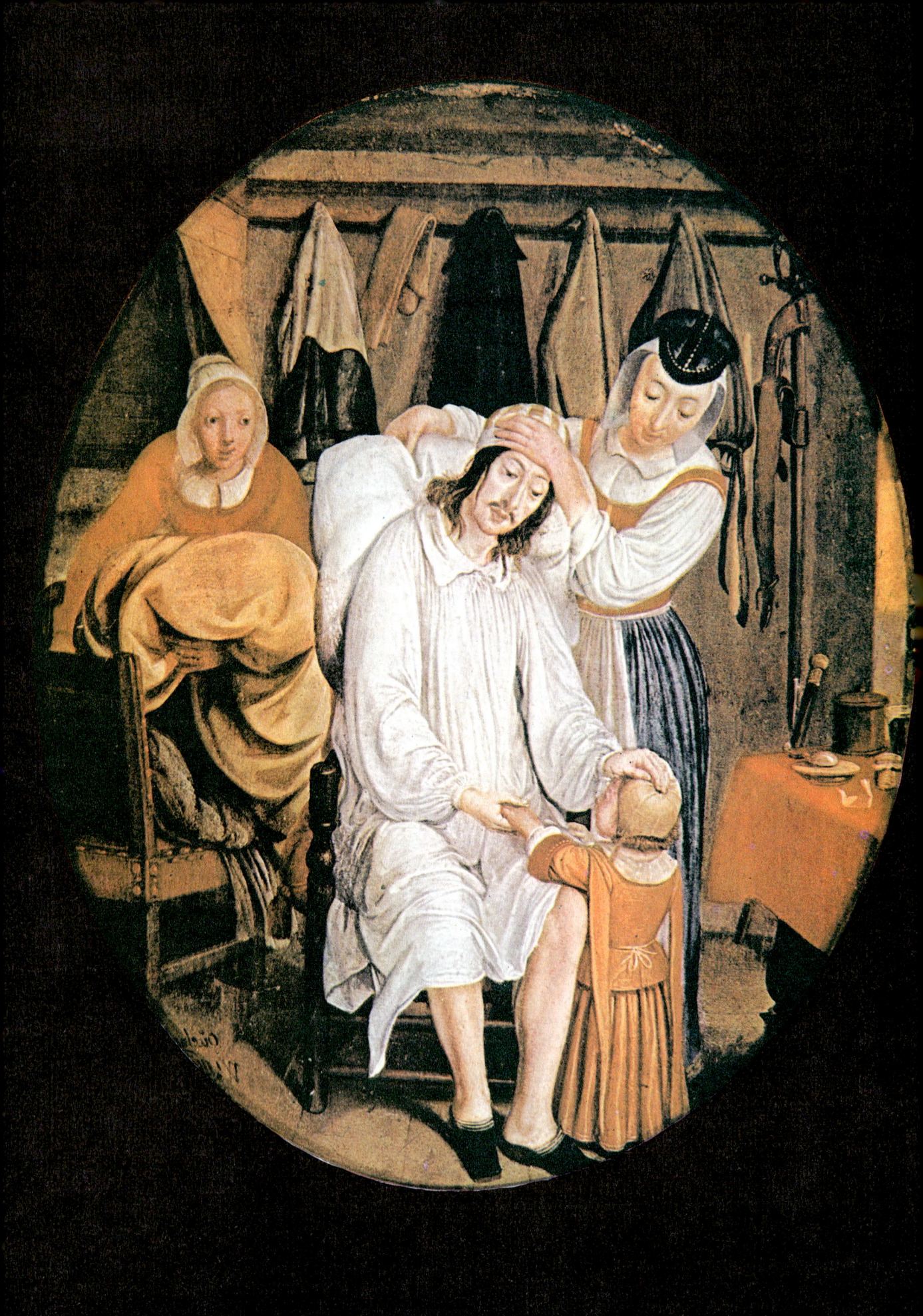

Geschichte der Tuberkulose

*von Michel Oury**

Die Menschheit hat schon immer an der Tuberkulose gelitten. Die Entdeckung Pottscher Läsionen an Skeletten bis hin zum Neolithikum oder an ägyptischen Mumien berechtigt uns zu dieser Annahme. Gewagter wäre allerdings die Behauptung, daß alle Buckligen, die als Statuetten im pharaonischen Ägypten und auf Keramiken oder Felsmalereien im präkolumbischen Amerika dargestellt wurden, an Knochentuberkulose litten, selbst wenn es sich um eine anguläre dorsolumbale Kyphose handelt. Was nun die Phthise, das heißt die Schwindsucht, angeht, verraten die ägyptischen, babylonischen und hebräischen Texte wenig, während die aus Indien und dem alten China präziser sind und die Annahme rechtfertigen, daß die Lungentuberkulose ziemlich verbreitet und in ihren Symptomen bekannt war. Welches historische Interesse auch immer der Auslegung dieser über 3000 Jahre alten Dokumente zugrunde liegt: ihre Kenntnis ändert nichts an der Originalität des Werks der griechischen Ärzte, der Zeitgenossen des Perikles, insbesondere aber des Hippokrates, den man sehr zu Recht als Schöpfer der Phthisiologie, das heißt der Tuberkuloseforschung, ansieht.

Geschichte der Pathologie: Die allmähliche Erkenntnis der Erkrankung

Die an den Tempelsäulen aufgehängten Tafeln sind für Hippokrates und seine Schüler die Basis für die Beschreibung der Symptome der Phthisiker: »Das Fieber verläßt sie nicht; niedrig ist es am Tag, aber in der Nacht flammt es wieder auf; es kommt zu reichlichen Schweißabsonderungen, die Kranken haben Hustenreiz, und dennoch ist der Auswurf unerheblich. Die Augen liegen tief in ihren Höhlen, die Backen röten sich, die Fingernägel biegen sich um, die Hände fangen an zu brennen, besonders an den Fingerspitzen, und die Füße schwellen an, der Appetit geht verloren. [. . .] Diejenigen, die schaumiges Blut spucken, husten es aus der Lunge aus.«

Hippokrates hat blasiges Rasseln und das Plätschergeräusch beim Schütteln des Patienten folgendermaßen beschrieben: »Wenn man das Ohr an die Brust hält, kann man ein Geräusch hören, das dem Rauschen des Essigs ähnelt. [. . .] Man muß das Ohr an die Brust des Kranken halten und ihn kräftig an den Schultern rütteln; wenn Flüssigkeit im Fell ist, hört man ein Plätschern.« Hippokrates stellt den Zusammenhang zwischen der Lungentuberkulose und der Pottschen Krankheit her: »Das ist dann eine an den Wir-

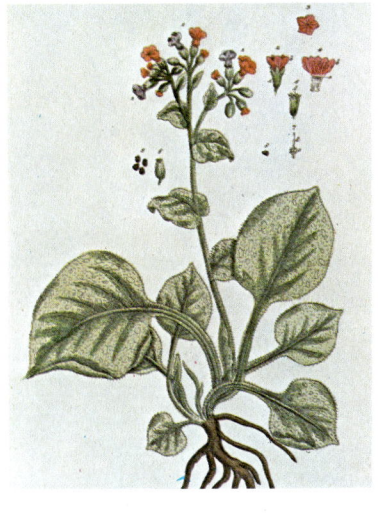

Abbildung 3122
Das Lungenkraut. Tafel aus:
A curious Herbal containing five hundred Cuts of the most useful Plants . . . *von E. Blackwell, London 1739.*

Hippokrates

Abbildung 3121 (gegenüber)
Der Kranke, Gemälde von Wolfgang Hembach, 17. Jh. (Kunsthalle Hamburg)

*Zum Gedenken an Charles Coury, Tuberkuloseforscher und Historiker. Zur Erinnerung an seine Freundschaft und die Jahre gemeinsamer Arbeit am Hôtel-Dieu in Paris in der Abteilung von Professor Bariéty, wo wir in der Verehrung der Historie erzogen wurden. Dieser Artikel ist eine Huldigung an die beiden Meister.

beln versteckte Schwindsucht mit Abszessen, die sich allmählich an der Hüfte öffnen.« Auch beobachtet er Läsionen, die teilweise als erste Beschreibung der Tuberkel angesehen werden: »Es entstehen Auswüchse in der Lunge, wenn Schleim und Galle sich dort ansammeln und verderben.«

Soweit man die vergangenen und gegenwärtigen Symptome sowie die äußeren und inneren Einflüsse kennt, kann man die Bewegung der Krankheit nachverfolgen und eine *Prognose* aufstellen: »Bei den Phthisikern zeigt das Auftreten einer starken Diarrhöe den bevorstehenden Tod an.« – »Diese Krankheit dauert ungefähr sieben bis neun Jahre. Man gesundet, wenn man gleich von Anfang an behandelt wird.«

Die antike Medizin nach Hippokrates

In Alexandria wirken hervorragende Mediziner, aber auf dem Gebiet der Tuberkuloseforschung ist deren Werk nur dürftig. Dagegen nehmen in Rom die lateinischen Enzyklopädisten, wie Plinius der Ältere und vor allem Celsus, die Hippokratischen Beschreibungen wieder auf. Die Werke von Aretaios (um 200 v. Chr.) und Galen (2. Jahrhundert n. Chr.) sind origineller. Der Name des Aretaios von Kappadokien bleibt mit der Beschreibung der Gesichtszüge der Schwindsüchtigen verbunden. Der in Pergamon geborene Galen begutachtet das Ausmaß der Lungengeschwüre und unterscheidet akute und chronische Formen. Nach dem Fall Roms macht Alexander von Tralles treffende Bemerkungen über den Bluthusten.

Die arabische Medizin beschränkt sich darauf, die Schriften der Griechen zu übermitteln. Avicenna hält jedoch die Tuberkulose für eine auszehrende und geschwürbildende Allgemeinerkrankung, die nicht ausschließlich in der Lunge lokalisiert ist.

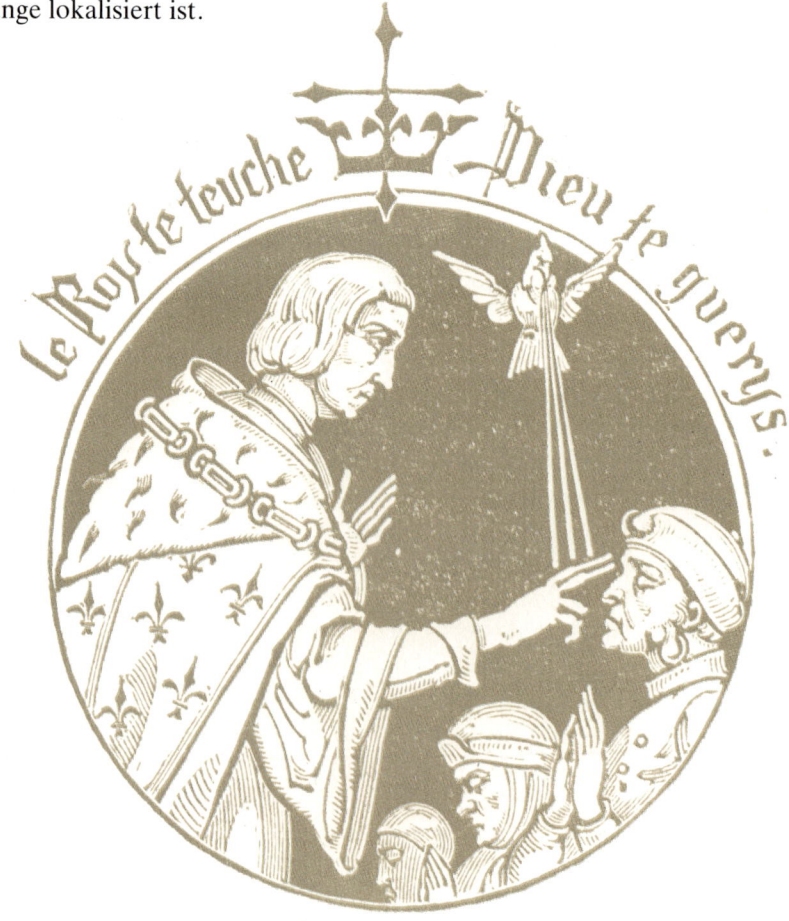

Abbildung 3123
Das Touchieren der Skrofeln.
Vignette aus Thérapeutique magnétique, règles de l'application du magnétisme à l'expérimentation pure et au traitement des maladies . . . *von J. Dupotet de Sennevoy, Paris 1863. (Nationalbibliothek)*
Im Zusammenhang mit den übernatürlichen Gaben des Königtums besaß der »vom Herrn gesalbte« König sieben Jahrhunderte lang die wunderbare Macht, am Krönungstag, dem heiligen Tag, Skrofeln durch einfaches Berühren zu heilen.

In derselben Epoche liefert die medizinische Literatur Chinas ausgezeichnete Schilderungen von der Phthise; sie deutet auch die Unität der Tuberkulose an.

Das abendländische Mittelalter und die Renaissance

Im 15. und 16. Jahrhundert macht die Ausbreitung des Wissens dank dem Buchdruck einen enormen Fortschritt; die Ärzte der Renaissance forschen nach dem Ursprung der Krankheit und ihrer Übertragung. Auf diesem Gebiet erscheint Fracastoro als Prophet; seine Ideen brauchen nämlich noch über drei Jahrhunderte, bis sie sich durchsetzen. Während sich die Tuberkulose und ihre Verheerungen weiter ausbreiten, behandeln die Ärzte der beiden folgenden Jahrhunderte, abgesehen von wenigen Bahnbrechern, in ihren Schriften oft die Tuberkulose oder Äthisis, ohne neue Erkenntnisse über diese Erkrankung zu bringen.

Die Zunahme tuberkulöser Lymphknotenentzündungen vom 13. bis zum 18. Jahrhundert erklärt die Fülle der Schriften; die Lehrer von Salerno und Montpellier erwähnen sie in ihren Büchern. André du Laurens (1609), Planis de Campy (1646), P. V. Dubois (1726), Charmetton (1752) und Lalouette (1785) widmen ihnen ein Werk oder ein Kapitel unter verschiedenen Bezeichnungen wie »écrouelles«, »Skrofeln« oder »stumae«. Wenn wir uns an die Memoirenschreiber halten, die über die »königliche Berührung« berichten, muß das Leiden sehr verbreitet gewesen sein, besonders in Spanien, Italien und auf den britischen Inseln.

Abbildung 3124 (unten)
Die Organe im Brustkorb.
Originaltuschzeichnung von
Gérard de Lairesse für die Anatomia humani corporis *von*
G. Bidloo, Amsterdam 1685.
(Paris, Bibliothek der Alten
Medizinischen Fakultät)

Die anatomisch-klinische Etappe

Die Vorläufer

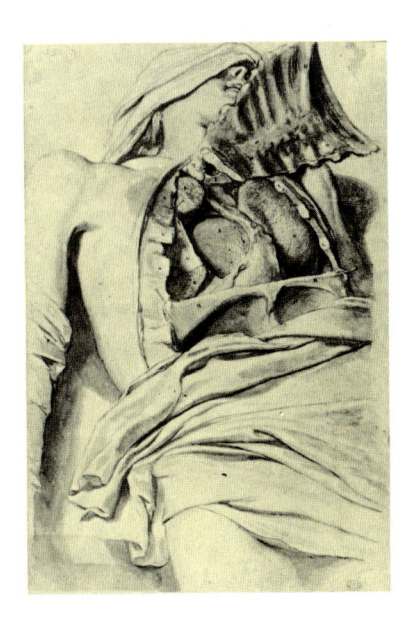

Während Malpighi die innere Struktur der Lunge präzisiert, sammelt Th. Bonet in Genf 150 anatomisch-klinische Befunde von Lungentuberkulose (1679); in Holland versichert Sylvius de le Boë, daß in der Lunge von Schwindsüchtigen »Tuberkel« vorhanden sind, und in England beschreibt R. Morton (1689) die tuberkulöse Hilus adenitis sowie 16 verschiedene Varianten der Schwindsucht. Wenn auch Sylvius und Morton schon eine gewisse Verwandtschaft zwischen Tuberkulose und Skrofeln, Tuberkel und Geschwüren erwägen, so gebührt doch Pierre Desault aus Bordeaux das Verdienst, fast ein Jahrhundert später (1733) ihre Übereinstimmung betont zu haben: »Diese gemeinsame Ursache der Schwindsucht finden wir in den Tuberkeln und Konkretionen, die sich in der Lungensubstanz gebildet haben.« – »In Wirklichkeit hat die Tuberkulose schon begonnen und ist weit fortgeschritten, wenn ein Geschwür dabei auftritt.« – »Die Ursachen der Schwindsucht und der Skrofeln ähneln sich vollkommen . . . Die beiden Krankheiten unterscheiden sich nur durch die verschiedenen Stellen, an denen sie auftreten.«

Einige Anatomen, wie van Swieten, Baillie und Vetter, präzisieren die Lungenläsionen, aber die Kliniker bleiben der hippokratischen Tradition verhaftet. In dieser Hinsicht legt die 1783 erschienene Abhandlung von Beaumes über die Lungenschwindsucht klar die Erkenntnisse der Epoche dar. Der Rückstand erklärt sich wahrscheinlich durch die Furcht, die Morgagni vor der Autopsie von an Tuberkulose Erkrankten hatte, doch wird ihre Anwendung das Werk der großen französischen Kliniker, nämlich von Bayle, Laennec und Louis, sein.

Die Begründer der Tuberkuloseforschung

1810 veröffentlicht G. L. Bayle sein Werk *Recherches sur la phthisie pulmonaire* aufgrund von 900 »Leichenöffnungen«. Bayle schließt dabei den »chronischen Lungenkatarrh« aus und liefert eine originelle Schilderung der granulomatösen Tuberkulose: »Die Lungen sind gespickt mit transparenten, glänzenden Miliargranulationen . . .« Er beschreibt auch die nicht offene Schwindsucht, bei der »kein Symptom auf eine Tuberkulose hinzeigt«, während »in den Lungen Tuberkel sitzen«. – »Man sieht also, daß ich als schwindsüchtig Personen ansehen muß, die weder Fieber noch Abmagerung oder eitrigen Auswurf aufweisen; es genügt, daß die Lungen eine Läsion zeigen, die dazu neigt, sie zu zersetzen und Geschwüre zu bilden.« – »Ist es nicht unbestreitbar, daß der Arzt eine Krankheit von Grund auf kennen muß?« Dennoch beschreibt Bayle noch sechs Varianten der Tuberkulose, darunter mindestens zwei, nämlich eine krebsartige und eine geschwürbildende Schwindsucht, den eitrigen Lungenabszeß, die nichts mit Tuberkulose zu tun haben.

Die Unität der Tuberkulose zu beweisen wird das Werk seines Schülers und Freundes R. T. H. Laennec sein. In der Abhandlung *Traité de l'auscultation médiate et des maladies des poumons et du cœur,* die 1819 erschien, proklamiert Laennec überzeugend die Identität der Tuberkel mit den Miliarknötchen und Kavernen; er liefert eine eigene Beschreibung der Infiltrationen. Bezeugen sollen dies folgende Auszüge aus der 2. Ausgabe von 1826, in der der Autor zusammenfassend erklärt: »Die Fortschritte der pathologischen Anatomie haben bis zur Eindeutigkeit erwiesen, daß die Lungenschwindsucht verursacht wird durch die Entwicklung einer besonderen akzidentellen Produktion in der Lunge; die modernen Anatomen haben ihr speziell die Bezeichnung *Tuberkel* verliehen.« – »Die tuberkulöse Materie kann sich in der Lunge und in den anderen Organen in zwei Hauptformen entwickeln, den *Einzelherden* und *Infiltrationen;* jede dieser Formen oder Arten besitzt mehrere Varianten, die hauptsächlich auf verschiedenen Entwicklungsgraden beruhen.« – »Unter welcher Form die tuberkulöse Materie sich

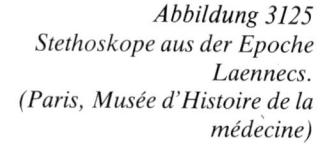

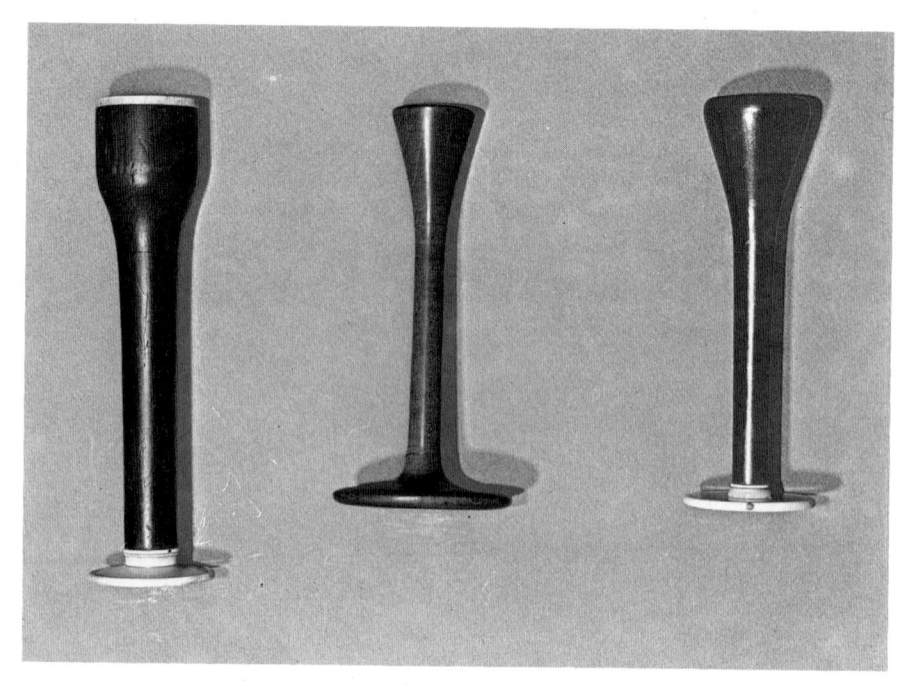

Abbildung 3125
Stethoskope aus der Epoche Laennecs.
(Paris, Musée d'Histoire de la médecine)

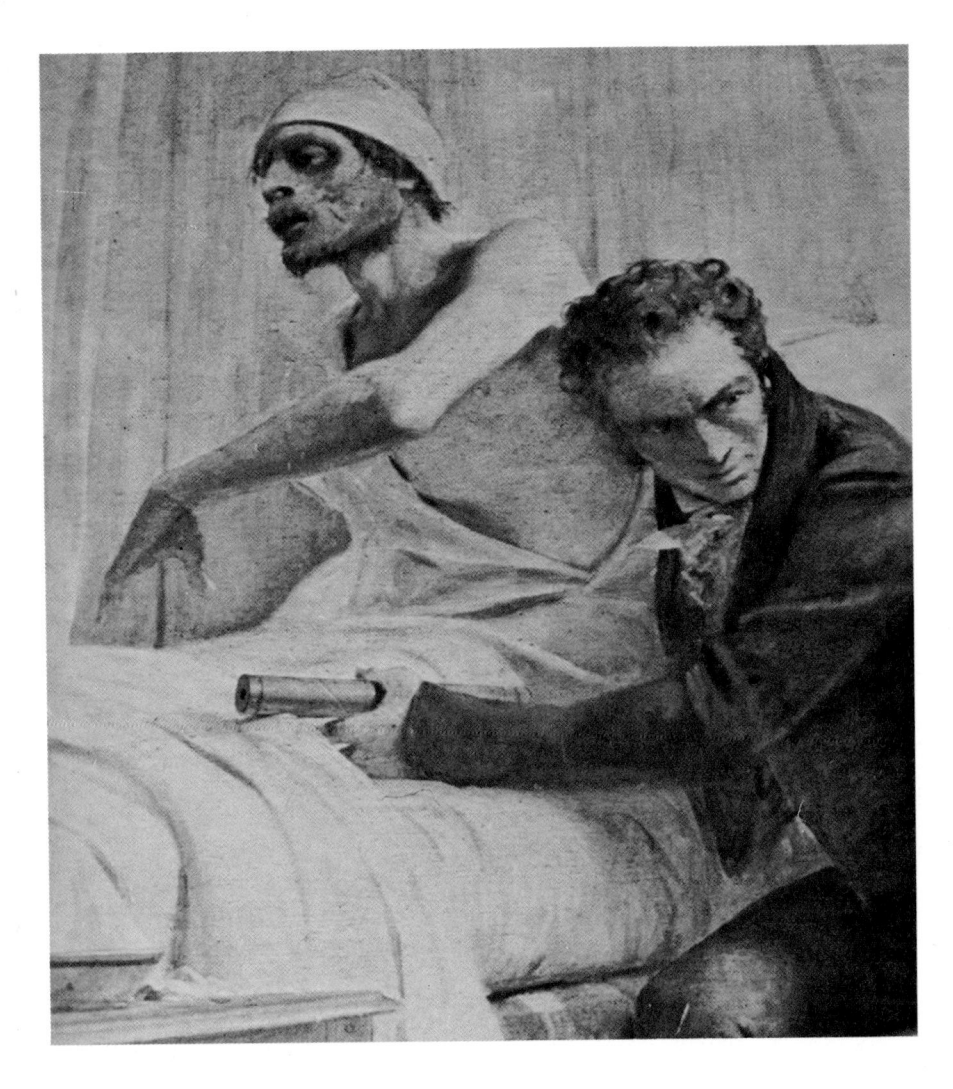

Abbildung 3126
Laennec auskultiert einen Tuberkulösen am Hóspital Necker, *Ausschnitt aus einem Gemälde von Théobald Chartran (1849–1907).*
(Paris, Sorbonne)

auch immer entwickelt: zu Beginn hat sie das Aussehen einer grauen, halbdurchsichtigen Substanz, die nach und nach gelb und undurchsichtig und sehr dicht wird. Anschließend wird sie weich und bekommt allmählich eine flüssige Konsistenz, die dem Eiter gleicht; einmal durch die Bronchien ausgestoßen, hinterläßt sie Höhlungen, die allgemein als *Lungengeschwüre* bekannt sind und die wir als *tuberkulöse Kavernen* bezeichnen wollen.«

Die Wahrheit taucht ganz plötzlich auf, und klarer wird sie noch durch das 1825 veröffentlichte Werk von P. C. A. Louis, zu dem Laennec eine Einführung verfaßte; es heißt: *Recherches anatomico-pathologiques sur la phthisie pulmonaire.* Louis betont Dominanz und Priorität der Läsionen am oberen Lappen und beschreibt die begleitenden Läsionen an Luftröhre, Kehldeckel, Kehlkopf, Bronchien, Darm, Rippenfell, Herzbeutel und Bauchfell. Er präzisiert die klinischen Merkmale und die anatomischen Läsionen der *Arachnitis,* der tuberkulösen Hirnhautentzündung. Befunde von akuter Tuberkulose und Lungenperforation beenden das Werk.

Indem er die anatomisch-klinische Methode zu hoher Vollkommenheit steigert, beschreibt Laennec die Merkmale, welche die anatomischen Läsionen vorausahnen lassen. Obwohl vor ihm schon Auenbrugger die Perkussion

Die klinische Erforschung

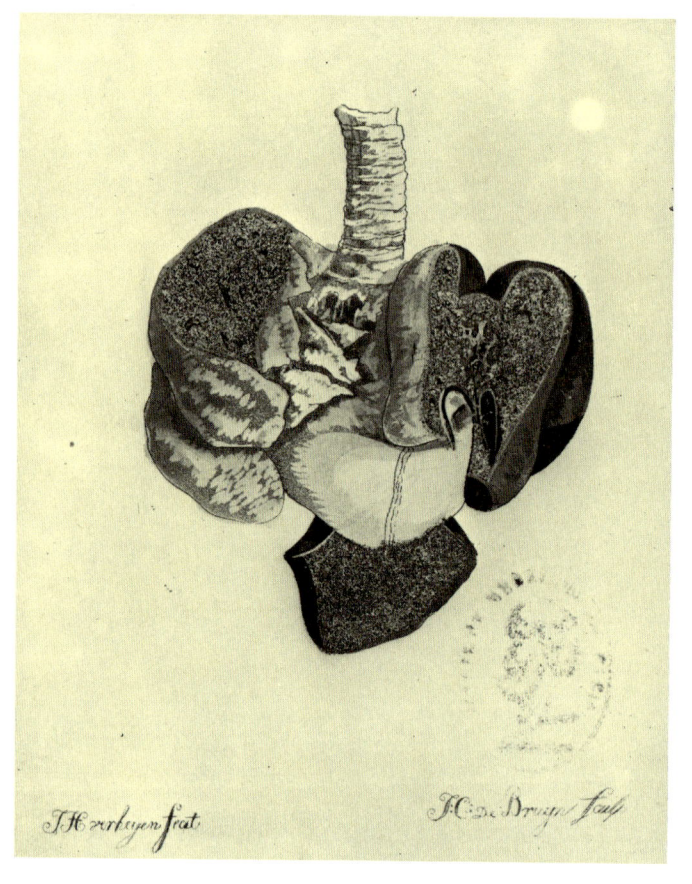

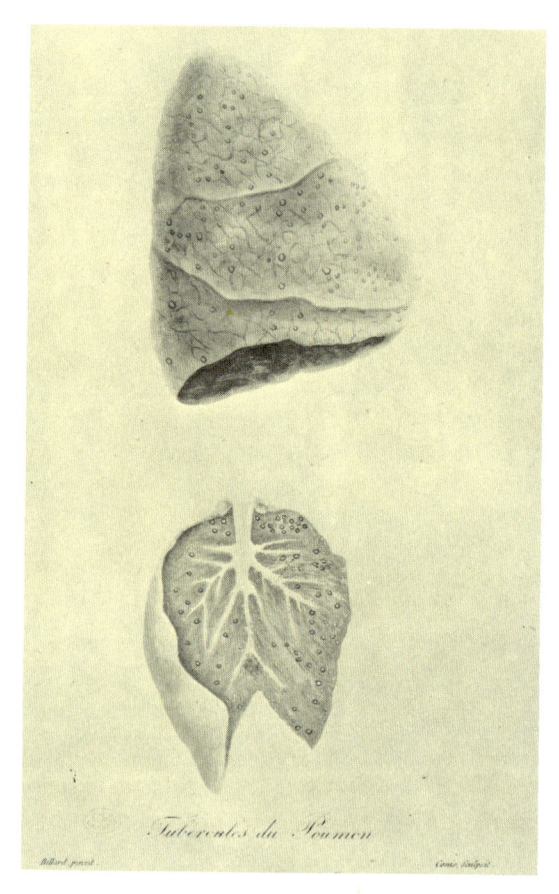

Abbildung 3127 (oben links) Lunge und Herz eines Neugeborenen. Illustration aus: Icones anatomico-physiologicae ... *von J. Bleuland;* Trajecti ad Rhenum, *1826, Tafel 1. (Paris, Bibliothek der Alten Medizinischen Fakultät)*

Abbildung 3128 (oben rechts) »Lungentuberkel bei einem drei Monate alten Kind.« Anatomische Tafel aus: Atlas d'anatomie pathologique pour servir à l'histoire des maladies des enfants *von Charles Billard, Paris 1828, Tafel 9.*
Fig. 1: »Außenseite der rechten Lunge mit transparenten Tuberkuloseknötchen.«
Fig. 2: »Schnitt durch dieselbe Lunge mit ihrem von Knötchen übersäten Gewebe.«

vorgeschlagen hatte, teilt sich Laennec mit niemand das außergewöhnliche Verdienst, die Auskultation kodifiziert, das Stethoskop erfunden und die physischen Zeichen der Tuberkulose in ihren verschiedenen Stadien beschrieben zu haben. Er unterscheidet ein »Gluckern«, ein »Geräusch« wie von einem »gesprungenen Topf«, ein »verschleiertes Atmen«, eine »Bruststimme«, ein »kavernöses Rasseln« und ein »metallisches Klirren«. Später wird sich die klinische Untersuchung über die Temperaturmessung bereichern (Wunderlich, 1856).

Die fundamentalen Entdeckungen

Histopathologie.

Ab 1844 (Lebert) erneuert die methodische Anwendung des Mikroskops die morphologische Erforschung der tuberkulösen Läsionen. Ein unbestreitbarer Fortschritt ist die aufkommende Histopathologie, die die Unität der Tuberkulose in Frage stellt. Die Untersuchungen Reinhardts (1847) und besonders jene Virchows (ab 1850) führen dazu, die tuberkulöse Knötchenbildung, eine »echte zelluläre Neubildung«, von den durch Lungenentzündung hervorgerufenen Läsionen zu trennen; ihre Spezifität leugnen diese Autoren jedoch – zumindest anfangs. Dreißig Jahre lang, bis zur denkwürdigen Entdeckung Kochs, wird man in Deutschland die dualistische Theorie als Dogma akzeptieren, obwohl inzwischen die Riesenzelle (von Langhans) und das Epitheloidzellgranulom (von Köster) beschrieben werden.

Experimentelle Tuberkulose

Am 5. Dezember 1865 hält Villemin vor der Académie de médecine einen Vortrag über *Cause et nature de la tuberculose* (Ursachen und Natur der Tuberkulose). Er berichtet über das Ergebnis der Einbringung der käsigen Substanz aus der Kaverne eines Phthisikers in das Ohr eines Kaninchens. »Die Tuberkulose ist die Auswirkung eines spezifischen Erregers, mit einem Wort eines Virus.« – »Einmal in einen Organismus eingedrungen, der für ihn empfänglich ist, muß also dieser Erreger sich und gleichzeitig die Krankheit fortpflanzen, als deren Hauptprinzip und Ursache er tätig ist.« Von 1866 bis 1869 präzisiert Villemin seine Ideen in drei anderen Vorträgen vor der Akademie und einer Mitteilung an die Société des Hôpitaux.

Diese Arbeiten bilden den Gegenstand leidenschaftlicher Auseinandersetzungen. Die Verpflanzung, die auch Chauveau und Cohnheim bestätigen, wird ziemlich schnell anerkannt, aber viele Kliniker, wie Pidoux und Peter, wollen nicht einräumen, daß die Tuberkulose eine infektiöse und ansteckende Krankheit ist. Pikant erscheint heute die Feststellung, daß ihre energische, in einem Ton scharfer Polemik vorgebrachte Ablehnung am Vorabend des Tages ausgesprochen wurde, an dem jeder den »abstrakten Virus von Monsieur Villemin«, wie Pidoux sich ironisch ausdrückte, in Augenschein nehmen konnte.

Bakteriologie

Am 24. März 1882 verkündet R. Koch vor der Physiologischen Gesellschaft von Berlin, in verschiedenen tuberkulösen Produkten »einen sichtbaren und greifbaren Parasiten« nachgewiesen zu haben. Dieser Bazillus läßt sich nur schwer untersuchen, wird aber von 1883 an, nach der entscheidenden Färbung, die auf einer Säuren- und Alkoholresistenz beruht (Ehrlich, Rindfleisch), von Ziehl und Neelsen beschrieben. Die Züchtung wird zwar auf diverse Schwierigkeiten stoßen, bis endlich Löws Kulturmedium in einer von Jensen (1932) abgeänderten Form den einmütigen Beifall der Biologen findet.

Immunologie

Das *Kochsche Phänomen* (1891), eine frühe, nekrotische, aber schnell abgeheilte Reaktion nach Impfung eines schon tuberkulös gemachten Meerschweinchens mit lebenden Bazillen, zeugt von der Resistenz gegen eine hete-

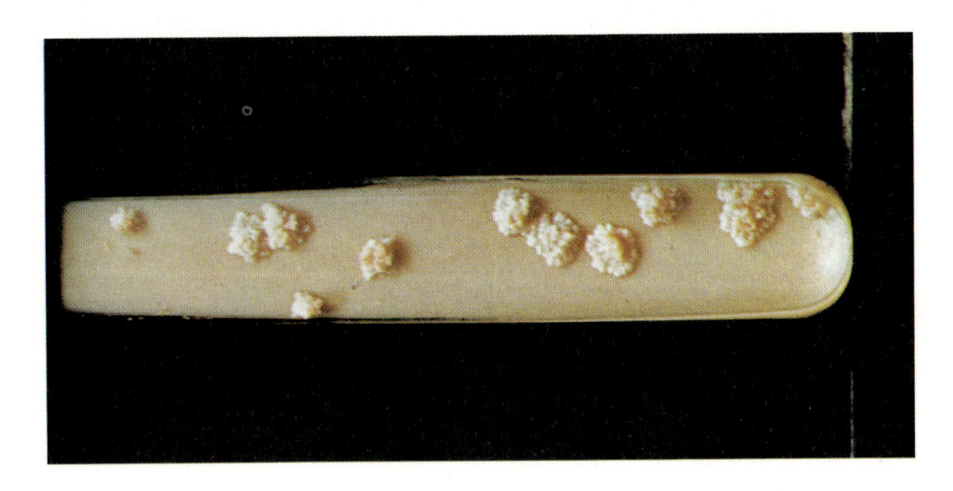

Abbildung 3129
Große Kolonien des Kochschen Bazillus.
(Aufnahme F. Poutrel und J. Gautier, Mikrobiologisches Labor der Medizinischen Fakultät von Paris)

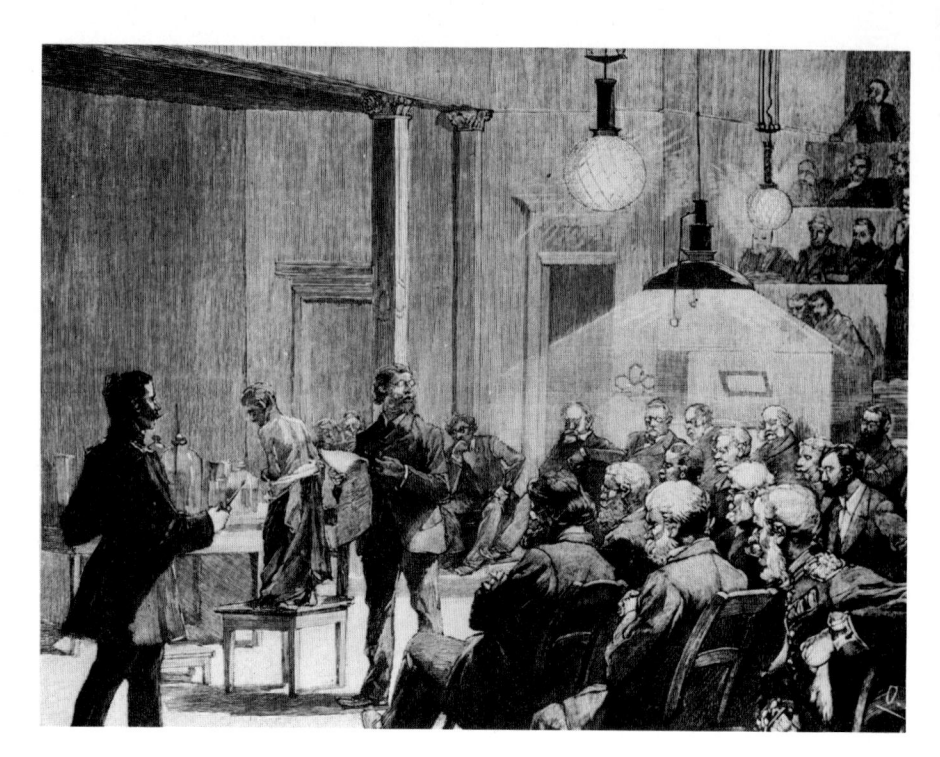

*Abbildung 3130
»Tagung der Chirurgischen Gesellschaft über die neuen wissenschaftlichen Entdeckungen Doktor Kochs.«
Aus:* Le Monde illustré *vom 29. November 1890.
(Paris, Bibl. des Arts décoratifs)*

rogene Zweitinfektion des Tieres, das sich schon mitten in einer tuberkulösen Infektion befindet. Das ist die Basis für den Schutz durch eine Impfung, die Calmette und Guérin vorschlagen werden.

Das *Tuberkulin* (1890), das man zunächst »Kochsche Lymphe« nannte und dann nach der Technik von Nocard und Roux herstellte, ist das Filtrat einer Kultur von Tuberkulosebazillen auf glyzerinhaltigem und bei 100° C sterilisiertem Nährboden. Wie der abgetötete Bazillus ist auch das Tuberkulin am gesunden Tier harmlos, während es beim tuberkulösen Tier eine lokale, fokale und allgemeine Reaktion auslöst. In der Tiermedizin bleibt die fiebrige Tuberkulinreaktion ein wertvolles diagnostisches Mittel (Bang und Nocard).

Beim Menschen wird die Tuberkulinreaktion ein unübertreffliches Indiz für eine Tuberkuloseinfektion, nachdem von Pirquet im Hinblick auf die Tuberkulose (1903) den Begriff Allergie ins Spiel gebracht und die Hautreaktion vorgeschlagen hat (1907), der jedoch wenig später (1908) Mantoux die intrakutane Reaktion vorzieht.

Radiologie

Die Entdeckung der X-Strahlen durch Röntgen, 1895, wendet man alsbald auf die Untersuchung der Lungentuberkulose an (Bouchard, Béclère und Maingot), aber es bleiben noch die technischen Verbesserungen aus der Zeit des Kriegs von 1914–1918 abzuwarten (zum Beispiel die Coolidgeröhre), bevor die röntgenologische Untersuchung in der Tuberkuloseforschung den Rang einnehmen wird, der ihr heute zukommt.

Entstehung der heutigen Konzepte

Hebrard und Cornil skizzieren in ihrer Abhandlung *La phthisie pulmonaire* (1867) und Grancher in seiner Doktorarbeit *De l'unité de la phthisie* (1873) eine Synthese aller Aspekte der Lungentuberkulose. Die entzündlichen akuten Tuberkulosen, die Louis geahnt hatte, die aber von Reinhardt von der

Schwindsucht abgegrenzt worden waren, finden ihren richtigen Platz neben der Granulie, die Empis noch 1865 zur Tuberkulose zu rechnen zögerte. Grancher beschreibt die akuten Formen, die »subakuten oder galoppierenden«, sowie die »chronischen oder gemeinen«. Unter letzteren interessiert ihn besonders die »latente Tuberkulose«. Mit seiner Dissertation, *La phthisie fibreuse chronique: ses rapports avec l'emphysème et la dilatation du cœur droit* (1879), leitet Bard eine Reihe von Forschungen über die klinischen Formen ein, darunter die abortive (abgekürzt verlaufende) Tuberkulose.

Zu Beginn des 20. Jahrhunderts zeigt Tripier, daß der Tuberkel nicht die Initialläsion der gemeinen Lungentuberkulose darstellt; »Kerne von Lungenlappenentzündung sind zuweilen so zusammengeballt, daß sie pseudolobäre Anhäufungen bilden«; sie gehen dem Tuberkel voraus. Wenig später entwickelt Bazançon diese Begriffe, indem er »heilbare Lungenentzündungsherde« beschreibt.

Die infantile Tuberkulose

1876 beschreibt Parrot die tuberkulöse tracheobronchische Adenopathie; Kuss zeigt in seiner Doktorarbeit von 1898, von Hutinel inspiriert, daß der primäre Lungenherd von einer Inokulation mit dem Tuberkelbazillus herrührt und daß die Infektion die Lymphknoten des Mediastinums über den lymphatischen Weg erreicht. Ghon bringt für diese Läsion die Bezeichnung *Primärkomplex* auf (1912). Diese Arbeiten, die durch jene von L. Bernard und R. Debré ergänzt werden, zeigen, daß man ein Neugeborenes vor seiner tuberkulösen Mutter schützen kann, wenn man es sogleich nach der Entbindung von ihr trennt; auf diese Weise wird die Vererbungstheorie endgültig

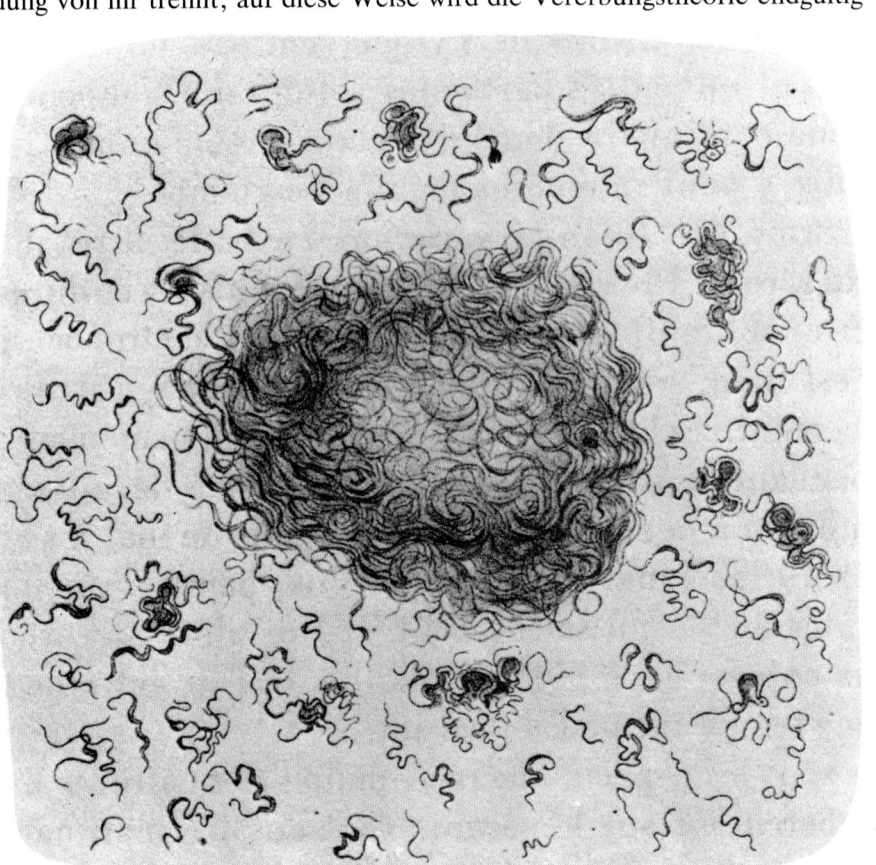

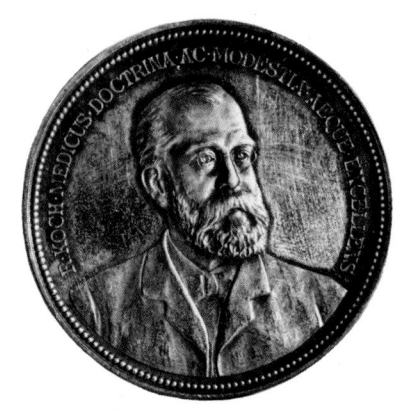

Abbildung 3131
Robert Koch.
Silbermedaille, ausgehendes 19. Jh.
(Paris, Musée d'Histoire de la médecine)

Abbildung 3132
»Kolonien des Tuberkulosebazillus auf festem Nährboden nach Koch« bei schwacher Vergrößerung.
Illustration aus: La Tuberculose et son bacille *von I. Straus, Paris 1895.*
(Paris, Bibliothek der Alten Medizinischen Fakultät)

widerlegt. Landouzy gebührt das Verdienst, die Typhobazillose (foudroyante Tuberkelbakteriensepsis) beschrieben und die serofibrinöse Brustfellentzündung »a frigore« zur Tuberkulose gerechnet zu haben (1881).

Abbildung 3133 (unten links) Kultur menschlicher Tuberkulose auf der Oberfläche eines glyzerinhaltigen Nährbodens. Illustration aus: La Tuberculose et son bacille *von I. Straus, Paris 1895. (Paris, Bibliothek der Alten Medizinischen Fakultät)*

Abbildung 3134 (unten rechts) »Die Haupttypen der Tuberkulosefollikel.« Zeichnung, Anfang 20. Jh. (Paris, La Salpêtrière, Bibl. Charcot)

Phthisiogenese

Die deutsche Schule hat sich die besondere Aufgabe gestellt, die Geschichte der Lungentuberkulose zu erklären. Nach Ranke würde die Entwicklung in drei Abschnitten vor sich gehen: einem ersten Stadium, das der Initialinfektion entspricht, einem zweiten, der Verbreitung über das Blut, und dem dritten. Die Radiologie ermöglicht es, die apikalen, nach dem ersten Stadium auftretenden Knötchen (Puhl und Simon) sowie die frühen Infiltrate (Assmann) zu beschreiben. Der anfänglichen Theorie über eine endogene Reinfektion, nach der von der ersten Infektion an alles von vornherein feststeht (Behring), stellt sich eine andere Theorie entgegen, nach der es eine exogene Reinfektion gibt (Orth).

In Frankreich macht Dufourt die Rankesche Stadienlehre bekannt und liefert davon eine kritische Analyse. Canetti zeigt, daß es die exogene Reinfek-

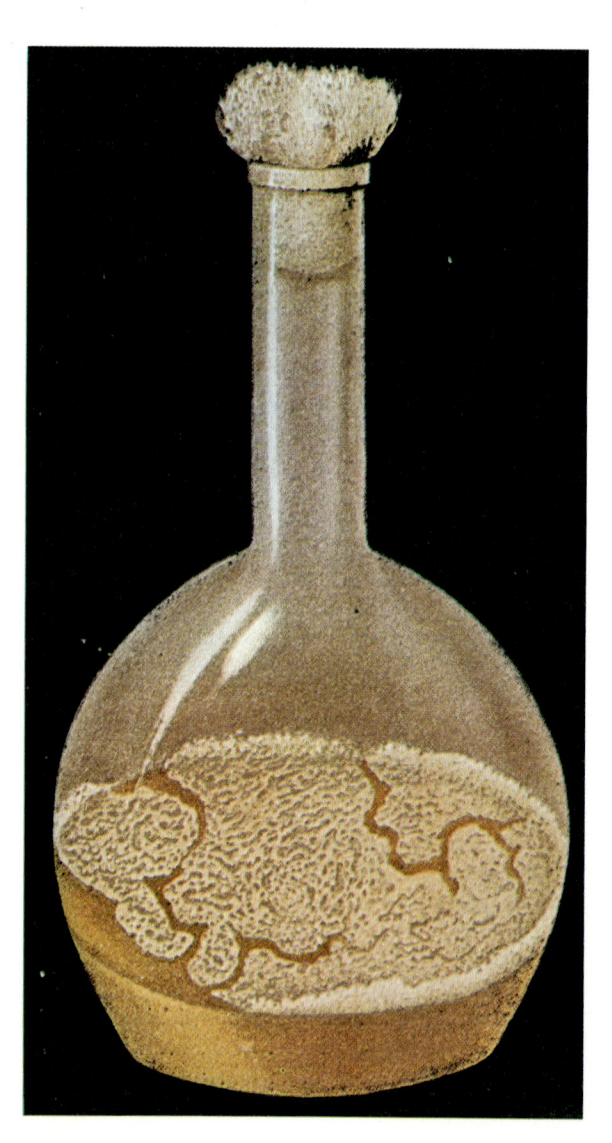

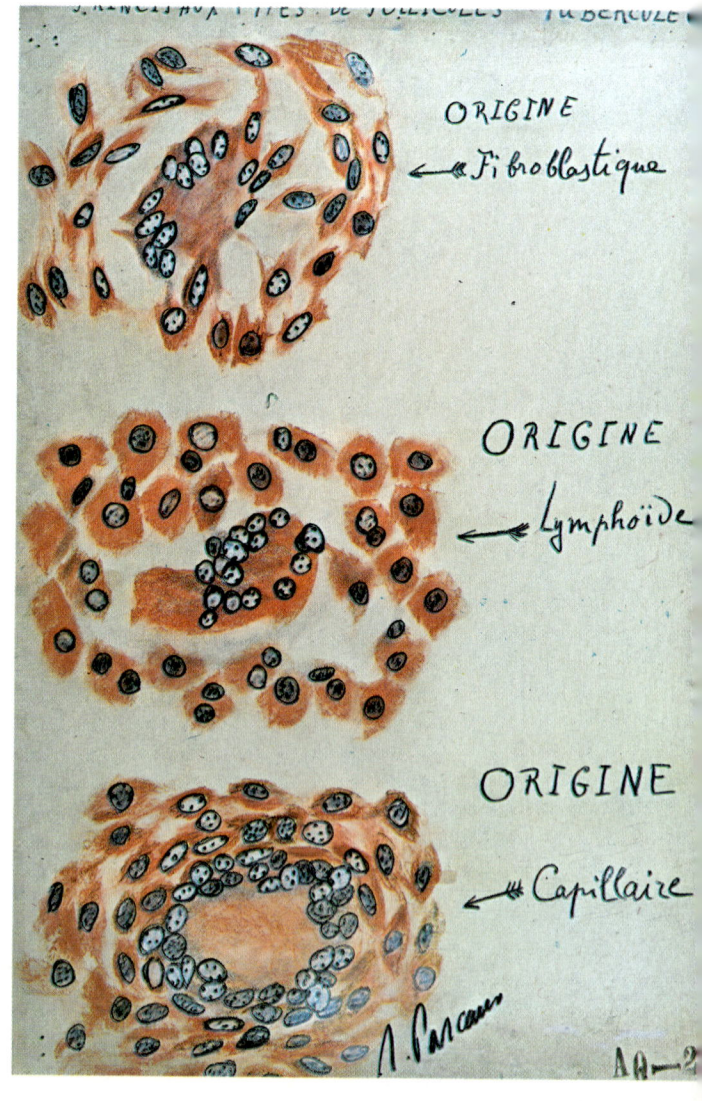

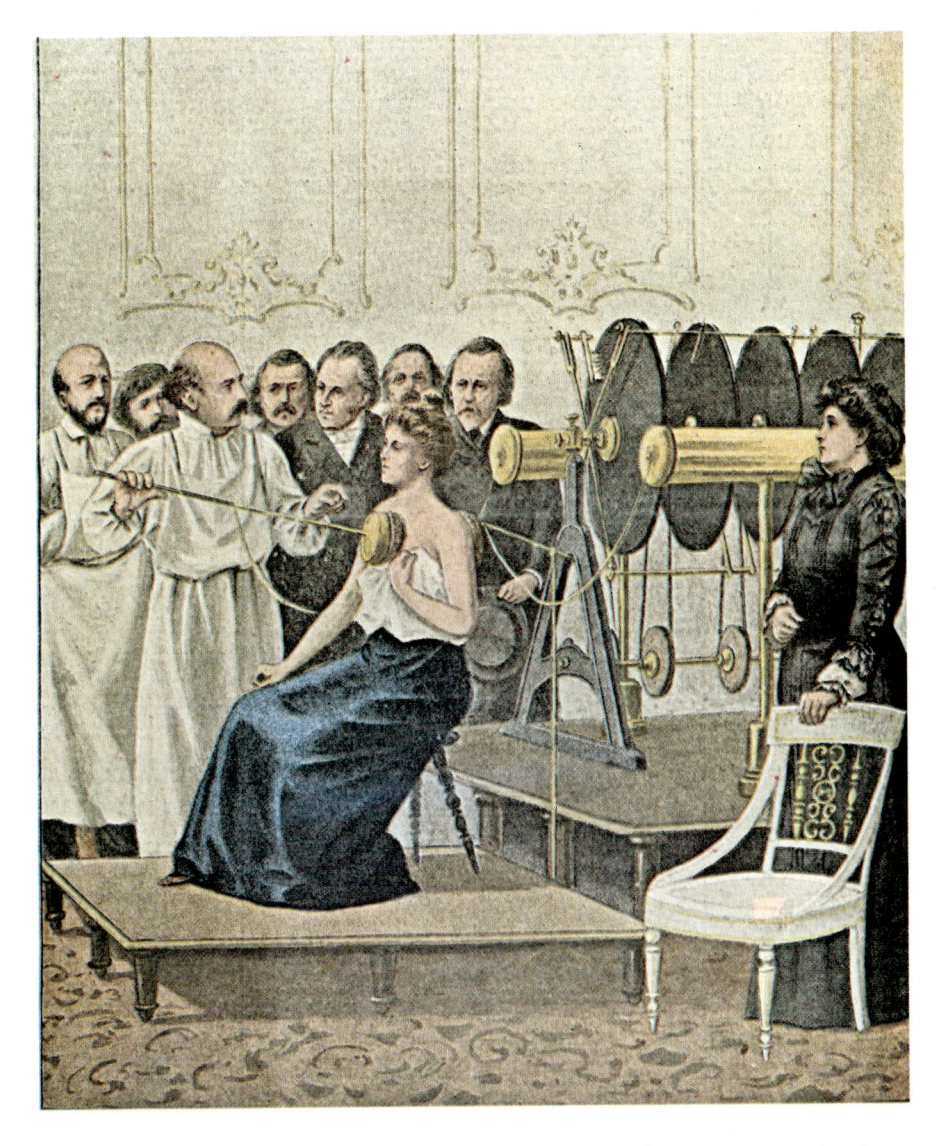

*Abbildung 3135
Tuberkulosebehandlung mit statischer Elektrizität aus der »Transfusion« von Metallen (Ionisierung) durch den Lyoner F. Crötte, gegen 1900. Er behauptete, bis zu 100 Prozent Erfolge zu erzielen.
Die Illustration stammt aus dem Petit Journal vom 1. September 1901.
(Paris, Nat. Bibl., Cabinet des Estampes).*

tion tatsächlich gibt und stellt auch ihr allmähliches Abklingen mit einem Rückgang der tuberkulösen Infektion heraus; Troisier und Bariéty machen auf die zunehmende Häufigkeit der Primärinfektion beim Erwachsenen aufmerksam, während E. Bernard ihren »phthisiogenen« Charakter zeigt.

Geschichte der Therapie: Ein vor kurzem erzielter Triumph

Die griechischen Mediziner, jene Indiens und des alten China haben sich mit der Hygiene ihrer Patienten befaßt. Oft werden die Regeln zitiert, die Hippokrates aufstellte: »Gut essen, wenig körperliche Anstrengung, keine Frauen.« »Nachdem man seine Gesundheit wiedererlangt hat, schützt man sich weiterhin vor Kälte, aber auch vor Hitze und Sonne. Gemäßigte Spaziergänge nach dem Essen, ohne den Körper zu ermüden.« Galen schickt seine Patienten nach Tabiase, an die Hänge des Vesuv, damit sie dort Meeresluft

Die hygienisch-diätetische Kur

einatmen, sich ausruhen und Ziegenmilch trinken. In der Renaissance zieht man Frauenmilch vor, und man erlebt, daß Kranke das Bett einer jungen Amme teilen. Oft rät man zur Luftveränderung, doch über das ideale Klima sind die Meinungen geteilt. Während begüterte Kranke nach Madeira fahren und Laennec sich in seinem Landhaus in Kerlouarnec in der Region Ploaré nahe Quimper auszuruhen pflegt, raten die Ärzte nacheinander zur Meeresluft, einem einfachen Leben auf dem Land, das van Swieten »Rustikalisierung« nennt, und zur Höhenluft. Brehmer schlägt vor, Kuranstalten zu schaffen. 1859 eröffnet er das erste Sanatorium in Görbersdorf. Sein Schüler Dettweiler erhebt in einer zweiten Anstalt in Falkenstein die hygienisch-diätetische Kur in den Rang einer strengen Methode; er verordnet nach einem strikten Zeitplan intensive Überernährung und Ruhekuren auf einer beschatteten, aber nach Süden ausgerichteten Galerie. Sehr schnell errichtet man auf den Bergen Deutschlands und der Schweiz Sanatorien. Thomas Mann beschreibt in seinem *Zauberberg* Leben, Tod oder langsame Heilung der Patienten, die nach Davos zur Kur gekommen sind.

Dreißig Jahre später öffnen die ersten französischen Heilstätten ihre Pforten. Der Bau und die Einrichtung neuer Anstalten wird erst eingestellt, als gegen 1950 neue therapeutische Verfahren erscheinen; sehr bald wird man die meisten Sanatorien schließen oder umwandeln.

Die lokale Behandlung

Es wäre fruchtlos, hier ein Bestandsverzeichnis aufzustellen und darin die Geschichte des »königlichen Touchierens«, die Behandlung der Pottschen Krankheit oder der Nierentuberkulose zu umreißen. Unsere Abhandlung soll sich vielmehr auf die Lungentuberkulose beschränken.

Der künstliche Pneumothorax

Es ist schwer zu entscheiden, wem das Verdienst gebührt, die Behandlung des Lungengeschwürs durch Einblasen von Luft in die Pleurahöhle erdacht zu haben. Erwähnt wurde sie von Bourru in einer kurzen Notiz (1770), von Carson in einem Werk über die Elastizität der Lunge (1819), von Stokes (1826) und von Hérard (1860), als diese festgestellt hatten, daß ein spontaner Pneumothorax die Lungenschwindsucht verbessern konnte, sowie von Potain (1880–1888), der diese Art Pneumothorax anwandte.

Dagegen ist klar, daß Forlanini der Theoretiker und Techniker dieser Methode war. 1882 veröffentlicht er seine ersten Gedanken und bezeichnet sich als den Erfinder des ersten künstlichen Pneumothorax, dessen Beschreibung 1892 erscheint. Forlanini präsentiert seine ersten Ergebnisse mit einiger Vorsicht, stößt aber nur auf Gleichgültigkeit. In Europa wird der Eingriff schließlich 1906 von Brauer unter der Bezeichnung Murphysche Operation veröffentlicht. Forlanini legt sogleich eine neue Denkschrift vor, die 25 neuere Befunde enthält.

40 Jahre ist der Pneumothorax die Grundlage für die Behandlung der Lungentuberkulose. Wenn man dank des Eingriffs von Jacobaeus (1912–1922) Verwachsungen durchschneiden kann, erfordern größere Verwachsungen doch andere Verfahren der »Kollapstherapie«, wie Forlanini sie nennt.

Die Thorakoplastik

Die Umgestaltung der Brustwand oder Thorakoplastik kann tatsächlich dasselbe Ergebnis hervorbringen. Diesen Eingriff versucht ab 1885 Céren-

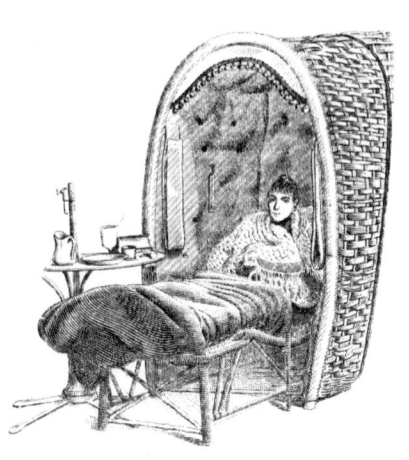

Abbildung 3136
Die Tuberkulosebehandlung an der frischen Luft. Abbildung aus dem Bulletin général de Thérapeutique médicale et chirurgicale, *Paris 1890, Band 118. (Paris, Bibliothek der Alten Medizinischen Fakultät)*

Abbildung 3137
Die französischen Professoren auf der Berliner Tagung über Tuberkulosebekämpfung, Illustration, *November 1902. (Paris, Bibl. des Arts décoratifs)*

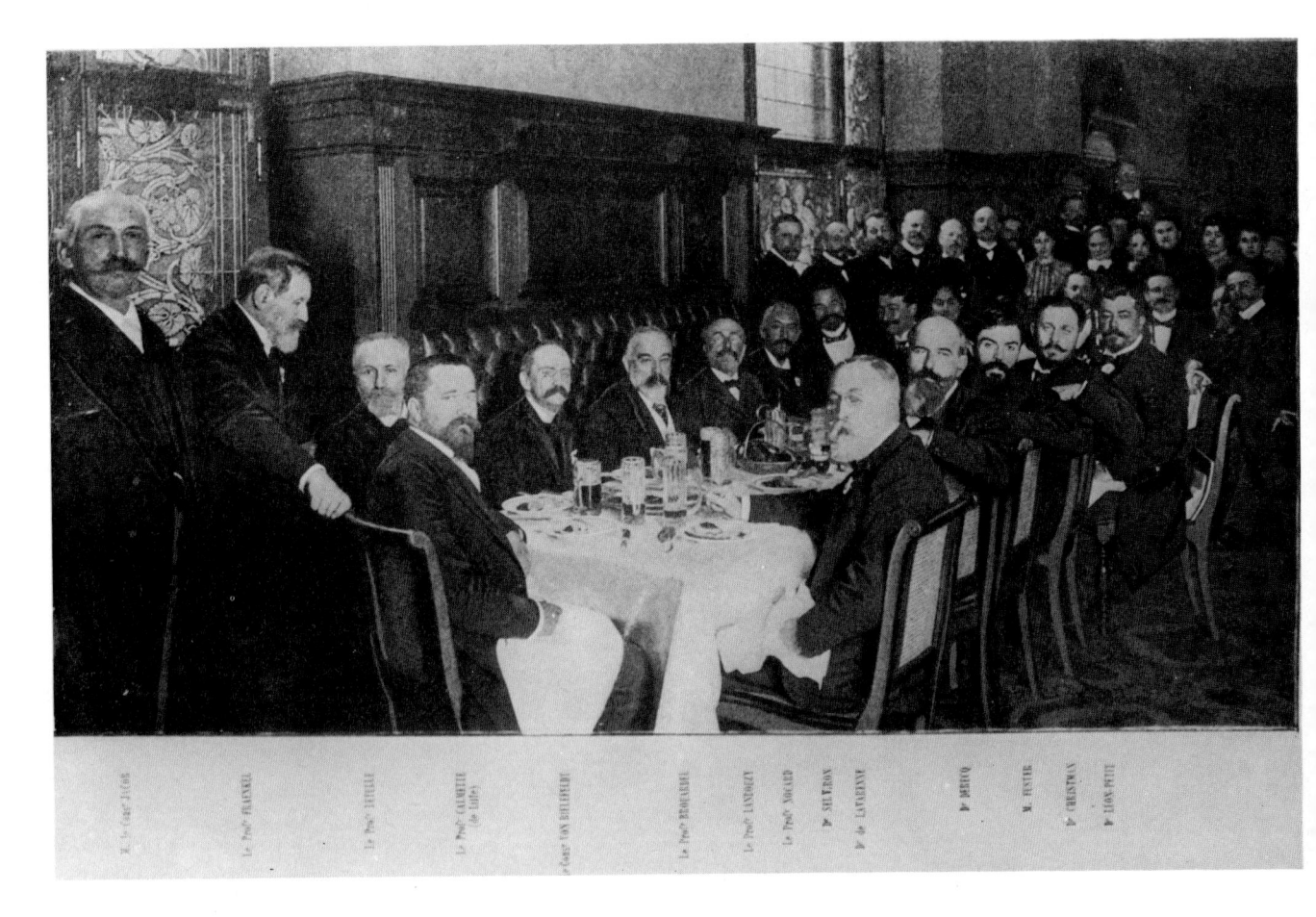

ville. Da diese Operation auf die Resektion der zweiten und dritten Rippe beschränkt ist, hatte sie nur ausnahmsweise Erfolg, bis ein medizinisch-chirurgisches Team (Brauer und Friedrich) die Methode zwischen 1907 und 1909 perfektioniert. Nach den Beiträgen von Sauerbruch (1910) und Wilms (1911) kennt die Thorakoplastik Veränderungen nur im Detail. Sie setzt sich schneller in Frankreich durch (Dumarest und L. Bérard, 1913) als in Kanada (Archibald, 1921) und den USA (Alexander, 1935; Freedlander, 1937).

Der Aufschwung der Thoraxchirurgie

Als Gesamtwerk medizinisch-chirurgischer Gruppen, die im Laufe der langsamen Entwicklung einer langen Krankheit den günstigen Augenblick abwarten, stützt sich die Thoraxchirurgie auf unzählige direkte oder indirekte, leichte oder schwerere, palliative oder kurative Verfahren. Bestimmte Eingriffe sind nur Varianten der Kollapstherapie durch intrapleuralen Pneumothorax oder Thorakoplastik. Die Herauslösung der Lungenspitze, die Apikolyse, wird von Semb vorgeschlagen (1935) und von Björk (1954) perfektioniert. Der extrapleurale Pneumothorax erfreut sich in Deutschland großer Beliebtheit (Graf und Schmidt, 1936) und danach auch in Frankreich (Dreyfus le Foyer). Verschiedene Verfahren der extrafaszialen Plombierung schlägt man seit Tuffier (1910) vor, bis man mit der extramusculoperiostalen Ablösung, die durch Methacrylatkugeln aufrechterhalten wird (Morriston Davies, Cleland, 1948), einige Patienten operieren kann, deren respiratorischer Zustand keine andere Kollapstherapie erlaubt. Andere Ein-

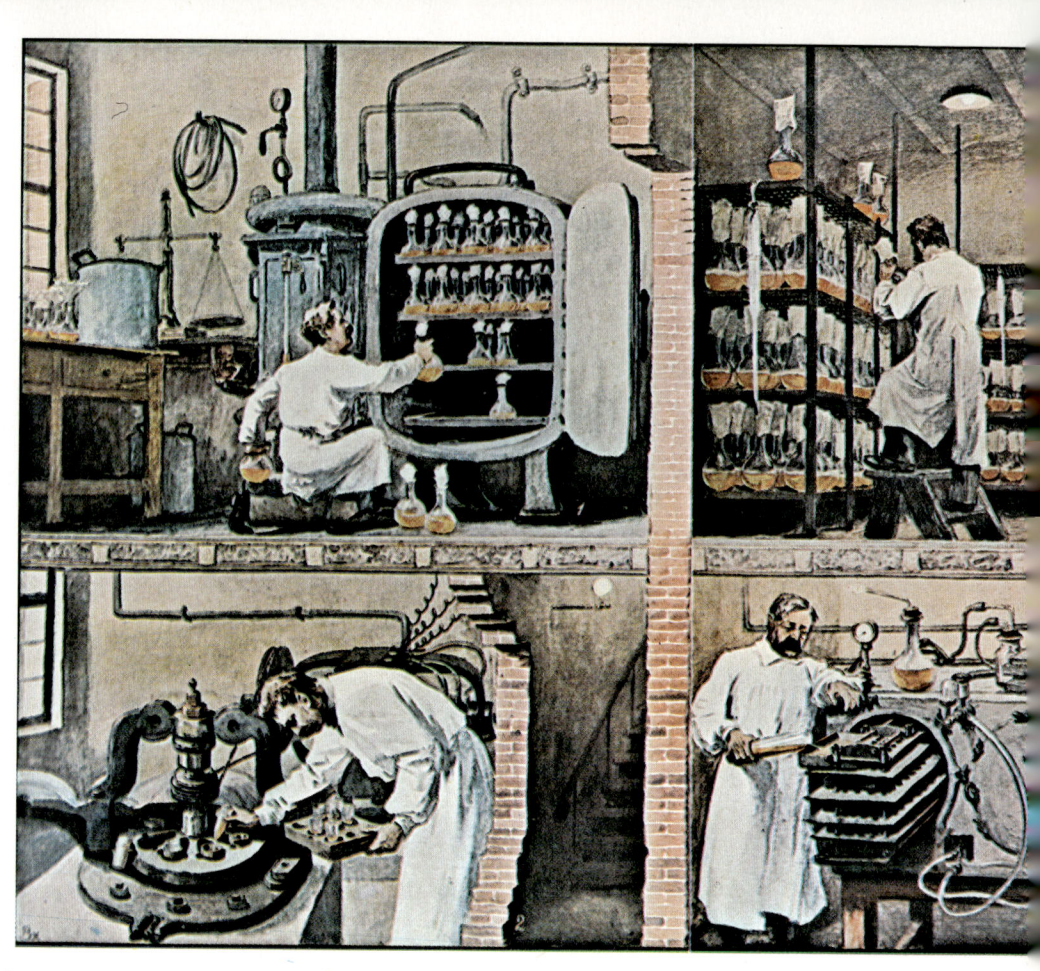

Abbildung 3138
Zubereitung von Antituberkuloseserum. Nach der Wirklichkeit gezeichnet. 1) Desinfektionsgerät zur Sterilisierung der Nährlösung. 2) Zentrifuge zur Extraktion der letzten Serumreste. 3) Kulturen von Tuberkulosebazillen in der Inkubation. 4) Herstellung des Trockenserums (mit dem Apparat nach (Roux).
Tafel aus dem Werk Les animaux, *Bourg, 1900. (Paris, Musée d'Histoire de la médecine)*

griffe (zum Beispiel Pleurotomie und Pleurektomie) werden nötig bei eitrigen Brustfellentzündungen, die den intrapleuralen Pneumothorax komplizieren. Alle medizinisch-chirurgischen Gruppen sind mit diesem Problem konfrontiert, das insbesondere Monaldi (1935) und Bernou (1938) untersuchen.

Um solche Zufälle zu vermeiden, schlägt man kleinere Eingriffe vor wie das Pneumoperitoneum (Banyai, 1930), die Phrenikusexhärese (Stuertz, 1911) und die vorübergehende Stillegung eines Teils des Zwechfells durch Alkoholisation. Die Idee, direkt bis in die Lungenkavernen vorzudringen, um ihnen Antiseptika einzuspritzen, sie zu drainieren oder einzuebnen, ist sehr alt. Sie hat erst neuerdings und in seltenen Fällen Anwendung gefunden bei Monaldi (1936) und Bernou (1945) mit der Kavernendrainage (1945). Dagegen kennt die *Resektionschirurgie* eine immense Entwicklung. Die ersten Operationserfolge gelingen zwei französischen Chirurgen, Tuffier (1891) und Doyen (1893). Die Methode kann sich aber erst aufgrund der Fortschritte der Anästhesiologie und der postoperativen Überwachung weiterentwickeln, so daß geregelte Eingriffe mit getrennter Ligatur der Lungengefäße möglich werden; dies geschieht 1935 (Freedlander) bis 1943 (Churchill).

Ab 1950 gibt die durch Medikamente gegen die Tuberkulose gewonnene Sicherheit dieser Art von Resektion den Vorzug, und ihre Indikationen bleiben zahlreich. An sich wird die Resektionschirurgie nun aber seltener in Anbetracht der Entwicklung von immer wirksameren Medikamenten und therapeutischen Maßnahmen. Heute beschränkt sich die Tuberkulosechirurgie auf die Behandlung einiger Nachwirkungen (Aspergillose, Bronchienverengungen, Pleuraverschwartungen usw.).

Die Medikamente

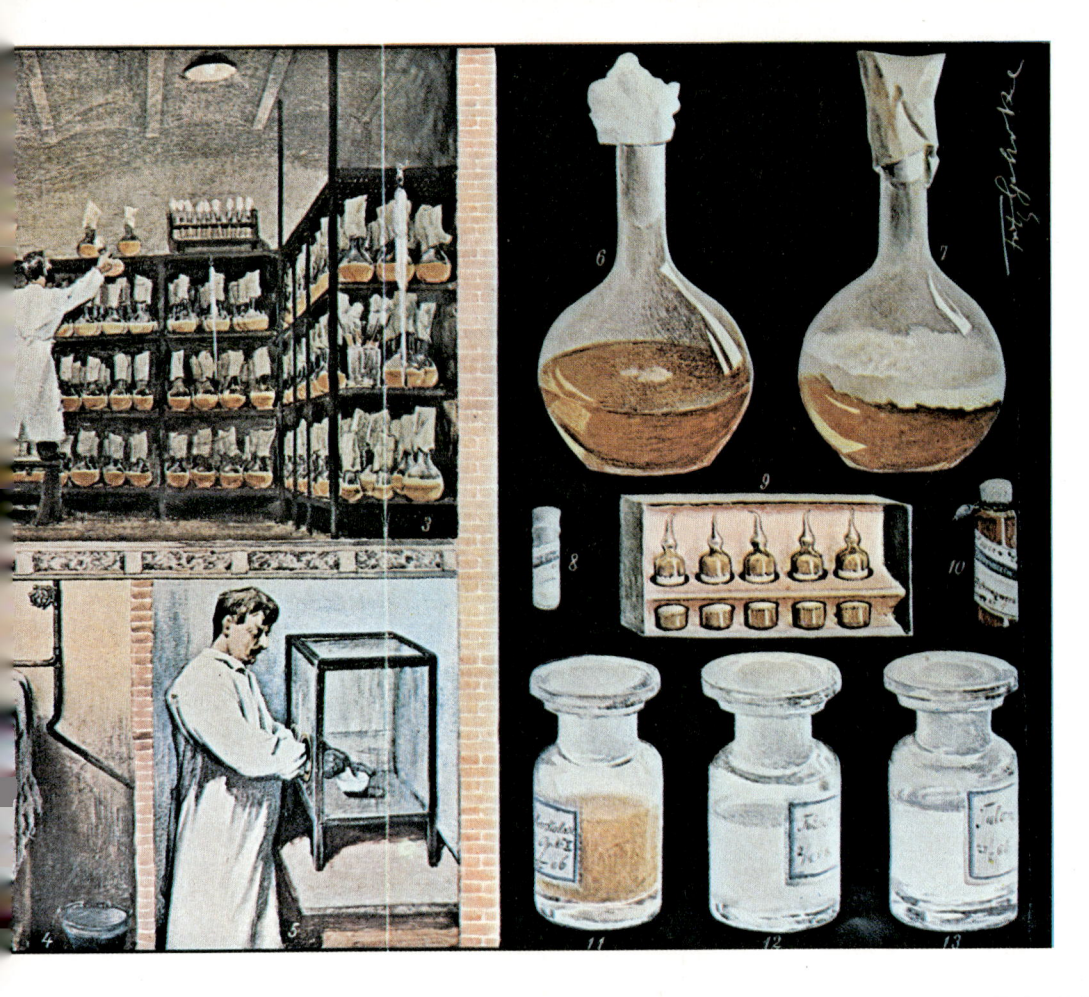

Wollten wir eine Liste aller Medikamente, die gegen Tuberkulose vorgeschlagen worden sind, aufstellen, so müßten wir die gesamte galenische und chemische Pharmakopöe an uns vorüberziehen lassen. Leser können davon in dem Werk von C. Coury einen historischen Überblick gewinnen.

Von Koch bis Waksman

Nur die Entdeckung des verantwortlichen Bazillus konnte zu einer spezifischen Behandlung führen. Ab 1890 glaubt Koch, das Heilmittel, nämlich »den glyzerinhaltigen Extrakt«, das heißt das Tuberkulin, gefunden zu haben. An Tuberkulose Erkrankte aus der ganzen Welt eilen nach Berlin, um die »Kochsche Lymphe« zu erhalten. Doch das Präparat erweist sich als gefährlich; es verursacht Bluthusten, evolutive Schübe und läsionelle Reaktionen, die Virchow unter der Bezeichnung »Spritzpneumonie« erforscht.

Die Suche nach einer Immuntherapie wird fortgesetzt mit einem verdünnten Tuberkulin in kleinster Dosierung (Petruschky, Kuss), mit serotherapeutischen Versuchen (Maragliano, 1894; Marmorek, 1904; Jousset, 1912), den *Immunkörpern* Spenglers (1908) und verschiedenen Stoffen, die die Immunität stimulieren sollen, zum Beispiel Joussets Allergin, Vaudremers Impfstoff und dem methylierten Antigen von Boquet und Nègre (1927). Parallel dazu ist die »Chemotherapie« entstanden. Seit Koch wußte man, daß gewisse Goldsalze die Kulturen der Tuberkelbazillen inhibieren, aber die ersten klinischen Versuche konnten erst verwirklicht werden, nachdem man stabilisierte Salze wie Krysolgan (Feldt, 1914) und dann Sanokrysin (Möllgard, 1924) herzustellen wußte.

Ab 1935 erneuern die Sulfonamide die antiinfektiöse Chemotherapie. N. Rist und Trefouel untersuchen das Muttersulfon, das bei der Leprabehandlung ständig Anwendung finden wird. Domagk bietet das Thiosemicarbazon oder TB 1 an, das noch heute zusätzlich zum Isoniazid in den Entwicklungsländern benutzt wird.

Das Streptomycin

Seine Entdeckung ist das Ergebnis der geduldigen Forschungsarbeiten Waksmans. Im August 1943 vertraut ihm einer seiner Freunde, ein Tierarzt, einen Actinomyces an; er kennt ihn gut, denn 1916 hat er ihn *Actinomyces griseus* benannt, auch hat er den Stamm aufbewahrt und festgestellt, daß er kein Antibiotikum absondert. Gleichwohl testet er den neuen Stamm hierauf und stellt fest, daß dieser mutiert hat; er gewinnt aus ihm Streptomycin. Diese Bezeichnung wird aufgrund einer Änderung der Nomenklatur gewählt, die nun diesen Keim als *Streptomyces griseus* bezeichnet. Tierversuche mit dem Streptomycin beginnen im Juli 1944. Die ersten klinischen Versuche lancieren Feldman und Hinshaw im Winter 1944–1945. 1946 bestätigen die Ärzte der ganzen Welt das Wunder: die schwerwiegendsten Tuberkuloseformen mit Ausstoß von Miliartuberkeln und Hirnhautentzündung lassen sich nun medikamentös behandeln. Leider trifft jedoch die Kur oft auf eine beim Kochschen Bazillus auftretende Resistenz.

Die große therapeutische Revolution

Die Synthese der Paraaminosalicylsäure oder PAS 1943 durch Lehmann findet zunächst fast keine Beachtung. Und dennoch verhütet sie in Kombination mit Streptomycin die Selektion resistenter Stämme.

1950 zeigen Grumberg und Schnitzler die hervorragende Wirkung des Isoniazids auf die experimentelle Tuberkulose. Im folgenden Jahr führen Bernstein und Robitzek klinische Versuche durch, und ab 1952 geht die Neuigkeit von der Entdeckung des Rimifons – bei dieser Bezeichnung handelt es sich um ein Warenzeichen für Isoniazid – wie ein Lauffeuer durch die ganze Welt. Alle Tuberkuloseforscher sind schnell von seinen Vorzügen überzeugt, insbesondere dann, wenn es in Kombination mit anderen bazillentötenden Medi-

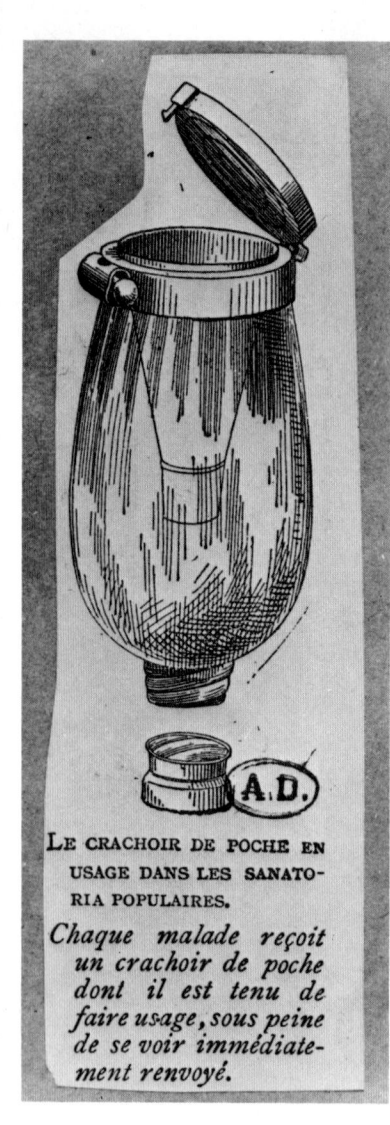

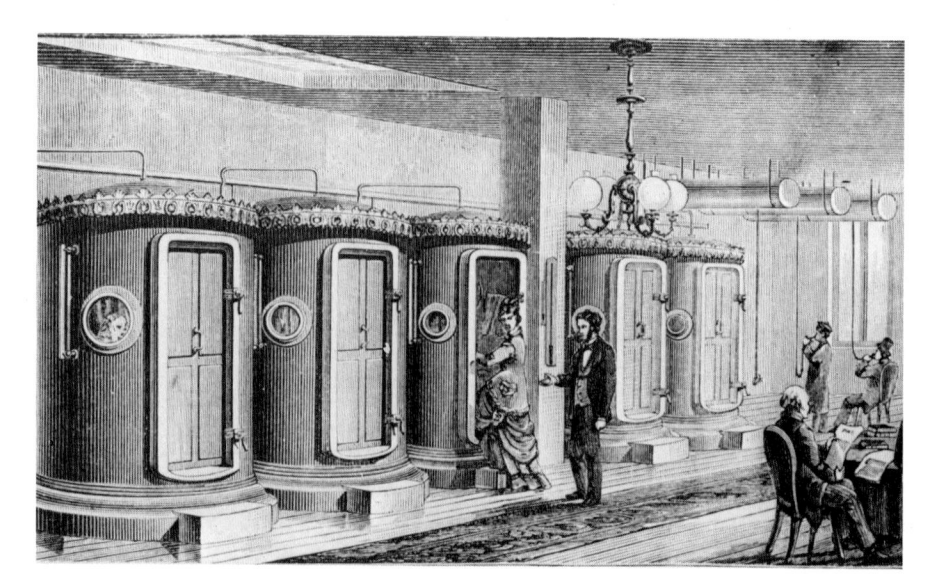

Abbildung 3139
Taschenspucknapf. Stich, Ende 19. Jh.
(Paris, Bibl. des Arts décoratifs)

Abbildung 3140
Dieser Stich zeigt die aerotherapeutische Anstalt Dr. Fontaines. Illustration aus den »Revues scientifiques«, veröffentlicht vom Journal La République Française, *unter der Leitung von Paul Bert, 1880, S. 318.*
(Paris, Académie nationale de médecine)

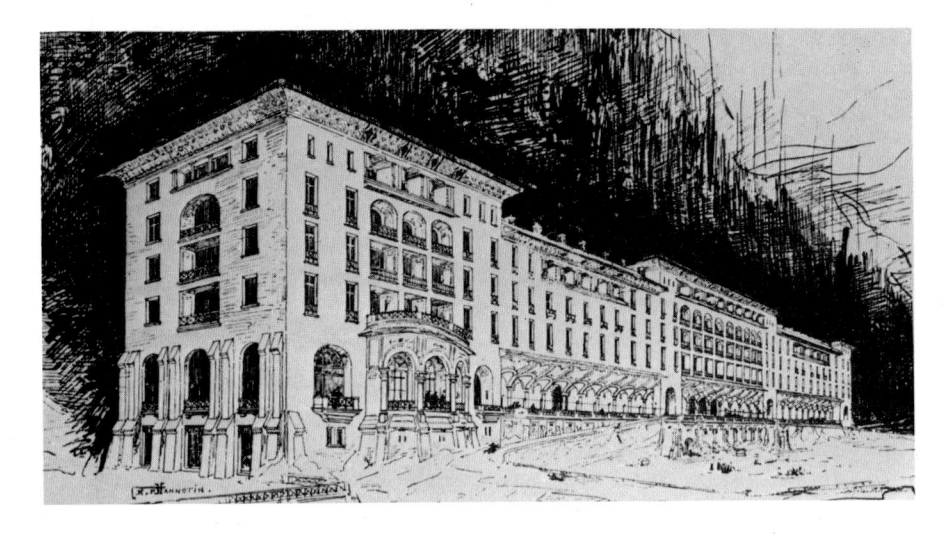

*Abbildung 3141
Plan eines Sanatoriums an der
Côte d'Azur von M. Hannotin.
Stich, Anfang 19. Jh.
(Paris, Bibl. des Arts décoratifs)*

kamenten verwendet wird. Fünfzehn Jahre lang bildet die »dreifache Behandlung«, eine Kombination aus Isoniazid, Streptomycin und PAS, den Angelpunkt bei der Heilung der Lungentuberkulose. Gleichwohl sind nicht alle Schwierigkeiten aus dem Weg geräumt; sie beruhen insbesondere auf dem Erscheinen resistenter Stämme, treten aber auch auf, wenn die Behandlung schlecht durchgeführt wird, zu kurz oder unregelmäßig ist oder bei Vernachlässigung der entscheidenden Regel in der Kombination.

Um die Resistenz zu bezwingen, wenden sich die Tuberkuloseforscher anderen Medikamenten zu. Einige sind zu derselben Zeit wie das Isoniazid entdeckt worden, zum Beispiel das Viomyzin 1951 und das Pyrazinamid 1952. Andere folgen rasch nach: das Cycloserin 1955, das Ethionamid 1956, das Kanamycin 1957, das Ethambutol und das Capreomycin 1961.

Ein neuer entscheidender Fortschritt wird mit dem *Rifampizin* erreicht, einem halbsynthetischen Derivat aus der Gruppe der Rifamycine, die als Extrakte des *Streptomyces mediterranei* gewonnen werden; es ist das Ergebnis der geduldigen Forschungsarbeiten von Sensi und seinen Mitarbeitern (1957–1966). Richtig angewandt, kann man mit dem Rifampizin fast alle Fälle von Lungentuberkulose erfolgreich bekämpfen. Gleich bei der ersten Behandlung in Kombination mit Isoniazid bewirkt es eine Heilung von einer bis dahin unbekannten Qualität und Schnelligkeit. Die neueren französischen und englischen Enqueten (BMRC) zeigen, daß es möglich ist, die Dauer einer radikalen Tuberkulosebehandlung von 18 auf 9 Monate zu senken.

Geschichte der Prophylaxe:
Die Tuberkulose als soziale Krankheit

Piéry und Roshem sowie C. Coury skizzieren das Auf und Ab, das der Begriff Ansteckung (Kontagion) durchlief. Von der Alten, den griechischen Philosophen, unter anderen auch Plato und Aristoteles, wurde die Ansteckungsfähigkeit der Tuberkulose bejaht, auch Galen beschreibt sie, bevor sie im Mittelalter in Vergessenheit gerät; Fracastoro verteidigte sie dann energisch in seinem Werk *De contagione et de contagiosis morbis* (1546). Die kon-

Kontroversen über die Ansteckung

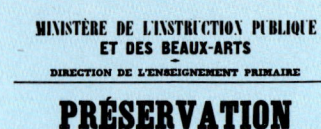

tagionistische Theorie entwickelt sich zwar allmählich, hat aber im mediterranen Raum mehr Erfolg als in Nordeuropa. In Italien und Spanien lebt die Bevölkerung in panischer Angst vor der Ansteckung, wie die Berichte über die unangenehmen Erlebnisse bezeugen, die Chateaubriand und Madame de Beaumont in Rom oder George Sand und Chopin auf Mallorca wiederfuhren. In derselben Epoche schreibt Laennec: »Die Lungentuberkulose galt lange als ansteckende Krankheit, und als solche gilt sie noch heute in den Augen des Volkes, der Beamten und einiger Ärzte in bestimmten Ländern und vor allem in den südlichen Teilen Europas. In Frankreich zumindest scheint sie es nicht zu sein ...«

Gegen die denkwürdigen Mitteilungen Villemins wurden in Paris neun Jahre lang Einwände erhoben und Diskussionen geführt, so sehr stieß der Begriff der Ansteckung auf Widerstand und auf Vorurteile. Erst die Entdeckung Kochs sollte die kontagionistische Theorie endgültig festigen. Seitdem blieb nur noch das Problem der Eintrittspforte für die Initialinfektion zu lösen. Während die Rolle des Auswurfs, die Galen und Desault ahnten und Villemin sowie Koch bestätigten, das Eindringen über die Luftwege nahelegt, gibt es viele Anhänger einer Ansteckung über die Verdauungswege, insbesondere unter den Tierärzten (Chauveau und Nocard). Calmette sollte bis zu seinem Tod (1933) ein überzeugter Anhänger dieser Theorie bleiben; mit der Ausrottung der Rindertuberkulose geriet diese allerdings nach und nach in Vergessenheit.

Organisation des Kampfes gegen die Tuberkulose

Zu allen Zeiten sah man einen Zusammenhang zwischen der Tuberkulose und den Lebensbedingungen. Seit der Antike scheinen sich die Verantwortlichen in Politik und Religion damit befaßt zu haben, was auch einige rituelle Verbote bei den Hebräern und gewisse architektonische Regeln bei den romanischen Städtebauern erklärt.

Die gesetzlichen Regelungen
Der großen Gefahr, die von der Tuberkulose ausging, bewußt, haben die Hygieniker und die Bevölkerungen rund um das Mittelmeer seit dem Beginn des 18. Jahrhunderts den Gesetzgeber zu drakonischen Maßnahmen inspiriert. Das Edikt von Lucca (1699), die Verfügung Ferdinands VI. (1751), das Dekret von Neapel und viele andere Verordnungen, die man in verschiedenen spanischen und italienischen Städten erließ, schreiben die Meldepflicht der Krankheit vor, ferner die Vernichtung von Wäsche, Kleidung und Möbeln durch Feuer, die Renovierung der Räume usw. Schwere Strafen drohen den Ärzten oder der Umgebung des Patienten, wenn sie das Gesetz nicht beachten. In der Praxis wird allerdings das Gesetz angesichts der feindseligen Haltung der Ärzteschaft entschärft und umgangen.

Im Norden Europas entsteht ein Jahrhundert später die Sozialhygiene; sie fußt nicht auf Zwang, sondern auf Fürsorge. Ob nun wie in England aus einer humanitären Bewegung eine Reihe von Maßnahmen, unter anderen das »poor law« (1834), hervorging oder in Deutschland ein erster Versuch einer Sozialversicherung mit den Krankenkassen (1883) gemacht wurde – die sich entfaltende soziale Medizin erfaßt schnell den Umfang der Probleme, welche die Tuberkulose stellt. In Frankreich wird nach einigen schüchternen Studien 1903 »die ständige Kommission zur Verhütung der Tuberkulose« geschaffen unter der Leitung von Léon Bourgeois, des Initiators einer Gesetzgebung,

Abbildung 3142 (oben)
Werbeplakat gegen Tuberkulose,
1902.
(Paris, Inst. nat. de recherche
pédagogique, coll. hist.)

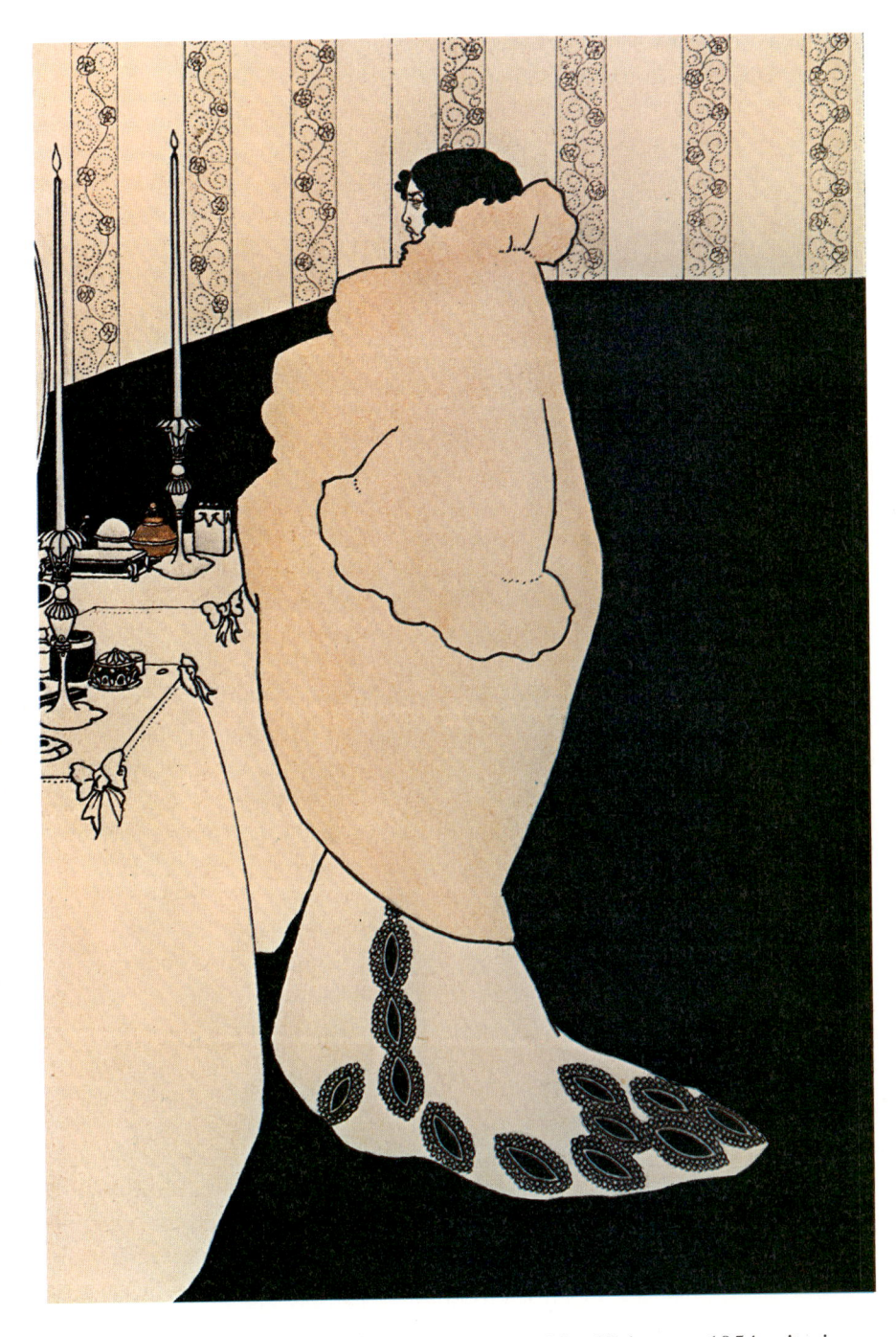

Abbildung 3143
Die Kameliendame *von Beardsley, 1894.*
Die Illustration erschien im Yellow Book, *Bd. III.*
(London, Tate Gallery)

die nach und nach ergänzt wird, aber die Meldepflicht erst 1954 mit einem großen Rückstand gegenüber den meisten Ländern mit einer entwickelten Medizin einführt.

Die Lungenheilstätten

Eines der Ziele dieser Anstalten bestand darin, die Kranken zu isolieren und die Ansteckung zu verhüten. Schon Marguerite Rousselet hat in Reims 1645 die Anstalt »Maison de Saint-Marcoul« gegründet; sie ist Personen vorbehalten, die »Skrofeln bekommen haben, die um so gefährlicher« sind, »als sie sich durch den Verkehr übertragen«. Die ersten Krankenschwestern für

2753

Phthisiker finden wir im 18. Jahrhundert in mehreren Städten Italiens. Um die Mitte des 19. Jahrhunderts besitzen Großbritannien, Deutschland und die Vereinigten Staaten spezialisierte Hospitäler, Abteilungen oder Krankensäle. In Frankreich werden spezielle Krankenhausstationen erst gegen 1905 eingeführt, nur kurz nach den ersten Sanatorien.

Vorbeugende Betreuung

Die Pioniere im Kampf gegen die Tuberkulose haben schnell die Bedeutung der Ermittlung der Kranken, ihrer Überwachung und der Untersuchung ihrer Umgebung begriffen. Die ersten Dispensairemethoden führt man auf den britischen Inseln ein. Das Dispensaricum von Edinburgh, das Sir Robert Philip 1887 einweihte, sollte als Modell für alle derartigen Anstalten dienen, die ab 1900 in verschiedenen Ländern Europas und Amerikas ihre Pforten öffneten.

Die Zusammenschlüsse

In Frankreich gründet Armaingaud 1892 die Ligue centrale française contre la tuberculose, aus der 1919 das Comité national de défense contre la tuberculose hervorgeht. In Dänemark hat 1904 ein Postbediensteter, E. Holdboell, die Idee, die Kampagne durch den Verkauf eines Aufklebers anzuregen. Der Erfolg ist so groß, daß viele Länder es ihm gleichtun; insbesondere gibt Frankreich 1926 seine erste »Antituberkulosemarke« zum hundertjährigen Todestag Laennecs mit seiner Büste heraus. Grancher gründet 1903 die Stiftung Œuvre de préservation de l'enfance contre la tuberculose, L. Bernard und R. Debré 1921 die Einrichtung Œuvre du placement familial des tout-petits.

Die Ärzte organisieren nationale oder internationale Kongresse und vereinigen sich in Gesellschaften. 1902 entsteht ein erster internationaler Verband unter dem Emblem eines doppelten roten Kreuzes. Aus ihm wird 1920 unter dem Vorsitz von Sir Robert Philip die Internationale Union gegen die Tuberkulose.

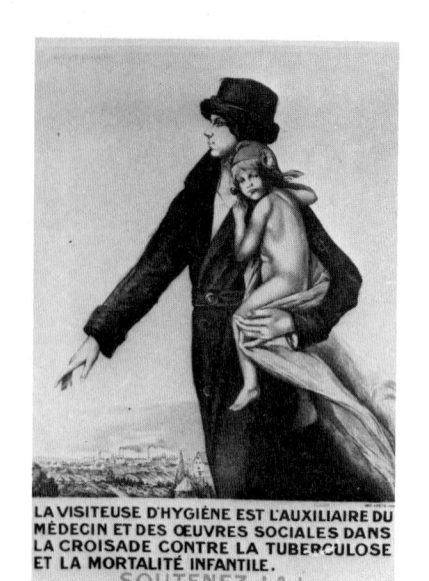

Abbildung 3144
Plakat von Auguste Leroux.
(Paris, Bibl. Forney)

Abbildung 3145 (unten)
Werbeplakat.
Ausgang 19. Jh.
(Paris, Bibl. des Arts décoratifs)

Abbildung 3146 (gegenüber, oben)
Gedenkmarke für das 1919 gegründete Comité national de défense contre la tuberculose.

Die Impfung

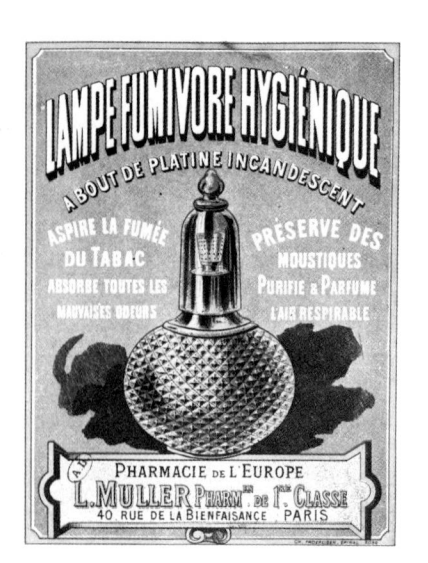

Sobald Koch den Tuberkelbazillus entdeckt hat, denken Biologen und Veterinäre zum Schutz des Viehs an die Impfung. Unzählige Versuche finden statt, führen aber regelmäßig zu Mißerfolgen. Nur noch die Historiker erwähnen heute die »Bovovakzine« von Behring und das »Tauruman« von Koch und Schütz, zwei wenig wirksame Stoffe, obwohl sie die Virulenz abschwächten. Die fundamentale Entdeckung verdanken wir Calmette und Guérin, die in einer Note an die Akademie der Wissenschaften am 28. Dezember 1908 auf den Virulenzverlust der auf gallenhaltigem Nährboden gezüchteten Bazillen aufmerksam machen. Von nun an können Calmette und Guérin am Institut Pasteur in Lille eine Serie berühmt gewordener Versuche erfolgreich durchführen.

Am Ende des Krieges richtet sich Calmette am Institut Pasteur in Paris ein und nimmt seine Arbeiten wieder auf. Inzwischen hatten geduldige Aussonderungen, nämlich genau zweihundertdreißig, den vollkommenen Virulenzabbau der nach dem Verfahren von Calmette und Guérin gezüchteten Bazillen erbracht, die man allgemein als BCG bezeichnet. In seinem Buch erzählt Calmette, unter welchen Umständen Weill-Hallé und Turpin ihm vorgeschlagen haben, seine Methode bei Kindern anzuwenden, die in einer verseuchten

Umgebung leben. Der Einsatz des BCG-Impfstoffs beginnt 1921; ein Jahr später sind 120 Kinder geimpft, und die Ergebnisse sind ermutigend. Danach erfährt die BCG-Impfung eine rasche Entwicklung, die durch das Drama von Lübeck auf bedauerliche Weise gebremst wird. Im April 1930 erfährt man, daß Kinder nach dem Einnehmen von BCG erkrankt sind; 71 davon sterben, und eine heftige Polemik flammt auf. Die langwierige Erhebung der beiden deutschen Bakteriologen B. und L. Lange bringt die Wahrheit zutage: ein virulenter Stamm war mit dem BCG vermischt. Das Gericht erkennt 1932 zwar die Ungefährlichkeit des Impfstoffs an, aber die Emotionen sind so groß, daß die Weiterverbreitung des BCG darunter leidet.

In der Folge rigoroser Enqueten in mehreren Ländern, vor allem in Skandinavien, werden Unschädlichkeit und Wirksamkeit des BCG nachgewiesen. Am Anfang des Zweiten Weltkriegs ist das BCG von vielen Ländern übernommen worden.

Die Epidemiologie

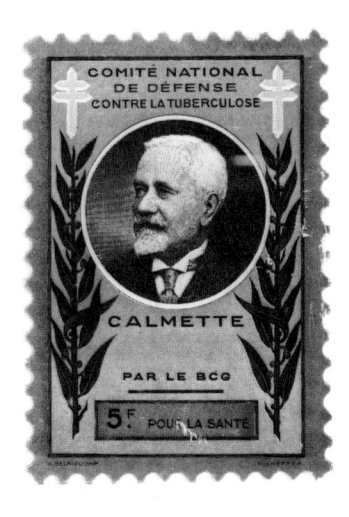

Die Epidemiologie als Grundlage jeder Gesundheitspolitik ist auch eine junge und unsichere Wissenschaft; sie kam im 17. Jahrhundert in England im Zusammenhang mit den »Sterblichkeitsziffern« auf. Zwei Jahrhunderte lang machte man nur sehr begrenzte Aufstellungen, deren Ziel es war, so scheint es, die Pest- oder Pockenepidemien zu kontrollieren.

Die ersten Statistiken datieren vom 19. Jahrhundert. Wir kennen daher die Tuberkulosesterblichkeit in England seit 1848, in Paris seit 1872, in den Städten Frankreichs seit 1886 und von ganz Frankreich seit 1906. In Großbritannien löst die Tuberkulose, die während der Epoche der Königin Elisabeth noch wenig verbreitet war, ihre Verheerungen im 17. und 18. Jahrhundert in den städtischen Ballungsräumen mit ihrer anarchischen Entwicklung aus und erreicht ihren Höhepunkt zu Beginn des 19. Jahrhunderts. Im Osten der Vereinigten Staaten ist die Phthisis, die im 18. Jahrhundert nur selten auftrat, hundert Jahre später äußerst mörderisch. Seit 1850 in England und seit 1900 geht die Tuberkulosesterblichkeit in den anderen industrialisierten Ländern sehr regelmäßig zurück, und sie stellt heute der Volksgesundheit kein erhebliches Problem mehr. Die Entwicklungsländer dagegen, insbesondere in Südostasien, Ostafrika und Südamerika, kennen eine dramatische tuberkulöse Endemie.

Die Geschichte der Tuberkulose ist ein vollendetes »Modell« für die Untersuchung sozialer Erkrankungen und der übertragbaren Krankheiten, sogar für die Geschichte der Medizin. Nach jahrtausendelanger Quacksalberei haben die letzten 150 Jahre der Tuberkuloseforschung eine wissenschaftliche Grundlage verschafft. Die Energie, mit der man im 19. Jahrhundert forschte, erklärt sich überwiegend durch das Ausmaß des Übels. Dessen Stillstand und Rückgang fällt mit der fundamentalen Entdeckung des Kochschen Bazillus, einer bemerkenswerten Verbesserung der Hygiene und der Wohnbedingungen zusammen. Im 20. Jahrhundert beschleunigt die Weiterentwicklung der Therapeutik, namentlich der medikamentösen, den Fortschritt in der Bekämpfung der Tuberkulose. Sie wird jedoch zum Übel der dritten Welt schlechthin. Alles scheint darauf hinzuweisen, daß sie wie die Unterernährung eines der großen Gesundheitsprobleme des 21. Jahrhunderts werden wird.

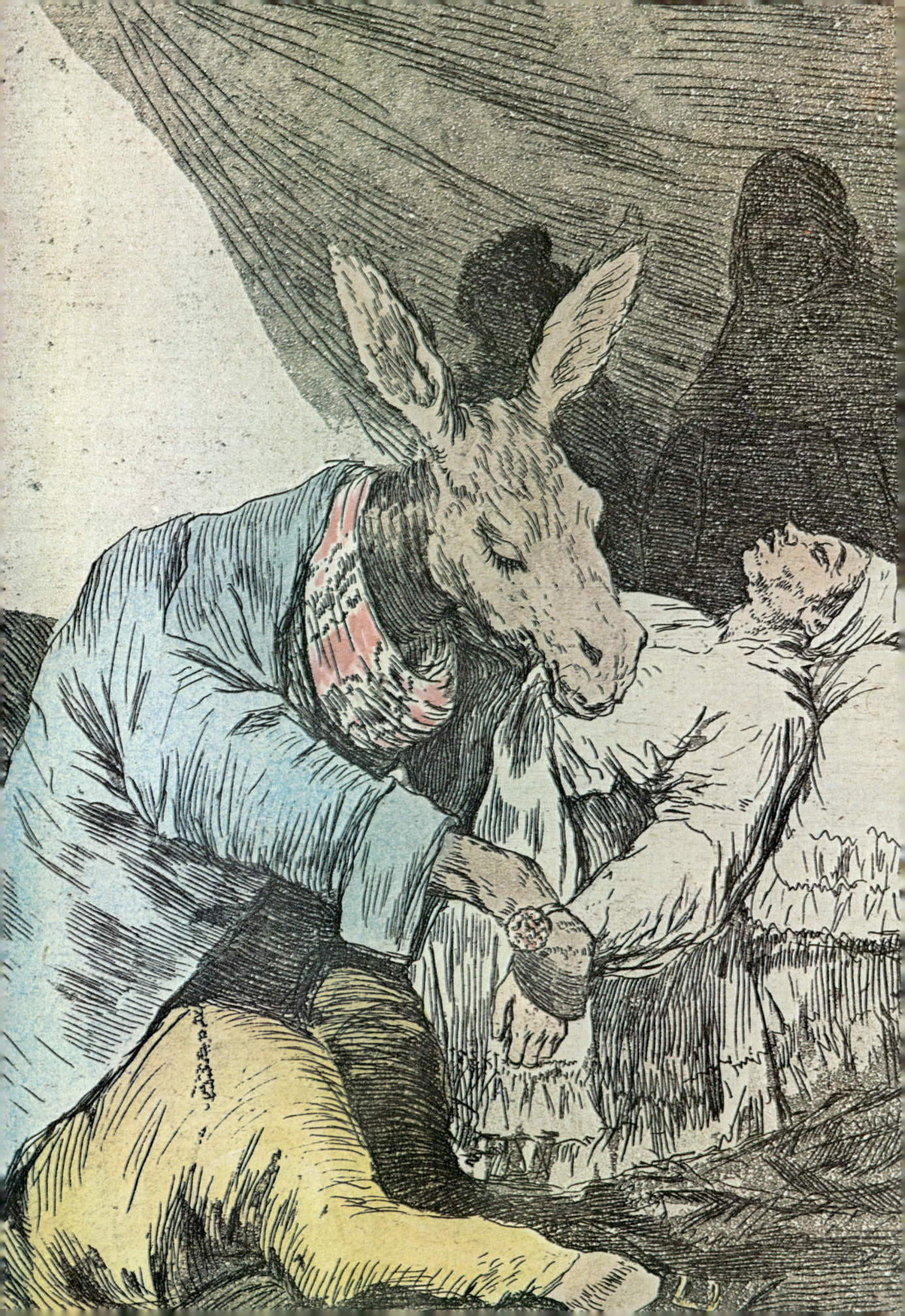

Geschichte des Krebses

von F. Cabanne,
R. Gérard-Marchant und F. Destaing

Abbildung 3147 (gegenüber)
»De que mal morira«.
Radierung von Goya für die
Caprices, 1782–1799.
(Paris, Nationalbibliothek)

Abbildung 3148 (unten)
Der Tod und die Krankheit.
Gemälde von Hieronymus Bosch
(um 1450 bis 1516), angefertigt
um 1490.
(Washington, National Gallery)

Die Antike

Die prähistorischen Epochen

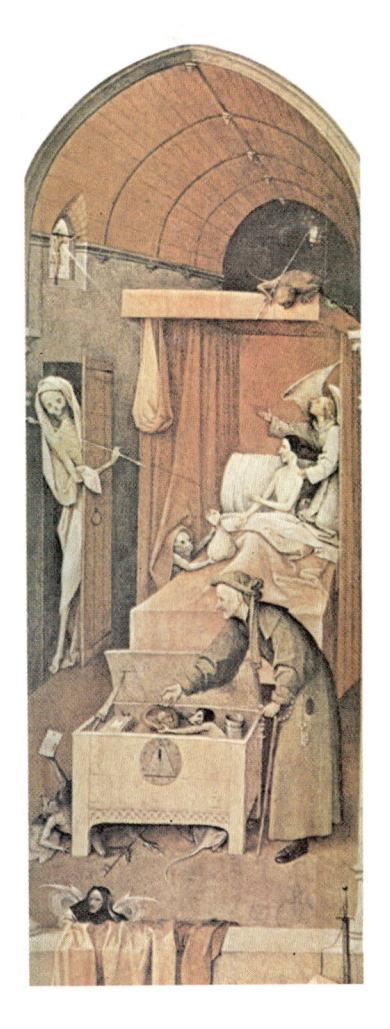

Das Bild, das wir uns vom Krebs in der prähistorischen Zeit machen, kann nur fragmentarisch sein, denn schriftliche Dokumente liegen nicht vor. Die einzigen Daten, die wir besitzen, stammen aus der Untersuchung von Skeletten. Darum können unsere Forschungen sich nur mit Knochenkrebs befassen. Litt schon der *Dinosaurier* an Krebs, wie einige ein bißchen vorschnell schlossen? Moodie hat in den Vereinigten Staaten, in Wyoming, das Fragment eines Dinosaurierschwanzes entdeckt, das man im Welcome Museum von London unterbrachte. Wir erkennen daran einen Schwanzwirbel, der offenbar im Vergleich zu den Nachbarwirbeln hypertrophiert ist. Im Schnitt läßt die Läsion an einen Gefäßtumor denken, zweifelsohne an ein Hämangiom. Aber die Medizinhistoriker sind sich nicht einig: für Walker handelt es sich um eine Krebsgeschwulst, für Calvin Wells einfach um eine Exostose, einen Knochenauswuchs, wie von einem stark wuchernden Frakturkallus.

Schon eher sind wir geneigt, von einem Krebs des *Pithekanthropus* zu sprechen, unseres im vorigen Jahrhundert in Java gefundenen Vorfahren. Er trägt am Schenkelhals eine knospende und zerklüftete Exostose; Walker interpretiert sie als ein Osteosarkom des Oberschenkelknochens, C. Wells hingegen macht daraus wie beim Dinosaurier eine stark wuchernde Exostose infolge eines Bruchs.

Dennoch gab es in der prähistorischen Zeit wirklich Knochenkrebs. So stellt der stark wuchernde Tumor am oberen Ende des Oberarmknochens, den man an einem Krieger der Eisenzeit in *Münsingen* in der Schweiz fand, unbestreitbar ein Osteosarkom dar. Dieselbe Diagnose gilt auch für die Geschwulst, die man an dem Skelett aus der Drachengrotte von *Mixnitz* in Österreich entdeckte.

Die Schädeltumoren ergeben ebenso delikate retrospektive Diagnosen wie die Tumoren der Röhrenknochen. Vor senkrecht eingegrabenen Löchern schwankt man zwischen einem multiplen Knochenmyelom und Metastasen eines Epithelialkrebses. In den Pyrenäen, in der Grotte von *Joan d'os,* hat man einen paläolithischen Schädel mit sieben gestanzten Perforationen gefunden; der Spezialist Brothwell, der ihn sehr genau untersucht hat, glaubt hier viel eher an ein multiples Myelom als an Metastasen. Andere perforierte Schädel, die man vor kurzem aus mittelalterlichen Nekropolen zutage brachte, bilden den Gegenstand ähnlicher Diskussionen.

Das alte Ägypten

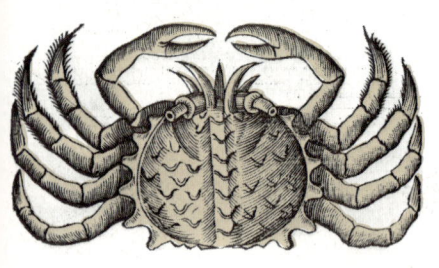

Abbildung 3149
»Le chancre«. Stich aus Œuvres d'Ambroise Paré, 10. Ausg., Lyon 1641.
(Paris, Bibliothek der Alten Medizinischen Fakultät)
Nach Ambroise Paré »nennt man Krebs einen Tumor von unregelmäßiger, runder Form, und die Venen, die darum herum liegen, sind wie die gebogenen Beine und Füße dieses Tieres, das Krebs genannt wird.«

Hier häufen sich die Dokumente. Sie werden zunächst einmal durch die Texte der ägyptischen Papyri und schließlich auch durch die besonders gut erhaltenen Mumien geliefert. *Der Papyrus Ebers* unterscheidet zwischen »Eiteransammlungen«, die man zu inzidieren hat, »Gefäßtumoren«, die hart wie Stein sind, und »Geschwülsten des Fleisches« oder *aat*, die man kauterisieren muß. *Der Papyrus Edwin Smith* befaßt sich mehr mit Chirurgie und erwähnt den Krebs nicht deutlich. Im *Papyrus Kahoun* lesen wir die Beschreibungen eines Gebärmutterkrebses mit seinen besonderen Schmerzen und seinem charakteristischen Geruch nach verbranntem Fleisch sowie eines geschwürigen Krebses des äußeren weiblichen Genitales. Dank der ausgezeichneten Erhaltung der *ägyptischen Mumien* liefern sie dem Krebshistoriker wertvolle Dokumente. Die Beckengeschwulst, die Ruffier in den Katakomben von Alexandria entdeckte, scheint sehr wohl ein Osteosarkom zu sein, wie der Umfang ihrer Versorgung mit Gefäßen denken läßt. Die stark gewucherten Tumoren des Schenkel- und des Oberarmknochens, die Smith und Dawson auf einem Friedhof bei Gizeh fanden, scheinen vielmehr voluminöse Osteochondrome zu sein. Die Diagnose eines Osteosarkoms können wir für den Fall einer Gesichtsgeschwulst annehmen, die man an einem Schädel bei Ausgrabungen von Gizeh entdeckte. Von einem Chordom spricht Leca im Falle einer enormen Lücke, die man an der Schädelbasis eines Nubiers fand; sie greift gleichzeitig über das Siebbein, das Keilbein, das Pflugscharbein und die Nasenmuscheln.

Der Ferne Osten und Südamerika

Zumindest aus der Antike hat *die chinesische Zivilisation* keine Spur einer Krebsforschung hinterlassen. Wir wissen nur, daß die Chinesen zweifellos als erste Quecksilber benutzten, um Abszesse und Geschwülste zu behandeln. Auch *die Zivilisation Indiens* ist nur unzureichend bekannt. Wir wissen dennoch durch Sammlungen wie das *Ramayana* und den *Rigweda*, daß hinduistische Ärzte schon zweitausend Jahre vor Christus von Geschwülsten sprachen. Zur Beseitigung dieser Tumoren empfahlen sie das Aufbringen von korrosiven Pasten auf Arsenbasis, obwohl sie oft gefährlicher waren als Krebs.

Die Mochicazivilisation hat insbesondere in Peru viele interessante Dokumente hinterlassen, dank der peruanischen Mumien, die im allgemeinen um das 5. Jahrhundert v. Chr. datiert werden. So hat man 1923 am Schädel eines etwa sechzigjährigen Mannes einen enormen bienenwabenähnlichen Auswuchs am Stirn- und Schläfenbein entdeckt. Man nennt ihn nach seinem Herkunftsgebiet den Tumor von Paucarcancha. Nach Mac Curdy dürfte es sich um ein Osteosarkom handeln. Moodie stützt sich auf die Fachkenntnis von Cushing; danach handelt es sich vielmehr um eine stark wuchernde Hyperostose, die durch ein Meningeom (eine Hirnhautgeschwulst) verursacht wurde. Denn hierfür hat man ein anderes Beispiel an einem peruanischen Schädel gefunden, den Chavina entdeckte. Es wurden außerdem Schädel von präkolumbischen Indianern gefunden, die schwer zu datieren sind, aber jedenfalls multiple Myelome aufweisen. Im Land der Mochica bildete man den Krebs auch ab; Zeugnis legt davon eine *Exvoto*-Statuette ab, die ganz offenbar ein Osteosarkom des Jochbogens dargestellt.

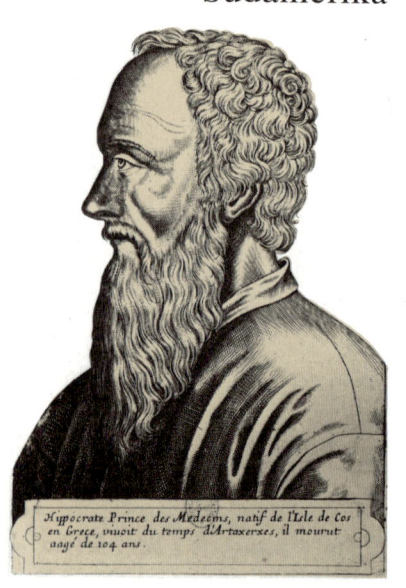

Abbildung 3150
Hippokrates, nach einem Stich des 16. Jahrhunderts.
(Paris, Nationalbibliothek, Cab. des Estampes)

Das alte Griechenland

Die Priester des Äskulap oder die Asklepiaden ordnen getrennt solche Krankheiten ein, die zwei präzise Charakteristiken aufweisen: Anwesenheit einer Schwellung mit oder ohne Geschwürbildung an der Oberfläche und völliges Fehlen einer Tendenz zur spontanen Heilung. Sie nennen sie καρκίνος, das bedeutet (Taschen-)Krebs oder Flußkrebs. Man hat diesen Vergleich einer Schwellung mit dem Krebstier mit vielen Randbemerkungen versehen, doch dürfen wir nicht vergessen, daß dasselbe griechische Wort auch einen Schanker oder ein Geschwür bezeichnet.

Im 6. Jahrhundert v. Chr. wurde Demokedes von Kroton als Gefangener der Perser nach der Niederlage des Polykrates eines Tages von König Dareios zu seiner Frau Atossa gerufen, der Tochter des Großen Kyros. Sie litt an einem geschwürigen Tumor der Brust. Er kauterisierte ihn und erzielte die Heilung, was jedoch vermuten läßt, daß es sich um einen Brustdrüsenabszeß und nicht um Krebs handelte. Später, im Zeitalter des Perikles, tragen Hippokrates, seine Schüler und seine Nachfolger an der berühmten Schule von Kos eindeutige Angaben von erstaunlicher Klarheit zur Beschreibung und Entwicklung alles dessen bei, was man zu ihrer Zeit als Tumor ansehen konnte. Die Originalbefunde finden wir in den *Aphorismen* und im Werk *Die alte Medizin*. Als unvergleichlicher Beobachter schildert Hippokrates den Fall einer Frau aus Abdera, die an einem lästigen Ausfluß aus der Brustdrüse litt; wir verdanken ihm außerdem die ersten Beobachtungen von Krebs im Gesicht, an Brust, Gebärmutter und am Magen, dessen Hauptzeichen die Melaena (der Teerstuhl) ist, was er als wirklicher Wegbereiter auch festhält. Noch ist dies nicht alles. Als talentierter Nosologist unterscheidet Hippokrates zwei Klassen von Leiden: zunächst jene Krankheiten, die er als καρκίνος (karzinos) bezeichnet – es handelt sich dabei um geschwürige Neubildungen, zu denen neben den offenkundigen Krebsarten, wie wir heute wissen, eine Anzahl verschiedener Läsionen gehören, zum Beispiel gutartige Tumoren, Hämorrhoiden und Beingeschwüre; zweitens das καρκίνωμα (karkinoma), der übergreifende Tumor, der sich mehr oder weniger schnell ausbreitet und zum Tode führt. In einem ähnlichen Gedankengang unterscheidet er die geschwürige Schwellung καρκίνος und den harten Szirrhus σκίρρος. Außerdem betrachtet er gesondert den okkulten Krebs. Da er sich vor allem um die Prognose Gedanken macht, bestätigt er die Unheilbarkeit des okkulten Krebses; wie andere Autoren bereits berichteten, macht er sogar deutliche Angaben darüber, daß die Erkrankten länger leben, wenn sie nicht chirurgisch behandelt werden, aber schneller sterben, wenn man sie kauterisiert.

Wenn die Gebärmutter verlagert oder verschlossen ist, erzählt Hippokrates, fließen die Monatsblutungen schlecht ab; die Regeln werden zur Brust hin geschickt, die sie zusammendrücken; sodann erscheinen an der Brust harte Tumoren, die nicht eitern, aber okkulte Krebse bilden (!). Gestützt auf das Prestige des Hippokrates wird in der Medizin an dieser Theorie fast zwanzig Jahrhunderte lang festgehalten. Müssen wir darin die ersten Feststellungen und die erste Theorie der Hormonabhängigkeit des Brustkrebses sehen?

Wie die Götter ihren Namen wechseln, wird auch aus dem karkinos der *cancer,* das heißt immer noch ein »Krebs«.

In den ersten Jahren der christlichen Ära lehrt Celsus als erster, daß es schmerzfreie Krebse gibt und daß Schmerzen sich erst mit der Geschwürbildung einstellen. Er beschreibt das Ödem, das durch den komprimierenden Tumor entsteht, begreift die Reaktion des Lymphsystems als Begleiterscheinung und nimmt die Aussaat von Fernmetastasen an. Celsus hält sich beim Karzinom und seinem beuligen Aussehen auf und schlägt vor, es auszuschnei-

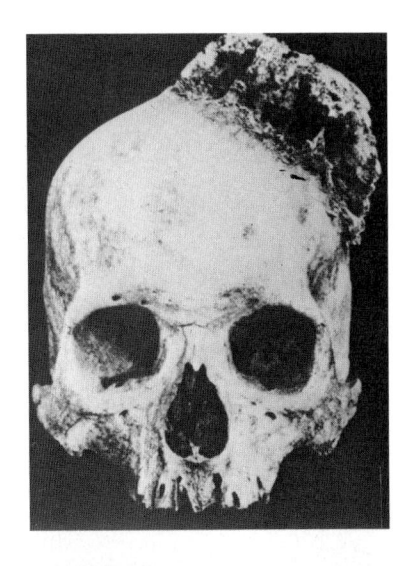

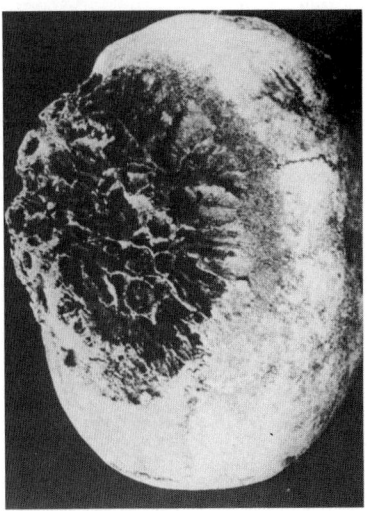

*Abbildungen 3151/52
Tumor von Paucarcancha (Peru). Bei dieser bienennestartigen Wucherung an Stirn- und Scheitelbein ist schwer zu sagen, ob ein Osteosarkom vorliegt oder eine stark wuchernde Hyperostose, die sich im Kontakt mit einem Meningeom entwickelt hat, wie Cushing glaubte. Macht und Geheimnis der frühen Ärzte von J. Thorwald, München 1962.*

Das alte Rom

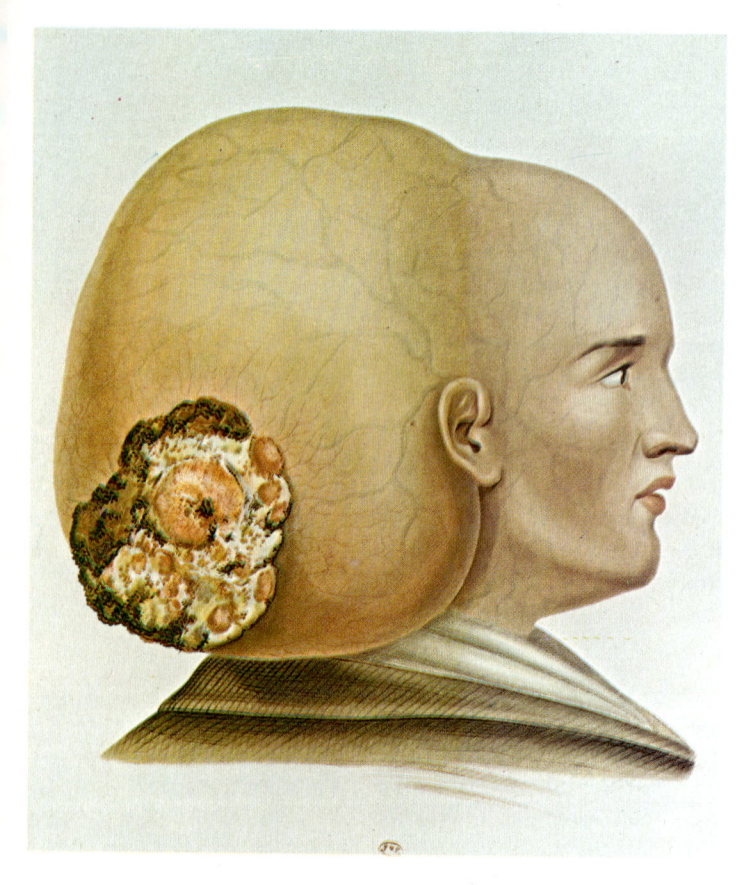

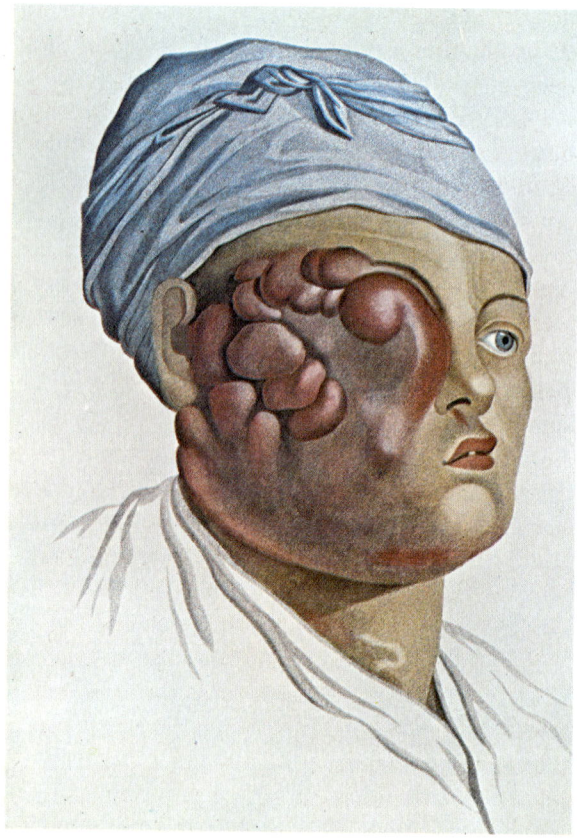

Abbildung 3153 (oben links)
»Schwammige Geschwulst der harten Hirnhaut.«
Illustration aus: Selecta praxis medico-chirurgicae ... *von Alexandre Auvert, 1856. (Paris, Bibliothek der Alten Med. Fakultät)*

den, wenn es nicht zu bösartig ist; auf diese Weise befürwortet er die frühzeitige Brustkrebsentfernung, wobei er rät, die Gefäße während des Eingriffs zu unterbinden.

Im ausgehenden ersten Jahrhundert nach Christus verdient Leonidas von Alexandria einen Platz in der Historie, da er die Mastdarmspiegelung (Rektoskopie) in die Proktologie einführt. Im zweiten Jahrhundert unterscheidet *Galen* in seinem berühmten *Traktat über die Geschwülste* bei den Tumoren »gegen die Natur« zwischen gutartigen und bösartigen. Unter ihnen beschreibt er den Scirrhus als eine harte, festsitzende und schmerzhafte Geschwulst und das Karzinom als eine sehr harte, sich auf eine Geschwürbildung hin entwickelnde Geschwulst. Seine Pathogenese des Krebses stimmt mit jener des Hippokrates überein. Bei Krebs soll man im allgemeinen nicht eingreifen und die Schmerzen mit Mohnaufgüssen behandeln. Man operiert nur dann, wenn er sich exstirpieren läßt, und kauterisiert mit dem Glüheisen.

Das Mittelalter

Byzanz

Während des Niedergangs des römischen Imperiums erstrahlt allein Byzanz noch in seinem Glanz. Im 4. Jahrhundert, unter Kaiser Julian, betont Oreibasius, der den Beinamen »Affe des Galen« trägt, den schmerzhaften Charakter des Krebses. Er beschreibt dessen Vorkommen am Gesicht, an den Brustdrüsen und den Genitalien und lehrt, daß Krebs unheilbar ist und man von einer Operation Abstand nehmen muß. Zweihundert Jahre später macht Aetius aus Mesopotamien auf die Bedeutung der Lymphknotenschwellung in der Achselhöhle bei Brustkrebs aufmerksam; zur Linderung der Schmerzen der Kranken empfiehlt er immer noch Mohnkapseln.

Das goldene Zeitalter der byzantinischen Medizin ist jedoch das 7. Jahrhundert. Paulus von Ägina lehrt die Operationskunst, und sein Handbuch *Epitome* wird lange Zeit das Brevier der Chirurgen bleiben. Für ihn ist der Brustkrebs, wenn er operiert wird, weniger ungünstig als der Gebärmutterkrebs, und der Eingriff ist in jedem Augenblick indiziert. Doch zuvor muß die Kranke durch eine geeignete Diät gestärkt und psychologisch vorbereitet werden – durch Gebete zur heiligen Agathe, der Märtyrerin, der einst die Brüste ausgerissen wurden. Nach diesen Vorbereitungen kann man zum Skalpell greifen. Die Amputation ist immer blutig. Die Venen, deren Blut schwarz ist, müssen von den Arterien unterschieden werden, deren Blut pulsiert. Die Blutstillung erfolgt durch sorgfältiges Unterbinden und nicht mehr durch Kauterisieren. Wir sehen also, daß die Chirurgie Fortschritte macht. Parallel dazu hat auch die Zahl der Heiligen, die man bei Krebs anrufen kann, zugenommen – zur großen Freude der Patienten und ihrer Familien und zum Nutzen der Wallfahrtsorte; je nach der Region ruft man die heilige Adelgund, den heiligen Beatus, den heiligen Fiacrius, den heiligen Ägidius usw. an.

Abbildung 3154 (gegenüber, rechts)
»Krebsartige Geschwulst, aus einer großen Anzahl amarantroter Tuberkelknötchen.« Alibert erklärt, daß die Entwicklung dieser Geschwulst, die er an einer 44jährigen Frau beobachtete, sich plötzlich verschlechterte, und zwar in der Folge auf den Kummer, den ihr die »Kosakeninvasion« bereitete, »deren Raserei sie fürchtete.« *Illustration aus* Description des maladies de la peau, observées à l'hôpital Saint-Louis... *von J. L. Alibert, Paris 1806. (Paris, Bibliothek der Alten Med. Fakultät)*

Die Araber

Ab dem 9. Jahrhundert empfiehlt *Rhazes* erneut die Ausschneidung bei Krebs. Im folgenden Jahrhundert schlägt *Avicenna* die Arsenbehandlung zusammen mit Aderlässen, Abführmitteln und Dekokten von verschiedenen Pflanzen vor. Im 12. Jahrhundert beschreiben *Avenzoar* und sein Schüler *Averroes* den Speiseröhren- und Magenkrebs und benutzen eine Magensonde, um die Kranken zu ernähren. *Abulcassis* von Cordoba vertritt dagegen die Meinung, das Kauterisieren von Tumoren mit dem Glüheisen sei dem Skalpell überlegen. Unter all dem finden wir nicht viel Originelles.

Europa

Das europäische Mittelalter ist noch blasser als das arabische. Die Geschichte läßt sich mit zwei Feststellungen zusammenfassen: Es herrscht

Abbildung 3155
Seite aus einer lateinischen Handschrift des Continens *von Rhazes, 865 bis nach 925. (Paris, Nationalbibliothek, Ms. lat. 6912)*
Der Continens, *eine erstaunliche Enzyklopädie der praktischen und therapeutischen Medizin in 24 Bänden, faßt die medizinischen Kenntnisse zu Beginn des 10. Jahrhunderts zusammen und wurde 1279 ins Lateinische übersetzt.*

der Einfluß der arabischen Schule vor, die dazu dient, in unsere Länder die kanzerologischen Ideen der Griechen und Lateiner einzuführen; die junge Schule von Salerno bringt, um den Krebs zu erklären, die Theorie der Schwarzgalle wieder in Mode. Einige Namen verdienen jedoch Erwähnung. Dies gilt zum Beispiel für Petroncellus, der als erster die Untersuchung des Rektums mit dem Finger rät, um die Diagnose des Rektumkrebses zu stellen. *Lanfranchi,* der aus Salerno durch den Streit zwischen Welfen und Gibellinen vertrieben und im Kollegium von Saint-Côme in Paris aufgenommen wurde, erläutert seinerseits die Elemente, auf die man sich stützen muß, um den Brustkrebs von einer einfachen Hypertrophie der Brust abzutrennen; er empfiehlt außerdem, jede Vergrößerung des Tumors sorgfältig auszuschneiden und tief zu kauterisieren. Henri de Mondeville, Leibarzt Philipps des Schönen, ist sicherer und prophetischer, als er 1320 schreibt: »Kein Krebs heilt, es sei denn er wäre ganz und gar radikal herausgeschnitten; wenn nämlich etwas zurückbleibt, steigert die Bösartigkeit sich von der Wurzel aus.«

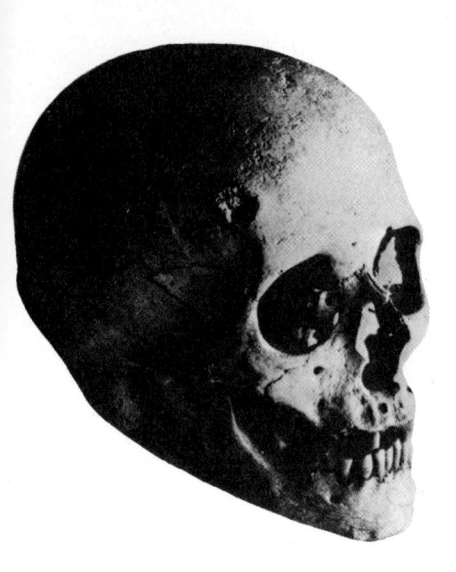

China

Aber im Mittelalter existiert auch China. Die Tang-Periode erlebt das Erscheinen eines großen Arztes, nämlich von Souen-Sceu-Mo, eines »guten Samariters«, voll Mitleid mit seinen Patienten; er beschreibt die meisten Krankheiten. Die Geschwülste teilt er in sechs Varianten ein: ossäre, adipöse, steinige, eiternde, muskuläre und vaskuläre. Bis 1488 muß die Zeit noch vergehen, bevor Sie Kie eine neue Abhandlung über das *Wesentliche der Chirurgie* veröffentlicht; sie enthält eine andere Klassifizierung der Tumoren als bei Souen; der Autor unterscheidet nach Tumoren des Kreislaufsystems, der Atmungsorgane, Muskeln, Sehnen und Knochen.

Abbildung 3156
Schädel der Merowingerzeit aus der Nekropole von Montrichard, 5. bis 8. Jahrhundert.
Illustration aus der »Paläopathologie der bösartigen Knochengeschwülste« von M. D. Grmek,
Histoire des sciences médicales, 1975–1976, Bd. IX, Nr. 1.

So begnügt man sich also in dieser langen Nacht des Mittelalters, die Alten zu kopieren. Indes haben unsere modernen Forscher in den mittelalterlichen Nekropolen interessante Dokumente gefunden. Der merowingische Schädel aus dem 6. Jahrhundert, in Montrichard im Departement Loir-et-Cher in Frankreich ausgegraben, zeigt am linken Stirnbein eine Lücke, bei welcher es sich um eine Krebsmetastase zu handeln scheint. Der von J. Dastugue im Château de Caen entdeckte Schädel aus dem 12. Jahrhundert scheint durch einen Krebs des Oberkieferbeins verändert. Der Schädel einer jungen Frau, der in *Dänemark* gefunden wurde und ins 13. Jahrhundert datiert wird, zeigt fünf Perforationen, die nach Möller-Christensen auf einen sekundären Krebs hinweisen. Die mittelalterlichen Schädel, die man in Großbritannien in Ispurch und Stromar Church kennenlernte, zeigen nach Calvin Wells Lücken, die von einem multiplen Myelom herrühren. Im mittelalterlichen Schädel von Hinga in Jugoslawien befinden sich sechs Lücken, die Grmek als Metastasen eines Epithelialkrebses ansieht.

Von der Renaissance bis zum 18. Jahrhundert

Das 16. Jahrhundert

Für Paracelsus wird der Krebs von einem mineralischen Salz verursacht, das im Blut vorliegt. Dieses Salz sucht sich einen Weg aus dem Körper und verursacht dabei dort Tumoren, wo es nicht hinaus kann. 1564 veröffentlicht

Ambroise Paré seine Chirurgiebücher auf französisch. Sein siebentes Buch handelt von den Tumoren »gegen die Natur im allgemeinen«. Als guter Morphologe teilt Paré sie in einige große Kategorien ein, von denen die meisten auf präzisen Kriterien wie Größe, Farbe, Konsistenz, Vorhandensein oder Fehlen von Schmerzen und Sitz basieren. Leider berücksichtigt er auch die »Materie, von der sie erzeugt werden« und liefert eine Aufzählung entsprechend den Lehren der Epoche; dabei macht er uns nachdenklich, denn wir finden uns wieder einmal vor traditionellen Attributen der blutigen, galligen, schleimigen und melancholischen Materie.

Seine Beschreibung ist mit einem Taschenkrebs illustriert. Paré erklärt uns den Grund: »Dieser Tumor hat den Namen Schanker (oder Kanzer) erhalten, weil er sehr dem Krebs ähnelt . . .« Die Bücher des berühmten Chirurgen enthalten bemerkenswerte Beschreibungen vom Krebs der Gebärmutter und der Brust, der »oft eine Entzündung in der Achselhöhle und Tumoren in den dortigen Drüsen hervorbringt.«

Trotz seiner erstaunlichen Erfahrung hält Paré an den seltsamen therapeutischen Maßnahmen fest, die ganz und gar von den medizinischen Konzepten seines Jahrhunderts geprägt sind: Um die melancholischen Säfte zu vertreiben, empfiehlt er Aderlässe; um das »Intemperament« des Herds zu korrigieren, wird bei Frauen die Menstruation, bei Männern die Hämorrhoidenblutung provoziert; wenn der Krebs klein ist, rät Paré, ihn »durch den Handgriff des Chirurgen« auszuschneiden; wenn er nicht mehr operierbar ist, muß man sich mit Pflastern behelfen, insbesondere mit den barbarischen Zugpflastern aus neugeborenen Tieren!

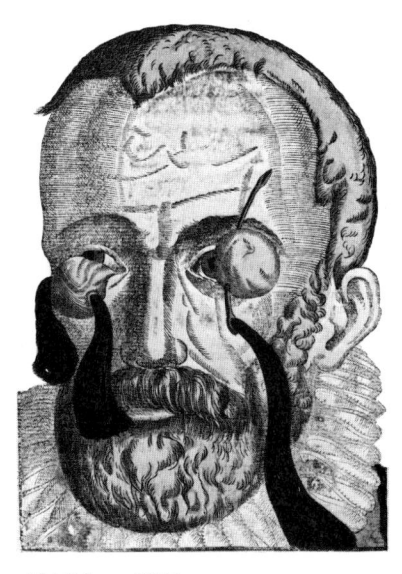

Abbildung 3157
Bilateraler, nicht näher identifizierter »Tumor« der Augenhöhlen.
Stich aus Ophthalmodouleia, das ist Augendienst *von G. Bartisch, Dresden 1583. (Paris, Centre de doc. ophtal. de la faculté de médecine)*

Das 17. Jahrhundert

In Holland veröffentlicht Nicolaas Tulp, ein Freund Rembrandts, der für ihn die berühmte Anatomie des Dr. Tulp malt, zahlreiche Arbeiten, in denen er versichert, daß Krebs ansteckend ist. Er interessiert sich besonders für den Harnblasen- und Brustkrebs. In England entwickelt sich unter dem Einfluß der »Kreislaufanhänger« die lymphatische Theorie des Krebses. 1652 hat Oleus die Lymphe entdeckt, und seitdem stellt man sich vor, daß die Stagnation des Blutes das Auftreten der Lymphe nach sich zieht und daß diese opalisierende Flüssigkeit koaguliert und für die Bildung der Tumoren verantwortlich ist. Le Dran wird versichern, daß dies die einzige Ursache des Krebses ist. Ein Jahrhundert später ist für John Hunter nicht mehr die koagulierte und träge Lymphe beteiligt, sondern in Wirklichkeit eine aktive Lymphe, welche die Gefäße »ausschwitzen«; sie wird von den entzündeten Geweben abgesondert und organisiert sich dann entsprechend den Gesetzen der Physik. Obwohl dieses Konzept ziemlich unüberschaubar bleibt, erlaubt es zum ersten Mal, Tumoren als einen Teil des Körpers anzusehen, genauso wie die normalen Gewebe, »aus denen sie stammen und von denen sie ernährt werden«. Wir sind berechtigt hinzuzufügen, daß Hunter sich für die sozialen Nachteile des Krebses interessierte und daß er diesbezüglich als ein Vorläufer betrachtet werden darf.

In Frankreich machen die Erkenntnisse und Theorien über den Krebs keinerlei Fortschritte. Die Geschichte bewahrt dagegen die Schilderung vom Brustkrebs der Anna von Österreich, deren Arzt Ailhaut das schmerzhafte Geschwür mit Packungen von Schierling, grauem Steinpulver und Cynanchumpulver behandelt. Im folgenden Jahr leidet die Königinmutter an beiden

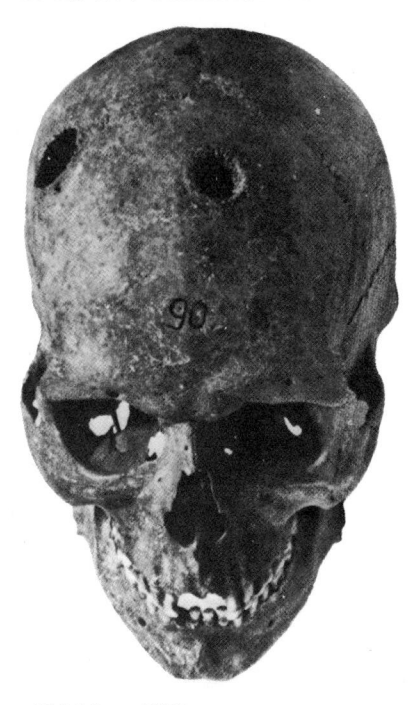

Abbildung 3158
Schädel aus der Nekropole von Hinga, Jugoslawien, 7. bis 10. Jahrhundert (ibd.).

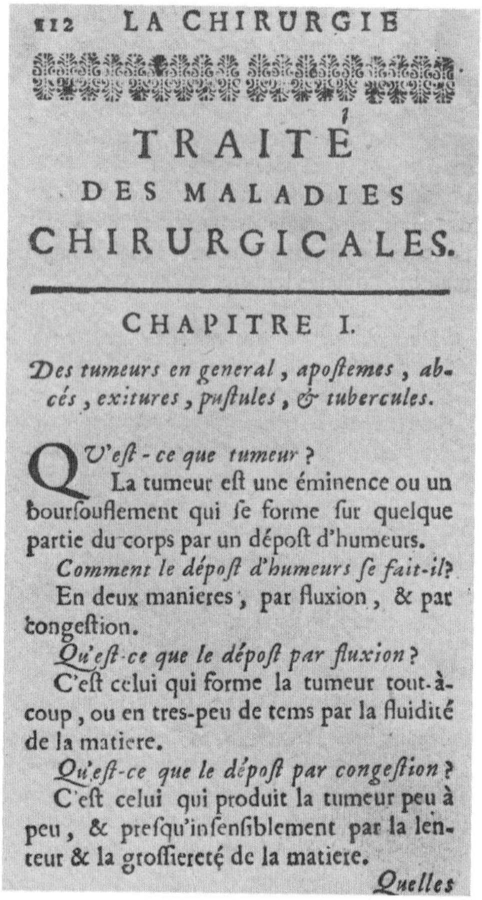

*Abbildungen 3159/60
Zwei Seiten aus der Chirurgie complète par demandes et par réponses von Charles-Gabriel Le Clerc, Paris 1696. (Die Dokumente stellte der Autor zur Verfügung.)
In diesem Kapitel mit einer Klassifizierung der Tumoren präzisiert der Autor, daß die »bösartigen Tumoren immer mit außergewöhnlichen und mißlichen Symptomen einhergehen, deren Folgen ebenfalls sehr gefährlich sind, wie zum Beispiel der Milzbrand bei Pest«.*

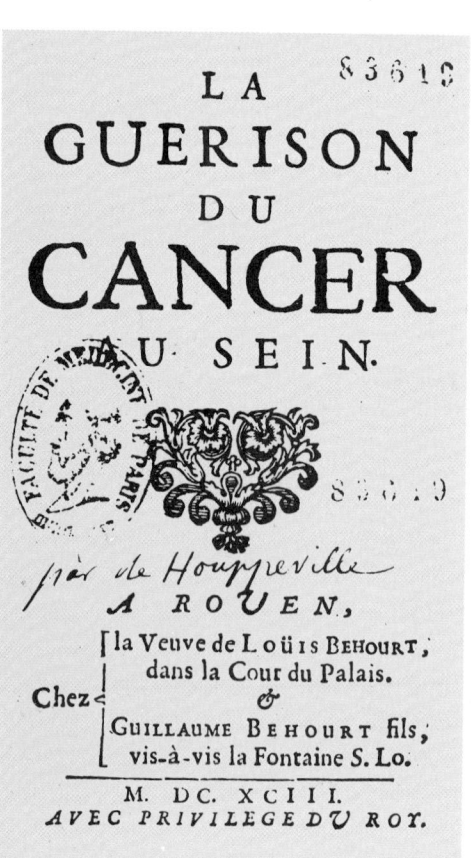

112 LA CHIRURGIE

TRAITÉ DES MALADIES CHIRURGICALES.

CHAPITRE I.

Des tumeurs en general, apostemes, abcés, exitures, pustules, & tubercules.

Qu'est-ce que tumeur?
La tumeur est une éminence ou un boursouflement qui se forme sur quelque partie du corps par un dépost d'humeurs.
Comment le dépost d'humeurs se fait-il?
En deux manieres, par fluxion, & par congestion.
Qu'est-ce que le dépost par fluxion?
C'est celui qui forme la tumeur tout-à-coup, ou en tres-peu de tems par la fluidité de la matiere.
Qu'est-ce que le dépost par congestion?
C'est celui qui produit la tumeur peu à peu, & presqu'insensiblement par la lenteur & la grossiereté de la matiere.

Quelles

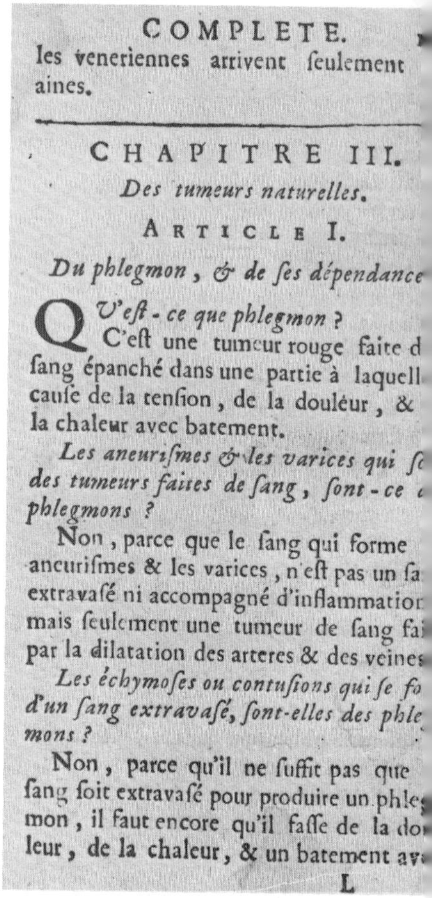

COMPLETE.

les veneriennes arrivent seulement aines.

CHAPITRE III.
Des tumeurs naturelles.

ARTICLE I.

Du phlegmon, & de ses dépendance

Qu'est-ce que phlegmon?
C'est une tumeur rouge faite d sang épanché dans une partie à laquell cause de la tension, de la douleur, & la chaleur avec batement.
Les aneurismes & les varices qui s des tumeurs faites de sang, sont-ce phlegmons?
Non, parce que le sang qui forme aneurismes & les varices, n'est pas un sa extravasé ni accompagné d'inflammation mais seulement une tumeur de sang fai par la dilatation des arteres & des veines
Les échymoses ou contusions qui se fo d'un sang extravasé, sont-elles des phle mons?
Non, parce qu'il ne suffit pas que sang soit extravasé pour produire un phle mon, il faut encore qu'il fasse de la do leur, de la chaleur, & un batement av

L

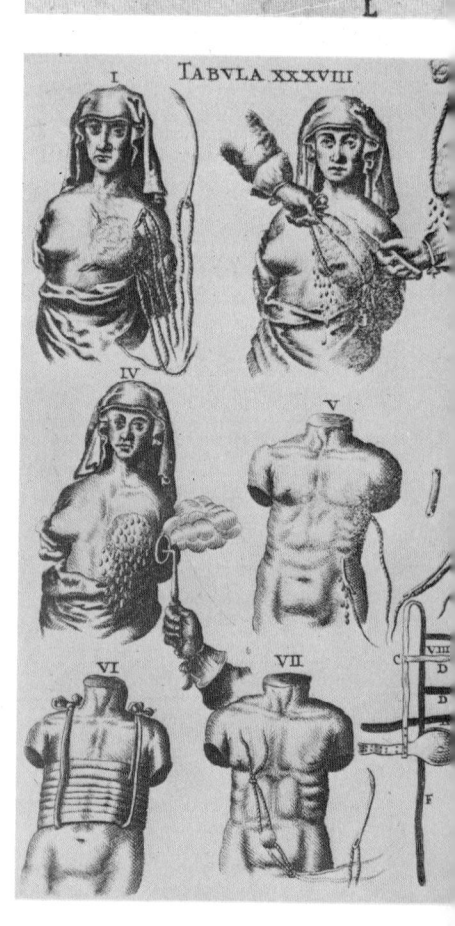

*Abbildung 3161 (links)
Titelblatt des Werks von M. de Houppeville (Rouen 1693), in dem zur Chirurgie als dem wirksamsten Mittel zur Heilung des Brustkrebses geraten wird. (Paris, Bibliothek der Alten Med. Fakultät)*

*Abbildung 3162 (rechts)
»Wie man die Brust abnimmt, wenn sie von Krebs befallen ist, und sie dann nach Sostratus bandagiert.« – Fig. 3 zeigt »den abgetrennten Brustkrebs, der 6 medizinische Pfund wog«. Illustration aus Armamentarium chirurgicum von Johann Schultes, Amsterdam 1672. (Paris, Bibliothek der Alten Med. Fakultät)*

LA GUERISON DU CANCER AU SEIN.

par de Houppeville

A ROUEN,

Chez { la Veuve de Loüis Behourt, dans la Cour du Palais. & Guillaume Behourt fils, vis-à-vis la Fontaine S. Lo.

M. DC. XCIII.
AVEC PRIVILEGE DU ROY.

TABVLA XXXVIII

Brüsten an einem Erysipel, das durch eine Gangrän kompliziert wird. Man muß der Patientin Mengen von Narkotika verabreichen und ihr mehrmals abgestorbene Lappen mit dem Rasiermesser entfernen. Ihre Agonie zieht sich über mehr als fünf Monate hin.

Um zu sehen, wie die Konzepte zur Behandlung der Tumoren sich schließlich ändern, muß man die letzten Jahre dieser Periode abwarten. Gendron, Leibarzt von »Monsieur«, dem Bruder des Königs von Frankreich, faßt nun wirklich den Krebs als eine Gewebsveränderung auf, die sich durch Proliferation ausbreitet, und verordnet seine Exstirpation, solange er noch im Anfangsstadium ist. Dies ist nun eine neue Sprache; die Wahrheit ist auf dem Vormarsch.

Abbildung 3163 (unten)
Das Martyrium der heiligen Agathe. Bemalte Statue des ausgehenden 16. Jahrhunderts. (Sens, Palais synodal)
Zur heiligen Agathe, die in Palermo geboren wurde und gegen 251 in Catania den Märtyrertod starb, betet man bei Brustkrebs.

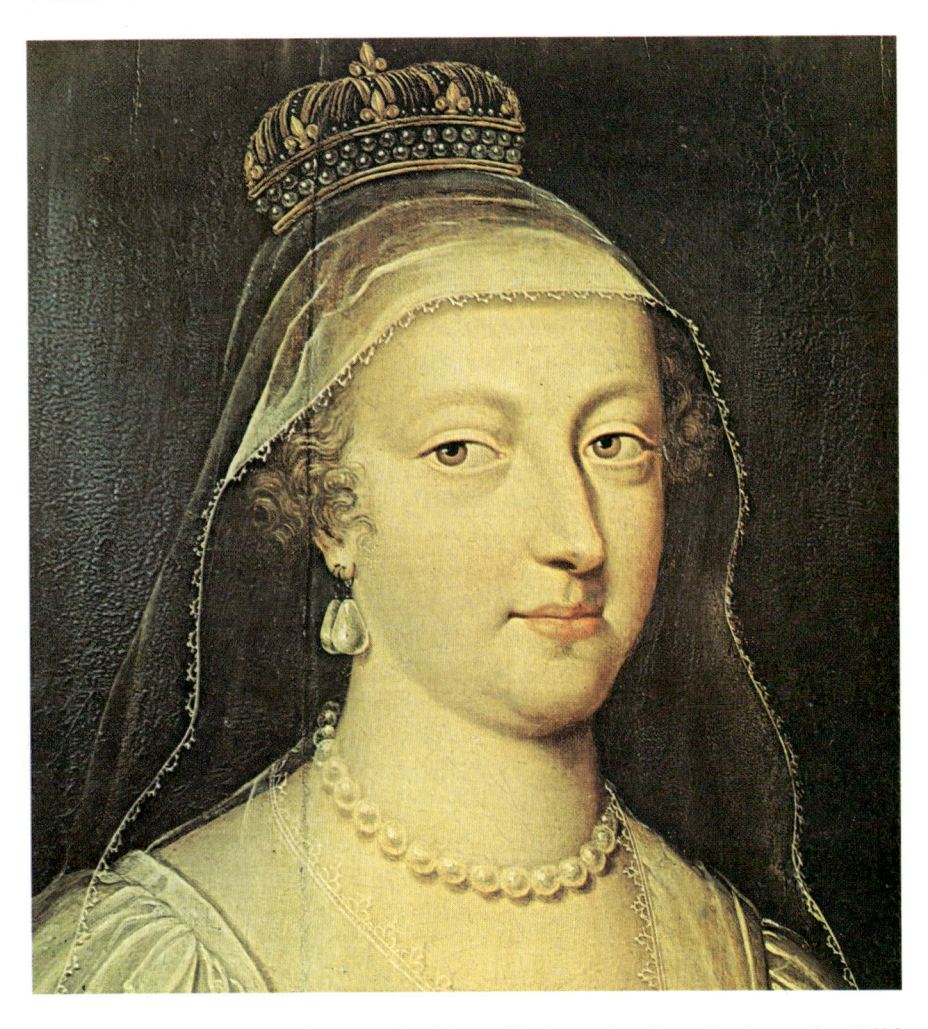

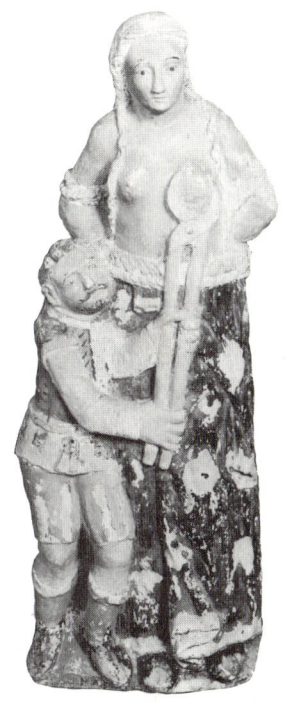

Abbildung 3164 (links)
Anna von Österreich. Porträt von Frans Pourbus, genannt der Jüngere, 1569–1622. (Orleans, Musée municipal)

In einem Büchlein mit dem Titel *Die Heilung des Brustkrebses*, das 1693 in Rouen veröffentlicht wird, erinnert der Autor de Houppeville, daß die Beschaffenheit der weiblichen Brust erlaubt, eine Amputation ohne große Schmerzen durchzuführen; als Beweis führt er die Amazonen an, bei denen man in der Jugend die rechte Brust amputierte. Die Schmerzen bei der Operation sind »viel erträglicher als die hartnäckige Krankheit, die sie heilt«; Zeugnis legen dafür die sechs Befunde ab, die de Houppeville in seiner Schrift dokumentiert. Unter diesen findet sich der Fall einer Patientin, die seit fünf Jahren geheilt ist.

2765

Die neuere Zeit

Die Vorläufer

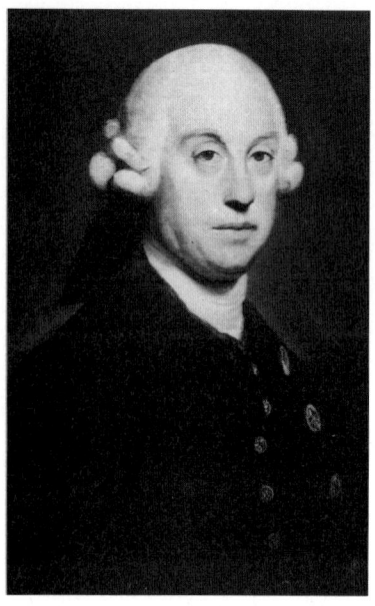

Abbildung 3165
Sir Percival Pott (1714–1788).
Porträt von Sir Nathaniel Dance Holland.
(London, Sammlung des Royal College of Surgeons. Abbildung in The Medical Illustration Unit of the Royal College of Surgeons.)

Abbildung 3166 (gegenüber, rechts)
Der Schornsteinfeger. Stich von Pierre-Jean Mariette, 1694 bis 1774.
(Paris, Musée Carnavalet.)

Abbildung 3167 (gegenüber, links)
Die Demoiselle Coirin, geheilt von einem Krebs, nachdem sie zum Grab des Diakons Pâris gegangen war und gebetet hatte. Stich von 1731.
(Paris, Bibl. des Arts décoratifs)
Am Grab des Diakons Pâris, eines strengen Jansenisten (1690–1727), geschahen mehrere Wunder, die die Begeisterung des Volks entzündeten und bald in eine kollektive Hysterie ausartete, so daß die religiöse Obrigkeit eingreifen mußte und den Friedhof schließen ließ.

Die Medizin ist in den philosophischen, alchimistischen und traditionellen Konzeptionen früherer Jahrhunderte steckengeblieben. Der Arzt kennt den Krebs zwar klinisch, doch er weiß seine Grenzen nicht genau zu bestimmen; weder der Geist noch die Methoden, die ihm zur Verfügung stehen, erlauben ihm, sich von der gewohnten humoralen Theorie des Krebses zu trennen. Außerdem stellen sich dem die Therapeutika entgegen. Die Wiener Schule empfiehlt Schierling. Stolterforth rühmt sich mit Cromp, geschwürige Tumoren mit Quecksilber zu heilen; wahrscheinlich haben sie auf diese Weise mit einigem Erfolg geschwürige Läsionen der tertiären Syphilis behandelt! Zur selben Zeit strecken die Chirurgen auch nicht die Waffen. Jean-Louis Petit empfiehlt zum Beispiel die Entfernung der Achselhöhlenlymphknoten bei Brustkrebs.

Der erste interessante Versuch jener Zeit findet in der französischen Provinz statt. Jean Godinot, Domherr in Reims, wurde aufgrund seiner jansenistischen Einstellung von der Universität, den Ordensversammlungen und allen jenen Versammlungen, bei denen der Erzbischof anwesend ist, ausgeschlossen. Ein königlicher Geheimbefehl zwingt ihn 1720 ins Exil. Eine Zeitlang flüchtet er in seine Weinberge in der Gegend um Reims und gelangt dort zur gleichen Zeit wie Dom Pérignon zu Reichtum. Am Ende seines Lebens verteilt er seinen Besitz und gründet 1740 im Alter von 69 Jahren nach vielen Widerwärtigkeiten und trotz des Widerstands seiner Zeitgenossen ein »hôspital des cancérés«, dafür bestimmt, »die Krebskranken aufzunehmen, um ihre physischen und psychischen Leiden zu lindern«. Dieses Hospital wird dem heiligen Ludwig geweiht. So schuf man also die erste für Krebskranke bestimmte Anstalt; sie sollte sich auch mit den individuellen und sozialen Problemen befassen, die aus ihrer Situation erwuchsen.

Den Namen Bernard Peyrilhe bewahrt die Historie aus einem ganz anderen Grund. 1774, im Alter von 39 Jahren, erhält er den Preis der Académie des belles-lettres et des arts von Lyon, die im Jahre zuvor einen Wettbewerb über folgendes Thema ausgeschrieben hatte: »Forschungen über die Ursachen des Krebses, die zur Bestimmung seiner Beschaffenheit, seiner Effekte und zum besten Mittel zu seiner Bekämpfung führen.« In seiner Schrift *Dissertatio academica de cancro* stellt Peyrilhe als erster die Hypothese von einem karzinogenen Virus auf. Er zeigt, daß der Krebs ein zunächst lokalisierter Prozeß ist, dessen Ausbreitung entlang den Lymphwegen geschieht. Seine Arbeit verdient durchaus erwähnt zu werden, denn wir finden dort klinische und anatomische Befunde sowie einen Versuch zur experimentellen Nachbildung des Krebses und Begriffe der Pathogenese.

Percival Pott gebührt die Ehre, präzise Wechselbeziehungen zwischen der Entwicklung von Krebs und der Gefährdung durch exogene Risiken festgelegt zu haben. Das Ganze ist eine Geschichte der jungen Schornsteinfeger von England und Wales: In ihrer Jugend haben sie eifrig und mit Ruß bedeckt die oftmals komplizierten Züge der Schornsteine gereinigt, in die nur sie – wegen ihrer geringen Größe – einsteigen konnten; sie starben allgemein fünfzehn bis zwanzig Jahre später an Krebs (Hoden-, Penis- oder Leistenkrebs). Pott sah einen Zusammenhang zwischen dem längeren Kontakt der Haut mit rußgesättigter Kleidung und dem späteren Auftreten des Hautkrebses. Das Memorandum, das er 1775 über dieses Thema veröffentlichte, wurde schlecht aufgenommen und als wenig seriös beurteilt. Der Krebs der Schornsteinfeger ist dennoch das erste Beispiel für eine Berufskrankheit. Er ist auch das erste Beispiel für einen humanen Krebs, dessen Ätiologie *a posteriori* von experimentellen und biochemischen Arbeiten des 20. Jahrhunderts über karzinogene Kohlenstoffverbindungen bestätigt wurde; die ersten zumindest extrahierte man aus dem Kohleteer.

Marie-François-Xavier Bichat, der im Alter von einunddreißig Jahren (1802) stirbt, ist ein unermüdlicher pathologischer Anatom, der sechshundert Autopsien vorweisen kann; ohne Mikroskop erkennt er die organische Unität der Gewebe. Er sieht einen klaren Unterschied zwischen dem Tumorparenchym und seinem Stroma und erkennt, daß der offene oder geschwürige Krebs und der geschlossene nur zwei Aspekte desselben läsionellen Vorgangs darstellen. Damit ist nun endlich genial und klar ausgedrückt, daß der Krebs nichts mit melancholischen oder lymphatischen Körpersäften zu tun hat und daß er einem anormalen oder »akzidentellen« Gewebe entspricht, das den normalen Geweben analog ist. Die Schwelle ist nun überschritten.

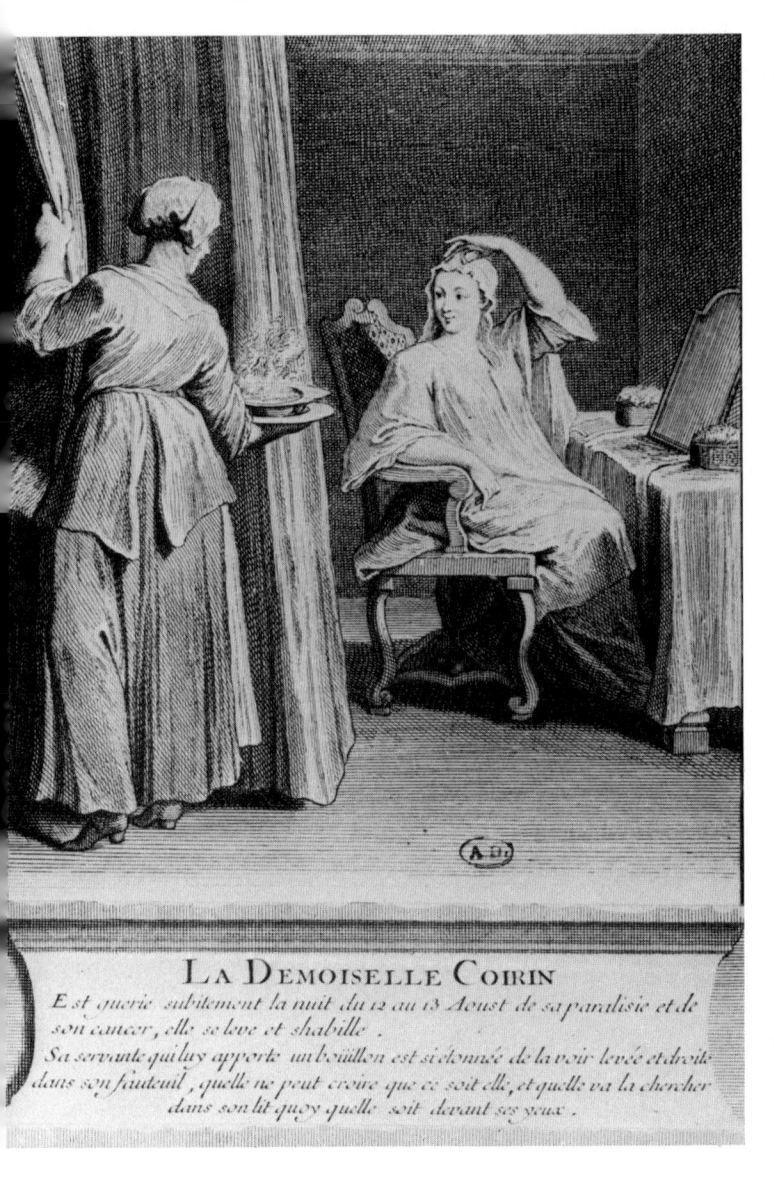

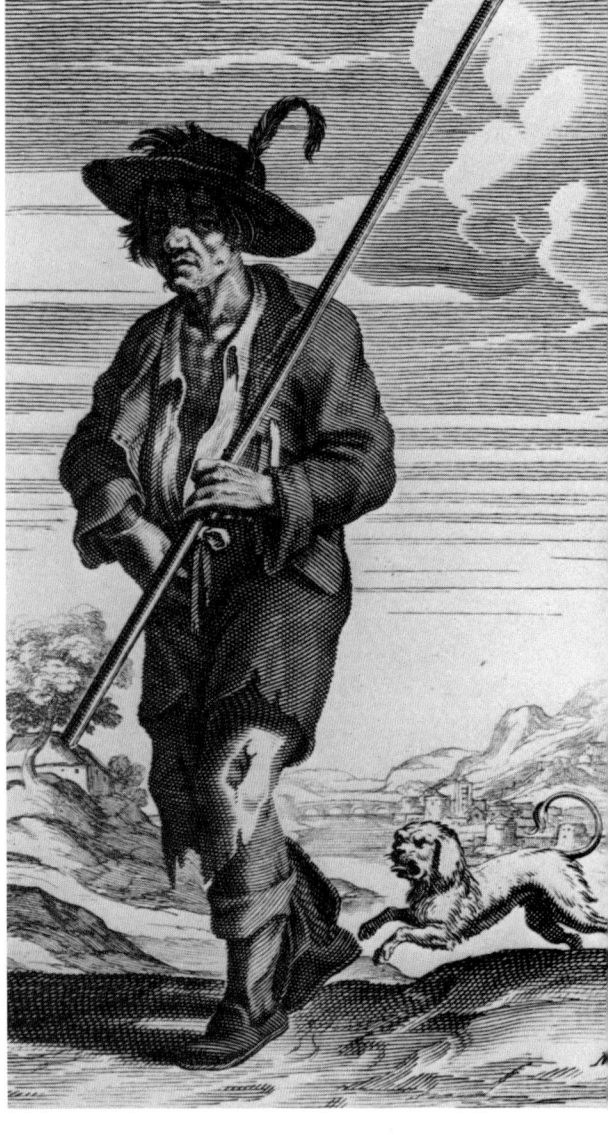

Abbildung 3168
»Amputation der Brust mit Kompression der Schlüsselbeinschlagader, der kurzen Brustschlagader und der langen Brustschlagader durch Fingerdruck. Fig. 2 zeigt die Oberfläche der Wunde, Fig. 3 die Vereinigung der Wundränder.«
Tafel aus dem Traité complet de l'anatomie de l'homme comprenant l'anatomie chirurgicale et la médicine opératoire *von J. M. Bourgery und Claude Bernard, Paris 1866–1867, Bd. VII, Tafel 27. (Paris, Bibliothek der Alten Med. Fakultät)*

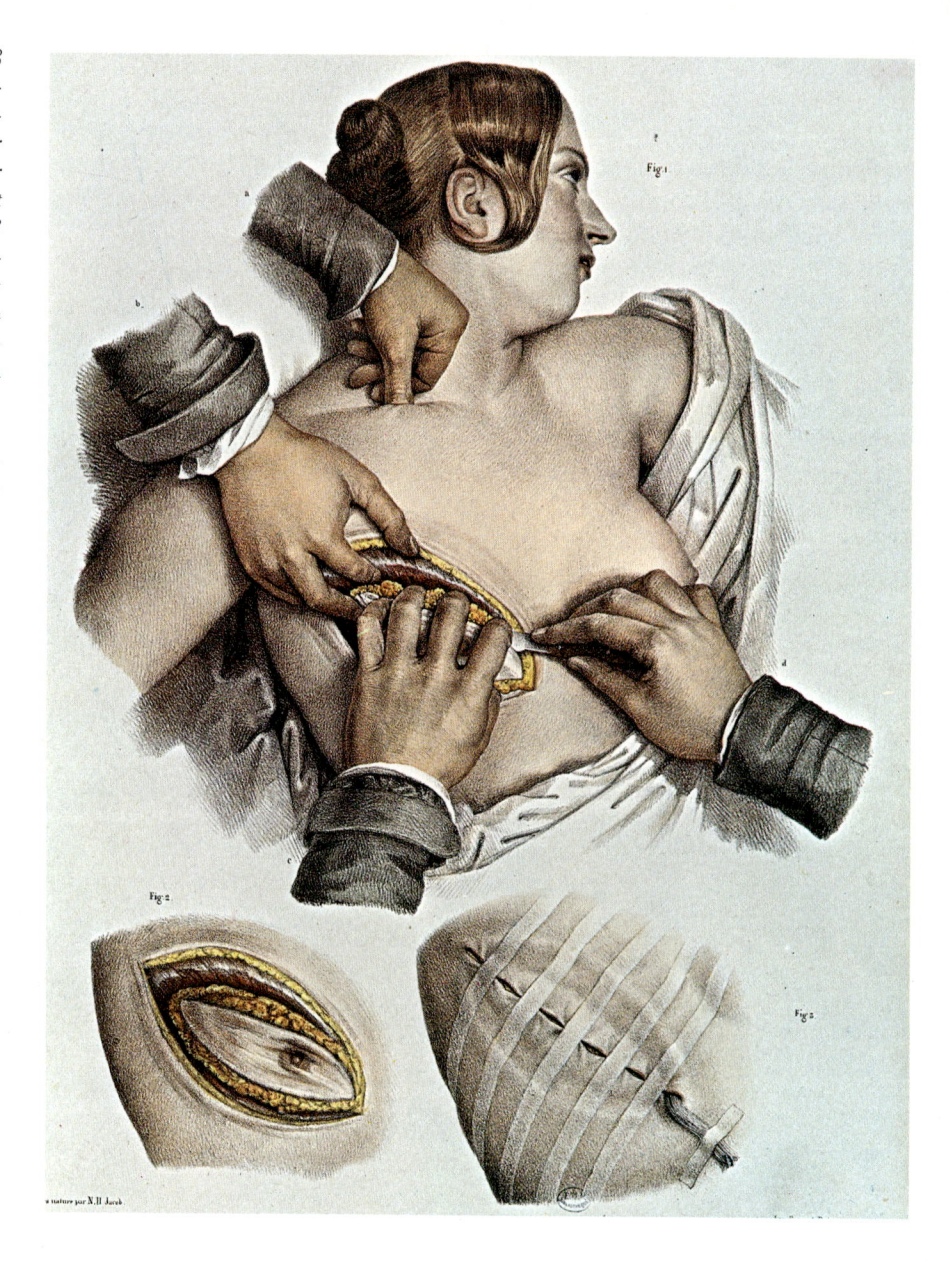

Die Morphologie und die Ideen

René-Théophile-Hyacinthe Laennecs Andenken würden wir schmälern, wenn wir vergäßen, daß er ein Neuerer auf dem Gebiet der Tumoren war. Er entwickelt seine Gedanken sowohl in seiner *Note sur l'anatomie pathologique* – 1804 vor der Société de l'école de Paris – als auch in seinem *Traité de l'auscultation* von 1819 und in seinen Vorlesungen am Collège de France im Jahr 1822. Er unterscheidet mehrere Arten von Läsionen: die »analogen akzidentellen Produktionen«, die man anschließend typische Tumoren nannte, und die »nicht analogen akzidentellen Produktionen«, die man später als typische Tumoren bezeichnete. Wir können mit Recht sagen, daß man dank ihm erfuhr, daß alle Gewebe Geschwülste bilden können und daß sie im allgemeinen in ihrer Struktur den Stempel ihrer Herkunft tragen.

Nach Laennec verteidigt Baron Guillaume Dupuytren, sein knapp drei Jahre jüngerer Freund, den infektiösen Ursprung des Krebses, indem er – im übrigen erfolglos – ihn experimentell nachzubilden versucht. Wir verdanken ihm ansonsten eine Geste großer Freigebigkeit, denn bei seinem Tod 1835 hinterläßt er der Medizinischen Fakultät von Paris eine Summe von zweihunderttausend Franc für die Gründung des ersten offiziellen Lehrstuhls für pathologische Anatomie in Frankreich. Er schlägt vor, *Jean Cruveilhier*, Chirurgieprofessor in Montpellier, zu berufen. Für letzteren resultiert der Krebs der Organe aus einer »kanzerösen Degeneration« der normalen Gewebe. Er beschreibt mit Sorgfalt die krebsige Flüssigkeit, die man durch Druck und durch Abkratzen der tumoralen Schnittstücke erhält. Es ist ein »cremiger, weißer Saft, der Milch ähnelt und mit Wasser mischbar ist; seiner Meinung nach wäre er für den Krebs spezifisch. Man muß noch erwähnen, daß François Raspail versucht, die zellulären Komponenten zu definieren. Soviel ist sicher: Gewebe und Zelle haben die Körpersäfte ausgestochen.

In Wahrheit bleibt die Geschichte sich immer ähnlich. Jede Aktion fordert eine Reaktion heraus. In diesem speziellen Fall entspringt die Reaktion dem bedauerlichen Naturell des François Broussais. Er verfolgt mit seinem Haß Laennec und die anatomisch-klinische Methode. Seine Verbissenheit hat den Lauf der Ideen in der Krebsforschung aufgehalten, und die alten humoralen Formeln der Vergangenheit wurden wieder eingesetzt.

Als ausgleichende Gerechtigkeit verwandelt die deutsche Schule in der Mitte des Jahrhunderts die Konzepte der Medizin, indem sie den anatomischen und gewebsmäßigen Grundlagen von Bichat, Laennec und Cruveilhier die mikroskopische Untersuchung des menschlichen Körpers und die funda-

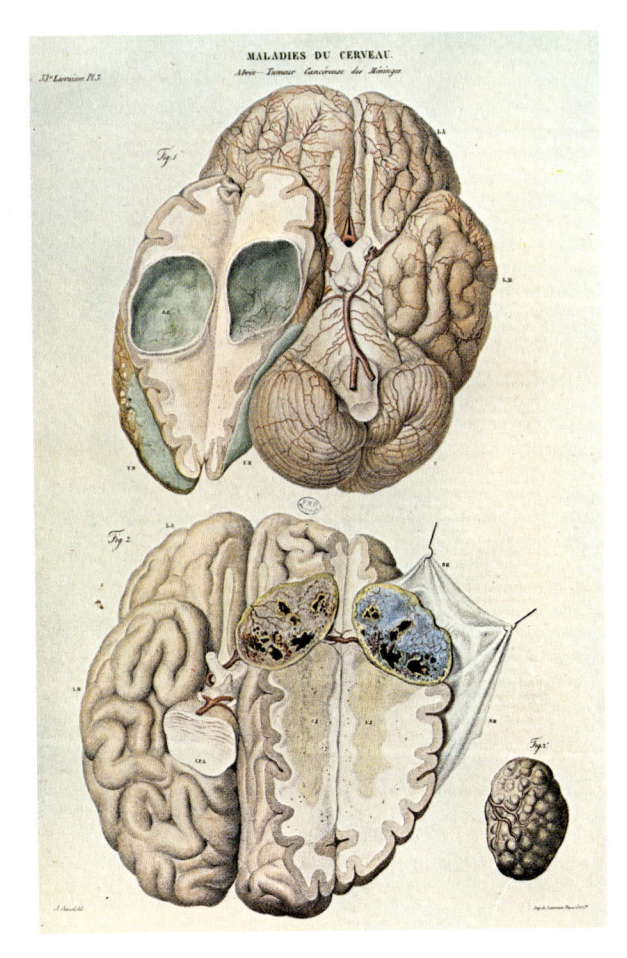

Abbildung 3169 (unten links) Anatomische Tafel, auf der man »als Fig. 1 einen enzystierten Hirnabszeß (A, C) und als Fig. 2 und 2' einen karzinomatösen Tumor der harten Hirnhaut sieht«.
Illustration aus Anatomie pathologique du corps humain ... *von Jean Cruveilhier, Paris 1828—1842, 33. Lief., Tafel 3. (Paris, Bibliothek der Alten Med. Fakultät)*

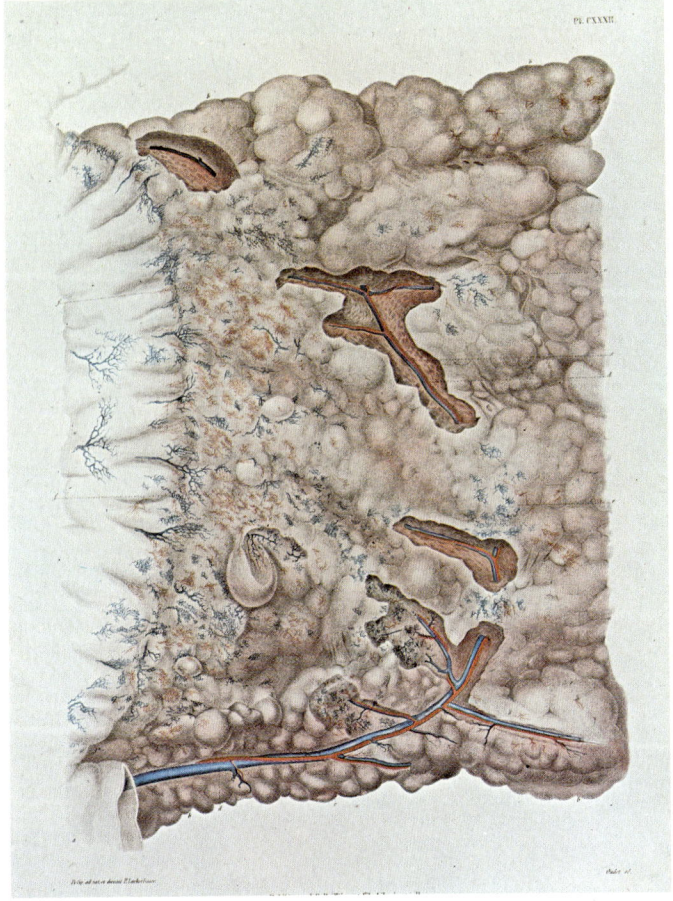

Abbildung 3170 (unten rechts) Krebs im Epiploon. Es handelt sich hier um eine Metastase. Illustration aus Traité d'anatomie pathologique générale et spéciale *von Hermann Lebert, Paris 1857. (Paris, Bibliothek der Alten Med. Fakultät)*

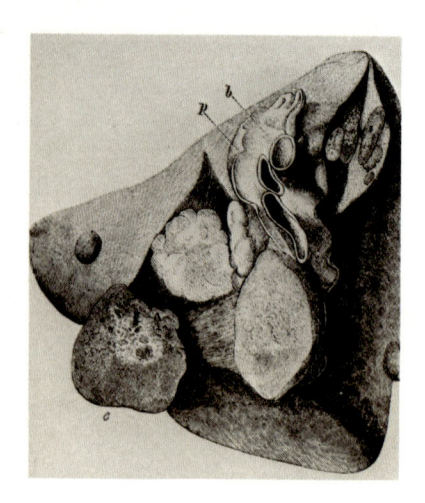

Abbildung 3171
»Hartes, multiples, idiopathisches Enchondrom einer Kinderlunge.« Heute würden wir von einem Hamartochondrom sprechen.
Abbildung aus Pathologie des tumeurs *von R. Virchow. Französische Übersetzung von P. Aronsson, Paris 1867. (Paris, Bibliothek der Alten Med. Fakultät)*

Abbildung 3172
Titelblatt des zur Abbildung auf der nächsten Seite zitierten Werks.

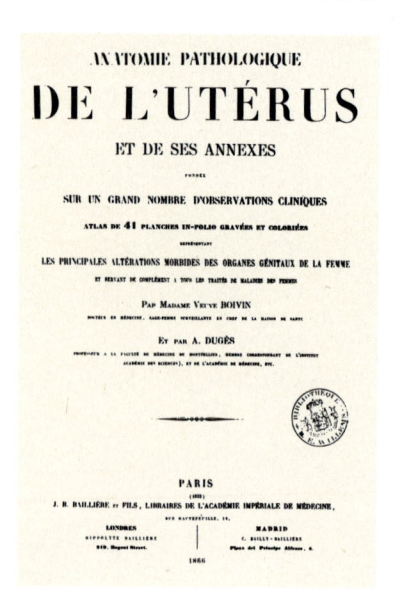

mentalen Begriffe der pathologischen Histologie hinzufügt. 1838 legt Johannes Müller fest, daß es keinen wesentlichen Unterschied zwischen der Struktur des tumoralen und des normalen Gewebes gibt. Der Krebs stört nur die Struktur eines Gewebes; aber er ist eine Gewebsmasse, die immer noch ihre Entsprechung im erwachsenen oder embryonalen Gewebe findet. Diese fundamentale Behauptung, welche die makroskopischen Feststellungen Laennecs unterstützt, verdient als erstes Gesetz der Karzinologie (Onkologie)* oder als Müllersches Gesetz betrachtet zu werden. 1843 untersucht Adolph Hannover, Kopenhagen, speziell die Krebszelle. Er merkt an, daß bei den meisten Fällen die Krebszellen sich den Epithelzellen annähern. Zum ersten Mal schlägt er die Bezeichnung »Epitheliom« vor, die heute noch aktuell ist. Das Wort Epithel selbst ist um 1700 von Frederick Ruysch während seiner Professur in Amsterdam geschaffen worden, um die Haut zu definieren, welche die Brustwarze bedeckt (*epi* heißt »auf« und *thele* »Brustwarze«); mit den Jahren hat sich dieser Ausdruck verallgemeinert, um sich auf alle bedeckenden Membranen zu beziehen – außer den endothelialen und mesothelialen. Die heutige Tendenz geht auf die deutschen und amerikanischen Gewohnheiten ein und ersetzt den Ausdruck Epitheliom durch Karzinom.

Zu fast derselben Zeit rühmt Lebert in Paris wie in Berlin die Zelltheorie des Krebses. Auch er beschreibt die Morphologie der Krebszelle. Er inspiriert Paul Brocas Ansichten zu diesem Thema. Armand Trousseau, Professor für medizinische Klinik und Therapeutik in Paris, der viel mehr Kliniker, Praktiker und Mensch ist, begnügt sich damit, in seinen berühmten *Cliniques* festzustellen, daß die Phlebitis an den Beinen oft einen Magenkrebs begleitet.

Rudolph Virchow, der Freund Bismarcks und bedeutendste Vertreter der deutschen pathologischen Anatomie, schließt sich dem zellulären Konzept des Krebses an. 1853 schreibt er: »Wir müssen die Idee völlig aufgeben, daß ein Tumor sich im Körper wie ein unabhängiges Wesen entwickeln kann. Er ist ein Teil des Körpers; er ist mit ihm nicht nur verwandt, sondern stammt aus ihm, er ist seinen Gesetzen unterworfen.« Indem er einen Aphorismus Harveys, *omne vivum ex ovo,* paraphrasiert, stellt er den Grundsatz auf, der sofort berühmt wird: *omnis cellula e cellula* (jede Zelle stammt von einer anderen Zelle ab); jede Geschwulst stammt somit von einer Zelle des Organismus, in welchem sie sich entwickelt. Dies ist das zweite Gesetz der Onkologie oder das Virchowsche Gesetz. Leider wird dieser große Mann, zweifellos unter dem Einfluß der Ideen Broussais', Verwirrung schaffen, indem er eine »konnektive Theorie« des Krebses lehrt: für ihn entsteht jeder Krebs, einschließlich der Epitheliome, aus Bindegewebe.

Aber schon kommt die Berichtigung in derselben Epoche und in demselben Land aufgrund der Arbeiten Robert Remaks in Posen auf dem Gebiet der vergleichenden Embryologie. Sein Konzept der Spezifität der drei Keimblätter bei den Wirbeltieren (Ektoblast, Mesoblast und Endoblast) und jenes von der Festgelegtheit der Organe, die davon abstammen, stützen sich auf so demonstrative und mit solcher Genauigkeit vorgetragene Fakten, daß sie einen entscheidenden Einfluß ausüben: eine epitheliale Geschwulst kann nur aus einem Epithelgewebe stammen und eine Bindegewebsgeschwulst nur aus einem Bindegewebe. Und Virchow läßt sich davon überzeugen und gibt seine »konnektive« Theorie auf.

Wenig später, noch vor dem Ende des Jahrhunderts, bestätigt Karl Thiersch, Chirurg in Erlangen und Leipzig, den epithelialen Ursprung der

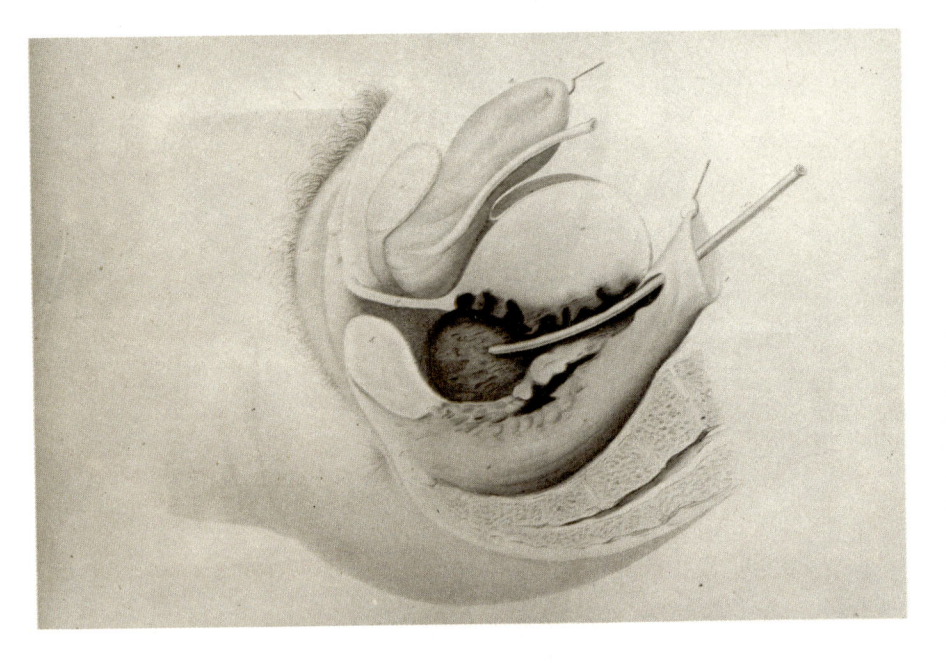

Abbildung 3173
»Krebs der Gebärmutter, des Mastdarms und der vorderen Scheidenwand mit Zerstörung des Muttermunds ohne vorherige Blutung.«
Anatomische Tafel aus Anatomie pathologique de l'utérus et de ses annexes . . . *von Mme. Boivin und A. Dugès, Paris 1866. (Sammlung des Autors)*

Epitheliome. Anschließend ist es Heinrich Waldeyer (1836–1921), Anatom in Straßburg und Berlin, der die Vorstellung von einer zellulären Spezifität in der Karzinologie in seine Lehre einfügt. Darauf faßt 1886 Louis Bard (1857–1930), der von Lyon nach Genf und Straßburg geht, die Ansichten der meisten seiner Kollegen sehr gut zusammen. Er ergänzt ganz richtig das Virchowsche Gesetz und schreibt *omnis cellula e cellula eiusdem naturae;* das bedeutet, daß ein Gewebe wegen der zellulären Spezifität nur einen Tumor bilden kann, dessen histologische Struktur mit der seinen identisch ist. Dies ist das dritte Gesetz der Onkologie oder das Bardsche Gesetz.

Künftig ist nun alles bereit für eine durchdachte und wissenschaftliche Untersuchung des Krebses, den man endlich als ein persistierendes zelluläres Gebilde ansieht, das aus dem anormalen Wachstum von Zellen resultiert, die an Ort und Stelle in einem Gewebe des lebendigen Organismus entstehen – ohne irgendeine Verbindung mit einer hypothetischen Störung durch Körpersäfte oder Reizung.

In Wahrheit zeigt sich recht bald, daß diese Untersuchung des Krebses vor allem auf dem Gebiet der pathologischen Anatomie und der Klinik fruchtbar ist. Wenn wir uns an das letzte Viertel des 19. Jahrhunderts und die ersten Jahre des 20. Jahrhunderts halten, wird die Zahl der diesem Thema gewidmeten Werke beeindruckend; es sind über tausend. Eine derartige Summe von Arbeiten hat wertvolle Resultate. Sie münden in meisterliche histopathologische und anatomisch-klinische Beschreibungen, von denen bis heute viele die Zeiten erfolgreich überstanden haben.

Im Lichte dieser Forschungen stellt man fest, daß man nicht immer dieselbe Sprache spricht. Trotz der Anstrengungen und der Ratschläge internationaler Instanzen – wie der Weltgesundheitsorganisation und der Internationalen Union gegen den Krebs – ist die Verwirrung, die mit dem Jahrhundert begann, noch nicht völlig beseitigt. Man muß die Entwicklung der Histophysiologie und ihres pathologischen Gegenstücks sowie das Erscheinen neuer wissenschaftlicher Forschungsmethoden abwarten, um endlich den Weg zu erkennen, der zu einer allgemeinen Untersuchung und einem allgemeinen

Anm. zur Seite gegenüber:
*Im deutschen Schrifttum wird die Disziplin, die sich mit malignen Tumoren (Neoplasien) bzw. mit dem Phänomen des autonomen Wachstums befaßt, allgemein als *Onkologie* bezeichnet (von ογκος, Masse).

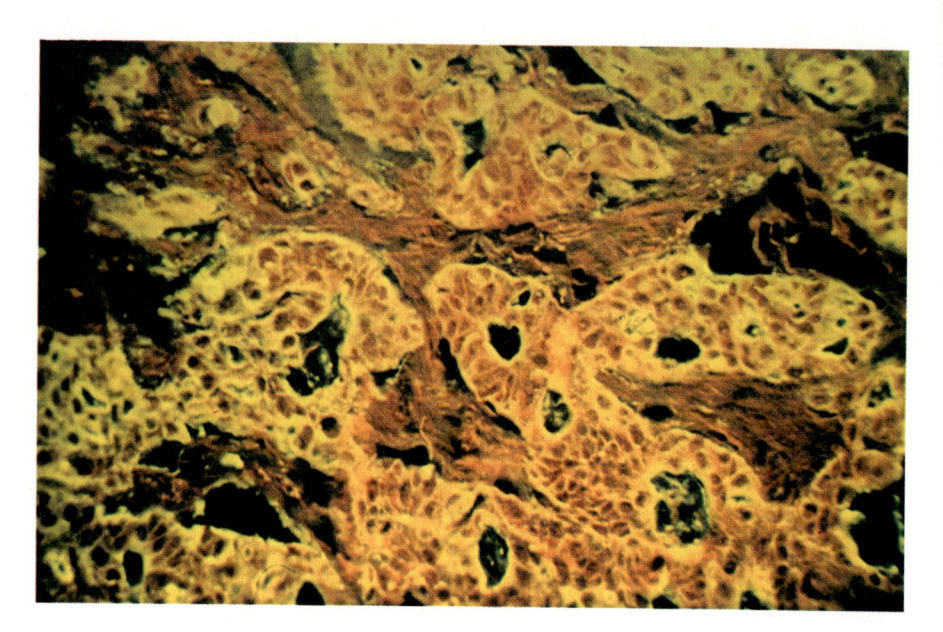

*Abbildung 3174
Immunofluoreszenzphotographie eines rektalen Adenokarzinoms; sie weist das karzinoembryonale Antigen in den Zellen und Tubuli des Tumors nach. (Aufnahme: Dr. J. Bordes, Centre Georges-François Leclerc, Dijon.)*

biologischen Konzept des Krebses führt. Man beginnt zu verstehen, daß das Krebsproblem nicht angegangen und gelöst werden kann, ohne daß viele Forscher und Praktiker aus allen Gegenden der Welt ihre Anstrengungen vereinen und koordinieren. Die zeitgenössische Onkologie ist im Entstehen begriffen.

Nun bleiben die Hypothesen über die Ursache des Krebses in dieser Zeit intensiver anatomisch-klinischer Aktivität hauptsächlich spekulativ. Für die einen ist der Verursacher exogen; Krebsbazillen oder -bakterien, Krebsparasiten oder -hefepilze sucht man eifrig in der Periode, in der die Pasteurschen Entdeckungen die Medizin umwälzen. Man experimentiert außerdem mit wiederholten lokalen Reizungen mit chronischer und hyperplastischer Entzündung, und der Krebs wird so zu einer »Narbenkrankheit« usw. Für die anderen ist die Ursache endogen: es kommt zu einer zellulären Befruchtung zweier somatischer Zellen, die aus demselben oder verschiedenen Geweben stammen und einen neuen Stamm hervorbringen, nämlich den Tumorstamm; oder der Krebs proliferiert von embryonalen Zellen aus, die im erwachsenen Organismus geblieben sind usw. Ob es sich nun um Mikroben oder Parasiten, Reizung oder Embryonalzellen handelt: die Theorien über die Krebsursache rufen sowohl Begeisterung als auch gewaltigen Widerstand hervor; dann wird es plötzlich still um sie, und die meisten finden sich in die Rumpelkammer der Geschichte verwiesen.

Die experimentellen Untersuchungen

Zunächst betreffen die Maßnahmen den *transplantierten Krebs*. 1851 pflanzt Joseph Leidy, Philadelphia, unter die Haut eines großen Frosches, nachdem er darauf geachtet hat, die mikroskopische Struktur wiederzuerkennen, vier Fragmente eines menschlichen Brustkrebses, den vier Stunden früher sein Kollege Dr. Horner exstirpiert hat; er stellt fest, daß drei dieser Fragmente von Kapillargefäßen des Tieres durchdrungen sind; aber seine Arbeit findet kaum Beachtung. 1889 erleidet Hanau in Deutschland dieselbe Enttäuschung der Nichtbeachtung, obwohl es ihm gelungen ist, bei zwei Ratten einen peritonealen Krebs hervorzurufen, nachdem er ihnen in die Scheide Fragmente von Metastasen eines Malpighischen Epithelioms einer anderen

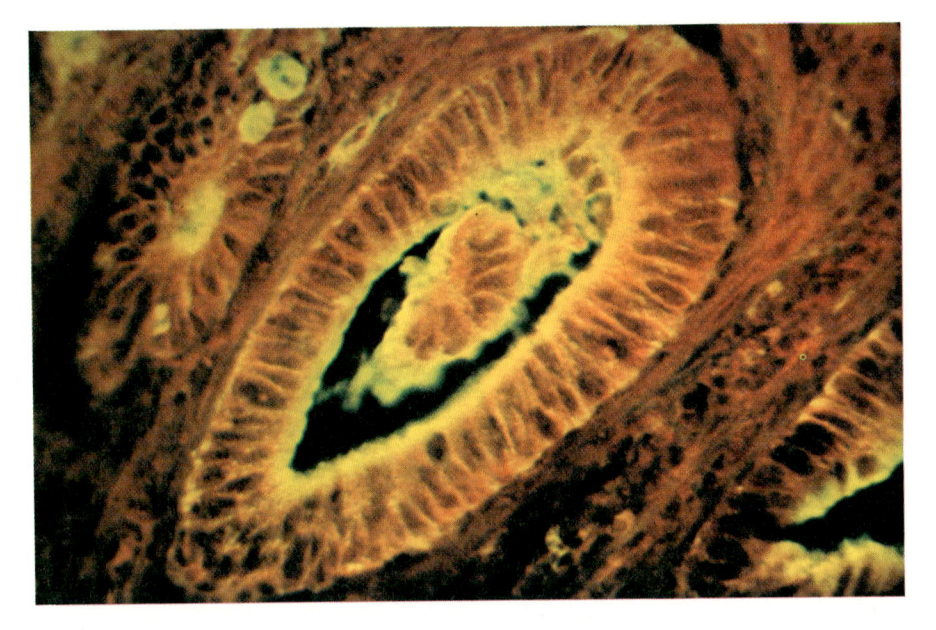

Abbildung 3175
Dieselbe Methode wie gegenüber für den Nachweis des karzinoembryonalen Antigens, wobei es sich hier um ein rektales Polyadenom handelt. Das karzinoembryonale Antigen ist somit kein spezifisches biologisches Anzeichen für Krebs. (Aufnahme: Dr. J. Bordes, Centre Georges-François Leclerc, Dijon)

Ratte gepflanzt hat; er leidet so sehr unter dem ausgebliebenen Erfolg, daß er Selbstmord begeht. 1891 erwartet Moreau in Frankreich ein vergleichbares Schicksal; er sieht sich als Phantast behandelt, als er verkündet, daß er das Brustdrüsenepitheliom der Maus anderen Mäusen eingepflanzt hat und daß ihm Transplantationsserien an mehreren aufeinanderfolgenden Generationen gelungen sind.

Dennoch ist dies der Beginn der echten experimentellen Onkologie. Das Werk wird von vielen Forschern übernommen und weiterverfolgt, zum Beispiel 1901 von L. Loeb in Deutschland, der eine ähnliche Technik wie Moreau anwendet. Eine enorme Zahl von Arbeiten wird nun über die experimentelle Übertragung des Krebses erscheinen. Bald weiß man, daß diese Übertragung möglich ist zwischen Tieren derselben Art, ganz besonders bei Maus und Ratte, und daß man so charakteristische Stämme von transplantiertem Krebs auf unbegrenzte Zeit erhalten kann. Man wird außerdem wissen, daß die Heterotransplantation, zum Beispiel die Übertragung von menschlichem Krebs auf das Tier oder zwischen verschiedenen Tierarten, mißlingt, wenn man nicht zu technischen Tricks greift, durch welche man die immunitären Reaktionen des Empfängers gegen das Transplantat ausschaltet oder dämpft. Schließlich wird man bis in alle Einzelheiten die Erfolgsbedingungen der Transplantationen, das Verhalten des übertragenen Krebses und die Immunitätserscheinungen, die soeben erwähnt wurden, kennen. Charles Oberling macht jedoch sehr zu Recht darauf aufmerksam, daß »das Tier, dem man den Krebs einpflanzt, nur einen Nährboden für jene Zellen darstellt, die nicht die seinen sind und auf die es gezwungenermaßen verschieden reagiert«. Die Untersuchung des transplantierten Krebses allein erbringt nur beschränkte Informationen und führt nicht zur Lösung des biologischen Problems des Krebses. Sie hat den Wert eines Werkzeugs, das nur in Verbindung mit anderen Untersuchungsmethoden seinen vollen Effekt gibt.

Um der Wahrheit willen müssen wir, bevor wir weitergehen, hinzusetzen, daß die *Übertragung des Krebses vom Menschen auf den Menschen* praktiziert worden ist. Nicht ohne einen gewissen Heldenmut injizierte sich Jean-Louis Alibert wie mehrere seiner Zeitgenossen 1808 Flüssigkeit von einem mensch-

Abbildung 3176
Charles Oberling, 1895–1960. Seine starke Persönlichkeit hat viel zur pathologischen Anatomie sowie zur experimentellen und humanen Krebsforschung beigetragen. Nach René Huguenin (1894–1955) war er einer der ersten Inhaber des Lehrstuhls für Onkologie in Paris.
(Die Aufnahme stellte der Autor zur Verfügung.)

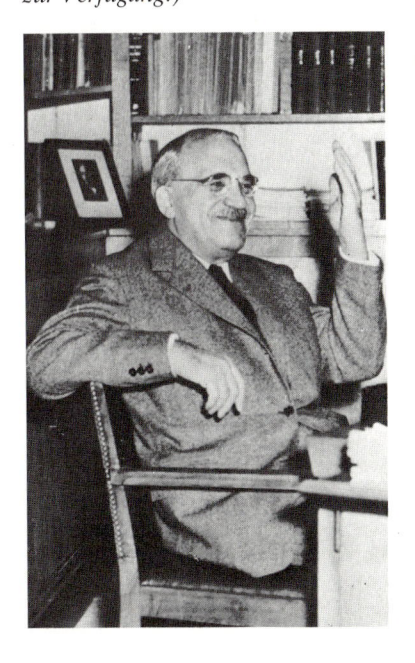

Abbildung 3177
»Abbildung eines Mannes, aus dessen Bauch ein anderer Mann herausragt. [. . .] Und dieser Mann war etwa 40 Jahre alt und trug diesen Körper so in seinen Armen.« Diese Darstellung aus dem Werk Œuvres de M. Ambroise Paré, Lyon 1641, kann man mit dem Photo eines 18jährigen burgundischen Schafhirten vergleichen, der dasselbe Leiden hatte und vor einigen Jahren von Prof. G. F. Leclerc operiert wurde. Es handelt sich um eine anisopage dermozymische Mißgeburt, die im Sternum-Nabel-Bereich implantiert ist. Diese Mißgeburt rührt zweifellos von einem Zusammenhang her, der sich mit dem bei eineiigen Zwillingen vergleichen läßt. Illustration aus: Anatomie pathologique . . . *von F. Cabanne und J. L. Bonenfant, Québec, Paris 1980, S. 1316, Fig. 23. 9.*

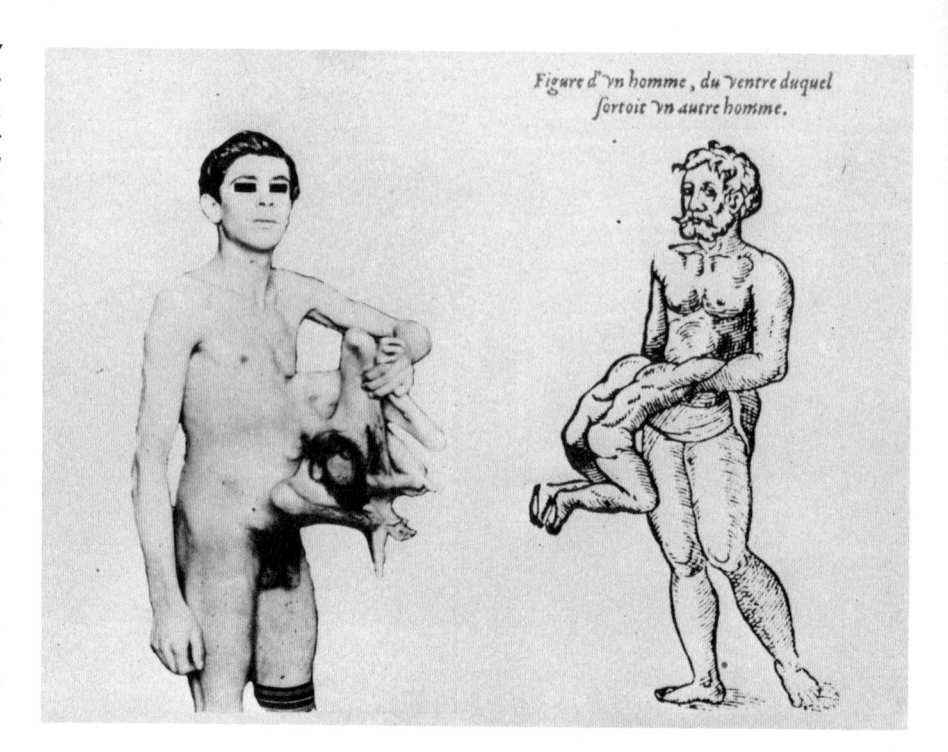

lichen Brustdrüsenkrebs in den Arm; es wurde ein Mißerfolg. Ihrerseits pflanzten Eugène Hahn 1887 in Berlin und Victor Cornil 1891 in Paris erfolgreich unter die Haut von Brustkrebskranken im letzten Stadium Fragmente ihres eigenen Tumors. Andere vergleichbare Unternehmungen in einer sehr geringen Zahl haben auch Erfolg gehabt. Sicher ist, daß die Autotransplantation des menschlichen Krebses oft positive Resultate ergibt. Den Beweis hierfür liefert leider heute von Zeit zu Zeit die unabsichtliche Transplantation von neoplastischen Stücken anläßlich chirurgischer Eingriffe, tumoraler Punktionen oder anderer medizinischer Handlungen. Die Homotransplantation oder, wenn man will, die Verpflanzung einer menschlichen bösartigen Geschwulst auf einen anderen Menschen wurde nur in Ausnahmefällen versucht. Nachdem man sie zunächst am Tier ausführte und anschließend die Ärzte sie an sich selbst ausprobierten, versuchte man sie schließlich an Insassen des Zentralgefängnisses von Ohio, die sich, ohne daß auf sie Druck ausgeübt wurde, dazu bereiterklärten. Diese Freiwilligen waren natürlich eine Ausnahme. 1954 akzeptierten fünfzehn Krebskranke in einem fortgeschrittenen Stadium ihrer Krankheit, bei den Forschungen mitzuwirken. Bei dreizehn entwickelten sich bösartige Knötchen, der Beweis, daß der Organismus der Krebskranken sich nicht der Transplantation entgegenstellt. Dagegen nimmt man 1956 das Experiment wieder auf, indem man auf vierzehn gesunde Personen des Gefängnisses von Ohio zurückgreift. Es entwickelt sich keine einzige bösartige Zelle. Fünf Monate später wird eine neue Transplantation an denselben Probanden wieder zu einem Mißerfolg. Es gibt also, wie Southam, der Leiter der Untersuchung, folgert, beim Gesunden einen Abwehrmechanismus gegen Krebs. »Nicht jeder Beliebige hat Krebs«.

Der *provozierte Krebs* hat eine mit der Krebstransplantation vergleichbare Begeisterung und ein noch größeres Volumen an Veröffentlichungen hervorgerufen. Gegenüber dem transplantierten Krebs besitzt er den Vorteil, aus den eigenen Zellen des Probanden zu bestehen. Die Aufschlüsse, die er über den Entstehungsmodus, das Wachstum und die ätiopathogenen Aspekte des Krebses gibt, sind somit unvergleichlich. Im übrigen ist es spannend, Techniken zu entwickeln, durch die an einem Versuchstier nach Belieben ein Krebs geschaffen werden kann. Die Forscher haben sich dies nicht versagt. Die verschiedensten Arten, die einfachsten oder komplexesten Versuchsmethoden sind nutzbringend angewandt worden. Man testete die karzinogene Wirkung vieler Faktoren; es sind chemische Faktoren wie die Derivate des Kohleteers, physikalische Faktoren wie ionisierende oder ultraviolette Strahlung und biologische Faktoren wie bestimmte Parasiten und karzinogene Viren.

Man pflegt in diesem Zusammenhang auch an einige Namen und Daten zu erinnern. Johannes Fibiger aus Kopenhagen erzeugt zwischen 1913 und 1920 ein Magenkarzinom an der Wanderratte und dann auch an der scheckigen Ratte, indem er sie mit Schaben füttert, die von den Larven eines bis dahin unbekannten Nematoden, nämlich dem *Spiroptera neoplastica* oder *Gongylonema neoplasticum* befallen sind; diesen Parasiten hatte er gerade in Magenpapillomen anderer Ratten gefunden. Seltsamerweise brachten nach ihm durchgeführte ähnliche Versuche praktisch nur Mißerfolge. Angeregt durch die Häufigkeit des Hautkrebses bei Röntgenologen gelingt es Jean Clunet 1910 in Paris zum ersten Mal, an der Ratte einen bösartigen Tumor durch Bestrahlung mit X-Strahlen zu verursachen. Parallel dazu bestimmten Deals und Biltris von 1925 bis 1933 in Gent die Bildung von Karzinomen und Sarkomen, indem sie geringe Radiumdosen unter die Haut oder in die inneren Organe von Ratten, Mäusen und Meerschweinchen einführen. Antoine Lacassagne, Paris, betont 1932 seinerseits die karzinogene Rolle der Verabreichung von weiblichen Hormonen, die durch Injektion an der männlichen Maus oder an der im allgemeinen gegen Krebs refraktären Maus beider Geschlechter einen Brustdrüsenkrebs hervorruft.

In diesem Moment erlebt man, wie sich zwischen experimenteller und humaner Onkologie eine fruchtbare Wechselbeziehung ergibt. Zwischen 1914 und 1918 weisen Yamagiwa und Itchikawa in Tokio nach, daß eine über einen langen Zeitraum wiederholte Bepinselung des Ohres eines Kaninchens zur Bildung eines Hautkrebses führt. Dies heißt nun, daß man nach einhundertvierzig Jahren endlich der so schlecht aufgenommenen Beschreibung des Krebses der Schornsteinfeger durch Pott gerecht wird. Dies heißt aber auch, daß der Weg für die höchst wichtigen Forschungen geebnet ist, die Lord Kennaway in London und dann Cook von 1924 bis 1931 und noch länger durchführten; es geht dabei um die Teerderivate, die Zusammenhänge zwischen den krebsfördernden Eigenschaften dieser Derivate, ihre chemische Zusammensetzung und ihre physikalisch-chemischen Merkmale.

Bei einem solch ungestümen Aufbruch der Ideen darf der Beitrag der *vergleichenden Pathologie* nicht vernachlässigt werden. Ab 1817 stellen Dupuy und seine Mitarbeiter an der Tiermedizinischen Hochschule von Alfort eine Untersuchung über *spontane Tumoren* der Haustiere an; sie befassen sich intensiv mit dem Krebs des Pferdes, des Schafs, des Hundes und der Katze. Bald wird man wissen, daß der Krebs keine Tierart verschont, ob es sich nun um Wild- oder Haustiere, Wirbeltiere oder Wirbellose, Warm- oder Kaltblüter handelt. Aus Wißbegier wird man sich besonders mit Tumoren der Fische und Insekten befassen. Man wird vor allem die Häufigkeit von bösartigen Geschwülsten bei Nagetieren und Hühnervögeln feststellen. Einige Folgerungen drängen sich dabei auf. Die erste heißt, daß der Krebs nicht das

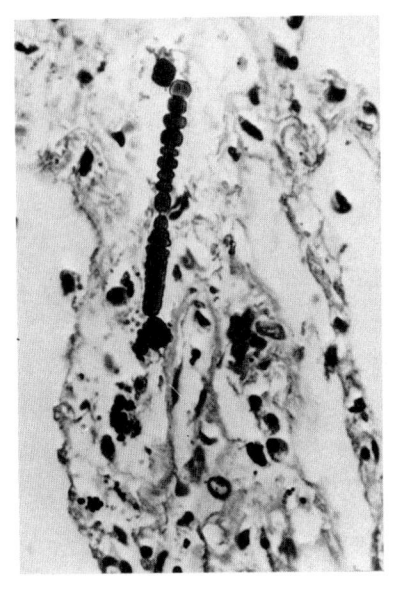

Abbildung 3178
Asbestosepartikel, die man im Auswurf eines Mannes entdeckte, der an einem bösartigen Tumor des Brustfells litt und lange Jahre hindurch Asbeststaub ausgesetzt war. Interessant ist hier die Bildung von »Perlenketten«.
(Die Abbildung stellte der Autor zur Verfügung.)

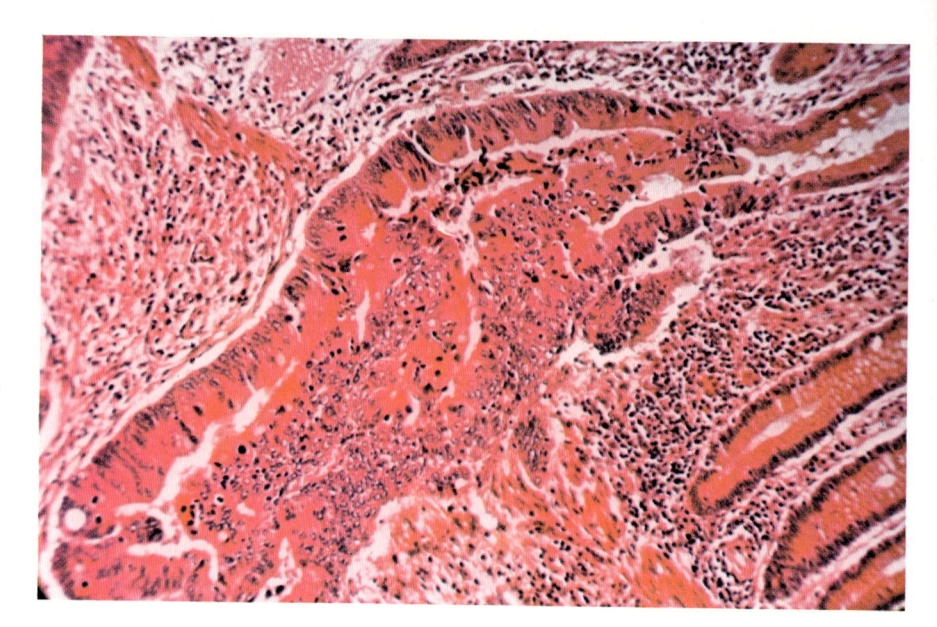

*Abbildung 3179
Adenokarzinom des Dickdarms.
Hier wird der drüsenartige Tumorschlauch gezeigt, der vom Grunde einer Lieberkühnschen Drüse aus in die submuköse Schicht des Darms wuchert.
(Aufnahme: Prof. Cabanne)*

bedauerliche Privileg des Menschen ist, wie man es lange geglaubt hat. Die zweite, daß der Krebs der Tiere ganz einfach demjenigen des Menschen ähnelt. Die dritte und bei weitem die wichtigste Feststellung ist jene, daß eine gewisse Zahl von gutartigen Tumoren und bösartigen Leiden innerhalb derselben Art oder bei verwandten Arten als Tumorzellen oder Gewebefiltrat transplantierbar sind. Nach und nach setzt sich die Idee durch, daß dieses Filtrat ein pathogenes Virus enthält. Dies ist insbesondere der Fall bei der übertragbaren Myelose oder Erythroblastose der Hühner; der Däne Ellermann hat sie ab 1908 durch Filtratinjektion übertragen. Charles Oberling und Maurice Guérin haben gezeigt, daß man, wenn man den »Zytotropismus« des Filtrats durch verschiedene Hantierungen verändert, so daß ein gemildertes Virus erhalten wird, zunächst ein Sarkom erhält. Dann, bei der nächsten Inokulierung, erhält man eine Leukämie usw. Das heißt, daß man den Zyklus Leukämie – Sarkom und Sarkom – Leukämie mehrfach wiederholen kann. Dasselbe gilt für das Sarkom bei Vögeln, das in demselben Jahr 1910 unabhängig von Peyton Rous am Rockefeller Institute von New York und von Fujinami und Inamoto in Tokio entdeckt wurde; dieses Sarkom, dessen histologische Struktur je nach dem Fall verschieden aussieht, ist ebenfalls durch ein Filtrat übertragbar; sein Virus ist heute wohlbekannt, ebenso wie das vorige. Erwähnenswert erscheint ferner das 1932 beschriebene Shopesche Fibrom an den linken Vorder- und Hinterpfoten des amerikanischen Wildkaninchens der Gattung *Sylvilagus* und das 1933 mitgeteilte Shopesche Papillom, das auf der Haut des Bauches, des Halses und der Schultern des Wildkaninchens von Kansas und Iowa große schwarze Warzen bildet. Die Liste dieser gut- oder bösartigen spontanen Tumoren am Tier, deren virale Ursache nachgewiesen wurde, hat sich noch erheblich verlängert; sie ermöglichen die detaillierte experimentelle Studie der Ätiopathogenese des Krebses.

Eine andere Frage, nämlich die der pflanzlichen Tumoren, fordert ebenfalls den Scharfsinn der Forscher heraus. Das Hauptinteresse richtet sich auf die als »crowngall« (Kronengalle) bezeichnete Bildung, die sich bei den meisten Pflanzen an irgendeinem Ort entwickeln kann, besonders aber am Wurzelhals, der die Verbindung zwischen Sproß und Wurzel darstellt. Bei der

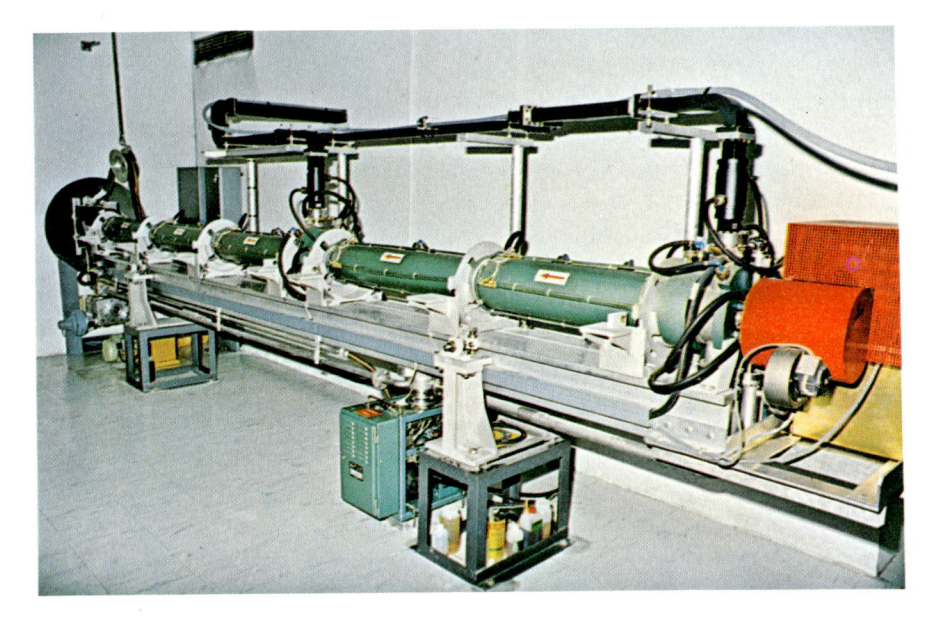

Abbildung 3180
Linearbeschleuniger vom sagittalen Typ (C. G. R. MeV.) des Centre Jean-François Leclerc, Dijon.
(Aufnahme von Prof. Cabanne)
Zu sehen ist der Beschleunigerteil mit Beschleunigerrohr und Vakuumpumpensystem. Die Bestrahlungskammer befindet sich an der Verlängerung des Rohrs.

Läsion handelt es sich um eine Anhäufung von Zellen, die auf einer Bakterie, nämlich dem *Bacterium tumefaciens*, beruhen soll. Sie wächst einfach an Ort und Stelle oder diffundiert in andere Pflanzenteile wie ein Krebs. Ab 1916 stellt Erwing F. Smith die These auf, daß es eine Analogie zwischen der »crowngall« und dem Krebs der Tiere und des Menschen gibt. Viele Phytopathologen folgen ihm darin nach. Aber Gustave Roussy und Maurice Wolf vertreten ab 1922 die entgegengesetzte Meinung. Für mehrere Jahre ist die Debatte eröffnet.

Währenddessen ist im beginnenden 20. Jahrhundert die Gewebe- und Zellkultur entstanden. Sie nimmt ihren Aufschwung zwischen 1910 und 1926 dank Männern wie M. T. Burrows in Amerika und Alexis Carrel, und zwar zunächst in Frankreich und dann in Amerika. Bald wird man durch Benutzung geeigneter Nährböden und laufendes Pikieren die unbegrenzte Züchtung und Erhaltung desselben Zellstammes erreichen. Der Forscher verfügt seitdem über ein unersetzliches Werkzeug für die Untersuchung der Krebszellenbiologie. An Kulturen wird er gleichfalls die Umwandlung der normalen Zelle in eine Krebszelle sowie die neuen biologischen Merkmale der letzteren untersuchen. Auf diese Weise vervollständigt sich das medizinische Rüstzeug. An der Forschung wirken nach und nach die Biochemie, die Biophysik in allen ihren möglichen Formen, die Virologie, die Genetik und die Statistik mit; man versucht, den Krebs besser kennenzulernen und seine Ätiopathogenese zu erhellen. Man kann berechtigt auf Erfolge hoffen.

Die neuen Therapiemethoden

Während man sich in den Labors eifrig zu schaffen macht, bleiben die Therapeuten, die oft auch dort arbeiten, nicht untätig. Wenn der Krebs sein Geheimnis für sich behält, so sei es; dies ist aber kein Grund, um nicht zu versuchen, ihn besser zu behandeln. Die chirurgischen Neuerungen haben zweifellos mit dem deutschen Chirurgen Christian Albert Theodor Billroth begonnen, der in Zürich und dann in Wien lehrte; 1881 gelingt ihm die erste Resektion eines Magenkrebses; er profitiert dabei auch von der Umwälzung, die Semmelweis durch seine Antiseptik ausgelöst hat. Einige Jahre später, 1891, gelingt William Steward Halsted, Baltimore, ohne Unterbrechung die erste totale Resektion eines Brustkrebses mit Ausbreitung auf die Brustmuskeln und die Lymphknoten der Achselhöhle. Nach diesen Vorgängern setzt Ernst Wertheim, Wien, dem Gebärmutterhalskrebs die erweiterte totale Hysterektomie mit großzügiger Ausschneidung des Parametriums nach systematischer Befreiung der Harnleiter entgegen.

Die Entdeckung der ionisierenden Strahlung und der Möglichkeit, sie zum Zerstören des Krebses zu benutzen, gehören zu demselben geschichtlichen Abschnitt (vergl. Band VI). Sie bedeutete fast von Anfang an den offenen Wettbewerb mit der Chirurgie: konnten die ionisierenden Strahlen nicht die Krebsgewebe mit geringerem Aufwand vernichten als das Skalpell? Es kam zu Konfrontationen. Entgegengesetzte Schulen bildeten sich, die einerseits die Verdienste der Chirurgie rühmten und andererseits jene der Strahlen. Dann begriffen einige Neuerer sehr früh, daß die beiden Behandlungsmethoden sich nicht gegenseitig auszuschließen brauchten.

Soziale Initiativen und Hospitäler

*Abbildung 3181
Claudius Regaud (1870–1940). Er war der Anreger der pluridisziplinären Zusammenarbeit und der Arbeit in Gruppen. Er verdankt dies seiner Verbindung zu Marie Curie am Institut du radium und seiner Erfahrung als Chefarzt des Groupement de services chirurgicaux et scientifiques in Bouleuze bei Reims ab 1917 und machte dort seinen Kollegen, die fast alle zum Universitätspersonal gehörten, die »unerläßliche Zusammenarbeit von Spezialisten aller Disziplinen« klar. (Aufnahme: Institut Curie)*

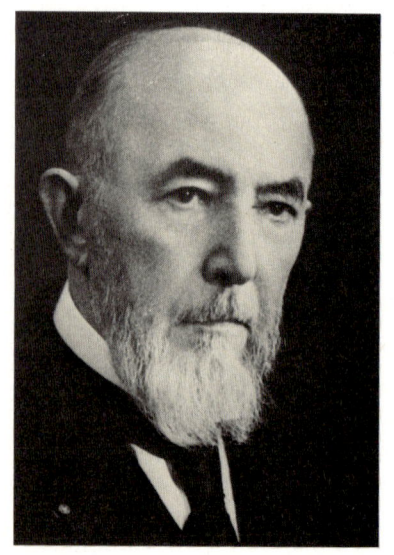

Die Geste des Jean Godinot, der 1740 in Reims ein Hospital für »Krebskranke« gründete, fand seinerzeit in Frankreich keinen Widerhall. Aber 1791 erwägt John Howard, Arzt in London, ein noch ehrgeizigeres Projekt als der Domherr aus der Champagne. Er hat vor, die humanitären Pflichten wie Unterbringung und Pflege mit anatomisch-klinischen Forschungsaktivitäten zu verbinden; sie basieren auf dem Sammeln von Befunden. So ist also ein weiterer Schritt auf dem Weg zu einem den heutigen Krebsbekämpfungszentren entsprechenden Konzept gemacht. Jedoch ist die Zeit noch nicht reif. Weil man aus Angst vor Ansteckung bis 1846 jenen Patienten mit einem geschwürigen Krebs die Einlieferung in die allgemeinen Krankenhäuser verwehrt, schafft man für sie in einigen großen Städten Frankreichs spezielle Hospize. Als Beispiel sei Lyon genannt, wo Frau Garnier-Chabot 1841 die Association des Dames du Calvaire einrichtete; sie versammelte dort Witwen, die freiwillig in ihrem Hospiz Frauen pflegten, die an einem als unheilbar angesehenen geschwürigen Krebs litten.

1909 vereinigten sich das Institut Pasteur und die Pariser Universität, um das *Insitut du radium* zu schaffen, das ein Labor für allgemeine Physik und Radioaktivität unter der Leitung von Marie Curie umfaßte sowie ein Labor für Radiophysiologie, das man *Claudius Regaud* anvertraute, der zuvor als Privatdozent für Histologie in Lyon neben Jules Renaut gewirkt hatte. 1921 gliedert man unter der Bezeichnung Fondation Curie dem *Institut du radium* eine Abteilung für angewandte Medizin an. Dieser Komplex, der später *Institut Curie* heißen wird, ist das erste moderne Zentrum für Krebsforschung und -bekämpfung. In derselben Epoche verkünden der Röntgenologe Jean Bergonié und der Hygieneminister Paul Strauss die Idee regionaler Einrichtungen zur Krebsbekämpfung; währenddessen eröffnet man auf Initiative von Jean Varenne, seines Zeichens Conseiller général de la Seine, am Hospice Paul-Brousse von Villejuif eine Abteilung für Krebsberatung und -behandlung; unter der Führung des pathologischen Anatomen Gustave-Roussy ist dies der Ansatz für das Institut du cancer der Medizinischen Fakultät Paris, das 1926 gegründet wurde.

Seit 1920 haben sich überall auf der Welt Krebsinstitute angesiedelt, bei denen es sich sowohl um Einrichtungen für die reine Forschung als auch um Anstalten handelt, in denen sowohl gepflegt als auch geforscht wird. Einige davon sind zu Recht berühmt geworden.

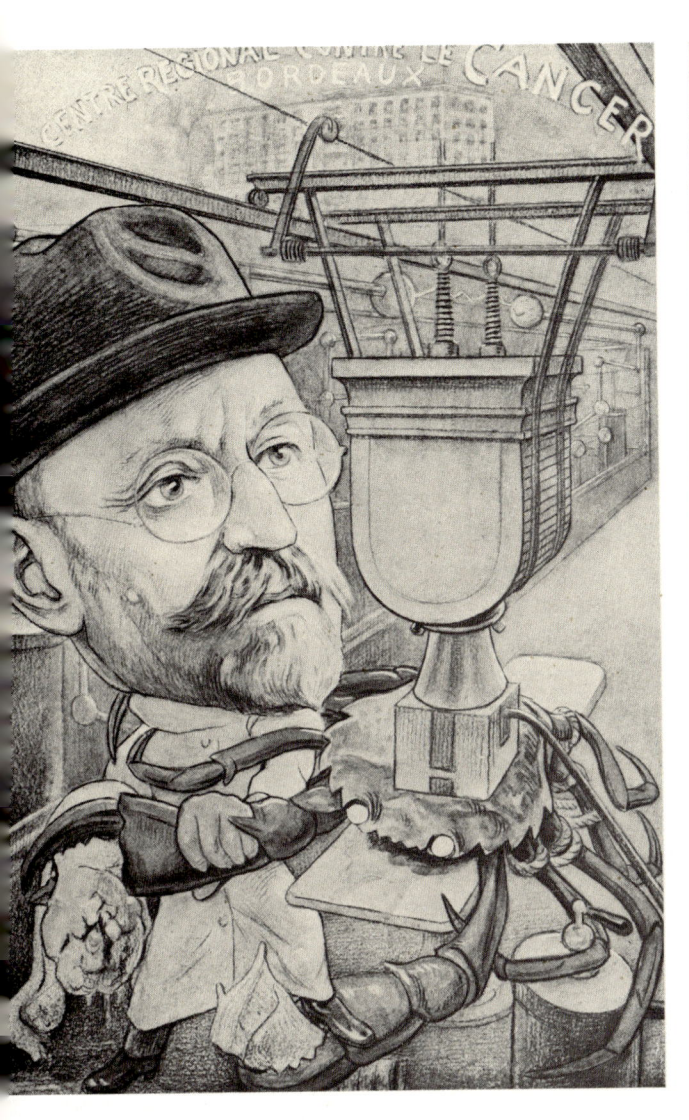

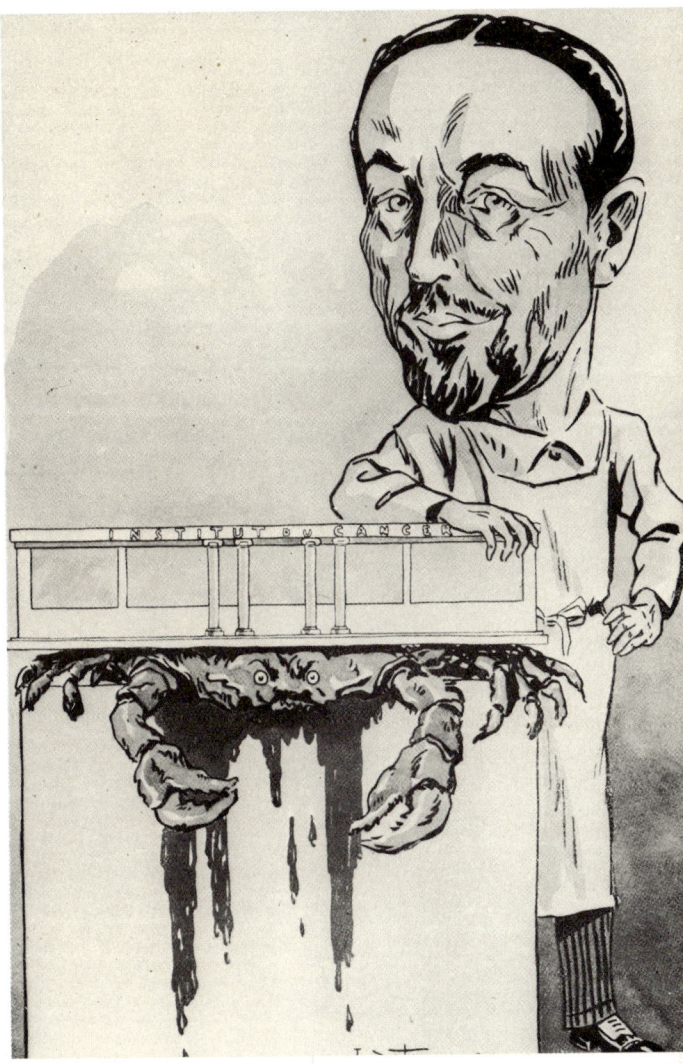

Es gab frühzeitige Versuche, die auf Gleichgültigkeit stießen und mißlangen; dies gilt für die *Society for Investigating the Nature and Cure of Cancer,* die 1801 in London gegründet wurde, und die *Ligue contre le cancer,* die 1892 in Paris von Aristide Verneuil und Simon Duplay geschaffen wurde. Wenige Jahre später veränderte sich das Bild. 1902 nimmt der *Imperial Cancer Research Fund,* der dem *Royal College of Surgeons and Physicians* untersteht, unter der Leitung von Bahsford seine Tätigkeit auf und wird ein Erfolg. 1906 gründet man in Paris dank dem Anatomen Paul Poirier, dem Arzt Charles Bouchard und dem Chirurgen Pierre Delbet, dem ersten Vorsitzenden, die *Association française pour l'étude du cancer,* die auch heute noch besteht.

Diese wissenschaftlichen Bemühungen gehen mit sozialen, psychologischen und materiellen Anstrengungen einher, was durch die Entstehung von Ligen und nichtmedizinischen Vereinen zum Ausdruck kommt; ihre Hauptziele sind die Informierung der Öffentlichkeit, die materielle und moralische Hilfe für die Kranken und ihre Familien, die Unterstützung von speziellen Pflegeeinrichtungen sowie die Subventionierung von Forschergruppen. Es scheint, daß die Schweiz als erste erfolgreich eine *Ligue nationale contre le cancer* ansteuert. Aber in diesem Punkt, ähnlich dem der Krebsbekämpfungs-

Vereinigungen zur Krebsbekämpfung

Abbildung 3182 (oben links)
Prof. J.-A. Bergonié
(1857–1925), Begründer des Centre de lutte contre le cancer von Bordeaux.
Karikatur von M. Frantz in Chanteclair, Mai 1924.
(Paris, Bibl. der Alten Med. Fakultät)

Abbildung 3183 (oben rechts)
Prof. Gustave Roussy
(1874–1948). Er begründete 1921 eine »Krebsberatungsstelle« am Hospice Paul-Brousse von Villejuif, dem späteren Institut Gustave Roussy.
Karikatur von Destenrac in Chanteclair, August 1929 (ibd.).

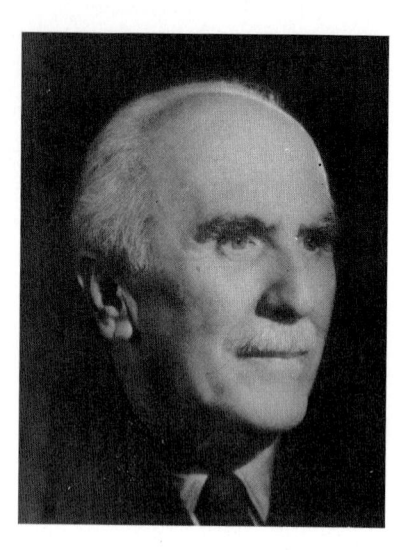

Abbildung 3184
Justin Godart (1871–1956). 1918 gründete er die Ligue franco-anglo-américaine de lutte contre le cancer, aus der nach einigem Auf und Ab die Ligue nationale française contre le cancer wurde. Er war außerdem der Begründer der Union internationale contre le cancer. (Paris, Bildersammlung der Ligue nationale contre le cancer.)

zentren, ist es wieder ein Franzose, der die Energien stimuliert. Am 14. März 1918 beschließt in Paris Justin Godart, Abgeordneter des Departements Rhône, ehemaliger Unterstaatssekretär im Kriegsministerium und Beauftragter für das Gesundheitswesen der französischen Armee, mit einigen ebenso großzügigen und dynamischen Männern wie er, Mitgliedern von interalliierten Kommissionen mit Sitz in Frankreich, eine französisch-englisch-amerikanische Liga für die Bekämpfung des Krebses zu gründen. Das Projekt führt zunächst in demselben Jahr zur Gründung der *Ligue nationale française contre le cancer*, deren Statuten als Modell für die vergleichbaren Vereinigungen dienen, die anschließend in den meisten Nationen der Welt gegründet werden. Das Projekt wird zudem von Justin Godart persönlich wiederaufgenommen und führt mit Erfolg zur Entstehung einer *Internationalen Union gegen den Krebs;* ihre erste Vollversammlung hält sie in Paris am 4. Mai 1935 ab. Schließlich stellt es den Auftakt zur Entstehung eines *Internationalen Krebsforschungszentrums* dar, das auf Anregung von Staatspräsident de Gaulle 1963 gegründet und offiziell am 9. Juni 1972 eingeweiht wird.

Die neueste Epoche

Die wissenschaftlichen Publikationen über den Krebs zählt man jährlich nicht mehr nach Tausenden, sondern nach Zehntausenden. Onkologenkongresse hält man nur noch über sehr punktuelle Themen ab. Der Internationale Krebskongreß, der alle vier Jahre von der Internationalen Union gegen Krebs veranstaltet wird, zieht Tausende von Personen an; man kann ihn nur wirksam gestalten, wenn man die Teilnehmer in sehr viele Gruppen einteilt und dort über ein begrenztes Thema diskutiert. Die Ansammlung von Wissen ist mit einer Aufsplitterung der Kompetenzen einhergegangen. Vergangen ist die Zeit, in der sich ein einzelner rühmen konnte, alles über den Krebs zu wissen. Allerdings besteht diese Situation nicht nur in der Krebsforschung.

Die Biologie des Krebses

Der Krebs hat sein Geheimnis noch nicht verraten, aber wir beginnen ihn besser zu erkennen. Man hielt ihn der Reihe nach für eine Erkrankung des Organismus, dann des Gewebes, dann der Zelle und dann des Zellkerns. Wir wissen, daß er alles zugleich ist. Der innere Zusammenhang der Krebsbildung beginnt sich anzudeuten: er entspricht einer Veränderung der Desoxyribonukleinsäuren der Zelle, das heißt ihres genetischen Materials; durch eine echte somatische Mutation führt er zur Bildung einer neuen Zellrasse, die nicht mehr den Gesetzen der Homöostase unterliegt und sich selbständig weiterentwickelt. Auf diese Weise entsteht der Krebs. Auch der Krankheitsbegriff des Krebses ist neu: im Gegensatz zu dem, was man lange glaubte, findet sich die Entwicklung des Krebses nicht vereinigt in einem destruktiven Phänomen, das zuerst lokal auftritt und dann in die regionalen Lymphknoten eindringt, bevor es sich verallgemeinert; man ist der Ansicht, daß der gesamte Organismus von Beginn an in diesen Prozeß einbezogen ist, und Nachdruck wird auf die Zusammenhänge zwischen der Geschwulst und ihrem Wirt gelegt. In einem vergleichbaren Sinn beruft man sich auf die immunitären Reaktionen, die sich gegenüber den Zellen einer neuen Rasse manifestieren; entweder begünstigt ihr Ausfall das Auftreten und das Wachstum des Krebses, oder ihre Intervention hält dessen Entwicklung an. Man hat außerdem erfahren, daß beim Menschen der Krebs, abgesehen von Ausnahmefällen, eine lange unsichtbare Periode durchmacht, vom Augenblick seiner Entstehung bis zu seiner klinischen Manifestation; diese Periode schätzt man auf mehrere Jahre.

Die Faktoren, die einen Krebs hervorbringen, das heißt am Ursprung der somatischen Mutation stehen, bildeten den Gegenstand sehr detaillierter Untersuchungen. Man ist sich heute einig, daß diese karzinogenen Faktoren vor allem – aber nicht allein – mutagene Faktoren sind. Es ist üblich geworden, sie in exogene und endogene Faktoren aufzuteilen.

Unter den exogenen Faktoren haben sich chemische Substanzen verschiedener Beschaffenheit sowie ionisierende oder ultraviolette Strahlung und eine bestimmte Anzahl von Viren als Karzinogen erwiesen. Aber man hat auch schnell eingesehen, daß die vergleichende, experimentelle und spontane Onkologie von der humanen unterschieden werden muß. Am Tier gelingt es fast systematisch, einen Krebs hervorzurufen, wenn man nach minutiös festgelegten Protokollen bald *chemische Stoffe*, bald *Strahlung*, bald das eine oder das andere der etwa 150 *onkogenen Viren*, bald mehrere von ihnen zugleich oder der Reihe nach anwendet. Der Aktionsmechanismus dieser verschiedenen Faktoren ist allerdings noch nicht ausreichend geklärt; unter ihnen spielen die Viren die Hauptrolle, seit Amédée Borrel, ein Schüler Pasteurs und Lehrmeister Pierre Massons, ihre Verantwortlichkeit schon 1902 vermutet hatte. Vielleicht intervenieren chemische und physikalische Agenzien direkt durch ihre mutagene Wirkung. Vielleicht sind die Viren dadurch karzinogen, daß sie ihre hereditäre Botschaft an die Stelle jener setzen, die die zelluläre DNS trägt – entweder direkt, wenn es DNS-Viren sind, oder indirekt, wenn es RNS-Viren sind, nämlich dann durch den Umweg über ein Enzym, die umgekehrte Transskriptase, welche die Transskription von der viralen RNS in DNS ermöglicht.

Am Menschen ist die Schädlichkeit der chemischen Stoffe und der physikalischen Faktoren hinreichend bewiesen, und sei es nur durch den Krebs als Berufskrankheit (Blasenkrebs tritt auf bei Arbeitern in Fabriken, die Anilin-

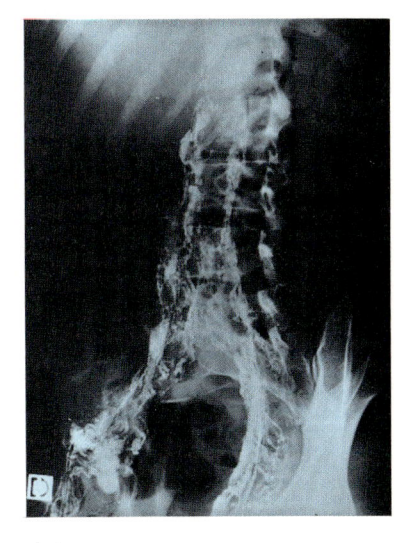

Abbildung 3185
Lymphographie an einem Patienten mit einer Hodengeschwulst. (Aufnahme: Frau Dr. M.-Th. Bourguin, Centre Georges-François Leclerc, Dijon)

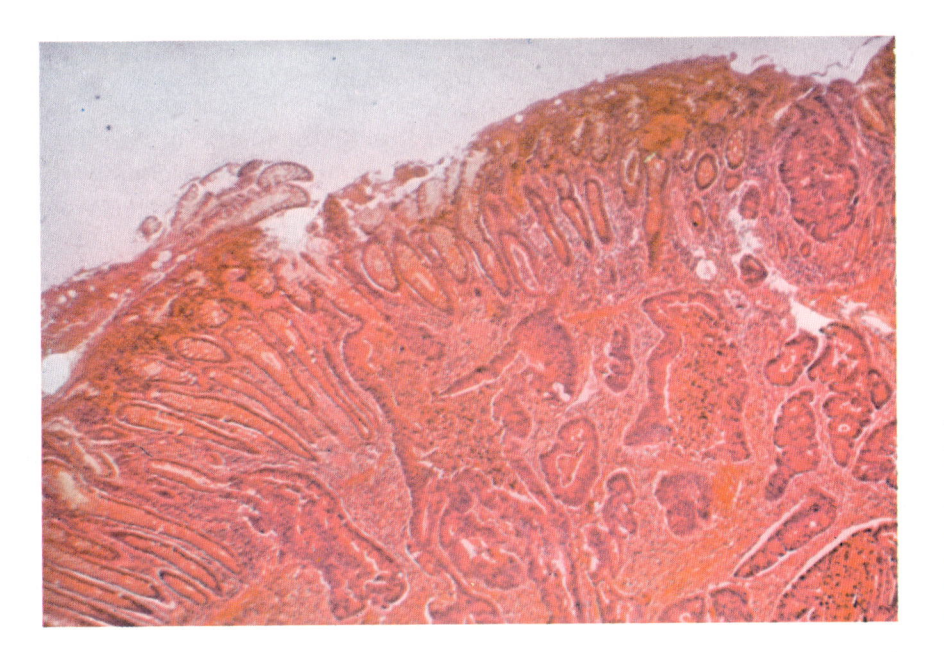

Abbildung 3186
Adenokarzinom des Dickdarms. Schwache Vergrößerung der Abbildung auf Seite 2776. Herkömmliche Färbung mit Hämalaun-Eosin-Safran, einer Entwicklung von Pierre Masson. (Aufnahme: Prof. Cabanne)

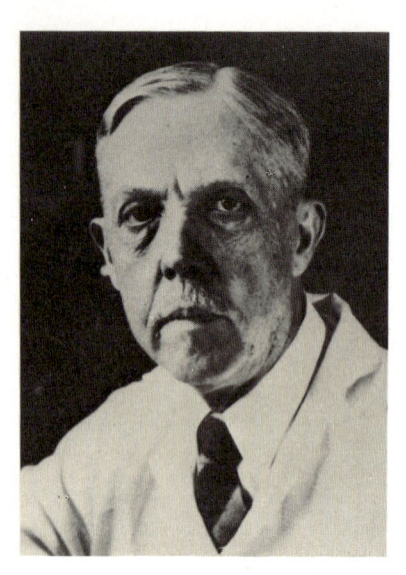

Abbildung 3187: Pierre Masson (1880–1959). (Die Aufnahme stellte der Autor zur Verfügung.) Der Professor für pathologische Anatomie in Straßburg und später in Montreal ist einer der Schöpfer der onkologischen pathologischen Anatomie des 20. Jahrhunderts. Er hat zahlreiche histopathologische Methoden erfunden und perfektioniert.

Abbildung 3188 Illustration aus der Dezembernummer von 1934 der Zeitschrift La Santé familiale. *(Paris, Privatsammlung)*

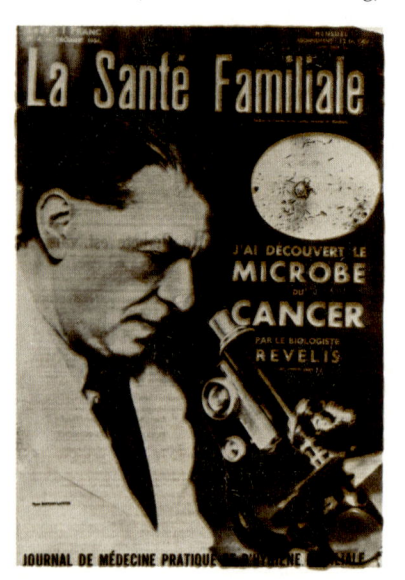

derivate bearbeiten, Brust- und Brustfellkrebs bei Personen, die mit Asbest umgehen, Krebs bei Röntgenologen usw.); die Schädlichkeit ionisierender Strahlen wurde außerdem auf traurige Weise bestätigt, nämlich durch das entsetzliche historische Beispiel von Hiroshima und Nagasaki. Die unterschiedlicher Strahlung ausgesetzten Überlebenden erkrankten entweder vier bis acht Jahre nach der Atombombenexplosion an Leukämie oder zehn bis zwanzig Jahre später an Krebs anderer Gewebe. Dagegen ist bekannt, daß zwar mehrere Viren die Ursache gutartiger menschlicher Tumoren bilden, zum Beispiel das Molluscum contagiosum, der »gewöhnlichen Warze« oder venerischer Wucherungen, aber kein eindeutiger Beweis ist noch erbracht worden, daß ein Virus am Menschen irgendwelchen Krebs verursacht. Aufgrund solider Argumente beschuldigt man das RNS-Virus der Gruppe Onkornavirus und das DNS-Virus der Herpesgruppe, namentlich das Epstein-Barr-Virus.

Die endogenen Faktoren scheinen schwieriger einzukreisen zu sein als die vorigen, ob es sich nun um hereditäre Faktoren und endokrine oder immunitäre Ungleichgewichte handelt. Abgesehen von Ausnahmefällen scheinen sie nicht entscheidend zu sein; sie spielen vor allem eine Rolle als Additive. Die Geschichte kann heutzutage Fälle vorweisen, die zeigen, wie schwer wenn nicht gar riskant es ist, beim Menschen das anzuwenden, was bisher nur im Experiment bewiesen wurde. Die Vererbung des Krebses kann als Beispiel dienen. Beim Tier weisen bestimmte Arten fast niemals einen spontanen Krebs auf, und sie widerstehen in bemerkenswerter Weise den zahlreichen karzinogenen Agenzien, denen man sie im Experiment aussetzt, insbesondere den Viren. Umgekehrt hat man genetisch reine Rassen und Stämme isoliert, die sich mit einer beeindruckenden Häufigkeit als sehr sensibel gegenüber spontanem oder experimentell erzeugtem Krebs zeigen. Man darf somit von einer genetischen Kontrolle der Krebsentwicklung sprechen, und besonders gilt das für die Maus. Wir dürfen das nicht erwähnen, ohne an Miss Maud Slye und deren erste Veröffentlichungen 1914 zu erinnern. Sie untersuchte in Chicago mehr als dreißig Jahre lang mit einer bewundernswerten Geduld die zahlreichen Facetten der Vererbung von Krebs, indem sie Hunderttausende von Mäusen überwachte und kreuzte; dies geschah zunächst im pathologischen Labor von H. G. Wells und dann in einem Institut, das sie geschaffen hatte und dem man den familiären Beinamen »Mäusehaus« gab. Beim Menschen ist jedoch der einzige erbliche Krebs der embryonale Netzhautkrebs, das Retinoblastom, das sich auf das Kleinkind nach einem dominanten autosomalen Modus überträgt. Man hat gezeigt, daß daneben solchen erblichen Krankheiten ein Platz eingeräumt werden muß, die als Grundlage eines Krebses dienen, zum Beispiel die familiäre Polypose im Mastdarm-Dickdarm-Bereich oder das *Xeroderma pigmentosum*. Man hat außerdem auf der Basis solider statistischer Daten festgestellt, daß man vernünftigerweise eine familiäre oder nichtfamiliäre, erbliche Veranlagung zur Entwicklung von Krebs im allgemeinen oder von bestimmten Krebstypen – wie Brustdrüsen-, Magen-, Eierstock-, Dickdarm- oder sonstiger Krebs – einbeziehen muß. So steht es heute. Wenn man den Einfluß *hormonaler Ungleichgewichte* betrachtet, kommt man zu Folgerungen derselben Art.

Es gibt keinen Beweis dafür, daß der Krebs einer endokrinen Drüse oder irgendeines anderen Gewebes beim Menschen der direkten Einwirkung eines primären hormonalen Ungleichgewichts zuzuschreiben ist. Dagegen kennt man den hormonabhängigen Krebs der Vorsteher- und der Brustdrüse, deren Stoffwechsel und Wachstum teilweise abhängt von einer endokrinen Störung mit übermäßiger Absonderung eines Hormons, das normalerweise auf das homologe Gewebe einwirkt; zur Behandlung kann wirksam das antagonistische Hormon eingesetzt werden.

Noch ein anderer Begriff hat sich durchgesetzt, zumindest auf experimentellem und eigentümlicherweise auf dem Gebiet des von chemischen Mitteln hervorgerufenen Hautkrebses; es ist der Begriff der *kokarzinogenen* Substanzen, den Shear 1938 eingeführt hatte. Man wendet ihn auf Stoffe wie Krotonöl oder Kreosot an, die von sich aus zwar nicht karzinogen sind, aber – je nach Menge und Applikationszeit – die Wirkung echter karzinogener Faktoren wie bestimmter polyzyklischer aromatischer Kohlenwasserstoffe erleichtern. Diese Idee hat I. Berenblum 1959 weiter verbreitet. Man kommt zu der Auffassung, daß die Auslösung von Krebs sich in zwei Phasen abspielt: die erste ist die *Initiierungsphase*, während der die bösartige zelluläre Veränderung durch einen oder mehrere echte, im allgemeinen exogene Faktoren ausgelöst wird; die zweite als unmittelbare oder später nachfolgende *Förderungsphase*, während der aus dem veränderten Zellstamm unter dem Einfluß eines oder mehrerer, im allgemeinen endogener Nebenfaktoren, die allein nicht karzinogen sind, ein wuchernder Krebs wird.

Die *biologischen Marker* des Krebses sind ohne Umschweife in die Geschichte der humanen und experimentellen Onkologie eingegangen. Es sind Substanzen in den Körpersäften der Patienten, die an bestimmten Krebsformen leiden; sie sind vielleicht nicht spezifisch, aber zumindest ziemlich charakteristisch für den jeweiligen Krebstyp. Die einen sind Hormone oder Enzyme, die von dem entsprechenden gesunden Gewebe gebildet werden, zum Beispiel saure Phosphatase beim Vorsteherdrüsenkrebs. Die anderen besitzen die Eigenschaft von Globulinen oder Glukoproteinen, die normalerweise im Serum des menschlichen Fötus bei der Entstehung verschiedener Gewebe vorhanden sind und normalerweise nach der Geburt verschwinden; als anormale Bildung treten sie wieder beim Erwachsenen auf, der an einem Krebs des entsprechenden Gewebes leidet. Die erste Substanz ist das α-1-Fetoprotein, das G. B. Abelef 1963 in den Körpersäften von Mäusen entdeckte, die an einem chemisch induzierten Hepatom litten; dann wurde es auch im Serum von Patienten nachgewiesen, die an einem primären Leberkrebs oder an einem Dysembryom der Hoden oder des Eierstocks erkrankt waren.

Noch viele andere Themen im Grenzbereich von Geschichte, Gegenwart und Zukunft könnten hier besprochen werden. Ihre Untersuchung würde nichts an der Wirklichkeit ändern: vom ätiologischen Standpunkt aus ist der Krebs eine Folge diverser Faktoren, die allein oder kombiniert zur Wirkung kommen. Es gibt nicht *einen* Krebs, sondern *mehrere* Krebse. Davon sind die Therapeuten nunmehr überzeugt.

Dank den Verbesserungen ihrer eigenen Techniken machen die Chirurgie und die Radiotherapie weitere Fortschritte. Nach der Entdeckung der künstlichen Radioaktivität von Frédéric Joliot und Irène Curie 1934 am *Institut de radium*, einer Entdeckung, die ihnen den Nobelpreis für Physik einbringt, stehen mit dem Kobalt[60], dem Caesium[137] oder dem Iridium[192] neue Strahlenquellen zur Verfügung. Sie ersetzen allmählich die traditionellen Bestrah-

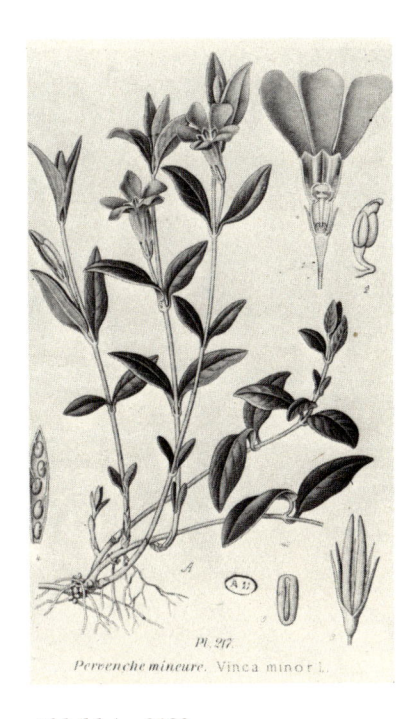

Abbildung 3189
Immergrün.
Stich aus der zweiten Hälfte des 19. Jahrhunderts.
(Paris, Bibl. des Arts décoratifs)
Obwohl die Alkaloide des Immergrüns für ihre Nebenwirkungen auf die Nerven bekannt sind, wendet man sie wegen ihrer antimitotischen Wirkung in der Krebschemotherapie an.

Die therapeutischen Orientierungen

lungsmittel in solchem Maß, daß die Benutzung des Radiums in manchen Ländern außer Gebrauch kommt. Inzwischen ist die Elektronentherapie aufgekommen, man analysiert die therapeutischen Effekte von Neutronen, π-Mesonen etc. Die Radiobiologie und die Radiophysik haben beträchtliche Fortschritte gemacht. Parallel dazu sucht man die Tumorzellen mit Hilfe von »radiosensibilisierenden« Substanzen zu schwächen.

Zur beschränkten, nämlich lokalen oder lokalregionalen Aktion der chirurgischen Resektion und der radiotherapeutischen Zertrümmerung kommen nun allgemein ausgerichtete medikamentöse Behandlungen. Seit 1940 sind unabhängig voneinander die Hormontherapie, die *Chemotherapie* und die *Immunotherapie* entstanden. Was auch ihr Eingriffsmodus sein mag: sie verhalten sich wie Antagonisten des Tumors und seiner Metastasen, auf die sie Reaktionen des Wirtes veranlassen, oder stören ihren Stoffwechsel und ihre Zellteilung. Diese Therapien beginnen, präzise Indikationen zu besitzen und in ein Stadium der vollen Entfaltung einzutreten. Pharmakologen und Forscher der pharmazeutischen Industrie vereinen ihre Anstrengungen mit jenen der Krebsforscher. Es ist nämlich das *Team,* um das sich künftig alles dreht. Die alte Rivalität zwischen dem Chirurgen, dem Radiotherapeuten und dem Arzt ist verblaßt. Keiner von ihnen verfügt allein über die Wahrheit oder die Wirksamkeit. Die onkologische Praxis kann sich nur in einem Geist der Übereinstimmung und der Kollegialität verstehen. Die Mitarbeit aller Partner soll in jedem Fall zur Wahl der besten Behandlung führen. Oft einigt man sich auf die simultane oder sukzessive Kombination mehrerer Techniken, die nicht immer in der gleichen Reihenfolge angewandt werden. Dieses medizi-

*Abbildung 3190
Informationsplakat des Comité départemental de la Loire. (Von Dr. Bouvet, Präsident der Ligue nationale française contre le cancer zur Verfügung gestellt.) In Frankreich gehen jährlich 70 000 Todesfälle auf Tabakabusus zurück, insbesondere durch Zigarettenmißbrauch.*

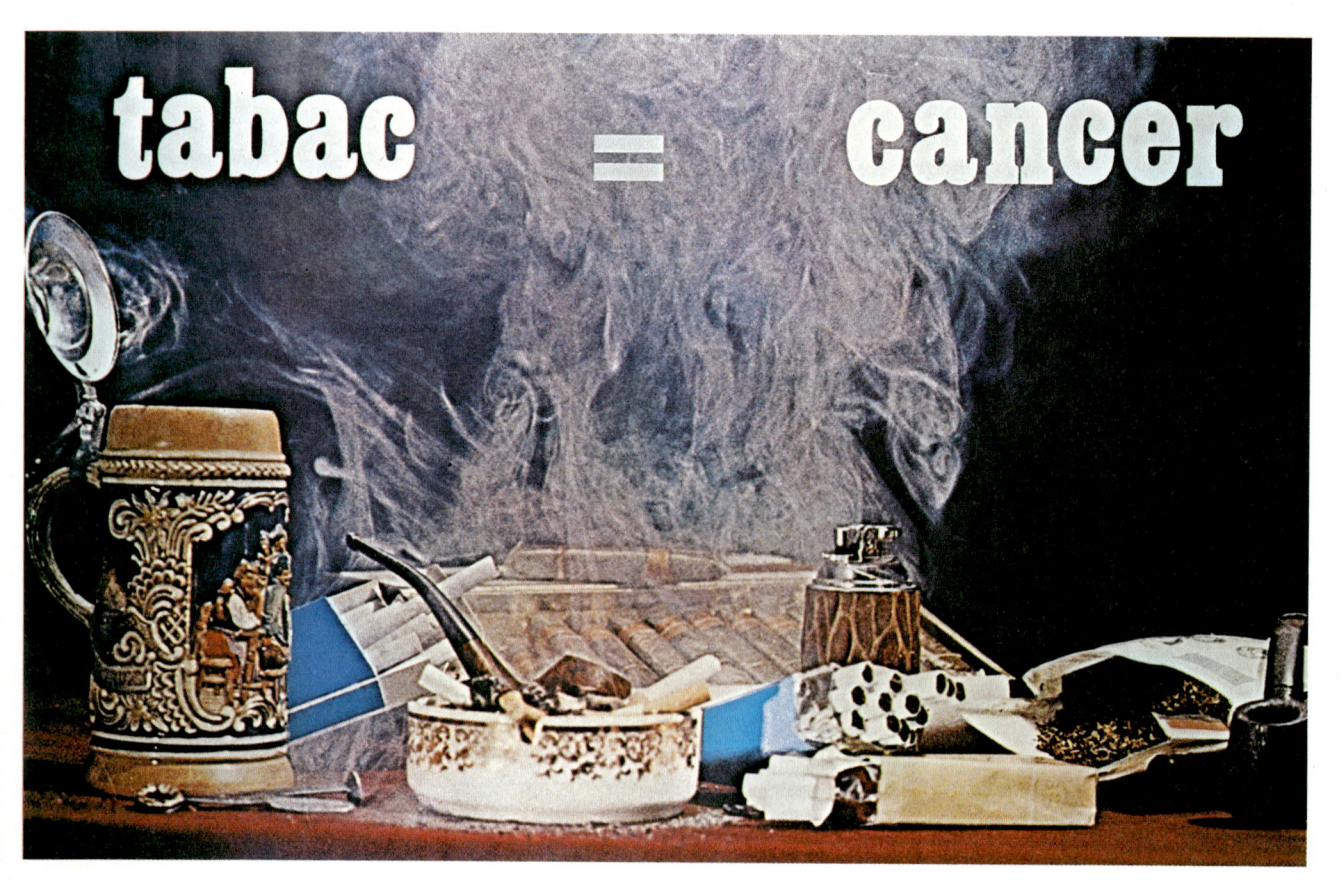

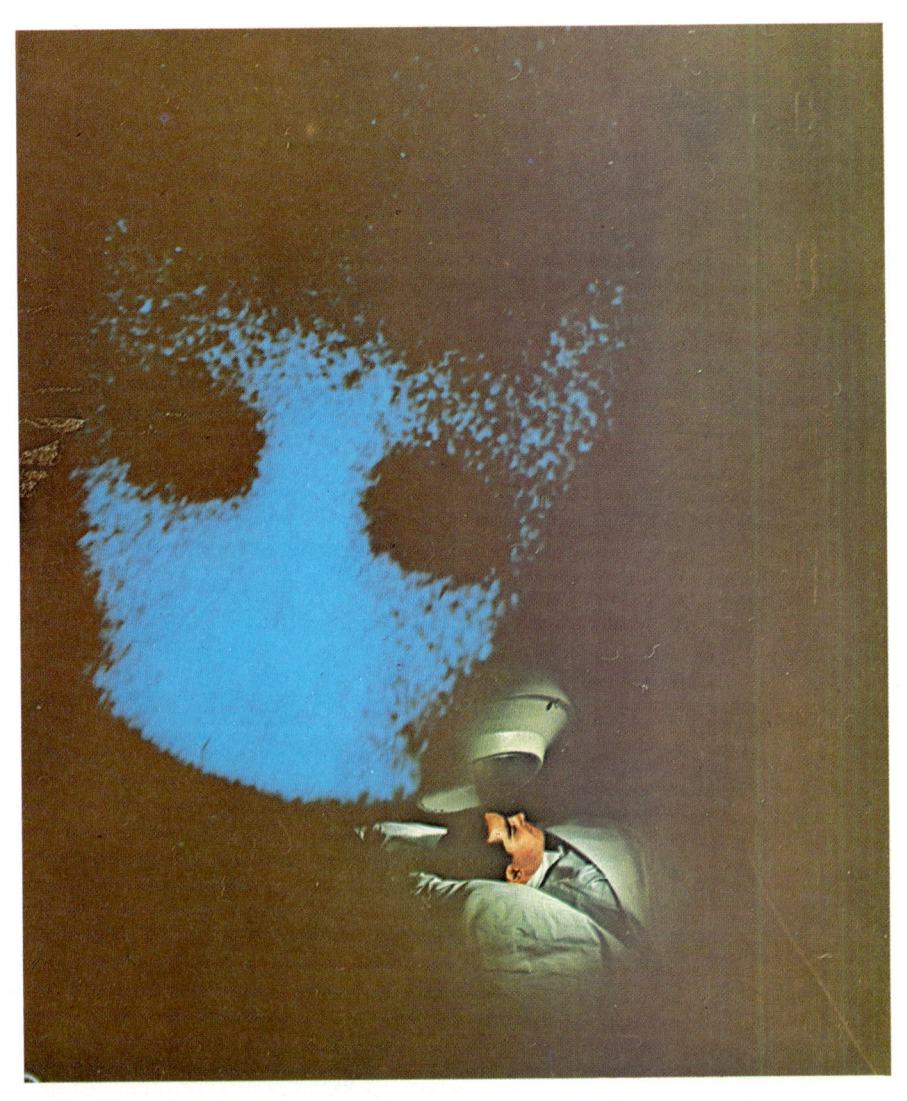

Abbildung 3191:
Aufspürung einer Geschwulst mit radioaktiven Isotopen. Während die Kamera die Konturen des Schädels abfährt, erscheinen die kranken Gewebe hell und die gesunden dunkel.

Abbildung 3192
Der Spiegel des Lebens und des Todes.
Allegorischer Stich des 18. Jahrhunderts.
(Paris, Musée Carnavalet)

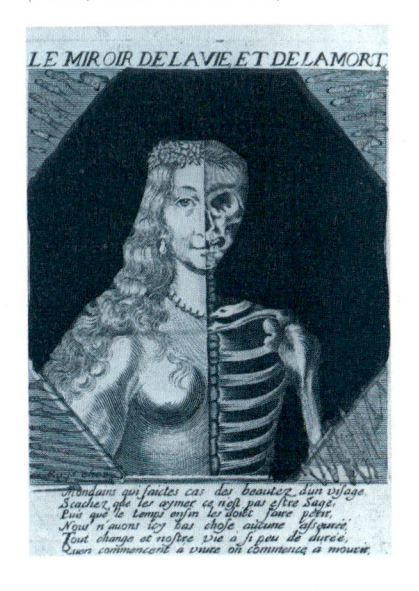

nische Verhalten, das in den Krebsbekämpfungszentren entstand, breitet sich heute allmählich überall aus, insbesondere in den Krankenhäusern zum unschätzbaren Fortschritt in der Krebsbehandlung mit zukunftsweisendem Charakter. Auf nationaler wie internationaler Ebene findet man die Tendenz zu kollektiver Arbeit; es ist üblich geworden, daß mehrere Gruppen ihre Anstrengungen vereinen, um therapeutische Programme aufzustellen und ihre Erkenntnisse zu vergleichen.

Die Ergebnisse erscheinen nennenswert und sind nicht mit Zahlen zu messen. Wir bemerken allerdings, daß der Prozentsatz der Heilungen seit dreißig Jahren gestiegen ist, und vor allem fängt man an, bei bösartigen, bisher als unheilbar angesehenen Affektionen von *Heilung* zu sprechen; dies gilt zum Beispiel für bestimmte Arten von Leukämie, die Hodgkinsche Krankheit und gewisse embryonale oder Kinderkrebsarten wie das Nephroblastom.

Logischerweise haben die Erfolge dazu angeregt, die familiäre, soziale und berufliche Wiedereingliederung des »geheilten Krebskranken« zu erwägen. Eine solche Rehabilitationsbehandlung erfolgt nachhaltig in verschiedenen Ländern wie den Vereinigten Staaten und Kanada; dort widmen sich Ärzte, Onkologen, »Physiater« und Psychologen dieser Aufgabe mit einer Kompetenz, einem Einfallsreichtum und einer Beharrlichkeit, die ihresgleichen suchen. Manche Hilfe brachte die moralische und materielle Unterstützung früherer Kranker durch freiwillige Helfer, ebenso ihre Vereinigung in nationalen und internationalen Gruppen; als Beispiel seien genannt die Vereinigungen von Kehlkopfoperierten oder Stomaträgern oder die Bewegung »Vivre comme avant« (»Wie früher leben«), die für Frauen offen ist, die sich einer Mastektomie unterzogen haben.

Die Vorsorge

Als Berufskrankheit kommt der Krebs in einem Land wie Frankreich nur in 1 bis 2 Prozent der Fälle vor. Bei Bekanntwerden der Ursachen ergriff man jedesmal rigorose Maßnahmen, insbesondere was Chemikalien und ionisierende Strahlung anbelangt. Die Arbeiterverbände haben mit Recht für einen entsprechenden Schutz gekämpft, auch wenn sie in der Folge die selbst geforderten, manchmal sehr strikten Maßnahmen als nicht immer für realisierbar erkennen mußten.

Etwaige nahrungsmittelspezifische Risiken durch chemische Zusätze, Farbstoffe, durch das Verpackungsmaterial oder die Konservierungsverfahren werden in vielen Ländern sehr streng von Kontrollorganen, wie der Food and Drug Administration in den Vereinigten Staaten, geprüft. Dementsprechend beschließt man Verbote. Epidemiologische und statistische Untersuchungen führen zur Feststellung, daß Tabak und Alkohol in übermäßigen Mengen weltweit die wirklich Verantwortlichen für den Krebs der Bronchien, der oberen Atmungs- und der Verdauungsorgane sind. Doch hier bleibt die öffentliche Meinung stumm. Sie verlangt, daß man »Zigaretten, die keinen Krebs hervorrufen, und Alkohol, der nicht krank macht« erfindet. Kurz gesagt – ihre Beunruhigung und ihre Angst vor Krebs wird der Gesellschaft aufgeladen. Diese Erscheinung ist historisch signifikant. Sowie ein Individuum eine Gefahr ausmacht, die von der Gesellschaft kommt, fordert es von dieser, das Risiko zu beseitigen. Wenn sich aber dasselbe Individuum durch sein persönliches Verhalten irgendeinem Risiko aussetzt, weigert es sich, seine Lebensweise zu ändern, und es fordert – im Widerspruch zu sich selbst – die Gesellschaft auf, dafür zu sorgen, daß es weiterhin seinen Gewohnheiten nachgehen kann, wobei diese ihm allerdings keinen Schaden zufügen sollten.

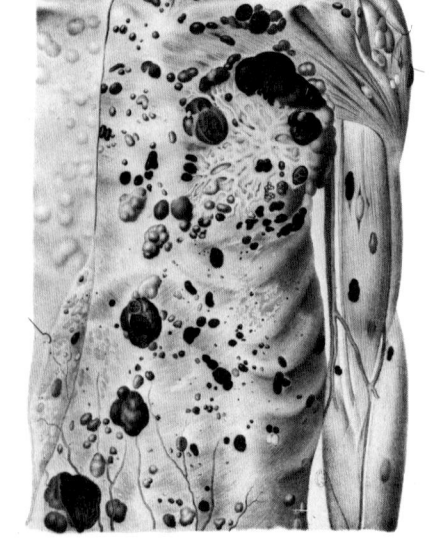

Die Früherkennung

Das Problem der Früherkennung stellt sich auf ganz andere Weise. Die allgemeine Idee besteht darin, daß ein Krebskranker desto mehr Chancen hat zu gesunden, je früher seine Krankheit behandelt werden kann, was aber noch nicht nachgewiesen ist. Alles Mögliche hat man aufgeboten, um zu einer Früherkennung zu gelangen. Die bemerkenswertesten Unternehmungen haben ihre Quellen in den Arbeiten von George Nicholas Papanicolaou, einem griechischen Arzt, der 1883 geboren wurde und 1962 in New York starb; ihm zu Ehren gab man kürzlich in den Vereinigten Staaten eine Briefmarke heraus. Papanicolaou ist der Begründer der Früherkennungs-Zytopathologie. Allen Hindernissen zum Trotz hat er verkündet, daß man abgeschilferte Zellen eines bösartigen Tumors erkennen kann, wenn man sich an ihre zytologischen Merkmale hält. Insbesondere die pathologischen Anatomen griffen ihn aufs schärfste an. Doch die Arbeiten im letzten Viertel des vorigen Jahrhunderts haben ihm recht gegeben. Auf der Basis seiner Methode führten besonders die Vereinigten Staaten, die Sowjetunion und die nordischen Länder systematische Früherkennungskampagnen durch, die auf den Gebär-

Abbildung 3193 (oben) »Krebsige Geschwülste und Knoten verschiedenen Umfanges.« Es handelt sich um die Generalisierung eines bösartigen Melanoms. Illustration aus Anatomie pathologique du corps humain *von Jean Cruveilhier, Paris 1828–1842. (Paris, Bibliothek der Alten Med. Fakultät)*

mutterhalskrebs sowie andere Krebsarten gerichtet waren. Weitere Kampagnen gingen von anderen Voraussetzungen aus, zum Beispiel die in Japan, wo man die systematische endoskopische Früherkennung des Magenkrebses lancierte, dessen Mortalität in diesem Land weltweit am größten ist. Noch andere basieren auf der Kombination mehrerer Methoden, die zytopatologisch, endoskopisch, radiologisch usw. sind.

Die Analyse der Resultate läßt durchblicken, daß diese sehr teuren Untersuchungen Bevölkerungskreisen mit einem »hohen Risiko« vorbehalten werden sollten, das heißt die Früherkennung von Bronchienkrebs den starken Rauchern, diejenige des Gebärmutterhalskrebs den Frauen, die in schlechten sozialen und ökonomischen Verhältnissen leben und viele Male geboren haben. Sachkundige Studien über die Verhältnismäßigkeit der Kosten und über die Resultate der Versuche finden augenblicklich statt. Die Geschichte wird urteilen. Vor allem hat sich – es mag als Zeichen für gesunden Menschenverstand gewertet werden – ergeben, daß die Früherkennung des Krebses hauptsächlich dem praktischen Arzt, dem Familienarzt, soweit es ihn noch gibt, und dem eventuellen Kranken überlassen bleiben sollte, der sich entsprechender Maßnahmen unterzieht.

Die nationalen und internationalen Einrichtungen

Sehr wichtige onkologische Arbeiten konnten nur dank besonderer Einrichtungen – der *Weltgesundheitsorganisation,* der *Internationalen Union gegen Krebs,* in Frankreich beispielsweise, dem *Institut national de la santé et de la recherche médicale* und der *Fédération nationale des centres de lutte contre le cancer* – durchgeführt werden. Dies gilt insbesondere für die internationale histologische Klassifizierung der Tumoren, für zahlreiche statistische Erhebungen, für den Einsatz von Experten oder für das TNM-System, das Pierre Denoix 1943 erdachte und mit dem das Ausmaß der tumoralen Läsionen vor einer Behandlung in einer einheitlichen Sprache beurteilt werden soll.

Die psychologischen Auswirkungen

Interessant ist die Feststellung, daß der Krebs in dem Augenblick seiner Geschichte, in dem man ihn zu beherrschen beginnt, zumindest in den Ländern der europäischen und nordamerikanischen Zivilisation, einen teils beängstigenden Wirbel verursacht. Der Begriff Krebs ist zum Mythos geworden: Der auf Sicherheit versessene Mensch wirft der Gesellschaft vor, ihn nicht vom Krebs zu befreien – wieder ein Beispiel für die modernen Widersprüche. Im übrigen darf man nicht vergessen, daß in den entwickelten Ländern der Krebs nach den Herzgefäßkrankheiten die zweite Todesursache darstellt und daß fast 40 Prozent der Krebserkrankungen verhindert werden könnten, wenn die Menschen eine Änderung ihrer Lebensweise akzeptieren würden.

Der Krebs ist nicht nur eine psychologische Zwangsvorstellung geworden; er hat sich in der Literatur eingebürgert. Hierin löst er künftig die Tuberkulose ab, die im letzten Jahrhundert im Vordergrund stand. Alexandre Dumas der jüngere und seine *Kameliendame* von 1848 wird durch Alexander Solschenizyns *Krebsstation* ersetzt, die ab 1968 in Frankreich einen großen Erfolg hatte. Der Held des Romans ist nicht mehr Marguerite Gautier mit ihrem »Brustleiden«, sondern Vadim Zatsyrko, der gegen ein bösartiges Melanom ankämpft, »den gefleckten Panther des Todes«, der schon ganz nah auf seinem Lager eingerollt liegt.

Abbildung 3194 (oben) Briefmarke der Vereinigten Staaten zu Ehren von George Papanicolaou. (Vom Autor zur Verfügung gestellt.)

quant la lune est en | quant la lune est en
aries leo & sagittari | gemini libra & aqua
il fait bon saigner | rius il fait bon sai
au colericque. feu | gner au sanguin. des

Sol regarde l'estomach

ou siege & de tart net te le sang
uan regarde le zultyn

Saturne regarde le poumon
le cerueau tendons et os anzatii
il a dilatio li male epidemia

Jupiter regarde le foie

Mars regarde le fiel

Mercure regarde le roignos

Luna regarde le pies

Quant la lune est en | Quant la lune est en
cancer scorpio et pisces | taurus virgo et capricor
il fait bon saigner au | nus il fait bon saigner

Geschichte der großen physiologischen Konzepte

von Gilles Bouvenot und Christian Delboy

Die Geschichte der medizinischen Physiologie ist sicher nicht auf die drei Jahrhunderte beschränkt, die im Abendland auf die Renaissance folgen. Aber gerade die Untersuchung der Zeit vom ausgehenden 16. bis zum beginnenden 20. Jahrhundert befriedigt unseren Geist am meisten. Vor den Jahren um 1600 existiert die Physiologie sozusagen nur schwerpunktweise, und die »animierte Anatomie«, wie sie ihre Schöpfer nennen, wird nur sehr mühevoll eigenständig, denn sie ist im Netz der Metaphysik und des religiösen Dogmas gefangen. Gegen Ende des 19. Jahrhunderts verhält es sich mit der Physiologie – trotz einiger Verspätung – wie mit allen anderen Wissenschaften: ihre Vielfalt und ihre Aufspaltung machen jeden Versuch eines Überblicks und erst recht jede synthetische Annäherung schwierig.

Zwischen diesen beiden Epochen begibt sich das spannende Ereignis der Entdeckung der Funktionen im menschlichen Organismus, über die wir hier absichtlich nur eine kurze Übersicht geben.

Die Physiologie im 17. und 18. Jahrhundert

Erst nach der Renaissance und ihren anatomischen Beschreibungen des menschlichen Körpers wird mit der Entdeckung des Blutkreislaufs durch Harvey im 17. Jahrhundert sowie des Ablaufs der Zeugung (Spallanzani), der Verdauung (Réaumur, Spallanzani) und der Atmung durch Lavoisier im 18. Jahrhundert eine medizinische Physiologie erkennbar. Es wäre jedoch übertrieben und willkürlich, die Untersuchung dieses Zeitraums aufzuteilen unter dem irreführenden Vorwand, daß jedem dieser beiden Jahrhunderte, dem 17. Jahrhundert und dem Zeitalter der Aufklärung, in Wirklichkeit eine fundamentale und spezifische Entdeckung entspricht. Mit Bariéty und Coury einerseits und mit Lichtenthaeler andererseits sehen wir bezüglich des Standes der Medizin im 17. und 18. Jahrhundert zu viele Gemeinsamkeiten, die keine historische Eigenständigkeit der Zeit vor oder nach dem Jahre 1700 zulassen.

Abbildung 3195 (gegenüber) Tierkreiszeichenmensch. Kolorierte Zeichnung aus Heures d'Antoine Véranda, *um 1500. (Chantilly, Musée Condé) Entsprechend der Idee, die bis zum 18. Jh. galt, daß der Mensch ein Mikrokosmos in einem Makrokosmos ist, der seine Physiologie bestimmt, gab es zwischen den verschiedenen Organen des Körpers und den Sternen ein ganzes Netz von Zusammenhängen.*

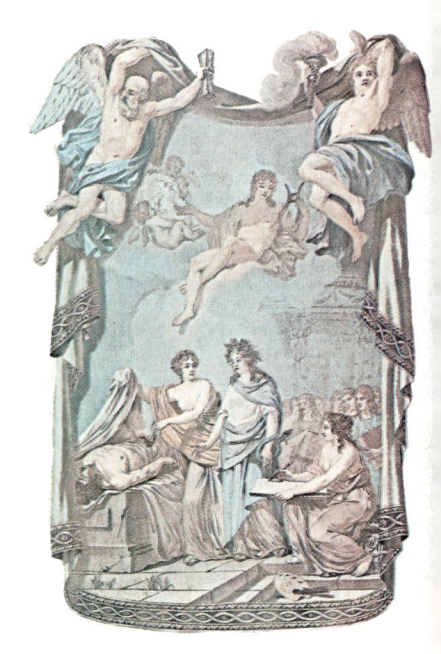

Abbildung 3196 »Die Medizin wird von der Forschung unter den Augen der Malerei zu neuen anatomischen Beobachtungen geführt.« Titelblatt des Traité d'anatomie et de physiologie *von Félix Vicq d'Azyr, Paris 1786. (Paris, Bibliothek der Alten Med. Fakultät)*

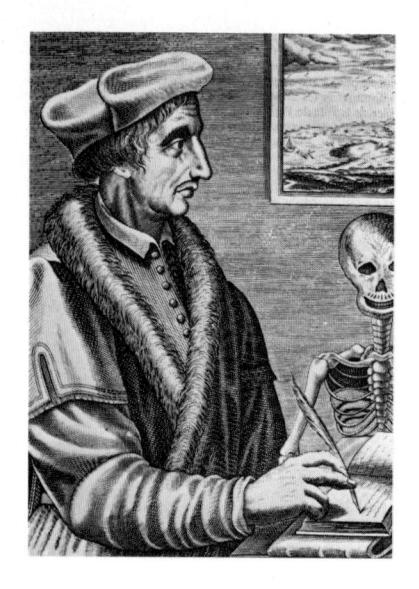

Von 1500 bis 1800 wird die medizinische Physiologie wie die gesamte Medizin von zahlreichen gegensätzlichen, aber konstanten Bewegungen durchdrungen (Lichtenthaeler): es sind jene Strömungen der hippokratischen und galenischen Tradition, die getragen werden von nicht zu überzeugenden und jeder neuen Idee sich widersetzenden Fortschrittsfeinden, denen die der Renaissance, der wissenschaftlichen Wißbegier und der Experimentation, deren Anhänger die wissenschaftliche Realität zu bestätigen oder zu erkennen suchen, gegenüberstehen, also die Anhänger der medizinisch-philosophischen Systeme, die die Medizin von »der Tyrannei der religiösen Metaphysik« und »dem Bann der philosophischen Konzepte« befreien wollen (Bariéty und Coury). Und tatsächlich kommt es nicht selten vor, daß diese unterschiedlichen Tendenzen bei einem und demselben Arzt, Physiologen oder Forscher dieser Zeit nebeneinander existieren, wenn auch in verschiedenen Graden.

Erst mit der physiologischen Umwälzung Magendies zu Beginn des 19. Jahrhunderts taucht eine neue Physiologie auf, die von ihrer Vergangenheit wie von der Philosophie gleichermaßen unabhängig ist. Ab dem 17. und 18. Jahrhundert »wird die Autorität Aristoteles und Galens immer schwächer, ja man akzeptierte sie nur noch unter dem Vorbehalt einer gewissenhaften Kontrolle, wenn durch neue Experimente eine Bestätigung erfolgte. Der Forschungsgeist wird nach und nach zur Philosophie der Wissenschaften« (Bouchut). Im 18. Jahrhundert tritt die Medizin dennoch auf der Stelle und läßt sich überholen; sie ist unfähig, beim Aufschwung der exakten Wissenschaften und der anderen Naturwissenschaften mitzuhalten.

Der Blutkreislauf

Der Mechanismus des Blutkreislaufs wurde erst im 17. Jahrhundert von William Harvey entdeckt, dessen Arbeiten die Anatomen des 16. Jahrhunderts vorbereitet hatten.

Die Tradition

Im beginnenden 17. Jahrhundert gilt noch die Tradition als Dogma.
– Hippokrates hatte Venen und Arterien unterschieden. Nur die Venen enthalten das Blut und leiten es zu den verschiedenen Teilen des Körpers. Das Blut stammt aus der Leber als blutbildendem Organ, es transportiert die zum Leben nötige Wärme und kühlt sich in den Höhlungen des Herzens im Kontakt mit dem »Pneuma« ab, das im ganzen Organismus durch die Arterien zirkuliert.
– Aristoteles macht aus dem Herzen das wichtigste innere Organ: es bildet das Blut aus der Nahrung, welche die Gekrösegefäße heranbringen. Das Herz ist ein warmes Organ mit drei Höhlungen; es wird vom Pneuma abgekühlt, das aus der Lunge als Blasebalg stammt.
– Herophilos scheint der erste gewesen zu sein, der die Schlagadern als Blutgefäße ansah und dem Herzen aufgrund seines Schlagens die Rolle eines Motors zuschrieb. Er benennt die arterielle Vene (die Lungenschlagader) in Gegenüberstellung zur venösen Arterie (der Lungenvene).
– Erasistratos entdeckte den Weg des Blutes in der Hohlvene von der Leber bis zum Herzen; er begriff die Rolle der Tricuspidal- und Pulmonalklappen sowie die Herzfunktion als Pumpe und stellte sich sogar die Existenz von terminalen Anastomosen zwischen dem arteriellen und venösen System vor.
– Galen hatte beobachtet, daß die Arterien mit Blut und nicht mit Luft gefüllt sind, aber er glaubt, daß das Blut durch winzige Poren in der Kammerscheide-

Abbildung 3197 (oben)
Jean Fernel (1497–1558).
Stich aus Académie des sciences et des Arts . . . von Isaac Bullart, Brüssel 1682. (Paris, Bibliothek der Alten Med. Fakultät)
Jean Fernel verdankt man 1542 die Einführung des Wortes Physiologie in das medizinische Vokabular.

wand von der rechten in die linke Herzhöhle tritt; dort vermengt es sich mit der Luft, die mit »Lebensgeistern« beladen über die venöse Arterie (die Lungenvene) aus den Lungen kommt. »Solchermaßen angereichert fließt das Blut in den Arterien weiter, um die Körperperipherie zu versorgen, nachdem es sich beim Durchgang durch das Gehirn ›mit animalischen Geistern‹ beladen hat. Anschließend kommt es zum Herzen und zur Leber zurück – nicht indem es einem Kreislauf folgt, sondern indem es in den arteriellen Leitungen umkehrt; dort gehorcht es einer einfachen entgegengesetzten Bewegung« (Bariéty und Coury).

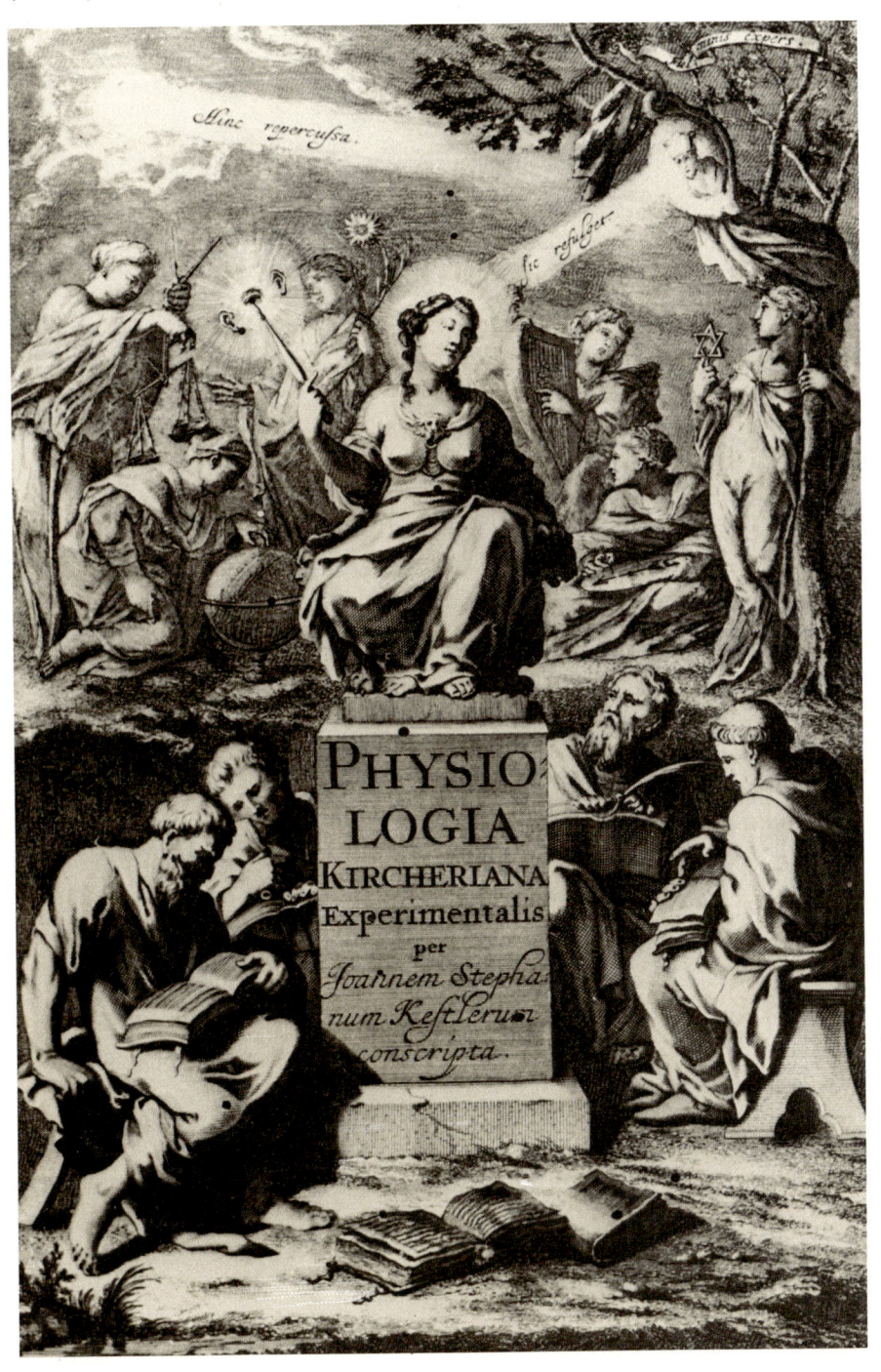

Abbildung 3198
Titelblatt des Werks des Jesuitenpaters Athanasius Kircher:
Physiologia Kircheriana experimentalis, qua . . . naturalium rerum scientia per experimenta physica, mathematica, medica, chymica, musica, magnetica, mechanica, comprobatur . . ., Amsterdam 1680.
Dieses Werk enthält die Beschreibung der ersten Hypnoseversuche an Tieren.
(Paris, Nationalbibliothek)

Abbildung 3199
Titelblatt des Traktats De re anatomica libri XV *von Realdo Colombo, Venedig 1559. (Paris, Bibliothek der Alten Med. Fakultät)*
Realdo Colombo, der Nachfolger Vesals auf dem Lehrstuhl für Anatomie in Padua, war einer der hervorragenden Anatomen des 16. Jh.s. Auf diesem Titelblatt, das Paul Veronese schuf, ist Realdo Colombo mit einem Skalpell in der Hand dargestellt, während er sich anschickt, eine Sektion durchzuführen.

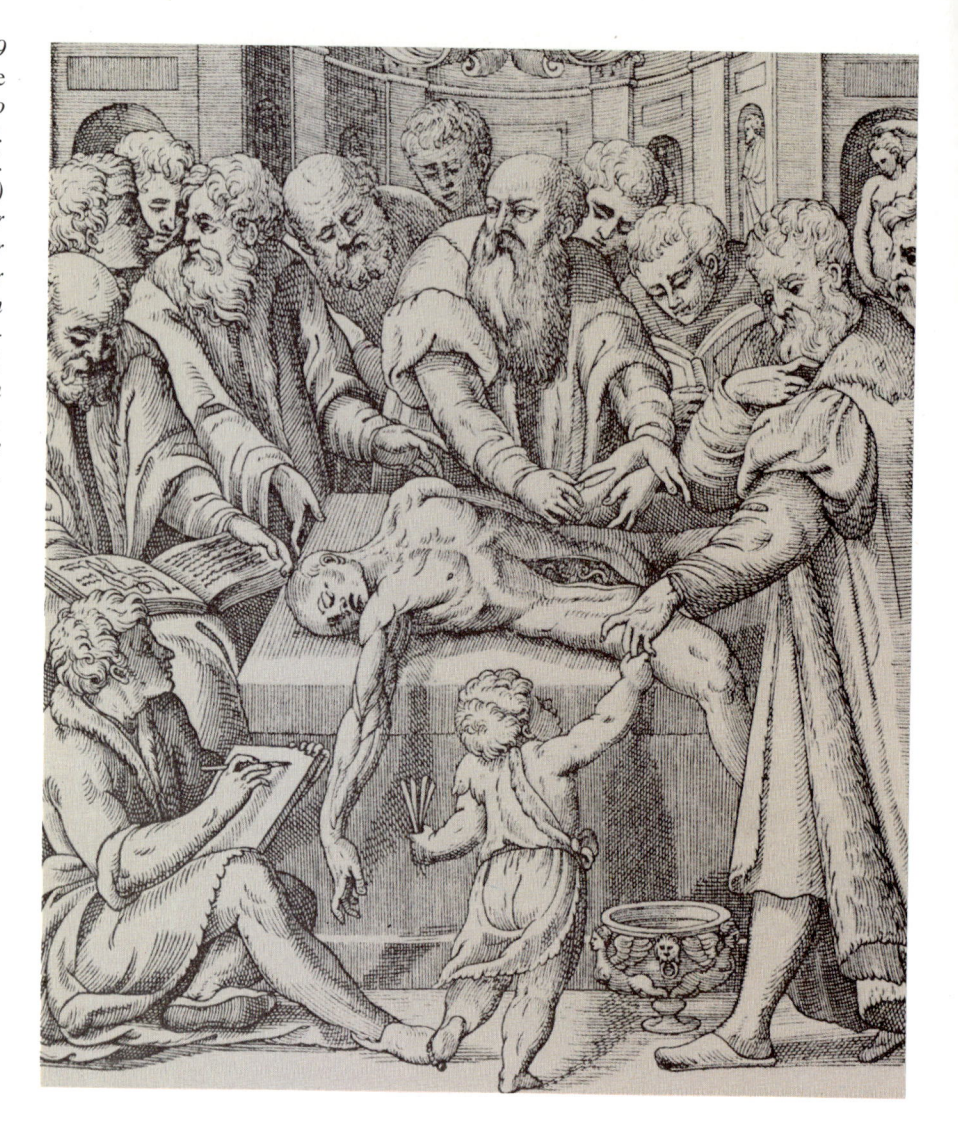

Die Vorläufer

Dieses traditionelle System wurde im berühmten *Canon* des Avicenna übernommen, und man diskutierte es künftig nicht mehr; es galt als Doktrin, selbst nach dem 13. Jahrhundert, der Epoche, in welcher der Syrer Ibn Nafis das galenische Konzept der Herzscheidewandporen entschieden zurückweist: »[...] Wenn das Blut in dieser Höhlung (der rechten Herzkammer) aufbereitet worden ist, muß es unbedingt in die linke Herzkammer eintreten, wo die Lebensgeister entstehen. Es gibt jedoch keinen Durchgang zwischen diesen Höhlungen, denn die Herzmaterie ist fest, und es gibt weder einen sichtbaren Durchgang, wie einige Autoren dachten, noch einen unsichtbaren, der den Durchtritt dieses Blutes ermöglicht, wie Galen glaubte. Im Gegenteil, die Herzporen sind geschlossen, und die Herzmaterie ist dort fest. Nach der Aufbereitung muß daher das Blut in der arteriellen Vene (der Lungenschlagader) bis zur Lunge vordringen, sich in ihr ausbreiten und sich mit der Luft vermengen, bis auch sein feinster Teil gereinigt ist. Dann tritt es in die venöse Arterie über, um endlich in der linken Höhle anzukommen, nachdem es sich mit der Luft vermischt hat, um fähig zu werden, Lebensgeist zu erzeugen.«

Dies scheint nicht nur die erste Beschreibung des Lungenkreislaufes, den man als den »kleinen Kreislauf« bezeichnet, sondern auch der Auftakt für die Identifizierung des komplexen Phänomens der Hämatopoese (das heißt der Blutbildung). Seltsamerweise kennt die westliche Welt die Arbeiten des Ibn Nafis erst seit 1924, und sie scheinen nicht einmal das kleinste Echo gefunden zu haben – weder bei seinen Zeitgenossen noch bei seinen Nachfolgern. Dies erklärt zweifellos, daß drei »Forscher« des 16. Jahrhunderts unabhängig voneinander dieselbe Entdeckung machten: Michel Servet, Realdo Colombo und Andrea Cesalpino, deren Werke nur eine ziemlich beschränkte Ausbreitung und Beachtung fanden (wenn man sie nicht sogar verbrannte).

Michel Servet (1551) glaubte, daß die Venen das Blut befördern (Naturgeist), während die Arterien die sublimierte Mischung aus Luft und Blut (Lebensgeist) enthalten, und er versichert, daß die Herzscheidewand undurchlässig ist; er erkennt, daß die Lungenarterie zu voluminös ist, um nur die Lunge zu versorgen, dieses Blut vielmehr durch die Lunge befördert, wo es gereinigt wird, und er läßt das Blut dann durch die venöse Arterie fließen, bis es den linken Ventrikel erreicht. »So verbreitet sich der Lebensgeist von der linken Herzkammer in die Arterien des ganzen Körpers.«

Abbildung 3200
»Die Entdeckung des kleinen oder Lungenkreislaufs durch Ibn al Nafis (1210–1288).«
Gouache des libanesischen Malers Behzad, 1955.
(Paris, Musée d'Histoire de la médecine)
Der syrische Arzt Ibn al Nafis schilderte den kleinen Kreislauf in einem 1268 geschriebenen Kommentar der Anatomie zum Canon des Avicenna. Aber man fand das Manuskript erst 1924, und wir werden niemals erfahren, ob es die Anatomen der Renaissance gekannt haben.

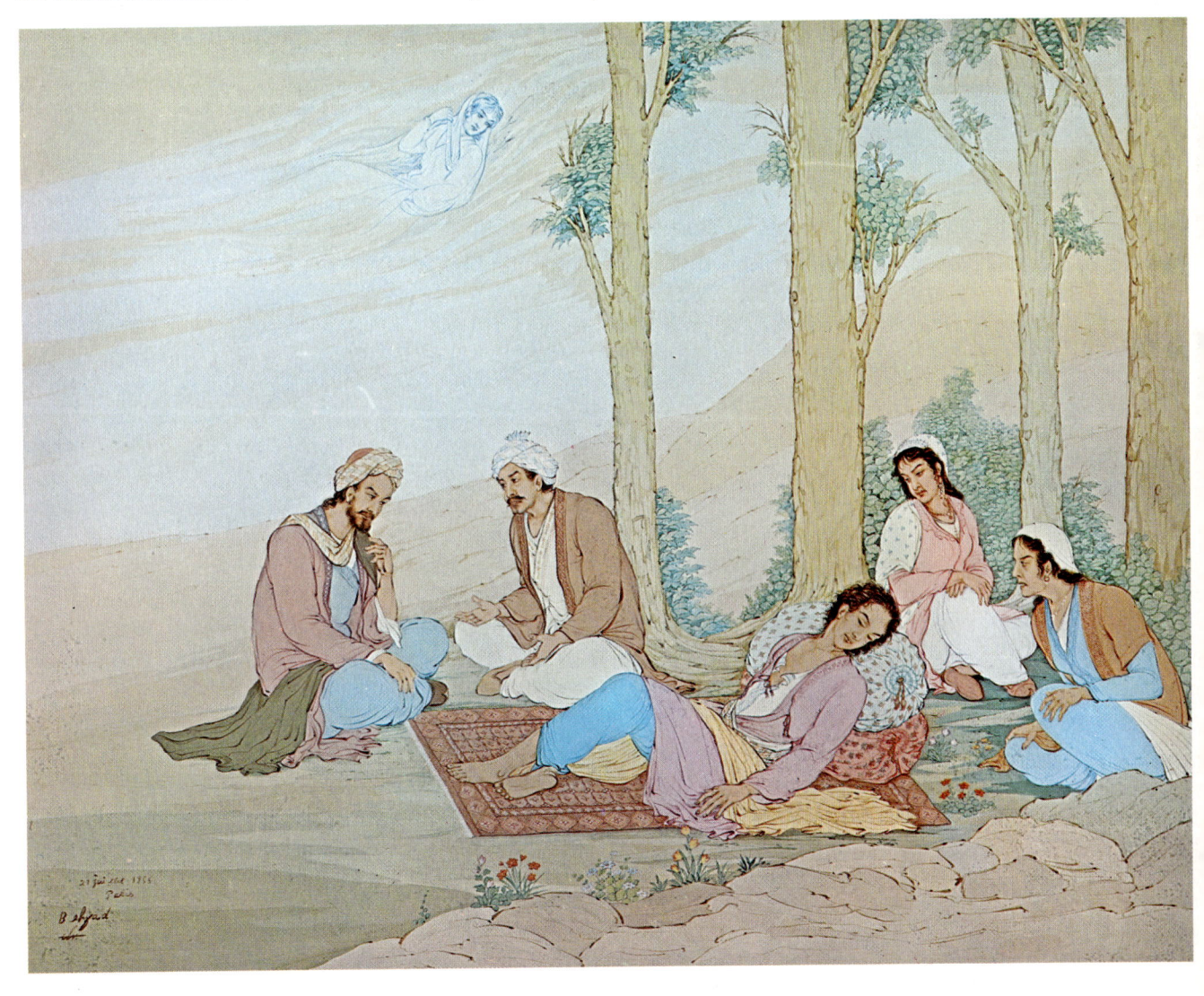

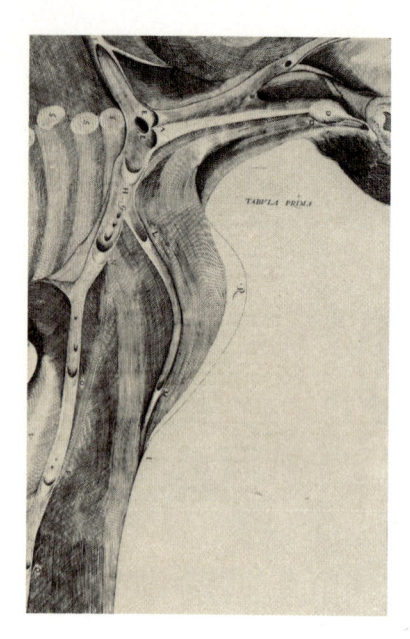

Abbildung 3201
Anatomische Tafel aus De venarum ostiolis *von Fabricius von Acquapendente (Padua 1603); zu sehen sind die Venenklappen.*
(Paris, Bibliothek der Alten Med. Fakultät)
Fabricius von Acquapendente (1537–1619), Professor von Harvey in Padua, entdeckte die Venenklappen, begriff aber nicht ihre Funktion, die nicht in das galenische Konzept des Kreislaufs paßte.

Realdo Colombo, Anatomieprofessor in Padua, beobachtete bei Vivisektionen die Herzbewegungen und stellte (1558) fest, daß die Scheidewand für das Blut undurchlässig und die Lungenvene ständig mit Blut und nicht mit Luft gefüllt ist; er beschrieb mit wenigen Worten den Kreislauf im Zusammenhang mit dem Synchronismus der Herzklappen.

Sein Schüler Andrea Cesalpino sollte als erster den Ausdruck »Kreislauf« benutzen (1559), um die Bewegung des Blutes zu definieren, als deren Verursacher er das Herz ansah; gleichzeitig erahnte er den Vorgang bei der Blutbildung. Der Leber sprach er ihre physiologischen Vorrechte ab und stellte fest, daß die Hohlvene nicht dort entspringt. »Die Öffnungen im Herzen sind von der Natur so vorgesehen, daß das Blut der Hohlvene in die rechte Herzkammer eintritt, aus der es wieder herausfließt, um vom Herzen zur Lunge zu gelangen; anschließend tritt es durch eine andere Öffnung in die linke Herzkammer, an der sich wiederum die Öffnung der Aorta befindet. Membranen an der Öffnung der Gefäße stellen sich dem Rückfluß des Blutes entgegen, so daß sich eine ständige Bewegung von der Hohlvene durch Herz und Lunge bis zur Aorta ergibt.« Seitdem kennt man also den Lungenkreislauf, aber Harveys Verdienst bestand darin, den großen Kreislauf gezeigt und die Vorgänge der Herzbewegung begriffen zu haben.

William Harvey

Bevor er zum Anatomie- und Chirurgieprofessor am Königlichen Ärztekolleg in London ernannt und Leibarzt der Könige Jakob I. und Karl I. von England wird, studierte William Harvey in Cambridge und Padua. Sein berühmtes Werk *Exercitatio anatomica de motu cordis et sanguinis in animalibus* datiert von 1628. Seine Arbeitsmethode gründet auf der direkten und gewissenhaften Beobachtung einer großen Zahl von Tieren, insbesondere von Kaltblütern, deren Herzbewegungen langsamer sind und sich leichter analysieren lassen. Häufig macht er auch Ligaturen und Gefäßsektionen. Seine Ideen leitet er sowohl von der Erfahrung als auch von seinen Schlußfolgerungen ab. Harvey untersucht Funktion und Rolle des Herzens, das ihm wegen seines Klappensystems wie eine Pumpe mit hydraulischem Effekt und als Verursacher der Blutbewegung erscheint. Die Herzklappen gestatten dem Blutstrom nur eine einzige Richtung. Alle Arterien schlagen durch die Systole der linken Herzkammer, und der Puls entsteht durch den Andrang und den Zustrom des Blutes im Arterieninneren. Die Existenz von Poren in der Herzscheidewand, die schon Andreas Vesal im 16. Jahrhundert bezweifelte, verwirft er endgültig. Das Blut wird aus der rechten Herzkammer »durch das Gefäß, das man arterielle Vene nennt, aber in Wirklichkeit seiner Funktion und seiner Struktur nach eine Schlagader ist«, in die Lunge getrieben.

Über den Bluttransport von der rechten zur linken Herzkammer durch die Lunge oder über den Lungenkreislauf konnte Harvey nicht viel mehr als seine Vorgänger aus dem 16. Jahrhundert sagen: »Warum wird weder bewiesen noch geglaubt, daß aufgrund des Umfangs und der Struktur der Lungengefäße, ferner aufgrund der ständigen Anfüllung der venösen Arterie und der rechten Herzkammer mit Blut, das auf alle Fälle von den Venen kommen muß, diesem kein anderer Ausweg möglich ist als über die Lunge; dies ist ein Schluß, zu dem Colombo und ich sowohl durch Autopsie als auch durch andere Beweise gekommen sind.« Und um die Kontinuität des Blutstroms zu erklären, stellt er sich in der Lunge unsichtbare Verbindungen zwischen Arterien und Venen vor. Er befaßt sich sogar – in einer Art Vorgriff, wie Bariéty und Coury sich ausdrücken – mit dem Zusammenhang zwischen Ventilation und Perfusion. »Das Blut strömt einzig durch die Lunge und keineswegs durch die Herzscheidewand, aber nur solange die Lunge am Atmen ist und weder kollabiert ist noch stillsteht ... Dies erklärt auch, warum Menschen mit komprimierten oder verstopften Lungengefäßen oder mit einer durch eine schwere Krankheit beeinträchtigte Atmung in Gefahr schweben und dem Tod ins Auge sehen.«

Aber ab Kapitel acht von *De motu cordis* kommt Harvey zum neuesten und entscheidenden Teil seines Werks: dem großen Kreislauf. »Bisher habe ich von der Blutübertragung von den Venen in die Arterien gesprochen, von den Wegen, in denen sie stattfindet, und wie sich die Zusammenziehung des Herzens dabei verhält und sie regelt. Zu all diesen Punkten gibt es schon einige, die – im Vertrauen auf die Autorität Galens und auf die Gründe, die Colombo und andere Anatomen anführten – meine Ideen geteilt hatten. Jetzt, da ich noch die Menge des zirkulierenden Blutes und seine Herkunft behandeln will – Dinge, die vorrangig unserer Beachtung würdig sind –, wird, was ich zu sagen habe, so neu erscheinen, daß ich fürchte, mir nicht nur den bösartigen Neid einiger, sondern die Feindschaft aller Menschen zuzuziehen. So sehr nehmen bei uns die Gewohnheit und die Durchdringung mit einem tief eingewurzelten Dogma das Ausmaß einer zweiten Natur an, und so sehr lassen sich die meisten durch ein Gefühl der Verehrung gegenüber der Antike dazu verleiten, alles Neue als nicht vorhanden zu betrachten.«

Es stellt sich in der Tat das Problem dieses Blutstroms, der in so kurzer Zeit durch die beiden Herzkammern geht. »Ich habe bemerkt«, schreibt Harvey, »daß der Saft der aufgenommenen Nahrung unmöglich eine solche Fülle hervorbringen kann. Schließlich hätten wir dann einen Teil der Venen leer und völlig aufgebraucht und andererseits Arterien, die durch den großen Andrang reißen würden, wenn das Blut nicht abermals durch einige Umwege zu den Venen zurück und zur rechten Herzkammer käme. Ich habe deshalb begonnen, eine Art kreisförmige Bewegung vorzusehen. Im übrigen sieht man, wenn man eine Vene unterbindet, zwischen der Ligatur und der Körperperipherie eine Schwellung; im Gegenteil zeigt sich eine solche zwischen der Ligatur und dem Herzen, wenn man dasselbe Experiment mit einer Schlagader macht.« Und Harvey sucht noch zu demonstrieren, daß die Venenklappen, die sein Lehrmeister Fabricius von Acquapendente entdeckt hat, dazu dienen, die Rückkehr des Blutes zum Herzen zu erleichtern.

Das Blut beschreibt tatsächlich einen Kreis und hält das thermische und nutritive Gleichgewicht des Organismus aufrecht, indem es ihm seine Wärme überträgt.

»Das ganze Blut, an welcher Stelle des lebenden Körpers es sich auch gerade befindet, [...] fließt stetig vom Herzen, um zum Herzen zurückzukehren, und kann nicht ohne nachteilige Folgen an einer Stelle bleiben, obwohl, wie ich zugebe, die Bewegung an gewissen Orten bald schneller, bald langsamer vor sich geht.«

Letztlich »sind die Organe und der vorgezeichnete Weg der Bahn und des Kreislaufs des Blutes folgende: zuerst vom rechten Herzvorhof zur Herzkammer, von ihr durch die Lunge bis zum linken Herzvorhof und von dort in die linke Herzkammer, in die Aorta und alle Arterien, die vom Herzen wegfüh-

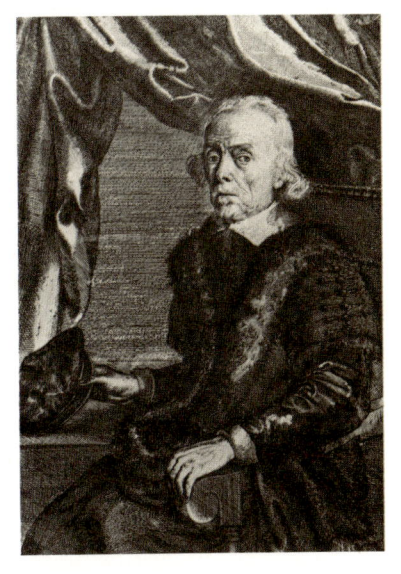

Abbildung 3202
William Harvey *von Wenzel Hollar (1607–1677), London um 1640.*
(Philadelphia, Kunstmuseum)

Abbildung 3203
Titelblatt einer Ausgabe des De motu cordis et sanguinis ... *von W. Harvey, Rotterdam 1654.*
(Paris, Bibliothek der Alten Med. Fakultät)

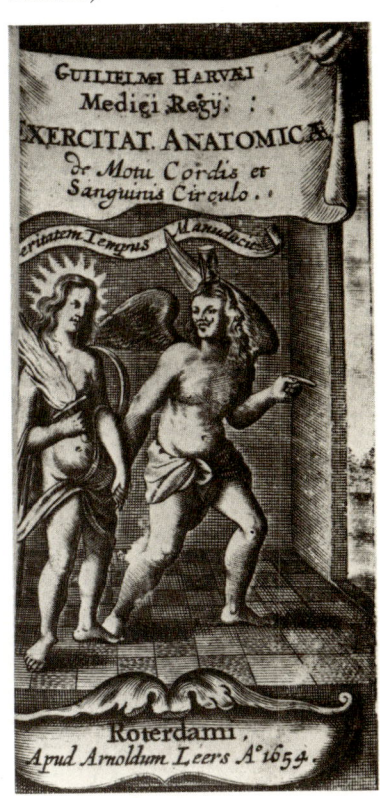

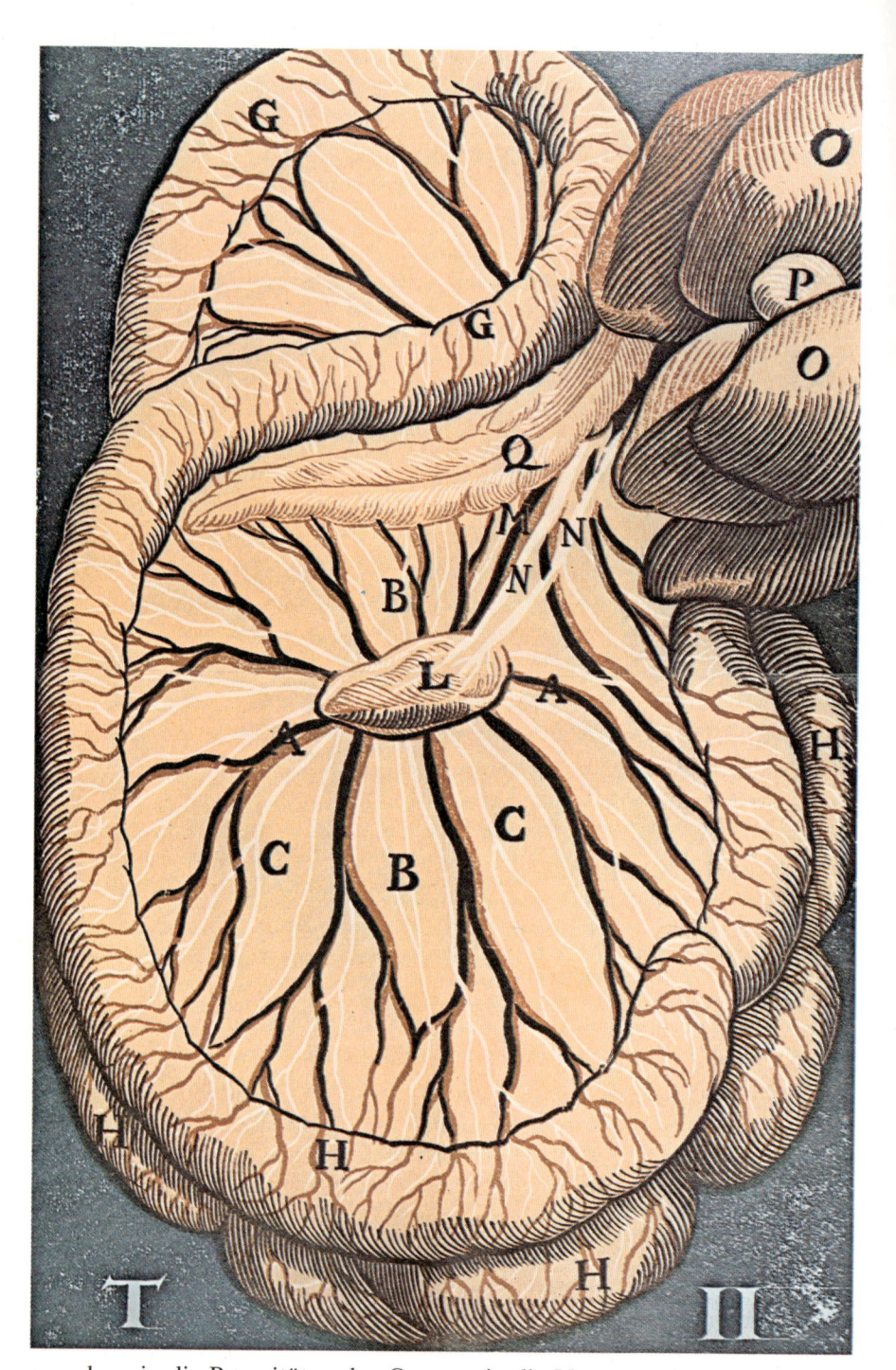

*Abbildung 3204
Anatomische Tafel aus dem Werk von Gaspare Aselli* De lactibus sive lacteis veinis, *Mailand 1627. Faksimile.
(Paris, Bibliothek der Alten Med. Fakultät)
In diesem Werk zeigt Aselli seine Entdeckung, nämlich die Lymphgefäße, die er »venae lactae et albae« nennt. Das Buch ist illustriert mit vier farbigen Holzschnitten, bei denen es sich um die ersten dieser Art handelt. Auf dieser Tafel sehen wir die Lymphgefäße bei B.*

ren, dann in die Porositäten der Organe, in die Venen und von den Venen zur Herzbasis, zu der das Blut schnell wieder hingelangt.«

Es blieb Henry Power (1645) und besonders Marcello Malpighi nur noch überlassen, 1661 den geschlossenen arteriovenösen Lungenkreislauf, das heißt, das Kapillarsystem, nachzuweisen.

Die Kontroverse

Die Bedeutung, aber vor allem die Neuheit der Ergebnisse von William Harveys Arbeiten konnten die wissenschaftliche, philosophische und theologische Welt seiner Zeit nicht gleichgültig lassen. So ergab es sich, daß der Streit zwischen Anhängern und Gegnern der Kreislauftheorie vor dem Hintergrund eines anfangs praktisch allgemeinen Skeptizisimus sehr heftige Formen annahm. Harvey wurde persönlich sehr von dem herausfordernden, übertriebenen, ja sogar gemeinen Charakter der Angriffe der »Antizirkulatoren« in Mitleidenschaft gezogen; sie sammelten sich vor allem um Riolan und um Guy Patin an der Medizinischen Fakultät von Paris, die eine Hochburg des Galenismus war, der sich engstirnig und unerbittlich gegen alles wandte, was vom Dogma abwich. 1645 ließ Riolan seine zweite Widerlegung der Harveyschen Konzeption erscheinen: die Leber wird darin noch für das Zentrum der Bewegungen des Blutes und der Lymphe gehalten. Der Kreislauf, wie Harvey ihn versteht, wird nur für einen geringen Teil des Blutes anerkannt. Seine Rolle ist im übrigen nur sehr nebensächlich. Im Herzen tritt das Blut von der rechten Herzkammer in die linke durch die Scheidewand.

Die »Zirkulatoren« behielten natürlich am Ende die Oberhand, aber erst kurz vor dem Tod ihres Meisters. Aus diesem Streit, welcher der Sorbonne kaum zur Ehre gereicht, bleibt Frankreich ein sehr schlechtes Wortspiel über »Scharlatan«, ferner eine Burleske von Nicolas Boileau und die Lobrede des Diafoirus père auf seinen Sohn im zweiten Akt des *Eingebildeten Kranken*.

Der Triumph der Kreislaufanhänger
Marcello Malpighi erwies Harveys Doktrin den größten Dienst, als er mit Hilfe des Mikroskops zum ersten Mal den Kreislauf des Blutes durch die klei-

Abbildung 3205
»Sezierte Leber, von der konkaven Seite aus gesehen und ihre Gefäße zeigend.« Illustration aus Traité complet de l'anatomie de l'homme comprenant l'anatomie chirurgicale et la médicine opératoire *von J. M. Bourgery und Claude Bernard,*
Paris 1866–1867, Band V, Tafel 38.
(Paris, Bibliothek der Alten Med. Fakultät)

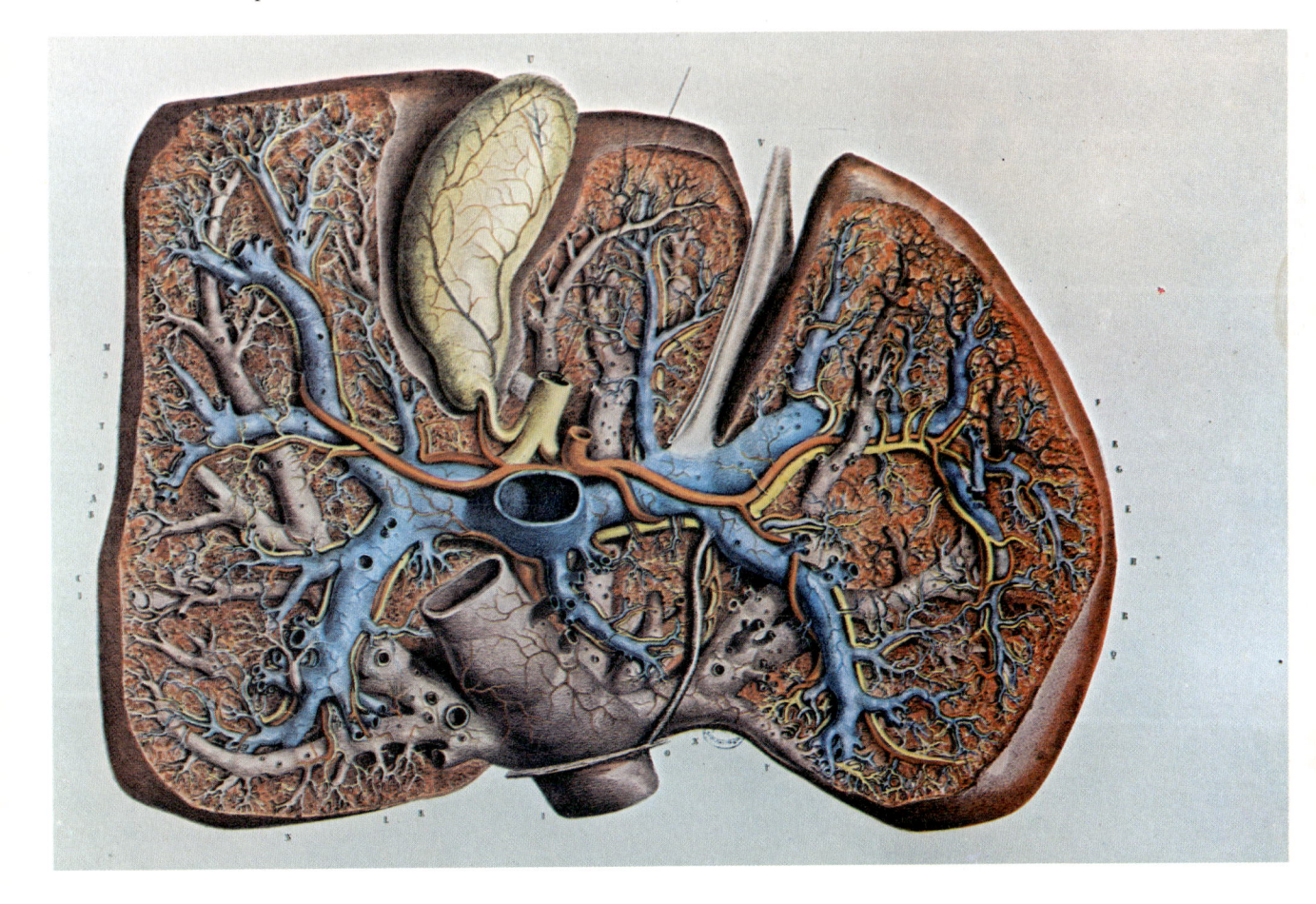

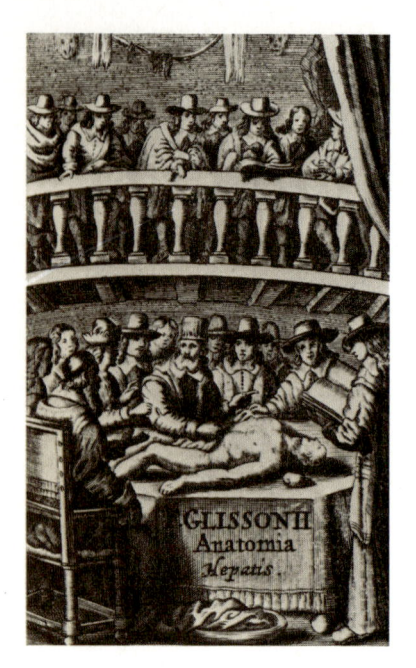

Abbildung 3206
Titelblatt eines Werks von Francis Glisson (1597–1677): Anatomia hepatis ..., *Amsterdam 1665. (Paris, Bibliothek der Alten Med. Fakultät)*

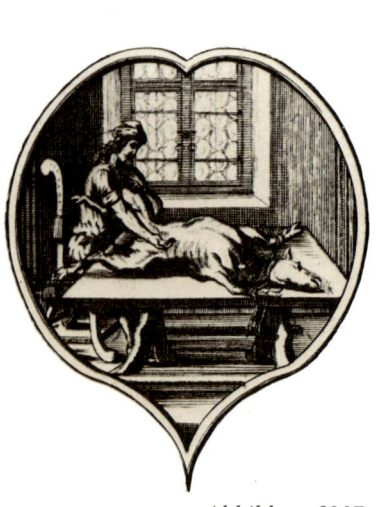

Abbildung 3207
Transfusion von Schafsblut auf einen Menschen. Illustration aus: De ortu et occasu transfusionis sanguinis *von G. A. Mercklin, Nürnberg 1679. (Paris, Bibliothek der Alten Med. Fakultät)*

nen Gefäße zeigte. In dem Werk *De pulmonibus observationes anatomicae* (1661) beschreibt Malpighi seine mikroskopischen Beobachtungen am Lungenparenchym des Frosches: die Alveolen, die terminalen Bronchiolen und die arteriovenöse Verbindung sowie den Blutkreislauf durch das Kapillarnetz. »Er erbringt auf diese Weise das einzige Beweismittel, das (der Kreislauftheorie) noch fehlte.« (Lichtenthaeler). Außerdem bemerkt Malpighi in seinen *Anatomischen Erörterungen über die Struktur der inneren Organe,* als er die Struktur der Leber untersucht, sehr richtig, daß die Lymphgefäße keine Verbindung mit der hepatischen Drüse eingehen, und er verneint, daß sie das Organ der Blutbildung darstellt.

Die mit Chylus angefüllten Gefäße wurden nämlich zufällig 1622 von Gasparo Aselli entdeckt, der ansteigende Lymphkreislauf im Milchbrustgang bis zur Schlüsselbeinvene von Jacques Montel. Aber Jean Pecquet mit seinen Werken *Experimenta nova anatomica* und *Dissertatio anatomica de circulatione sanguinis et chyli motu* verdanken wir den Hauptnachweis des Lymphkreislaufs und der Lymphgefäße. »Mit einem Schlag stößt diese Entdeckung die Einwände Galens und die kleinen Argumentationen der Ärzte zugunsten der Leber um.« (Arnisoeus). Fügen wir noch hinzu, daß sie vor allem nicht in den Plan der Antizirkulatoren paßt. Jetzt ist bewiesen, daß der Chylus nicht zur Leber fließt, wo er angeblich in Blut umgewandelt wird, sondern über die obere Hohlvene zum Herzen; dies bestätigen auch Rudbeck (1651) und Bartholin (1653). Und nachdem Francis Glisson 1654 sein Werk *Anatomia hepatis* veröffentlicht hat, in dem er Harveys Versicherung bestätigt, daß das Blut vom Darm durch die Leber bis zum Herzen fließt, und nachdem er aus der Leber nichts anderes mehr als eine einfache Drüse und aus der Galle nur noch ein Exkrement macht, haben die Antizirkulatoren kein anderes Argument mehr als ihre Böswilligkeit.

Richard Lower macht 1666 die erste Bluttransfusion von Tier zu Tier und 1669 ein experimentelles peripheres Ödem mittels einer verstopften Vene. Im 18. Jahrhundert dominieren in der Herz- und Kreislaufphysiologie die Namen Giovanni Borelli, der die Kraft der systolischen Kontraktion zu bestimmen versuchte, J. Keill, der seine Arbeiten der Beurteilung von Blutmenge, Geschwindigkeit des Kreislaufs und Kraft des Herzens widmete, und besonders Stephen Hales, der 1733 ein Instrumentarium entwickelte, mit dem man den Blutdruck in den Gefäßen messen konnte.

Die medizinischen und medizinisch-philosophischen Systeme des 17. und des 18. Jahrhunderts

Diese beiden Jahrhunderte, Epochen des Rationalismus wie auch der Wißbegier, erliegen der Versuchung, die Ergebnisse von Beobachtungen in medizinisch-philosophische Systeme zu zwingen und häufig die wissenschaftliche Erfahrung hinter der Spekulation auf den zweiten Rang zu verweisen. »Die objektive Tatsache, daß man spontan feststellte oder willentlich provozierte, wurde regelmäßig entsprechend den Folgerungen interpretiert, die man schon a priori gewillt war, daraus zu ziehen.« (Bariéty und Coury). Diese

Systeme, die zu Beginn des 19. Jahrhunderts ihre Anziehungskraft noch nicht ganz verloren hatten, sind die Chemiatrie, die Iatrochemie und die Iatromechanik, die im Lauf des 18. Jahrhunderts wohl gemildert und durch Syntheseversuche oder Bewegungen wie dem Animismus oder dem Vitalismus abgelöst wurden.

Die Chemiatrie war sehr vom Alchimismus gefärbt, ließ sich zweifellos von der Person und den Werken des Paracelsus inspirieren und stellte sich gegen den konservativen Galenismus, beschränkte aber die Anwendung der Chemie in der Medizin hauptsächlich auf das Gebiet der Therapeutik (wie beim Streit um das Antimon). Weil sie die Schaffung und Entwicklung zahlreicher Lehrstühle für Chemie in den Fakultäten begünstigte, lieferte sie in der zweiten Hälfte des 17. Jahrhunderts der Iatrochemie die Waffen in die Hand.

Die Iatrochemie (mit van Helmont und Sylvius) erklärt die Medizin, die krankhaften Veränderungen im Organismus als chemische Vorgänge; die Iatrochemiker versuchten, die Physiologie durch chemische Reaktionen zu deuten. Den menschlichen Körper sah man als ein wahres Chemielabor an, als Sitz von »Fermentationen« und »Aufwallungen«. »Der Mensch war zur Retorte geworden.« (P. Delaunay). Da man die Krankheiten als Störungen in den chemischen Reaktionen betrachtete, mußten sie durch die Normalisierung der chemischen Vorgänge behandelt werden, zum Beispiel mit Hilfe saurer oder alkalischer Heilmittel, ganz, wie es der einzelne Fall verlangte.

Die Iatromechanik

Ab der ersten Hälfte des 17. Jahrhunderts zeigte der Paduaner Santorio de Capo d'Istria in seinen Studien über die menschlichen Funktionen einen echten wissenschaftlichen Geist, der sich auf quantitative, instrumentelle Messungen auf der Waage, dem Thermometer und dem Hygrometer stützte. Die Iatromechanik verdankt viel der Entwicklung der mathematischen Physik, den Atomisten, Galilei, Descartes und seiner Konzeption von der Mensch-Maschine, dem Weltsystem Newtons sowie Harvey. Die Doktrin vom Blutkreislauf veranlaßte ganz natürlich zu der Annahme, daß die Bewegung des Blutes in seinem Gefäßsystem genauso zustande käme wie in einer hydraulischen Maschine. Für die Iatromechaniker ist das Herz eine Feder oder ein Pumpenkolben, die Arterien und Venen hydraulische Röhren, die Verdauung ein Mahlvorgang, die Nieren ein Filter, die Knochen Hebel und die Muskeln Seile; die Lunge ist nur ein Blasebalg. Friedrich Hoffmann (1660–1742) geht noch weiter, er »verkleinert die Mysterien des Organismus zu einem Wechsel zwischen Spannung und Entspannung der Körperfasern« (Bariéty und Coury); ebenso verhält es sich mit Brown, für den eine Krankheit nur einen Unfall im ständigen Konflikt zwischen der sthenischen und asthenischen Veranlagung darstellt. Die Verdauung wird durch Zerkleinerungen, Zermalmungen, Zerreibungen und Kochen molekularer Strukturen erklärt. Schon als man die Infektion als Ursache einer Stagnation und der Eindickung des Blutes vermutete und als man fast die ganze Pathologie mit Kreislaufstörungen im Röhrensystem in Zusammenhang brachte, beschränkte man gleichzeitig die wirksame Therapeutik auf so eindeutige und simple Methoden wie das Abführen oder den Aderlaß. Es ist sehr schwer zu sagen, ob dieser Systematisierungsgeist die Keime seiner Laienhaftigkeit in sich trug oder ob – da diese Spekulationen ebensoviele Hypothesen für künftige Arbeiten darstellten – seine Absurdität nicht vielmehr darin beruhte, daß

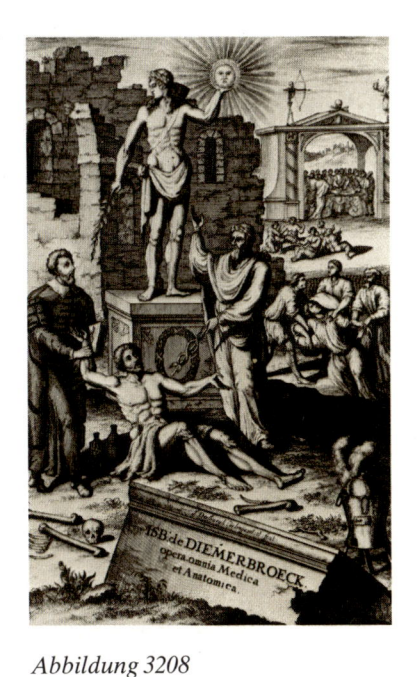

Abbildung 3208
Titelblatt des Werks Opera omnia Medica et Anatomica *von Isbrand van Diemerbroeck, Utrecht 1685.*
(Paris, Musée d'Histoire de la médecine.)
Dieser berühmte holländische Professor polemisierte mit Guy Patin über den Theriak; er verteidigte seine Wirksamkeit unter der Voraussetzung, daß er korrekt zubereitet würde, was seiner Meinung nach in Frankreich nicht der Fall war.

Abbildung 3209
Théophile Bonet (1620–1689). Porträt. Titel einer Ausgabe seines Werks Sepulchretum, sive anatomica practica ex cadaveribus morbo denatis. *(Paris, Bibliothek der Alten Med. Fakultät)*

Abbildung 3210
Illustration aus dem Werk l'Homme *von René Descartes, Paris 1664. Sie zeigt im Gehirn »wie sich die Ideen oder Vorstellungen bilden am Ort für die Phantasie und den Gemeinsinn ... und wie sie die Bewegung aller Glieder verursachen ... Nachdem die Essenzen, die aus der Drüse H treten, den Hirnteil A erweitert haben ..., fließen sie von dort nach B und dann nach C und D, von wo sie sich auf alle Nerven ausbreiten.«*

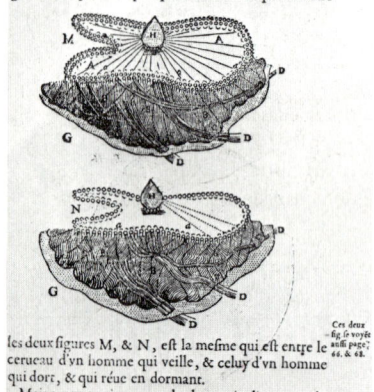

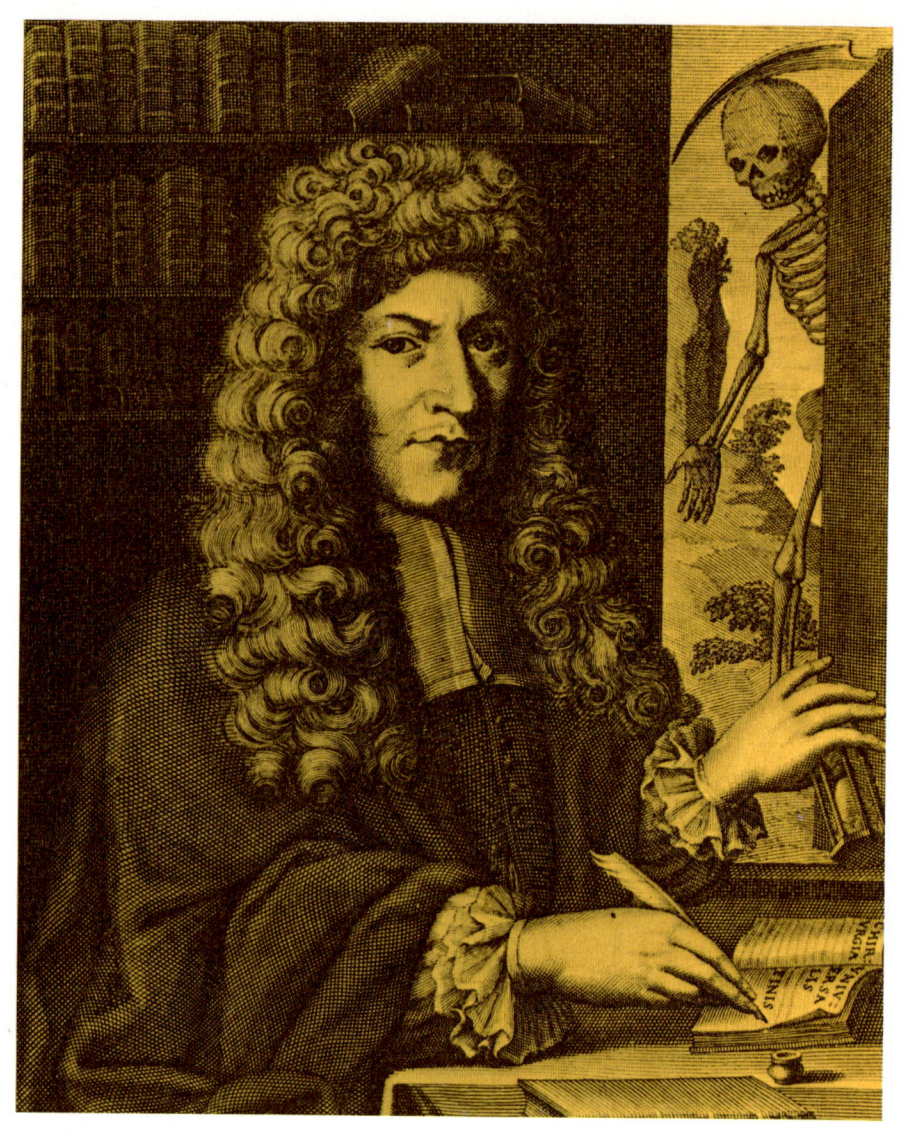

er sich zu früh äußerte, noch bevor die menschlichen Krankheiten genügend bekannt waren.

Der Solidismus Hermann Boerhaaves (1668–1738) ist der Versuch einer Synthese aus der Iatrochemie und der Iatromechanik, der im 18. Jahrhundert einen großen Einfluß ausübte. Der berühmte holländische Arzt sieht die Ursache des Lebens in der Bewegung, und der menschliche Körper besteht aus soliden Organen, die in den Körpersäften schwimmen. Die Verdauung bleibt ein mechanischer Vorgang, aber die Rolle der Verdauungssäfte ist dennoch erheblich. Die animalische Wärme sorgt für das »Kochen« der Nahrungsmittel, aus denen die »Lebensgeister« im Gehirn gebildet werden, wo das Blut langsamer fließt. Diese Lebensgeister verursachen die verschiedenen Bewegungen im Körper über die Nerven als Vermittler. Boerhaave unterscheidet die Krankheiten der soliden Organe und jene der Körpersäfte, die entweder von einer quantitativen Störung durch Übermaß oder Fehlen herrühren oder aber von qualitativen Störungen, die vielleicht die künftige hormorale Pathologie vorwegnehmen. Was nun die Seele betrifft, so entzieht sie sich jeder Messung und muß über dem Leben rangieren.

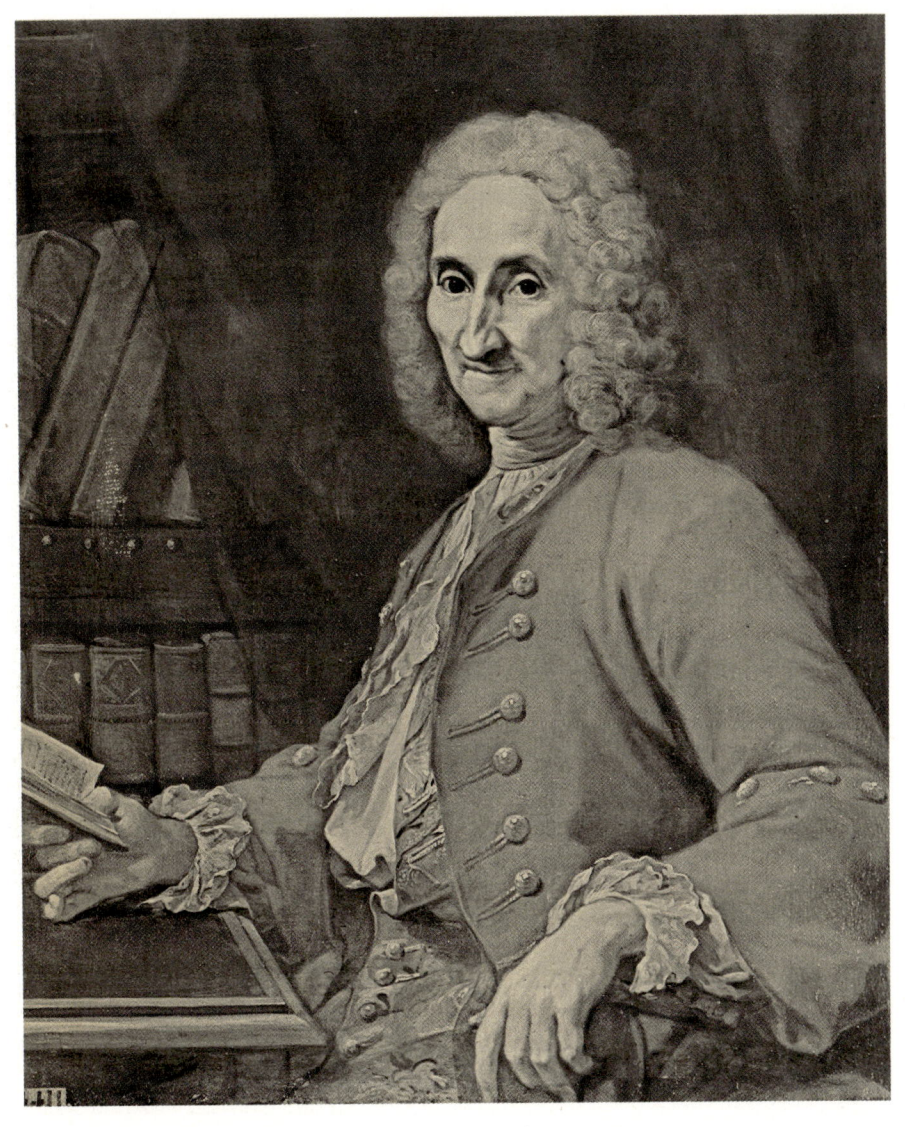

Abbildung 3211
François Pourfour du Petit (1664–1741).
(Paris, Musée d'Histoire de la médecine)
François Pourfour du Petit verdanken wir wichtige Entdeckungen auf dem Gebiet der Neurologie. Außer der Entdeckung des Septum pellucidum *erprobte er als erster experimentell die physiologische Bedeutung des zervikalen Sympathikus und zeigte, daß die Nervenfasern sich in der Gehirnsubstanz und im verlängerten Mark kreuzen.*

Abbildung 3212
Die Sinneswahrnehmung, erklärt von Descartes. Illustration aus dem bereits erwähnten Werk l'Homme.
(Paris, Bibliothek der Alten Med. Fakultät)
»Indem es den Fuß berührt, zieht das Feuer am kleinen Netz c,c und öffnet die Pore d,e. Die animalischen Geister der Vertiefung Fy treten ein und bringen die Muskeln in Bewegung.«

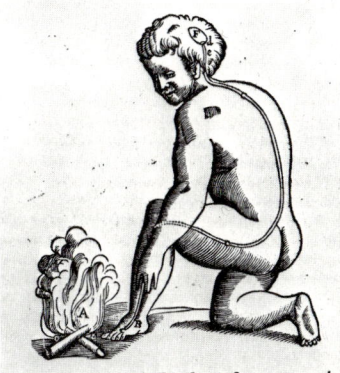

Das System Hoffmanns oder der Humoralismus ist ein Kompromiß zwischen den iatromechanischen Thesen und den antimaterialistischen Konzepten. Der Körper ist eine Maschine, die durch Muskeln und Nerven in Bewegung gehalten wird. Der Grund für die größere Aktivität, deren sich gewisse Körper erfreuen, besteht in dem Einfluß einer »sensitiven Seele«, einer materiellen Substanz mit einer besonderen Finesse und Flüchtigkeit, bei der es sich um nichts anderes handelt als den Äther. Nur auf dieses Fluidum muß man die Tätigkeit der Organe im tierischen Körper, insbesondere die Kontraktion des Herzens und alle anderen Bewegungen zurückführen. Die »sensitive Seele« wird hauptsächlich vom Gehirn abgesondert, das sie dem Blut entzieht und über das Rückenmark und die Nerven auf den gesamten Organismus verteilt. Das Nervenfluidum ist der Vermittler, über den die Seele auf den Körper einwirkt, und der Instinkt wie auch die Leidenschaft haben keine anderen Ursachen als die sensitive Seele. Die pathologischen Erscheinungen hängen eng mit der Muskel-Nervenspannung zusammen. Übermäßige Bewegungen verursachen Spasmen, das heißt Schmerzen, und die verlangsamte Bewegung ist gleich der Atonie.

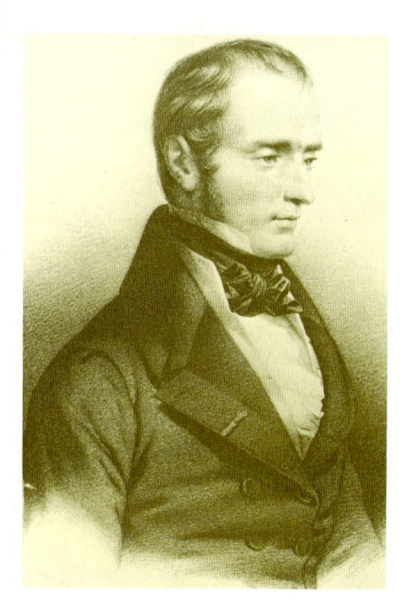

Abbildung 3213
François Xavier Bichat.
Lithographie von Delpech.
(Paris, Musée d'Histoire de la médecine)

Abbildung 3214
Albrecht von Haller (1708–1777).
Porträt als Titel seines Buches Elementa physiologiae ... corporis humani, *Lausanne, Bern 1757–1766.*
(Paris, Bibliothek der Alten Med. Fakultät)

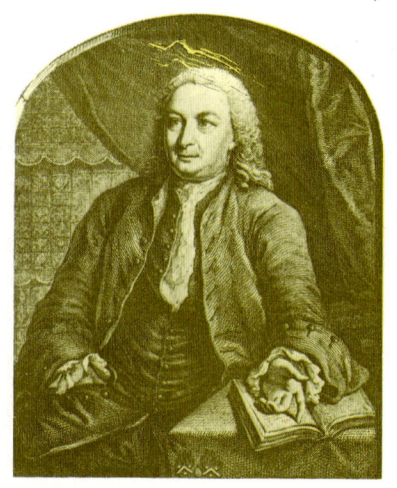

Die Reaktion auf die Iatrochemie und die Iatromechanik erklären die *Animisten* und *Vitalisten* (Glisson, Haller, Stahl sowie die Hochschule von Montpellier), die Antimaterialisten sind, daß »die Lebewesen sich gerade durch die Eigenschaften unterscheiden, welche die leblosen Körper nicht besitzen, nämlich durch Reizbarkeit (Irritabilität) und Sensibilität«. Boissier de Sauvages meint, daß alle Tätigkeiten, die zur Erhaltung des Lebens dienen, durch eine moralische und nicht durch eine mechanische Notwendigkeit bestimmt werden. Der Vitalismus wird von der Hochschule von Montpellier veranschaulicht. Théophile de Bordeu (1722–1776), der den Drüsen die Eigenschaften der Sensibilität und Beweglichkeit zuschreibt (1751), nimmt an, daß das Leben des Organismus aus der Kombination des Lebens aller Drüsen resultiert, während das zelluläre Gewebe die zum Erhalt des gesunden Zustands nötige Koordinierung zwischen den Drüsen besorgt. Die Drüsentätigkeit resultiert aus dem Einsatz der Nerven durch Reizung. Paul-Joseph Barthez (1734–1806) stellt das »Vitalprinzip«, von dem Sensibilität und Beweglichkeit abhängen, der Seele gegenüber, die das Leben in Verbindung mit den willkürlichen Bewegungen regiert.

Für den Animisten Georg Ernst Stahl (1660–1734) ist jede Bewegung ein immaterieller oder spiritueller Akt; der Körper an sich besitzt nicht die Fähigkeit, sich zu bewegen, und muß immer von den immateriellen Prinzipien in Bewegung gehalten werden. Die Seele ist einzige Ursache der organischen Tätigkeit, die sie »harmonisch aufbaut«; sie »erhält ihren Körper nach den Gesetzen ihrer eigenen Tätigkeit aufrecht« und gibt dem Organismus ihren Impuls. Daraus ergibt sich, daß die von einer vernünftigen Seele regierten vitalen Erscheinungen nicht analysiert werden können wie die Materie. Die echte Physiologie basiert also weder auf der noch so weit entwickelten anatomischen Beobachtung – einer sterilen und sogar schädlichen Beschäftigung – noch auf einer besseren Kenntnis der Gesetze der chemischen Reaktionen; denn im Körper vollzieht sich keine einzige chemische Reaktion, abgesehen von jenen, die dem Lebensprinzip unterliegen oder von solchen, die durch dieses verändert werden. Im übrigen schlug Stahl vor, aus der Medizin die Physik, die Chemie und die Anatomie zu verbannen.

Die Doktrin von der Irritabilität

Albrecht von Haller (1708–1777), Autor der *Elementa physiologiae corporis humani*, sieht nach Francis Glisson (1597–1677) in der Reizbarkeit eine echte organische Eigenschaft und Ursache der Muskelbewegung (1739). Alle Körperteile besitzen Reizbarkeit (Kontraktilität) und nervöse Kraft. Aber die Nervenkraft wird erst durch den Willen eingesetzt, während die Reizbarkeit, deren Effekte nach dem Durchschneiden der Nerven beim Experiment und auch nach dem Tod weiterbestehen, keine Manifestation des Lebens und weder von den Nerven noch von der Seele abhängig ist.

Bichat und die Gewebephysiologie

François-Xavier Bichat (1771–1802) ist der Erbe der Physiologen des 18. Jahrhunderts. Stark beeinflußt von Haller, Spallanzani und den Vitalisten übertrifft er diese mit Leichtigkeit; nur sein frühzeitiger Tod hinderte ihn daran, einem Magendie oder einem Claude Bernard gleichzukommen. Als Methodiker und Experimentator ersten Ranges war er gleichzeitig Anatom, Physiologe und ein bemerkenswerter Arzt. »Das Experimentieren in der Physiologie, das Eingehen auf die Patienten und das Öffnen von Leichen in der Anatomie – das ist der dreifache Weg, außerhalb dessen es keinen Anatomen, keinen Physiologen und keinen Arzt geben kann.«

Bichat versuchte, der Physiologie ein Statut zu geben. Wenn er das fiktive, allgemeine Prinzip einer Lebenskraft verwirft, die alle Offenbarungen des Lebens dirigiert, so verschiebt er es nur, indem er versichert, daß »ein riesiges Intervall sie – die Physik und die Chemie – von der Wissenschaft trennt, weil zwischen ihren Gesetzen und jenen des Lebens ein enormer Unterschied besteht. Die Physiologie als die Physik des Animalischen zu verstehen heißt, von ihr eine äußerst unzutreffende Vorstellung zu haben.« In seinem Werk *Recherches physiologiques sur la vie et sur la mort* von 1800 stellt Bichat dem organischen Leben (bei dem die Sensibilität ohne Bewußtsein ist und die Kontraktilität unwillkürlich), das über die vegetativen Funktionen herrscht, das animalische Leben entgegen (bei dem die Sensibilität bewußt und die Kontraktilität dem Willen unterworfen ist), das die Wahrnehmungen, die Intelligenz und die Fortbewegung steuert. Er definiert das Leben als »Summe der Funktionen, die dem Tod widerstehen«, und dessen »hauptsächlichste Erscheinung die Alternative zwischen der Aktion der äußeren Körper und der Reaktion der lebenden Körper ist«. Weil er das Pendeln zwischen Anabolismus und Katabolismus erahnt, erwägt er klar das Vorhandensein kompensatorischer physiologischer Mechanismen, die in einem gewissen Maße dazu bestimmt sind, die durch verschiedene Faktoren verursachten Störungen des normalen Gleichgewichts auszugleichen (Bariéty und Coury).

Abbildung 3215 (unten links) Ligatur eines Gefäßes und Versuch einer Injektion in die Gefäße an der Leiche.
Illustration aus Deux Mémoires sur les mouvements du sang et sur les effets de la saignée *von A. von Haller, Lausanne 1756. (Paris, Bibliothek der Alten Med. Fakultät)*

Abbildung 3216 (unten rechts) Ruinen des Turms Saint-Jean-de-Latran, auch Tour Bichat genannt. Im Floreal des Jahres IV (im Mai 1796) begann Bichat, seine Anatomiekurse abzuhalten, die mit Physiologieunterricht kombiniert waren; man experimentierte an lebenden Tieren, was für die Epoche eine außergewöhnliche Neuerung bedeutete. Von Anfang an hatten diese Kurse einen großen Erfolg, aber Bichat mußte sie infolge eines »beträchtlichen Bluthustens« abbrechen.

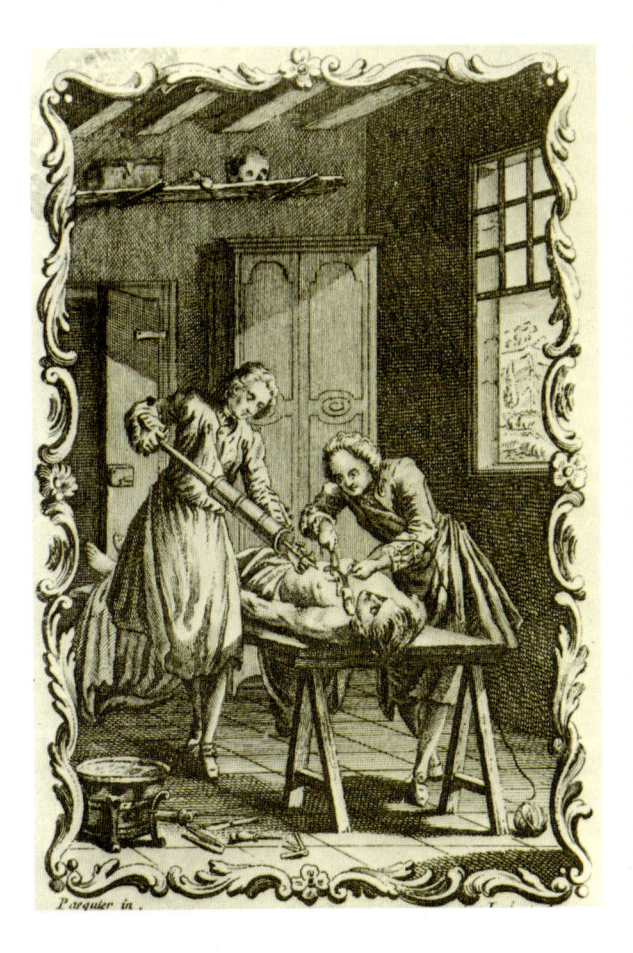

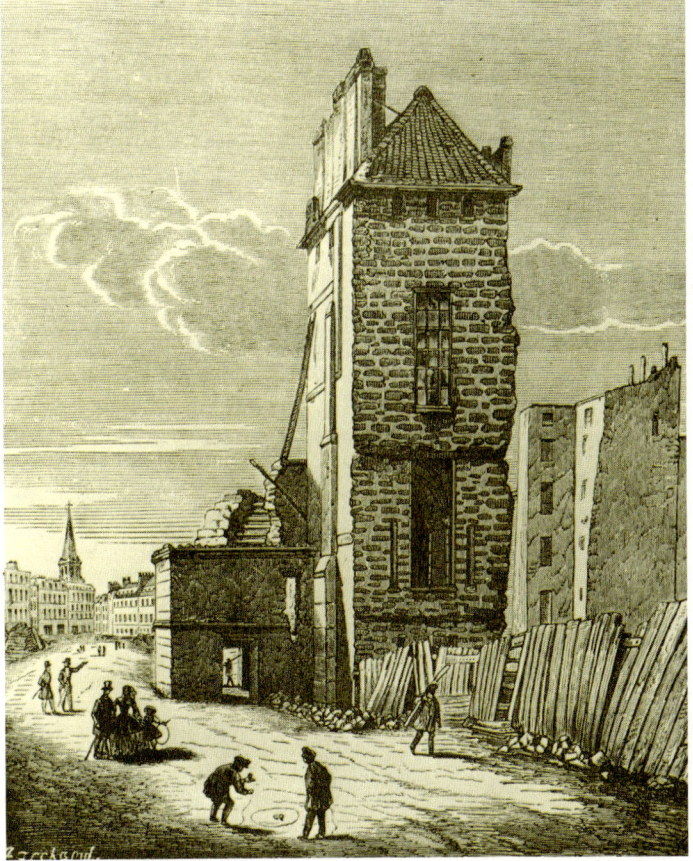

*Abbildung 3217
Der im Sterben liegende Bichat, assistiert von den Doktoren Esparon und Roux.
Gemälde von Louis Hersent (1777–1860). »Eine Schenkung von Pierre Petroz an die École de médecine in Paris.«
(Bildersammlung der Alten Med. Fakultät)
Obwohl Roux den Tod Bichats »einem Typhus der enzephalitischen Form« zuschrieb, scheint es, daß die Diagnose einer tuberkulösen Hirnhautentzündung plausibler ist, denn Bichat hatte starken Bluthusten gehabt, bevor er bettlägerig wurde.*

Aber seine originellsten Konzeptionen beziehen sich auf die Struktur des Körpers und die Anerkennung des Begriffs Gewebe als Träger des organischen Lebens *(Anatomie générale appliquée à la physiologie et à la médicine,* 1801). Ohne jemals das Mikroskop zu benutzen, dem er mißtraute, führte er zahllose Sektionen und alle möglichen physikalischen und chemischen Maßnahmen an den Körperteilen aus. Seine Doktrin, die über den Begriff des Organs hinausgeht, um seine Bestandteile nachzuweisen, läßt sich ungefähr folgendermaßen zusammenfassen: »Alles Animalische ist eine Ansammlung von Organen, die alle eine Funktion ausüben und so auf ihre eigene Weise zur Erhaltung des Ganzen beitragen. Es sind ebenso die einzelnen Maschinen in der Gesamt-Maschine, die das Individuum darstellt. Nun bestehen aber diese einzelnen Maschinen ihrerseits aus mehreren Geweben ganz verschiedener Art, die wirklich Bestandteile dieser Organe sind. In der Chemie kennen wir einfache Körper, die durch die verschiedenen Kombinationen, deren sie fähig sind, zusammengesetzte Körper bilden. Ebenso besitzt die Anatomie einfache Gewebe, die durch ihre Kombination die Organe bilden.« Bichat unterscheidet einundzwanzig Gewebe; die einen sind bestimmten Organen zuzuordnen, die anderen kommen in allen Organen vor, so das »zelluläre Gewebe«, unser heutiges Bindegewebe, dessen Struktur und Rolle, ja sogar dessen spezifische Pathologie er untersucht. Das anatomisch-funktionelle Konzept des Gewebesystems ist also aufgestellt.

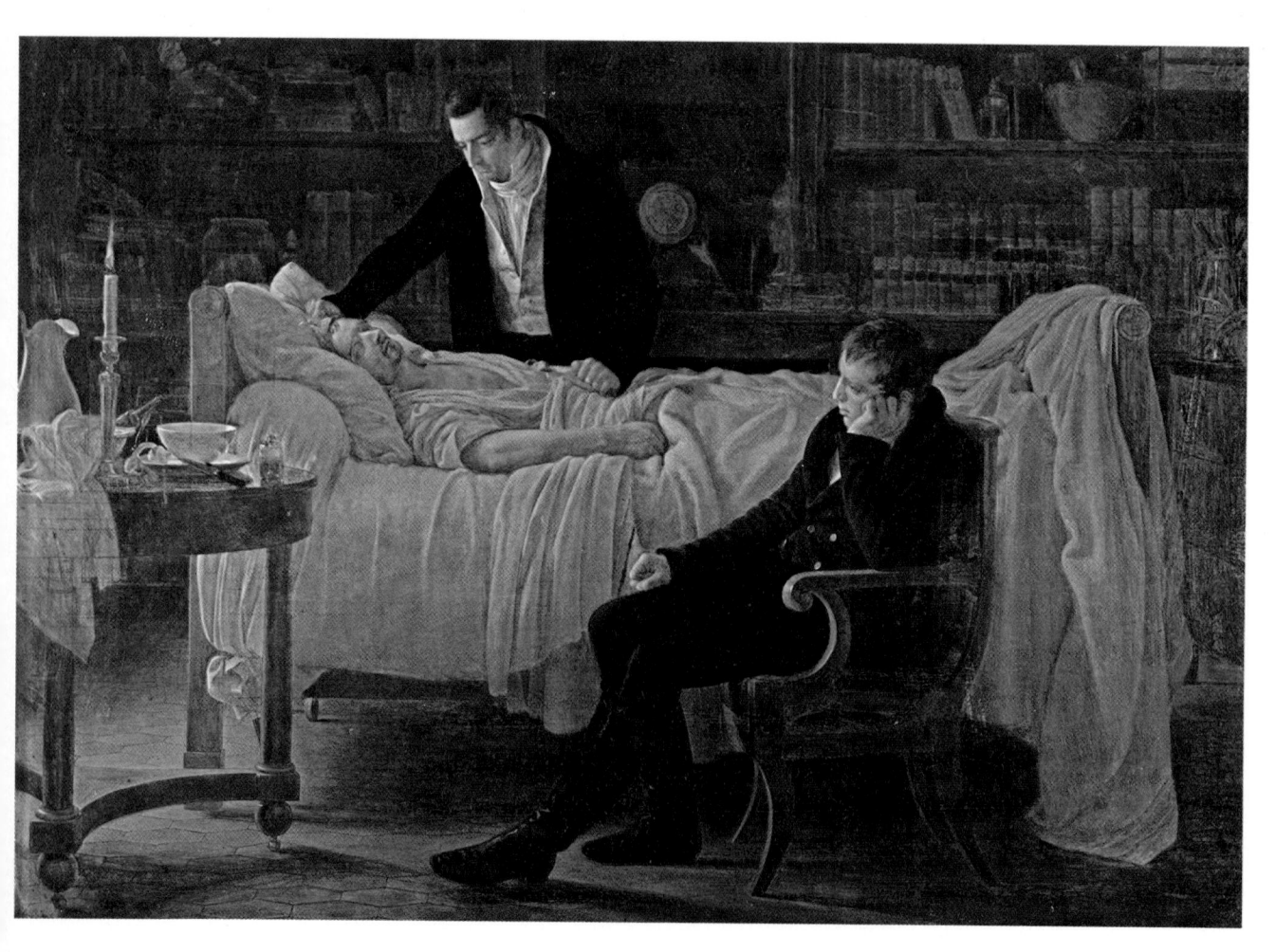

Die Verdauung

Für Galen war die Verdauung der Nahrung ein physikalischer Kochvorgang in Magen und Leber. Eine andere physiologische Doktrin hatte Paracelsus: der Archäus ist ein Dämon, der im Magen über die Trennung der Gifte von den ernährungsspezifischen Prinzipien der Nahrung herrscht und diese assimilierbar macht.

Der Beitrag des 17. Jahrhunderts ist jedoch ziemlich bescheiden; wir finden dort den fundamentalen Gegensatz zwischen Iatrochemikern und Iatromechanikern. Ein Jahr nach der Entdeckung des exkretorischen Kanals der Ohrspeicheldrüse durch Nicolas Stenon (1662) macht Sylvius (1663) aus der Verdauung eine chemische Erscheinung unter dem Einfluß der Fermentation durch Speichel, Galle und dem Saft der Bauchspeicheldrüse, den Reinier de Graaf durch vorübergehende Ableitung beim Hund gewinnen konnte. Während van Helmont die Hippokratische Doktrin der sechs Verdauungen, die jeweils von sechs Fermenten durchgeführt werden, aufrechterhält und Glisson seine Theorie der physiologischen Reizbarkeit auf die Physiologie der Exkretion über die Gallenkanäle anzuwenden versucht, verteidigt Borelli den Primat einer mechanischen, immer feineren Zermalmung mit dem Kauen als erstem Stadium.

Zu Beginn des 18. Jahrhunderts versichert Astruc (1714), daß Speichel, Galle und Bauchspeicheldrüsensaft »die Nahrung, mit der man sie vermischt, sehr schnell einschmelzen und aufspalten«, und er wendet sich gegen Hecket, für den die Zerkleinerung entscheidend ist, da die Kraft des Magens viermal so stark ist wie die des Herzens. Boerhaave versucht eine schwierige Synthese. Die Verdauung sei eine Kombination mechanischer Vorgänge – wie das Kauen und die Magenperistaltik – mit chemischen Vorgängen der Auflösung und Fäulnis durch Speichel und Magensaft (dessen Azidität der Effekt und nicht die Ursache der Verdauung sein soll). Haller sieht im Magen nur eine Art »Kochtopf«, in dem die Nahrungsmittel unter Hitze-, Feuchtigkeits- und Belüftungsbedingungen mazerieren«, bis zur Fäulnis. Magensaft und Speichel hindern die Nahrungsmittel daran, völlig sauer zu werden; die Galle zerstört die natürliche Azidität der vom Magen verdauten Nahrungsmittel, bereitet sie zur Fäulnis auf und stimuliert die Darmperistaltik. Die mechanischen Vorgänge beschränken sich auf die Kontraktionen des Magens, bei denen es jedoch nicht zu einer Zermalmung kommt.

Réaumur stellte sich die Frage, ob die Verdauung aus der mechanischen Zerkleinerung, der Fäulnis oder der Auflösung im Magensaft resultiere; er wies den Weg und zeigte als erster an den herausgewürgten Klumpen unverdauter Nahrung des Bussards, daß dieses Gewölle kein Zeichen einer Fäulnis aufweist, vor allem aber, daß ihre Verdauung ohne mechanische Zerkleinerung stattfinden kann; der Versuch ergab, daß sich in den mit Löchern versehenen Metallröhrchen, die einige Zeit im Magen des Raubvogels verblieben, Spuren eines opaleszierenden, scharf schmeckenden Flüssigkeit sammelten, die zwar Fleisch, aber kein Mehl auflöst.

Lazaro Spallanzani blieb es überlassen, die experimentelle Technik Réaumurs 1778 wiederaufzunehmen und die erste künstliche Verdauung zuwegezubringen, während der Franzose dort gescheitert war. Spallanzani ließ Truthühner und Gänse Schwämme schlucken, die mit einem Faden verbunden waren, so daß er sie, mit Magensaft getränkt, wieder herausziehen konnte. Er drückte diese Schwämme über einem Reagenzglas aus und konnte so *in vitro* eine Verdauung von Fleisch und zerstoßenem Weizen durchführen. Er

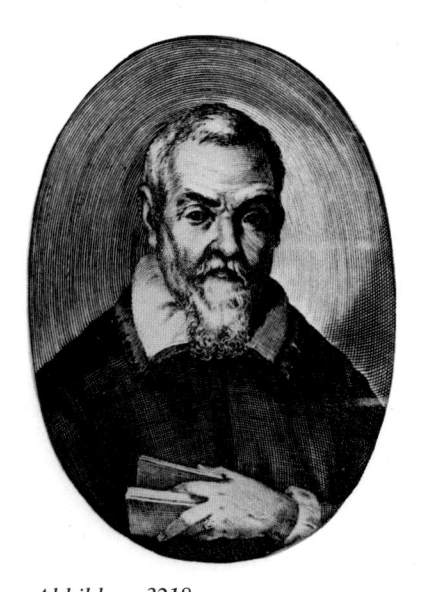

*Abbildung 3218
Santorio (1561–1636).
Stich von Giacomo Piccini (1617–1669) für eine Ausgabe der* Opera omnia *von Santorio, Venedig 1660.
(Philadelphia, Kunstmuseum)
Wegen der quantitativen Experimente, die er an sich selbst dreißig Jahre lang mit einer selbsterfundenen Waage an dem machte, was er die »unmerkliche Perspiration« nannte, kann er als Begründer der Physiologie und der Pathologie des Stoffwechsels angesehen werden.*

beobachtete die Auflösung dieser Nahrungsmittel ohne Fäulnis, aber äußerte sich nicht über die chemische Beschaffenheit des Saftes. Dessen Azidität wurde 1785 von Carminati und das Vorkommen von Salzsäure darin erst 1824 von William Proust entdeckt. Wie dem auch sei: Spallanzani hatte die Rolle des Magensaftes bei den Verdauungsvorgängen gezeigt. Aber wir müssen erkennen, daß »man immer noch Ursachen zu isolieren suchte, um unter ihnen zu wählen, statt ihre Wirkungen zu messen.«

Die Atmung

Die Vorläufer

Die Kenntnisse über den Atemvorgang waren vor Lavoisier noch sehr rudimentär. Dennoch wußte man von der mechanischen Rolle der Lunge als Blasebalg sowie von der Tätigkeit der Zwischenrippenmuskeln und des Brustfells (Spigel, 1627) bei den Volumenschwankungen des Brustkorbs (Borelli). Malpighi und Bartholin hatten bereits die Lungenstruktur beschrieben, und von dem Austauschvorgang der eingeatmeten Luft mit dem Blut, das im Inneren der Lunge zirkuliert, hatte man eine gewisse Vorstellung. Der Chemiker Robert Boyle (1627–1691) hatte gezeigt, daß ein Gas, das in der

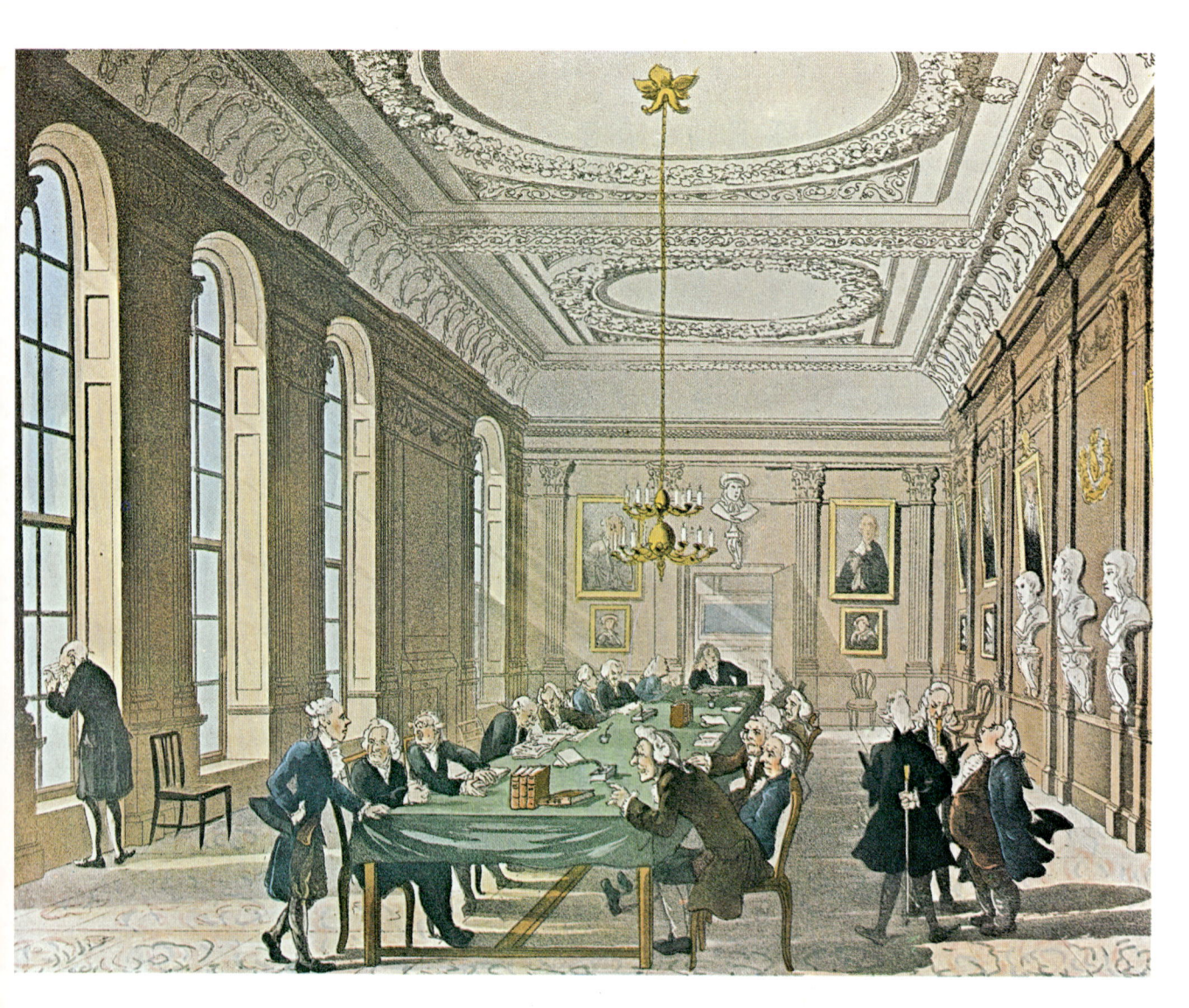

Abbildung 3219
Das Ärztekollegium in London. Stich von Thomas Rowlandson (1756–1827) für den Mikrokosmos von London, *1808. (Paris, Bibl. des Arts décoratifs)*

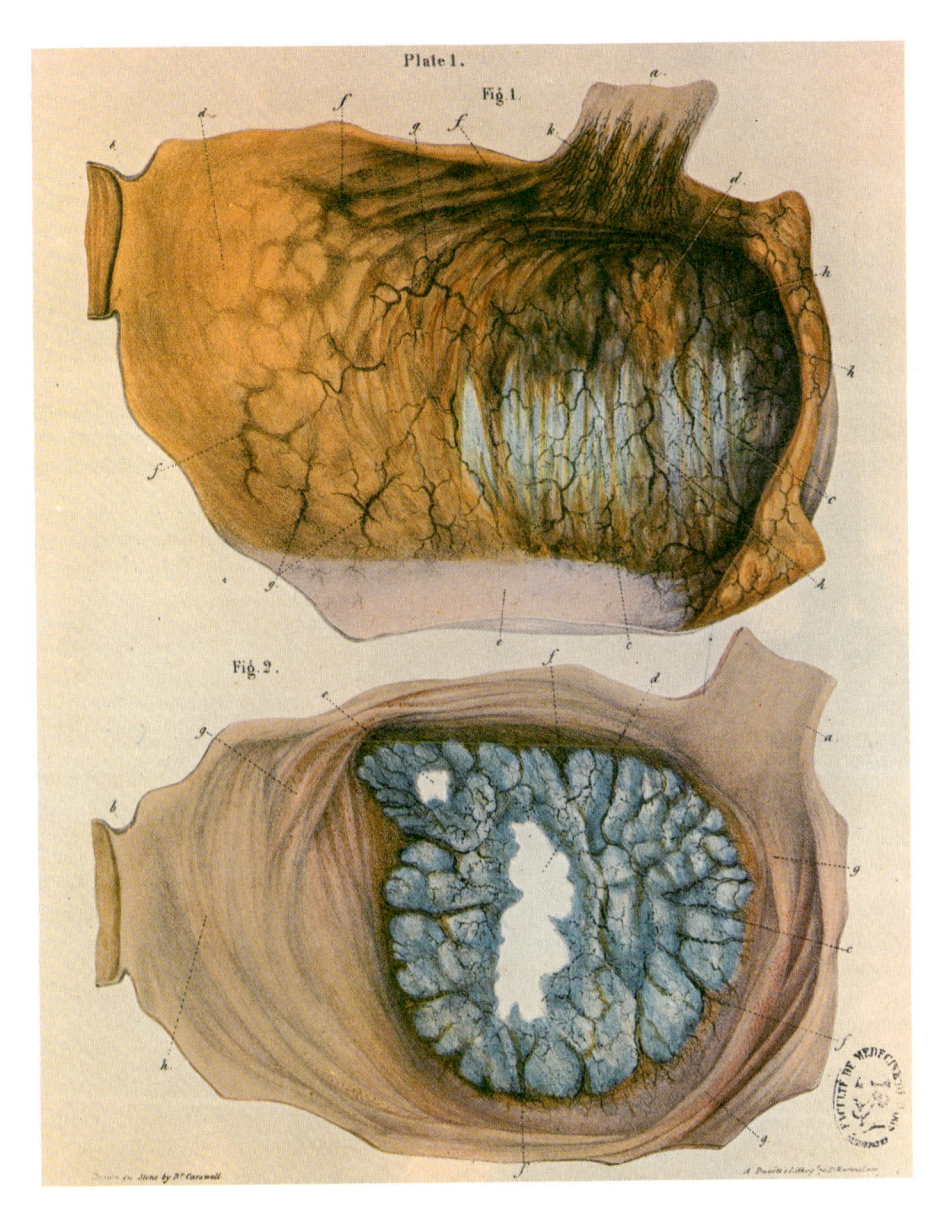

Abbildung 3220
»*Post-mortem-Effekte der Magensäure auf die Gewebeschichten des Magens. Fig. 1 stellt den an der kleinen Kurvatur geöffneten Magen dar, mit b) dem Beginn des Duodenums und c) dem Fundus. Fig. 2 zeigt dieselben Läsionen, aber an einem Magen mit einem entzündeten und zweifach perforierten Fundus.*«
Illustration aus Pathological Anatomy *von Robert Carswell, London 1838.*
(Paris, Bibliothek der Alten Med. Fakultät)

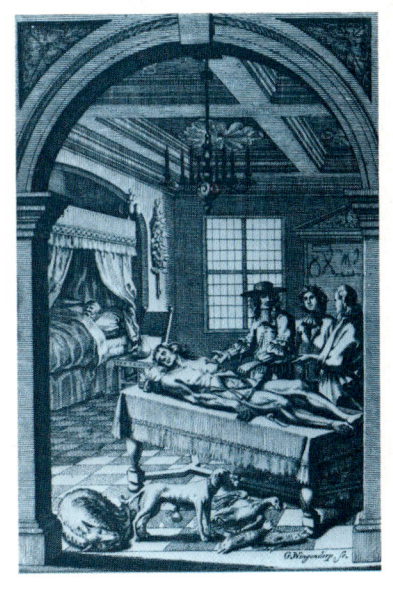

Abbildung 3221
Titelblatt des Werks von Reinier de Graaf: De succo pancreatico, *Leiden 1671.*
(Paris, Bibliothek der Alten Med. Fakultät)
Dieser Stich zeigt einen der ersten Experimentierversuche. Im Vordergrund erkennt man einen lebendigen Hund, an dem Reinier de Graaf eine künstliche Bauchspeicheldrüsenfistel angelegt hat; aus ihrer Öffnung fließen die Absonderungen der Drüse in einen am Bauch angebrachten Flakon. Aus seinen Untersuchungen über die Merkmale dieses Sekrets schloß Reinier de Graaf auf seine alkalische Beschaffenheit. (Claude Bernard bewunderte Reinier de Graaf sehr.)

Luft vorhanden ist, an Atmung und Verbrennung teilnimmt. Das Blut werde durch die Luft, die in den Lungen zirkuliert, zugleich gekühlt und von seinen »exkrementiellen« Stoffen gereinigt. Ohne Luft ist das animalische Leben unmöglich, und der Tod tritt ein, wenn man ein Tier in eine Pumpe setzt, in der man ein Vakuum erzeugt hat.

Richard Lower (1631–1691) hat in seinem *Tractatus de corde: item de motu et colore sanguinis* (1669) geschrieben: »Die Purpurfarbe des Blutes rührt nicht davon her, daß es beim Durchgang durch die Lunge geschwächt wird, sondern davon, daß es sich mit der eingeatmeten Luft vermischt hat«, und er zeigt, daß die Funktion des Lungenkreislaufs darin besteht, das venöse Blut für die Aufnahme in die Arterien aufzubereiten.

John Mayow (1641–1679) hatte die Verringerung des Luftvolumens in einer Blase bei der Atmung gemessen und bestätigt die Meinung Pauls, nach der die Luft ein spezielles Element besitzt, das dem animalischen Leben und der Verbrennung dient; es ist für die Farbveränderung des Blutes verantwortlich, das sich im Kontakt mit dem »ätherischen Prinzip« rötet. Stephen Hales, dem wir eine der ersten Techniken zur Handhabung der Gase verdanken, erwog, daß ein Teil der eingeatmeten Luft sich in der Lunge mit einem brennbaren Element des Blutes verbindet. Albrecht von Haller schlug endlich in seinem Werk *De respiratione experimenta anatomica* eine befriedigende Erklärung der respiratorischen Mechanik vor, insbesondere auch der Rolle der Pleurahöhle.

Die Phlogistontheorie

Die Phlogistontheorie wurde von G. E. Stahl aufgestellt, der die Idee Joachim Bechers (1635–1682) von einer »brennbaren Erde« weiterentwikkelte; sie vermutet, daß alles Brennbare einen gemeinsamen, brennbaren Stoff oder ein Feuerelement besitzt – wobei das Feuer als Prinzip und nicht als sichtbares Feuer gemeint ist –, genannt Phlogiston. Daraus folgt, daß beim Verbrennen eines Stoffes sein Phlogiston entweicht und er somit an Gewicht verlieren muß. Das Problem bestand darin, die Gewichtszunahme zu erklären, die mit der Kalzination der Metalle an der Luft einhergeht, besonders beim Blei und beim Zinn.

Joseph Priestley isolierte 1774 als erster das Gas, das in den Metallen während ihrer Oxydation zurückbehalten wird. Er hatte gezeigt, daß Atmung und Verbrennung nicht in verbrauchter Luft stattfinden können, daß aber eine Pflanze unter einer Glocke phlogistonfreie Luft abgibt, die erneut das Brennen einer Kerze (1771) und die tierische Atmung aufrechtzuerhalten ermöglicht (1775). Lavoisier war es jedoch vorbehalten, in einer Epoche, in der man die Luft als einfachen Körper betrachtete, den chemischen Prozeß zu zeigen, auf dem hauptsächlich die Atmung basiert, ferner die Chemie des 18. Jahrhunderts zu kodifizieren und zweifellos – ungewollt – einer der größten Physiologen der Medizingeschichte zu werden.

Antoine Laurent de Lavoisier (1743–1794)

Die Rolle der atmosphärischen Luft bei Oxydationsvorgängen begann Lavoisier erst 1771 zu interessieren. Schon 1772 war er davon überzeugt, daß Schwefel und Phosphor zum Verbrennen Luft verbrauchen und daß sich ein Teil der atmosphärischen Luft beim Kalzinieren der Metalle an diese bindet. Diese Vorgänge zu isolieren und zu identifizieren gelang ihm jedoch erst 1775, nachdem er die Experimente Priestleys über das rote Quecksilberoxyd wiederaufgenommen hatte. Auf folgende Weise wies er nach, daß die Luft Stickstoff und Sauerstoff enthält: die Restluft »fällte keineswegs Kalkwasser aus, aber sie löschte Flammen aus. In wenigen Augenblicken tötete sie die Tiere, die man ihr aussetzte [. . .]« – »Bei seiner Kalzinierung absorbiert das Quecksilber den besten, atembaren Teil der Luft, um ausschließlich deren ungesunden, nicht atembaren Teil zu hinterlassen.« – »Den atembaren Teil der Luft nenne ich Oxygen, das bedeutet ›ich bilde Säure‹, den nichtatembaren nenne ich Azote, das bedeutet ›ohne Leben‹.« Dies war das entscheidende Experiment, das der Phlogistontheorie ein Ende bereitete. Von nun an kann sich Lavoisier der physiologischen Chemie zuwenden. Aber die Anwendung seiner Entdeckung auf die Atemphysiologie des Tieres ist für ihn zunächst nur ein Mittel zum Ausfindigmachen, zur Identifizierung und Analyse der verschiedenen Gase. In den Werken *Mémoire sur les changements que le sang éprouve dans les poumons et sur le mécanisme de la respira-*

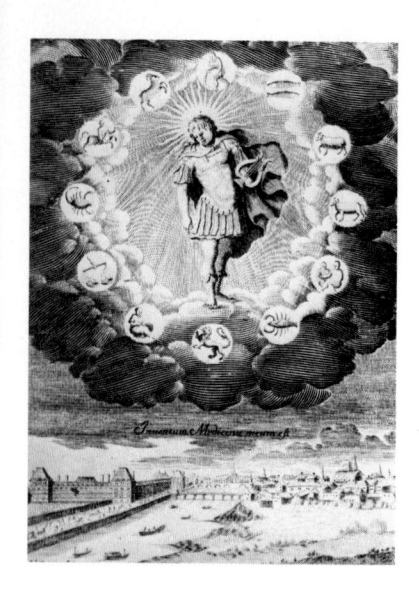

*Abbildung 3222
Titelblatt des Werks* Zodiacus medico-gallicus *von Nicolas de Blegny, Genf 1680.
(Paris, Bibliothek der Alten Med. Fakultät)*

tion (1777) und *Mémoire sur les altérations qu'éprouve l'air respiré* (1785) stellt er eine Parallele zwischen der Verbrennung und der Atmung her und zeigt den chemischen Mechanismus der Atmung: es handelt sich um Sauerstoffabsorption sowie Ausatmen von Kohlendioxyd und Wasserdampf. Aus zahlreichen Tierexperimenten in verbrauchter Luft oder in einem mit Eis umgebenen, geschlossenen Raum leitet er ab, daß ein Teil des aufgenommenen Sauerstoffs sich in der Lunge mit dem Blut vermischt – das sich rötet –, um die lebenswichtige Verbrennung des Kohlenstoffs zu erreichen; währenddessen verbindet sich ein anderer Teil desselben Gases mit Wasserstoff, um Wasser zu bilden, das bei der Ausatmung entweicht. Was nun den Stickstoff oder die Mofette (Grubendampf) betrifft, so handelt es sich um »ein rein passives Milieu, das in die Lunge dringt und ungefähr genauso herauskommt, wie es dort eingetreten ist«. »Das Leben ist eine Verbrennung«, versichert Lavoisier, der dann zu den Ursachen der tierischen Wärme kommt und noch in seinem Werk *Sur la transpiration des animaux* (1791) schreibt: »Die tierische Maschine beherrschen überwiegend die drei Hauptregulatoren: die Atmung, die Wasserstoff und Kohlenstoff verbraucht und Wärme liefert, die Transpiration, die sich steigert oder verringert je nachdem, ob es nötig ist, mehr oder weniger Wärme zu transportieren, und schließlich die Verdauung, die dem Blut zurückgibt, was es durch Atmung und Transpiration verliert.« In Wirklichkeit vermutete Lavoisier, der die Atmung nur in der Lunge lokalisierte, daß sämtliche Wärme des Organismus primär in der Lunge frei wird. Jean Henry Hassenfratz wies 1791 darauf hin, daß sie Lunge nicht wärmer als die anderen Organe ist, und dementsprechend betrachtete er als wahrscheinlich, daß die animalische Wärme in allen Teilen des Körpers, in denen sich das Blut verteilt, frei wird. Bichat präzisierte, daß »das arterielle Blut während des Durchgangs durch die Gewebe die Eigenschaften des venösen Blutes annimmt«. Ebenso hatte Spallanzani, wie postum aus der Veröffentlichung seines Memorandums über die Atmung 1803 hervorgeht, festgelegt, daß alle Organe, alle Gewebe und vor allem die Haut der Amphibien und Reptilien und nicht allein die Lunge Sauerstoff aufnehmen und Kohlensäure abgeben.

Wir sehen deutlich, daß Lavoisier zwar der Begriff der Gewebsatmung noch entging – wir dürfen jedoch nicht vergessen, daß er im Alter von neunundvierzig Jahren guillotiniert wurde –, aber sein Einfluß auf die wissenschaftliche und medizinische Welt bedeutend war. Künftig verwirft man die Iatromechanik, und die Beziehung der Chemie zur Physiologie wird immer enger; dies gilt sowohl für die gewissenhafte Analyse der Körpersäfte – die biologische Chemie – als auch für die Interpretation der Krankheiten und die therapeutischen Methoden. In diesem Sinne können wir sagen, daß seit Lavoisiers Arbeiten die Chemie ein Modell und ein Instrument für die Physiologie wurde. Magendie und Claude Bernard bestätigen dies.

Abbildung 3223
Antoine Laurent Lavoisier.
Schulbuchumschlag,
Ausgang 19. Jh.
(Paris, Musée Carnavalet)

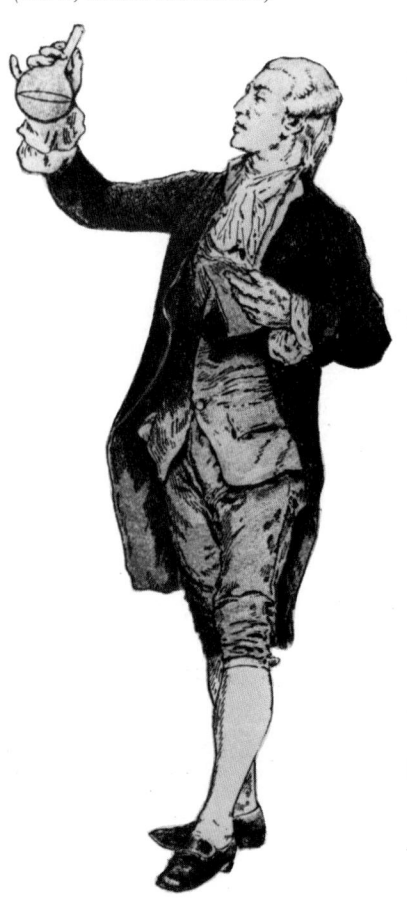

Das 19. Jahrhundert

Im 19. Jahrhundert wendet die Physiologie die experimentelle Methode auf die Beobachtung der lebenden Organismen an und profitiert von den Beiträgen der Physik, der Chemie, der pathologischen Anatomie, der Pathologie und dem Bau zahlreicher Meßinstrumente. So nimmt sie nun wirklich ihren Aufschwung und legt, wie es scheint, ihre Methoden endgültig fest. Die

Abbildung 3225 (gegenüber) Lavoisier und seine Frau, gemalt von Louis David, 1788. (New York, Rockefeller Center of Medical Research) Die intelligente und gebildete Frau Lavoisier nahm aktiv an den wissenschaftlichen Arbeiten ihres Gatten teil. Nach seinem Tod verheiratete sie sich wieder, und zwar mit dem amerikanischen Physiker und Chemiker Benjamin Rumford (1753–1814).

Die experimentelle Physiologie

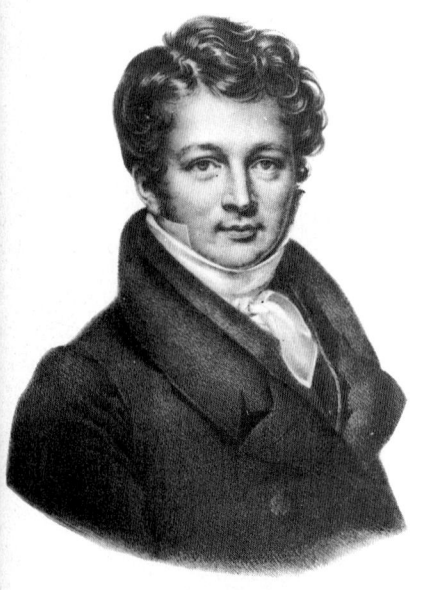

Abbildung 3224 François Magendie. Stich von Paulin Guérin. (Paris, Musée Carnavalet) Da er aus dem straff durchgeführten Experiment die Grundlage der physiologischen Methode machte, kann man behaupten, daß Magendie einer der Begründer der modernen Physiologie war.

Erfahrung überflügelt die Rechthaberei oder die hellseherische Eingebung, und der Philosoph enthält sich von nun an seiner Abschweifungen in die Laboratorien. Dies ist die endgültige Ablehnung jeder Neigung zur Systemkonstruktion und auch der Beginn der Aufsplitterung, um die Physiologie jeder Gesamtschau zu entziehen.

Zwei große, sich ergänzende Strömungen entgegengesetzter Art, die aus alter Tradition stammen, liefern ihren Beitrag zum Aufblühen der physiologischen Disziplin des 19. Jahrhunderts. Die erste ist die wissenschaftliche Leidenschaft und die experimentelle Revolution Magendies; Claude Bernard stellt ihre höchste Entwicklung dar und die deutsche Schule einen besonders brillanten und originellen Fall mit Johannes Müller und seinen Schülern. Die zweite Strömung ist die anatomisch-chemische Schule von Paris, die bis Jean-Martin Charcot und in den ersten Jahrzehnten des 20. Jahrhunderts triumphieren sollte.

François Magendie (1783–1855): *Beobachtung und Erfahrung*

»Die Wissenschaft wächst nicht nach und nach und regelmäßig; sie schreitet in Sprüngen und Revolutionen fort.« Dieser Satz Claude Bernards unterstreicht den Einfluß Magendies auf die Physiologie und der Medizin in der ersten Hälfte des 19. Jahrhunderts.

François Magendie war eine sehr originelle und umstrittene Persönlichkeit, mit der ihre Widersacher ein leichtes Spiel hatten, an Entgleisungen zu erinnern und Fehler aufzuzeigen. In Wirklichkeit muß Magendie als der Begründer der modernen Medizin betrachtet werden. »Magendie hat der gesamten Medizin einen neuen Weg gewiesen, auf dem es kein Zurück gibt.« (Lichtenthaeler). Seine persönlichen Arbeiten sind weit davon entfernt, nicht beachtet zu werden. Er untersucht 1809 die Wirkung eines aus der Brechnuß gewonnenen Gifts – es wurde 1818 als Strychnin identifiziert –, und er weihte damit gleichzeitig die moderne Pharmakologie ein. Sein Beitrag zur Nervenphysiologie war in jedem Punkt bemerkenswert: Zwar bestätigte er lediglich die Arbeiten von Charles Bell über die motorische Rolle der vorderen Nervenwurzeln, doch gebührt ihm das Verdienst, 1821 die sensible Funktion der hinteren Nervenwurzeln entdeckt und das Phänomen der »rücklaufenden« Sensibilität gezeigt zu haben. Seine Intuition und seine Experimente ermöglichten es ihm sogar, die Grundlagen der zellulären Physiologie, den Begriff des Nahrungsmangels und selbst die Anaphylaxie achtzig Jahre vor ihrer Formulierung durch Richet und Portier vorherzusehen (Bariéty und Coury).

Aber interessant ist seine Person vor allem durch seinen Erneuerungsgeist und sein revolutionäres Programm, durch seinen Wunsch, eine neue Physiologie und eine neue Medizin auf neuen Grundlagen zu schaffen. »Nehmen wir an, daß nichts gemacht worden ist, daß alles noch zu machen ist.« – »Schaffen wir die experimentelle Medizin«, schrieb er. Als heftiger Polemiker – seine oft ungerechten Ausfälle gegen Bichat sind berühmt – ist er ein Außenseiter, der in Konflikt mit der offiziellen und empirischen Medizin seiner Epoche gerät, deren vitalistische Konzeptionen er als ebensoviele vorgefaßte Meinungen verurteilt. »Magendie«, schreibt Claude Bernard, »hatte gegen den Systematisierungsgeist einen wirklich außerordentlichen Abscheu. Jedesmal, wenn man ihn auf eine medizinische Doktrin oder Theorie ansprach, fühlte er instinktiv eine Art Grausen. Sagte man zu ihm, daß nach diesem oder jenem Gesetz die Sache sich so und so entwickeln würde, hatte

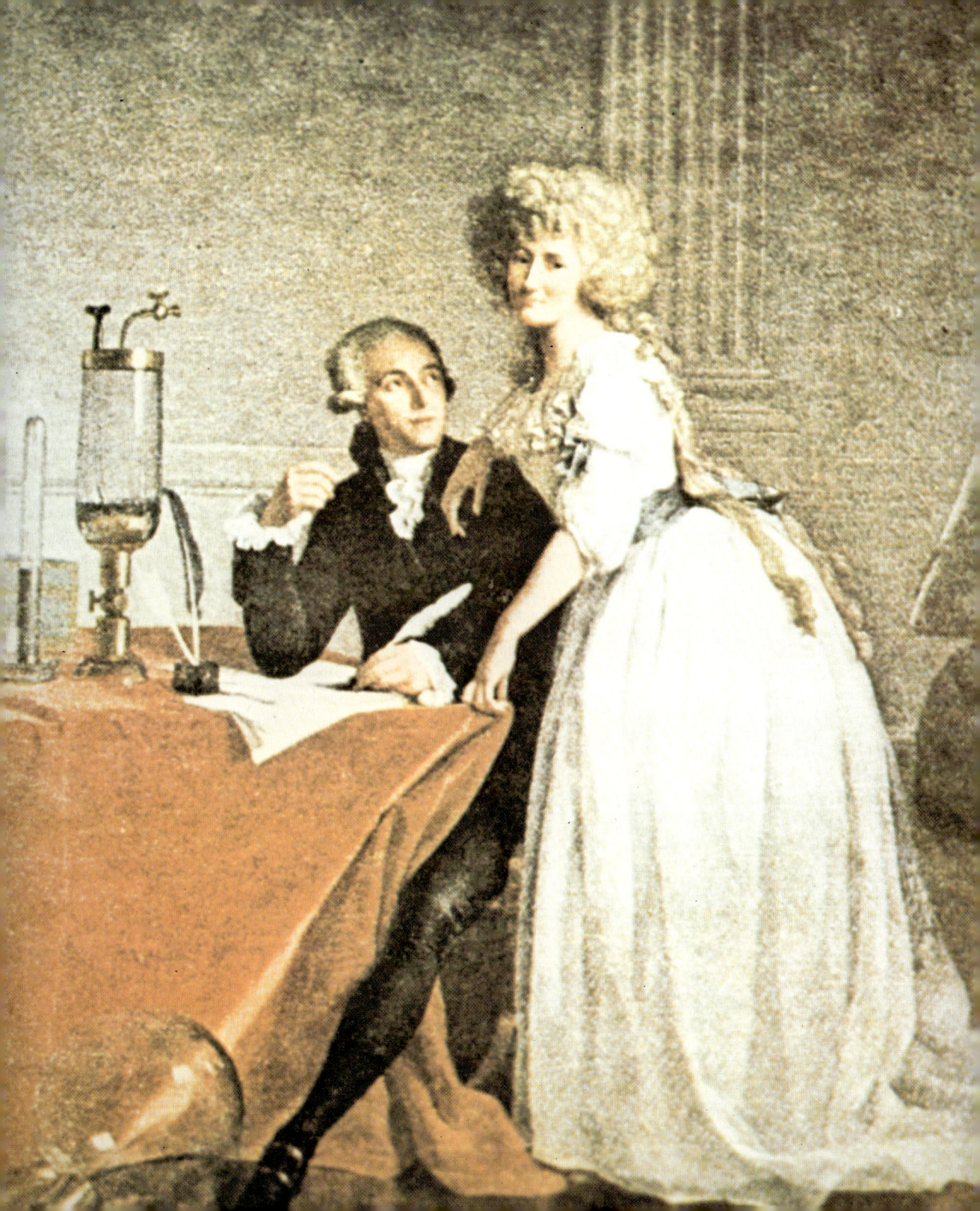

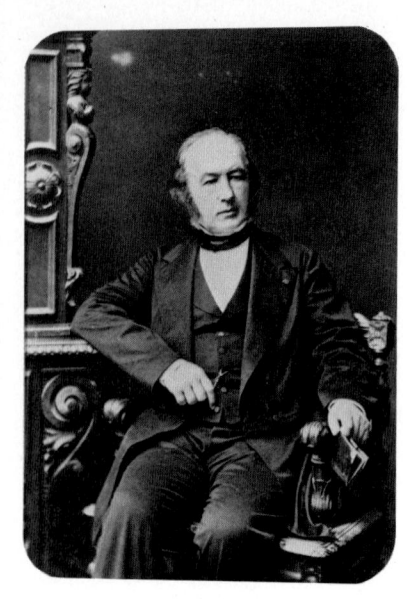

*Abbildung 3226
Photographie von Claude Bernard.
(Académie nat. de méd., bibl. coll. icono.)
»Es ist interessant, diesen Claude Bernard zu hören, und angenehm, ihn anzusehen. Er hat ein so schönes Gesicht eines guten Menschen, eines wissenschaftlichen Apostels. Dazu hat er noch eine so vornehme Art zu sagen ›man hat gefunden‹ und ›man‹, wenn er von seinen eigenen Entdeckungen spricht.« (Edmond und Jules de Goncourt.)*

dies bei ihm die Wirkung wie ein falscher Ton im geschulten Ohr eines Musikers. ›Ich weiß nicht‹, antwortete er, ›machen Sie einen Versuch und sagen Sie dann, was Sie gesehen haben.‹«

Mit ihm begibt sich die Physiologie endgültig auf experimentelles Gebiet und sucht methodisch anhand der Physik und der Chemie die Erklärung der physiologischen Fakten, ohne jemals die Ergebnisse jedes Versuchs zu überschreiten. »Keine endlose Überlegung, sondern Experimente!« – »Ein Arzt, der nie die Chemie und die Physik zu Hilfe nimmt, der nicht die schwierige Kunstfertigkeit mit Tierversuchen [...] kennt, sieht oft in einer Anzahl Kranker nur mehr oder weniger leidende Menschen, Sterbende oder Genesende.« – »Es gab eine Zeit, in der die Physiologie ein Roman war.« Sie soll die Systeme verlassen, künftig nur noch auf Fakten beruhen und experimentell vorgehen wie die Physik und die Chemie, die ihr als Modelle und Stützen dienen. Denn obwohl die Lebewesen eigene Merkmale aufweisen, sind die Prinzipien der Physik und der Chemie auf sie anwendbar. Und noch mehr mündet nach Magendie die Kenntnis in die Aktion: »Die Medizin ist die Physiologie des kranken Menschen.« Wenn die Physiologie die Wissenschaft von den Funktionen eines gesunden Organismus ist, so stellt die Pathologie die Wissenschaft von den Funktionen eines gestörten Organismus dar, mit anderen Worten die Pathophysiologie. »Mit Magendie«, äußert Lichtenthaeler, »trennt sich die Medizin von ihrer Vergangenheit.« Sie gibt sich eine Methode, sucht neue Stützen und wird experimentelle Wissenschaft.

Claude Bernard (1813–1878)

Als Schüler Magendies, dessen Werk er weiter ausbaute, wird Claude Bernard mit Recht als der größte Physiologe der Medizingeschichte angesehen. Sein wissenschaftliches Œuvre ist beeindruckend, und sein philosophisches gehört zu den bemerkenswertesten des 19. Jahrhunderts. Claude Bernard war nicht nur ein gewissenhafter Experimentator; der tiefschürfende Denker kodifizierte in seiner *Introduction à l'étude de la médicine experimentale* »den Kanon, der niemals aufgehört hat, die moderne medizinische Forschung zu beherrschen« (Bariéty und Coury).

Für Claude Bernard wie für Magendie steht das Experiment über allem anderen. Die zeitgenössische Medizin ist eine Mischung aller möglichen Dinge, aber die Medizin ist dazu bestimmt, den Empirismus zu überwinden, »und sie wird ihn wie die anderen Wissenschaften durch die experimentelle Methode überwinden«. Die Physiologie ist die sicherste Grundlage der Medizin, denn »die Kenntnis des pathologischen Zustands kann nicht erlangt werden ohne die Kenntnis des normalen Zustands«.

Während aber Magendie mit seinen Experimenten die Natur befragte, ohne im voraus genau zu wissen, was sie antwortet, überläßt der erfinderischere Claude Bernard nichts dem Zufall. »Er folgt Leitlinien, akzeptiert Hypothesen und benutzt Theorien, die er aber der strengen Kontrolle des Experiments unterwirft.« Und »wenn man auf ein Faktum trifft, das einer herrschenden Theorie widerspricht, muß man das Faktum anerkennen und die Theorie aufgeben, selbst wenn diese, durch große Namen unterstützt, allgemein anerkannt ist«. Es trifft wahrhaftig zu, daß Claude Bernard »aus der Physiologie die Phantome vertrieben hat, die sie überfüllten« (Paul Bert).

Claude Bernards wissenschaftliches Werk ist enorm und für die Medizin von großer Tragweite. Es berührt die verschiedensten Gebiete wie die Neurophysiologie, die experimentelle Pharmakologie (mit Untersuchung der Giftwirkungen), die Vasomotorik nervaler Ursache, die Neurokrinie (mit dem berühmten »Zuckerstich« in den Boden des vierten Hirnventrikels) und die Verdauungsfunktionen. Seine fundamentalen Entdeckungen betreffen jedoch die glykogenbildende Funktion der Leber (1848), ein erstes Beispiel für die innere Sekretion; ferner die Isolierung des Glykogens (1855); die Glukose als die animalische Wärmequelle mit einem konstanten Blutspiegel; das Blut als Regler der animalischen Wärme mit dem Hinweis, daß es das innere Milieu des Organismus darstellt, daß dieses innere Milieu konstant ist und sich pathologische Störungen aus der Störung dieses Gleichgewichts ergeben. Gleichzeitig verlieh er dem Humoralismus seine wissenschaftlichen Adelstitel.

Rückblickend jedoch scheint uns das wissenschaftliche Werk Claude Bernards hinter seinem philosophischen zurückzustehen. Die *Introduction à l'étude de la médicine expérimentale* (1865) ist eine Summe von Überlegungen und Gedanken über die Regeln der experimentellen Methode und ihrer Anwendung auf die Medizin. Dies ist, wie sich Bariéty und Coury ausdrükken, »die Charta, die sich aus eigenem Antrieb allen jenen auferlegt, die sich bemühen, die Wissenschaft des Lebens zu schaffen«.

Das medizinische Wissen kann nur auf Beobachtung und Versuchen als Grundlagen ruhen: »In Physiologie und Medizin haben wir es nur mit objektiven Wirklichkeiten zu tun; wir befinden uns mitten in dem, was man die Wissenschaften der Beobachtung und der Experimentation nennt, weil Beobachtung und Experimentation allein die Wirklichkeiten oder die Fakten, auf denen die Wissenschaften basieren [...], festlegen können. Ich bin der Meinung, daß die Eingebung der Ärzte, die sich nicht auf die experimentelle Wissenschaft stützt, nur Phantasie ist, und im Namen der Wissenschaft und der Menschheit muß man diese tadeln und untersagen.« Die experimentelle Methode gleicht einer experimentellen Kritik: »Die experimentelle Methode als solche ist nichts anderes als eine Überlegung, mit deren Hilfe wir unsere Ideen der Erprobung durch die Fakten unterwerfen.« Die Schwierigkeit ihrer

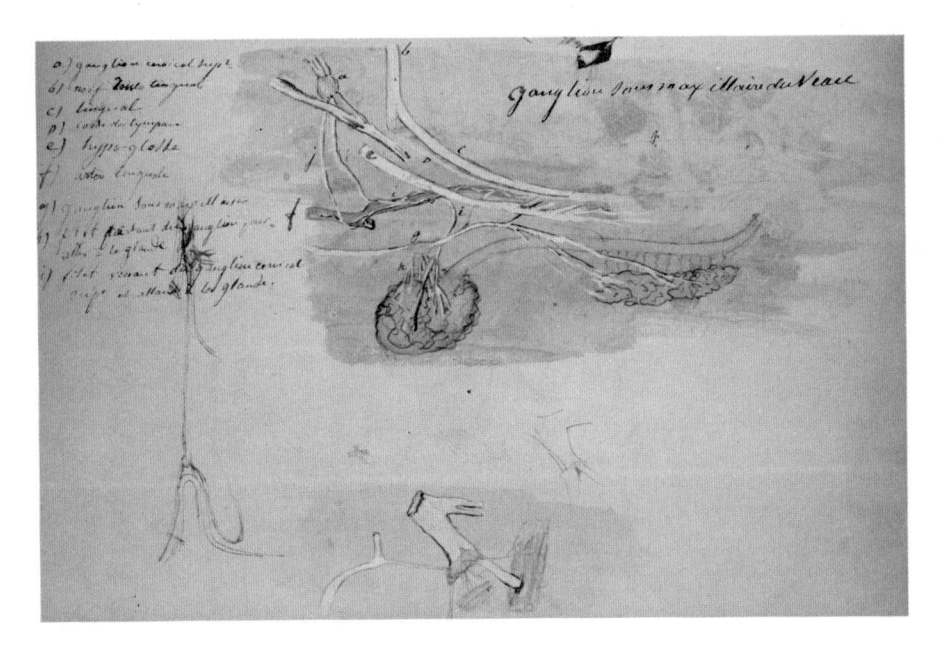

*Abbildung 3227
Anatomische Zeichnung von Claude Bernard als Illustration für seine Forschungen über die Chorda tympani und und den Zungennerv.* Cahier d'expériences *von Claude Bernard, 1840–1843 (Ms. N° 9 c).
(Paris, Archive des Collège de France)
Man erkennt a) den oberen sympathischen Halsnervenknoten, c) den Zungennerv, d) die Chorda tympani, e) den 12. Hirnnerv und f) die Zungenarterie.*

Abbildung 3228 (unten) Broussais. Denkmal von Théophile Bra (1797–1863), ausgeführt um 1840. (Paris, Hôpital du Val-de-Grâce) Mit Broussais erleben wir ein letztes Wiederaufblühen des Systematisierungsgeistes, welcher der humanen Physiologie und Pathologie eine einheitliche Erklärung zu geben versucht. Für Broussais hatten alle Krankheiten, selbst die psychischen, als Ursache einen Reizungsprozeß, der vom Magen-Darm-Trakt und einer Entzündung der soliden Organe ausgeht; er nannte ihn »Phlegmasie«.

Anwendung auf medizinischem Gebiet muß sie uns vordringlicher und gewissenhafter handhaben lassen: »Die Prinzipien der Experimentation [...] sind unvergleichlich schwieriger auf die Medizin und das Phänomen der lebenden Körper anzuwenden als auf die Physik und das Phänomen der toten Materie. Das Experiment ist unbestreitbar schwieriger in der Medizin als in irgendeiner anderen Wissenschaft, aber gerade deshalb war es hier notwendiger und unerläßlicher.« Die Mentalität des Experimentators soll folgendermaßen beschaffen sein: »Nachdem die Fakten einmal festgestellt sind, bleiben sie niemals in unserem Geist isoliert; wir vergleichen sie und stellen sie einander gegenüber, wir vermischen sie sogleich mit subjektiven Begriffen, indem wir über sie Gesetze und Theorien formulieren. [...] Nur darf man nicht aus den Augen verlieren, daß gut beobachtete Fakten allein unveränderliche, unzerstörbare Realitäten sind, während die Interpretationen, die wir Gesetze und Theorien nennen, nur Abstraktionen oder Anschauungen sind, die in Wechselbeziehung mit der Ausweitung unserer Kenntnisse stehen; sie sind geeignet, sich entsprechend zu verändern, wie auch unsere Kenntnisse sich vervielfältigen und weiter ausbreiten. [...] In der Physiologie wird jeder Experimentator unvorhergesehene Entdeckungen machen können, soweit er sich von der Idee hat überzeugen lassen, daß die Theorien in dieser Wissenschaft auf so tönernen Füßen stehen, daß es in Anbetracht der heutigen Situation gleich viele Möglichkeiten gibt, Fakten zu entdecken, die sie umwerfen, wie solche, die sie stützen.«

Die anatomisch-klinische Schule

Wie paradox es auch erscheinen mag: die experimentelle Revolution Magendies hatte auf die Medizin des 19. Jahrhunderts nicht den Einfluß, den man erhoffen konnte – und Magendie durfte dies. Eine andere Tendenz herrschte bis zu Beginn des 20. Jahrhunderts vor: jene der anatomisch-klinischen Schule, die wir in ihren Anfängen mit der »Pariser Schule« gleichsetzen können.

Es bereitet Schwierigkeiten, die Ursprünge der anatomisch-klinischen Tradition in der Medizin zu präzisieren, die sich bemüht, die beobachteten klinischen Merkmale mit bestimmten organischen Läsionen in Verbindung zu bringen, das heißt, die am Lebenden gemachten Beobachtungen den an der Leiche durch Autopsie entdeckten Läsionen gegenüberzustellen. Zwar ist die anatomisch-klinische Methode, welche die medizinische Wissenschaft und die Welt der Hospitäler im letzten Jahrhundert in ihren Bann schlug (so sehr, daß man sie in Frankreich »Hospitalmedizin« nennt), nicht so »wissenschaftlich« wie die experimentelle, aber sie ist methodisch. Sie basiert auf der Beachtung der Fakten, auf Objektivität, Exaktheit sowie dem Fehlen von Voreingenommenheit und jedes Systematisierungsgeistes. Sie nimmt selbst die numerische Analyse zu Hilfe (Louis), die ganz gut unsere modernen statistischen Untersuchungen vorwegnimmt. Ihre geistigen Urheber tragen die größten Namen der damaligen Medizin: Bayle, Corvisart (1755–1821), Laennec (1781–1826), Louis (1787–1872), Virchow, von Rokitansky und J. M. Charcot (1825–1893), um nur einige zu nennen.

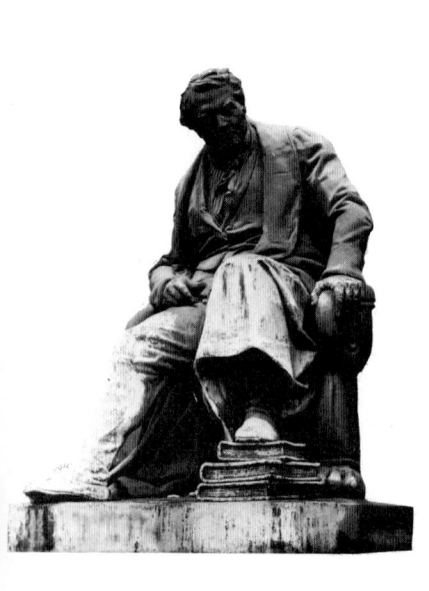

Der Grund für den Erfolg und den Einfluß der anatomisch-klinischen Methode sind die komplexen Umstände, die Lichtenthaeler in seiner *Geschichte der Medizin* sehr gut analysiert hat. Beim Tode Magendies (1855) hatten die beiden Grundlagen der experimentellen Physiologie, das heißt, die Physik und die Chemie, innerhalb der Wissenschaften vom Leben noch nicht das ausreichende Entwicklungsniveau erreicht, um dem medizinischen Fortschritt als Stütze zu dienen. Die physiologische Chemie und selbst die organische Chemie existierten nur als Ansätze. Lichtenthaeler hat leichtes Spiel, an das Beispiel Virchows zu erinnern, der seine wissenschaftliche Karriere mit Arbeiten über pathologische Chemie begann und sich sehr bald der morphologischen Pathologie zuwandte. Die pathologische Anatomie ist nämlich eine Wissenschaft, die lang vor G. B. Morgagni (1682–1771) bereits unabhängig war, und die mikroskopische Pathologie entwickelt sich zur selben Zeit wie die allgemeinen Forschungsmethoden. Nicht nur die täglich zweimalige Körpertemperaturmessung wird schnell eine in den Krankenhäusern des 19. Jahrhunderts übliche Maßnahme, sondern auch die Endoskopie kommt auf, und besonders verfeinert sich die physikalisch-klinische, das heißt die objektive Untersuchung, die wir Auenbrugger (1722–1809), Corvisart (er entdeckte die Perkussion, 1808) und Laennec (er entdeckte die Auskultation, 1819) verdanken.

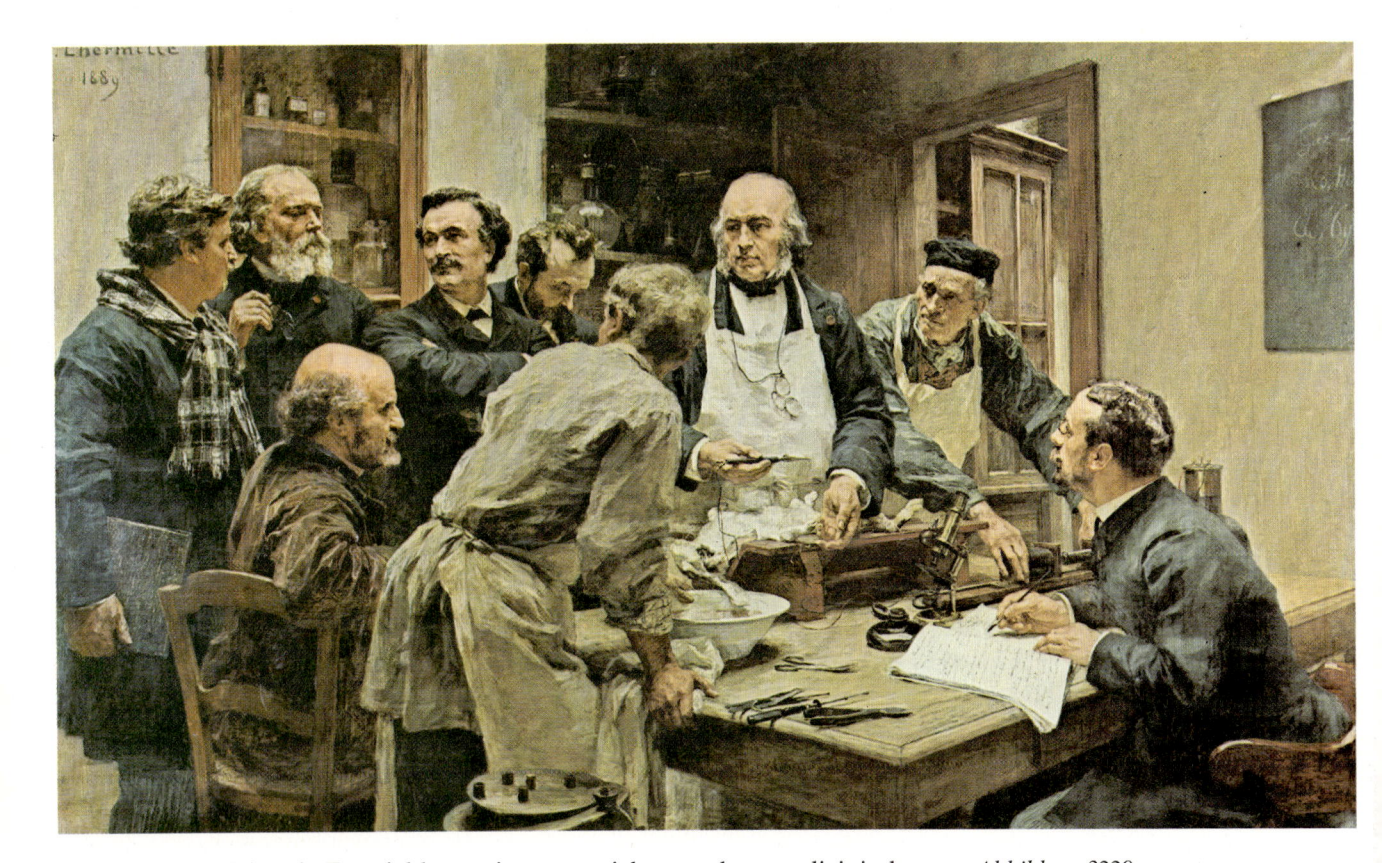

Man hat daher sagen können, daß die Physiologie des 19. Jahrhunderts sich von jener des 18. Jahrhunderts noch mehr durch die Art der Instrumente und die systematischen Ortungs- und Meßtechniken unterscheidet als durch ein Experimentationsbemühen (G. Canguilhem). Selbst die Arbeiten der Schule Claude Bernards unterstreichen dies: Etienne Jules Marey interessiert sich für den Blutkreislauf und die Physiologie der Fortbewegung. In Zusammenarbeit mit Auguste Chauveau entwickelt und verbreitet er eine Aufzeichnungsmethode, mit der er die ersten Forschungen Poiseilles' auf dem Gebiet der physikalischen Physiologie aufgreift.

Häufig, wenn nicht gar systematisch macht man Autopsien. Und diese lokalisierende Pathologie der Organe, dieser Begriff des lokalisierten patho-

Abbildung 3229
Claude Bernard in seinem Labor am Collège de France im Kreise seiner Mitarbeiter. Von links nach rechts: N. Gréhant, V. Dumont-Pallier, L. Malassez, P. Bert, A. d'Arsonval und A. Dastre.
Gemälde von Léon Lhermitte (1844–1925), ausgeführt 1889. Es handelte sich um einen offiziellen Auftrag.
(Paris, Sorbonne, Laboratoire de physiologie, Leihgabe an die Académie nationale de médecine)

logischen Prozesses, der sich auf Betreiben der Klinik und der pathologischen Anatomie entwickelt und als dessen Väter man Galen (mit seinem Werk *De locis affectis*) und Bieniveni (1507), dann auch die Solidisten betrachtet, kann vor allem die Chirurgen befriedigen; ihre Konzeptionen waren schon immer in diese Richtung orientiert. Erst nach 1860 – und noch sehr schüchtern – finden die klinische Chemie, die pathologische Physiologie und die Bakteriologie Eingang in die Krankenhäuser. Die Verneinung der Urzeugung (Pasteur), die Bestätigung der Ansteckung als echte Ursache der Epidemien (Robert Koch) und die Definition der infektiösen Krankheit als Reaktion des Organismus auf das pathogene Agens durch Virchow leiten die »ätiologische Ära« ein. Zur selben Zeit knüpfen die Transplantationen, die Anastomosen, die intra- und extrakorporalen Perfusionen und die Untersuchung der überkreuzten Kreisläufe (1890) wieder an die Konzepte Magendies an. Es handelt sich um eine Rückkehr zur experimentellen medizinischen Revolution, die erst ab dem Beginn des 20. Jahrhunderts wirklich Früchte tragen wird.

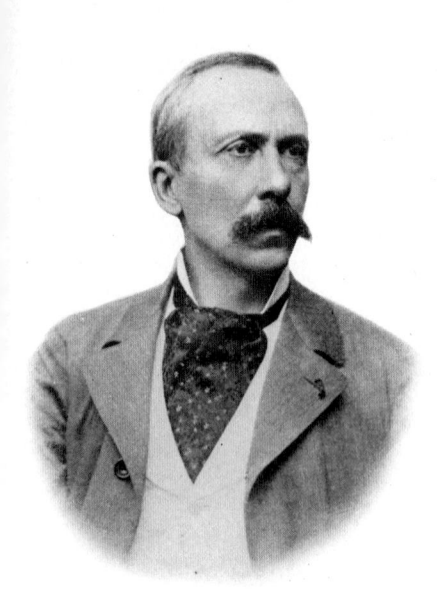

Abbildung 3230
Professor Charles Richet (1850–1935), der mit Paul Portier die Reaktion entdeckte, die er »Anaphylaxie« nannte.
(Paris, Musée d'Histoire de la médecine)

Die Physiologie in Deutschland im 19. Jahrhundert

Der Beitrag der deutschen Forscher und Ärzte zur Physiologie – er war ab den ersten Jahrzehnten des 19. Jahrhunderts durchaus entscheidend – wird hauptsächlich Johannes Müller und seiner Schule einerseits sowie der Entwicklung der organischen Chemie mit Justus von Liebig andererseits verdankt; er nähert sich mehr der experimentellen Physiologie Magendies und Claude Bernards als der anatomisch-klinischen Schule von Paris. »Wir wollen Kranke heilen und keine Klassifizierungen!«

Johannes Müller (1801–1858) wandte sich gegen die sterilen Theorien und die Spekulationen, die noch am Anfang des Jahrhunderts an den deutschen Universitäten verbreitet wurden. Durch die experimentelle Methode stark beeinflußt, zeigt er dennoch »einen Verallgemeinerungsgeist, der dem Empiriker Magendie abging und den man gern seiner philosophischen Ausbildung zuschreibt« (Shryock). Seine Originalität besteht in der Verbindung, die er zwischen der Physiologie und der vergleichenden Anatomie herstellt. In seinen Untersuchungen über das Nervensystem bedient er sich der chemisch-physikalischen Wissenschaften. Er entdeckt das Gesetz der spezifischen Sinnesenergien, nach dem dieselbe Ursache unterschiedliche Empfindungen in den verschiedenen Sinnen hervorruft aufgrund der ihnen eigenen Beschaffenheit und ein sensorischer Nerv nur zu einer bestimmten Empfindung fähig ist und alle anderen ausschließt. Sein Traktat *Histologie der Tumoren* (1838), in dem er sein »irritatives« Konzept der Krebszelle und seine Theorie der Metastasenentwicklung über den humoralen Weg erklärt, ist ein wirkliches Bindeglied zwischen Histologie und Physiologie.

Vor allem hat er 1833 ein *Handbuch der Physiologie des Menschen* veröffentlicht, das wir als Summe und Synthese der Kenntnisse seiner Disziplin und seiner Epoche ansehen müssen; der Widerhall, den das Buch fand, war beachtlich, und es erschienen zahlreiche Neuauflagen. Er bestätigt darin die Beobachtung und die Experimentation als erstrangige physiologische Methoden und die physiologische Forschung als das beste Mittel, die Funktionen des menschlichen Körpers zu verstehen.

Seine Schüler Brücke (1819–1892), Ludwig, Helmholtz und Du Bois-Reymond, auch als »Berliner Gruppe« bezeichnet, traten 1847 zusammen und beschlossen, »die physikalisch-chemischen Grundlagen für eine Physiologie zu schaffen, damit diese in den Rang einer exakten Wissenschaft erhoben wird« (Ludwig).

Karl Ludwig (1816–1895), »Physiologie-Ingenieur«, verallgemeinert die Aufzeichnungsmethoden und untersucht mit chemisch-physikalischen Methoden die Sekretions-, Absorptions- und Kreislauffunktionen. Sein Schüler Pflüger (1829–1910) ist der Urheber des Konzepts vom Atmungsquotienten (1877). Helmholtz (1821–1894) ist vor allem Physiker, der den Augenspiegel erfindet, ferner das Gesetz von der Erhaltung der Energie (1847) sowie das von der Äquivalenz der mechanischen und thermischen Energie. Da er die physikalischen Methoden auf die Untersuchung der Lebewesen anzuwenden wünscht, mißt er die Leitungsgeschwindigkeit der Nerven. Du Bois-Reymond (1818–1896) begründet die Elektrophysiologie auf der Basis der Entdeckungen Galvanis (1737–1798) und Voltas (1745–1827).

Zur selben Zeit wünscht der Mikroskopist Virchow (1821–1902) die physiologische Pathologie in die Therapeutik münden zu lassen; er schreibt die Gefäßthrombosen einem verlangsamten Blutkreislauf zu und beschreibt den Verlauf der Lungenembolie. Er läßt sich von Theodor Schwanns Arbeiten inspirieren, der die Grundlagen der Zelltheorie geschaffen und aus der Zelle das Basiselement des animalischen Lebens gemacht hat. (Jede Zelle entwickelt sich aus einer vorher existierenden Zelle, das berühmte »omnis cellula e cellula«.) Diese Arbeiten entwickelt Virchow weiter, wobei er annimmt, daß jede Krankheit einer mehr oder weniger spezifischen zellulären Veränderung entsprechen muß.

Seinerseits verkündet Justus von Liebig (1803–1873), organischer Chemiker, Biologe und Initiator der Ernährungswissenschaften, in seinem Werk *Die organische Chemie in ihrer Anwendung auf Physiologie und Pathologie*: »Die Physiologie basiert natürlich auf zwei Grundlagen, nämlich auf der physiologischen Physik, die ihrerseits auf der Anatomie gründet, und auf der physiologischen Chemie, die von der Chemie abstammt. Aus der Fusion dieser beiden Wissenschaften wird eine neue Wissenschaft hervorgehen, die echte Physiologie...«

Der Einfluß der Chemie auf die Medizin – die Harnstoffsynthese durch Friedrich Wöhler von 1828 – und die Entwicklung der Pharmakologie werden sich ständig weiter ausbreiten.

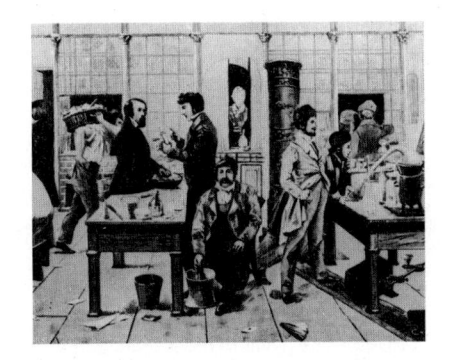

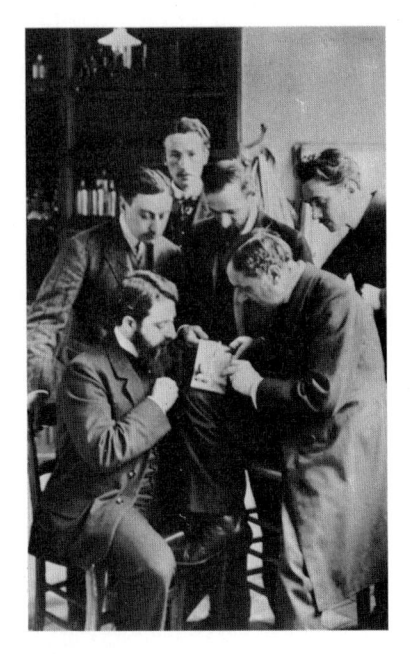

Abbildung 3231
»Das Physiologielabor an der Sorbonne. Praktische Vorführung.« Postkarte von 1906. (Paris, Bibl. nat., Cab. des Estampes)

Abbildung 3232
Das Laboratorium von J. von Liebig in Gießen, 1840. (Paris, Bibl. nat.)
Auf die Eingangstür dieses Labors hatte Justus von Liebig folgende Inschrift schreiben lassen: »Gott hat die ganze Schöpfung nach Gewicht und Maßen geordnet.«

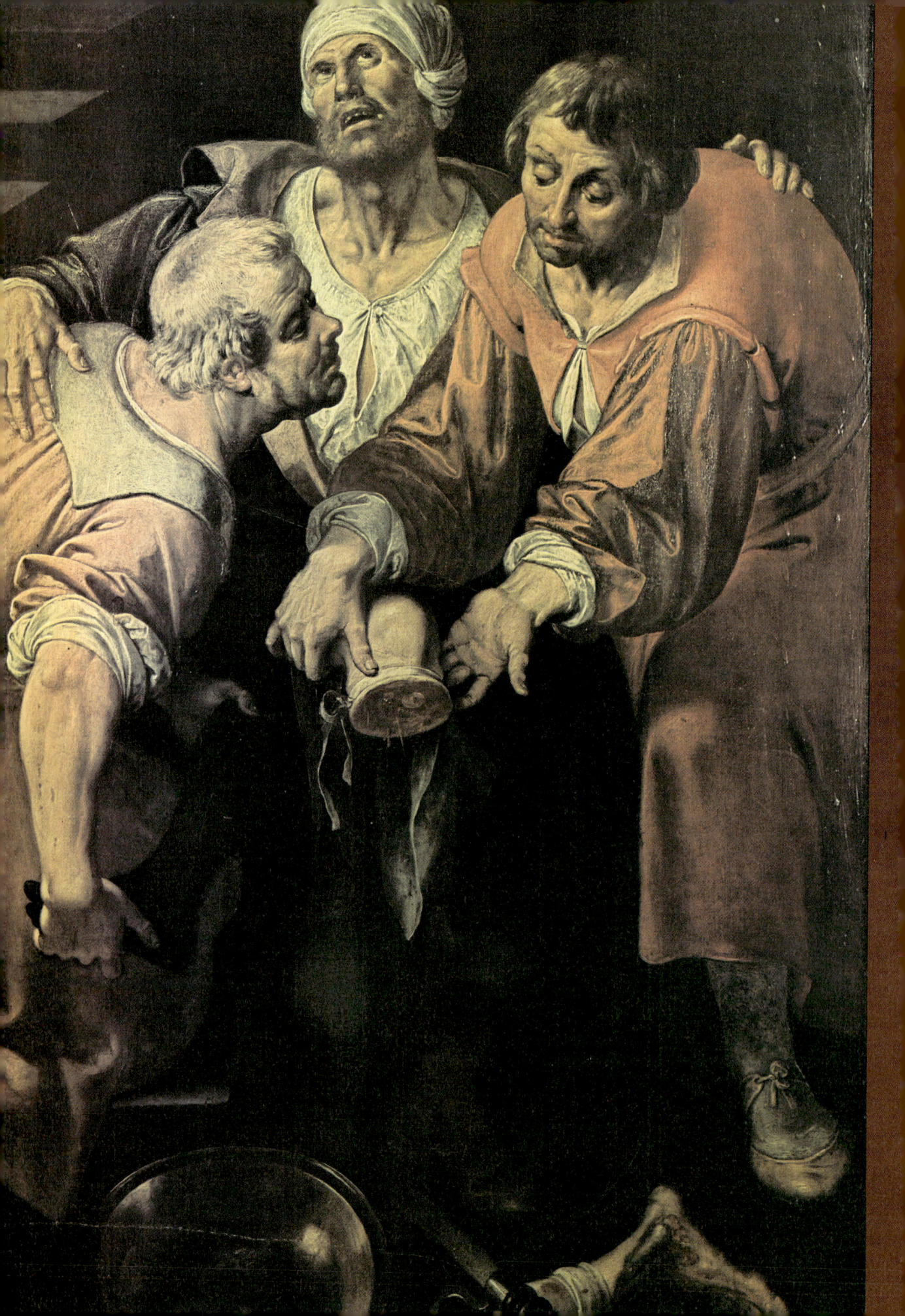

Geschichte der plastischen und wiederherstellenden Chirurgie

von Claude Verdan

Eine Geschichte der plastischen Chirurgie zu schreiben heißt, daß wir damit beginnen müssen, dieses Fachgebiet zu definieren. Als eine Chirurgie der Integumente und Formen und somit besonders durch ästhetische Indikationen gekennzeichnet, hat dieser Zweig der Chirurgie, dessen Ursprünge auf uralte Zeiten zurückgehen, ab der zweiten Hälfte des 20. Jahrhunderts eine beträchtliche Bedeutung erlangt.

Die Hauttransplantation und der Transfer von Stiellappen verschiedener Typen und an unterschiedlichen Stellen des Körpers sind ein wichtiger und integrierender Bestandteil der plastischen Chirurgie. Aber diese Eingriffe machen sehr oft eine Vorbereitung der Empfängerzone nötig, oder es folgen ihnen Operationen, dazu bestimmt, noch andere Gewebe hinzuzufügen – zum Beispiel Knochen, Knorpel und Implantate aus Kunststoff – mit dem Ziel, fehlende Gewebe zu rekonstruieren oder zu ersetzen und einer zerstörten Region wieder ihre ursprüngliche anatomische Form zu verleihen. Der plastische Chirurg ist somit genötigt, seine Tätigkeit auf zahlreiche Gebiete und nicht nur auf die Abdeckung mit Integumenten auszuweiten, er muß die Formen, die er zu erreichen wünscht, vorher beurteilen – zum Beispiel bei der Nasen- oder Brustplastik – und über das wünschenswerte »plastische« Resultat befinden. Dies verlangt bei bestimmten Körperstellen ein wahres künstlerisches Talent.

Des weiteren wollte sich die »wiederherstellende« Chirurgie auch funktionell verstanden wissen. Indem sie daran festhielt, Lähmungen im Gesicht oder an den Gliedern zu korrigieren, hat sie zusammen mit Orthopäden und Neurochirurgen das immense Problem der Reparatur peripherer Nerven angepackt, desgleichen hat sie im Falle nicht mehr rückgängig zu machender Läsionen, insbesondere bei Lepra, palliative Operationen erfunden, die auf der Möglichkeit der Übertragung von gesunden Muskeln und Sehnen auf inerte Muskel- und Skelettgruppen basieren. Auch begann die sensible Funktion der peripheren Nerven, die den Gegenstand wichtiger Untersuchungen durch zahlreiche Chirurgen sowie, parallel dazu, von Physiologen und Neurologen darstellten, den Plastiker zu interessieren. Zu seinen Operationen zählen nicht nur das Nähen und Verpflanzen von Nerven, sondern auch Übertra-

Abbildung 3233 (gegenüber)
Der heilige Kosmas und der heilige Damian pflanzen einem Schenkelamputierten das Bein eines Schwarzen ein. *Gemälde von Ambrosius Francken le Vieux, 1544–1618. (Antwerpen, Koninklijgk Museum voor schone Kunsten)*

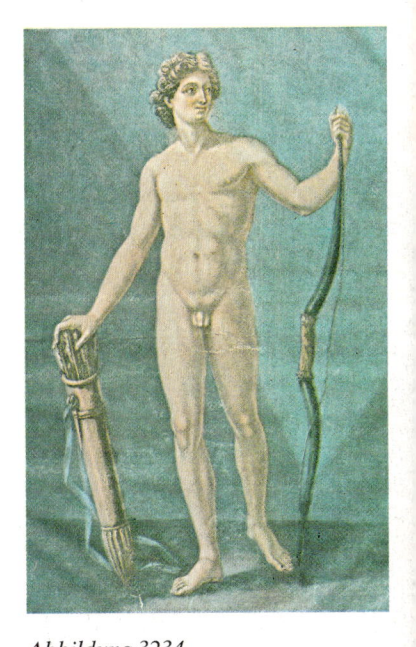

Abbildung 3234
»Äußere Ansicht des Menschen ... Mann und Frau sind die Meisterwerke der Schöpfung. Unsere Bewunderung erschöpft sich bei dem Anblick dieses wunderbaren Werks.«
Tafel aus dem Cours complet d'anatomie peint et gravé par A. E. Gautier d'Agoty, second fils, et expliqué par M. Jadelot, Nancy 1773.
(Paris, Bibliothek der Alten Med. Fakultät)

Abbildung 3235
Die Schöpfung der Frau von Giovanni Pisano (1245–1314). (Dom von Orvieto. Aufnahme des Autors.)
»Da ließ Gott der Herr einen tiefen Schlaf fallen auf den Menschen ... Und nahm seiner Rippen eine und schloß die Stätte zu mit Fleisch ... Und Gott der Herr baute ein Weib aus der Rippe, die er von dem Menschen nahm, und brachte sie zu ihm.«
(Genesis 2,21–22)

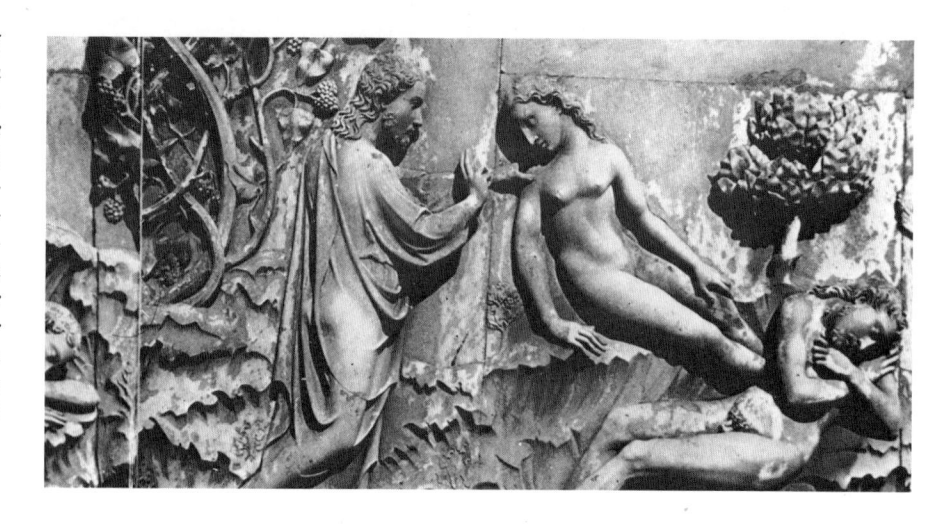

Abbildung 3236
Die Hand Michelangelo Buonarrotis (1475–1564). Detail seines Selbstporträts. (Florenz, Uffizien)

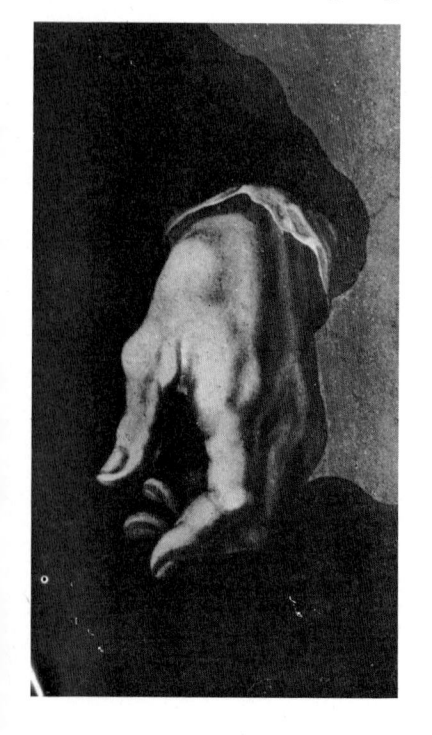

gungen von Hautinseln mit intakter Sensibilität, ausgestattet mit ihrem Gefäße und Nerven enthaltenden Stiel; er verpflanzt sie auf Zonen, die durch eine nicht rückgängig zu machende Zerstörung von Nerven unempfindlich geworden sind (Moberg und Littler).

Wo aber haben solche Störungen ihre schwerwiegendsten Folgen, wenn nicht an der Hand, dem Organ des Tastsinns und des Greifens? Die Chirurgie der Hand wurde zunächst von der Orthopädie übernommen. Ursprünglich sah man sie als eines der banalsten Gebiete der allgemeinen Chirurgie an; oft qualifizierte man sie als »kleine Chirurgie«, vielleicht weil sie mit Läsionen zu tun hat, die nur sehr selten tödlich sind und in einer Reihe von Fällen behandelt werden können, ohne den Patienten stationär unterzubringen. Aber sie tendiert heute mehr und mehr zur plastischen und wiederherstellenden Chirurgie, weil sie zahlreiche Probleme der äußeren Hautschichten und ihrer besonderen Funktionen stellt, aber auch wegen einer heiklen Technik, die eher jener der plastischen Chirurgie anderer Regionen ähnelt, als jener der üblichen Orthopädie, zum Beispiel der Hüfte oder des Beins.

In der Tat sind die in der plastischen Chirurgie benutzten Verfahren geeignet, auf alle Teile des menschlichen Körpers angewandt zu werden; dadurch rechtfertigt sich auch das Scherzwort, der plastische Chirurg sei im Grunde der letzte Allgemeinarzt. Es trifft zu, daß die plastische Chirurgie die operativen Fachbereiche, die sich mit allen Körperregionen befassen, befruchtet hat: die Thorax- und Abdominalchirurgie, die orthopädische Chirurgie, die Neurochirurgie, die Urologie, die Gynäkologie, die Kinderchirurgie, die Hals-, Nasen- und Ohren-Heilkunde und die Augenheilkunde. Sie hat es außerdem der Dermatologie ermöglicht, ihre Eingriffe auszuweiten, namentlich auf den so wichtigen Gebieten der Onkologie und der Verbrennungen.

Die großen Integumentübertragungen, die bei Schwerverbrannten nötig und üblich geworden sind, insbesondere während des *Blitzkriegs*, bei Luftkämpfen und den massiven Bombenangriffen des Zweiten Weltkriegs, betrafen nicht nur das Gesicht – das klassische Gebiet der plastischen Chirurgie – sondern den ganzen Körper und besonders die Hände.

Auch auf einem anderen Gebiet, nämlich dem der Skelettveränderungen im Gesicht, erleben wir, wie die plastische Chirurgie immer mehr an Bedeutung gewinnt. Nach dem Ersten Weltkrieg, als die Behandlung der Gesichtsverletzten aus den Schützengräben die Szene beherrschte und besonders die

Kiefer- und Gesichtschirurgie betraf, widmeten sich diesem Gebiet mit Erfolg außer einigen Allgemeinchirurgen bestimmte Spezialisten, die eine otorhinolaryngologische Ausbildung hatten und daher mit diesem Gebiet vertraut waren. Die Zahnärzte, die zu Stomatologen geworden waren, trugen in sehr hohem Maß zum Erfolg dieser Behandlungen bei; dabei bedeutete der Erhalt oder die Wiederherstellung des normalen Kauvorgangs eine fundamentale Voraussetzung. Die Probleme der Abdeckung mit Integumenten sind eng mit den Korrekturen des Skeletts als Unterbau verbunden, die einen wie die anderen werden oft von ästhetischen Erwägungen beherrscht. »The right to look human« (Jack Penn), das heißt das Recht, ein Gesicht zu haben, ist ein

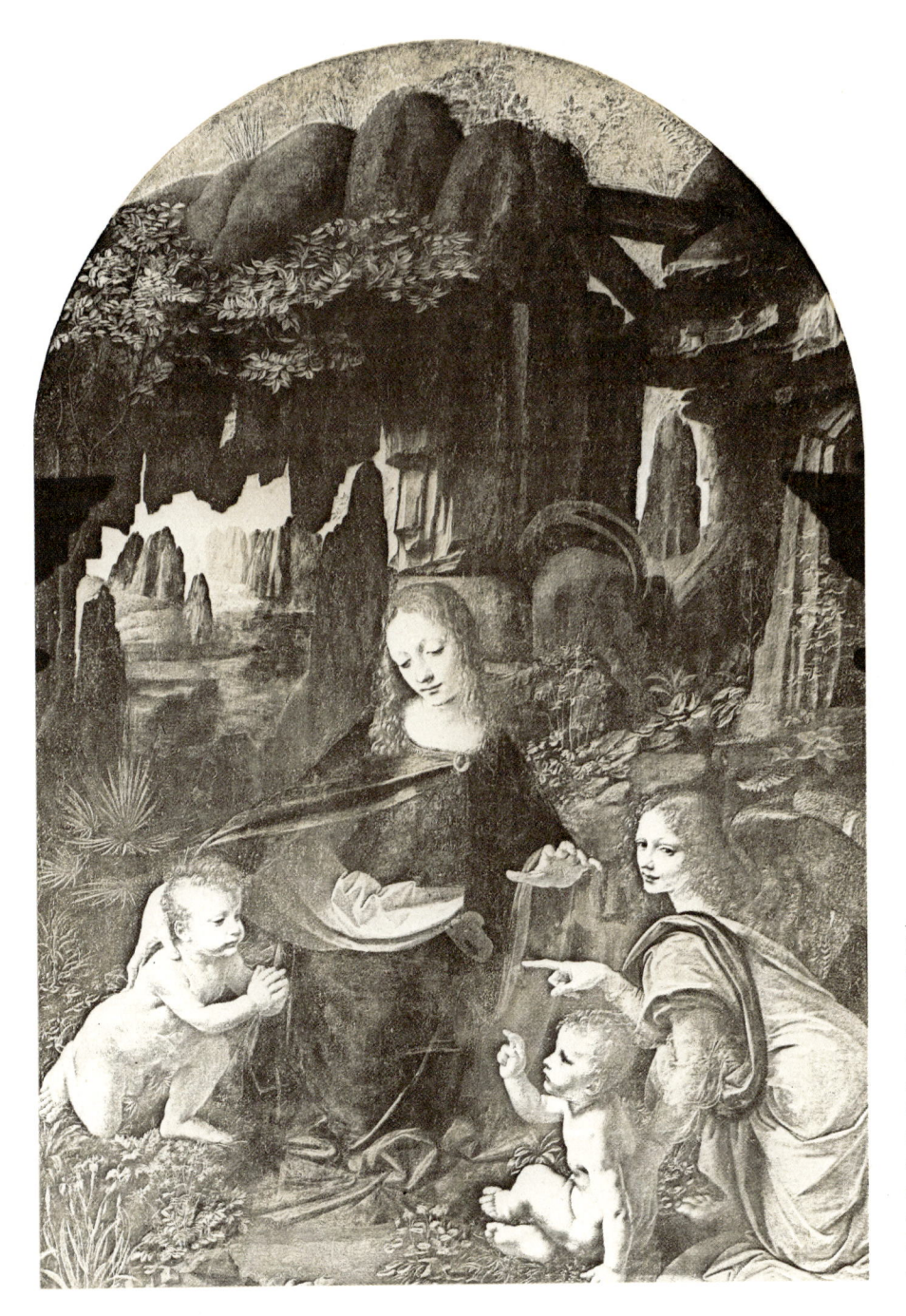

Abbildung 3237
Madonna in der Felsengrotte. *Gemälde von Leonardo da Vinci (1452–1519), datiert 1483. In diesem Werk gestaltet er das Halbdunkel, das »Sfumato«, bis zur Perfektion; es umgibt die Konturen und die plastischen Massen mit einer neuen, poetischeren und suggestiveren Realität, welche den Bildgegenstand verklärt; bemerkenswert ist außerdem die ausdrucksvolle Subtilität des Spiels der Hände.*

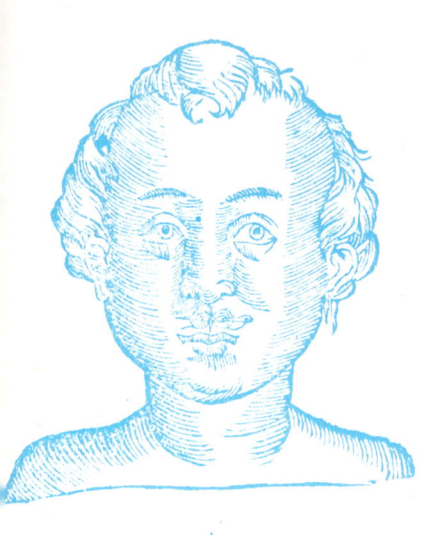

Abbildung 3238
»Abbildung von der Lippennaht, und unten wird die Nadel gezeigt, um die der Faden so geschlungen ist, wie es über der Lippe gemacht werden soll.« Illustration aus dem Œuvres de M. Ambroise Paré, Lyon 1641. (Paris, Bibliothek der Alten Med. Fakultät)
Ambroise Paré erzählt, daß er diese Naht an einem Soldaten machte, der »einen Säbelhieb durch den Oberkiefer erhalten hatte« und drei Tage unversorgt geblieben war mit seiner Wunde, in der die Würmer wimmelten.

Schlagwort geworden, dessen Wirkung auf die moderne öffentliche Meinung erheblich ist. Und es erscheint natürlich, daß zahlreiche plastische Chirurgen eine Ausbildung in Hals-, Nasen- und Ohren-Heilkunde bekommen haben.

Die plastische und wiederherstellende Chirurgie hat im Laufe der zweiten Hälfte des 20. Jahrhunderts ihre Adelstitel und ihren Rang als selbständiges Fachgebiet erlangt, indem sie eine ganze Serie von Techniken und Instrumenten perfektionierte, die ihr eigen sind; dies macht ein praktisches chirurgisches Training und eine besondere Denkweise nötig. Zahlreiche experimentelle und klinische Forschungsarbeiten haben es ermöglicht, therapeutische Methoden sowie operative Techniken und Indikationen zu entwickeln, und in den medizinischen Periodika wird heute eine beachtliche Zahl von Mitteilungen darüber veröffentlicht. Spezialisierte Abteilungen wurden in vielen Ländern kurz vor, während und nach dem Zweiten Weltkrieg geschaffen.

Diese zum Teil den Universitäten angegliederten Ausbildungszentren sind durch die Vielseitigkeit der Tätigkeitsgebiete gekennzeichnet; das Gebiet der plastischen und wiederherstellenden Chirurgie ist tatsächlich so groß, daß heute kein Chirurg mehr fähig ist, es ganz zu beherrschen. Bei den meisten Maßnahmen richtet sich die plastische Chirurgie nicht so sehr darauf, Leben zu retten, sondern vielmehr die *Lebensqualität* zu erhalten oder zu verbessern.

Heute zählen wir 49 nationale Gesellschaften, die in dem 1955 gegründeten internationalen Verband der International Plastic Reconstructive Surgery – IPRS – zusammengeschlossen sind. Eine »Fédération mondiale des sociétés de chirurgie de la main« wurde 1966 gegründet, und eine Internationale Gesellschaft für ästhetische Chirurgie (Schönheitschirurgie) hat man als Abteilung der IPRS geschaffen.

Die *Schönheitschirurgie*, die in der Öffentlichkeit oft mit der *plastischen Chirurgie* verwechselt wird, ist somit nur ein Teil der letzteren. Obschon ihre Ziele sehr wohl darin bestehen, das körperliche Aussehen zu verbessern oder erneut Schönheit zu geben, korrigiert sie nicht nur Gewebe, die durch Alter, Fettleibigkeit oder übertriebener Abmagerung geschädigt sind. Sie muß oft Verletzungsfolgen, angeborene Mißbildungen oder konstitutionelle Veränderungen beheben. Der Ausdruck »kosmetische« Chirurgie, der so ganz nach Schönheitssalon klingt, reicht nicht mehr als Bezeichnung für die komplexe Wiederherstellung von Knochen, Muskeln und Haut, die vom Chirurgen zweifelsohne große Erfahrung und technische Übung verlangt, als auch den relativ seltenen Sinn für ästhetische Qualitäten. Schließlich versteht man darunter auch die unzähligen psychologischen Probleme, die mit dieser Chirurgie zusammenhängen, und die wichtige Rolle des Psychiaters, dessen Mitarbeit oft unerläßlich ist.

Das vorliegende Exposé wäre nicht vollständig, wenn wir nicht einige Worte über die *Endoprothesen* verlieren würden, deren Qualität beträchtliche Fortschritte gemacht hat, seit man die Möglichkeit entdeckte, Silikon und Elastomere zu benutzen. Diese Kunststoffe werden von den Geweben wunderbar vertragen und dürfen daher im Körper Eingang finden – entweder mit einem funktionellen Ziel (Gelenkplastiken) oder zur Korrektur von Formen (bei Brustatrophie, halbseitiger Gesichtsatrophie, Profilplastik usw.). Schließlich macht man *Epithesen,* deren Ähnlichkeit mit dem normalen Aussehen oft bemerkenswert ist. Sie ermöglichen es, fehlende Finger, Hände, Ohren, Nasen und selbst eine Gesichtshälfte auszugleichen.

Die Ursprünge

Diese ausführliche Präambel war nötig, um dem Leser zu erläutern, was man heute unter »plastischer und wiederherstellender Chirurgie« versteht; er muß begreifen, daß zwar der Name für dieses Fachgebiet nicht leicht zu finden war und relativ neu ist, daß aber die ersten derartigen Eingriffe sehr weit zurückliegen. Man könnte somit paradoxerweise sagen, daß dieses junge Fachgebiet, das sich hauptsächlich an die »äußere Pathologie« wendet, viel älter ist als die allgemeine Chirurgie, die der »inneren Pathologie« entstammt und Eingriffe in den drei großen Höhlen, nämlich des Bauches, der Brust und des Schädels, vornimmt. Tatsächlich sind die strengen Regeln der *Aseptik*, die eine Conditio sine qua non sind für das Wagnis, in diese Höhlen einzudringen, für die als extern bezeichnete Pathologie nicht so zwingend. Weniger strenge Anforderungen oder selbst das Nichtbefolgen dieser Regeln haben häufig nicht die tödlichen Folgen, wie in der internen Pathologie.

Mutatis mutandis könnten ähnliche Betrachtungen über die Anästhesie gemacht werden. Während die Bauch- oder Brustkorbchirurgie nicht ohne Narkose vorstellbar ist – und bei bestimmten großen Eingriffen nicht ohne sehr ausgefeilte Reanimationsmethoden –, kann man in der externen Pathologie ohne sie auszukommen. Wahr ist, daß unter den früheren Bedingungen die einfachste chirurgische Handlung, die heute so gut geregelt, vollkommen schmerzlos ist und fast zum banalen Vorgang im Leben eines Menschen wird,

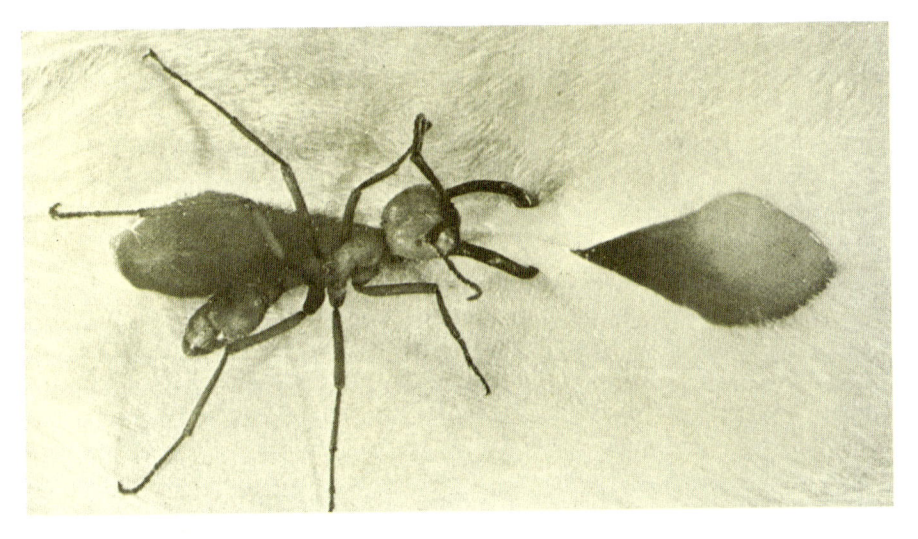

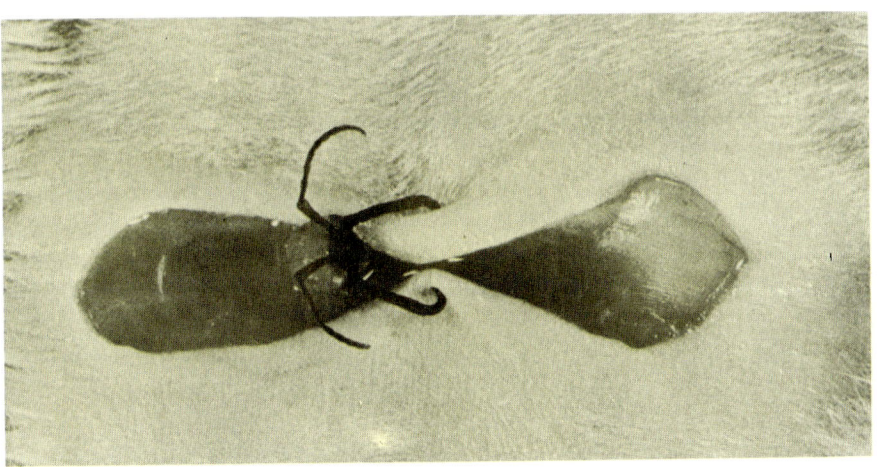

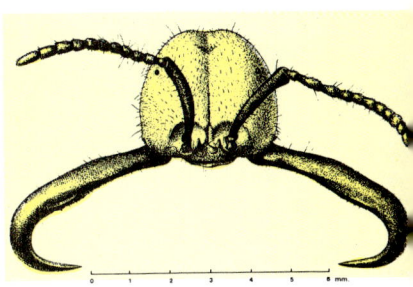

Abbildungen 3239–3241
Die starken Unterkiefer bestimmter Ameisen dienten bei den Völkern Asiens als chirurgische Klammern zum Schließen von Wunden. Wir sehen auf obigem Bild Kopf und Kiefer eines Ecriton-Ameisensoldaten. Die Mundwerkzeuge halten die Wundränder zusammen (links oben), und sie bleiben in dieser Stellung nach Amputation des Körpers der Ameise (links unten).
(Aufnahme des Autors)

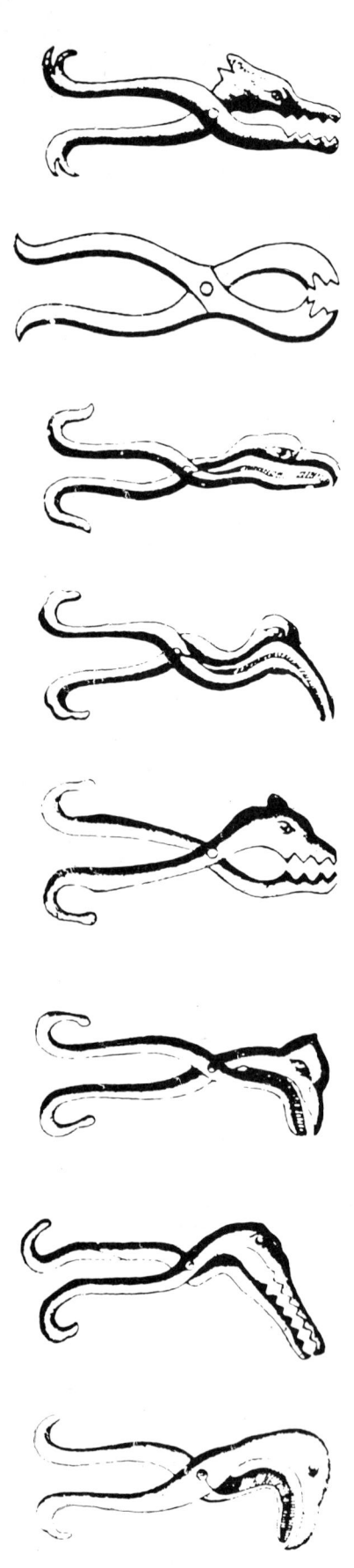

früher einen dramatischen Vorgang darstellte; sie verlangte einen Mut und eine Resistenz gegen Schmerzen, die unsere raffinierte Zivilisation kaum mehr kennt.

Bis in die ältesten Zeiten müssen wir zurückgehen, um den Spuren der plastischen Chirurgie zu folgen. Wahrscheinlich war Indien ihre Wiege, aber China, Ägypten und dessen Erben (Griechenland, das römische Kaiserreich, Byzanz und schließlich die Araber) benutzten schon lange vor der Renaissance therapeutische Methoden zur Restaurierung zerstörter Körperteile; sie erwecken noch heute Erstaunen und Bewunderung. Die angewandten Techniken stimmten natürlich mit den handwerklichen Kenntnissen dieser zurückliegenden Epochen überein, aber mit Verblüffung hören wir von bestimmten Verfahren, die wir heute als plastische Chirurgie bezeichnen würden; sie wurden von einer Generation auf die andere durch die Priester der antiken Religionen übertragen – sie führten den Ursprung der Medizin auf die Götter zurück und sahen die Heilkunst als eine göttliche Erfindung an –, so daß die Heilung der Kranken und die religiösen Praktiken ein und demselben Personenkreis anvertraut waren. Nach Tabouis sollen die ägyptischen Chirurgen Experten in der Wiederherstellung des Gesichts gewesen sein. Man hat Mumien gefunden, an denen nachgewiesen wurde, daß Ohren bei Lebzeiten der Personen wiederangeheftet worden sind, und das in der Epoche der 18. Dynastie, zu Beginn des Neuen Reichs, das heißt, um 1350 vor Christus!

Die *Ayurweda,* in Indien zwischen 1200 und 700 vor Christus entstanden, hat man im letzten Jahrhundert in Deutschland herausgegeben; im Kapitel über Chirurgie lesen wir: »Die früheren Einwohner Indiens erwarben eine bewundernswerte Virtuosität bei sehr schweren und gefährlichen chirurgischen Operationen; sie machten Stein- und Magenoperationen, Magennähte, Bruchoperationen, Kaiserschnitte, *Rhinoplastiken* und Fistelschnitte.«

Notieren wir den Ausdruck Rhinoplastik; weiter hinten im Werk ist klar von Otoplastik und Cheiloplastik (Ohren- und Lippenplastik) die Rede; diese beiden Operationen zeugen von fortgeschrittenen Kenntnissen auf dem Gebiet, das uns interessiert. Man muß präzisieren, daß die Rhino- und Cheiloplastik so häufig notwendig wurde, weil die Nasenamputation eine der gesetzlichen Strafen für Verbrecher, Ehebrecherinnen und Kriegsgefangene darstellte.

Das Verfahren für Nasenplastik »auf indische Art« besteht darin, einen Stirnhautlappen mit einem Stiel aus der Nasen-Augenhöhlengegend vorzubereiten und ihn so nach unten zu klappen, daß er sich in der zuvor angefrischten Zone der Amputationsnarbe einpflanzen läßt. Dieser lange Lappen mit einem sehr schmalen Stiel kann nur durch einen selektiven Beitrag der Gefäße des inneren Augenhöhlenwinkels leben. Das Verfahren wird auch heute noch angewandt.

Aber die Berichte der englischen Beamten über ihre Dienstzeit in Indien im ausgehenden 18. und im beginnenden 19. Jahrhundert zeigen, daß die indische Tradition ein weiteres Verfahren zur Wiederherstellung der Nase kannte, das wir heute als »freies Transplantat« bezeichnen; die Entnahme erfolgte am Gesäß. Zunächst wurde eine Gesäßhälfte des Patienten vorbereitet, indem man sie wiederholt mit der Sohle einer Sandale schlug, um sie anschwellen zu lassen, dann wurde die Hautzone und das infiltrierte Fettgewebe nach dem Muster des zu kompensierenden Substanzverlusts entnommen, das Transplantat sehr exakt auf die angefrischte Nasenzone aufgebracht und mit speziellen Bandagen, ohne Vernähen mit Nadel und Faden, absolut ruhiggestellt. Wir kennen heute zwar erfolgreich behandelte Fälle von sofortiger Wiedereinpflanzung einer amputierten Nase, aber das genannte Verfahren ist niemals angewandt worden.

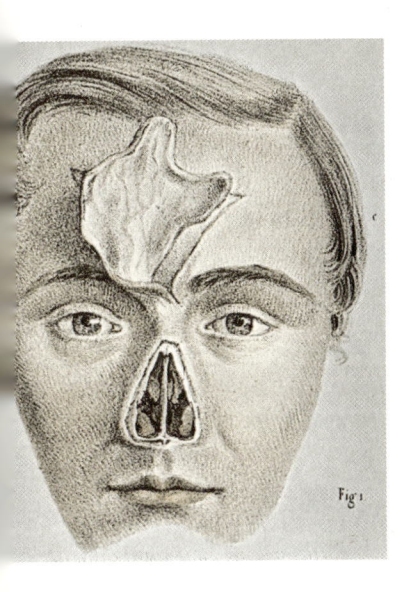

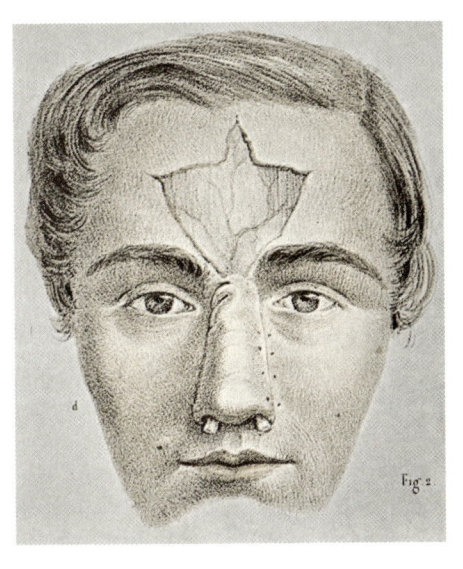

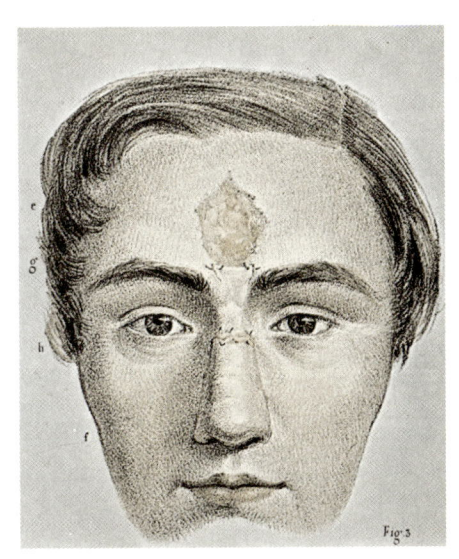

Das mit allem Wissen verbundene Geheimnis läßt viele Namen für immer unbekannt, obwohl sie wahrscheinlich verdient hätten, auf unserer Liste zu erscheinen. Doch tauchen aus der alten Geschichte einige Schulbegründer auf, die so berühmt waren, daß die Schreiber von ihnen sprachen, aber sie waren so gelehrt und ideenreich, daß sie selbst der Nachwelt wertvolle Dokumente hinterließen. Zum Beispiel wissen wir, wie die ägyptische Medizin Verbrennungen behandelte. Der Ebers und der Papyrus Smith enthalten tatsächlich genaue Angaben über »Zauberformeln, zu sprechen wegen der Milch einer Frau, die einen Jungen zur Welt gebracht hat, mit Gummi und Ziegenhaaren« (Laulan) oder auch über »Heilmittel, zumeist seltsame Dekokte, aber immer mit Öl getränkte Leinenbänder enthaltend« (Bull).

Zwischen dem 6. und 5. Jahrhundert v. Chr. wandten Chinesen und Japaner Tinkturen und Extrakte von Teeblättern an, deren Reichtum an Tannin bekannt ist.

Hippokrates (460–377 v. Chr.) wußte durch Knochenfrakturen deformierte Nasen zu korrigieren, indem er die eingedrückten Teile mit einem Spatel anhob. Celsus (1. Jahrhundert n. Chr.) machte Operationen, von denen manche »plastisch« genannt werden können. Er beschrieb ein Verfahren zur Schließung einer Hasenscharte, bei dem nicht nur die beiden Ränder des Spalts angefrischt, sondern auch zwei laterale Lappen durch waagrechte Einschnitte unter den Nasenlöchern gebildet und über die Lippe gezogen wurden. Falls Material mangelt, muß man, schreibt Celsus, auf jeder Seite der Lippen-Kinn-Furche einen senkrechten, gebogenen Einschnitt machen; erhalten werden also nach unserer modernen, in der plastischen Chirurgie angewandten Sprache »Verschiebelappen«. Bei Verbrennungen verordnete Celsus ein Gemisch aus Honig und Kleie und anschließend eine Kombination aus Kork und Asche. Er scheint auch die »Verkrebsung« bestimmter Narben (Keloidbildung) erkannt zu haben.

Die großen Vorväter

Abbildungen 3243–45 (oben) »Restaurierung der gesamten Nase nach der indischen Methode. Fig 1: Aussehen der Nase nach Abtragung der degenerierten und geschwürigen Teile. Fig. 2: Auflegen des Lappens, Fig. 3: Operationsergebnis nach zwanzig Tagen.«
Illustration aus Traité complet de l'anatomie de l'homme . . . *von J. M. Bourgery und Claude Bernard, Paris 1866–1867, Band VII, Tafel 14. (Aufnahmen des Autors)*

Abbildung 3242 (gegenüber) Chirurgische Instrumente, die in Indien in Gebrauch waren. Ihre Gebisse erinnern an jene der verschiedenen Tiere, deren Namen sie tragen. Von oben nach unten sehen wir unter anderem den Schakal, den Löwen, das Krokodil, den Falken, den Eichelhäher und den Milan. Diese chirurgischen Instrumente waren üblicherweise aus Eisen. (Zeichnungen des Autors)

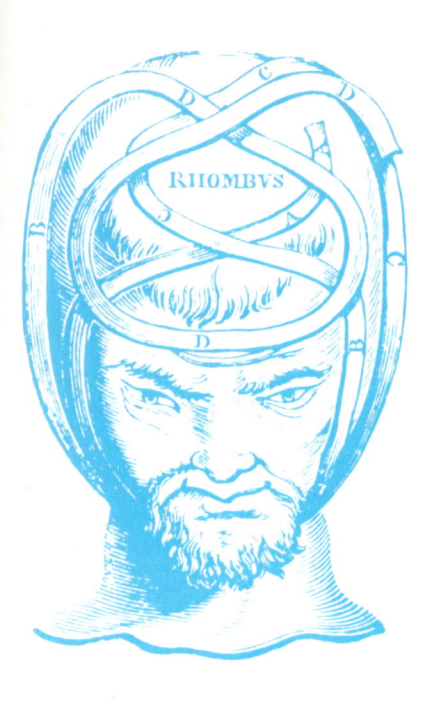

Abbilduneng 3246–47 »Die Art, eine Kopfbandage nach Galen anzulegen.« Die Buchstaben zeigen die Reihenfolge, nach der die Bandage angelegt werden soll.
Illustration aus einer Ausgabe des De fasciis liber *oder* Traité des bandages, *den man Galen zuschreibt.*
(Aufnahmen des Autors)

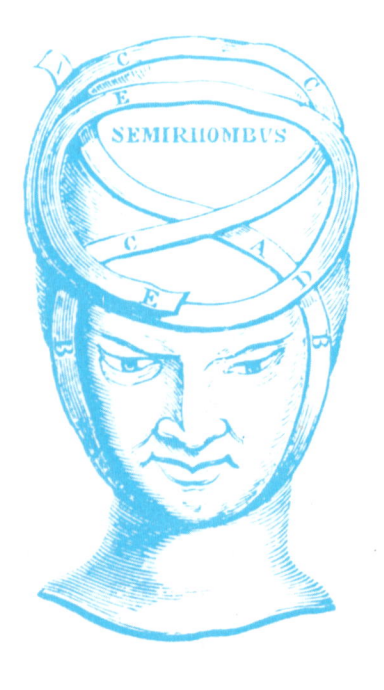

Plinius der Ältere fragte sich, ob man die Verbrennungen nicht besser an der Luft lassen sollte, anstatt sie mit fetten Mitteln zu bestreichen. Das heißt also, daß man in diesen weit zurückliegenden Epochen schon die Gerbung, fette Streichpflaster, die Behandlung der Wunde an offener Luft und das Öl-Kalk-Liniment erwog.

Im 2. Jahrhundert n. Chr. schreibt Galen: »Wir wollen sogleich von dieser Mißbildung sprechen, welche die Lateiner *curtum* nennen; mit diesem Ausdruck bezeichnen sie das, was von den Lippen, den Nasenflügeln und dem Ohr fehlt; denn diese Mißbildungen haben auch ihre eigene Behandlungsmethode. Man beginnt damit, die Haut an beiden Seiten abzuschürfen; danach nähert man die Wundränder einander an und verbindet sie, nachdem man auf beiden Seiten alles Kallöse entfernt hat, und hält sie durch eine Naht zusammen.« Es handelt sich hier um eine Hasenscharte. Im übrigen »muß man, wenn die Nase infolge eines Geschwürs oder einer Krankheit zerstört ist, [...] eine neue machen [...] auf Kosten der Gesichtshaut«.

Paulus von Ägina, der letzte der bekannten griechischen Ärzte, beschreibt Mitte des 7. Jahrhunderts die Mittel, die der Vorhaut eine ausreichende Dehnbarkeit geben; er beruft sich dabei auf Galen, der sich seinerseits auf die zwei Methoden bezieht, die Celsus beschrieb. – Der byzantinische Kaiser Justinian II. (669–711) soll, nachdem ihm durch seine revoltierenden Untertanen die Nase abgeschnitten wurde, sie wiederherstellen lassen haben, als er den Thron wiedererlangte. – Abulcassis, der arabische Arzt des 11. Jahrhunderts in Cordoba, soll der letzte gewesen sein, der während des Mittelalters von Lippenanaplastik sprach. Er befaßt sich jedoch nur mit der einfachen Trennung der Lippen.

Man muß bis zur Renaissance warten, um die Wiederkehr einer Kunst zu erleben, die man im Mittelalter vergessen hatte. Wir wissen zwar nicht, wie die Kunst, eine Nase wiederherzustellen, von Ostindien nach Sizilien gelangte, aber wir dürfen nicht vergessen, daß Sizilien zu allen Zeiten Handelsbeziehungen zu Indien hatte – über Suez und das Rote Meer wie auch über Syrien und Bagdad. Vermutlich erwarb auf diesen Wegen gegen Ende des 14. Jahrhunderts ein Sizilianer namens Branca (der Vater) in der Kunst der Anaplastik einen großen Ruhm und führte als erster solche Operationen an der Nase aus. Er behandelte nur abgeschnittene oder verstümmelte Nasen. Währenddessen weitete sein Sohn Antonio Branca seine Kunst aus. Um seinen Patienten nicht durch Narben zu entstellen, welche die indische Methode hinterließ, versuchte er mit Erfolg, Haut vom Arm zu verwenden. In dieser Hinsicht kann er als erster Autor der sogenannten »italienischen« Methode gelten, die später durch Tagliacozzi so berühmt werden sollte. Aber Antonio Branca leistete noch Besseres: er praktizierte als erster die Lippen- und Ohrenplastik durch Verpflanzung. Diese Kunst der Nasenwiederherstellung gelangte anschließend in die Hände der Familie Bojani de Tropaea (Kalabrien), die während des 15. Jahrhunderts in Neapel große Berühmtheit in der Kunst, Nasen wiederzustellen, erlangte.

Vesal (1514–1564), der berühmte flämische Anatom und Begründer der modernen Anatomie, und sein italienischer Schüler Falloppio (1523–1562) sprachen beide von der Restaurierung der Nase, ohne jedoch zu präzisieren, daß sie auch auf andere Teile des Gesichts angewendet werden kann.

Tagliacozzi (1546–1599) stellt sich als Erbe der Verfahren der Brancas und Bojanis vor. In seinem ersten, 1587 veröffentlichten Büchlein und dann in

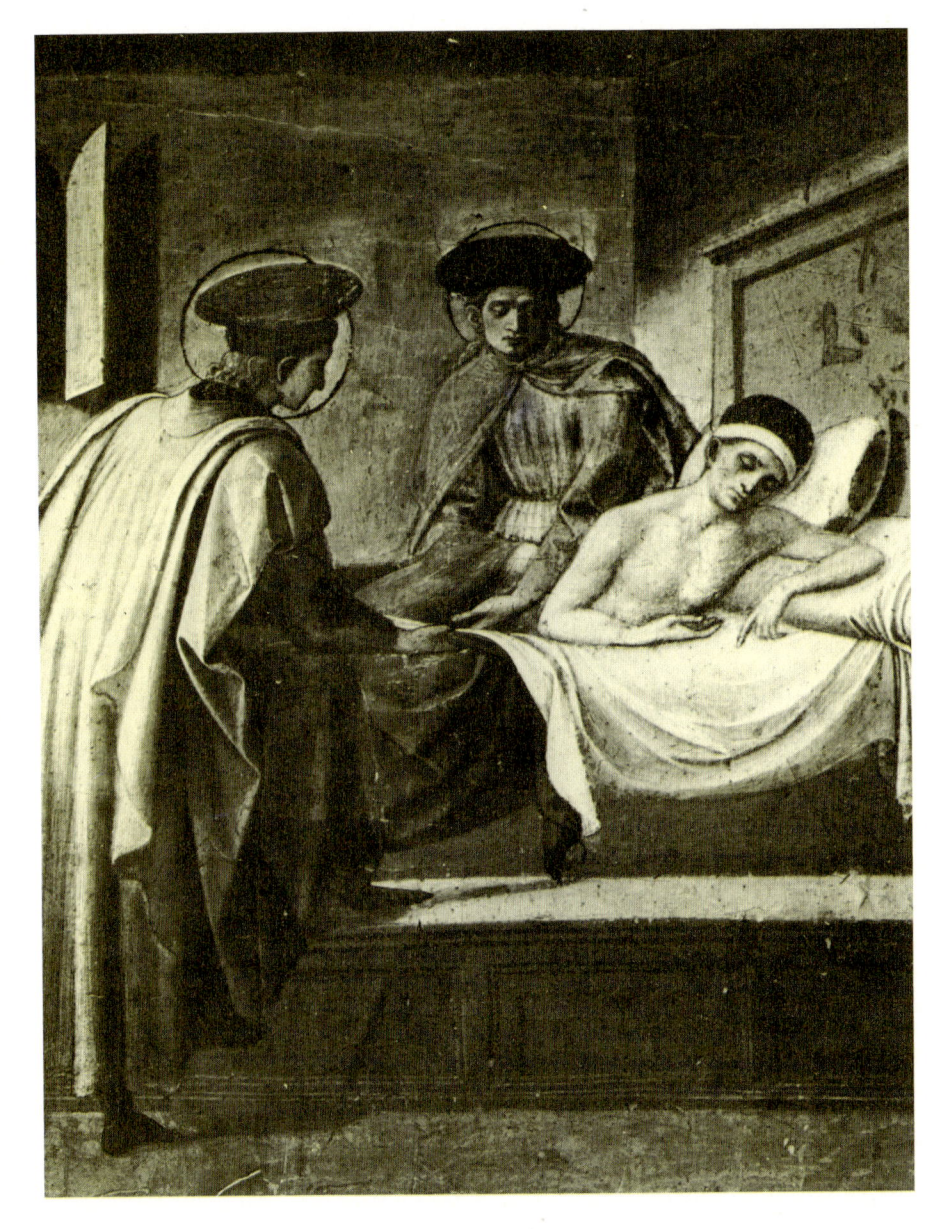

Abbildung 3248 (links)
Der heilige Kosmas und der heilige Damian. Gemälde von Il Pesellino, 1422–1457. *(Paris, Louvre)*
Das den heiligen Kosmas und Damian zugeschriebene Wunder, nämlich die Überpflanzung des Beins eines Toten auf einen Verletzten, ist selbst heute noch nicht möglich wegen der individuellen Spezifität der Gewebe und der Abstoßung fremder Eiweiße.

Abbildung 3249 (unten)
Gaspare Tagliacozzi (1546–1599). Das Porträt schreibt man Bartolomeo Passarotti, 1529–1592, zu. (Bologna, Orthopädisches Institut Rizzoli)

seinem berühmten Traktat von 1597 über die Rhinoplastik widmet er ein Kapitel der Wiederherstellung der Lippen nach einem ähnlichen Verfahren mit einem Armlappen, ebenso der Wiederherstellung der Ohren, die er mit Haut vom Warzenfortsatz rekonstruiert. Er bedient sich also des »Distanzlappens« und des »Nachbarlappens«. Dieses Werk kennzeichnet die Entstehung der plastischen Chirurgie in Europa während der Renaissance. Anscheinend lehnte Tagliacozzi die Benutzung von Stirnhaut für die Wiederherstellung der Nase ab. Obwohl einige Zeitgenossen Tagliacozzis selbst nach seiner Methode die Rhinoplastik praktizierten – zum Beispiel Griffon aus Lausanne, 1592 – und andere sich damit begnügten, seine Operation zu befürworten oder zu verdammen, hat keiner den allgemeinen Wert und die große Bedeutung dieser Entdeckung und damit auch die vielen Möglichkeiten der Anwendung, zu denen sie inspirieren konnte, erkannt, und daher sein Verdienst auch nicht zu würdigen gewußt.

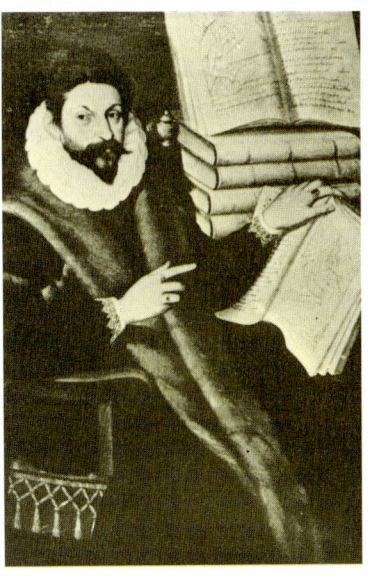

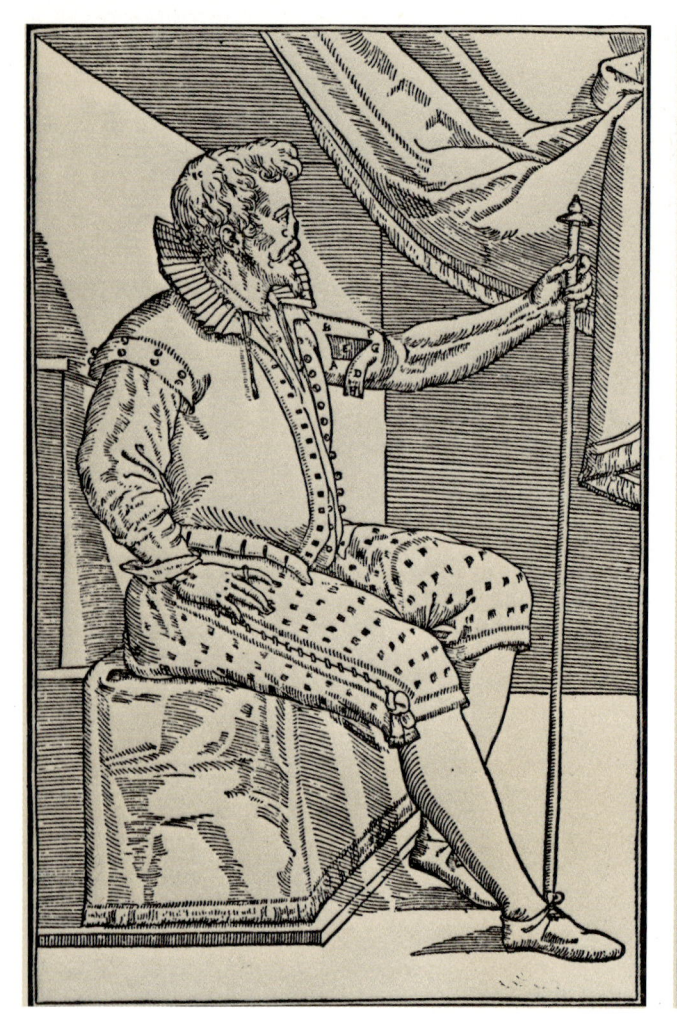

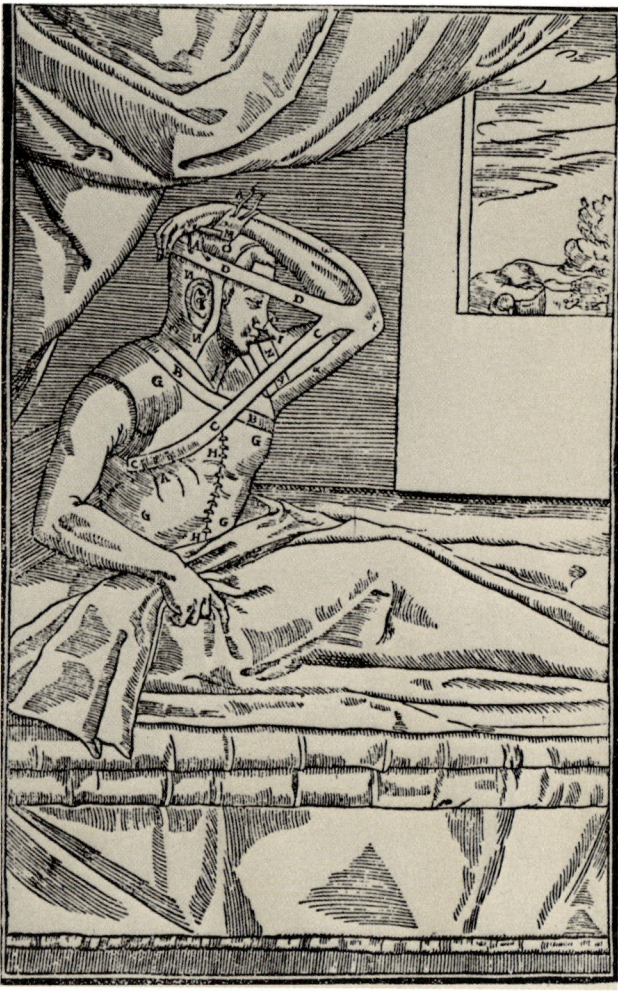

*Abbildung 3250 (links)
Nasenamputation, von der Seite
gesehen, und Vorbereitung des
zweistieligen Armlappens.*

*Abbildung 3251 (rechts)
Auflegen auf die Nase und Halten
des Armlappens mit Bandagen.
Illustrationen aus:* De curtorum
chirurgia per insitionem *von
Gaspare Tagliacozzi,
Venedig 1597.
(Paris, Bibliothek der Alten Med.
Fakultät)*

Der provenzalische Arzt Pierre Franco (1506–1579), der zweifellos als Hugenotte in der Schweiz im Exil lebte und mehrere Jahre in Lausanne praktizierte, wo er großen Ruhm erwarb, veröffentlicht 1556 sein »Kleines Traktat« und 1561 eine neue, umfassendere Ausgabe. Er berichtet über einen seltsamen Fall von Zerstörung der Wange durch eine Art brandige Phlegmone (eine Noma?) bei einem Neuenburger namens Jacques Janot; der Substanzverlust war so groß, daß »ein Gänseei hineingepaßt hätte«. Franco gelang der Ersatz des Substanzverlustes durch eine richtige Autoplastik, die man als »Verschiebelappen« bezeichnen kann; sie ist nicht ohne Ähnlichkeit mit dem Verfahren von Celsus. Er schildert auch mit großer Sachkenntnis die Behandlung der Hasenscharte (Nicaise, 1895).

Auf dem Gebiet der plastischen Chirurgie scheint eine außerordentliche Lücke zwischen dem ausgehenden 16. Jahrhundert und der Mitte des 18. Jahrhunderts zu bestehen. Man muß das Jahr 1739 abwarten, um eine Beobachtung von le Dran vorzufinden; sie erschien im ersten Band der *Mémoires de l'Académie de chirurgie* (1819); beschrieben wird dort das, was wir sehr gut als Blepharoplastik, die Bildung eines künstlichen Augenlids, bezeichnen. Diese sonst unpräzise Veröffentlichung machte wenig Eindruck. 1764 verzeichnen wir, daß ein französischer Zahnarzt namens le Monnier erfolgreich eine Gaumenspalte restaurierte. 1788 verbot die Medizinische

Fakultät von Paris jede wiederherstellende Chirurgie des Gesichts als gegen den göttlichen Willen gerichtet (Conway und Stark, 1953).

Was nun die Geschichte der *Wiedereinpflanzung amputierter Nasen* betrifft, wurde 1724 in Frankreich als erste die des Pariser Chirurgen Galain bekannt. Diesen Fall einer amputierten menschlichen Nase (durch Biß eines Menschen bei einer Rauferei unter zwei betrunkenen Soldaten), die sogleich wiedereingepflanzt wurde, veröffentlichte R. J. C. de Garengeot (1688–1759), den man vier Tage später zum Verbinden des Verletzten gerufen hatte. Loubet, 1758, und auch schon Leonardo Fioravanti (1518–1588) hatten Ähnliches berichtet. Ebenso verhält es sich mit total amputierten Fragmenten der Ohrmuschel.

Während man die Rhinoplastik noch zu den Fabeln des Mittelalters zählte, veröffentlicht im Oktober 1794 das in London erscheinende *Gentlemen's Magazine* einen mit B. L. gezeichneten, an M. Urban gerichteten Artikel; er enthält die Beschreibung und detaillierte Zeichnungen einer wiederherstellenden Operation der Nase an einem Inder namens Cowasjee, einem Viehtreiber der englischen Armee während des Krieges von 1792. Als er in Tippoo in Gefangenschaft geraten war, wurden ihm die Nase und eine Hand abgehackt. Nachdem er sich nach Bombay begeben hatte, hatte er noch zwölf

Abbildung 3253 (unten rechts) Verschiedene Eingriffe am Gesicht (Entfernung infizierter Wimpern, Ausschneiden einer Zyste, Kur eines Pterygiums, »Korrektur« einer Hasenscharte).
Tafel aus dem Armamentarium chirurgicum *von Johannes Scultetus, Ulm 1655.*
(Paris, Bibliothek der Alten Med. Fakultät)

Die Blüte im 19. Jahrhundert

Abbildung 3252 (unten links) Chirurgische Instrumente. Illustration aus: Dis ist das Buch der Cirurgia *von Hieronymus Brunschwig, Straßburg 1497. (Paris, Bibl. der Alten Med. Fak.)*

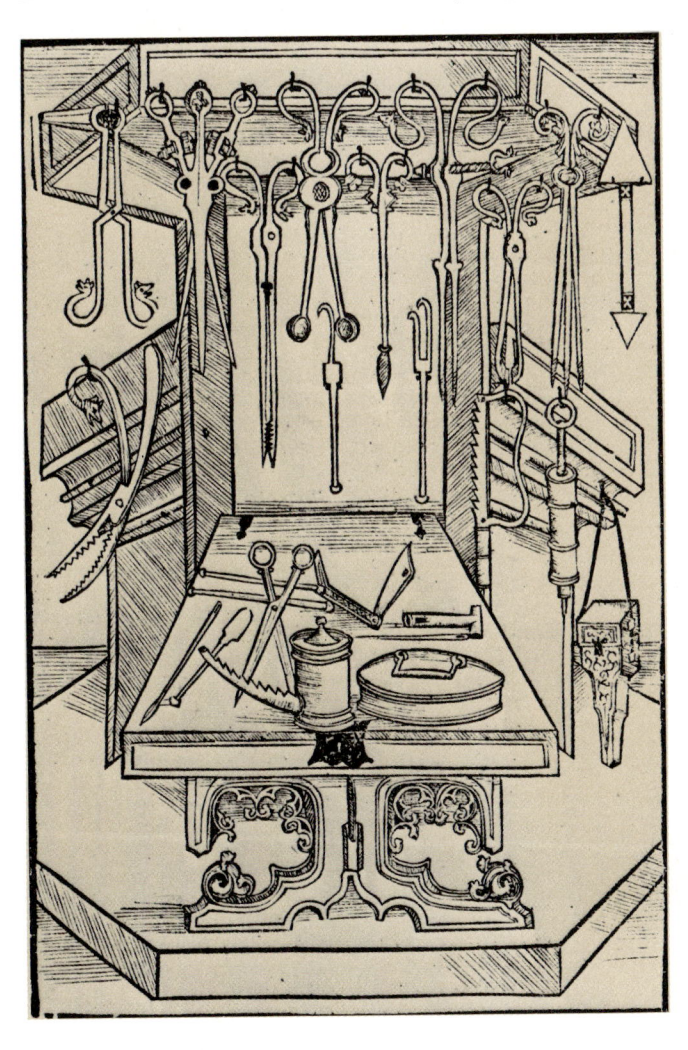

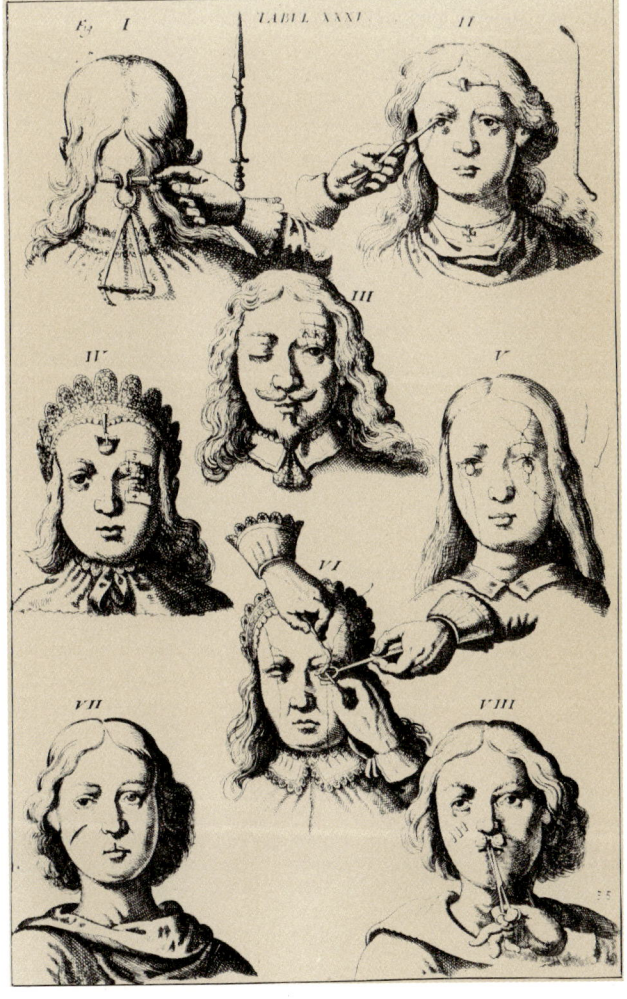

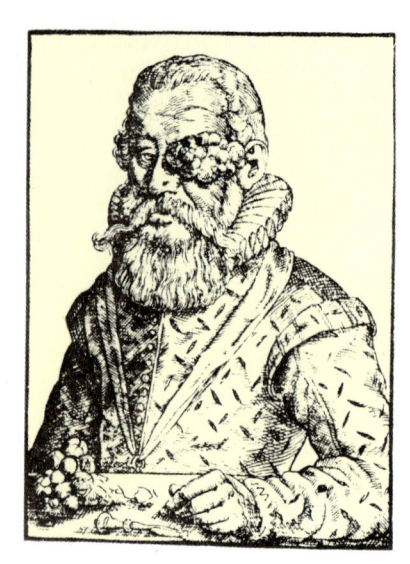

Abbildung 3254
Wuchernder Tumor der Augenhöhle.
Stich aus Opera observationum et curationum medico-chirurgicarum *von Fabrizius von Hilsen, Frankfurt 1652.*

Abbildungen 3255–56
Künstliche, mit Gelenken versehene Hand aus Messing. Unten sieht man, wie sie am Körper befestigt wird.
Tafel aus Normen für die Ablösung größerer Gliedmaßen... *von Carl Ferdinand Graefe, Berlin 1812.*
(Paris, Bibl. der Alten Med. Fak.)

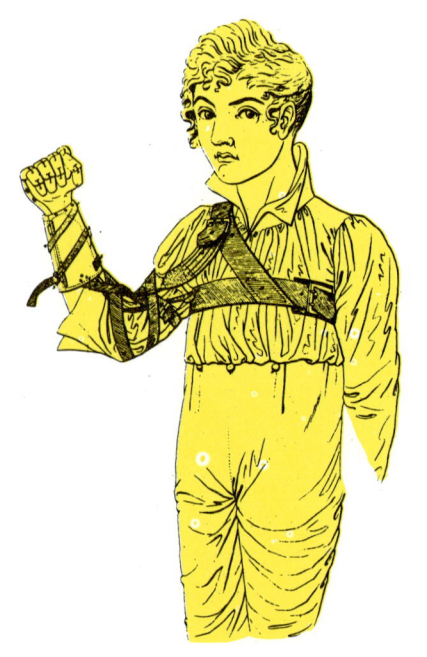

Monate keine Nase; dann operierte ihn erfolgreich ein Mann der *Brickmakers*-Kaste bei Poonah.

Doktor Lucas, der 1800 Chefchirurg der englischen Armee in Indien war, besorgte sich genaue Angaben über die bei den Indern angewandten Verfahren und hatte damit Erfolg. Er benachrichtigte seine Londoner Kollegen, die – nach einigen Mißerfolgen – ab 1813 gute Ergebnisse erreichten. Sutelisse und Carpue operierten erfolgreich einige neue Fälle, und Carpue veröffentlichte 1816 in London seinen Traktat über die Wiederherstellung der Nase; es wurde eine Sensation.

In dieser Epoche hält Jean-Nicolas Marjolin (geboren 1780) von 1809 bis 1819 in Paris bemerkenswerte Vorlesungen in Anatomie und Chirurgie. Er beschreibt auch die Verkrebsung gewisser Narben.

Während dieser Zeit erwägt in Deutschland der Chirurg Carl Ferdinand Graefe (1787–1840) als erster die Möglichkeit, einen fehlenden Teil des unteren Augenlids zu ersetzen, indem man dort aus einem benachbarten Bereich einen Hautlappen einsetzt. Seine erste Beobachtung macht er 1809 in Ballenstadt. Er praktiziert vor allem mit Erfolg Rhinoplastiken und berichtet 1818 ausführlich über eine perfektionierte Operationsmethode.

Da »erregt sich die chirurgische Welt« (Rigaud, 1841), und man erlebt im 19. Jahrhundert eine bemerkenswerte Blüte der plastischen Chirurgie; ihre Begründer betreten die Arena mit Dieffenbach und Zeis in Berlin, Lisfranc, Rigaud, Jobert und Lallemand in Frankreich usw. L. Labat veröffentlicht 1834 ein gelungenes Werk, *De la rhinoplastie, art de restaurer ou de défaire complêtement un nez*, bei dem es sich um einen »kompletten Traktat über Rhinoplastik« handelt. Damit scheint ein internationaler Wettstreit einzusetzen, denn Labat beendet sein Vorwort mit folgender Erklärung: »Hoffen wir, daß die junge französische Chirurgie auf diesen Ruf antwortet und keinesfalls erlaubt, daß das Ausland uns weiterhin als abhängig von jenen Fortschritten glaubt, die man in London und Berlin in der Rhinoplastik gemacht hat.«

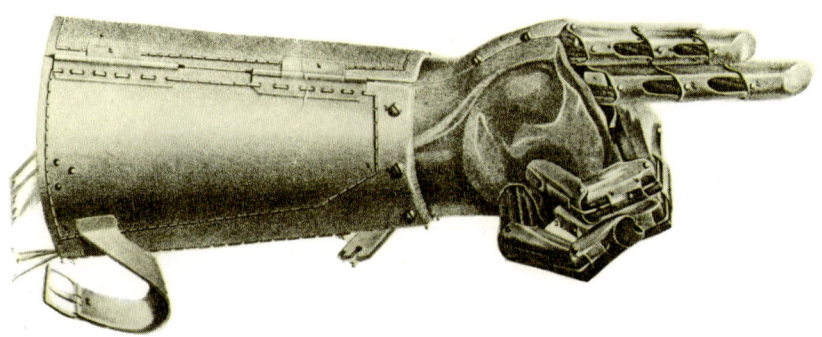

1820 praktiziert Baron Larrey (1766–1842) eine Rhinoplastik an einem Soldaten, der durch einen Schuß in den Mund verletzt wurde; er schneidet und löst die Haut um die Nase herum so ab, daß er sie von links und rechts auf die Stelle bringt, an der sie benötigt wird. – 1823 macht in Innsbruck J. Wattmann (1789–1866) die erste Nasen-Wangenplastik auf indische Art, die man in Österreich dann weiterhin erfolgreich durchführt. Er entwickelt eine Methode zur Korrektur der syphilitisch bedingten Sattelnase; das Prinzip sollten hundert Jahre später Gillies in London und Ohmori in Tokio wiederaufnehmen (E. Lesky, 1976). 1829 veröffentlicht Dieffenbach in Berlin sein Werk über die Wiederherstellung zerstörter Teile des menschlichen Körpers nach neuen Methoden. Er ist Autor einer Kodifizierung über Übertragung von Hautlappen, in der er die Operationsregeln, gestützt auf physiologische Prinzipien, festlegt. Diese Methode, die im 16. Jahrhundert Pierre Franco (wie Celsus) bei der Hasenscharte und auch in einem Fall von Kinnplastik anwandte, wird bisweilen als »französische Methode« bezeichnet.

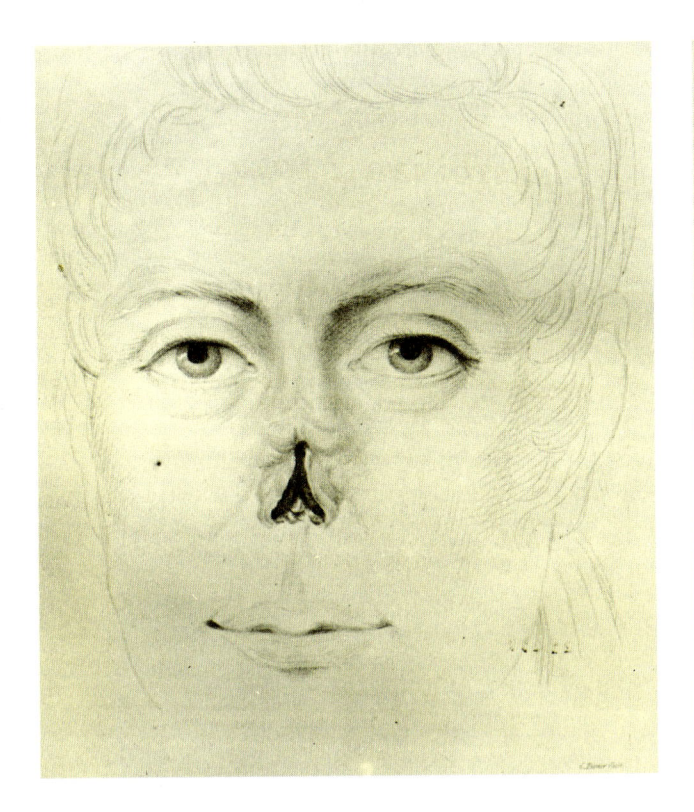

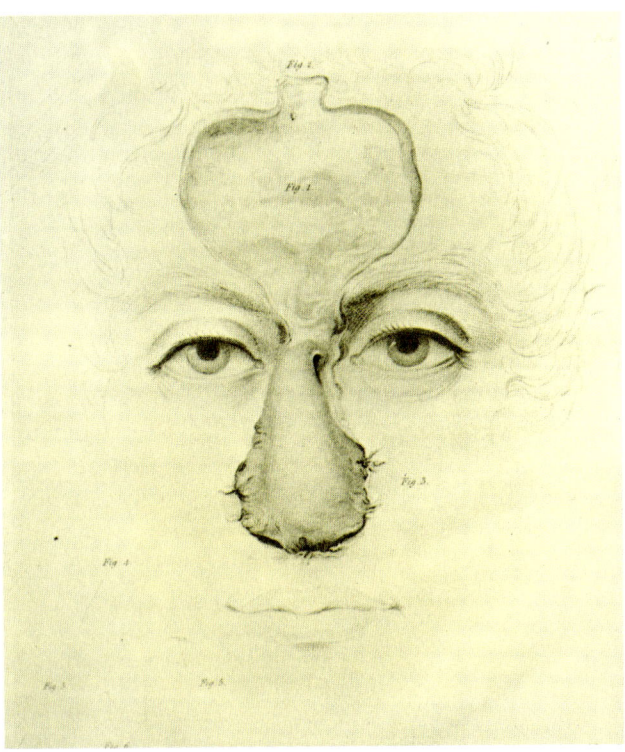

1832 praktiziert James Syme (1799–1870), der »Napoleon der Chirurgie«, in Edinburgh. Er restauriert Nasen mit Wangenlappen, rekonstruiert die Unterlippe mit Lappen vom Hals und modelliert Knollennasen. Auch Robert Liston (1794–1847) operiert Hasenscharten. 1836 erscheint in Frankreich Blandins Dissertation, die den heute noch gebrauchten Ausdruck »Autoplastik« einführt. 1837 beschreibt William Horner (1793–1853), Chirurg in Warrenton, Virginia, eine »z«-förmige Plastik an einem unteren Augenlid. Nach dem Chirurgen und Plastiker Robert Henry Ivy jedoch soll Charles-Pierre Denonvillers (1808–1872) aus Paris 1854 die erste Beschreibung hiervon geliefert haben. Seine Methode soll John Staige Davis nach einem 1911 und 1919 herausgegebenen Traktat angewendet haben.

1838 veröffentlicht E. Zeis aus Dresden, ein Schüler Dieffenbachs, sein Handbuch der plastischen Chirurgie, ein wesentlich vollständigeres Werk als jenes von Blandin; er behandelt darin alle Kenntnisse, die er von seinem Lehrmeister Dieffenbach erworben hatte. Er fügt genaue historische Angaben hinzu und endet mit einem detaillierten Bericht über die Beobachtungen, die Guillaume Dupuytren über die Verkürzung der Hohlhandsehne machte, die seitdem seinen Namen trägt (Dupuytren-Kontraktur). Von Ammon und Baumgarten, ebenfalls Dresden, erhalten 1840 den Preis der Medizinischen Gesellschaft von Gent; als Voraussetzung war festgelegt: »Alles beschreiben, was mit Autoplastik zu tun hat; die allgemeinen und speziellen Regeln aufzustellen und sich vor allem der überlegten Beurteilung spezieller Autoplastik-

Abbildungen 3257–58
Rhinoplastik nach der indischen Methode.
Illustrationen aus An Account of two successfull Operations for restoring a lost Nose from the Teguments of the Forehead in the Cases of two Officers of His Majesty's Army *von* J.-C. Carpue, London 1816. *(Paris, Bibliothek der Alten Med. Fakultät)*

Abbildung 3259-60 »Genoplastik«. Verfahren von Claude-François Lallemand (1790-1853). Der Substanzverlust an Wange und Kinn ist durch einen am Hals entnommenen Lappen ersetzt worden. Dieses Verfahren wendet man noch im ganzen 19. Jahrhundert an, denn wir finden es noch im Traité complet de l'anatomie de l'homme comprenant l'anatomie chirurgicale et la médecine opératoire *von J.-M. Bourgery und Claude Bernard, Paris 1866-1867. (Abbildungen des Autors)*

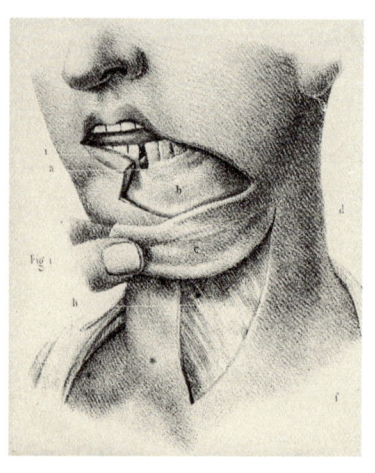

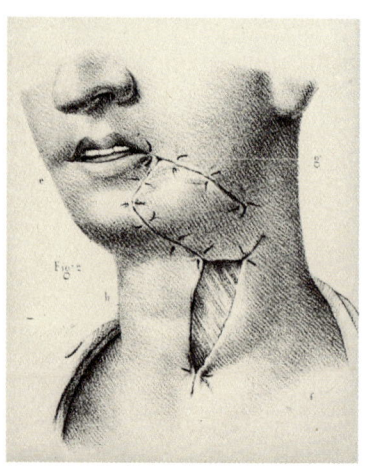

fälle widmen, die bereits Besitz der Wissenschaft geworden sind; dabei die Regeln aufstellen, denen man zu folgen hat, wenn Restaurierungen gemacht werden könnten« usw. Ihr bemerkenswertes Werk, das 800 Seiten und 290 Abbildungen umfaßt, wird 1842 in Berlin veröffentlicht.

1841 legt der Pariser Ph. Rigaud seine Dissertation, ergänzt durch gute Zeichnungen, »Die Anaplastik der Lippen, Wangen und Lider« vor. Dann veröffentlicht – immer noch in Frankreich – Jobert de Lamballe zwei interessante Bände, Traité de chirurgie plastique (1849), deren Lektüre noch heute Interesse erregt. Ihm verdanken wir eine detaillierte Darlegung über die Resensibilisierung der Hautlappen, die seiner Meinung nach von der Versorgung mit Gefäßen abhängt.

Die Entdeckung des Stickoxyduls durch den Pastor Joseph Priestley in England, einen Freizeitchemiker, und die ersten Versuche mit diesem Lachgas durch den jungen Apotheker Humphrey Davy hatten zu keiner medizinischen Anwendung geführt; zunächst gab man es also auf. Ebenso bewerteten die Ärzte die Entdeckung der Wirkung des Äthers durch Michel Faraday 1818 negativ und nicht entsprechend dem echten Wert für die chirurgische Praxis. Es dauerte noch bis zum Jahre 1846, bis zwei Zahnärzte sich diese Wohltat zunutze machten: es waren Wells und Morton.

Die Entdeckung der Anästhesie eröffnet der gesamten Chirurgie und besonders der plastischen immense Möglichkeiten. In Großbritannien veröffentlicht der Schotte William Ferguson (1808-1877) 1852 sein Werk *System of Practical Surgery,* in dem er seine Operationstechnik für die Hasenscharte beschreibt. 1856 erscheint in Brüssel ein *Essai de chirurgie plastique,* das Verhaeghe nach den Lehren von Professor B. von Langenbeck, Nachfolger Dieffenbachs in Berlin, verfaßt hat. Heute, einhundertzwanzig Jahre später, hat die Lektüre dieses Werks noch nicht an Interesse verloren. Mit viel Präzision sind darin originelle Verfahren für Nasenplastik, Augenlidplastik, Lidumstülpung, Hasenscharte, Zäpfchenplastik, Lippenplastik, Wangenplastik, Scheidennaht und Dammplastik dargestellt.

In Österreich beginnt die große Epoche der plastischen Chirurgie mit Theodor Billroth (1829-1894), einem Schüler von B. von Langenbeck (1810-1887), der 1862 seine *Gaumenplastik* veröffentlicht. Billroth interessiert sich besonders für die Schönheitschirurgie. Seine Schüler in Österreich oder in anderen europäischen Ländern gehen den Weg weiter, den ihr Lehrmeister bereitet hat.

In den Vereinigten Staaten erkennt Gordon Buck als einer der ersten nach dem Sezessionskrieg von 1861 bis 1865, daß die Restaurierung von Entstellungen eine bessere Wiedereingliederung in die Gesellschaft möglich macht, weil am Gemeinschaftsleben wieder teilgenommen werden kann. 1876 veröffentlicht er ein 237 Seiten starkes Buch mit dem Titel *Reparative Surgery* (Conway und Stark). In Boston beschreibt J. Mason Warren 1843 seine Hauttransplantation, Frank H. Hamilton 1854 seine überkreuzte Transplantation.

In der zweiten Hälfte des 19. Jahrhunderts werden die Forschungen beschleunigt, und die fundamentalen wissenschaftlichen Arbeiten mehren sich. Mit den Arbeiten von Louis Pasteur (1822-1895) als Basis führt der englische Chirurg Joseph Lister (1827-1912) ab 1867 die Antiseptik ein. 1869 beschreibt Jacques-Louis Reverdin (1842-1929) aus Genf, als er Assistent an der Abteilung von Félix Guyon (1831-1920) am Pariser Hôpital Necker ist, sein Epidermistransplantat auf das Granulationsgewebe von Wunden.

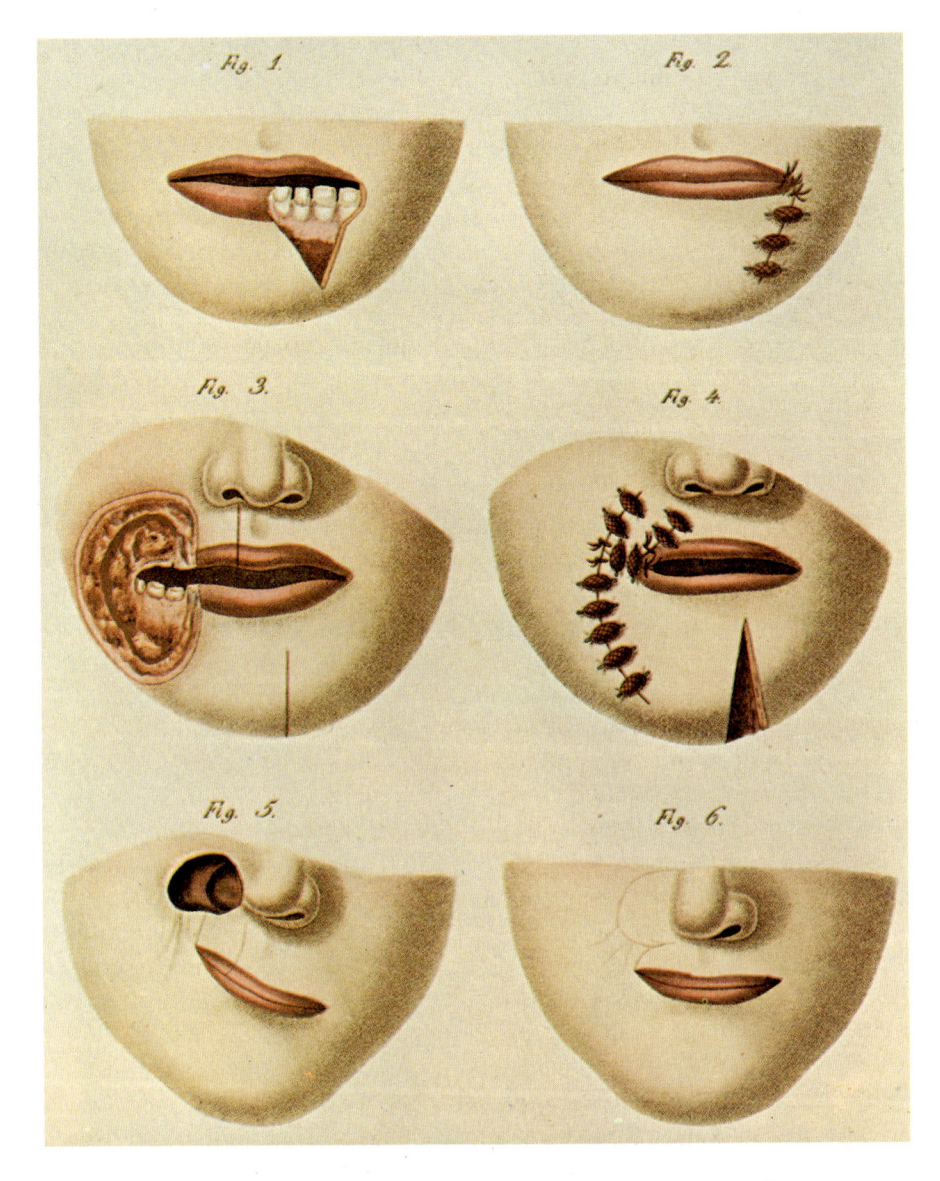

Abbildung 3261
Autoplastiken am Gesicht.
Tafel aus Die plastische Chirurgie *von H. E. Fritze und O. F. Reich, Berlin 1845.*
(Paris, Bibliothek der Alten Med. Fakultät)
Als Fig. 1 und 2 sieht man einen Lippenkrebs nahe der Kommissur, der nach der Methode von Dieffenbach operiert und genäht wird; die anderen Bilder zeigen andere Autoplastiken, die ebenfalls nach einer von Dieffenbach entwickelten Methode durchgeführt werden.

1872 ist Louis-Xavier Ollier in Lyon (1830–1900) an der Reihe, seine großen autoplastischen Hautverpflanzungen darzulegen. Im selben Jahr zeigt Honzé de l'Aulnoit, daß es auch möglich ist, Schleimhautverpflanzungen vorzunehmen, um 1874 korrigiert Illing ein Symblepharon (Lidverwachsung) mit einem Transplantat von der Lippenschleimhaut. Stellwag in Wien tut dasselbe, indem er sich der Scheidenschleimhaut bedient.

Dann veröffentlicht 1886 in Leipzig Karl Thiersch (1822–1895) seinen Endbericht über Hautverpflanzungen. 1870 versucht Léon Lefort (1828–1893) erfolglos eine totale Hautverpflanzung auf ein Unterlid, um eine Lidumstülpung zu korrigieren. 1872 erneuert er das Verfahren, das diesmal vollständig gelingt. John Reissberg Wolfe (1824–1904), Augenarzt in Glasgow, machte 1875 seine erste totale Hautverpflanzung wegen einer Narbenschrumpfung am unteren Lid. 1893 führte Fedor Krause diese Technik in Deutschland ein, und so kommt es, daß man den Ausdruck »Wolfe-Krausesche Transplantation« gebraucht, um eine totale Hautverpflanzung zu bezeichnen.

Abbildungen 3262–63 (unten) »Angeborene Mißgestaltung, bei der die linke Nasenhöhle geöffnet ist, und Operation, um diese zu heilen.«
Illustrationen aus Chirurgie clinique de Montpellier ou observations et réflexions tirées des travaux de chirurgie clinique de cette école *von J. Delpech, Paris 1828. (Paris, Bibliothek der Alten Med. Fakultät)*

Das 20. Jahrhundert

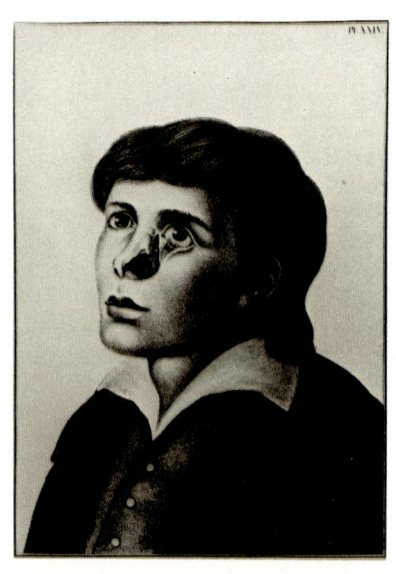

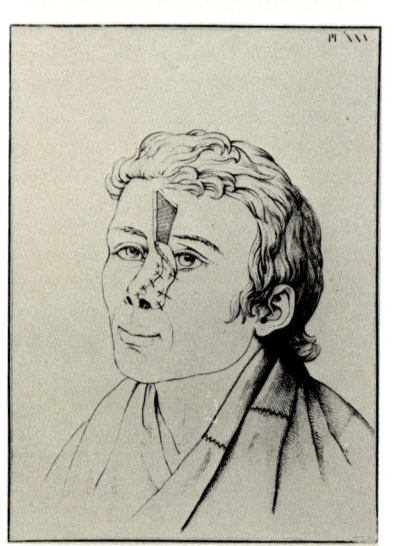

1871 liefert S.-H. Serre in seiner der Fakultät von Montpellier vorgelegten Dissertation eine kritische Studie über die verschiedenen Verfahren der Lippenautoplastik. Als »französisch-indische Methode« bezeichnet er ein Verfahren zur Wiederherstellung der Unterlippe, das schon Syme und Buchanan (zwei schottische Chirurgen) beschrieben haben; man macht dabei einen x-förmigen Einschnitt, bei dem die unteren Schenkel waagerecht verlängert werden, so daß sie zwei Rotationslappen ergeben. Karl von Langer (1819–1887), Zoologieprofessor in Pest und später Anatomieprofessor in Wien, beschreibt die Hautlinien, denen man vorzugsweise beim Einschneiden folgen soll. Sie wurden später durch Hermann Pinkus, Chef der Hautklinik von Detroit, korrigiert. Wir treten nun in die moderne Periode ein.

Kurz vor dem Ersten Weltkrieg veröffentlicht Blair in den Vereinigten Staaten die erste Ausgabe seines Werks über die *Chirurgie des Mundes und der Wangen* (1912), aber die entscheidenden Schritte werden während und nach dem Krieg gemacht; alle Grundlagen sind vorhanden. Man kennt die Benutzung von Transplantaten aller Stärken. Stiellappen aller Formen und Sitze wird man mit einer perfektionierten Kenntnis ihrer Anzeigen anwenden.

In Frankreich beschreibt H. Morestin 1907 seine Methode zur scheibenförmigen Resektion bei Brustdrüsenhypertrophie und veröffentlicht 1914 einen Artikel über die Korrektur der permanenten Fingerkrümmung. Ebenso widmet er sich der plastischen Chirurgie an Verletzten des Ersten Weltkriegs; dabei präsentiert er 1916 einen ersten Fall von Wiederherstellung des Augenhöhlenrands durch einen verpflanzten Knorpel. 1917 beschreibt er seine »Patiencespiel«-Verpflanzung, die eine Wiederaufnahme der »Mosaikverpflanzung« von P. Mauclaire darstellt. Letzterer hatte, nachdem er multiple Narbenverwachsungsstränge der Leistenfalte exzidiert hatte, auf die blutigen Teile eine Serie kleiner lateraler Stiellappen aufgesetzt, die wahrscheinlich nicht ohne Ähnlichkeit mit unserer »Z-Plastik« waren.

Gillies, der nach Paris gekommen war, um Morestin operieren zu sehen, wurde anschließend der große Lehrmeister der plastischen Chirurgie in Großbritannien. Parallel dazu veröffentlicht J. S. Davis 1919 in den Vereinigten Staaten sein Buch über plastische Chirurgie und widmet diesem Spezialgebiet seine gesamte Tätigkeit.

In Deutschland tauchen in neuerer Zeit die großen Namen Rehn, Joseph und Lexer auf; die 1931 veröffentlichte wunderbare Abhandlung des letzteren stellt eine beachtliche Zusammenfassung der Kenntnisse dar. Sein Titel, *Die gesamte Wiederherstellungschirurgie,* belegt sehr deutlich das Bemühen, nicht mehr nur von plastischer Chirurgie zu sprechen, sondern gerade von »wiederherstellender« Chirurgie. Joseph, Berlin, veröffentlicht 1928 ein Werk, das der Rhinoplastik gewidmet ist; in einer dritten Ausgabe aus dem Jahr 1931 behandelt er auch die plastische Chirurgie des Gesichts und der Brust sowie andere Operationen an verschiedenen Regionen an Rumpf und Gliedern. Dieses reichillustrierte, klassisch gewordene Werk hat man so, wie es war, 1977 in England neu herausgegeben. Ab 1908 in Prag wird Burian der Leiter einer Schule für plastische Chirurgie in Mitteleuropa (Peskowa). Filatow, 1917, und Gillies, 1918, brachten eine neue Möglichkeit des Hauttransfers mit ihrem Rundstiellappen, der wandert und den man nach und nach auf weite Entfernungen transportieren kann, weil er sich abwechselnd über

2834

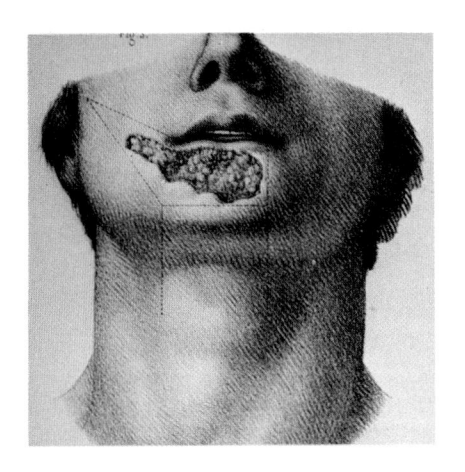

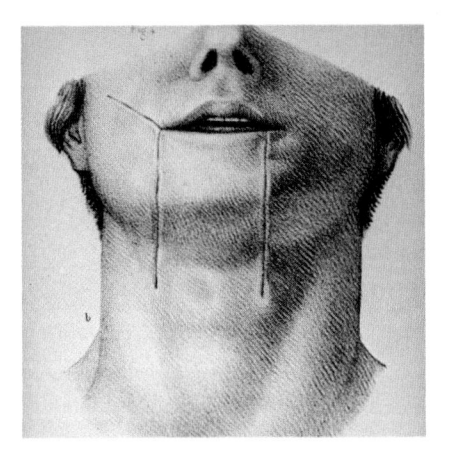

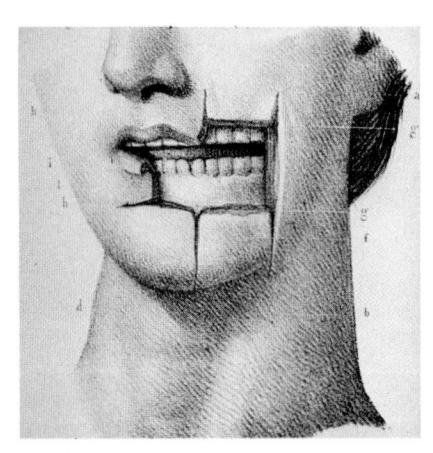

seine beiden Enden ernährt. Oder man kann diesen Lappen, den ein Träger wie der Unterarm aufnimmt, mit einer einzigen Zwischenstation auf eine Entfernung transportieren, die von seinem Ursprung weit abgelegen ist.

Während der einundzwanzig Jahre, die den Ersten vom Zweiten Weltkrieg trennten, verhalf eine Gruppe von plastischen Chirurgen ihrer Disziplin zu einer beträchtlichen Entwicklung. Sie können hier nicht alle zitiert werden, doch sind die großen Namen dieser Epoche die folgenden:

In den Vereinigten Staaten Blair, Ivy und Kazanjian aus Boston, Ferris Smith von Grand-Rapids, E. Sheeman aus New York, Eastman Sheran und Sterling Bunnell aus San Francisco sowie Summer Koch. Die beiden letzteren hatten einen entscheidenden Einfluß auf die Entwicklung der plastischen und wiederherstellenden Chirurgie der Hand, und zwar sowohl aufgrund ihrer eigenen Tätigkeit als auch aufgrund der ihrer zahlreichen Schüler, die sie ausbildeten und von denen einige noch heute praktizieren. Erwähnung finden soll auch das bemerkenswerte Werk P. Mauclaires über *Die chirurgischen Transplantationen,* das 1922 in Paris herauskam. 1923 erscheint in New York ein Werk von H. Neuhof mit dem Titel *The Transplantation of Tissues.*

Aber auch die kosmetische Chirurgie breitet sich aus, manchmal sogar auf beängstigende Weise, wenn wir hören, daß 1925 ein weiblicher Chirurg, nämlich Suzanne Noël, im Hause unter lokaler Anästhesie Gesichts*liftings* ohne Handschuhe und ohne Maske operierte.

Schließlich leisten in Wien H. Biesenberger (geboren 1885) und E. Schwarzmann (1885–1966) ihren fundamentalen Beitrag zur wiederherstellenden Brustplastik, der erste 1928 und der letztere 1930 (E. Lesky, 1976).

Schließen wir mit den Namen, die einen wichtigen Einfluß auf unsere Generation ausübten:

In Großbritannien Gillies und McIndoe, beide neuseeländischer Herkunft, sowie Kilner und Mowlem, dann noch Watson sind die berühmten Leiter der englischen Schule, der so viele europäische Plastiker den Hauptteil ihrer Ausbildung verdanken. Seit 1944 begründet A. B. Wallace die plastische Chirurgie in Edinburg.

In Italien beherrscht in den Jahren 1930–1973 Sanvenero Rosselli aus Mailand die Szene. Als Gründer des *Padiglione per i mutilati del Viso,* Schöpfer und Inhaber eines Universitätslehrstuhls für plastische Chirurgie in Turin (1962) und Mailand, leistete er zur Entwicklung dieses Fachgebiets einen entscheidenden Beitrag.

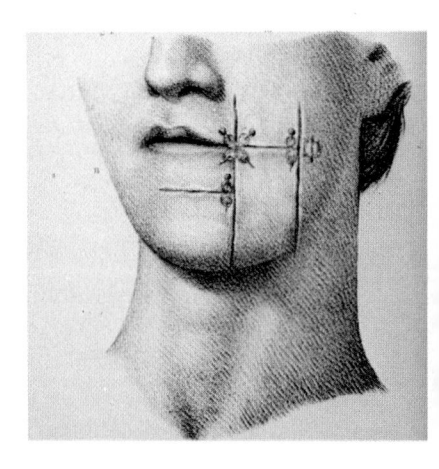

*Abbildungen 3264–67
Verschiedene Verfahren von »Cheiloplastik« (Lippenautoplastik). Oben links ein breit angelegter Krebs der Unterlippe mit Verschluß durch einen verschobenen Lappen (Mitte). Oben rechts und auf dem unteren Bild erkennt man ein anderes Verfahren in einer anderen Situation mit Winkellappen nach Serres (Montpellier), 1871.
Illustrationen aus dem* Traité complet de l'anatomie de l'homme . . . *von J. M. Bourgery und Claude Bernard, Paris 1866–1867, Band VII, Tafel 17.
(Abbildungen vom Autor)*

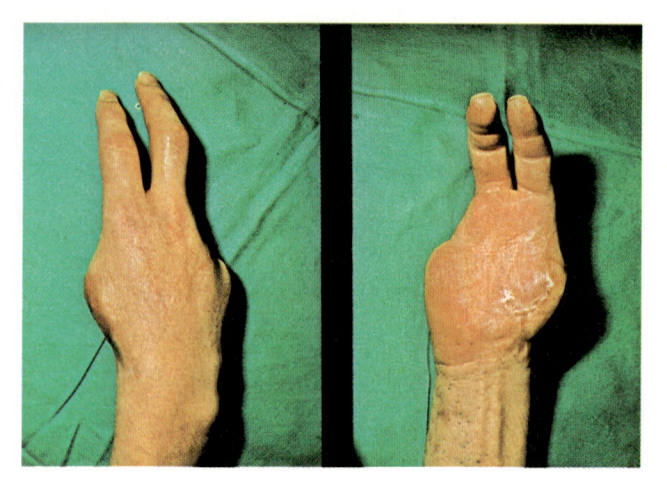

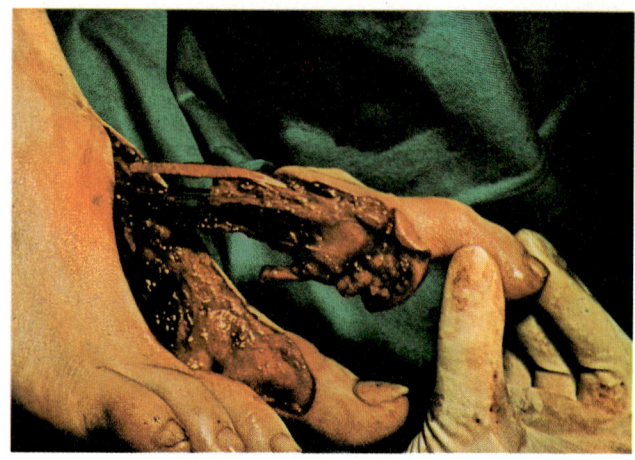

Abbildung 3268 (oben links) Schwere Verstümmelung der rechten Hand bei einem 24jährigen Arbeiter. Daumen, Ringfinger und kleiner Finger sind völlig amputiert, und das Greifen ist unmöglich gemacht.

Abbildung 3269 (oben rechts) Entnahme der zweiten Zehe am linken Fuß. (Abbildungen vom Autor)

In Schweden wenden A. Ragnell aus Stockholm und dann Tord Skoog (1916–1977) aus Uppsala in der plastischen Chirurgie der Hasenscharte, bei der Dupuytrenschen Krankheit und bei zahlreichen Problemen der kosmetischen Chirurgie neue Methoden an.

In Frankreich sollen P. Sebileau, Léon, Dufourmentel sowie Ginestet und Aubry in der Kiefer- und Gesichtschirurgie Erwähnung finden; dabei lassen wir die heutigen Plastiker aus, deren Renommee beträchtlich geworden ist.

Würdigen wir auch die amerikanischen Plastiker, die es ermöglichen, die Verfahren zur Entnahme von Hauttransplantaten mit einer *ad libitum* gewählten Dicke zu vereinfachen und zu verallgemeinern. Blair, später dann Blair und Brown (1929) verdanken wir nämlich die Beschreibung von zahllosen Anwendungsmöglichkeiten von Transplantaten verschiedener Stärken. Padgett und Hood (1939) erfanden das sinnreiche Dermatom, das ihren Namen trägt. Und je mehr man an Erfahrung gewinnt, desto mehr verläßt man die Methode der Stiellappen zugunsten von Transplantaten und präzisiert ihre jeweiligen Anwendungen. Das Buch von Brown und McDowell, das 1939 erschien, zeigt beredt die zahllosen Möglichkeiten der Hauttransplantation und ihren unvergleichlichen Wert.

Anschließend ersetzte man dieses Instrument, das Jean Gosset perfektionierte, durch ein elektrisches Dermatom mit auswechselbaren Klingen; es führt oszillierende Bewegungen aus, die an jene einer Nähmaschine erinnern.

Schließlich hat der Zweite Weltkrieg mit den entscheidenden Beiträgen der heutigen großen Meister der modernen plastischen Chirurgie, wie John Marquis Convers in New York, demonstriert, welchen unerläßlichen Platz der plastische Chirurg in der Behandlung von Verletzten aller Art einnehmen sollte.

Die Zukunft

Es ist wichtig zu begreifen, daß wir, was die Zukunftsperspektiven dieses Fachgebiets anbelangt, heute an einem Wendepunkt stehen. Ein immenses Tätigkeitsfeld ist nähergerückt durch die außerordentlichen Möglichkeiten, die sich auf dem Gebiet des Nähens von Gefäßen kleinster Ausmaße, nämlich Arterien und Venen (und sogar von Lymphgefäßen) eröffnen. Die Chirurgie unter einem speziellen Operationsmikroskop ermöglicht es sogar, Gefäße mit einem Durchmesser von etwa einem Millimeter mit besonderen Nadeln und außerordentlich feinem Nylonfaden zu nähen. Homoplastische Organverpflanzungen mit relativ feinem Stiel wären somit technisch möglich. Aber ihr Gelingen hängt von der Fähigkeit ab, den Abstoßungsvorgang zu verhindern.

Die Hauttransplantate verschiedener Dicke, die man von einer Stelle des Körpers an eine andere pflanzt, ernähren sich durch allmähliche Invasion von Kapillargefäßen und spontane mikrovaskuläre Vereinigung. Sie stellen kein Problem, soweit die Empfängerzone genügend mit Gefäßen versorgt ist. Und sogar bei chronischer, oberflächlich krebsig entarteter Radiodermatitis kann der Unterbau nach totaler Exzision der kranken Haut im allgemeinen als völlig ausreichend betrachtet werden, um halbdicke oder sogar totale Transplantate aufzunehmen.

Früher verhielt es sich mit den massiveren Transplantaten ganz anders. Man konnte keinen Lappen mit dicker Haut und Fettgewebe und weder einen Muskel noch eine Einheit, die aus einer komplexen histologischen Struktur bestand, frei verpflanzen. Heute ist dies möglich! Die Zahl der wiedereingepflanzten amputierten Finger und Hände in zahlreichen westlichen Ländern – nach China, Japan und Australien – ist heute beträchtlich. Man kann sogar Zehen auf die Stümpfe amputierter Finger verpflanzen.

Bei der Übertragung großer Haut-Fettgewebe-Lappen, die bis zu 20 Zentimeter Länge und 10 Zentimeter Breite messen können, entnimmt man diese von der Leisten-Schenkelgegend, dem Oberbauch, dem Delta-Brustmuskel-Bereich oder der Achselhöhle; sie gelingt durch die Verbindung der kleinen Arterien und Venen, die sie ernähren, mit jenen der Empfängerzone, zum Beispiel Hals, Gesicht oder Schienbein. Die freie Übertragung von Muskeln mit ihrem Stiel aus Gefäßen und Nerven ist ebenfalls möglich geworden, denn zur Mikronaht der Gefäße kommt nun die faszikuläre Naht der motorischen Nerven, durch die man die willentliche Kontraktilität und somit eine bis dahin geschädigte motorische Funktion wiederherstellen kann. Die gilt auch für die Lappen mit sensiblen Nerven, die mit jenen der Empfängerzone verbunden sind (Le Quang, Botta, Verdan und Poulenas). Das ist ansehnlich und bedeutet, daß eine neue Ära der plastischen Chirurgie beginnt.

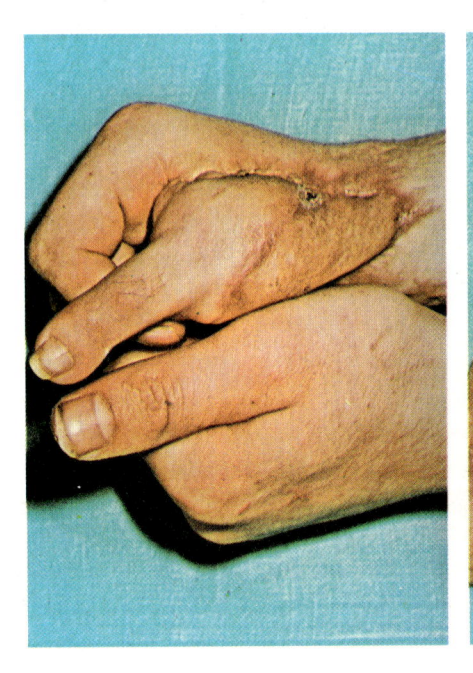

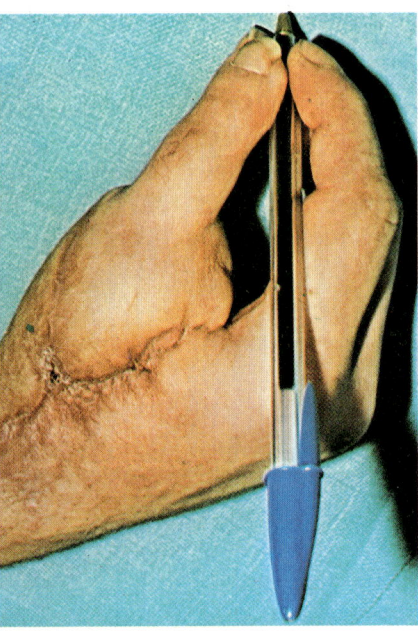

Abbildungen 3270–71
Die Transplantation ist ausgeführt: die zweite linke Zehe hat den rechten Daumen ersetzt. Das Greifen ist wieder möglich, und das Fehlen der zweiten Zehe behindert das Gehen nicht. (Abbildungen des Autors)

Die Chirurgie der Hand

Hier ist wohl nicht der Platz, in allen Einzelheiten zu erörtern, welche Stellung die Hand in der Hierarchie der Werte einnimmt, die es dem *Homo sapiens et faber* erlaubt haben, die anderen Kreaturen zu beherrschen. Zahlreiche Werke sind diesem Thema gewidmet, wobei Galen lehrte, daß »der Mensch denkt und über die anderen Kreaturen nur dadurch regiert, daß er Hände hat«.

Die Alten betrachteten die Hand als Spiegel der Seele. Die Tatsache, daß jene Hand, von einem Individuum zum anderen verschieden ist, daß sie genauso einzigartig ist wie das Individuum, dem sie angehört, hat zu allen Zeiten die Phantasie beflügelt. Und wenn man annimmt, daß der physische Anblick des Menschen das sichtbare Bild seiner tiefen und versteckten Natur ist, kann man begreifen, warum die Handlesekunst zum ältesten Volksglauben des Menschen zählt.

Mit der Kenntnis des Feuers erschien zwangsläufig die Verbrennung, insbesondere bei Kindern. Und der Autor hat verbrannte Hände von afrikanischen Kindern beobachtet, die in das heimische Feuer in ihrer Hütte gefallen waren; sie waren so schwer verbrannt, daß die teilweise eliminierten oder in den Handteller zurückgezogenen Finger nur noch einen vernarbten Hautsack bildeten, eine Art Glockenschwengelstumpf, der jedes Greifen unmöglich machte. Auch müssen wir zweifellos bis auf die prähistorischen Zeiten zurückgehen, wenn wir von den exogenen (Panaritien oder Phlegmonen) und endogenen Infektionen (Tuberkulose und namentlich Lepra) sprechen wollen, die geeignet sind, Verstümmelungen, Steifheit, Störungen der Empfindlichkeit und der Beweglichkeit, also schwere Invalidität hervorzurufen.

Die Hände sind die anfälligste Region unseres Körpers. Täglich sind sie allen Arten von Traumen ausgesetzt und werden zu Tausenden verletzt; die Traumatologie der Hand gehört daher seit aller Ewigkeit zur Geschichte des Menschen. Die chirurgische Versorgung der Hände bildete somit von jeher einen integrierenden Bestandteil der anderen Anwendungen der Chirurgie. Aber zwangsläufig war sie zunächst auf einfache, oft schmerzhafte Eingriffe beschränkt.

Im Gegensatz dazu zeigten die unbestreitbaren chirurgischen Fortschritte im Zusammenhang mit den Hekatomben des Ersten Weltkriegs und den Erkenntnissen der orthopädischen sowie der plastischen Chirurgie, daß, was die Hand anbelangt, man die negative Einstellung aufgeben sollte; zu oft führte sie zu Amputationen bei Läsionen, die man zu Unrecht als irreparabel betrachtete. Man mußte lernen, nach neuen Regeln und gut kodifizierten Techniken, die auch mit der Wahl neuer Instrumente zusammenhängen, zu restaurieren und wiederherzustellen. Es mußte der Hand ihr Platz in der Hierarchie der Werte eingeräumt werden. Marc Iselin aus Paris bemühte sich seit 1928 darum.

Hier bringt nun das Werk Sterling Bunnells (1882–1957) einen wunderbaren Überblick; seine erste Veröffentlichung über die Chirurgie der Sehnen geht auf das Jahr 1918 zurück. Seine glänzende Karriere endet nicht, bevor er ein neues Fachgebiet und eine Schule entwickelt hatte, aus der zahlreiche Spezialisten hervorgingen, und das sowohl in den Vereinigten Staaten als auch in der ganzen Welt. Er hatte bereits die meisten Methoden der Handchirurgie untersucht, als ihn 1944 der Chefarzt des amerikanischen Heeres

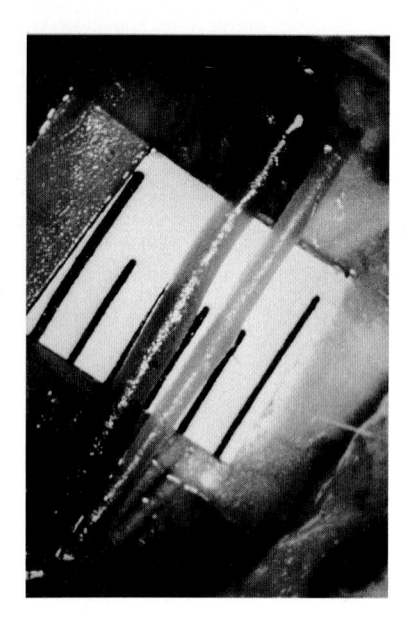

Abbildung 3272
Größenordnung der Gefäße, die man unter dem Mikroskop operiert. Die »Tasten« sind einen Millimeter breit.
(Abbildung des Autors)

mit der Behandlung zahlreicher Menschen betraute, deren Hände im Zweiten Weltkrieg verletzt worden waren. Sein Buch, ein Meisterwerk mit dem Titel *Surgery of the Hand* (1944), erschien den amerikanischen Chirurgen als »ein neuer Mond am Himmelszelt« (Boyes). 1946 gründete er mit seinen Schülern die erste Gesellschaft für Handchirurgie. Der Widerhall, den sie fand, verbreitete sich gleich über die gesamte Welt. Auch das Erscheinen zahlreicher wissenschaftlicher Arbeiten und mehrerer Bücher trug viel dazu bei; es sind über zwanzig Werke zwischen 1945 und 1965 in verschiedenen Ländern, seitdem zahllose Veröffentlichungen. Nach 1951 entstanden in vielen Ländern noch andere Gesellschaften; 1966 gründeten sie einen internationalen Verband.

Man muß heute die Hand als eine globale anatomische und chirurgische Entität ansehen; ein und derselbe Chirurg muß alle ihre Teile kennen und ihre Veränderungen meistern. Sie kann nicht in ihre verschiedenen Gewebe, die sie bilden, unterteilt werden.

Allgemein ist man sich darüber einig, daß zur Anerkennung eines Fachgebiets als solches folgende Voraussetzungen erfüllt sein müssen:
– Daß eine große Zahl von Medizinern sie ausschließlich oder mindestens zu 50 Prozent ihrer allgemeinen Tätigkeit ausübt,
– daß sie den Gegenstand einer unabhängigen medizinischen Gesellschaft mit eigenen Statuten bildet,
– daß ihr Kongresse, Symposien oder andere jährlich stattfindende »Konvente« gewidmet sind,
– daß ein eigenes Periodikum es ermöglicht, regelmäßig Studien und wissenschaftliche Debatten zu veröffentlichen.

Alle diese Voraussetzungen sind heute für die Chirurgie der Hand erfüllt, so daß sie in der chirurgischen Praxis künftig ein autonomes Fachgebiet darstellt.

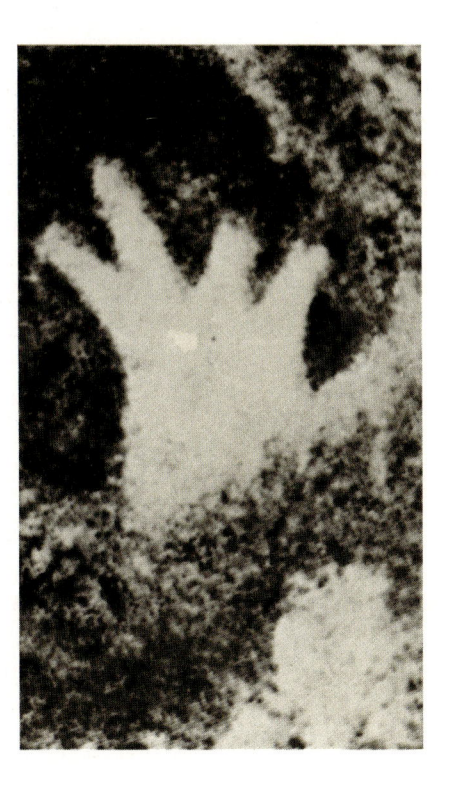

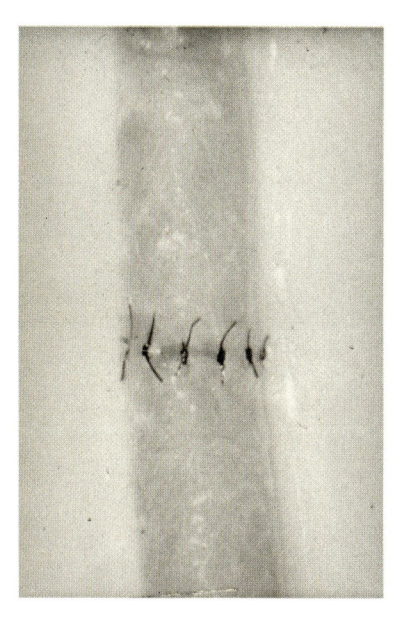

Abbildung 3273
Durchtrennte und mikrochirurgisch genähte Arterie.
(Abbildung des Autors)

Abbildung 3274
Abdruck von einer Hand, an der mehrere Finger amputiert zu sein scheinen, auf den Wänden der Grotte von Gargas in Südfrankreich.
(Abbildung des Autors)

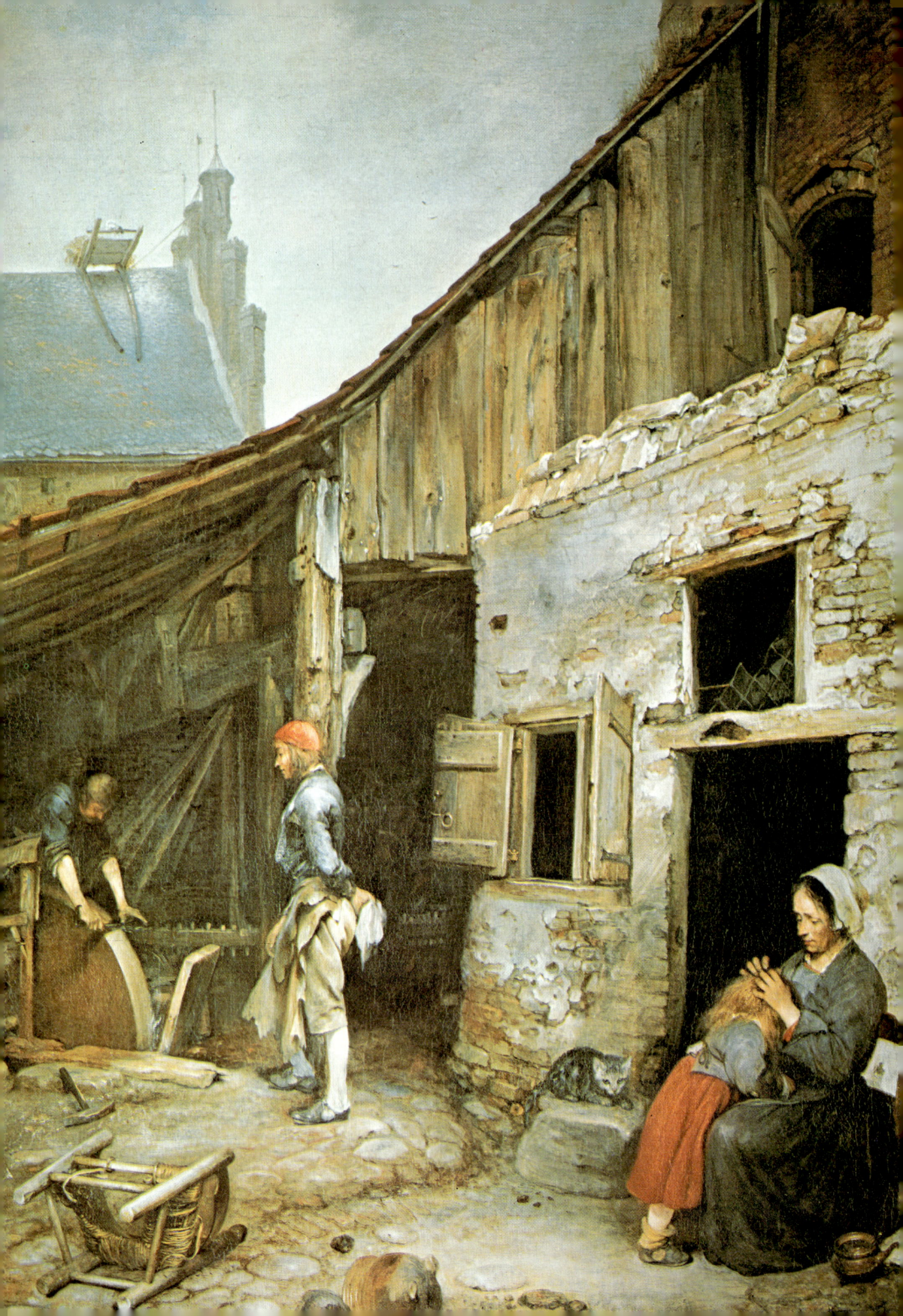

Geschichte der Parasitologie

von Jean Théodoridès

Die Parasitologie oder die wissenschaftliche und medizinische Untersuchung der Parasiten und der durch sie verursachten Krankheiten ist eine relativ neue Disziplin, die ihren echten Aufschwung erst im letzten Jahrhundert mit dem Fortschritt und der Verbesserung der Mikroskopie nahm.

Seit den ältesten Zeiten jedoch hat der Mensch diverse, mit dem Auge sichtbare eigene Parasiten und jene der Haustiere beobachtet, und er wußte sich in gewissem Maße auch ihrer zu entledigen. Man kannte außerdem die Symptome diverser parasitärer Krankheiten. Die parasitologischen Kenntnisse der prähistorischen Menschen dürften nicht sehr von dem Verhalten bestimmter Säugetiere abgewichen sein, die sich instinktiv ihrer Ektoparasiten entledigen (Läuse, Flöhe usw.).

China

Wie auch in anderen Zweigen der Wissenschaft finden wir in sehr alten chinesischen Texten die ersten schriftlichen Hinweise auf Parasiten. Das Buch Su-Wen, eine medizinische Sammlung von 2697–2597 v. Chr., enthält einen Abschnitt über die Krätze: »Wenn man kratzt, löst sich die Oberhaut ab, und es tritt Blut oder Wasser aus, das Krusten bildet, indem es kristallisiert. Diese Krusten enthalten ›Insekten‹, die man mit der Nadel herausziehen kann.« Besser beschreiben lassen sich die Symptome des Hautparasitismus der Krätzmilbe *(Sarcoptes scabiei)* nicht, aber die alten chinesischen Autoren betrachteten die Parasiten nicht als die Ursache, sondern als das Resultat der Erkrankung. Die Chinesen kannten des weiteren die hauptsächlichen parasitischen Würmer des Menschen (Spulwurm, Madenwurm und Bandwurm), und der erste von diesen *(Ascaris lumbricoides)* wird gegen 300–200 v. Chr. im Nei-King erwähnt, ebenso menschliche Ektoparasiten (Läuse, Filzläuse, Flöhe und Wanzen) und die Symptome des Wechselfiebers, dessen Ätiologie man phantasiereich mit Dämonen, Klima, Ernährung usw. erklärte.

Indien

In der medizinischen Literatur des alten Indien gibt es einige Anspielungen auf Ektoparasiten und Nematoden (Madenwurm, Medinawurm u. a.).

Assyrien – Babylonien

Die Assyrer und Babylonier kannten diverse Ektoparasiten und Wurmerkrankungen (Schistosomiasis, *Dracunculus*-Filaroise oder Drakunkuliasis).

Abbildung 3275 (gegenüber)
Die Familie des Handwerkers. *Gemälde von Gerhard Terborch, 1617–1681.*
(West-Berlin, Staatliches Museum – Gemälde-Galerie)

Die Antike

Abbildung 3276
Das Martyrium des heiligen Sebastian. Flugblatt, Deutschland, 16. Jh.
(Paris, Bildersammlung der Alten Med. Fakultät.)
Zum hl. Sebastian betete man bei Pest.

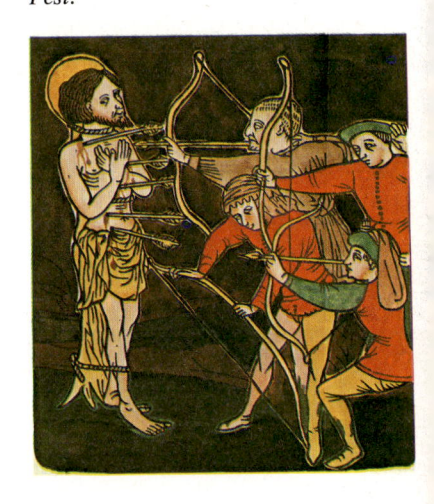

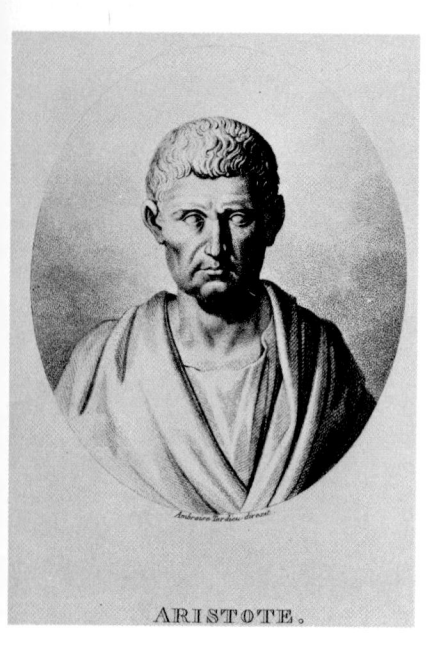

Abbildung 3277
Aristoteles.
Stich von Ambroise Tardieu,
1788–1841, nach einer antiken
Büste.
(Paris, Bildersammlung der
Alten Med. Fakultät)

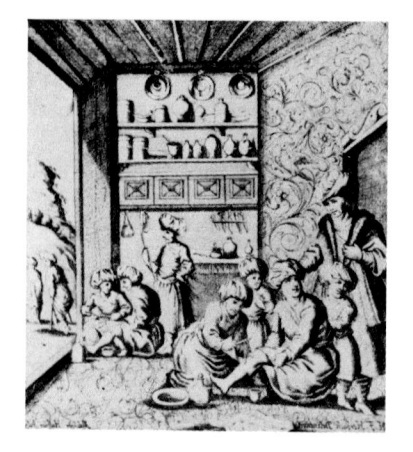

Abbildung 3278
Extraktion eines Medinawurms.
Illustration aus: Exercitatio de
vena medinensi ad mentum Ebn
Sinae, sive de dracunculis
veterum . . . *von Hieronymus*
Welsch, Augsburg 1674).
(Die Abbildung wurde vom
Autor zur Verfügung gestellt.)

Ägypten und Palästina

Verschiedene Autoren (wie Oefele, Jonckheere usw.) hatten geglaubt, in den medizinischen Texten des alten Ägypten und insbesondere im Papyrus Ebers (1500 v. Chr.) die meisten heute in diesem Land bekannten Darmparasiten wiedererkannt zu haben (Spulwurm, Madenwurm, Bandwurm usw.). Es scheint jedoch, daß in Wirklichkeit das hieroglyphische Zeichen für Würmer ebenfalls auf Schlangen angewandt werden konnte. Fest steht auf alle Fälle, daß die Verbindung, die Jonckheere zwischen der Krankheit ààà, die durch den Wurm *heltu* hervorgerufen wird, und der Bilharziose aufgrund des Trematoden *Schistosoma haematobium* herstellt, jetzt durch neuere Arbeiten (Ghalioungui) in Frage gestellt wird; sie beweisen, daß die Ägypter keine Ursachen-Wirkungsbeziehung zwischen der Anwesenheit dieses Parasiten (den sie nicht hatten sehen können) und den Symptomen der Hämaturie hergestellt hatten. Dennoch wütete die Krankheit schon im alten Ägypten, wie die Entdeckung Ruffers (1910) beweist; er fand in den Nieren zweier Mumien aus der 20. Dynastie (gegen 1250–1000 v. Chr.) kalzifizierte Eier dieses Wurms. Die Anspielung, die Moses (Pentateuch, *Numeri* 21,6) bezüglich der »Feuerschlangen« macht, welche die Israeliten am Ufer des Roten Meers angreifen, wurde durch diverse Parasitologen des letzten Jahrhunderts (R. Blanchard, Bremser, Cobbold) falsch interpretiert; ihrer Meinung nach handelte es sich um den Medinawurm, der in dieser Gegend endemisch ist. In Wahrheit soll es sich eher, wie Ben Amram (1959) zeigte, um echte Giftschlangen gehandelt haben, denn nichts in dem historischen Text weist darauf hin, daß parasitische Würmer gemeint sind.

Griechenland

Mit den Griechen wird die Parasitologie eine bedeutende Entwicklung nehmen. Hippokrates unterschied drei Arten menschlicher Parasiten: Plattwürmer, Rundwürmer und Askariden. Die ersten entsprechen den Zestoden (also den Bandwürmern), deren Länge und die gliederweise Ausstoßung Hippokrates notierte; er hatte außerdem die mit Eiern vollgestopften Segmente gesehen, ohne jedoch ihre wirkliche Beschaffenheit zu erkennen. Die zweite Kategorie entspricht den heutigen Spulwürmern, und die Hippokratischen »Askariden« bezeichnen in Wahrheit die heutigen Madenwürmer *(Enterobius vermicularis),* von denen er sagt: »Sie peinigen abends [. . .] und das ist die Stunde des Tages, in der sie am lästigsten sind.« Zwar kannte er auch die Krätze, doch erkannte er sie nicht als parasitäre Erkrankung.

Aristoteles (384–322 v. Chr.) können wir als den Begründer der Parasitologie ansehen, denn in seiner *Geschichte der Tiere* erwähnt er nicht nur die menschlichen Parasiten, sondern auch jene von verschiedenen Haus- und Wildtieren. Was die Eingeweidewürmer betrifft, übernimmt er die drei Kategorien des Hippokrates und vervollkommnet seine Angaben durch eine ausführliche Beschreibung der Finnenkrankheit des Schweins (Befall durch Larven der *Taenia solium*); er erwähnt dabei die »Hagelkörner« an Schenkeln, Hals, Schultern und besonders an der Zunge, doch er kennt nicht die Gefahr, die durch befallene Schweine dem Menschen droht. Obwohl Aristoteles auch die Nissen, die Eier der Läuse, und die Puppen der Flöhe beobachtet hatte, glaubte er, daß die Ektoparasiten aus Schweiß und Schmutz entstehen. (Es entwickelte sich die Hypothese von der »Urzeugung« der Parasiten, die noch im 19. Jahrhundert anerkannt war.)

Oreibasios (um 325–403), Arzt des römischen Kaisers Julianus Apostata (332–363), bildet den Übergang von der klassischen griechischen Medizin zur byzantinischen. Er teilt die Eingeweidewürmer noch immer in Rund- und Plattwürmer sowie »Askariden« (Madenwürmer) ein, beschreibt die Finnenkrankheit des Schweins und erwähnt die menschlichen Läuse. Wie seine Vorgänger empfiehlt er Wurmmittel pflanzlicher Herkunft (Lupinendekokte, Absinth, Beifuß, Kalaminthe etc.). Die Griechen kannten auch verschiedene parasitäre Krankheiten, deren genaue Ätiologie noch nicht präzisiert oder begriffen werden konnte: Hippokrates, Aristoteles, Galen und Oreibasios beschrieben mit Juckreiz einhergehende Hautkrankheiten, zu denen die Krätze zählen muß. Galen hatte außerdem die Läsionen des Erbgrinds (Favus) beobachtet.

Rom

Die parasitologischen Kenntnisse der Römer sind meistens nur das Spiegelbild jener der Griechen. Plinius der Ältere (23–79 n. Chr.) erwähnt in seiner *Historia naturalis* mehrere Eingeweidewürmer (Spulwürmer, Bandwürmer usw.) und ektoparasitische Arthropoden (Zecken, Flöhe, Läuse, Wanzen). Er berichtet auch über eine Sycosisepidemie (eine Mykose durch *Ctenomyces mentagrophytes*), die in Rom zur Zeit des Kaisers Claudius auftrat (Historia naturalis XXIV, I, 4). R. Sabouraud schreibt in seinem Werk *Les teignes* (Paris 1910, Seite 20) zu Unrecht Plinius dem Jüngeren diese Beobachtung zu.

Celsus (1. Jahrhundert n. Chr.) soll die Krätze *(Scabies)* beim Menschen und beim Schaf beschrieben haben und ging auf ihren ansteckenden Charakter ein, ohne jedoch die Krätzmilbe zu erwähnen. Er hat auch Hautläsionen geschildert, die bestimmte Mykosen verursachen, und man nennt noch heute eine von ihnen »Kerion Celsi«; sie beruht auf *Ctenomyces (C. radicans, C. mentagrophytes)*.

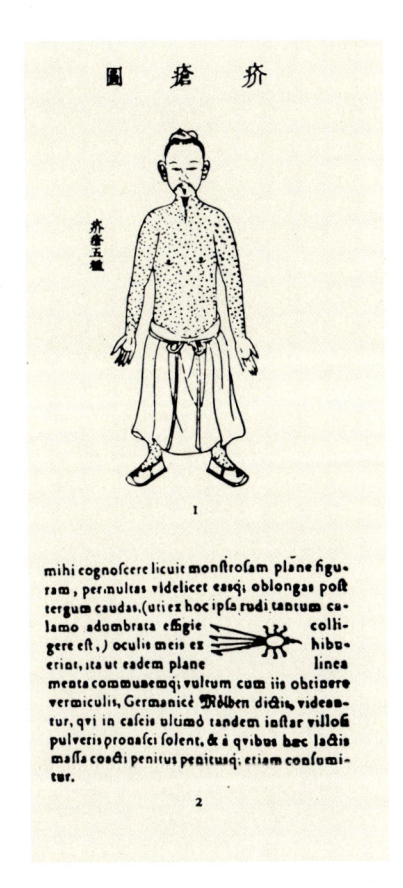

Das Mittelalter

Diese lange Periode zieht sich ungefähr vom 5. Jahrhundert bis 1450 hin. Die hauptsächlichen Zentren der mittelalterlichen Kultur waren einerseits

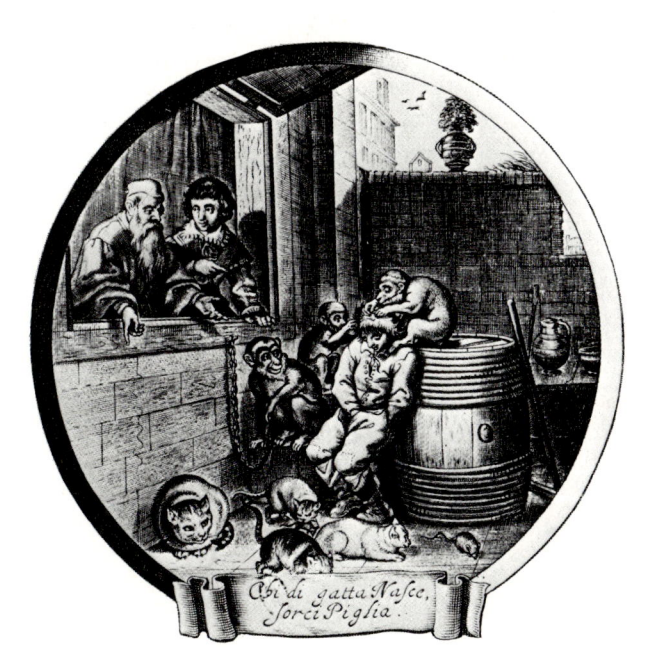

Abbildung 3279 (oben)
Darstellung eines Krätzekranken nach einer chinesischen Abhandlung von 1742. Unten erkennt man die erste Darstellung der Krätzmilbe nach Hauptmann, 1657.
(Die Abbildung wurde vom Autor zur Verfügung gestellt.)

Abbildung 3280 (links)
Holländischer Stich des 17. Jh.s.
(Paris, Bibl. des Arts décoratifs)

der Orient mit Byzantinern und Arabern, andererseits der Okzident, der stark von der orientalischen und klassischen Wissenschaft abhing.

Byzanz

Diese Zivilisation entfaltet sich vom 6. Jahrhundert bis 1453. Im Schaffen der byzantinischen Ärzte, die das Werk der klassischen Griechen fortsetzten, finden wir parasitologische Anmerkungen. Alexander von Tralles (um 525–605), ein Zeitgenosse Justinians, hat einen »Brief über Eingeweidewürmer« geschrieben, aus dem immer noch die Hippokratische Klassifizierung spricht, ebenso der Glaube an die Urzeugung. Seine Therapeutik gegen Würmer (Granatapfel, Farn und Flockenblume) war für die Epoche sehr fortschrittlich. Aetius von Amida (um 527–605) kannte die meisten menschlichen Parasiten (Spulwurm, Madenwurm, Medinawurm, Bandwurm, Flöhe und Wanzen); seine Beschreibung des Medinawurms wurde von Leonidas von Alexandrien übernommen, für den der Bandwurm aus Darmhaut besteht, die sich in ein Lebewesen verwandeln kann.

Paulus von Ägina (um 640) übernimmt im großen und ganzen diese Angaben. Im übrigen finden wir in den Manuskripten der *Materia medica* von Dioskurides, die um dieselbe Zeit in Byzanz entstand, Berichte über Ektoparasiten (beispielsweise über die Wanze *Cimex lectularius*), die recht ordentlich sind. Johannes Actuarius (14. Jahrhundert) hat vielleicht als erster den Peitschenwurm *(Trichiuris trichiura)* gesehen, einen Nematoden, der im menschlichen Darm parasitiert.

Islam

Wir gehen nicht näher auf die Bedeutung der islamischen Medizin ein, denn diese wird im zweiten Band des vorliegenden Werks in allen Einzelheiten behandelt. Was nun die Parasitologie betrifft, so erinnern wir daran, daß Serapion (8. oder 9. Jahrhundert) drei Sorten von Parasiten des Menschen kannte, nämlich Spulwürmer, Endglieder des Bandwurms (gravide Segmente) und Madenwürmer.

Rhazes (um 865–925) hatte den Medinawurm am Menschen beobachtet, ebenso Avicenna (Ibn Sina, 980–1037), der ihm diesen Namen wegen seines häufigen Vorkommens in der entsprechenden Gegend gab und der vier Sorten von Eingeweidewürmern unterschied. At-Tabari (10. Jahrhundert) kannte die Krätze und die Krätzmilbe, die man, so scheint es, seit dem chine-

Abbildung 3281
Die Bettwanze (Cimex lectularius).
Byzantinische Handschrift der Materia medica *des Dioskurides aus dem 10. Jh.*
(New York, Pierpont Morgan Library, Codex M. 652. Das Bild stellte der Autor zur Verfügung.)

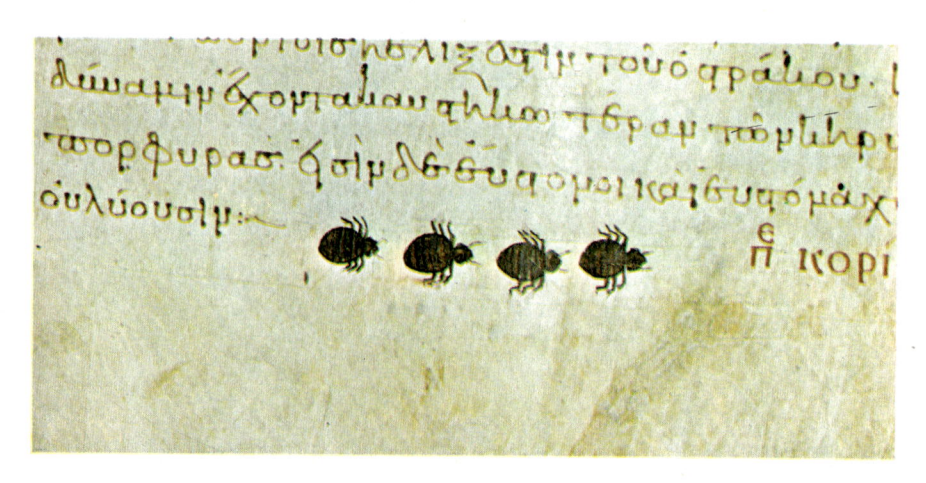

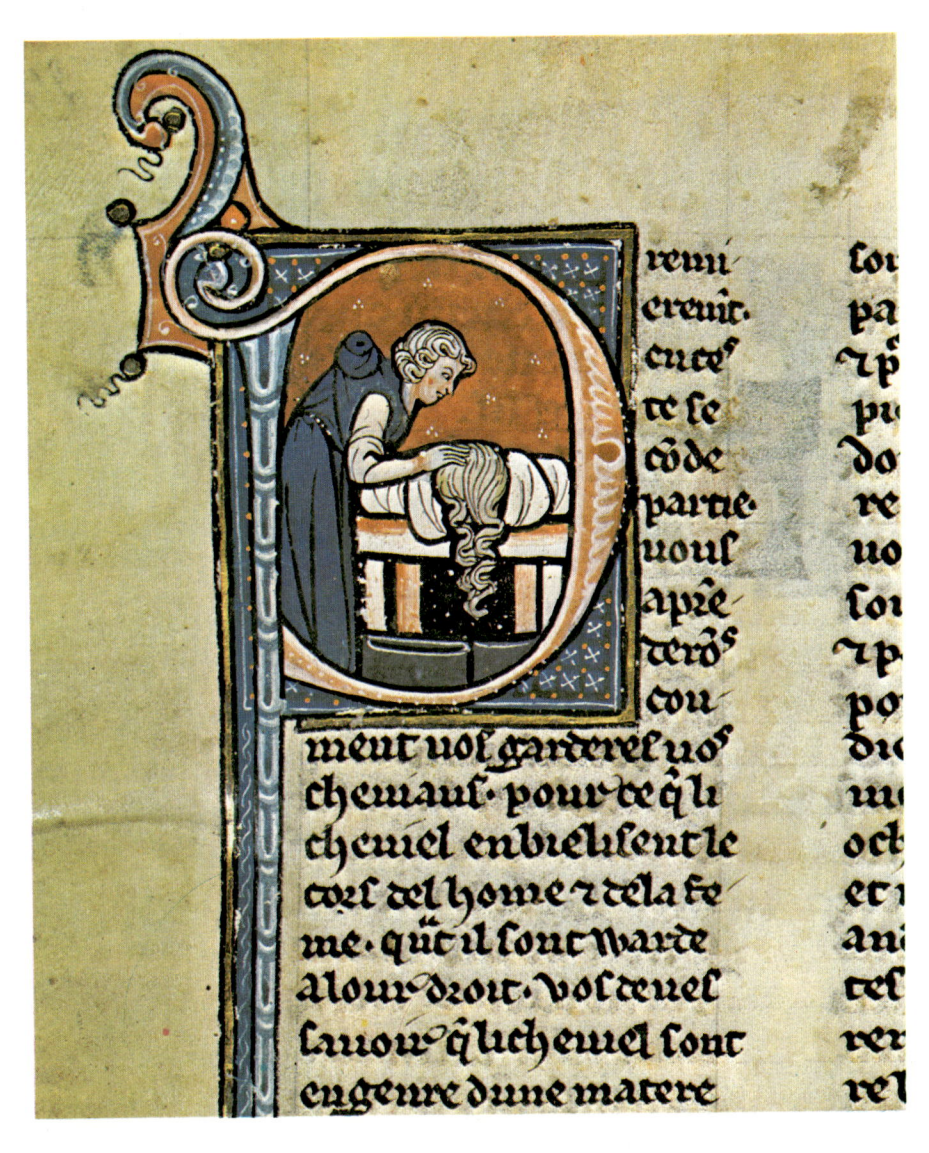

Abbildung 3282
Initiale aus einer Handschrift des 14. Jh.s (Paris, Bibl. de l'Arsenal, Ms. 2510).

sischen Altertum nicht mehr gesehen hatte. Avenzoar (Ibn Zohr, um 1091–1162), der hispano-arabische Arzt, schrieb den Parasiten und den parasitären Krankheiten eine gewisse Bedeutung zu. Er kannte die Läsionen mehrerer Mykosen (wie Herpes tonsurans und Erbgrind), die Symptome des Wechselfiebers, die herkömmlichen Eingeweidewürmer der alten Autoren und lieferte außerdem eine Beschreibung der Elephantiasissymptome (Fälle von Elephantiasis wegen Filarienbefall sind auf den japanischen Makimonos des 12. Jahrhunderts dargestellt) – es handelt sich vielleicht um eine Bancroft-Filarie –, des weiteren kannte er die Krätzmilbe, Läuse, Filzläuse usw. Außerdem sollen die arabischen Historiker des 14. Jahrhunderts (Ibn Khaldun, Al-Qashandi) die Symptome der in Afrika beobachteten Schlafkrankheit erwähnt haben.

Diese Angaben wurden von verschiedenen hebräischen Ärzten und Enzyklopädisten des Mittelalters (Asaph Ha-Jehudi, Raschi, Gerschon ben Schlomo usw.) übernommen. Das religiöse Verbot der Juden, Schweinefleisch zu essen, war vielleicht eine Hygienemaßnahme, den Befall durch den Bandwurm *Taenia solium* zu vermeiden. Nach einer anderen Erklärung war

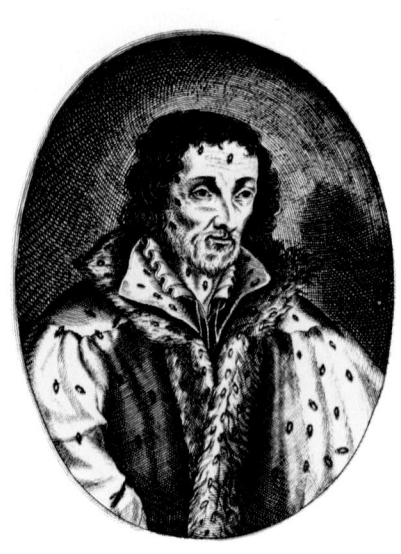

Abbildung 3283
Stich des 16. Jh.s; Karikatur Melanchthons (1497–1560) mit Läusen. Der Schüler Luthers verteidigte diesen an der Sorbonne. Er war der Autor der ersten protestantischen Dogmatik.
(Paris, Musée de l'Histoire de la médecine)

Das 16. Jahrhundert

das Wildschwein das Totemtier der alten Juden, und man verbot deshalb, sein Fleisch, ebenso das Fleisch des Hausschweins, zu essen.

Okzident

Der Beitrag des Abendlandes zur Parasitologie war im Mittelalter äußerst gering. Zitieren wir dennoch die *Enzyklopädie* von Bischof Isidor von Sevilla (um 570–636), in der die Krätze beschrieben steht *(Impetigo est sicca scabies, prominens a corpore cum asperitata et rotundata forma. Hanc vulgus sarnam appellat)*, nicht aber die Krätzmilbe. Letztere hat anscheinend Hildegard von Bingen (1099–1179) gekannt, die in ihrer *Physica* oder *Liber simplis Medicinae* schreibt: ». . . *proefatos vermiculos mortificat, qui in carne hominis nascuntur.*« Albertus Magnus (1193–1280) erwähnt in seinem Werk *De animalibus* die Finnenkrankheit des Schweins, die humanen Ektoparasiten und verschiedene Nematoden.

Arnauld de Villeneuve (1238–1314) soll nach Devaine der erste Autor sein, der sich sehr eingehend mit mehreren Arten von Plattwürmern befaßt hat; er unterschied außerdem den Bandwurm und dessen Endglieder, wie es bereits Avicenna getan hatte. Jehan de Brie soll um 1379 in seinem *Hirtenalmanach* den Parasitismus beim Schaf durch den Trematoden *Discrocoelium lanceolatum*, also den Lanzettegel, der auch auf den Menschen übertragbar ist, beschrieben haben. Auch verschiedene mittelalterliche Enzyklopädien enthalten Abhandlungen über Parasiten, zum Beispiel das *Ménagier de Paris* von 1393, ein Handbuch über Haushaltungsökonomie, und der *Hortus sanitatis* (der Gesundheitsgarten), den man Jean de Cuba (Ende des 15. Jahrhunderts) zuschreibt.

Wir können natürlich nicht alle Ärzte und Naturforscher des 16. Jahrhunderts zitieren, die Parasiten erwähnten, und wir beschränken uns absichtlich auf einige bedeutendere Beispiele, wobei wir besonders auf neue Beobachtungen eingehen.

Ambroise Paré (1510–1590) glaubte an die Urzeugung der Endoparasiten (»Würmer, die aus den Gedärmen entstehen«) und behielt für die Eingeweidewürmer immer noch die drei Kategorien des Hippokrates bei. Für ihn ist der Medinawurm, ein »Tierchen, das aus den Beinen des Menschen irgendwo in Arabien entsteht«, nicht ein Wurm, sondern »ein Tumor oder eine Absonderung, die durch ein Kochen des Blutes zustande kommt und durch seine treibende Eigenschaft über die Venen nach außen geschickt wird« (Werke, IX, 23). Obwohl er die parasitäre Ätiologie des Grinds nicht kennt, ist ihm dagegen die der Krätze wohlbekannt, und die Krätzmilbe, die auch Rabelais erwähnt, beschreibt er folgendermaßen: »Die Milben sind kleine Tiere, die immer unter der Haut versteckt bleiben, in der sie herumziehen und -kriechen und die sie allmählich annagen; sie reizen zu einem unangenehmen Jucken und Kratzen; man muß sie mit Nadeln herausziehen.« (Werke, XX, 6).

1523 gab Fitzherbert die erste anerkannte Beschreibung des Leberegels (*Fasciola hepatica*), den auch Gabucinus (oder Gabucini) erkannte, der Autor eines Werks mit dem Titel *De lumbricis alvum occupantibus ac de ratione curandi eos qui ab illis infestantur* (Venedig 1547). Dieses Buch ist anscheinend als erstes ganz den parasitischen Würmern gewidmet. Der Autor erklärt die Entstehung des Bandwurms beim Menschen mit einer Abkühlung des Darms und bemerkt – was richtig ist –, daß er bei Fieberanfällen häufig abgestoßen wird. Außerdem beginnt man die Struktur besser zu beobachten und zu interpretieren: man erkennt die Glieder, ihre Poren und ihre innere Morphologie. Einige denken noch, daß es getrennte Organismen sind und zusammen den Wurm bilden, doch gab es auch Vertreter, die den Bandwurm als Ganzes sahen; sie konnten aber nicht klären, ob das spitze Ende den Kopf oder den Schwanz bildet.

Rumler (1558) soll als erster über die Zystizerkose von *Taenia solium* am Menschen berichtet haben; Amatus Lusitanus (1560), der einen Fall von Drakunkuliasis beobachtet hat, erklärt ausdrücklich, daß der Medinawurm tatsächlich ein Wurm ist. Derselbe Autor wie auch Dodonaeus, Benivenius und Wier haben Fälle von humaner Askaridiasis angetroffen, während Jean de Clamorgan (1570) den gigantischen Palisadenwurm *(Dioctophyme renale)* beschrieb, einen Nematoden der Niere bei Hunden, mehreren anderen Säugern und dem Menschen.

In das 16. Jahrhundert fallen auch die ersten parasitologischen Beobachtungen in Afrika und Amerika von Ärzten und Naturforschern, Teilnehmern an den Expeditionen, welche die Spanier und Portugiesen organisierten. So beobachtete Duartes Lopes in Afrika den Medinawurm und Gomara (1552), Oviedo und andere in der Neuen Welt den Sandfloh *(Tunga penetrans)* und die Läsionen, die er am Menschen hervorruft. Die Portugiesen Soares de Sousa (1587) und Gaspar Alfonso (1599) präzisierten diese Angaben. Wir besitzen auch einige Hinweise über die Parasiten der präkolumbischen Indianer. Die Läsionen der amerikanischen Leishmaniose, die durch den Flagellaten *Leishmania brasiliensis* hervorgerufen wird, sind auf den Keramiken der Inkas gut zu erkennen; sie stellen menschliche Gesichter mit charakteristischen Narben dar. Man hat auch in einer Mumie, die durch Kälte gut erhalten war, Eier des Peitschenwurms *(Trichiuris trichiura)* gefunden; das beweist, daß dieser Nematode in Amerika schon vor der spanischen Eroberung existierte. Vermerken wir endlich, daß die Inkas die seltsame Gewohnheit hat-

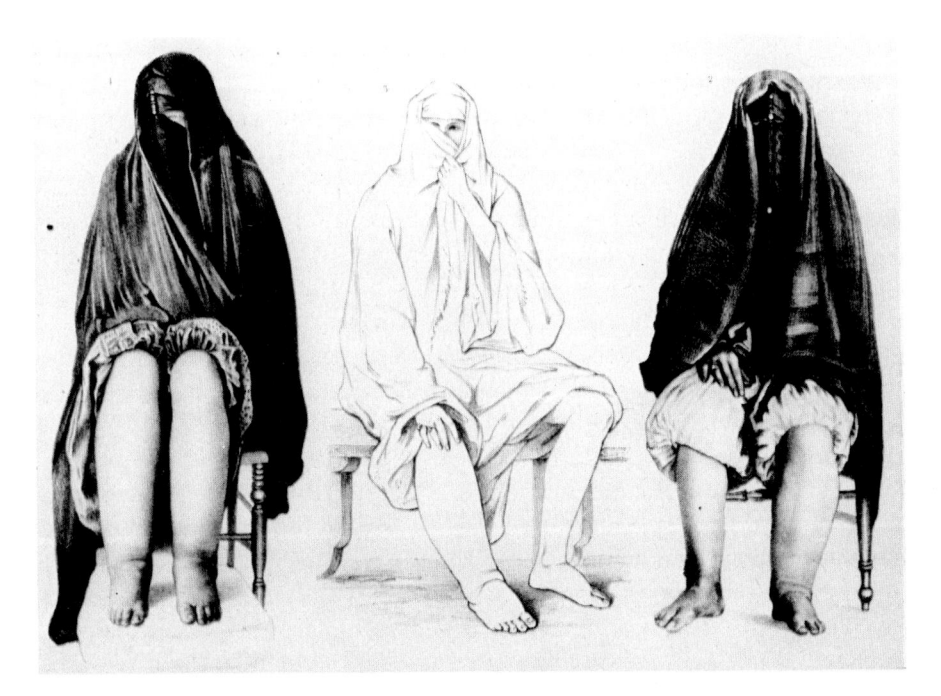

Abbildung 3284
Ägyptische Frauen, die an Elephantiasis leiden.
Illustration aus Egypte et Palestine, observations médicales et scientifiques *von Dr. Ernest Godard, Paris 1867.*
(Frankreich, Maisons-Alfort, Bibl. de l'Ecole vétérinaire)

Abbildung 3288 (gegenüber)
Die Frau mit dem Floh. Gemälde von Georges de La Tour, 1593–1652.
(Nancy, Musée Lorrain, Aufnahme G. Mangin)

Das 17. Jahrhundert

Abbildungen 3285–86 (unten)
»Der Floh, gesehen unter dem Mikroskop.«
Illustrationen aus der Encyclopédie *von D. Diderot und J. d'Alembert, Paris 1751–1772. Diese Darstellung des Flohs ist die von Robert Hooke in seiner* Micrographia, *London 1665.*
(Paris, Bibl. des Arts décoratifs)

Abbildung 3287 (ganz unten)
Die Filzlaus. Mikrophotographie von David Gruby (1810–1898) aus seiner Sammlung.
(Das Dokument wurde vom Autor zur Verfügung gestellt.)

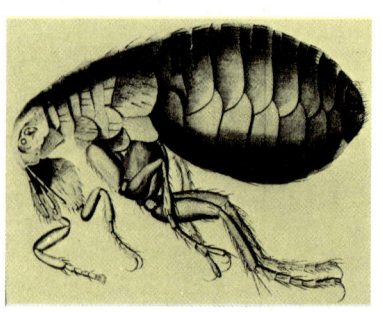

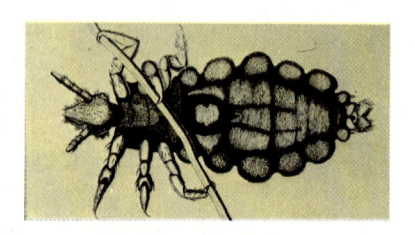

ten, ihre Läuse zu ernten und Säcke damit anzufüllen, die zur Bezahlung der Steuern dienten; wir entnehmen daraus, daß diese Ektoparasiten bei ihnen ziemlich häufig waren. Letztlich blieb die Parasitologie des 16. Jahrhunderts trotz der präzisen Studien einiger guter Beobachter stark unter dem Einfluß der Ideen der Antike und des Mittelalters wie im übrigen auch die meisten wissenschaftlichen Disziplinen dieser Zeit.

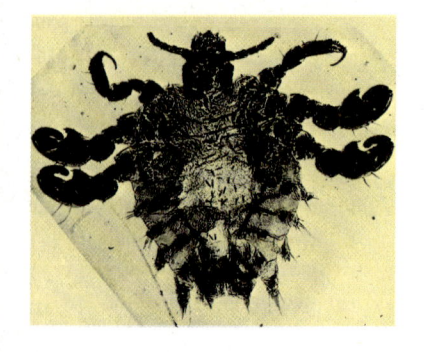

In diese Epoche fällt tatsächlich der Anfang der Entwicklung der Parasitologie als wissenschaftliche Disziplin. Einer der entscheidenden Faktoren für die Veränderung der zoologischen wie auch der medizinischen Betrachtungsweise ist die Erfindung des Mikroskops, das verschiedenen Forschern ermöglicht, neue Parasiten zu erkennen oder die Morphologie der schon beschriebenen zu präzisieren. Die seit dem Mittelalter bekannten Glaslinsen werden im 16. Jahrhundert mit einem Tubus verbunden und so von den Physikern und Astronomen Galilei, Kepler und Huygens als Mikroskop benutzt, das im Grunde nur eine Variante des Teleskops ist.

Ab dem beginnenden 17. Jahrhundert verbesserte man das Mikroskop, und 1622 beobachtete Peirese damit einen Floh. Aber erst in der zweiten Hälfte des Jahrhunderts, von 1660 an, sollte sich die »klassische Epoche des Mikroskops« (Singer) eröffnen, mit den Arbeiten der großen Mikroskopiker Hooke, Leeuwenhoek, Swammerdam und Malpighi, die alle einen wichtigen Beitrag zur Parasitologie leisteten; hier soll nur das Hauptsächliche untersucht werden. – Von dem Engländer Robert Hooke (1635–1703) muß man die *Micrographia* (1665) zitieren; er liefert darin hervorragende Bilder von Flöhen *(Pulex irritans)* und Läusen *(Pediculus corporis)*, die in starker Vergrößerung dargestellt sind. – Antoni van Leeuwenhoek (1632–1723), der niederländische Autodidakt, hat mit Hilfe seiner »Mikroskope«, bei denen es sich eigentlich nur um Lupen handelte, wichtige parasitologische Entdeckungen gemacht und 1681–1682 hauptsächlich den Nachweis von parasitischen Protozoen wie *Eimeria stiedae,* der Kokzidie des Kaninchens, und *Giardia* (= *Lamblia*) *intestinalis* (ein Flagellat), der erste Vertreter dieser Gruppe, der am Menschen gezeigt und erst 1859 von Lambl erneut beschrieben wurde, erbracht; daher stammt sein heutiger Gattungsname. 1693 beschrieb Leeuwenhoek die Entwicklung des Flohs *(Pulex irritans)* und fertigte darüber ausgezeichnete Bilder, auf denen man sogar winzige Milben bemerkt; dies bedeutet die älteste Beobachtung eines *Hyperparasitismus* (Parasitismus eines Parasiten durch einen anderen Organismus). 1696 untersuchte er mit großer Sorgfalt die Anatomie des Flohs. – Ein anderer Niederländer, nämlich Jan Swammerdam (1637–1680), untersuchte die Anatomie des Flohs und lieferte Bilder davon, die besser waren als die Leeuwenhoeks.

Der Italiener Marcello Malpighi (1628–1694), Begründer der mikroskopischen Anatomie, hat ebenfalls parasitologische Beobachtungen gemacht: das Vorkommen der Milbe *Demodex folliculorum* am Menschen (1671), die Beschreibung des Skolex des Bandwurms (1681) und des *Cysticercus cellulosae,* der Larve des Bandwurms, wobei er deutlich den Zusammenhang zwischen den beiden Stadien darstellt (1687), ferner die detaillierte Beschreibung der Finnenkrankheit der Leber (1689).

Aber der größte Parasitologe dieser Epoche ist ein anderer Italiener, nämlich Francesco Redi (1626–1697), der gleichzeitig Arzt, Naturforscher, Archäologe und Poet ist; einige nannten ihn sogar »Vater der Parasitologie«.

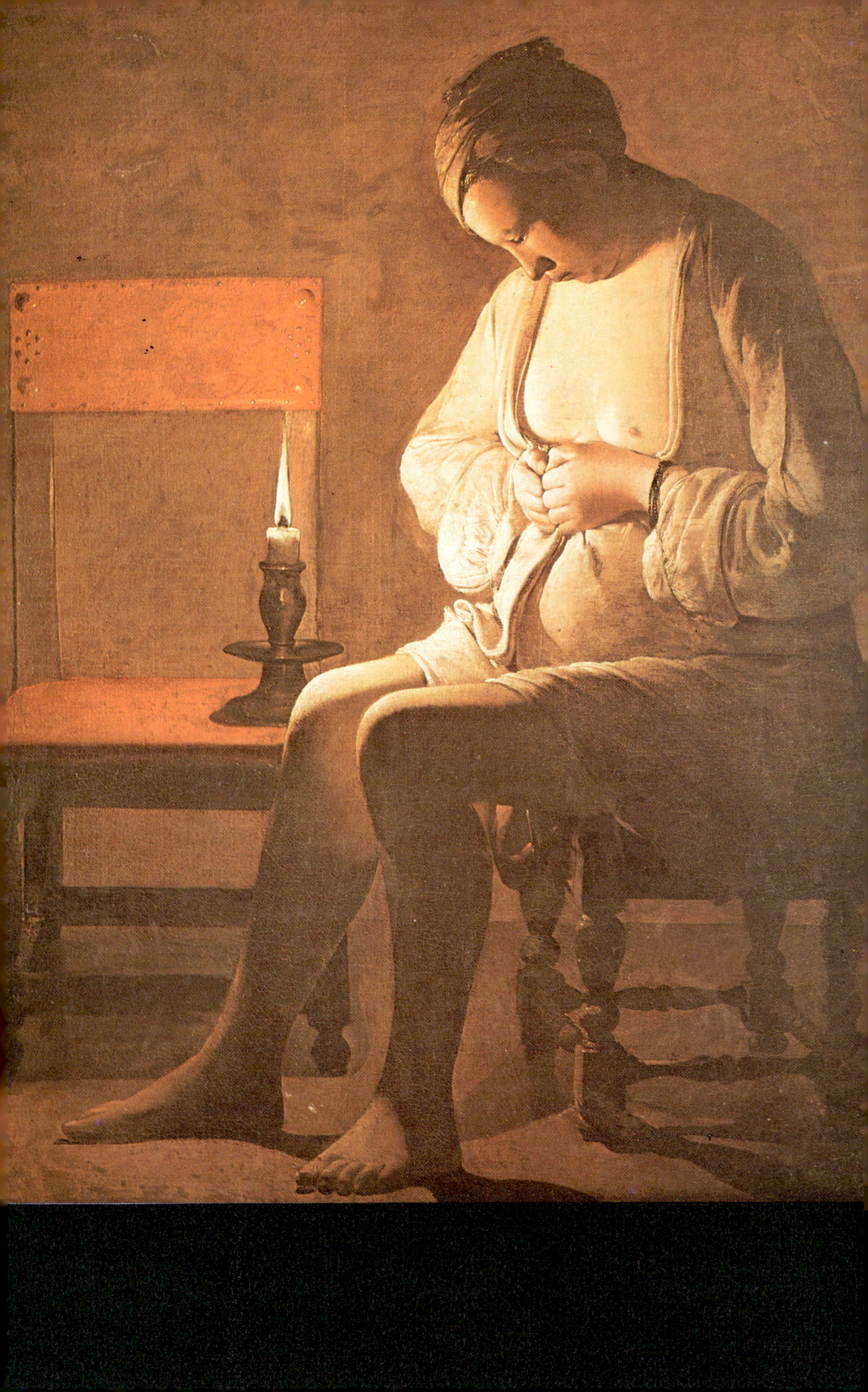

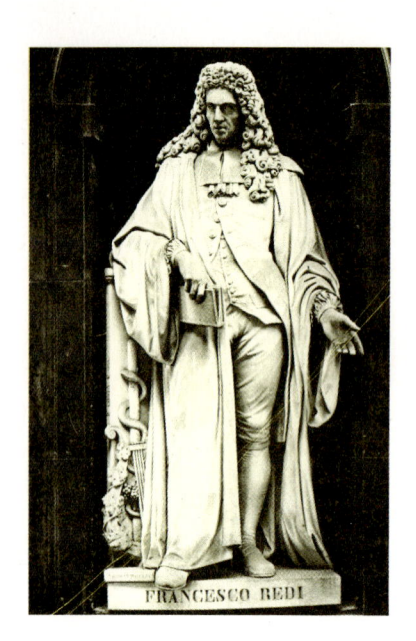

Abbildung 3289
Statue von Francisco Redi,
1626–1697.
(Florenz, Galerie der Uffizien.
Die Abbildung wurde vom Autor
zur Verfügung gestellt.)

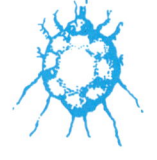

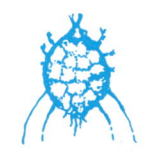

Abbildung 3290
Die Krätzmilbe nach Bonomo,
1687.
Illustration aus Epistola che contiene osservazioni intorno a'pellicelli del corpo umano *von G. C. Bonomo, Florenz 1687. (Die Abbildung wurde vom Autor zur Verfügung gestellt.) Es handelt sich um die erste genaue Beschreibung von »Sarcoptes scabiei«.*

Seine beiden Hauptwerke über diese Disziplin sind *Esperienze intorno all generazione degli Insetti* (1668) und *Osservationi intorno agli animali viventi che si trovano negli animali viventi* (1684); letzteres ist ein wahres Handbuch der vergleichenden Helminthologie, in dem Arten beschrieben werden, die von seltenen und exotischen Tieren stammen. Nach J. Guiart soll Redi 14 Cestoden, 4 Trematoden, 40 Nematoden, 3 Acanthocephala, 5 Würmer ungewisser Ordnung, 42 Insekten und Milben, insgesamt also 108 Parasiten beschrieben haben. Er hatte außerdem die Eier des *Spulwurms* beobachtet, wodurch es ihm möglich wurde, den immer noch verbreiteten Glauben an die Urzeugung zurückzuweisen. Es muß daran erinnert werden, wie Redi 1668 nachwies, daß die Fliegenlarven, die Maden in Kadavern, nicht durch Urzeugung, sondern aus den Eiern dieser Insekten entstanden sind. Präzisieren wir außerdem, daß 1837 de Filippi ein Stadium im Zyklus der Trematoden, nämlich die »Redie«, so zu seinen Ehren nannte. Redi hat auch in der Geschichte der Wiederentdeckung der Krätzmilbe eine wichtige Rolle gespielt. Wie wir bereits erfahren haben, war dieser winzige Parasit schon von den Chinesen und Arabern beobachtet und von mehreren Autoren des Mittelalters und der Renaissance erwähnt worden.

Zwei Schüler Redis, Bonomo und Cestoni, bemühten sich auf seinen Rat hin, die Krätzmilbe an Krätzekranken wiederaufzufinden. Es gelang ihnen, und sie beschrieben und zeichneten den Parasiten in einem Brief an Redi vom 20. Juni 1687. Diese Wiederentdeckung fand einen sehr großen Widerhall, nicht nur in der Parasitologie, sondern auch in der gesamten Medizin. Auch andere exotische parasitäre Krankheiten wurden im 17. Jahrhundert gut beschrieben, beispielsweise die Drakunkuliasis, hervorgerufen durch den Nematoden *Dracunculus medinensis,* den Medinawurm. G. H. Welsch widmete dieser Krankheit ein ganzes Buch mit dem Titel *Exercitatio de vena medinensi* (Augsburg 1674), aus dem wir erfahren, wie die orientalischen Ärzte den Wurm aus den Gliedern der befallenen Personen zogen. Reisende jener Zeit hatten schon an die Möglichkeit einer Kontamination durch das Trinkwasser gedacht, so François Bernier (1663) in Indien und Jean Chardin (1689) in Persien. Letzterer ging noch weiter und nahm an, daß die Drakunkuliasis durch das Verschlucken kleiner Wasserinsekten mit dem Trinkwasser übertragen werde; das ist eine bewundernswerte Vorwegnahme von Fedtschenkos Entdeckung (1869), von der noch die Rede sein wird.

Andere Reisende erwähnten Parasitosen, die sie in Afrika und Amerika beobachtet hatten. Zum Beispiel veröffentlichte Aleixo de Abreu (1568–1630), ein portugiesischer Mediziner, der sich in Angola und Brasilien aufgehalten hatte, 1623 seinen *Tratado de las siete enfermedades* (Lehrbuch der sieben Krankheiten), in dem er Fälle von Amöbenruhr, Wechselfieber, Drakunkuliasis und den Befall mit dem Sandfloh *(Tunga penetrans)* schildert. César de Rochefort (1658) spricht ebenfalls von diesem Parasiten im Zusammenhang mit seiner Reise zu den Antillen.

Der englische Arzt und Zoologe Edward Tyson (1651–1708) machte ausgezeichnete Beobachtungen an Eingeweidewürmern; als erster erkannte er, daß der Kopf des Bandwurms am schmäleren und nicht am breiteren Teil des Wurms liegt. Der Anatom Spigel, der 1618 sein etwa hundertseitiges Memorandum *De lumbrico lato liber cum ejusdem lumbrici icone et notis* über den Bandwurm veröffentlicht hatte, war noch nicht in der Lage, das Vorderende auszumachen. Tyson entdeckte außerdem an ihnen den Skolex mit seinen

Haken und unterschied die beiden Geschlechter der Spulwürmer, was Redi unterlassen hatte. 1688 konstatierte er, daß der Zystizerkus eine unvollkommene Form der Eingeweidewürmer ist, eine Beobachtung, die vor ihm mehrere Autoren machten (Pecquet 1668, Redi 1684, P. J. Hartmann 1685). Felix Platter (1536–1614) unterschied den Fischbandwurm (Bothriocephalus latus) von den Bandwürmern der Gattung *Taenia*, während Govert Bidloo (1649–1713) der »Finnenkrankheit« der Leber (Leberegelbefall, Fasciolose) eine Monographie widmete.

So hatte die Parasitologie im 17. Jahrhundert einen großen Aufschwung genommen, und neue Beiträge bereicherten sie: die Entdeckung parasitischer Protozoen (Leeuwenhoek), zahlreicher Eingeweidewürmer und ektoparasitischer Arthropoden, die man unter dem Mikroskop beobachtete und mit beträchtlichen Vergrößerungen darstellte; die Beschreibung und Abbildung der Krätzmilbe, ein bedeutender Gewinn, doch anschließend fand man den Parasiten nicht mehr wieder; erst 1835 wurde er erneut entdeckt und beschrieben, diesmal allerdings definitiv.

Die Idee von der Urzeugung der Parasiten gedieh immer noch, trotz des Postulats von William Harvey (1651), nach dem jedes Lebewesen aus einem Ei stammt *(Ex ovo omnia)*. Im Falle der Endoparasiten (Spulwürmer, Bandwürmer usw.) glaubte man, daß Keime in das Blut eindrangen, von dort die verschiedenen Teile des Körpers erreichten und so zur Umwandlung organi-

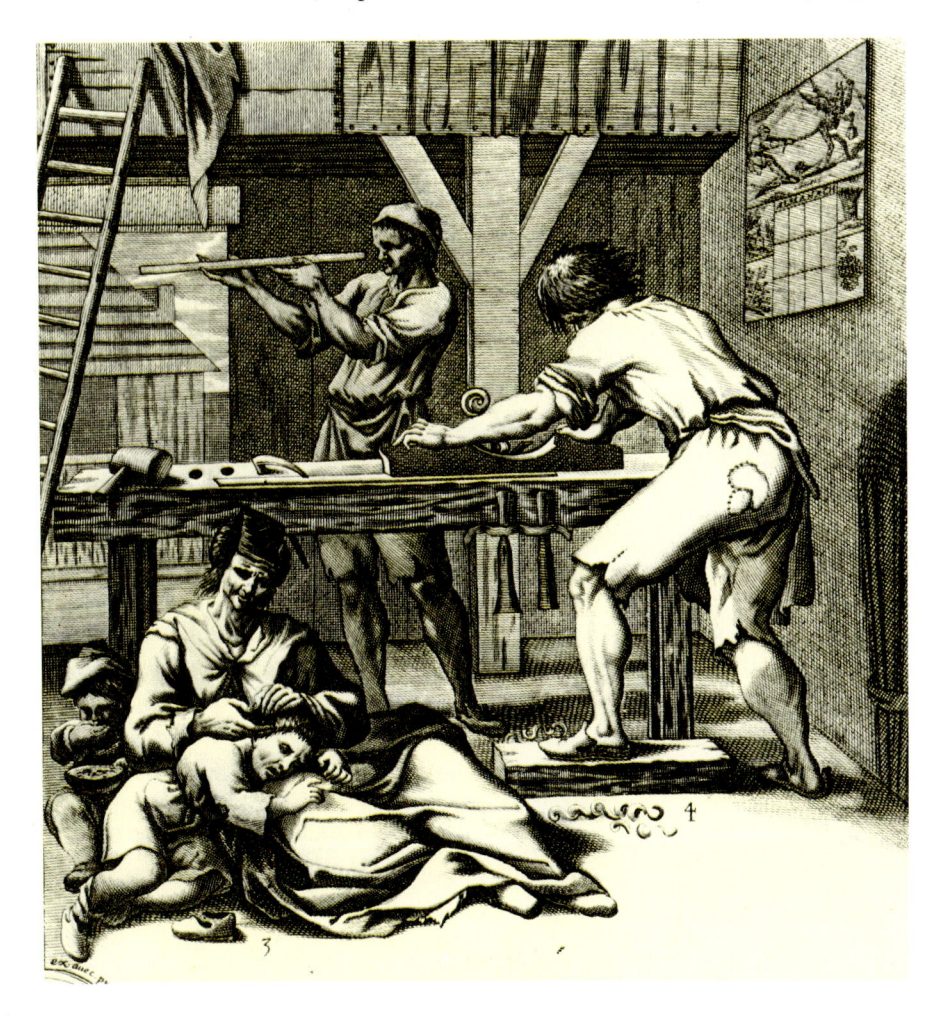

Abbildung 3291
Die Frau des Tischlers. Ausschnitt aus dem Stich Le Temps corrompu *von Pierre Saincton, nach Nicolas Larmesin Vater, 1640–1725.*
(Paris, Musée Carnavalet)

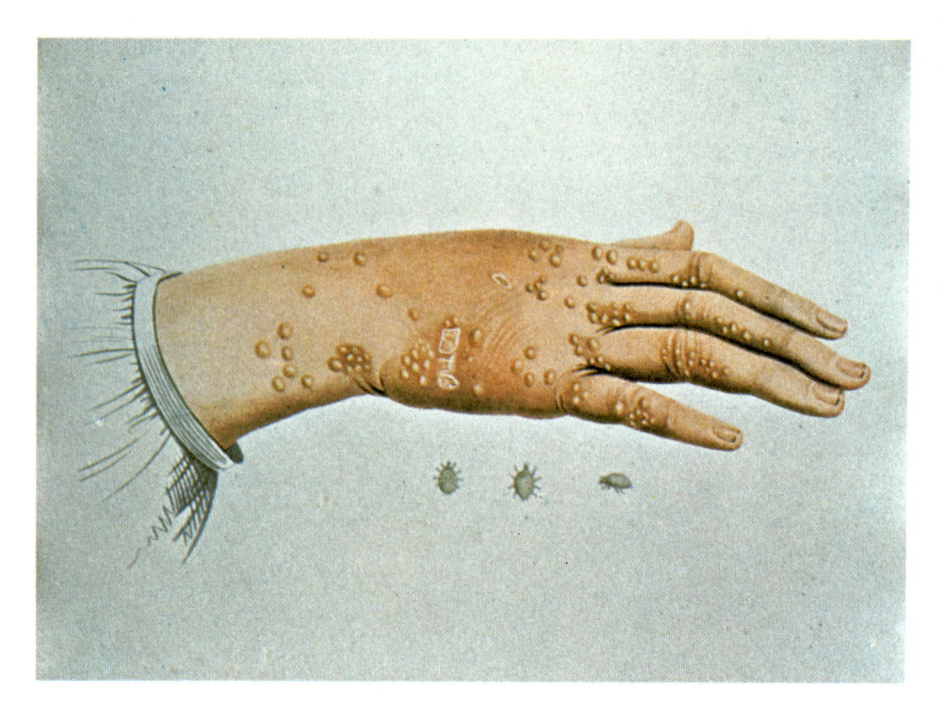

Abbildung 3292 Krätzeläsionen und Milben. Illustration aus Description des maladies de la peau observées à l'hôpital Saint-Louis *von J. L. Alibert, Paris 1806. (Die Abbildung wurde vom Autor zur Verfügung gestellt.) Alibert definiert die Krätze als eine »vulgäre pustulöse Psoridis« und sagt nicht, daß es sich um eine parasitäre Krankheit handelt.*

scher Substanzen in Parasiten führten. Diese seltsame Theorie wird namentlich von Welsch (1674) dargelegt.

Das 18. Jahrhundert

Nicolas Andry (1658–1742), der Lyoner Arzt, den man in erster Linie wegen seiner orthopädischen Arbeiten kennt, war auch Parasitologe, und deshalb gaben ihm seine Zeitgenossen den Beinamen *Homo vermiculosus.* Er veröffentlichte das Werk *Traité de la génération des vers dans le corps de l'homme* (drei Auflagen, 1700, 1718 und 1741). Eine kurze Untersuchung des Inhalts dieses Bandes gibt ein gutes Bild von der parasitologischen Medizin dieser Epoche. Er teilt die menschlichen Würmer in 14 Kategorien ein, je nach ihrer Lokalisierung im Körper: Gehirn-, Lungen-, Leber-, Milz-, Herz-, Herzbeutel-, Blut- und Blasenwürmer, geschwürfressende Würmer, Haut- und Nabelwürmer, venerische Würmer, Speiseröhren- und Spermienwürmer. Während man die Lungenwürmer bestenfalls als Spulwürmer bezeichnen kann, die mit Hustenanfällen ausgeworfen werden, besteht kein Zweifel daran, daß die anderen Kategorien rein imaginär und in Wahrheit Blutgerinnsel, organische Konkremente oder, im Falle der Spermien, menschliche Spermatozoen sind. Andry zitiert noch mehrere menschliche extraintestinale Parasiten und vermengt dabei Wirklichkeit (akzidenteller Befall mit Tausendfüßern, Krätzmilbe, Unterhautlarven, Medinawurm und Sandfloh) mit Imaginärem (Ohrwürmer, Milben, die in Wahrheit das Produkt der Talgdrüsen sind). Unter den Darmwürmern unterschied er runde lange (Spulwürmer), runde kurze (Madenwürmer) und platte (Bandwürmer). Das Werk endet mit Gedanken über die verschiedenen Formen, welche die Würmer annehmen, ihre Wirkung auf den Organismus und die benutzten Heilmittel, um sich ihrer zu entledigen – einige sind reine Phantasieprodukte. Zusammengefaßt können wir zwar nicht behaupten, daß Andry die Parasitologie einen großen Schritt vorangebracht hat, aber er ist sehr typisch für seine Epoche. Außerdem sind einige seiner Abbildungen von Bandwürmern in der Art ihrer Aufmachung sehr merkwürdig, jedoch ziemlich exakt.

1715 veröffentlichte Daniel Leclerc in Genf ein Buch mit dem Titel *Historia naturalis et medica latorum lombricorum intra hominem et alia animalia nascentium,* in dem er verschiedene Bandwurmarten mit ihrem Skolex und ihren Gliedern untersuchte und darstellte. Er beschrieb auch den Bothriocephalus mit dem Namen *Lumbricus latus (= Diphyllobothrium latum)* sowie den Leberegel (Fasciolose) und sezierte Spulwürmer. Von anderen Ärzten stammt die Entdeckung weiterer exotischer Würmer als Parasiten des Menschen, namentlich der Nematoden der Filariagruppe. Mongin (1770) hat als erster auf die *Loa loa* hingewiesen, während Cheselden (1713), Dionis, (1714), Heister (1716), Ruysch (1724), Walther (1727), Morgagni (1762), F. Raymond (1767) und Chopart (1768) die Filarienelephantiasis (an Gliedern und Hodensack) beschrieben, die durch *Wuchereria bancrofti* hervorgerufen wird und mit einer Hypertrophie der Lymphgefäße einhergeht. All diese Autoren wußten jedoch nicht, daß Würmer diese Krankheit verursachen; nur James Hendy, ein Arzt auf Barbados (1784), hatte diese Vermutung geäußert.

Einen anderen Nematoden des Menschen entdeckte man im 18. Jahrhundert. Es handelt sich um den Trichocephalus *(Trichiuris trichiura),* den Roederer und Wagler (1761) im Laufe einer Typhusepidemie nachwiesen; der letztere beschrieb ihn 1762.

Unter den allgemeinen Arbeiten, die man damals über menschliche Parasiten veröffentlichte, müssen wir die Doktorarbeit von Pierre-Simon Pallas (1741–1811), Arzt und Naturforscher sowie späterer Erforscher des europäischen und asiatischen Rußland erwähnen; ihr Titel lautet *De infestis viventibus intra viventia* (Leiden 1760). Sie ist eine Zusammenstellung der damals bekannten Eingeweidewürmer des Menschen und der Tiere. Die Zeichnungen des Autors sind ziemlich gut, aber seine Ideen über die Ätiologie der Wurmkrankheiten sind einigermaßen aus der Luft gegriffen. Ihm gebührt

Abbildung 3293
Die Pest in Marseille. Vom Cours aus gesehen. 1720 am Ort gezeichnet.
Stich des 18. Jahrhunderts.
(Paris, Ordre national des pharmaciens, Sammlung Bouvet)

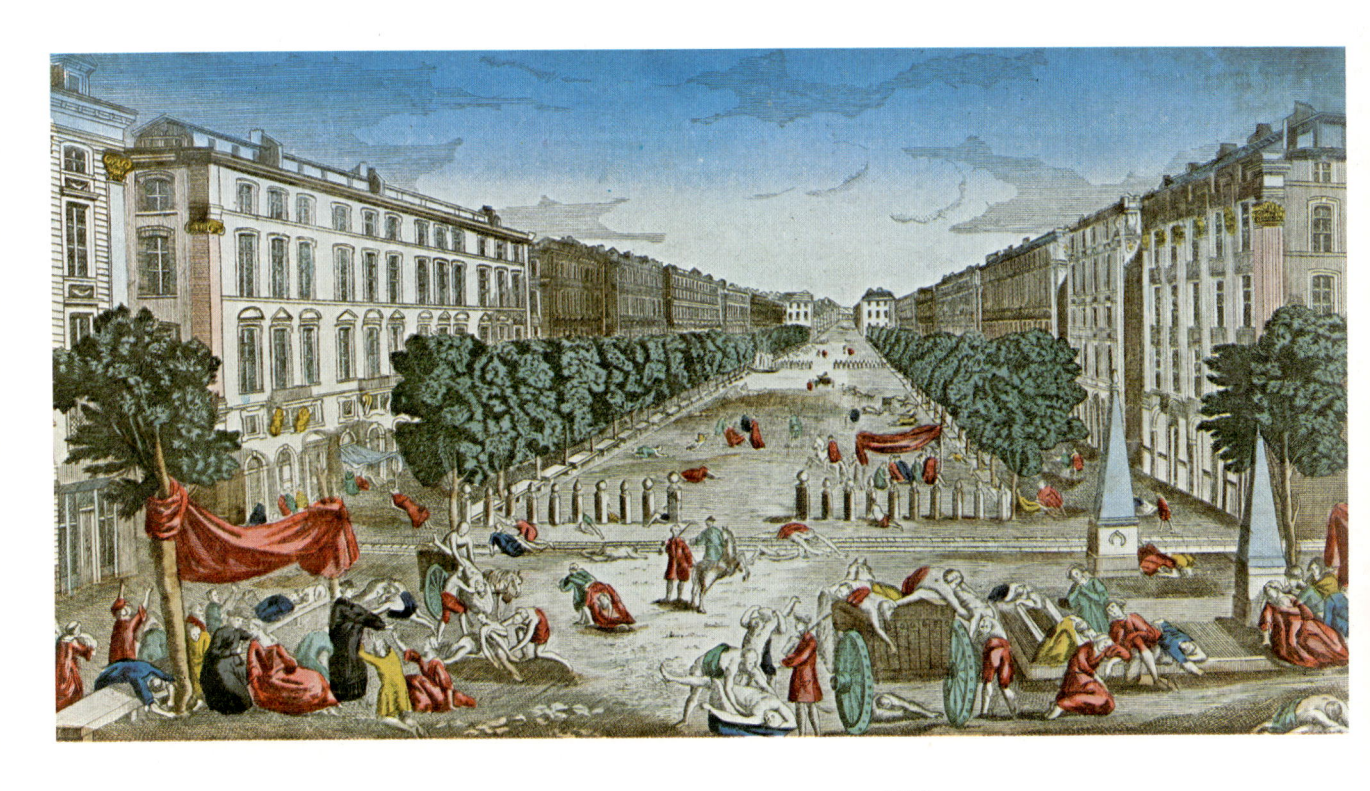

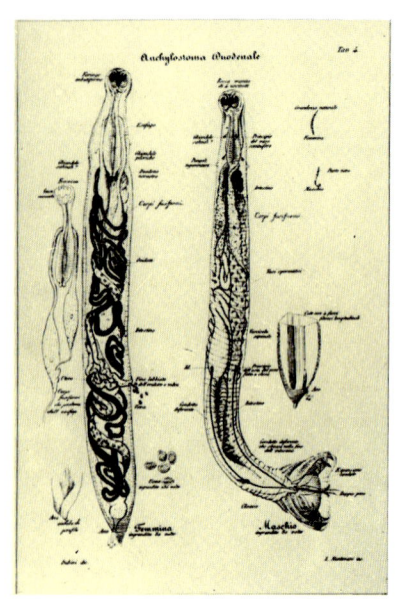

*Abbildung 3294
Ancylostoma duodenale. Tafel aus* Entozoografia umana per servire di complemento agli studii d'anatomia patologica *von A. Dubini, Mailand 1850. (Das Dokument wurde vom Autor zur Verfügung gestellt.) Angelo Dubini entdeckte diesen Parasiten 1838 und lieferte 1843 die erste Darstellung.*

Abbildung 3295 (gegenüber, oben) »Der Guineawurm« oder der Medinawurm. Zeichnung von A. de Neuville (1836–1885) nach M. Poussielgue. Stich des 19. Jh.s. (Paris, Bibl. des Arts décoratifs)

jedoch das Verdienst, gedacht zu haben, daß die Wurmeier von außen stammen und von dort in ihren Wirt Eingang finden.

Der dänische Naturforscher O. F. Müller (1730–1784) veröffentlichte 1773–1774 seine Monographie *Vermium terrestrium et fluviatilium* (1773–1774), in der er erstmals *Zerkarien* – das Wort stammt von ihm – Larven verschiedener Trematoden beschreibt. Aber er hielt sie für Infusorien (Protozoen). Außerdem beschreibt er in diesem Werk den Flagellaten *Trichomonas tenax,* der im Zahnbelag des Menschen lebt. Ein anderer Däne, der Tierarzt P. Abildgaard, zeigte 1790, daß parasitische Würmer bestimmter Fische (der Stichlinge) Larven gewisser Arten sind, die sich bei fischfressenden Vögeln entwickeln; er führte somit den Doppelbegriff des *Zyklus* und des *Zwischenwirts* in die Parasitologie ein.

Das Werk *Traité des maladies vermineuses dans les animaux* (zwei Ausgaben 1782 und 1787) des Tierarztes Chabert (1737–1814) ist das erste in Frankreich veröffentlichte Buch über Veterinärhelminthologie. Der Autor befaßt sich darin hauptsächlich mit Darmwürmern, die zu seiner Zeit Gegenstand von Spekulationen verschiedener Naturforscher, Ärzte und sogar Philosophen waren; man suchte nämlich nach ihrem Ursprung, der mysteriös blieb. Man ging so weit und und fragte – was uns heute sehr naiv erscheint –, ob Adam nicht die Darmwürmer auf das ganze Menschengeschlecht übertragen habe; ein so seriöser Autor wie Vallisneri nahm an, daß die Würmer bei der Frau, die aus einer Rippe Adams geschaffen wurde, über die Brustlymphgefäße eingedrungen seien, während sie für Charles Bonnet (1720–1793) über die Spermien kamen. M. Klein dagegen (1685–1759) dachte, daß der Mensch die Darmwürmer mit der Erbsünde erworben habe und daß sie einen Teil der göttlichen Strafe darstellen.

Die Frage nach dem Ursprung der Darmwürmer sollte jedoch auf eine viel wissenschaftlichere Weise behandelt werden, als 1780 die Akademie der Wissenschaften in Kopenhagen einen Preis für die Lösung des noch immer umstrittenen Problems aussetzte. Ausgezeichnet wurden Arbeiten von J. Goeze, *Versuch einer Naturgeschichte der Eingeweidewürmer tierischer Körper* (Blankenberg 1782), und von M. E. Bloch, *Traité de la génération des vers des intestins* (Straßburg 1788). Für diese beiden Gelehrten entstanden die Würmer in ihren Wirten und stammten daher nicht von außen. Goeze gebührt das Verdienst, die blasenförmigen Würmer (Hydatiden) neben die bandartigen (Bandwürmer) zu stellen.

Ferchault de Réaumur (1683–1757), ein Gelehrter, der sich gleichermaßen für Technologie und Biologie interessierte, hat bemerkenswerte Beobachtungen über verschiedene Zweiflügler gemacht, die bei Wirbeltieren Myiasis (Madenkrankheit) verursachen. Im Grunde sind es besonders die Eingeweidewürmer und bestimmte parasitische Gliederfüßler, die man im 18. Jahrhundert untersuchte; der Aufschwung, den Leeuwenhoek im vorhergehenden Jahrhundert mit der Untersuchung der Mikroorganismen (Protozoen, Bakterien) unter dem Mikroskop eingeleitet hatte, wurde jedoch nicht fortgesetzt. Im Gegenteil, erst das folgende Jahrhundert sollte mit seinen mikroskopischen Forschungen den großen Aufschwung und die Ära der wissenschaftlichen Parasitologie bringen.

Das 19. Jahrhundert

Man kann dieses Jahrhundert als das »große Zeitalter« der Parasitologie ansehen, dank der großen Zahl von Entdeckungen, die man zwischen 1800 und 1900 in dieser Disziplin machte. Ihre Vielzahl zwingt uns, die großen Gruppen der parasitischen Organismen getrennt zu behandeln, das heißt die Pilze, Protozoen, Eingeweidewürmer und Arthropoden.

Pilze

Die 12835 erfolgte Isolierung des mikroskopischen Pilzes *Beauveria bassiana,* der Ursache für die Kalksucht der Seidenraupe ist, durch Agostino Bassi (1773–1856), kennzeichnet eine sehr wichtige Etappe der Parasitologie und selbst der Medizin. Es war nämlich das erste Mal – ausgenommen die Krätzmilbe, die übrigens in demselben Jahr 1835 erneut und damit endgültig aufgefunden und beschrieben wurde –, daß ein Mikroorganismus als Verursacher einer Krankheit erkannt wurde. J. V. Audouin (1797–1841) bestätigte 1836–1837 die Beobachtungen Bassis. Von hier bis zur Entdeckung der für die menschlichen Kryptogamenkrankheiten (Mykosen) verantwortlichen Pilze war es nur noch ein Schritt, den dann auch der französisch-ungarische Arzt David Gruby (1810–1898) brillant ausführte. Letzterer isolierte nacheinander die Verursacher des Erbgrinds (*Trichophyton Schönleinii,* 1841), des Soor (*Candida albicans,* 1842), der Mentagra (*Ctenomyces mentagrophytes,* 1842), des sogenannten Gruby-Sabouraudschen Grinds oder der Mikrosporie (*Microsporum Audouini,* 1834) und des Trichophytengrinds (*Trichophyton tonsurans,* 1844).

Solche Entdeckungen erschienen den zeitgenössischen Dermatologen revolutionär; sie staunten – und dies sind ihre eigenen Worte –, daß man die Haut oder die Schleimhäute als botanischen Garten oder als Gewächshaus betrachten kann. Die Entdeckungen ermöglichten jedoch die Entwicklung einer passenden Therapeutik (Enthaarung, Benutzung chemischer oder physikalischer Heilmittel). 1847 veröffentlichte der Arzt und Biologe Charles Robin (1821–1885) sein wichtiges Werk *Des végétaux qui croissent sur l'homme et sur les animaux vivants;* 1853 gab er eine neue, wesentlich erweiterte Auflage unter dem Titel *Histoire naturelle des végétaux parasites* heraus. In der Zwischenzeit hatte Eichstedt (1846) den Pilz entdeckt, der für eine andere menschliche Mykose verantwortlich ist, nämlich *Pityriasis versicolor;* 1852 beschrieb ihn Robin unter der Bezeichnung *Microsporon* (heute heißt er *Pityrosporon orbiculare* bzw. *Malassezia furfur*).

Protozoen

Man mußte das 19. Jahrhundert abwarten, bevor man die Untersuchung der parasitären Protozoen fortsetzte, die Leeuwenhoek mehr als ein Jahrhundert früher entdeckt hatte. Die Bezeichnung »Protozoen« wurde 1817 von Goldfuß geprägt. Was nun die Flagellaten betrifft, so beschrieb 1836–1837 Alfred Donné (1801–1878) die *Trichomonas vaginalis,* den Parasiten der menschlichen Genitalien, während Casimir Davaine (1812–1882) zwei Arten der *Cercomonas hominis,* 1854, in menschlichen Exkrementen fand.

Die ersten bekannten Trypanosomen fand man im Blut verschiedener Wirbeltiere (Frosch: Gruby, 1843; Fische: Valentin, 1841, und Gluge, 1842; Säuger, Waldmaus: Gros, 1845; Pferd: Evans, 1880; Rinder: Bruce, 1894). 1885 entdeckte Cunningham den Parasiten, der für die »Orient- oder Aleppobeule« (eine Haut-Leishmaniose) verantwortlich ist, aber er hielt ihn für einen Pilz, während Borowsky (1898) und Wright (1903) erkannten, daß es sich tatsächlich um ein Geißeltier (*Leishmania tropica*) handelt.

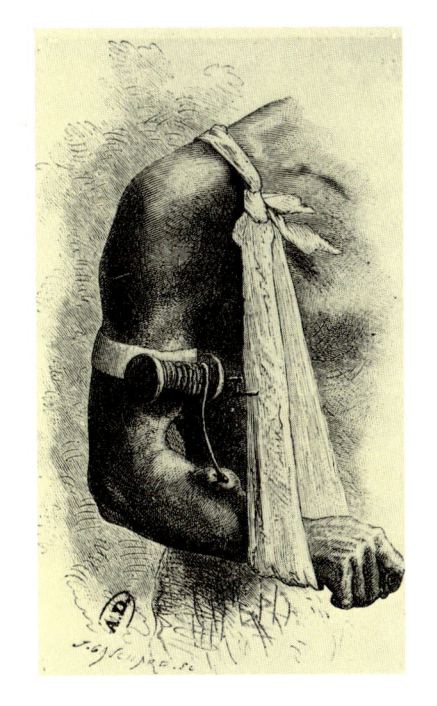

Abbildung 3296 (unten) Scherpilzflechte. »Bild Nr. 1: Ansicht der Tonsur, die durch Squarus tondeus *bei einem sechsjährigen Mädchen verursacht wird.«*
Tafel aus: Recherches sur le siège et la nature des teignes *von M. Mahon jeune, Paris 1829. (Das Dokument wurde vom Autor zur Verfügung gestellt.)*

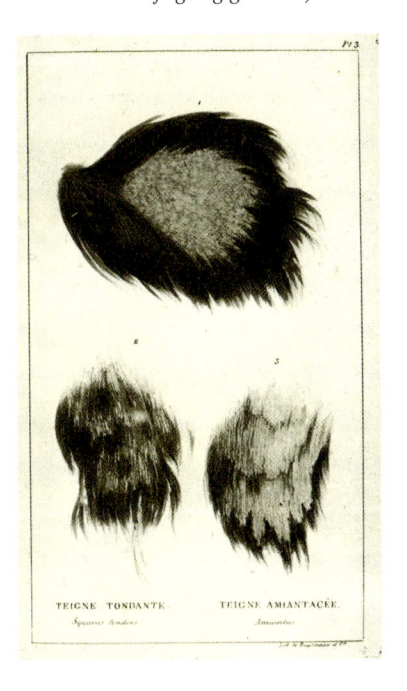

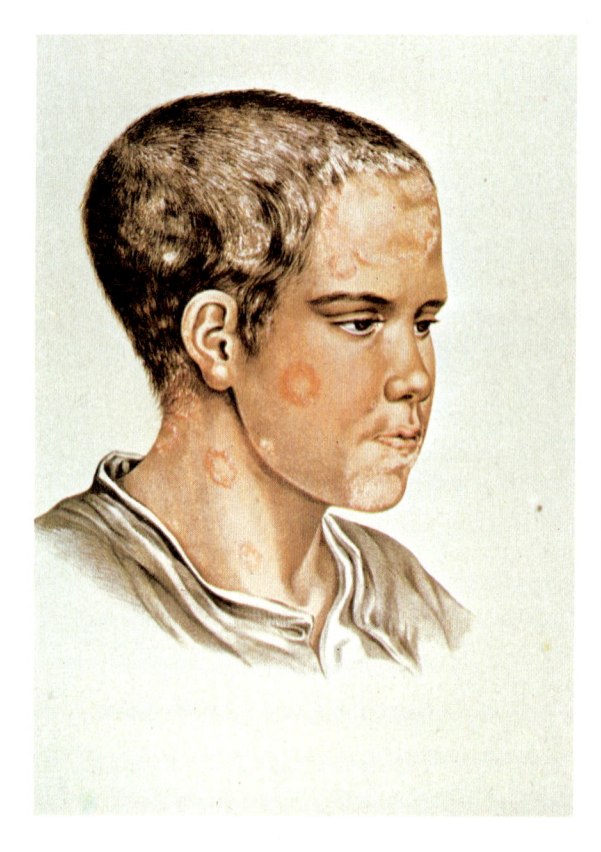

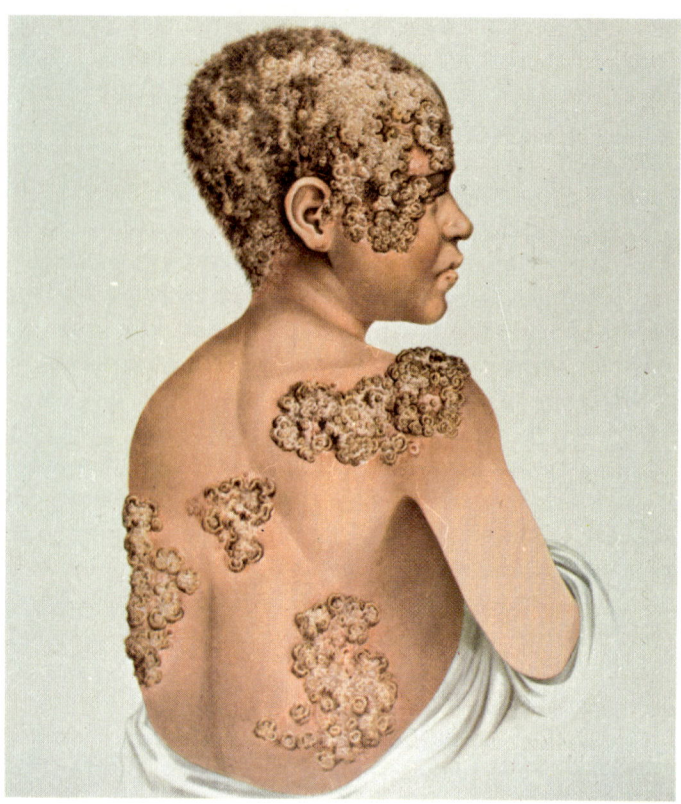

Abbildung 3297 (oben links) Scherpilzflechte. Illustration aus dem vorgenannten Werk.

Abbildung 3298 (rechts) Erbgrind (Favus). Illustration aus dem Atlas der Hautkrankheiten von Ferdinand von Hebra, Wien 1856–1876. Der Verursacher dieser Parasitose ist »Trichophyton schönleinii«, ein 1839 von Schönlein identifizierter Pilz.

Die Untersuchungen über Amöben (oder Rhizopoden) als Parasiten des Menschen begannen mit der Entdeckung des französisch-russischen Gelehrten Gros, der 1849 die Mundamöbe (*Entamoeba gingivalis*) beschrieb. Von den im Darm lebenden Arten wurde die *Entamoeba coli* 1870 in Indien von Lewis entdeckt, die gefährliche Dysenterieamöbe (*E. histolytica*) 1875 von dem russischen Arzt F. Lösch beschrieben. Erinnert werden soll bei den *Sporozoen* noch an A. Laverans (1845–1922) Entdeckung des Hämatozoons des Wechselfiebers (*Plasmodium malariae*) im Jahr 1880, dessen Entwicklung bei den Mücken die Engländer R. Ross und P. Manson aufzeigten.

Von den *Ziliaten* soll die Entdeckung der einzigen Art, die ein Darmparasit des Menschen ist, erwähnt werden, des *Balantidium coli*, eine Entdeckung des Schweden P. H. Malmsten (1857).

Die Spirochäten, eine Zwischengruppe von Bakterien und Protozoen, beschrieb ab 1868 Obermeier, vor allem den Erreger des Rückfallfiebers (*Borrelia recurrentis*).

Eingeweidewürmer

Die Fortschritte in der Helminthologie setzten sich ab 1800 fort; Zeder unterschied damals folgende fünf Klassen parasitischer Würmer: Rundwürmer, Hakenwürmer, Saugwürmer, Bandwürmer und Blasenwürmer und veröffentlichte 1803 ein Werk, in dem er ungefähr 400 Arten erwähnte. Der berühmte Arzt Laennec brachte 1812 sein Werk *Mémoire sur les vers vésiculaires et principalement sur ceux qui se trouvent dans le corps humain* heraus, das ausschließlich den Zestodenlarven gewidmet war, während J. S. Olombel 1816 seine *Remarques sur les maladies vermineuses* schrieb, in denen er die hauptsächlichen menschlichen Eingeweidewürmer aufführt. Zur Anatomie der Askariden führten Bojanus und J. Cloquet (1824) wichtige Untersuchungen durch.

Der eigentliche Begründer der Helminthologie ist Karl Asmund Rudolphi (1771–1832), Autor des Werks *Entozoorum sive Vermium Historia naturalis* (1808–1810), das für diese Disziplin ebenso wichtig ist wie die Abhandlung *Systema naturae* von Linné für die Zoologie.

Wichtige Entdeckungen folgten auf dem Gebiet der parasitischen Nematoden des Menschen: J. Paget (1835) entdeckte die Trichine *(Trichinella spiralis)*, und R. Owen beschrieb sie im selben Jahr am Menschen sowie Leidy (1846) am Schwein. Den Hakenwurm *(Ancylostoma duodenale)* beobachtete A. Dubini seit 1838 während des Baus des Sankt-Gotthard-Tunnels; er beschrieb ihn 1843. 1896–1897 zeigte Looss in einem Eigenversuch, daß die Larven dieses Parasiten durch die Haut eindringen.

Auch die Untersuchungen über die Filarien erfuhren eine große Zunahme: die erste Mikrofilarie im Blut wurde 1843 von Gruby und Delafond am Hund entdeckt, während Joseph Bancroft (1836–1894) 1876–1877 die Rolle betonte, welche die Filarie in der Elephantiasis spielt, die heute seinen Namen trägt *(Wuchereria bancrofti)*; sein Landsmann P. Manson zeigte 1878–1879 die Rolle der Mücken bei der Übertragung dieses Wurms. 1869 erkannte der russische Reisende und Naturforscher Fedtschenko bei der Erforschung Turkestans die Larven des Medinawurms in einem Süßwasserkrebstier *(Cyclops)* und bewies, daß sie durch das Trinkwasser aufgenommen werden; Manson sollte dies 1894 bestätigen.

Abbildung 3299
»Observatorium des Dr. Gruby, 100, rue Lepic.« Aquarell von 1884.
(Paris, Musée Carnavalet)

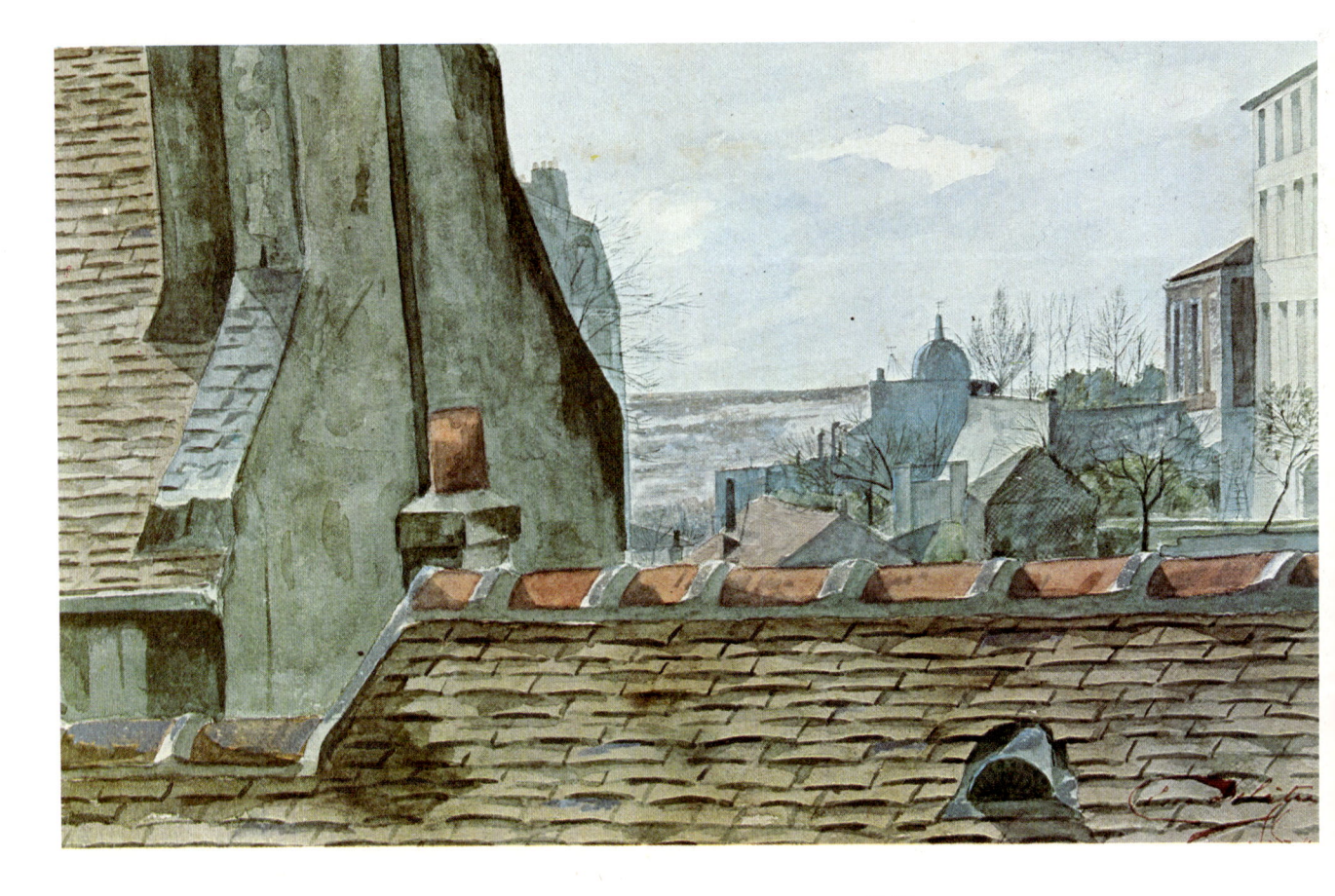

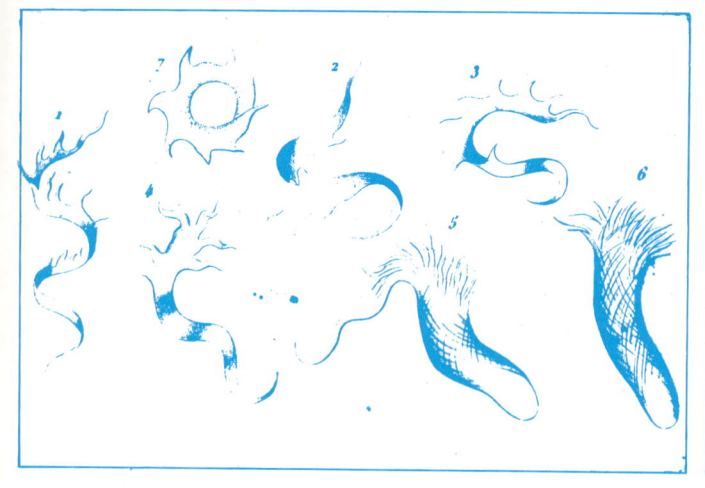

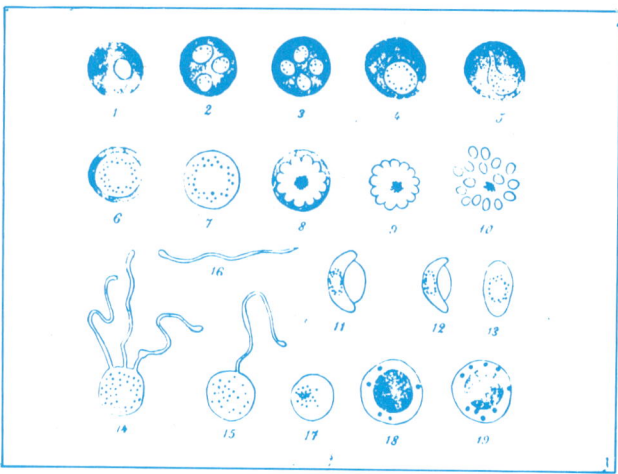

*Abbildung 3300 (oben links)
Verschiedene Ansichten von
»Trypanosoma sanguinis« beim
Frosch.
Zeichnung von David Gruby,
datiert mit 1844.
(Das Bild wurde vom Autor zur
Verfügung gestellt.)
1843 entdeckte Gruby am Frosch
diesen Parasiten, und er war es,
der die Gattung »Trypanosoma«
schuf.*

*Abbildung 3301 (oben rechts)
Erste Darstellung des »Plasmodium malariae«, des Blutparasiten, der für das Wechselfieber
verantwortlich ist, durch
A. Laveran.
Illustration aus »Ein neuer Parasit, gefunden an mehreren Patienten, die an Malaria leiden«, Bull.
Soc. med. hôp., Paris (Mém.)
1880, 2. Serie, 17, S. 158–164,
1 Fig.
(Das Bild wurde vom Autor zur
Verfügung gestellt.)*

Der Zyklus der Trematoden wurde durch die Entdeckung des Mirazidium- (Mehlis 1831) und Rediestadiums (Bojanus 1818, de Filippi 1837) erkannt. 1842 erschien J. J. S. Steenstrups (1813–1897) Werk über den Generationswechsel der niederen Tiere; er beschrieb darin den typischen Zyklus einer Finnenkrankheit, die sich bei Süßwassermollusken (Limnea, Planorbis) entwickelt. Theodor Bilharz (1825–1862) entdeckte 1851 in Ägypten im Blut der Pfortader eines Kranken den seltsamen Trematoden mit getrennten Geschlechtern; man nannte ihn *Schistosoma* oder – zu Ehren dieses Forschers – *Bilharzia*. Es handelt sich um den Erreger der Schistosomiasis oder der Urogenital-Bilharziose.

Eine andere wichtige Entdeckung war der Entwicklungszyklus der Zestoden (Bandwürmer). Noch 1854 betrachtete Félix Dujardin (1801–1860) die Larvenstadien (Finne, Hydatide, Zönuren) als besondere Gruppe der Zestoden. 1849 sah Diesing in den Larvenstadien immer noch abweichende Formen von Bandwurmartigen. Dennoch hatte P. J. van Beneden in demselben Jahr die Hypothese aufgestellt, daß die »Blasen unvollkommene Bandwurmartige sind«, aber weiter ging er nicht. Küchenmeister gebührt das Verdienst, experimentell den Entwicklungszyklus der Zestoden erkannt zu haben. 1850 stellte er, nachdem er Hunde die Zystizerken des Kaninchens *(Cysticercus pisiformis)* schlucken ließ, fest, daß diese sich in *Taenia serrata* verwandelten. Er erweiterte seine Forschungen und veröffentlichte 1852 seine Resultate; 1853 bis 1860 vervollständigte er sie und zeigte, daß *Taenia cenurus* des Hundes am Schaf die Drehkrankheit hervorruft und daß sich *Cysticercus cellulosae* des Schweins beim Menschen in *Taenia solium* verwandelt.

1852 gab die französische Akademie der Wissenschaften als Wettbewerbsthema die Entwicklung der Darmwürmer und ihre Übertragung heraus. Der erste Preis fiel an P. J. van Beneden, und Küchenmeister erhielt eine ehrenvolle Auszeichnung.

Es müssen noch die Namen und Werke einiger großer Helminthologen dieser Epoche Erwähnung finden. Rudolf Leuckart (1822–1898), Zoologieprofessor in Gießen und dann in Leipzig, gilt als Begründer der modernen Parasitologie. Er befaßte sich vor allem mit Helminthologie und insbesondere mit der Entwicklung der Hydatiden (1856), der Trichinen (1860) und der *Taeniae saginatae* (1881). Er beschrieb eine neue Filarie des Menschen *(Onchocerca)* und entdeckte, daß die Lymnaea (eine Schnecke) der Zwischenwirt des

*Abbildung 3303 (gegenüber, unten)
Der Bandwurm.
Kupferstich vom James Ensor
(1860–1949), datiert mit 1895.
(Brüssel, Königliche Bibliothek,
Kupferstichkabinett)*

Leberegels ist. – Thomas Spencer Cobbold (1828–1886) erlangte durch die Veröffentlichung seiner Monographie *Entozoa, an Introduction to the Study of Helminthology* (1864), der 1879 und 1882 zwei andere Werke über humane Parasitologie folgten, große Bedeutung. – Zitieren wir weiter den Schweizer Zoologen Zschokke (1860–1936), der 1890 zeigte, daß die menschliche Infektion mit Bothriocephalus *(Diphyllobothrium latum)* durch den Verzehr von Fischen erfolgte, welche die Plerozerkoidlarven des Parasiten beherbergten. – Es scheint angemessen, noch die parasitologischen Ideen von François-Vincent Raspail (1794–1878) zu erwähnen, von dem bereits in der Abhandlung über die Krätze (im vierten Band) die Rede war. Er hat sie hauptsächlich in seiner *Histoire naturelle de la santé et de la maladie* dargelegt (drei Auflagen, 1843, 1846 und 1860). Dort erläutert er – oft exakte – Gedanken über die Rolle der parasitischen Würmer in der Ätiologie bestimmter Krankheiten, aber andererseits begeht er enorme Fehler, über die der heutige Leser lächelt. Für ihn verursacht der Madenwurm *(Enterobius vermicularis)* unterschiedslos Ohrenentzündung, Schnupfen, Asthma, Tuberkulose, Schleimfluß, Gebärmutterentzündung, Wassersucht und Bauchfellentzündung. Außerdem ist die Trichine seines Erachtens die Larve des Spulwurms, entwickelt sich in der Niere und bildet dort einen gigantischen Palisadenwurm *(Dioctophyme renale)*. Welch sonderbare Ansicht über diese Gattung der Zoologie!

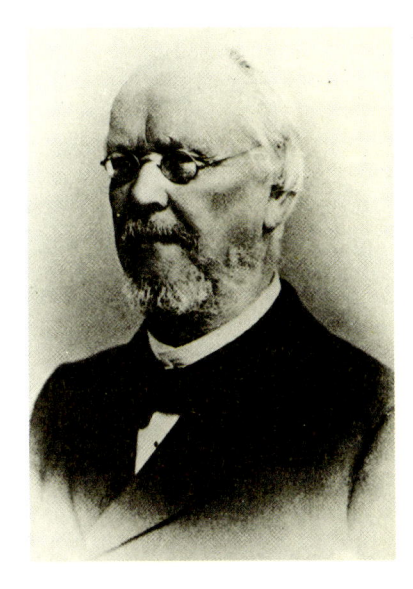

Abbildung 3302
Rudolph Leuckart. (Das Bild wurde vom Autor zur Verfügung gestellt.)

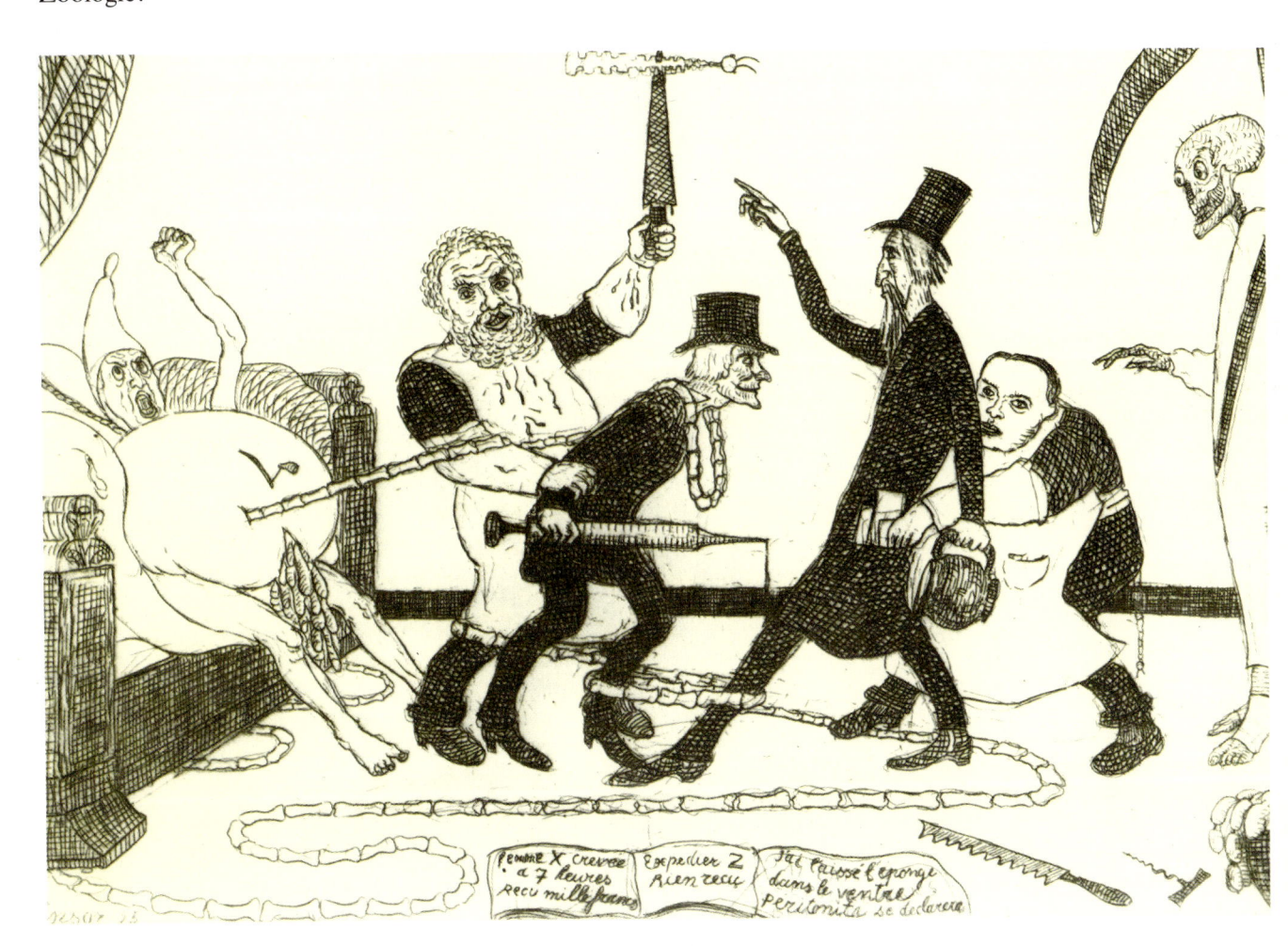

2859

Arthropoden

Die Wiederentdeckung der Krätzmilbe *(Sarcoptes scabiei* var. *hominis)* in Paris 1834–1835 ist eine der originellsten Episoden in der Geschichte der Parasitologie des vorigen Jahrhunderts. Wie wir bereits zeigten, war dieser Parasit 1687 auf Redis Impuls hin von Bonomo und Cestoni eindeutig beschrieben und abgebildet worden. Anschließend trat diese Entdeckung wieder in den Hintergrund, und im 18., ja selbst noch im 19. Jahrhundert hielt man die Krätze weiter für eine humorale Krankheit, obwohl so gute Beobachter wie de Geer (1778) und Wichmann (1786) die Krätzmilbe von der Mehlmilbe (einer freien Milbe, die zu Unrecht manchmal als Ursache der Krätze angesehen wird) unterschieden und in dem von Bonomo und Cestoni beschriebenen Parasiten den echten Erreger dieser Krankheit erkannt hatten.

Zwischen 1806 und 1835 spielte sich in Paris der letzte Akt der Geschichte der Krätze ab. 1834 veröffentlicht Renucci seine Dissertation, in der er ausgezeichnete Abbildungen der Krätzmilbe liefert. Ihre nun definitiv akzeptierte Existenz bildete einen unbestreitbaren Beweis für die parasitische Herkunft der Krätze, was Claude Bernard dazu berechtigte, 1865 in seiner berühmten *Introduction à l'étude de la médecine expérimentale* zu schreiben: »Die Krätze ist eine Krankheit, deren Determination heute so ziemlich wis-

*Abbildung 3304
Mikroskop von Nachet, das auf der Weltausstellung 1889 gezeigt worden war.
(Paris, Musée des Arts et Métiers)*

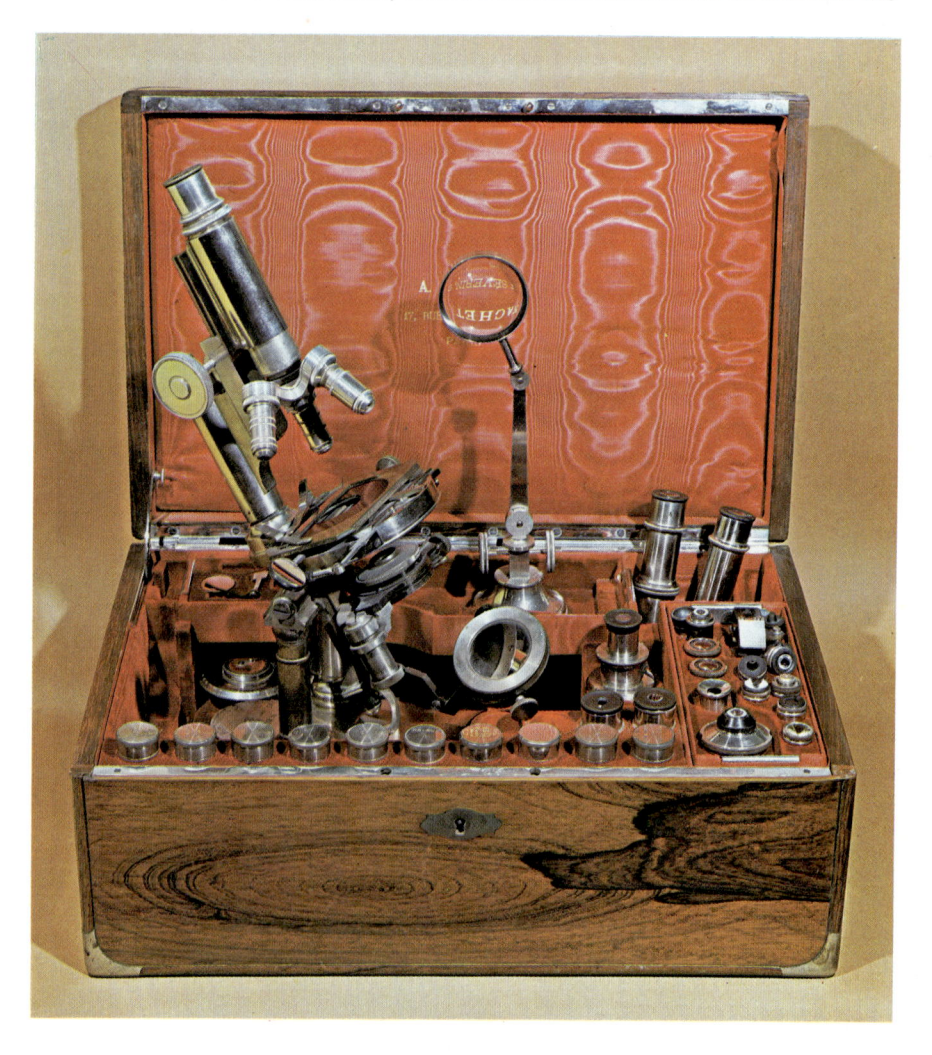

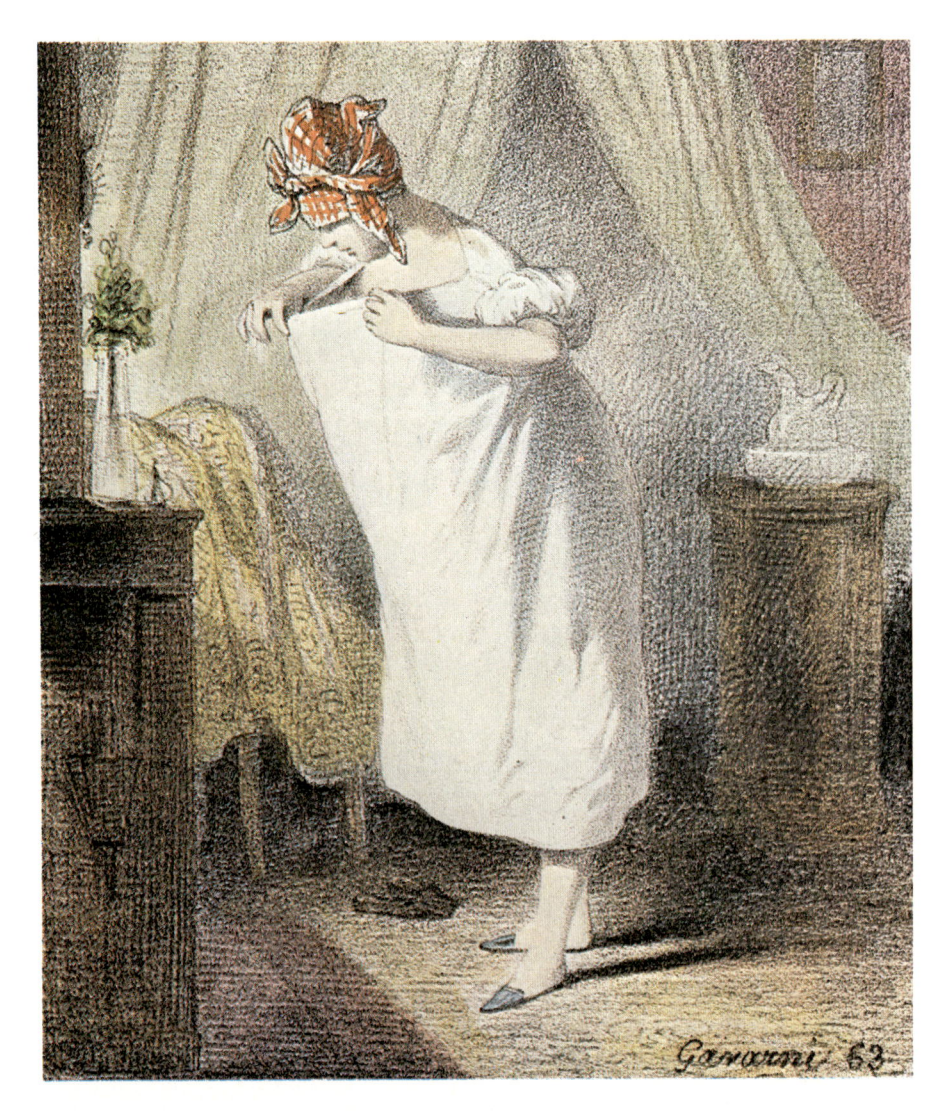

Abbildung 3305
»Die Suche nach dem Unbekannten.«
Lithographie von Sulpice Gavarni, 1804–1866.
(Paris, Ordre national des pharmaciens, Sammlung Bouvet)

senschaftlich erwiesen ist. [. . .] Man kennt die Milbe, und man erklärt mit ihr die Übertragung der Krätze, die Veränderungen der Haut und die Heilung, bei der es sich einfach um die Tötung der Milbe durch richtig angewandte toxische Substanzen handelt.« Überdies sollte diese Entdeckung eines mikroskopischen Organismus als Verursacher einer menschlichen Krankheit den Weg zur Entdeckung der Mikroben und zur Mikrobentheorie der infektiösen Krankheiten ebnen, die durch Davaine, Koch und Pasteur entwickelt wurde. Die Rolle der stechenden Insekten (Dipteren wie Mücke, Tsetsefliege, Sandfliege usw. sowie Flöhe und Läuse) bei der Übertragung verschiedener parasitischer oder infektiöser Krankheiten wurde gegen Ende des Jahrhunderts erkannt. Schon 1854 hatte Daniel Beauperthuy die Rolle gewisser Mücken *(Aedes)* bei der Übertragung des Gelbfiebers geahnt; Finley bestätigte dies 1881. 1897 hatte R. Ross die Oozysten von *Plasmodium* im Magen bestimmter Mücken beobachtet.

Von 1900 bis in unsere Zeit sollte sich die Parasitologie perfektionieren, namentlich was die Untersuchung der pathogenen Organismen und die Rolle der Arthropoden als Vektoren anbelangt. Außerdem entdeckte man neue

Das 20. Jahrhundert

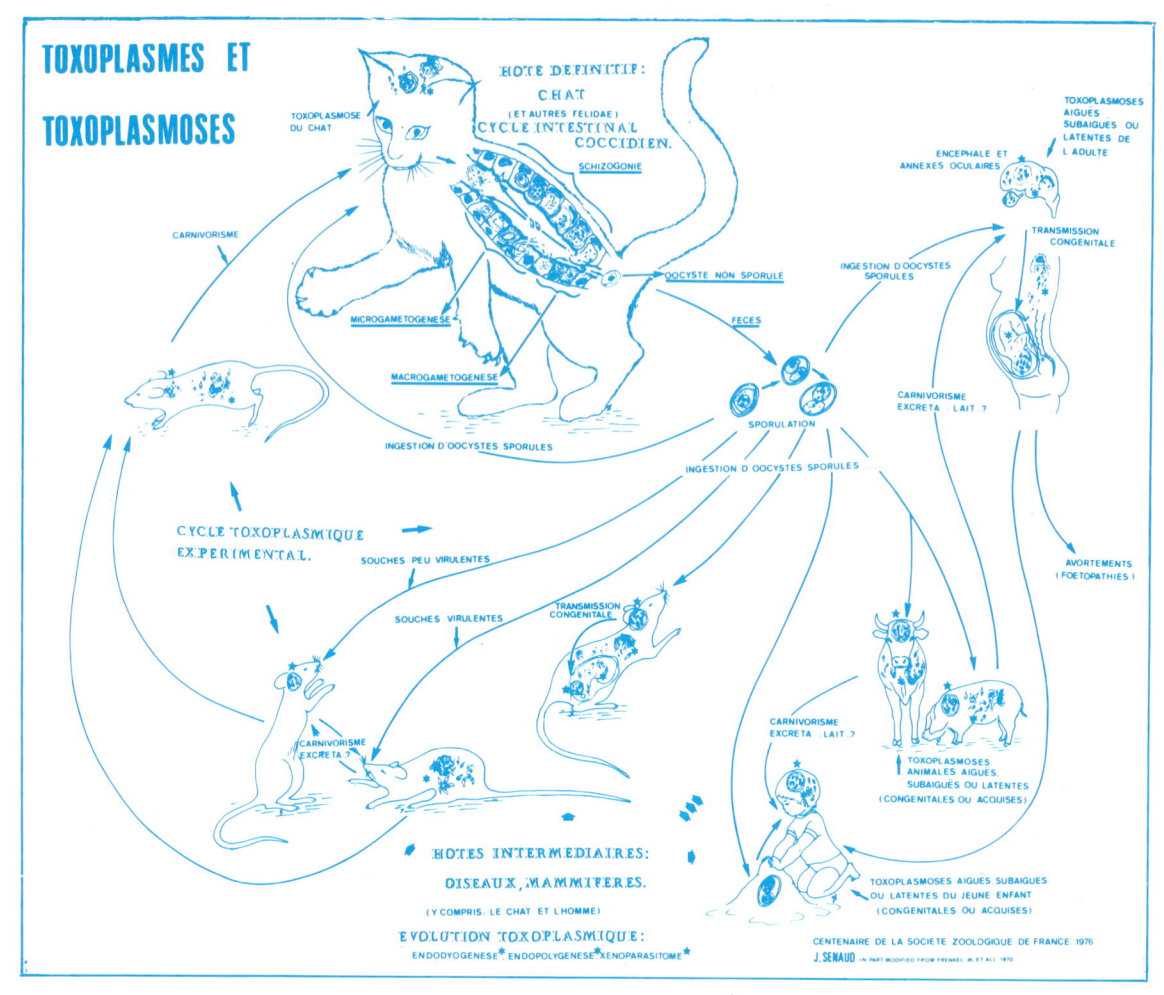

Abbildung 3306 Toxoplasmen und Toxoplasmosen, nach J. Sénaud. (Das Bild wurde vom Autor zur Verfügung gestellt.)

parasitäre Krankheiten, und die antiparasitäre Chemotherapie machte große Fortschritte. Wir können hier die Errungenschaften dieser Periode nur überfliegen, für Details verweisen wir den Leser auf Fachbücher dieses Gebiets. Erwähnt werden sollen unter den kryptogamischen Krankheiten (den Mykosen) die Histoplasmose oder Darlingsche Krankheit, die dieser Autor 1906 in Panama beschrieb; man erkennt sie an den Lungenläsionen, die auf einem Pilz, dem Hyphomyzeten *Histoplasma capsulatum,* beruhen. Von der Blastomykose kommen zwei Formen vor: die nordamerikanische (Gilchristsche Krankheit), die 1896 beschrieben wurde und Hautläsionen zeigt (Granulome, Geschwüre) – sie wird von *Blastomyces dermatitidis* verursacht –, und die südamerikanische, die Lutz (1908) und Splendore (1912) beschrieben und die auf *Paracoccidioides brasiliensis* beruht.

Was die Protozoen betrifft, so isolierten Forde und Dutton (1901, 1902) am Anfang des Jahrhunderts die Trypanosomen der Schlafkrankheit des Menschen in Afrika *(Trypanosoma gambiense),* und schon 1903 verdächtigten E. Brumpt und Sambon die Tsetsefliegen als Vektoren derselben; Bruce und Nabarro bestätigten dies experimentell in Uganda. 1910 beschreiben Stephens und Fantham einen anderen Trypanosomen aus Rhodesien *(T. rhodesiense).* Im Jahr zuvor hatte Carlos Chagas (1879–1934) in Brasilien *T. cruzi* entdeckt, den Verursacher der amerikanischen Trypanosomiasis (Chagassche Krankheit), die auf den Menschen durch blutsaugende Schnabelkerfe

CYCLE DES SARCOSPORIDIES

(COCCIDIOSE)
GAMETOGENESE ♂ et ♀ — OOCYSTE — SPOPULATION
hôte définitif
prédateur
(A) SPOROCYSTES
(C) XENOPARASITOME INTRAMUSCULAIRE (endodyogenese)
(B) EVOLUTION INTRAHEPATIQUE (endopolygenese multiple synchrone)
(SARCOSPORIDIOSE)
PROIE ou HOTE INTERMEDIAIRE

SARCOCYSTIS
1 S. BOVIFELIS
2 S. OVIFELIS
3 S. DISPERSA
4 S. BOVICANIS
5 S. OVICANIS
6 S. SUICANIS
7 S. SUIHOMINIS
8 S. BOVIHOMINIS

Abbildung 3307
Zyklus der Sarkosporidien, nach J. Sénaud. (Das Bild wurde vom Autor zur Verfügung gestellt.)

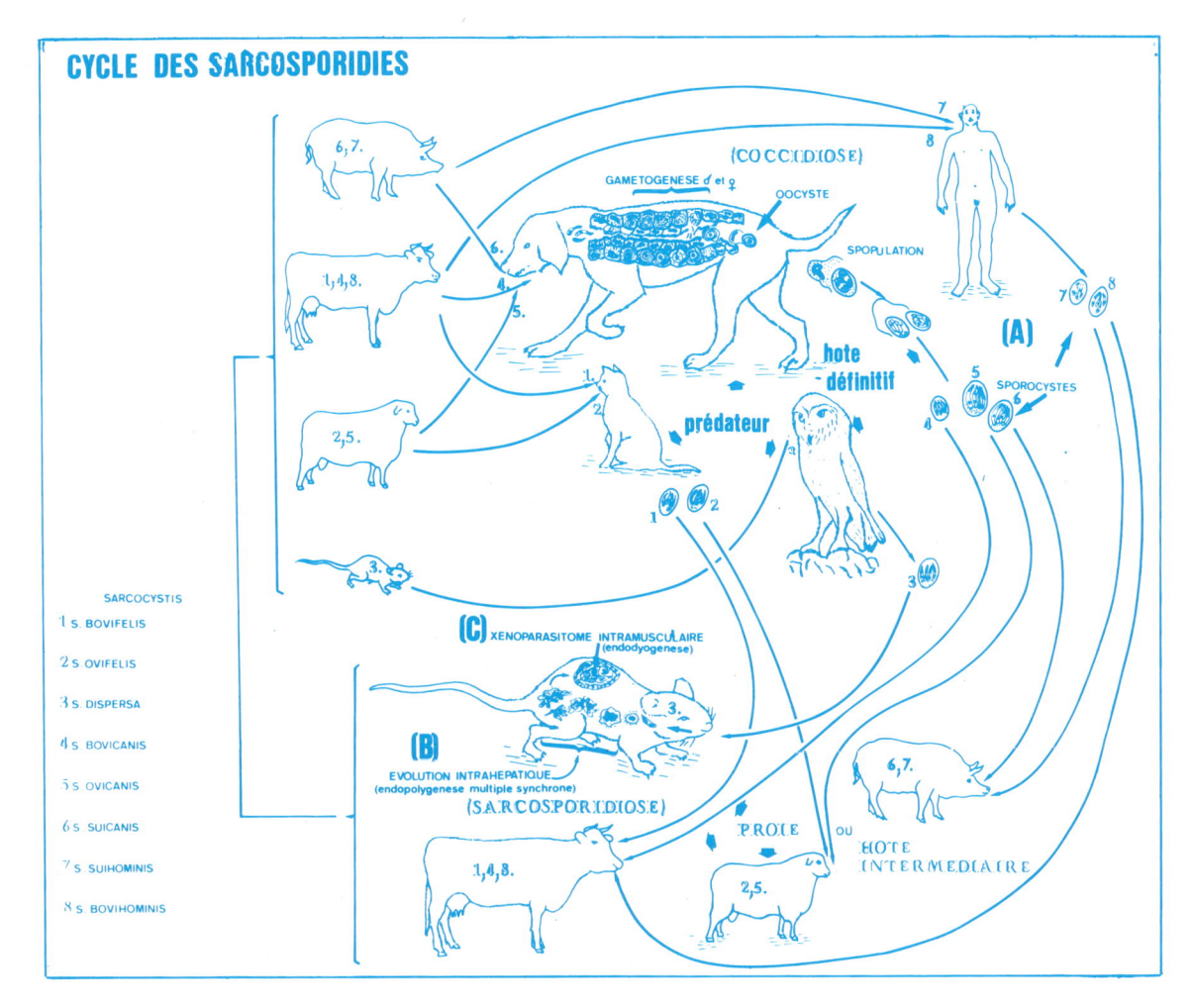

(Raubwanzen) übertragen werden. Er vertrat die Meinung, daß diese Krankheit direkt durch Injektion virulenter Stadien, die in den Speicheldrüsen der Raubwanzen vorhanden sind, ins Blut entstand, während E. Brumpt (1912) zeigte, daß sich diese Stadien in Wahrheit im hinteren Darm befinden; von dort werden sie auf die Schleimhäute der von den Insekten gestochenen Personen ausgeworfen. *Leishmania donovani,* ein Flagellat, der für die viszerale Leishmaniose (Kala-Azar) verantwortlich ist, entdeckte Leishman (1903), während Vianna (1911) *L. brasiliensis,* den Verursacher der amerikanischen Leishmaniose, sowie die spezifische Wirkung des Antimons auf diesen Parasiten beschrieb.

Die Toxoplasmen *(Toxoplasmea),* die heute zur Gruppe der Kokzidien (Sporozoen) gehören, wurden von Charles Nicolle und Manceaux (1908) von einem tunesischen Nager und dann von verschiedenen Autoren am Menschen entdeckt (Janku 1923, Torrès 1927–1928, Wolf und Cowen 1937). Die Toxoplasmen vermehren sich in den Zellen des retikulo-endothelialen Systems, den Muskeln oder dem Zentralnervensystem, wo sie eine fast immer tödlich verlaufende Enzephalomyelitis verursachen.

Man isolierte noch andere Mikroorganismen, zum Beispiel *Bartonella,* die für die Carrionsche Krankheit (oder Verruga peruana) verantwortlich ist; 1915 wurde sie von Strong und seinen Mitarbeitern beschrieben und 1926 bis 1927 von Hideyo Noguschi (1876–1928) noch einmal überprüft, der auch erkannte, daß das Oroyafieber und die Carrionsche Krankheit identisch sind und daß sich nur deren Symptome, je nach der Ansteckungsweise des Organismus (über die Haut oder das Blut), unterscheiden. Noguschi und seine Mitarbeiter legten auch definitiv die Rolle der Sandfliegen (es sind stechende Zweiflügler) bei der Übertragung dieser Krankheit fest.

Über die *Plasmodien,* die Erreger des Wechselfiebers, brachte das 20. Jahrhundert eine wichtige Erkenntnis: ihren exoerythrozytären Zyklus. (Es kommt zu einer Schizogonie in den weißen Blutkörperchen oder in den Zellen des retikulo-endothelialen Systems von Leber, Milz und Knochenmark.) Raffaele (1934), James und Tate (1937–1938), Huff und Coultson (1944), Short und Garnham (1948) untersuchten ihn. Diese Entdeckung war klinisch höchst wichtig, weil sie den Mißerfolg bestimmter Behandlungen des Wechselfiebers erklärte.

Die Elektronenmikroskopie hat die Morphologie und den Zyklus anderer Sporozoen oder verwandter Gruppen (Sarkosporidien zum Beispiel) zu präzisieren ermöglicht. Die *Theileria*-Parasiten leben in den Blutkörperchen der Rinder und entwickeln sich in Zecken, in denen sich ihre Gamogonie nachweisen läßt; daher können sie mit den Hämosoridien verglichen werden, einer Gruppe, zu der auch die *Plasmodien* gehören (vergl. Mehlhorn und Mitarbeiter, 1976–1977). Anderen neueren Beobachtungen zufolge ist das »Nantucketfieber«, das an der Ostküste der Vereinigten Staaten wütete, eine Theileriose, verursacht durch den Parasiten der Schermaus *(Microtus), Theileria microti;* er wird durch Zecken auf den Menschen übertragen.

Im Zusammenhang mit den Amöben entdeckte Rogers (1912) die Rolle des Emetinchlorhydrats bei der Behandlung der Amöbenruhr des Darms und der Leber, während E. Brumpt 1925 die Lehre von den zwei Formen der Ruhramöben entwickelte; eine pathogene *(Entamoeba histolytica)* und eine, die als Kommensale lebt *(Entamoeba dispar).*

Auf dem Gebiet der Eingeweidewürmer wurde unser Jahrhundert Zeuge mehrerer Entdeckungen: bei den Trematoden entdeckten Kasai und Katsurada (1904) den Parasiten der japanischen Bilharziose *(Schistosoma japonicum);* Miayri und Suzuki (1914) beschrieben den vollständigen Zyklus des Parasiten; Leiper und Atkinson (1915) präzisierten die Zyklen von *S. haematobium* und *S. mansoni,* und diverse Autoren (wie Krull und Mapes, 1953–1954, Vogel und Falcaô, 1954) den des kleinen Leberegels *(Discrocoelium lanceolatum).* Dabei zeigten sie auch, daß Ameisen als zweiter Zwischenwirt dienen.

Was nun die Nematodenerkrankungen betrifft, so wurde die Onchozerkose aufgrund von *Onchocerca volvulus* durch E. Brumpt und Clapier 1917 in Afrika untersucht, während 1915 in Guatemala *O. caecutiens* Gegenstand der Forschungen von Robles war.

Wie im vorigen Jahrhundert sollte die Rolle der stechenden Insekten (Ektoparasiten wie Läuse und Flöhe, das heißt ganz allgemein stechende Zweiflügler) bei der Übertragung verschiedener infektiöser oder parasitärer Krankheiten von mehreren Forschern präzisiert werden. Marchoux und Salimbeni (1903) sowie Dutton und Todd (1905) zeigten die Rolle der Milben *(Argas, Ornithodorus)* bei der Übertragung des Spirochäten des Rückfallfiebers *(Borrelia recurrentis),* während Charles Nicolle und seine Mitarbeiter die Rolle der Laus beim Fleckfieber zeigten. (Sergent und Foley hatten 1908

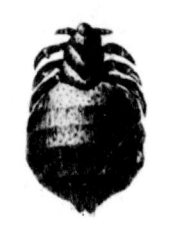

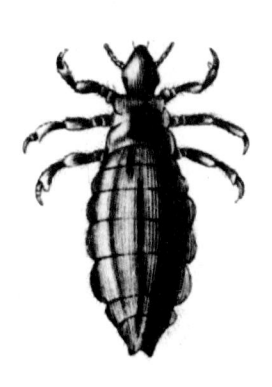

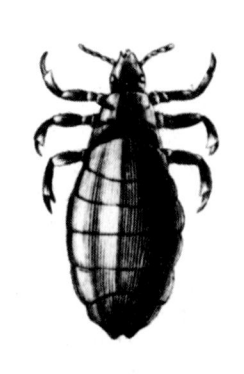

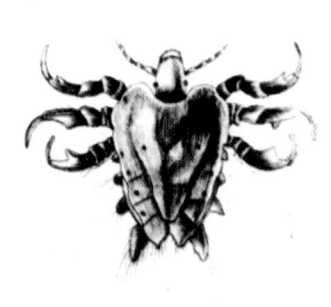

Abbildung 3308
Verschiedene Parasiten.
Von oben nach unten:
Bild 1: Pediculus phocae.
Bild 2: Pediculus cervicalis.
Bild 3: Pediculus vestimenti.
Bild 4: Phthirus pubis.
Stich des 19. Jahrhunderts.
(Paris, Bibl. des Arts décoratifs)

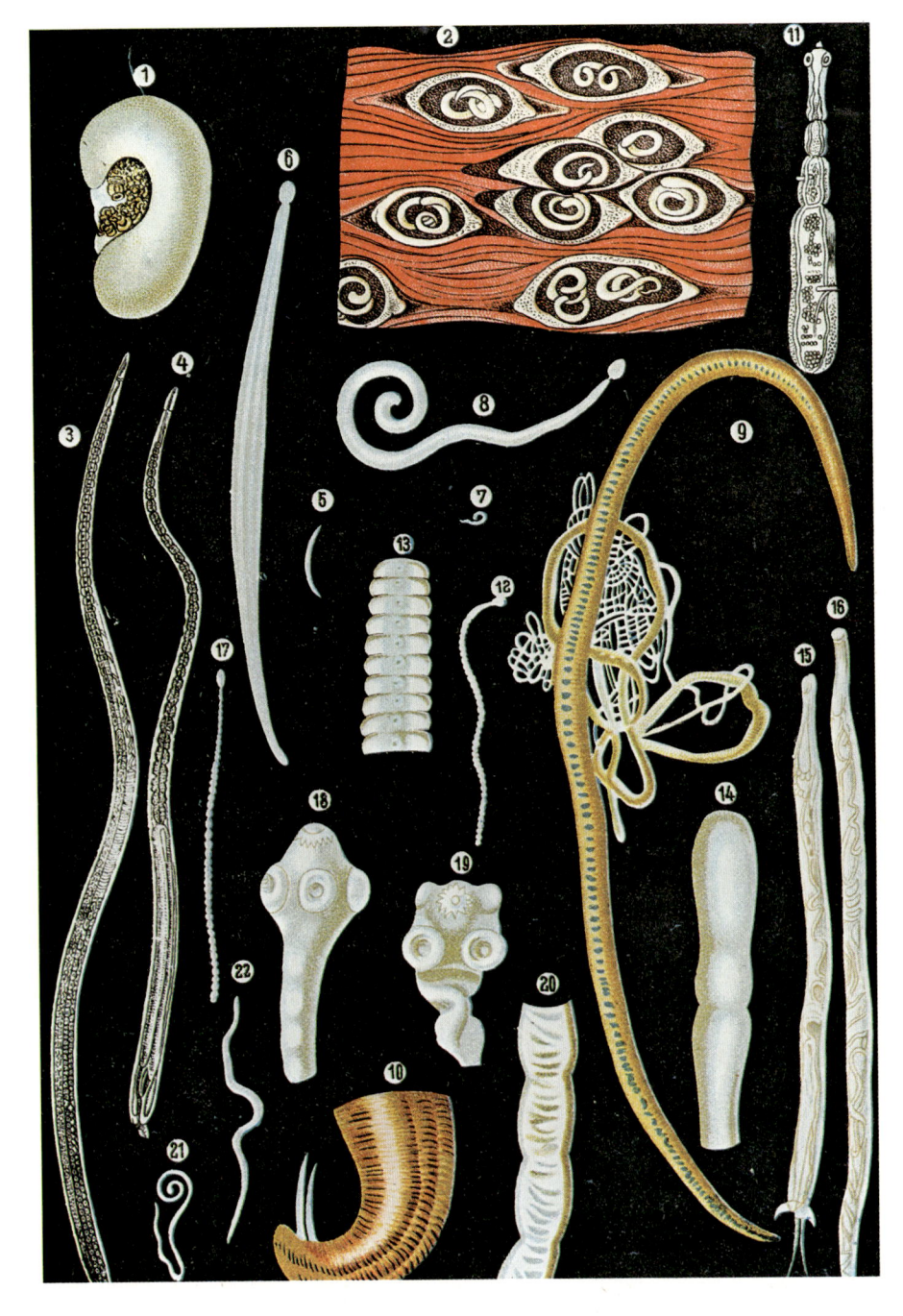

Abbildung 3309
Tafel mit verschiedenen Parasiten. Auszug aus Mon docteur, traité de médecine et d'hygiène *von H. M. Menier, Paris, ohne Datum.*
(Paris, Ordre national des pharmaciens, Sammlung Bouvet)
1: Trichine des Schweins.
2: Trichine in den Muskeln.
3: Männliche Trichine im Darm.
4: Weibliche Trichine des Darms.
5 und 6: Weiblicher Madenwurm.
7 und 8: Männlicher Madenwurm.
9: Ascaris lumbricoides.
10: Kaudales Ende des männlichen Spulwurms.
11: Taenia echinococcus.
12: Bothriocephalus.
13: Glieder des Bothriocephalus.
14: Vergrößerter Kopf des Bothriocephalus.
15 und 16: Ankylostoma duodenale, Männchen und Weibchen.
17: Taenia vulgaris.
18 und 19: Kopf des Bandwurms.
20: Glieder des Bandwurms.
21 und 22: Trichocephalus, Männchen und Weibchen.

nachgewiesen, daß derselbe Ektoparasit auch das Rückfallfieber übertragen konnte.)

Unter den Neuerungen der zweiten Hälfte des Jahrhunderts müssen wir vor allem den Fortschritt in der chemischen Parasitenbekämpfung erwähnen: man erfand die synthetischen Insektizide (wie DDT, Gammexan usw.), die man erfolgreich gegen Ektoparasiten (Flöhe, Läuse und Wanzen) wie auch gegen Vektorinsekten (Mücke, Sandfliegen, Tsetsefliegen usw.) anwandte. Ebenso ermöglichten die Antibiotika im letzten Weltkrieg, nicht nur die durch Bakterien übertragenen, sondern auch jene Krankheiten zu bekämpfen, die von anderen Mikroorganismen verursacht werden (Spirochätosen,

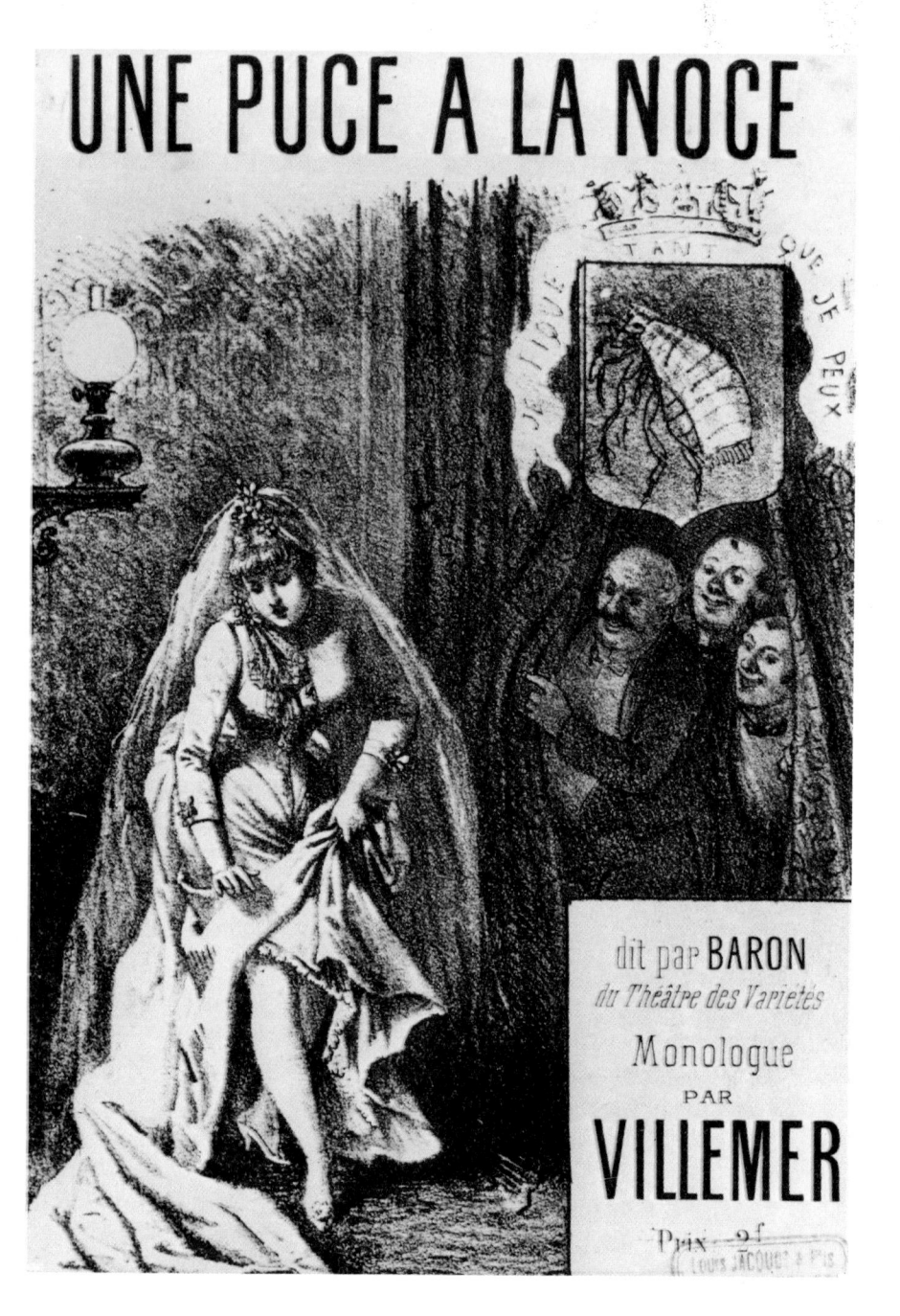

Abbildung 3310
Illustration zur Partitur eines komischen Chansons. Ausgehendes 19. Jahrhundert. (Privatsammlung)

Rickettsiosen, Bartonellosen usw.); gegen sie wirken zum Beispiel Chloramphenicol, Tetracycline, Streptomycin, Aureomycin usw.

Chemische Medikamente wurden gegen gewisse Parasitosen aufgrund von Protozoen oder Eingeweidewürmern entwickelt: Metronidazol (gegen Amöbenruhr), Chloroquin, Amodiaquin (gegen Malaria), Diäthylcarbamazin, Trimelarsan, Suramin, Niridazol, Germanin (gegen Filariosen), Bilarcil und Praziquantel (gegen Bilharziosen). Andere Fortschritte bei der Erforschung parasitärer Krankheiten betreffen ihre Diagnose durch direkte Methoden (Kultur auf dem Hühnerembryo, Sternalpunktion, Xenodiagnostik) oder durch indirekte Methoden (serologische und immunologische wie Immunelektrophorese, Immunfluoreszenz) sowie Impfversuche.

Resümee

Die Parasitologie hat eine lange Geschichte, denn bestimmte mit dem Auge erkennbare Parasiten waren seit der Antike bekannt, ebenso die Symptome gewisser parasitärer Krankheiten (Wechselfieber, Krätze, Grind usw.). Diese Disziplin hat erst durch die Verbesserung der Mikroskope und der Mikroskopie weitere Fortschritte machen können, die alle Stadien (Eier, Larven usw.) im Zyklus unterschiedlicher Parasiten zu beschreiben ermöglichten, in einigen Fällen auch ihre Zwischenwirte, bei denen dieser Zyklus stattfindet, zu erkennen. Es gelang auch, kleinste Parasiten, zum Beispiel die Krätzmilbe, aufzufinden oder mikroskopisch zu entdecken, dann die Pilze des Grinds, die Hämatozoen des Wechselfiebers, Trypanosomen, Amöben usw., und endlich auch noch die Theorie von der »Urzeugung« der Parasiten gänzlich zu beseitigen. Diese Theorie hielt sich unerwartet fast bis zum Ende des 19. Jahrhunderts. Daher finden wir im *Dictionnaire de médecine* und im *Dictionnaire de la langue française* von Emile Littré (1801–1881), der – was wir nicht vergessen dürfen – Arzt war, noch eine Definition des seltsamen Begriffs »Parasitogenie« als »die Gesamtheit der physiologisch-pathologischen Phänomene, durch die lebende, hinfällige und schwachsinnige Wesen geeignet werden für die Entstehung und Fortpflanzung der Eingeweidewürmer und Milben«.

Die Bedeutung der parasitologischen Entdeckungen geht über die Grenzen der Disziplin, in der die Forschungen angestellt wurden, das heißt der Parasitologie hinaus und dehnt sich auf die gesamte Medizin aus. Es gibt jedoch einen Fall, in dem die Parasitologie ihre Rechte gegenüber der Medizin mißbrauchte. Es handelt sich um die Forschungen des Dänen Johann Fibiger (1867–1928), der dabei einen Nematoden *(Gongylonema neoplasticum)* entdeckte, der angeblich eine krebsbildende Wirkung auf seinen Wirt, die Ratte, hat. Man glaubte, so eine Erklärung für die Ursache gewisser Krebsarten gefunden zu haben, und Fibiger erhielt den Nobelpreis für Physik und Medizin (1926). Wir wissen heute, daß die von ihm beobachteten Tumoren tatsächlich von einem Vitamin-A-Mangel herrührten und keinesfalls Karzinomen entsprachen. Allerdings kennen wir auch zahlreiche Fälle, in denen Tumoren durch Eingeweidewürmer verursacht waren, dennoch hatten diese aber nichts mit Krebs zu tun.

Im übrigen sollte die eindeutige Demonstration des parasitären Ursprungs gewisser Krankheiten, z. B. Grind, Krätze usw., eine andere Theorie zerstören, nämlich die vom »humoralen« Ursprung der infektiösen Krankheiten, und die Grundlagen für die Mikrobiologie in der zweiten Hälfte und insbesondere im letzten Viertel des 19. Jahrhunderts schaffen.

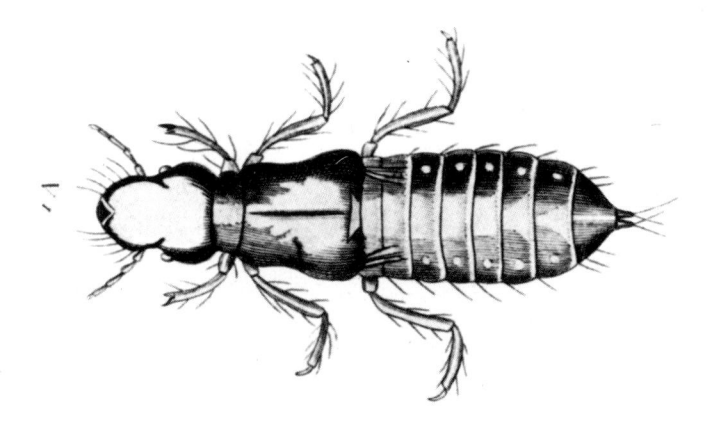

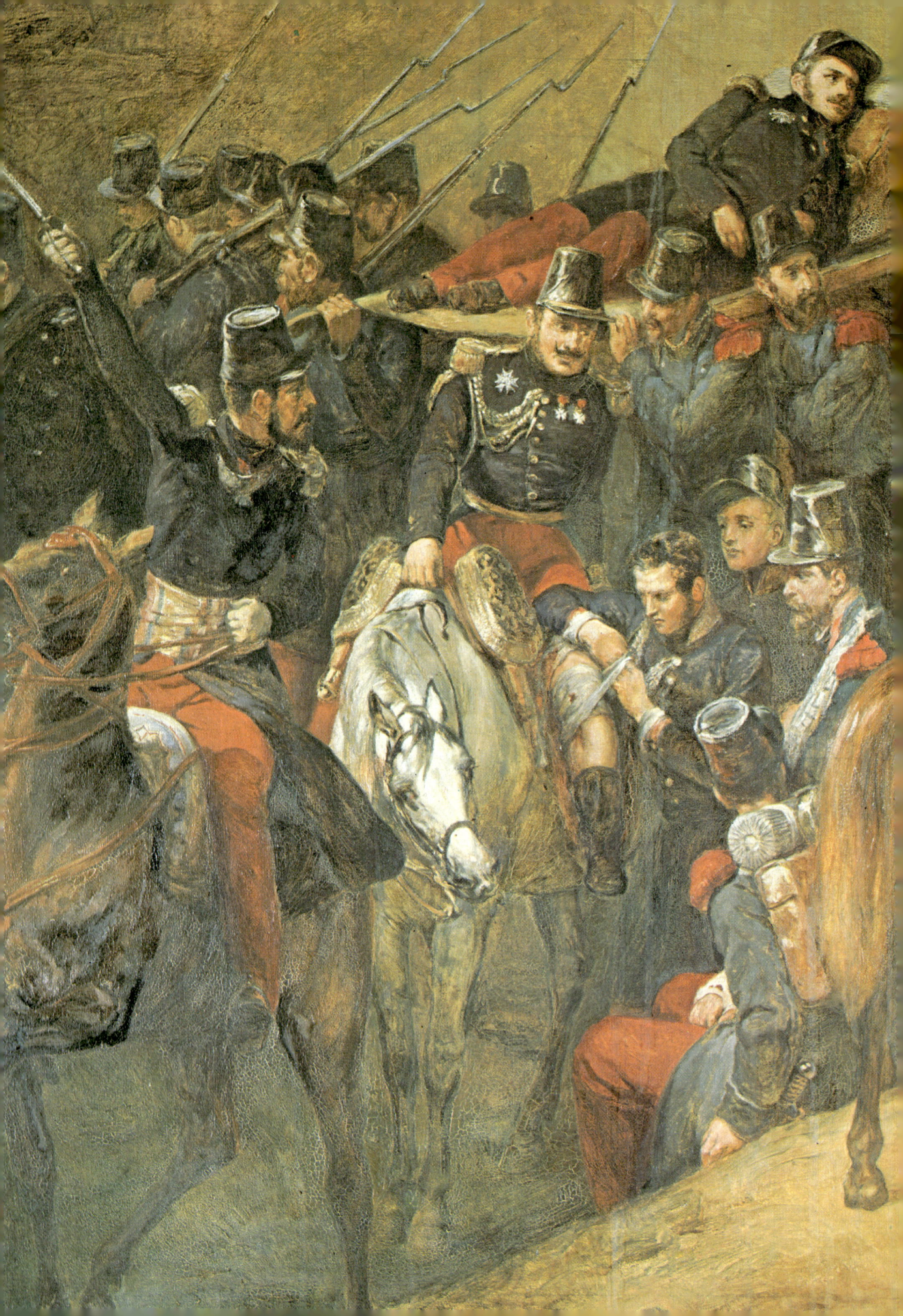

Geschichte der Militärmedizin

*von Pierre Huard
und Marie-José Imbault-Huart*

Um die Geschichte der Militärmedizin in einem kurzen Kapitel zu behandeln, waren wir gezwungen, eine sorgfältige Auswahl zu treffen. Diese Geschichte insgesamt zu umreißen schien in den uns gesetzten Grenzen wie eine Verurteilung zu eiligem und oberflächlichem Überfliegen. Wir hielten es daher für besser, die Militärmedizin von der Französischen Revolution an zu behandeln, ab dem Moment ihrer beträchtlichen Ausdehnung, und im Zusammenhang mit der medizinischen Wissenschaft insgesamt, von der die Militärmedizin nur einen Teil bildet und auch entscheidende Fortschritte machte. So interessant auch Ambroise Parés Kriegsberichte und die Beschreibung der damaligen unsicheren und begrenzten Mittel zur Behandlung von Schußwunden sein mögen, wird der heutige Leser Informationen über die im Zweiten Weltkrieg vorhandene medizinische Infrastruktur und die Probleme vorziehen, die sich der Militärmedizin durch die Schaffung moderner Waffen und ihrer ständigen »Verbesserung« stellen.

Diese Geschichte der Militärmedizin soll drei sehr ungleiche Teile umfassen: zunächst eine kurze Untersuchung der hauptsächlichen Beiträge der Militärärzte zum medizinischen Wissen. Darauf behandeln wir ausführlicher die Militärchirurgie und die Rolle, die ihr in den hauptsächlichen Konflikten, die von der Französischen Revolution bis in unsere Tage die Geschichte geprägt haben, zukam; abschließend wollen wir die Organisation des militärischen Gesundheitswesens untersuchen.

Dieses Kapitel wird nur kurz behandelt, weil sich Ziele und Praxis der Militärmedizin nur wenig von der zivilen Medizin unterscheiden. Wir müssen jedoch hervorheben, daß die Militärärzte im ausgehenden 18. Jahrhundert im damaligen Chaos der fiebrigen Erkrankungen folgende Krankheiten isolierten: den exanthematischen Typhus (Fleckfieber), den Bauchtyphus und das Wechselfieber. In der folgenden Periode haben sie diese drei Krankheiten, die zunächst noch verwechselt wurden, gut unterschieden.

Die Aderlässe und die kraftlose Kost nach Broussais, welche die Malariakranken dezimierten, ersetzte François Maillot (1804–1894) durch das Chinin (1834). Alphonse Laveran (1845–1922), der 1907 den Nobelpreis erhielt, entdeckte 1880 das Hämatozoon des Wechselfiebers. Ab 1910 hatte J. H. Vincent (1862–1950) experimentell einen TAB-Impfstoff mit Äther entwickelt, der im Laufe des Ersten Weltkriegs Frankreich wahrscheinlich 145 000 Tote und eine Million Typhuskranke ersparte. Später hat die Schule

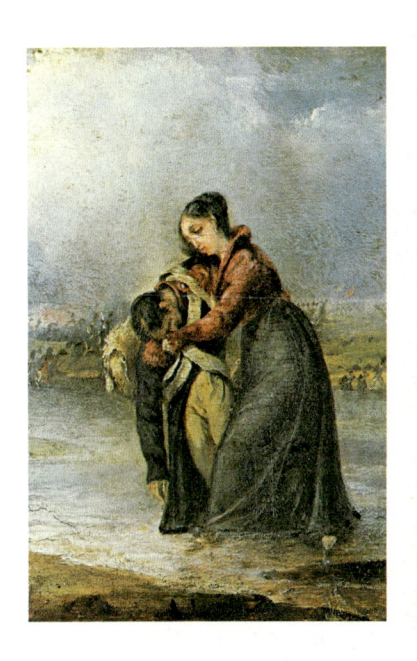

Die Militärmedizin

*Abbildung 3311 (oben)
Frau, die einen Verwundeten stützt.
Anonymes Gemälde vom beginnenden 19. Jahrhundert.
(Paris, Musée du Val-de-Grâce)*

*Abbildung 3310 (gegenüber)
Einnahme des Passes von Mouzaia, 1840. Episode aus dem Algerienkrieg. Gemälde von Horace Vernet, 1789–1863.
(Paris, Musée du Val-de-Grâce)*

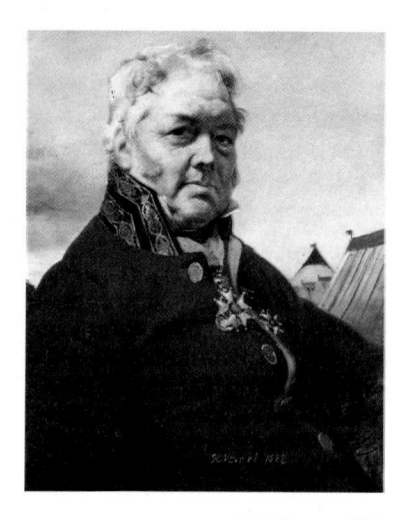

Abbildung 3312
Baron Nicolas Desgenettes
(1762–1837), gemalt von Horace Vernet (1789–1863) im Jahre 1828.
(Paris, Musée du Val-de-Grâce)
Als Chefarzt der Ägyptenarmee festigte er die seelische Verfassung der von der Pest heimgesuchten Armee, indem er sich Eiter eines Pestbubos einimpfte und aus dem Glas eines Kranken trank, um zu zeigen, daß es sich lediglich um ein Bubonenfieber handelt.

von Val-de-Grâce eine entscheidende Rolle bei der Verbreitung der Tetanus- (Vaillard) und der Gangrän-Serotherapie (Veillon, Weinberg und Sacquépée) sowie des kombinierten TABDT-Impfstoffs (gegen Typhus, Paratyphus, Diphtherie und Tetanus – Ramon und Zoeller) gespielt. Diese Impfungen wurden in Frankreich durch Gesetz vom 14. August 1936 Pflicht.

Erinnern wir schließlich an die Entdeckung der Einimpfbarkeit der Tuberkulose (1865–1892) durch J. A. Villemin (1827–1892) und an die des Tuberkuloseimpfstoffs BCG (1921) durch L. Calmette (1863–1933), der zugleich Pasteurianer und »médecin inspecteur« der Kolonialtruppen war. Im Fernen Osten entdeckte A. Yersin (1863–1943), der damals Arzt beim Gesundheitsdienst in den Kolonien war, den Pestbazillus (1894), während Simond (1858–1942) die Rolle des Rattenflohs bei der Übertragung dieser Krankheit zeigte (1898); es war ein entscheidendes Experiment, das R. Koch jedoch ablehnte. Jamot entdeckte eine wirksame Methode zur Bekämpfung der Schlafkrankheit. J. Laigret (1893–1966) und eine Medizinergruppe der Kolonialtruppen isolierten das Virus des Gelbfiebers und entwickelten den ersten brauchbaren Impfstoff (1939).

Es muß schließlich auch auf die beachtliche Rolle, die der militärische Gesundheitsdienst bei der Arbeit des Institut Pasteur in Übersee übernahm, hingewiesen werden, außerdem auf seinen Einsatz bei der medizinischen Versorgung der Zivilbevölkerung in Übersee, bei der Erforschung der Ethnomedizin sowie bei der Gründung der Écoles de Médecine (der Medizinschulen) in Algier, Dakar, Tananarivo, Ponditscherry, Hanoi usw.

Die Militärchirurgie

Auf sie gehen wir besonders ein, indem wir nacheinander und sehr gedrängt die Kriege der Revolution und des Kaiserreiches, den Algerienkrieg, den Krimkrieg, den Italienkrieg, den Deutsch-Französischen Krieg (1870–1871), die Kolonialkriege sowie den Ersten und den Zweiten Weltkrieg untersuchen.

Die Kriege während der Französischen Revolution und des Kaiserreichs

1. Endemien und Epidemien

Von 1792 bis 1815 zählten die europäischen Armeen 4 500 000 Mann, von denen nur 150 000 im Kampf fielen, aber 2 500 000 an Krankheiten starben. Die französischen Verluste beliefen sich auf etwa eine Million, die eine Hälfte davon war verschollen. Von der anderen Hälfte nahmen die Gefallenen nur einen geringen Teil ein.

Der Ägyptenfeldzug forderte etwa ebensoviele Gefallene und Verletzte (4 758) wie an Krankheiten Gestorbene (4 157); insgesamt waren es 34 000 Mann.

Während der Expedition nach Santo Domingo (1802) starben am Gelbfieber 22 000 von den 30 000 Menschen des Expeditionskorps.

Bei Austerlitz starben 12 000 Mann an Typhus. Die Große Armee hinterließ 11 000 Typhuskranke in Leipzig und 6 000 in Dresden. Von 26 000 Männern verlor die Garnison von Torgau 13 450 in weniger als drei Monaten. In Mainz starben vom 1. November 1813 bis zum 30. April 1814 von 45 617 Kranken 12 803.

In Rußland zählte die Große Armee, die anfangs 400 000 Mann stark war, nach dem Rückzug 1812 nur noch 20 000 einsatzfähige Soldaten.

Die Verluste infolge von Erkrankungen beruhten hauptsächlich auf den drei Fieberkrankheiten: dem wiederkehrenden saisonbedingten Fieber in den Lagern – es entsprach dem heutigen Typhoid –, dem unserem Wechselfieber ähnlichen Sumpffieber und dem Fieber der Hospitäler und Gefängnisse, bei dem es sich um exanthematischen Typhus (Fleckfieber) handelte. Das Sumpffieber kostete den Briten, die 1809 auf der Insel Walcheren gelandet waren, 27 000 Mann, und Napoleon sagte dazu: »Es ist besser, die blutigste Schlacht zu schlagen, als Truppen an einen ungesunden Ort zu führen.« Dazu kamen noch Skorbut, venerische Krankheiten, geistige Störungen (die als Heimweh ausgegeben wurden) und diverse Epidemien. In Ägypten begegneten den Soldaten ansteckende Augenentzündungen, die Elephantiasis, der Leberabszeß und die Lepra, in Spanien die Madrider Kolik, in Rußland die Gangrän als Folge von Erfrierungen.

2. *Kriegsverletzungen*

Die Memoiren von Percy und D. Larrey sowie das Werk von Pierre-François Briot (1773–1829) vermitteln eine genaue Vorstellung von der Praxis der französischen Militärchirurgen im 19. Jahrhundert.

Die Behandlung der Kriegsverletzungen

Das Prinzip der frühzeitigen Operation in den ersten 24 Stunden (während des Ersten Weltkriegs reduziert auf 12 Stunden) war allgemein übernommen, jedoch ohne andere Anästhesie als durch Kälte (in Preußisch-Eylau herrschten −20° Celsius) oder durch Laudanum, das in jedem Ambulanzwagen vorrätig war. Das präventive Ausschneiden der Quetschwunden, das man im 18. Jahrhundert gelehrt hatte, wurde ganz allgemein mit mehr oder

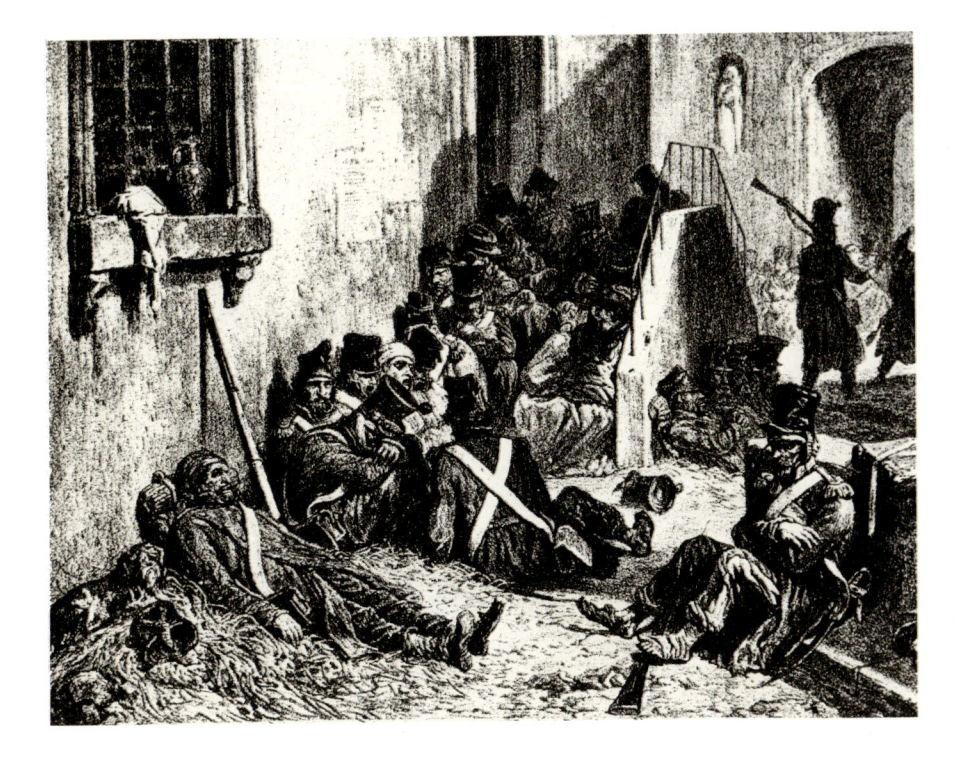

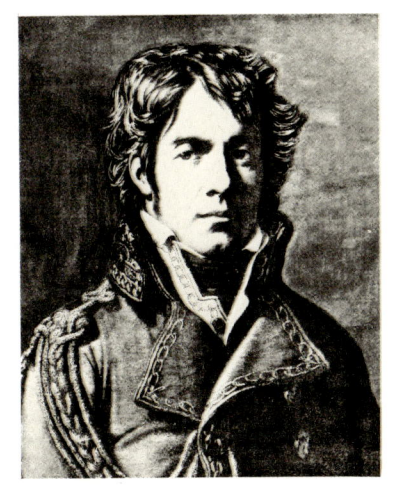

Abbildung 3313
Baron Jean-Dominique Larrey (1766–1842) im Kostüm des Chefarztes der Kaisergarde der Großen Armee.
Stich nach dem Gemälde von Louis Girodet-Trioson (1767–1824).
(Paris, Bibl. des Arts décoratifs)

Abbildung 3314
Der Typhus in Mainz bei der Großen Armee. Stich, Anfang 19. Jh.
(Paris, Bibl. des Arts décoratifs.)

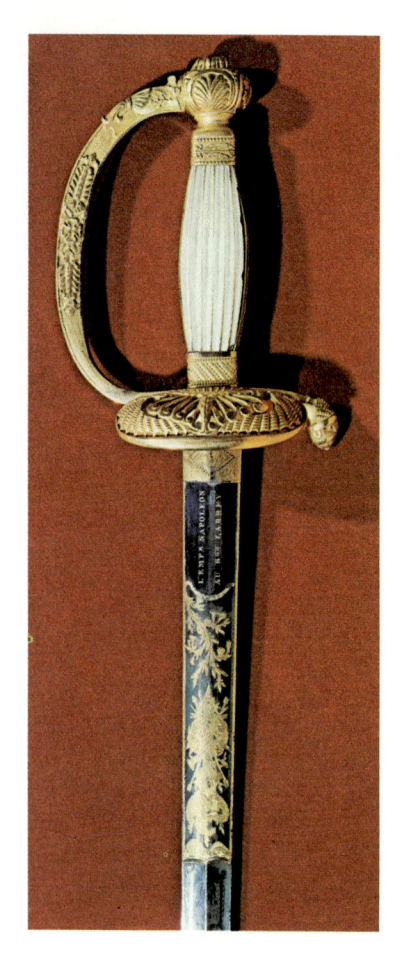

Abbildung 3315
Napoleons Degen, den er persönlich Larrey gab, um jenen zu ersetzen, der ihm bei der Schlacht von Preußisch-Eylau am 8. Februar 1807 gestohlen worden war.
(Paris, Musée du Val-de-Grâce)

weniger Zurückhaltung praktiziert, und manchmal erfolgte die Säuberung der Wunden durch Absaugen mit einer Pumpe (Réveille-Parise). Ausgeschnitten wurden verletzte Sehnen und Muskeln, die durch Frakturen, eingedrungene Fremdkörper und Blutungen kompliziert waren. Projektile extrahierte man mit Hilfe des »tribulcon« (Percy), öfter allerdings mit gerade greifbaren Instrumenten. Bei Blutungen hatte man weder die Möglichkeit zu Knebel oder Aderpresse, nur die Kompression mit den Fingern außerhalb der Wunde oder *in situ.*

Die Ligatur blieb das am meisten angewandte Blutstillungsmittel; die beiden Enden des Gefäßes wurden dabei in der Wunde verbunden. Massot (1792) lehrte diese fundamentale Vorschrift sehr viel eher als Guthrie und A. Nélaton. Aber sie wurde von Dupuytren angegriffen, der es vorzog, nur den zentralen Teil der Schlagader im gesunden Gewebe oberhalb der Wunde abzubinden. Hervorzuheben sind jedoch die Nachteile der Ligatur, die J.-L. Petit im vorigen Jahrhundert aufgegeben hatte. Die unmittelbare Ligatur erschien gefährlich wegen des Risikos, alle Wände der Arterien anzuschneiden und eine Blutung hervorzurufen. Daher praktizierte man die mittelbare Ligatur, das heißt eine weniger starke Abschnürung und einen verzögerten Ausfall des Gefäßes, und so wurden (mit erhöhter Sicherheit) Absaugungen auf große Distanz möglich. Alexandre-François Ollivier betrachtete eine andere Methode als noch sicherer: die Wunde unter Fingerdruck von ihren äußeren Gerinnseln zu befreien, das innere Gerinnsel intakt zu lassen und die Arterie mit Hilfe eines durch eine angezogene Bandage fixierten Tampons gegen eine harte Fläche zu drücken.

Die Verbände machte man mit dem, was gerade zur Verfügung stand: Scharpie, Papier und allerhand Leinenzeug. Joseph-Henri Réveille-Parise (1782–1852) verzichtete auf Scharpie und ersetzte sie, wenn die Umstände günstig waren, durch Bleiplatten. Als Topikum nahm man hauptsächlich kaltes, reines oder gesalzenes Wasser und nicht Alkohol. 1809 verfaßte Vincent von Kern (1760–1829) in Wien für die in Österreich stationierten französischen Militärchirurgen in deren Sprache einen Bericht über seine Methode des Verbindens im Freien und unter Verzicht auf die schmutzige Scharpie und der Topika aller Sorten. Den Erfolg, der ihr zukam, erntete diese Methode erst in der zweiten Hälfte des 19. Jahrhunderts.

Die Komplikationen bei Kriegsverletzungen
Es handelt sich um Schock, Gasgangrän, Septikämie, Hospitalbrand und Tetanus.

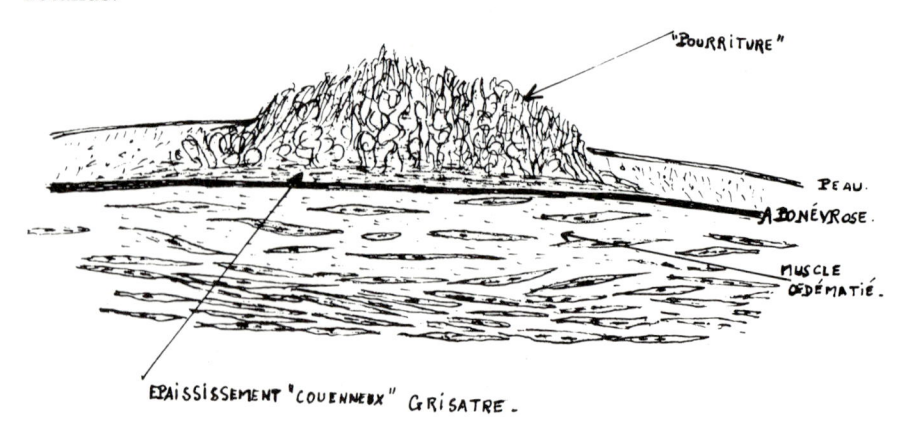

Abbildung 3316
Schema, das die Entstehung des Hospitalbrands zeigt.
(Die Zeichnung stellte der Autor zur Verfügung.)

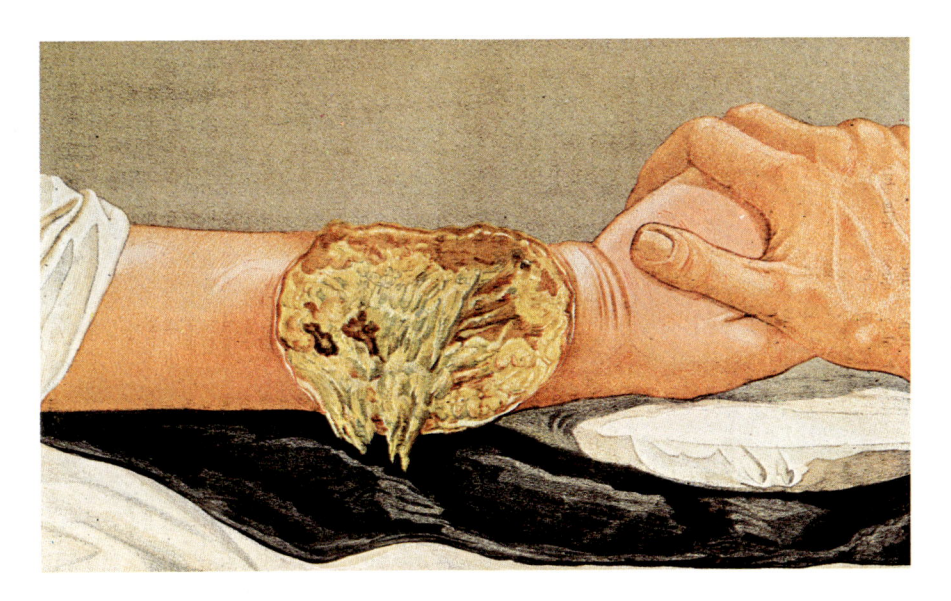

Abbildung 3317
»Hospitalbrand. Es ist eine meistens epidemische, manchmal auch endemische Wundkomplikation [. . .], die sich auszeichnet durch die Bildung von membranösen Exsudaten, von gangränöser Erweichung der Wundoberfläche.« Man muß das Jahr 1896 abwarten, in dem H. Vincent den spindelförmigen Bazillus entdeckt, der für diese Infektion verantwortlich ist und den man nun Vincents Bazillus nennt. Illustration aus dem Traité de chirurgie de guerre *von E. Delorme, Paris 1888.*
(Paris, Bibliothek der Alten Med. Fakultät)

Der traumatische Schock, der schon im 18. Jahrhundert genau beschrieben wurde, ruft einen Betäubungszustand hervor, der bis zum Tod führen kann, für den Chirurgen aber eine nutzbare Analgesie darstellt. Dieser Zustand kann sich durch Ermüdung, Erschöpfung, Kälte oder übermäßige Hitze verschlimmern. Manche brachten den Schock mit einer Erscheinung in Verbindung, die unpassend »Kugelpfeifen« bezeichnet wird, wobei runde Projektile die Haut streifen, ohne sie zu verletzen. Tatsächlich handelt es sich nicht um eine Luftverdrängung, sondern um die tangierende Wirkung der Kugel auf eine große Hautfläche, die äußerlich intakt zu sein scheint, die weniger resistenten Weichteile unter der Haut werden jedoch stark gequetscht.

Die Gasgangrän (die man nicht mit dem subkutanen Emphysem als Folge bestimmter offener Frakturen verwechseln sollte) behandelte man durch Amputation.

Der Starrkrampf wurde präventiv behandelt, indem man die Nerven schonte, die man auf keinen Fall in dieselbe Ligatur nehmen sollte wie die Gefäße, doch kam dies noch zu oft vor. Die Heilbehandlung bestand aus der Neurotomie, der Amputation (Larrey) oder der intravenösen Injektion eines gummiartigen Opiumextrakts oder Datura stramonium (Percy). Auch oral gab man Opium in hohen Dosen.

Der Hospitalbrand, den man in Frankreich auch Gliedertyphus nannte, wurde sehr genau von Delpech (1815), der dieser ansteckenden Krankheit dasselbe *contagium* verleiht wie dem Fleckfieber, und von Alexandre-François Ollivier (1822) untersucht. Letzterer lieferte eine Studie aller klinischen Formen und demonstrierte ihren ansteckenden Charakter, denn er reproduzierte diese Krankheit experimentell, indem er sie sich selbst einimpfte. Ollivier zeigte außerdem eine sorgfältige Technik der Vorsorge gegen den Hospitalbrand; sie hatte ihren Schwerpunkt im Händewaschen, der Sterilisierung der Instrumente, dem Gebrauch sauberen Leinenzeugs usw.; all diese Bedingungen hätten den Ausgangspunkt für eine saubere Chirurgie noch vor Lister sein können. Die Therapeutik beschränkte sich damals auf Kauterisierung mit Feuer und in Ausnahmefällen auf die Amputation. Treille (1808, 1816) berichtet über Magengeschwüre aufgrund des Streß, mit dem der Hospitalbrand einhergeht.

Abbildung 3318
Chirurgiedissertation von J. D. Larrey mit der handschriftlichen Anmerkung seines Sohnes Fèlix-Hippolyte, der präzisiert, daß ihm »dieses einzige Exemplar der Dissertation seines Vaters von einem verstorbenen Fakultätskollegen gegeben wurde«.
(Paris, Musée du Val-de-Grâce)

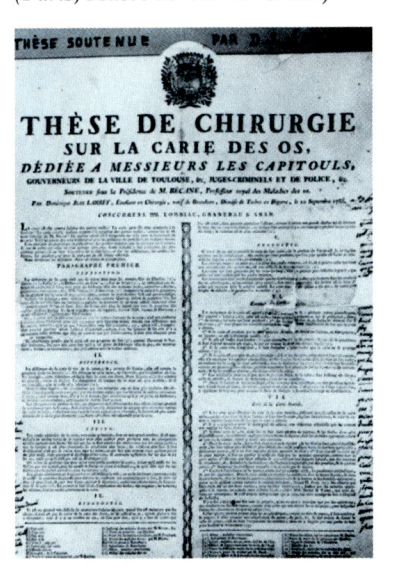

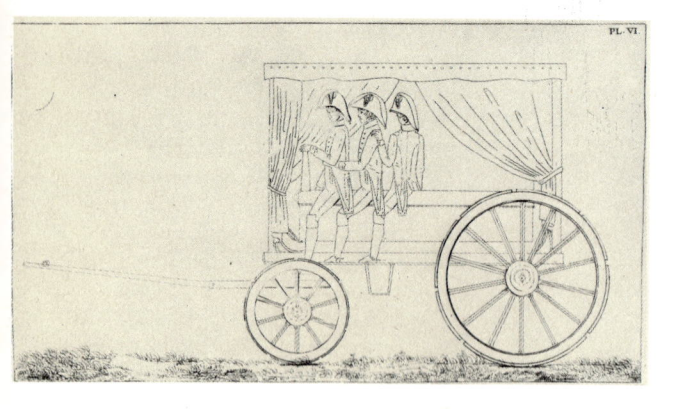

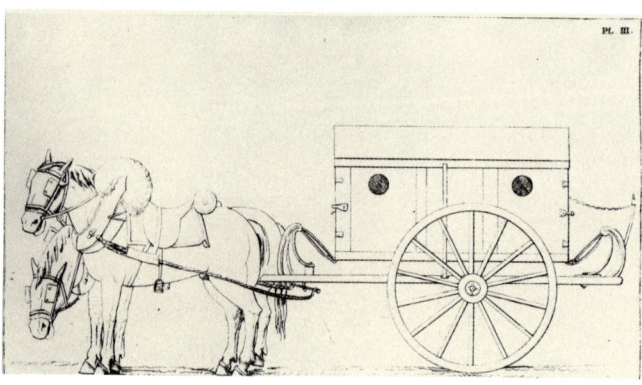

Abbildung 3319 (oben links) »Ambulanz von Baron Percy«. Diese Equipage nannte man »Wurst«, weil die Mitfahrenden rittlings auf einem Balken saßen, der an eine Wurst erinnerte; Percy hatte sie erdacht, sie war sehr schnell, da sie von sechs Pferden gezogen wurde, und transportierte acht Chirurgen. In ihren Kästen konnte sie Hilfe für 1200 Verletzte befördern.

Abbildung 3320 (oben rechts) Leichte, von Pferden gezogene Ambulanz auf zwei Rädern. Illustrationen aus Mémoires de chirurgie militaire et campagnes *von J. D. Larrey, Paris 1812–1817, Band 1, Tafeln VI und III. (Paris, Bibliothek der Alten Med. Fakultät) Diese Ambulanzen wurden 1792 von Larrey geschaffen.*

Abbildung 3321 (rechts) Amputation des Schultergelenks durch äußere Spaltung und transfixierte Lappen (ibd., Bd. 4, T. VI). Als Fig. 1 sieht man »das Messer in der Position zum Bilden der Lappen«, als Fig. 2 »das Caput humeri nach seiner Amputation«.

Abbildung 3324 (gegenüber, unten) »Schiene von Scultet, modifiziert von A. Richard. Hier sieht man die Oberschenkelbruchschiene angelegt.« Illustration aus dem Manuel de petite chirurgie *von A. Jamain und F. Terrier, 6. Ausg., Paris 1880. (Paris, Bibliothek der Alten Med. Fakultät)*

3. Die Kriegschirurgie

Kopf und Hals

Obwohl sie zur Praxis von Desault konvertiert und den Mißbrauch des Trepans aufgegeben hatten, fanden die Militärchirurgen für ihn neue Anwendungen, nämlich bei eingedrungenen Geschossen und gesplitterten Frakturen.

Larrey trepanierte als erster die Stirnhöhle und den vorderen unteren Winkel der Schläfenbeingrube. Er öffnete die Keilbein-Rückenmarks-Arterie, deren Blutung er mit dem Glüheisen stillte. Unter dem Einfluß der Theorien Galls, die gerade sehr in Mode waren, führte Larrey die Phrenologie in die Schädeltraumatologie ein. Er versuchte, sie zu systematisieren, indem er die Topographie und die Symptomatologie der Verletzung parallel setzte und die Hirnphysiologie nach den beobachteten Störungen und insbesondere nach dem teilweisen Verlust des Gedächtnisses erklären wollte. Er beobachtete die traumatische Epilepsie, die er durch Trepanation behandelte, und die Atrophie des Neuraxons nach großen Amputationen oder nach Gelenkamputation. Bei diesen Operationen vermied er, Nerven und Gefäße en bloc zu unterbinden, denn diese Technik schien ihm für Tetanus anfällig zu sein. Gesichtswunden (und sie sind mehr oder weniger die einzigen) nähte man sofort. Rhinoplastiken wurden nicht durchgeführt. Halswunden zwangen manchmal zur Ligatur der Halsschlagadern, insbesondere der äußeren.

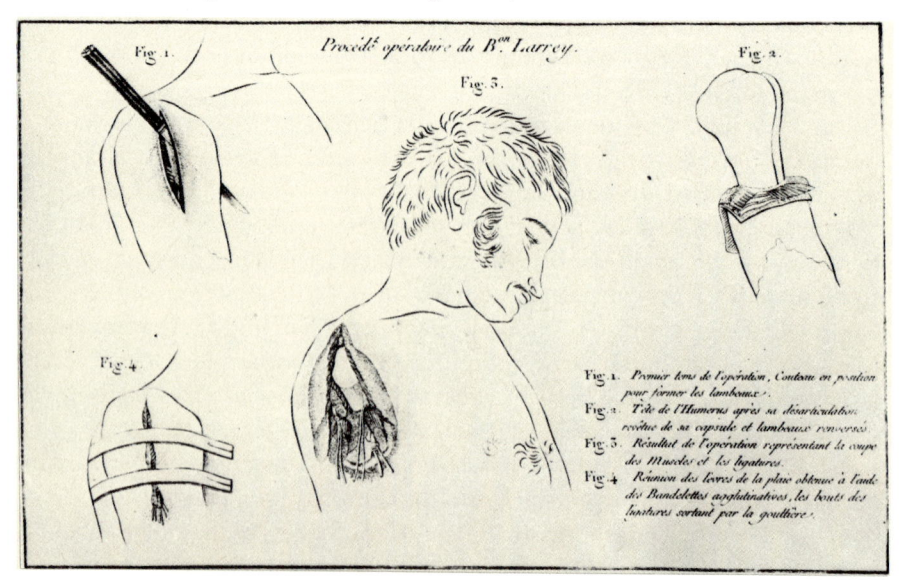

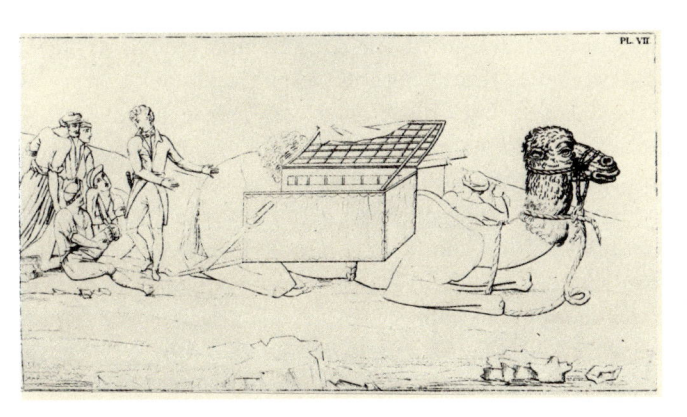

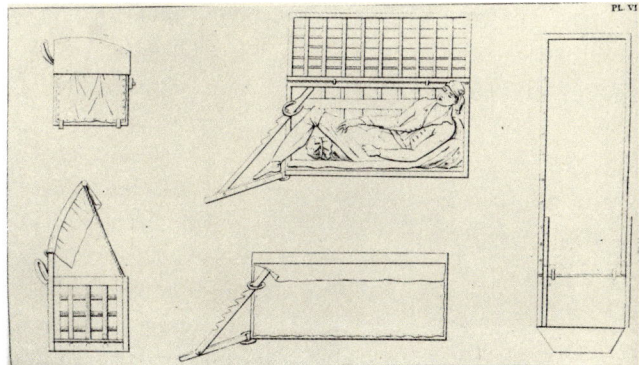

Thorax

Das Hämoperikard (Blutergüsse im Herzbeutel) wurde in Ausnahmefällen durch einen Herzbeutelschnitt behandelt. Offene Brustverletzungen wurden sofort verschlossen, und zwar wegen ihrer Verwandlung in geschlossenen Hämatothorax oder Empyeme (Percy, Larrey), entsprechend den Gepflogenheiten des 18. Jahrhunderts. Unterhautemphyseme schnitt man auf (Percy).

Abdomen

Man wußte, daß die Einschußwunden am Abdomen spontan heilen können durch Verbindung der Wundränder mit dem Netz, dem parietalen Bauchfell oder der Darmwand. Daher bestand die Routinebehandlung auch im Nichteingreifen mit anschließender Verabreichung von Opium. Falls die Blase getroffen war und das Geschoß darin stak, operierte man dieses rasch heraus und setzte einen Dauerkatheter ein.

Frakturen

Apparate wie jener, der 1768 von Hughes Ravaton zur Streckung und Aufhängung entwickelt worden war, gab man als zu kompliziert auf, und viele offene Frakturen wurden durch Amputation behandelt. Für die unteren Gliedmaßen verwendete Larrey die Schiene von Scultetus (1595–1645), die man überall leicht anbringen konnte. Sie war durch einen Wergverband auf der Basis von Eiweiß und Kampfer nicht abnehmbar.

Resektionen

Die Gelenkresektion vermittelte P. F. Percy (1754–1825) den Militärchirurgen. Sie lernten bei ihm, der Amputation des Arms die Resektion des Ellenbogens und der Schulter vorzuziehen, und Larrey hatte damit sieben Erfolge auf zehn Eingriffe.

Amputationen

Ihre Berechtigung bleibt eine der umstrittensten Fragen der Militärchirurgie. Im 17. Jahrhundert übertrieb man damit. Im ausgehenden 18. Jahrhundert diskutierte man ihre Notwendigkeit und den Moment, in dem man die Amputation bei den großen Traumen der Gliedmaßen als unerläßlich beurteilte. Sie konnte nämlich unmittelbar, konsekutiv oder spät vorgenommen werden. Boucher de Lille (1758–1790) akzeptierte die Amputation in wenigen Fällen von komplizierten Frakturen mit herausragenden Knochen und

Abbildungen 3322/23 (oben) Transport der Verletzten auf dem Rücken eines Kamels, erdacht von Larrey für den Syrienfeldzug.
»*Es ging darum, das Kamel, das einzige Reittier des Landes, zu benutzen. Daher ließ ich 100 Körbe bauen, zwei pro Kamel, die wie eine Wiege angeordnet wurden, die das Tier auf jeder Seite seines Buckels trug, sie waren an elastischen Bändern aufgehängt, um einen Verletzten in seiner ganzen Länge liegend zu tragen.*«

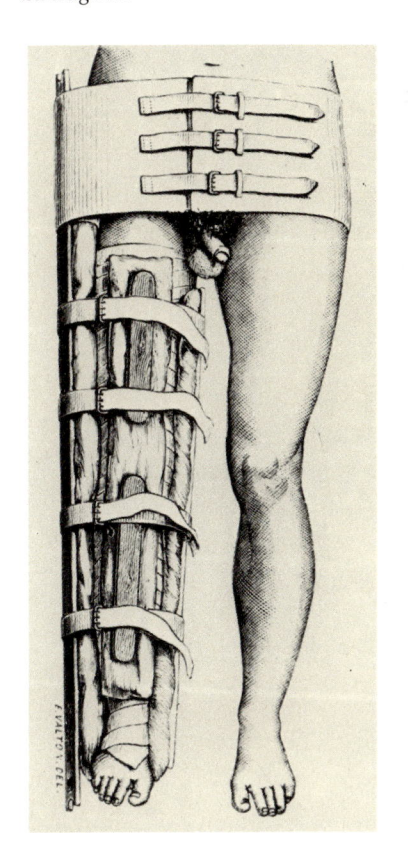

Gangrän, aber nur unmittelbar und noch vor dem Beginn einer Infektion. Dagegen meinte er, daß sich viele Knochen- und Gelenkläsionen konservativ behandeln ließen und nach sorgfältiger Beseitigung von Splittern und Fremdkörpern heilen konnten. So betätigte er sich als Pionier einer Chirurgie der Läsionen, und er vermied die hohe Sterblichkeit der sekundären Amputation; auch machte er die tertiäre Amputation quasi überflüssig und ebnete den Weg zum Begriff der Resektion von Knochen und Gelenken. G. Pichaut de la Martinière (1696–1783) plädierte für eine Chirurgie des gesunden Menschenverstands, die, soweit möglich, konservativ ist, aber radikal und unmittelbar bei den großen Traumen der Gliedmaßen, bei denen infolge hinzukommender Gefäß- und Nervenläsionen jede Hoffnung auf eine funktionelle Wiederherstellung verloren ist.

Die Diskussion setzte sich zwischen A. Yvan (1765–1839), dessen Tendenzen deutlich konservativ waren, und D. Larrey (1766–1842) fort, der die Indikationen für eine unmittelbare Amputation auf dem Schlachtfeld überspitzte, indem er die Unmöglichkeit einer schnellen Einlieferung ins Kran-

Abbildung 3325
Larrey beim Amputieren des Kapitäns Rebsamen bei der Schlacht von Hanau am 30. Oktober 1813.
(Paris, Musée du Val-de-Grâce)

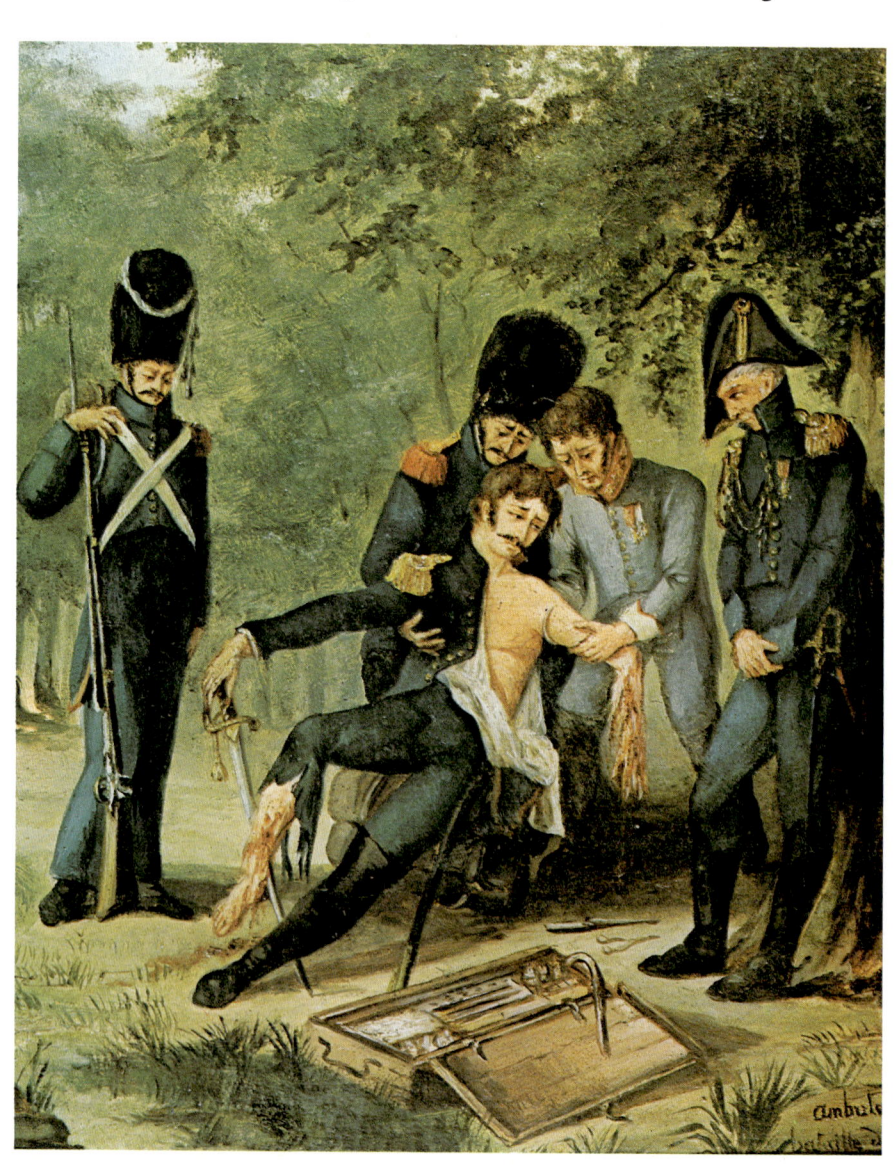

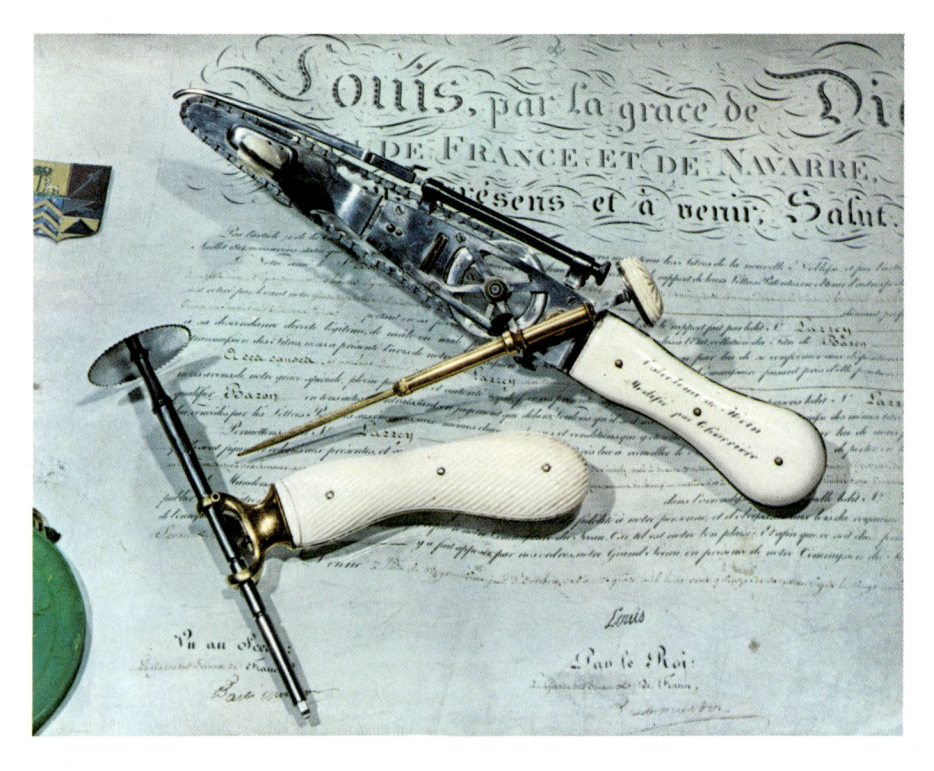

Abbildung 3326
»Osteotom von Jacob von Heine (1799–1879), modifiziert nach Charrière.« Es liegt auf Larreys Adelsbriefen, die ihm Ludwig XVIII. verliehen hatte, der damit den von Napoleon vergebenen Baronstitel bestätigte. (Paris, Musée du Val-de-Grâce)

Abbildung 3327 (unten)
»Streckvorrichtung nach Baudens an einem Bein.« Stich aus dem Manuel de petite chirurgie *von A. Jamain und P. Terrier, 6. Ausg., Paris 1880. (Paris, Bibliothek der Alten Med. Fakultät.)*

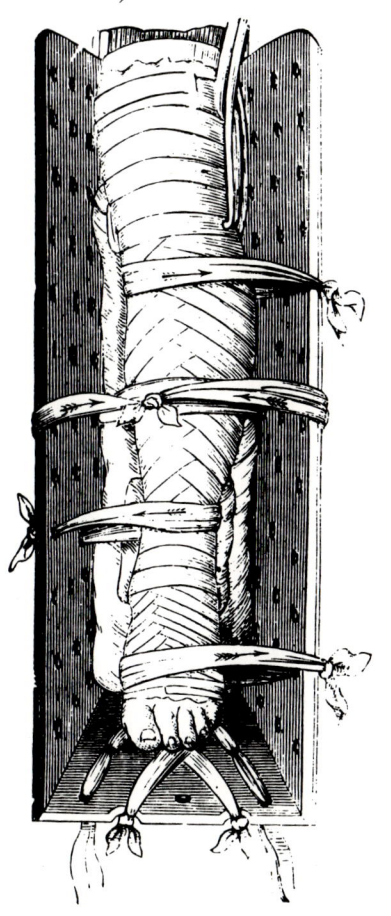

kenhaus sowie die Leichtigkeit betonte, mit der Amputierte im Vergleich zu Verletzten, die ihre Gliedmaßen behalten haben, abtransportiert werden können. Dementsprechend machte Larrey bei Borodino 200 Amputationen in 24 Stunden. In Wahrheit schlugen sich die Verletzten oft darum, amputiert zu werden, und sie verließen das Schlachtfeld dann mit eigenen Mitteln.

Auf dem Gebiet der chirurgischen Technik war die Amputation des Schenkels im unteren Drittel zu oft eine »Wurst«-Sektion, bei der der zu tief abgesägte Knochen durch das Fleisch trat und sich infizierte; sie ergab außerdem einen schmerzhaften konischen Stumpf, eine »Keule«, welche den Zorn Percys erregte. Die Notwendigkeit eines methodischen Schnitts der Muskeln, um den Knochen genügend hoch zu durchschneiden, hatte dazu geführt, daß man Verfahren der Chirurgen des 18. Jahrhunderts übernahm. Percy bediente sich eines Retraktors. Die meisten Chirurgen (wie Percy, Larrey und P. J. Roux) hatten die Tamponierung der Stumpfhöhle mit Scharpie verbannt, »weil die Haut der schonendste Balsam ist, um die Reizbarkeit des offen daliegenden Fleisches zu lindern« (J. P. Maunoir, 1812). Sie bemühten sich nach der englischen Methode, keinerlei Fremdkörper zwischen dem Knochen und den Weichteilen zu hinterlassen und deren Verbindung »per primam intentionem« mittels einer Trockennaht zu erhalten. Die definitive Blutstillung wurde durch unmittelbare Ligatur mit einem gewachsten Faden erhalten, dessen lang belassene Enden als Dränage dienten. Die präventive Blutstillung erfolgte durch Fingerdruck.

Die Gelenkamputationen, die der Chirurgie damals fast unbekannt waren, wurden in die Kriegspraxis eingeführt. Zunächst die beiden schwereren Operationen: die Amputation der Hüfte und der Schulter. Die erste konnte nur ausnahmsweise gelingen, trotz zwei Erfolgen von Joseph Alexandre Blandin (1795) und zwei anderen, vorübergehenden, von D. Larrey auf sechs Fälle. Die zweite zeitigte dagegen gute Ergebnisse. Sie hatte D. Larrey 97 Heilun-

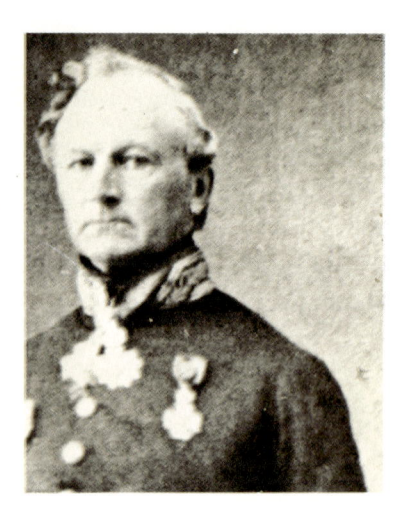

Abbildung 3328
Lucien Baudens (1804–1857),
photographiert um 1860.
(Paris, Musée du Val-de-Grâce)
»Baudens war der Larrey der Afrikafeldzüge.«

gen auf 111 Verletzte, das heißt fast 90 Prozent Heilungen, eingebracht. Er fand sie harmloser als die Amputation des Arms. Am sitzend Operierten öffnete er das Gelenk durch einen langen äußeren Einschnitt und hob unter Transfixion einen hinteren Lappen heraus, während der Gehilfe mit der Hand die Achselgefäße zusammenpreßte.

Die Gelenkamputation im Mittelhand-Handwurzel-Bereich (Troccon, 1816) wurde in den Armeen oft praktiziert, lieber als jene des Handgelenks, die schon von J. L. Petit (1674–1750) abgelehnt wurde wegen der häufigen Infektion der großen Synovialhautscheiden der Beugesehnen, durch die es zu eitrigen antebrachialen Infektionen kam. Die Ellenbogenamputation, die Brasdor (1774) lobte, wurde von Larrey zugunsten der Arm- und Unterarmamputation abgelehnt, aber von Dupuytren übernommen, der ihr mehrere Erfolge verdankte.

Die Amputationen des Fußgelenks bildeten einen weiteren Fortschritt der Militärchirurgie. Im ausgehenden 18. Jahrhundert wagte sich niemand an die komplizierten Gelenke der Fußwurzel. Selbst mit einem Skelett vor den Augen hatten Chopart (1787), Percy (1789) und Pelletan (1794) die größte Mühe, die Gelenke des Mittelfußes zu finden und den Vorderfuß mehr schlecht als recht zu entfernen. So kam 1815 die Veröffentlichung der Technik der Fußgelenkamputation im Mittelfußbereich von Lisfranc gerade zur richtigen Zeit. Sie war eine Sensation. Die früheren Versuche von Turner (1787), Percy (1789), Larrey (1793), Hey (1799) und Blandin (1803) kamen wieder zu Ehren, und gleichzeitig erregten sie in der Entwicklung der operativen Medizin einiges Aufsehen.

Die Amputation des Kniegelenks wurde, obwohl man zu ihr im 18. Jahrhundert geraten hatte, einmütig abgelehnt. Die Amputation des Fußes wurde sowohl von den Franzosen als auch von den Engländern zurückgestellt.

Der Algerienkrieg (1830–1857)

Ein einziger großer Name soll hier zitiert werden: Lucien Baudens (1804–1857). Er befand sich in derselben Lage wie später Nikolai Pirogoff im Kaukasus (1847). In einem Krieg, der im Vergleich zu den Kriegen des Kaiserreiches von untergeordneter Bedeutung war, fand Baudens günstige Bedingungen für eine gegenüber seinen Vorgängern viel befriedigendere Technik. Er war ein leidenschaftlicher Verteidiger der konservativen Chirurgie, obwohl er sich als blendender Operateur erfolgreich an die Hüftamputation wagte. Nachdem er zunächst dem Ausschneiden der Wunden mit nachfolgendem Nähen anhing, gab er es wieder auf – außer bei Fremdkörpern in der Wunde – wegen der Risiken der breiten mechanischen Exhärese in septischem Milieu. Diese Lehre setzte sich nach den Erfahrungen von 1830 und 1848 sowohl an der Académie de médecine als auch bei den meisten Militärchirurgen wie Legouest (1859), Pirogoff und Th. Longmore (1862) durch.

Bei Brustverletzungen rät Baudens zur Schließung des Brustfells und zum Absaugen des Hämatothorax, bei Unterleibswunden spült er das Bauchfell mit einer Sonde und näht erfolgreich eine Wunde am Darm. Eine Blasenverletzung behandelt er mit einer subpubischen Zystostomie. Traumen der Gliedmaßen werden durch Gelenk- und Diaphyseresektionen behandelt, allerdings nur an den oberen Gliedmaßen. Die Notwendigkeit, die Verletzten mit Frakturen der unteren Gliedmaßen durch Pferdegespanne wegzubringen, führte zur Entwicklung eines »Kastens« (1831), den J. F. von Esmarch (1823–1908) durch eine Holzschiene ersetzte.

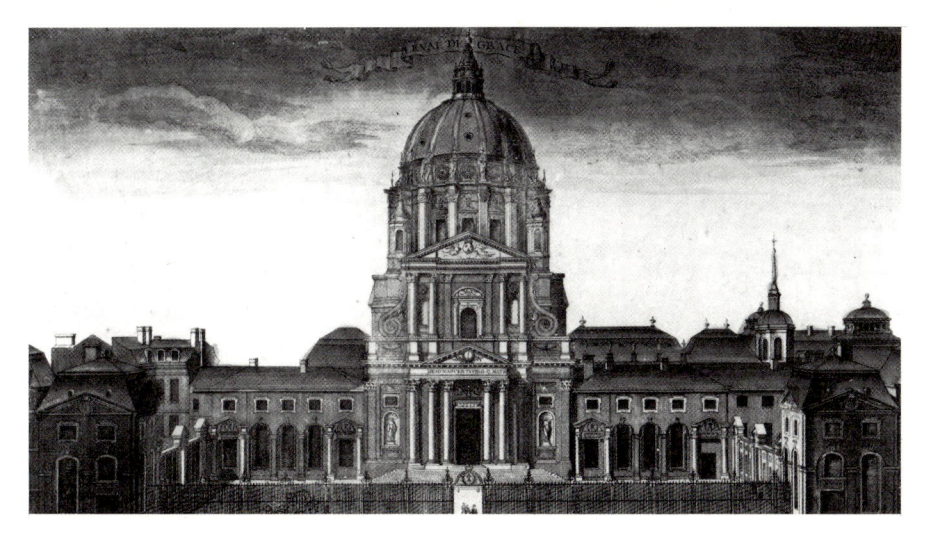

Abbildung 3329
»Perspektivische Ansicht der Fassade der königlichen Abtei Val-de-Grâce.«
Stich des 18. Jahrhunderts.
(Paris, Musée du Val-de-Grâce)
Durch einen Erlaß vom 31. Juli 1793 verwandelte man die »ehemalige königliche Abtei« in ein Militärhospital, das seine Pforten allerdings erst im November 1795 öffnete.

Der Krimkrieg (1854–1856)

Für die Alliierten (Engländer, Franzosen und Türken) hieß es, den Russen Sewastopol abzunehmen. Scrive, Chefarzt der Orientarmee, und J. Chenu (1808–1879) haben die Mängel des französischen Sanitätswesens erkannt: die beklagenswerten Lebensbedingungen der Kämpfer, die unter Kälte und Erfrierungen, an Pocken, Ruhr, Typhus, Skorbut und besonders Cholera usw. litten. Der Anteil der Kranken mit 78 Prozent lag demgemäß viel höher als jener der Verletzten mit 22 Prozent, und der gefährlichste Feind war nicht der Russe; von dem Kontingent mit 309 370 Mann starben 95 615. Die Hospitalräume waren überfüllt und schmutzig, das Personal und das Material waren unzureichend, und der Transport über das Schwarze Meer nach Konstantinopel fand unter sehr schlechten Bedingungen statt. Daraus resultierten eine anormal hohe Sterblichkeit von 30 Prozent und eine katastrophale postoperative Sterblichkeit von 72,8 Prozent. Die allgemeine Anästhesie, schon 1842 von Pirogoff eingeführt, wurde in der Militärchirurgie zum zweiten Mal angewandt, war aber bei zahlreichen Verletzten im Schockzustand überflüssig. Der Hospitalbrand richtete Verheerungen an, die man mit Eisenperchloridverbänden bekämpfte. Die eitrige Infektion der Amputierten begünstigte die Osteomyelitis der Stümpfe so stark, daß die Gelenkamputationen zeitweise die Resektionen und Amputationen ersetzten.

Bei der englischen Armee wütete die Cholera verheerend, und es herrschten zu Beginn ebenfalls tragische Umstände: 10 000 Verletzte oder Kranke

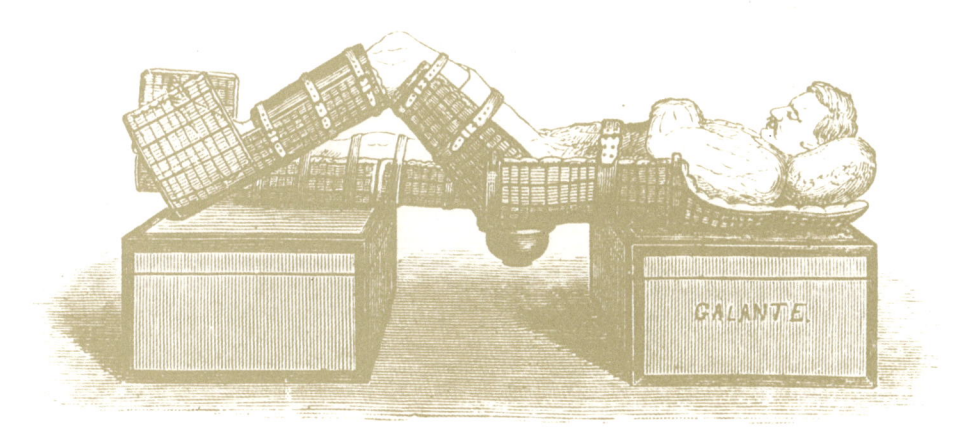

Abbildung 3330
»Liegevorrichtung von Palasciano aus Neapel bei Brüchen der unteren Gliedmaßen. Es ist eigentlich ein richtiges Bett, in dem der Kranke bis zu seiner völligen Wiederherstellung verbleiben kann.«
Illustration aus Manuel de petite chirurgie *von A. Jamain und F. Terrier, 6. Ausg., Paris 1880. (Paris, Bibliothek der Alten Med. Fakultät)*

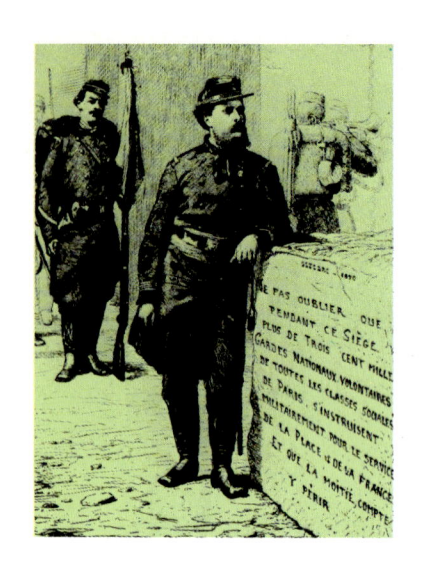

Abbildung 3331
Nationalgardisten unter der Kommune. *Radierung von Martial. (Paris, Sammlung Michel Roquet)*

auf 30 000 Mann. Sie hatten die Abdankung des Kriegsministers, die Autonomie des Gesundheitsdienstes von der Intendantur und die Mission von Florence Nightingale (1820–1901), die einem Brigadegeneral gleichgesetzt wurde, zur Folge. Ab diesem Zeitpunkt stand ihr – dank der privaten Initiative, die die offizielle Aktion unterstützte – alles gewünschte Personal und Material zur Verfügung. Das war das erste Auftreten von Krankenschwestern im militärischen Gesundheitsdienst. Dazu kommt das entscheidende Werk des englischen Ingenieurs Isambard Kingdom Brunel (1806–1859), der das erste Modell eines vorfabrizierten Hospitals in Pavillonbauweise schuf. Jede Baracke hatte ihr eigenes Pflegepersonal, ihr eigenes Verbandmaterial und ihre eigene Latrine. »Das größte Hospital der Welt«, das im Mai 1855 in Renkioi bei den Dardanellen eingerichtet wurde, besaß 300 Betten im Juli 1855 und 3 000 Betten im Mai 1856. Auf 1 300 Operierte kamen nur 50 Sterbefälle. Zur Kenntnis nehmen müssen wir auch, daß hier zum ersten Mal das Fieberthermometer zur Überwachung der Temperatur der Verletzten benutzt wurde. Unter diesen Bedingungen betrug die Sterblichkeit bei den Briten nur 23,2 Prozent; die globale operative Sterblichkeit hingegen 40,2 Prozent.

Der russischen Armee fehlten Chirurgen, und sie wandte sich an deutsche und nordamerikanische Freiwillige, die Nicolai Pirogoff (1810–1881) unterstellt wurden. Dagegen verfügte sie schon über 300 Krankenschwestern, deren Ausbildung die Großfürstin Elena Pawlona angeregt hatte. Eine von ihnen, Frau Turschaminow, sollte ihre Dienste beim Sezessionskrieg in der Armee der Nordstaaten fortsetzen. Pirogoff betonte die Notwendigkeit des

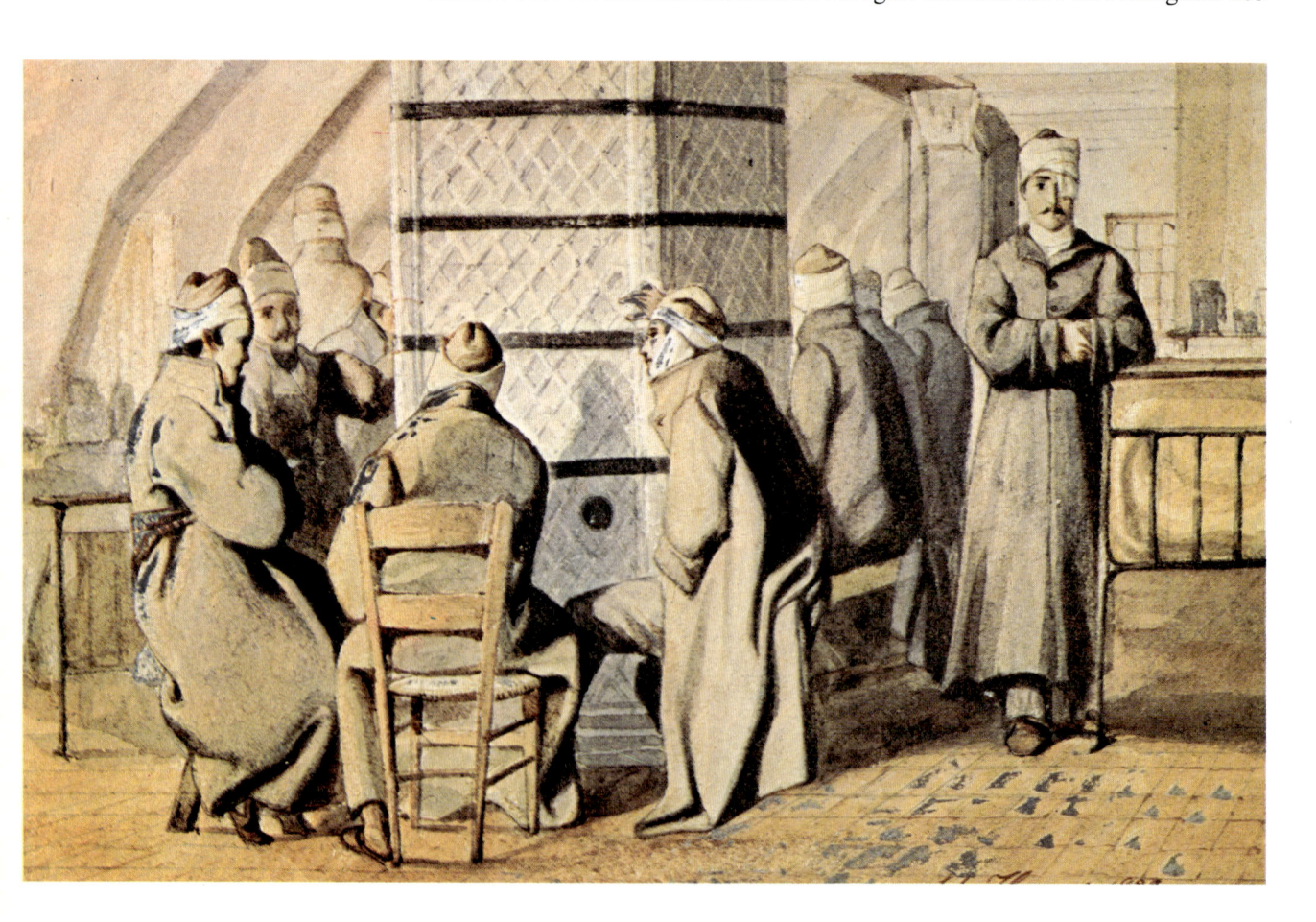

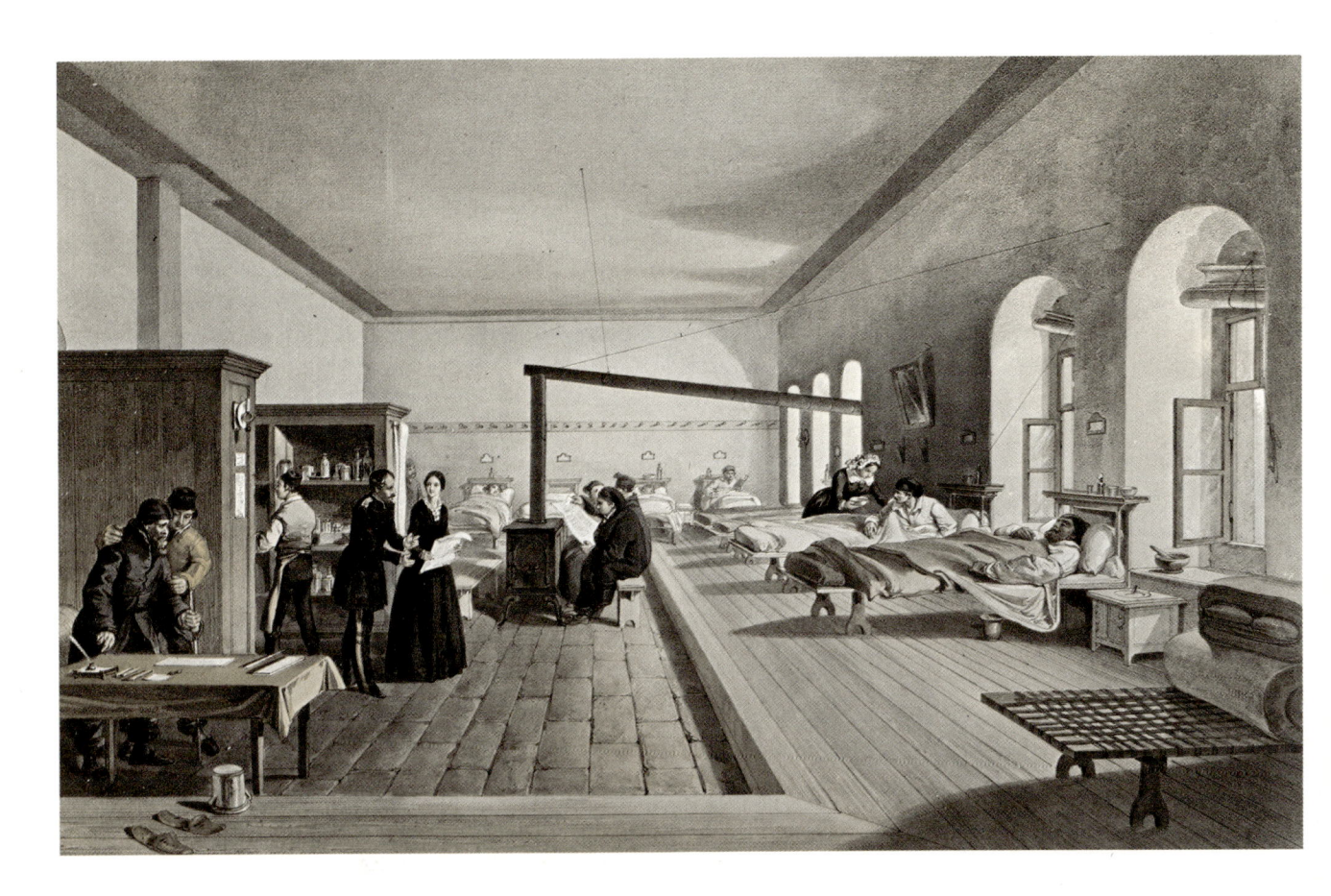

Ausschneidens aller Schußwunden (1847) entgegen der Lehre vom abwartenden »Die-Natur-Wirkenlassen«, welche die Medizinische Akademie von Paris (1848) vertrat. Pirogoffs Verdienst war die Entwicklung einer Kriegschirurgie, die wirksamer wurde durch die vorhandenen und systematisch eingesetzten ausgebildeten Krankenschwestern, der Anästhesie, des Gipses und einer durch breite anatomische Kenntnisse erweiterte Operationstechnik.

Er zeigte, daß der französische Gesundheitsdienst den wesentlich mörderischeren Kriegen gegenüber den Napoleonischen Feldzügen nicht angepaßt worden war; das Sanitätspersonal war weniger zahlreich (82 auf 10 000 Soldaten) im Vergleich zu dem der Großen Armee. Man mußte eilig 200 unerfahrene Unterfeldärzte rekrutieren und angesehene Freiwillige wie Professor Léon Le Fort (1829–1893) aus Paris aufnehmen. Außerdem erfolgte der Transport der Verletzten improvisiert und ohne Ordnung. Auf 160 000 Mann kamen 4901 Tote, von denen 1861 gefallen waren. Glücklicherweise war – im Gegensatz zum Krimfeldzug – der Anteil der Kranken mit 28 Prozent geringer als jener der Verletzten mit 72 Prozent.

In Anbetracht der Zahl der Verletzten auf der einen wie auf der anderen Seite veröffentlichte nach der Schlacht von Montebello der *Moniteur de l'armée* am 29. Mai 1859 einen sofort rechtskräftigen Erlaß, der bestimmte, daß zur Verminderung der Kriegskrankheiten und um ein Beispiel für die Abschaffung unnützer Härten zu geben, alle verletzten Gefangenen künftig, auch ohne Austausch, dem Feind zurückgegeben werden sollten, sobald ihnen ihr Zustand die Rückkehr in ihr Land erlaubte.

Abbildung 3333
Florence Nightingale im Militärhospital von Skutari während des Krimfeldzugs 1855. Englische Lithographie des 19. Jh.s. (Paris, Nationalbibliothek, Cabinet des Estampes)

Der Italienkrieg (1859)

Abbildung 3332 (gegenüber)
Saal 16 in Val-de-Grâce 1838. Aquarell von Charles Hugot (1815–1880). (Paris, Musée du Val-de-Grâce)

Einige Wochen nach dieser französischen Proklamation der Neutralisierung der Verwundeten lagen am Abend von Solferino, am 24. Juni 1859, 38000 Verletzte – 21000 Österreicher und 17000 Franzosen und Piemontesen – auf einem Schlachtfeld von 20 km Ausdehnung, und es bedurfte mehrerer Tage, um alle zu bergen. Dieses erschütternde Erlebnis inspirierte einen Augenzeugen, nämlich Henri Dunant, der am 1. Juli eine Audienz bei Napoleon III. hatte, 1862 nach den Veröffentlichungen von Palascino in Neapel und von H. Arrault in Paris zu seinem Buch. Seine Anstrengungen führten zur Anbringung eines roten Kreuzes als Zeichen der Gesundheitsdienste aller Armeen und zur Unterzeichnung der ersten Genfer Konvention von 1864 als Anfang des Internationalen Komitees des Roten Kreuzes.

Einen Teil der Verletzten der Italienarmee, 2000 Mann, brachte man ins Marinehospital von Toulon, wo man erfolgreich die konservative Behandlung anwandte. Nur 56 Operationen wurden bei Osteomyelitis, die der im Krimkrieg beobachteten glich, für notwendig befunden. Während 36 Amputationen oder Resektionen neunmal tödlich verliefen, waren 20 Gelenkamputationen, davon zwei des Hüftgelenks, erfolgreich. Diese Serie bedeutete einen erstaunlichen Erfolg für die Chirurgie vor Lister; er beruhte auf der erstmaligen Anwendung der präventiven Wunddränage in der Militärchirurgie.

In Österreich kamen Ignaz Neudorfer (1825–1898) und Karl Demme (1831–1864) auf den Wiener Verband an der freien Luft zurück. Man verdankt ihnen die sechs ersten Fibrin-Blutübertragungen in der Kriegschirurgie und den ersten großangelegten Verwundetentransport mit der Eisenbahn. Der österreichisch-französisch-piemontesische Italienkrieg endete mit einem Bürgerkrieg, in dem die französische Chirurgie, die bis dahin nicht besonders hervorgetreten war, plötzlich von sich reden machte, und zwar im Zusammenhang mit Garibaldi, der 1862 in Apromonte durch eine Kugel verletzt wurde. Die italienischen Chirurgen glaubten an eine Durchschußwunde am Fußgelenk, während das Geschoß, nachdem es den inneren Knöchel zersplittert hatte, in das Gelenk eingedrungen und vom Hals des Sprungbeins aufgehalten worden war.

A. Nélaton war 59 Tage nach der Verwundung herbeigeeilt und erkannte sofort, daß die Kugel noch darin steckte und bestimmte ihre Lage. Er lehnte jedoch die vorgeschlagene Operation ab, um einerseits das Selbstbewußtsein der behandelnden Chirurgen zu schonen, andererseits um nicht durch immer noch mögliche Infektionen bei dem Verletzten zurückgehalten zu werden. Während seine Diagnose drei Tage später von zwei anderen konsultierten Ärzten, Partridge und Pirogoff, bestätigt wurde, kehrte er nach Paris zurück; von dort sandte er das berühmte Stilett »biscuit« aus unglasiertem Porzellan mit einem runden Knopf. Nach Einführung in den Wundkanal brachte es schwärzliche Splitter hervor, die man chemisch als Blei identifizierte. Die Diagnose war also unbestreitbar bestätigt, und Zanelli zog die Kugel nach Nélatons Anweisung heraus; die folgende rasche Heilung wurde in ganz Europa bekannt.

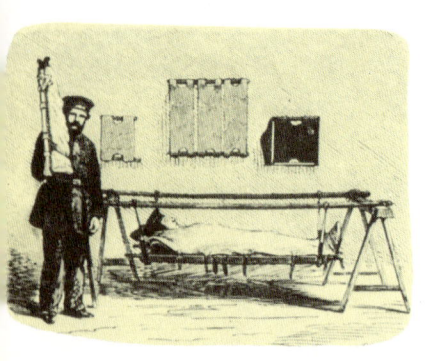

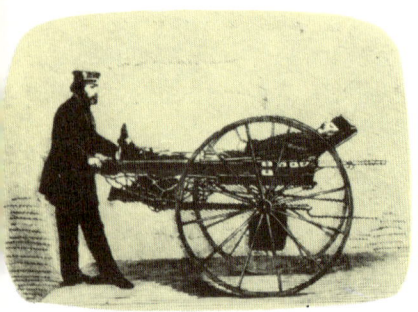

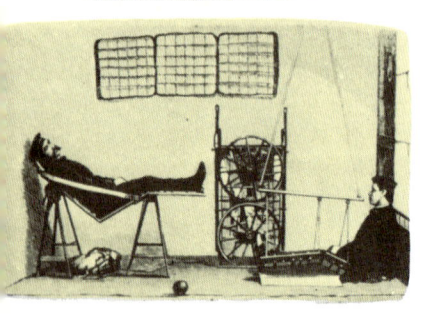

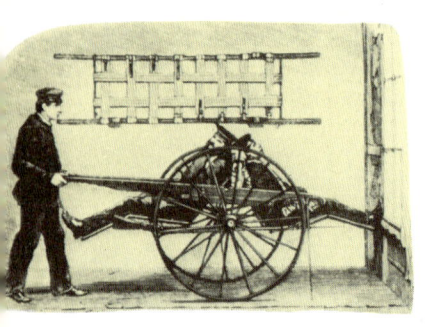

Abbildung 3334–40 (oben und gegenüber) Verschiedene Transportarten für Verletzte. Das Material ist 1864 in Heidelberg bei Fischer hergestellt. (Paris, Bibl. des Arts décoratifs)

Der Sezessionskrieg (1861–1865)

Der amerikanische Bürgerkrieg zwischen den Anhängern der Union und den Konföderierten ist der erste moderne Krieg, weil erstmals Panzerschiffe, Unterseeboote und andere neue Waffen wie Torpedos, weittragende Feuerwaffen usw. eingesetzt wurden, aber auch durch die Wirksamkeit der privaten

Initiative; die Sanitätskommission verfügte über 400 Millionen Goldfranc und wurde von einer weiblichen Sanitätskommission unterstützt. Der umfangreiche Sanitätsdienst der Nordstaaten bestand aus 6000 Chirurgen und zahlreichen Krankenschwestern; 204 vorübergehende Lazarette verfügten über 136 894 Betten und nahmen 2 247 403 Kranke und 143 318 Verletzte auf. Die Krankenhäuser aus Holz mit Dächern aus Teerpappe umfaßten daneben wichtige Bibliotheken und Schulen. Komplettiert wurden sie durch ein umwälzend verändertes logistisches System mit einer Flotte von Lazarettschiffen und mit Sanitätszügen, die auf 60 000 km Schienen rollten. Im Kampfgebiet waren von Pferden gezogene Ambulanzen mit Operationstisch vorgesehen. Das Ausmaß der eingesetzten Mittel veränderte die Militärchirurgie. Über die Resultate dieser immensen Anstrengung staunten die europäischen Spezialisten; sechs Bände wurden darüber von den Nordstaatlern von 1870 bis 1888 unter dem Titel *Medical and Surgical History of the War of the Rebellion 1861–1865* veröffentlicht.

Die sanitären Verluste beliefen sich bei den Nordstaatlern auf 359 528 Mann (getötet wurden nur 110 070), bei den Südstaatlern auf 133 783 Mann (kaum 50 Prozent fielen). Die meisten Verletzungen (96 Prozent) waren auf die abgestumpften Geschosse zurückzuführen, die der französische Kapitän Minié (1804–1879) während des Mexikokriegs erfunden hatte. Die restliche Zahl (4 Prozent) wurde durch Schrapnells der Artillerie, Granaten und blanke Waffen hervorgerufen.

Auf dem Gebiet der Wundbehandlung gab es mehrere Tendenzen. Durch die Häufigkeit infektiöser Komplikationen (Erysipel, Gangrän, Eiterung) aufgeschreckt, verbannten bestimmte Gruppen die Verwendung desselben Schwamms für mehrere Verletzte und die Verwendung von Schwämmen überhaupt, die man durch Textilkompressen ersetzte; sie bestanden auf der Sauberkeit der Instrumente und der Anwendung von Antiseptika – noch vor Lister – wie Alkohol, Salpetersäure, Terpentin, Glühkauterisierung usw. Andere verteidigten den offenen Verband oder den Verband mit kaltem Wasser. Die mikroskopische Untersuchung des Eiters, die unter schlechten Bedingungen stattfand, ergab damals kein positives Resultat.

Die allgemeine Anästhesie mit Chloroform, Äther oder mit beiden wurde bei 80 000 Verwundeten angewandt; davon schrieb man 37 Tote dem Chloroform zu. Bei 143 118 an den Gliedmaßen Verwundeten beobachtete man 4 860 Frakturen. Man behandelte sie entweder konservativ oder durch Resektion (997 und 590 Erfolge) oder Amputation, und zwar mit einer globa-

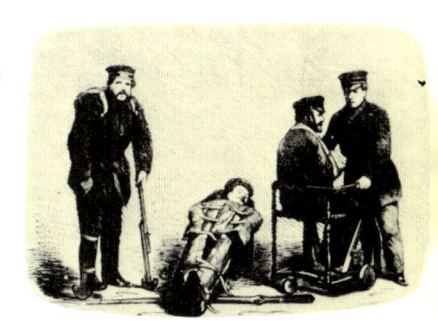

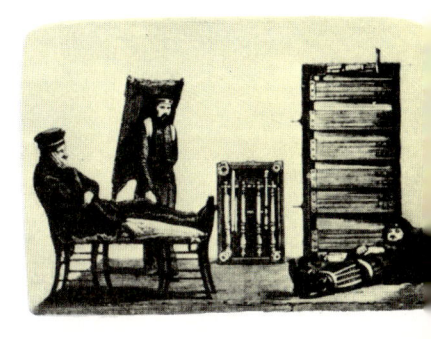

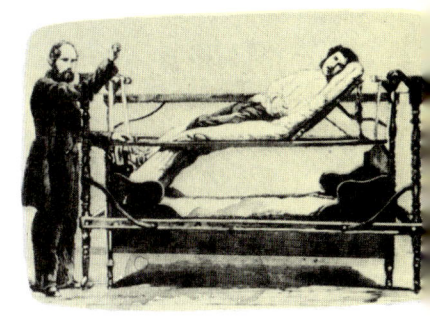

Abbildung 3341 (unten) »Schlafwagen, in einen Sanitätszug umgewandelt« (Amerika). Illustration aus: Promenades d'un médecin à travers l'exposition (souvenirs de 1889) *von Dr. G. Crouigneau, Paris 1890. (Paris, Institut national des jeunes sourds.)*

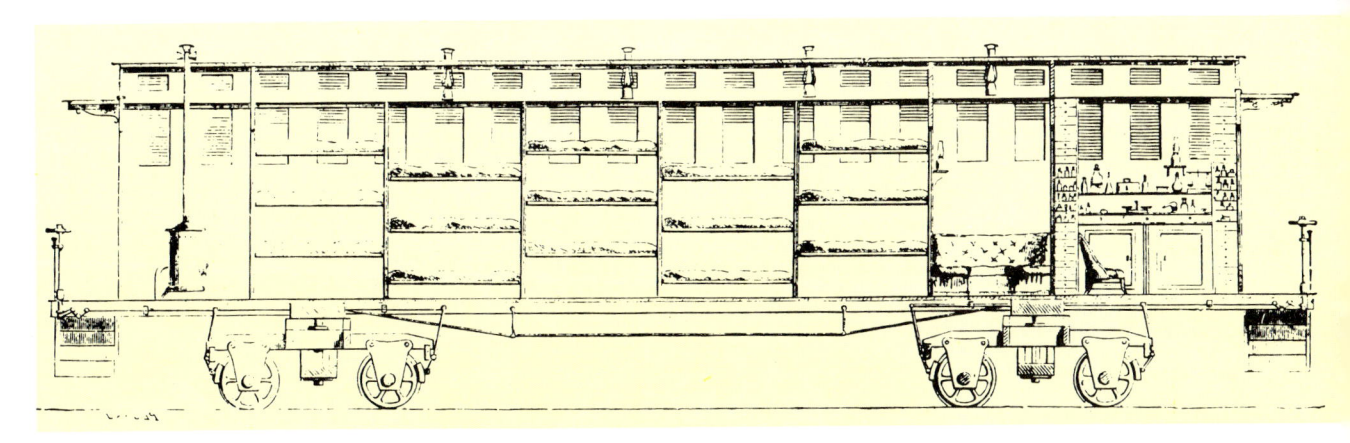

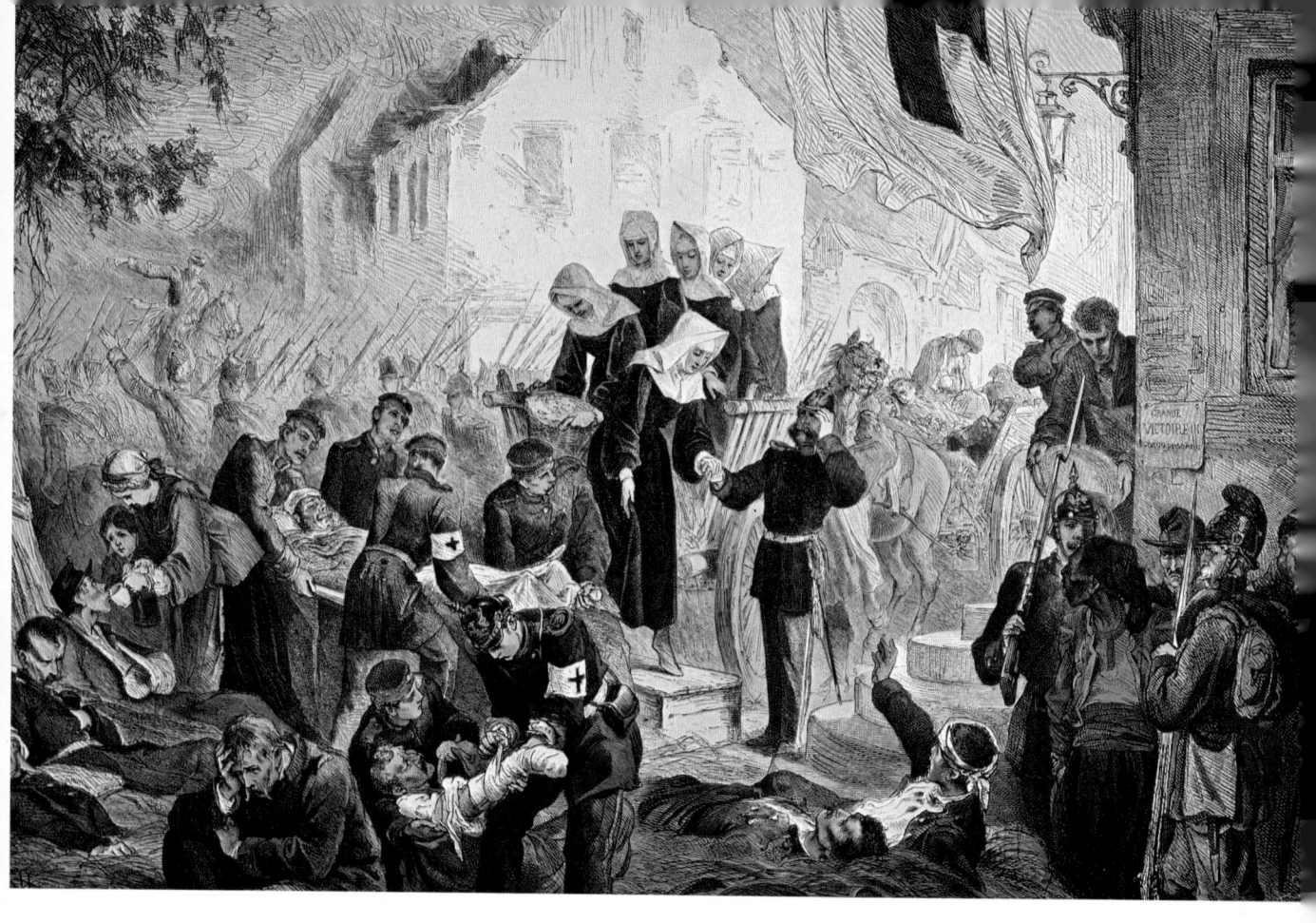

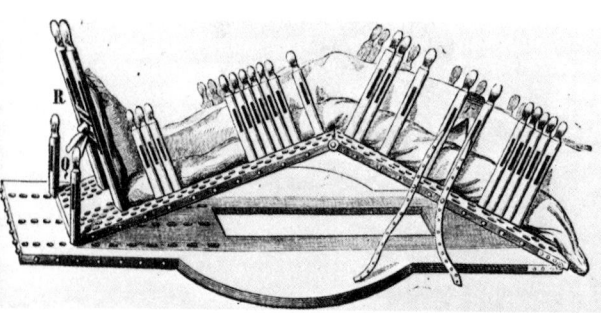

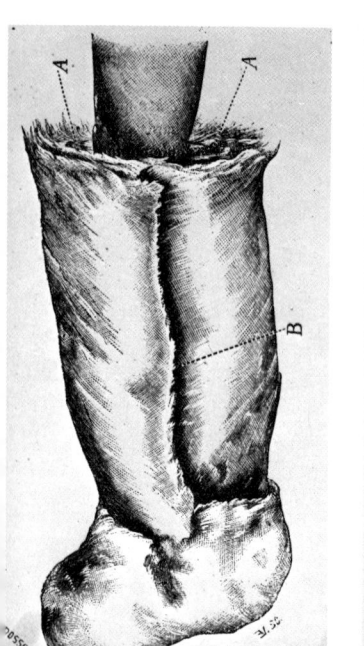

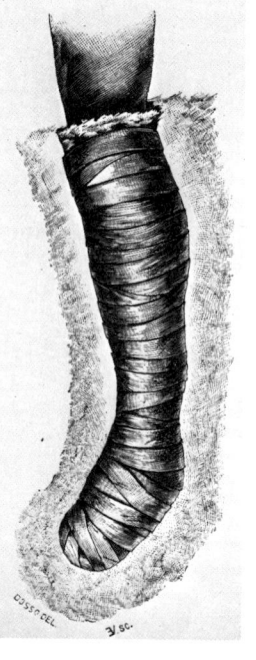

RÉPUBLIQUE FRANÇAISE

N° 229 LIBERTÉ — EGALITE — FRATERNITE N° 229

COMMUNE DE PARIS

MINISTÈRE DE LA GUERRE

ORDRE

Le service médical se compose :

1° Du chirurgien en chef de l'armée ;
2° Du chirurgien principal de l'état-major de la place et de son aide-major ;
3° D'un chirurgien principal par légion ou arrondissement ;
4° D'un chirurgien-major, d'un médecin-major et d'un aide-major par bataillon.

L'aide-major de bataillon seulement peut n'être qu'officier de santé ou élève en médecine.

ATTRIBUTIONS

Le chirurgien de légion est chargé, non-seulement de veiller à l'organisation du service médical du bataillon de son arrondissement et à celui du champ de bataille, mais encore d'inspecter et de surveiller les ambulances.

Les chirurgiens et médecins-majors doivent suivre leurs bataillons, et au besoin se porter à l'endroit du danger, sur l'ordre du chirurgien principal.

Paris, le 30 avril 1871.

Le Chirurgien en chef de l'Armée,

COURTILLIER.

len Sterblichkeit von 26,3 Prozent. Dabei wurden Schienen mit Gips bei der Frakturbehandlung nur wenig verwendet. Man zog für die unteren Gliedmaßen die große externe Schiene nach Desault vor, die man durch axillare Gegenstreckung und Streckung durch eine Schraubstütze wie die kontinuierliche Streckschiene nach Hogden abwandelte.

Von 5046 Schädelverletzungen waren 1 104 mit Schädelbrüchen kompliziert, die man durch Herausoperieren der Splitter (114 Fälle, von denen 53 Prozent tödlich verliefen), Trepanationen (107 Fälle, davon 50,6 Prozent tödlich) oder Nichteingreifen (483 Fälle mit einer Sterblichkeit von 79,5 Prozent) behandelte. Die Trepanation, die Deutsche und Franzosen verurteilt hatten, wurde also rehabilitiert.

Die traumatische Neurologie machte Fortschritte mit Silas Weir Mitchell (1829–1914), der die Kausalgie und die Erythromelalgie beschrieb.

Dieser Krieg hatte unter genauso schlechten Bedingungen begonnen wie der Krim- oder der Italienkrieg, dazu noch mit einem kranken Kaiser.

Vom 6. August bis zum 2. September 1871, dem Datum der Kapitulation von Sedan und der Abdankung Napoleons III., steht die medizinische Organisation dieses Blitzkriegs unter der fast exklusiven Verantwortlichkeit des militärischen Gesundheitsdienstes. Nach Sedan glaubten die Franzosen an das militärische Wunder, das eine Massenerhebung bringen sollte, und an die Wunder, welche die Privatinitiative dem Sanitätswesen in den Vereinigten Staaten gebracht hatte. Sie mußten sehr schnell ihre Hoffnungen mäßigen, weil sie nämlich nicht wußten, daß in den Vereinigten Staaten die Überwachung aller Sanitätseinheiten immer der Armee vorbehalten geblieben war und für alle freiwilligen Chirurgen und Zivilärzte eine ziemlich anpassungsfähige, aber tatsächlich vorhandene Koordinierung galt. Weil jedoch dieses wesentliche Kriterium fehlte, waren die zahlreichen privaten Ambulanzen, von denen das Kriegsministerium nichts wußte, weit davon entfernt, das zu leisten, was man von ihnen erwartete, und viele überlebten nur dank der Freigebigkeit der Engländer und Amerikaner, der Belgier, Holländer, Luxemburger und Schweizer, die fast 7 Millionen Franc zugunsten der französischen Verwundeten aufbrachten.

Die Verletzungen durch Granatsplitter und Kugeln, die von den Schnellfeuerkanonen und den -gewehren der Deutschen stammten, waren unvergleichlich zahlreicher und schwerer als im Sezessionskrieg. Die Statistiken Chenus geben ein Verhältnis von 68 Prozent Verletzten zu 32 Prozent Kranken an. In Paris, das am 28. Januar 1871 kapitulierte, wüteten Hungersnot und Skorbut. Trotz der Dekrete von 1811 und 1852 über obligatorische Impfungen und Nachimpfungen bekamen 175000 von 600000 nichtgeimpften Soldaten Pocken, und 23000 starben daran. Insgesamt sind die Resultate schlecht zu beurteilen, weil eine administrative und technische Zentralisierung fehlte. Gewiß gab es in Paris unter den Händen selbst der größten Meister erschreckende Ergebnisse mit einer Mortalität von 100 Prozent. Dies war der Fall bei A. Nélaton, der einige Jahre zuvor am Hôpital des Cliniques dennoch eine der besten Statistiken der Hauptstadt mit einer Sterblichkeit von nur 4 Prozent aufweisen konnte. Der Chirurg war sicherlich gealtert, aber die Läsionen (und vor allem die Umgebung) waren nicht mehr vergleichbar mit jenen der zivilen Praxis. Dieser Umstand ist wesentlich. Die Kriegschirurgie arbeitet unter Bedingungen, die sehr verschieden von jenen in Friedens-

Abbildung 3342 (gegenüber, oben)
Verletzte, die 1870 vom Deutschen Roten Kreuz versorgt werden.
(Paris, Musée Carnavalet)

Abbildung 3346 (gegenüber, unten rechts)
Erlaß der Pariser Kommune, datiert vom 30. April 1871, über die Zusammensetzung des medizinischen Dienstes.

Der Deutsch-Französische Krieg (1870–1871)

Abbildung 3343 (gegenüber, Mitte links)
Rouxscher Vielfinger-Apparat, angebracht in halbgebeugter Stellung bei Oberschenkelfraktur, 1849.
Stich aus Arsenal de chirurgie contemporaine . . . *von G. Gaujot und E. Spillmann, Paris 1867, Bd. I. »Die mobilen Stifte sind so um das Glied angeordnet, daß sie dessen Konturen folgen [. . .] und sie verrichten die Arbeit der Finger [. . .], um die Gewebe zu halten, sie leicht zusammenzudrücken und sie zu komprimieren, wenn es nötig ist [. . .]«*

Abbildung 3344 (gegenüber, unten links)
»Der Watteverband nach Alphonse Guérin.« Für diesen antiseptischen Verband, »der die Miasmen stoppt« und den man ebenso für komplizierte Brüche wie für Amputationen verwandte, benötigte man eine riesige Menge Watte und 180 bis 200 Meter Binde. Er blieb 14 bis 20 Tage angelegt, ohne daß man daran rührte.
Illustration aus Précis de médecine opératoire . . . *von Edmond Le Bec, Paris 1885.*

Abbildung 3345 (gegenüber, unten Mitte)
Watteschicht, die vor dem Bandagieren angebracht wurde, und fertiger Verband.

2885

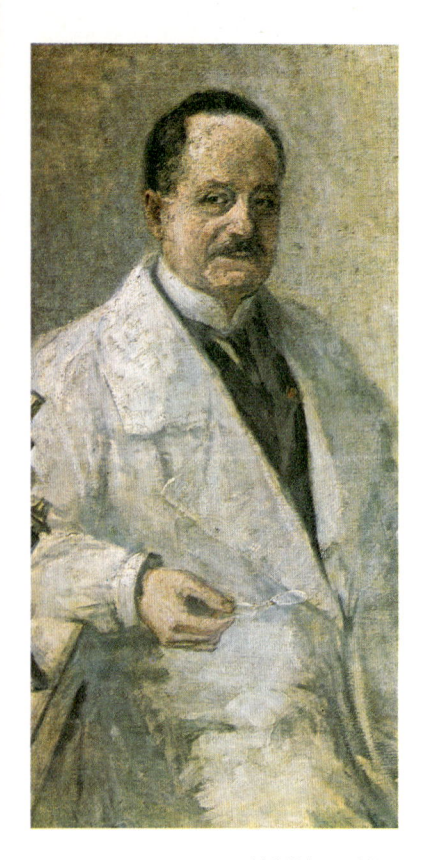

Abbildung 3347
Hyacinthe Vincent (1862–1950).
Anonymes Porträt.
(Paris, Musée du Val-de-Grâce)
Das wissenschaftliche Œuvre dieses Professors für Bakteriologie und Epidemiologie ist bemerkenswert. Außer der Entdeckung der gemischten Infektion durch Spirillen und fusiforme Bakterien und der Angina, die sie auslöst (1896), entwickelte er einen Ätherimpfstoff, mit dem zu Beginn des Ersten Weltkriegs eine schwere Typhusepidemie eingedämmt wurde.

Abbildung 3348
Vincents Angina (Angina Plaut-Vincent). Diese Angina stammt von spindelförmigen Bazillen, die Vincent entdeckte, und von Spirillen, eine Kombination, die eine charakteristische Symbiose darstellt.
(Abbildung F. Poutrel und J. Gautier, mikrobiologisches Labor der Medizinischen Fakultät von Paris).

zeiten sind, und die Ergebnisse müssen unter Berücksichtigung dieser sehr unterschiedlichen Umstände beurteilt werden.

Andere Ambulanzen oder Hospitäler von Paris hatten viel bessere Resultate. Zum Beispiel konnte Alphonse Guérin (1817–1895) mit seinem berühmten Watteverband bei 36 Amputationen die Hälfte seiner Oberschenkelamputierten retten und verlor nur elf Operierte. Weniger bekannt sind die Resultate von Boinet, Vaslin und Champenois, die eine entschieden konservative Haltung einnahmen. Boinet erhielt dank der Jod-Tannin-Lösung und den dünnen Verbänden 6 Heilungen auf 9 Schenkelbrüche, 10 Heilungen auf 14 Beinbrüche, 6 Heilungen auf 9 Durchschußwunden am Knie und eine Heilung bei einer Hirnverletzung. Champenois heilte einen Kniedurchschuß und 24 Brüche der oberen Gliedmaßen von 34. Für ihn sollte die abwartende Methode die Regel sein. Vaslin hatte recht gute Resultate mit sekundären Diaphysenresektionen aufzuweisen. Dasselbe gelang Lantier durch die Verwendung einer Salbe; sie bestand zu gleichen Teilen aus »Kommandeursbalsam« und alkoholischer Aloetinktur, die mit Ergotin versetzt war. Das Ergotin hatte das Agarikum in der Serie der »Wunder«-Blutstillungsmittel ersetzt. Es besaß einen Ruf, der ebenso übertrieben wie außergewöhnlich war (*Gaz. Hop.* 1872, S. 607). Péan beseitigte die Splitter bei einem offenen Stirnbeinbruch durch eine Granate, indem er das Gehirn freilegte; die Heilung erzielte er durch Vernähen (*Acad. Med.*, 21. November 1871). Auch die zivile Praxis wurde nicht in dem Maße vernachlässigt, wie man sagte; Péan und Panas präsentieren der Académie de Médecine und der Société dé chirurgie de Paris (am 14. Juni 1871) geheilte Eierstockzysten. Dieser Gesellschaft legt Polaillon einen genähten und in 27 Tagen (am 15. 11. 1871) konsolidierten Unterkieferbruch vor und Letenneur aus Nantes einen Schienbeinbruch, den er mit einem Silberfaden vernähte, der mit einem Uhrmacherbohrer durch den Knochen gezogen wurde. Delalain, Préterre und Déjardin erzielten ausgezeichnete Resultate mit der Ruhigstellung bei Kiefer- und Gesichtsfrakturen.

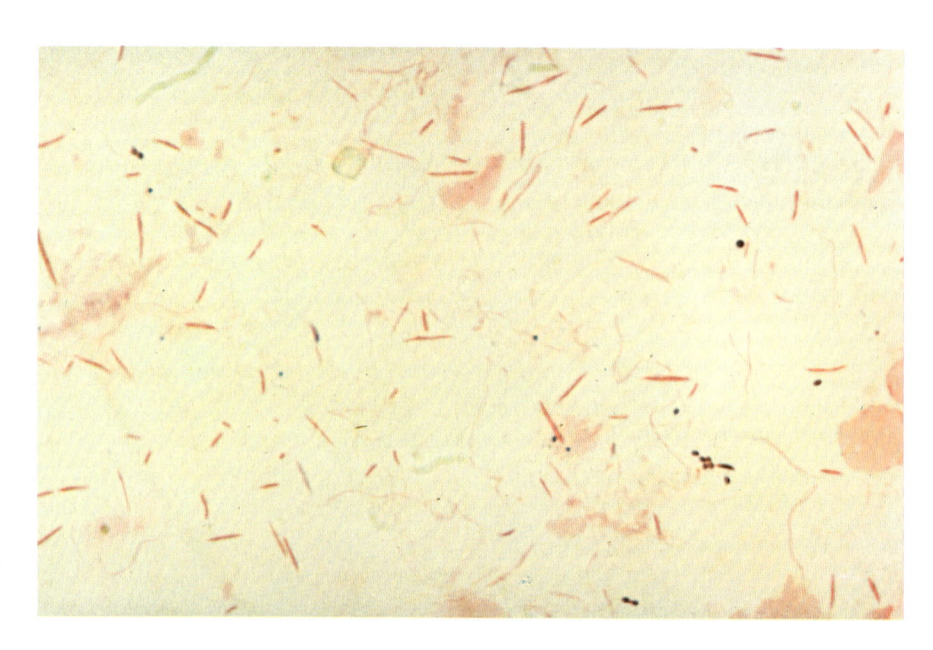

Diese nur in Paris möglichen Versuche waren nach MacCormac (1836–1901) nicht bei Ambulanzen in der Nähe des Kampfgebietes ausführbar; dort gab es zahlreiche Mißerfolge bei der konservativen Behandlung, und schreckliche Enttäuschungen erlebte man infolge Nichtbeachtung der Larreyschen Prinzipien über die Notwendigkeit der frühzeitigen Amputation. In Le Mans hat Mordret, der erschöpfte Verwundete der Armee auf der Flucht aufnimmt, eine globale Mortalität von 13 Prozent und nur 13 Erfolge auf 43 Amputationen. In Orléans ist Chipault, der aus Afrika in gutem Zustand kommende Verwundete operiert, mit seiner konservativen Chirurgie viel glücklicher: 42 Frakturen der großen Diaphysen ergeben 7 Tote; 7 Oberschenkelbrüche 1 Toten; 16 Frakturen der großen Gelenke 4 Tote; 7 Gelenksresektionen 2 Tote; 13 Diaphysenresektionen 2 Tote. Dagegen ergeben 30 sekundäre Amputationen 18 Tote. In Brest nehmen Rochard und Beau 15 466 Kranke der Loirearmee auf, die eine globale Sterblichkeit von 4,69 Prozent aufweisen. Von 3 636 Verwundeten verlieren sie nur 2,23 Prozent dank einer bemerkenswerten Hygiene in den Hospitälern der Marine und der Benutzung des Gilbinschen (1833–1903) Pulvers aus ¾ pulverisierter Holzkohle und aus ¼ verseiftem Steinkohlenteer. In Bordeaux verlieren Demons und Laude von 409 Verletzten, die unter guten Voraussetzungen eingeliefert worden sind, nur 3 von 14 Beinbrüchen, 5 von 15 Schenkelbrüchen (einschließlich zwei sekundären Amputationen) und 2 Durchschußverletzungen am Knie von 8.

Wieder trat der Hospitalbrand auf. Man behandelte ihn mit Jodtinktur, Eisenperchlorid, Steinkohlenteer und Kauterisierung mit dem Feuer. Anfügen müssen wir die totale und minutiöse Exhärese des »eitrigen Stoffs« und die Sorgfalt beim Verbinden. Einige Blutübertragungen wurden mit dem Rousselschen Apparat gemacht. Hueter übertrug defibriniertes Blut intraarteriell. Aber die Benutzung von tierischem Blut behielt ihre Anhänger, und Heldfelder erwog 1874, den auf dem Marsch befindlichen Armeen Herden von Haustieren folgen zu lassen.

Die Deutschen benutzten viele Sanitätszüge, richtige rollende Hospitäler, die sie im Sezessionskrieg gesehen hatten.

Die Kolonialkriege zeigen einige besondere Merkmale. Sie sind Kriege der Ingenieure und Ärzte und verlangen eine minutiöse Vorbereitung und für das Sanitätswesen eine Taktik von hohem Niveau. Die Verluste durch Waffen sind fast unbedeutend. Die wirklichen Feinde sind tropische Endemien und Epidemien, die sehr schnell die europäischen Expeditionskorps dezimieren.

Das erste erfolgreiche Beispiel dafür ist der erste Feldzug gegen die Aschanti in Westafrika (1875), der von der britischen Regierung großzügig finanziert und von der militärischen Führung wissenschaftlich geführt wurde und zu den Kampagnen von Oberst Gallieni im Sudan (1887–1888) und in Vietnam (1895) inspirierte. Aber zu häufig fehlen Vorbereitung und Voraussicht, die auf seiten der Franzosen triumphieren, wie es auf der Krim und in Italien schon der Fall war.

In Tunesien (1879–1881) zum Beispiel dezimierte der Typhus, der wahrscheinlich aus Frankreich eingeschleppt worden war, das Expeditionskorps von 20 000 Mann. Die Kämpfe kosteten nur 146 Soldaten, aber Krankheiten 21 bis 31 Prozent seiner Kampfstärke.

Madagaskar (1895–1896) präsentiert sich als das Gegenteil des englischen Experiments. Der tragische Starrsinn der militärischen Führung wurde mit 6000 Toten des Kontingents von 15 000 Mann bezahlt; 8 Prozent starben an

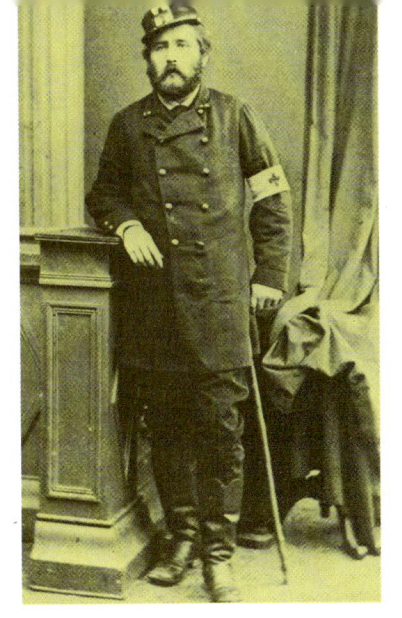

Abbildung 3349
Arzt des Roten Kreuzes während des Kriegs von 1870. Photographie, die Léon Le Fort (1829–1893) mit folgenden Worten gewidmet ist: »Für Monsieur Léon Fort, Chefchirurg der 1. Internationalen Ambulanz. Zur Erinnerung an einen Untergebenen. A l'Etandard.« (Das Dokument stellten die Autoren zur Verfügung.)

Abbildung 3350
Freiwillige Helferin des Roten Kreuzes während des Kriegs von 1870. Photographie.

Die Kolonialkriege

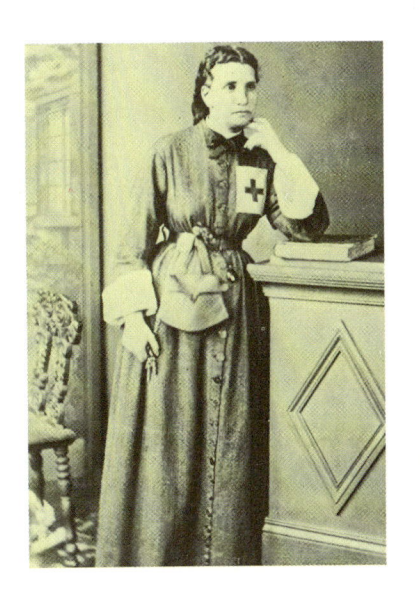

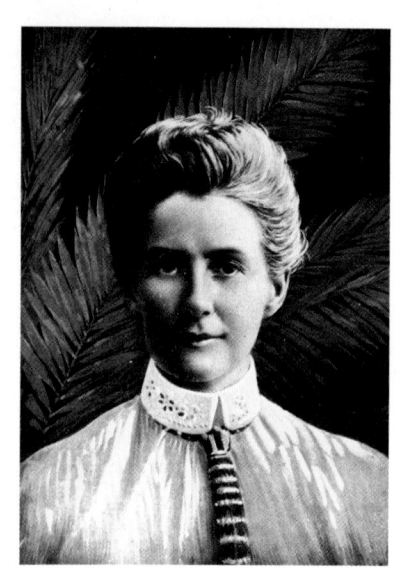

Abbildung 3351
Miss Edith Cavell, englische Krankenschwester (4. 12. 1865–12. 10. 1915). Sie wurde standrechtlich erschossen, nachdem sie während der deutschen Besetzung zahlreichen militärpflichtigen Belgiern über die Grenze geholfen hatte. Zeitgenössischer Stich. (Paris, Privatsammlung).

Ruhr, 12 Prozent an Typhus und 72 Prozent am Wechselfieber, einschließlich einiger Fälle von Tetanus als Folge intramuskulärer Chinininjektionen. Laveran tadelte von der Tribüne der Académie de médecine die Inkompetenz der Verantwortlichen dieser Katastrophe.

An Arabern, die von Madagaskar zurückkehrten, isolierte H. Vincent 1895 die Keime des Hospitalbrands (fusiforme Stäbchen und *Spirochaeta Vincenti*), die er schon bei der Angina isoliert hatte, die seinen Namen trägt.

Während des Ersten Weltkriegs mußten im Ostafrikafeldzug 1916–1918 die deutschen, britischen, belgischen und portugiesischen Truppen anfangs große Verluste hinnehmen (dreißigmal so viele Kranke als Verletzte). Dadurch wurde allmählich eine enorme Zahl von afrikanischen Trägern nötig, um die Kämpfenden zu versorgen; 7 bis 9 Träger kamen auf einen europäischen Soldaten, der nur mit seinen Patronen und seinem Verbandspäckchen ausgerüstet war. Auch wurden die europäischen Kämpfer durch Inder und Südafrikaner ersetzt, weil sie widerstandsfähiger waren. Global gesehen zahlten sich diese Anstrengungen aus. Obwohl General Paul von Lettow-Vorbeck jeder Nachschub aus Deutschland abgeschnitten war, konnte er drei Jahre lang die zahlreicheren Alliierten verunsichern und sich bis zum Waffenstillstand 1918 in Ostafrika halten.

Im Zweiten Weltkrieg gab es viele tropische Kriegsschauplätze, die anfänglich sehr starke Verluste durch Krankheiten hatten, die sich später jedoch verringerten. Das bemerkenswerteste Beispiel bildet der Guerillakrieg unter dem Kommando von General Charles Wingate (1903–1944) im birmanischen Busch gegen die Japaner. Zu Fuß vorgehend, nur mit der Unterstützung der Luftwaffe, erfüllten sie perfekt den ihnen erteilten Auftrag in völlig ungesunden Regionen, wo militärische Operationen als unmöglich galten.

Während des Vietnamkriegs, gegen 1952, experimentierte H. Laborit mit einem systematischen künstlichen Winterschlaf, der darin bestand, gegen den traumatischen Schock zu kämpfen, den Laborit als oszillierende postaggressive Reaktion ansah, und zwar mit Hilfe von neurologischen Mitteln in Verbindung mit einer Art Winterschlaf und einer Abschaltung der Nerven durch Chlorpromazin und Hypothermie. Nachdem sie einen gewissen Erfolg gehabt hatte, gab man diese Methode wieder auf. Der Vietnamkrieg kostete Frankreich (1946–1954) ungefähr 30 000 Tote. Die Vereinigten Staaten setzten hier von 1961 bis 1973 ungefähr 8 Millionen Mann ein; 45 000 starben an Verletzungen und 10 000 an Krankheiten.

Der Erste Weltkrieg

Der Erste Weltkrieg zeigte, daß dank der Fortschritte der Militärhygiene und wegen der erhöhten Feuerkraft der Armeen die Zahl der Verletzten (87 Prozent) immer bedeutsamer wurde im Vergleich zu jener der Kranken (13 Prozent) an der Westfront. Von 8 Millionen, die gegen Pocken geimpft waren, erkrankten nur 12 an dieser Krankheit, einer starb daran. Nichtsdestoweniger hatte seit April 1914 der Typhus Einzug gehalten, und der Spezialist auf diesem Gebiet, der Oberarzt Vincent, bat um eine Audienz bei Kriegsminister Millerand. Er warnte ihn am 21. Dezember 1914, daß der Krieg ohne sofortige Maßnahmen in acht Monaten zu Ende sein würde, wenn man nicht genau das Gesetz vom 28. März 1914 befolgte, das die Impfung gegen Typhus und Paratyphus vorsah. So wurde dank der Schaffung von Armeelabors und dem Vorsorgedienst gegen ansteckende Krankheiten die medizinische »Marneschlacht« gewonnen.

Die Anwesenheit von Ratten und Flöhen bildete die Ursache des »Grabenfiebers« (die *Werner-Hissche Krankheit* der Deutschen), dessen Erreger, die *Rickettsia quintana*, Hans Töpfer 1916 isolierte. Im Frühjahr und im Herbst 1918 forderte die Grippepandemie 21 Millionen Opfer auf der ganzen Welt, dabei waren zahlreiche Soldaten.

Von 1914 bis 1918 verursachten 6649 Hitzschläge (davon ein Drittel im August 1914) im deutschen Heer 1 Prozent Sterbefälle. Die Erstickungsgase, die im April 1915 bei Ypern angewandt wurden, forderten 185 000 Opfer, davon 9000 Tote in der britischen Armee, obwohl 185 000 Masken verwendet wurden. In Osteuropa hatten die Armeen mit dem Fleckfieber zu schaffen (man fand es durch die Weil-Félixsche Reaktion), ferner mit Typhus und Paratyphus, Amöben- und Bazillenruhr und Wechselfieber. An den Dardanellen (1915–1916) erreichten die Verluste 252 000 französische und englische Soldaten, davon etwa 200 000 Verletzte oder Kranke und 53 000 Gefallene. In Saloniki erreichte der serbische Typhusherd (300 000 Kranke und 135 000 Tote) das französische Expeditionskorps, das 60 000 Mann stark war. Die Hälfte bekam 1916 Wechselfieber, das 650 Tote forderte. 1917 waren es dank der Kampagne gegen das Wechselfieber nur noch 2218 Kranke und 20 Tote, 1918 nur noch 300 Kranke und kein Toter. Von 1916 bis 1918 transportierte man 20 000 Wechselfieberkranke nach Frankreich.

1. Die Kriegschirurgie

Die Kriegschirurgie verwendete im August 1914 für das Aufsuchen von Geschossen die X-Strahlen, die man schon im Burenkrieg (1901–1902) eingesetzt hatte. Sie ergaben gemeinsam mit dem Zirkel von Ed. Hirtz (1869–1936) sehr präzise Resultate und veränderten ebenfalls die Behandlung der Knochenläsionen.

Abbildung 3352
Militärarzt auf einer Inspektions- und Impftournee auf Madagaskar.
Photographie vom Beginn des 20. Jahrhunderts. Sie sollte einen Artikel des Generals Gallieni mit dem Titel »Neun Jahre auf Madagaskar« illustrieren.
(Paris, Bibliothek des Arts décoratifs)

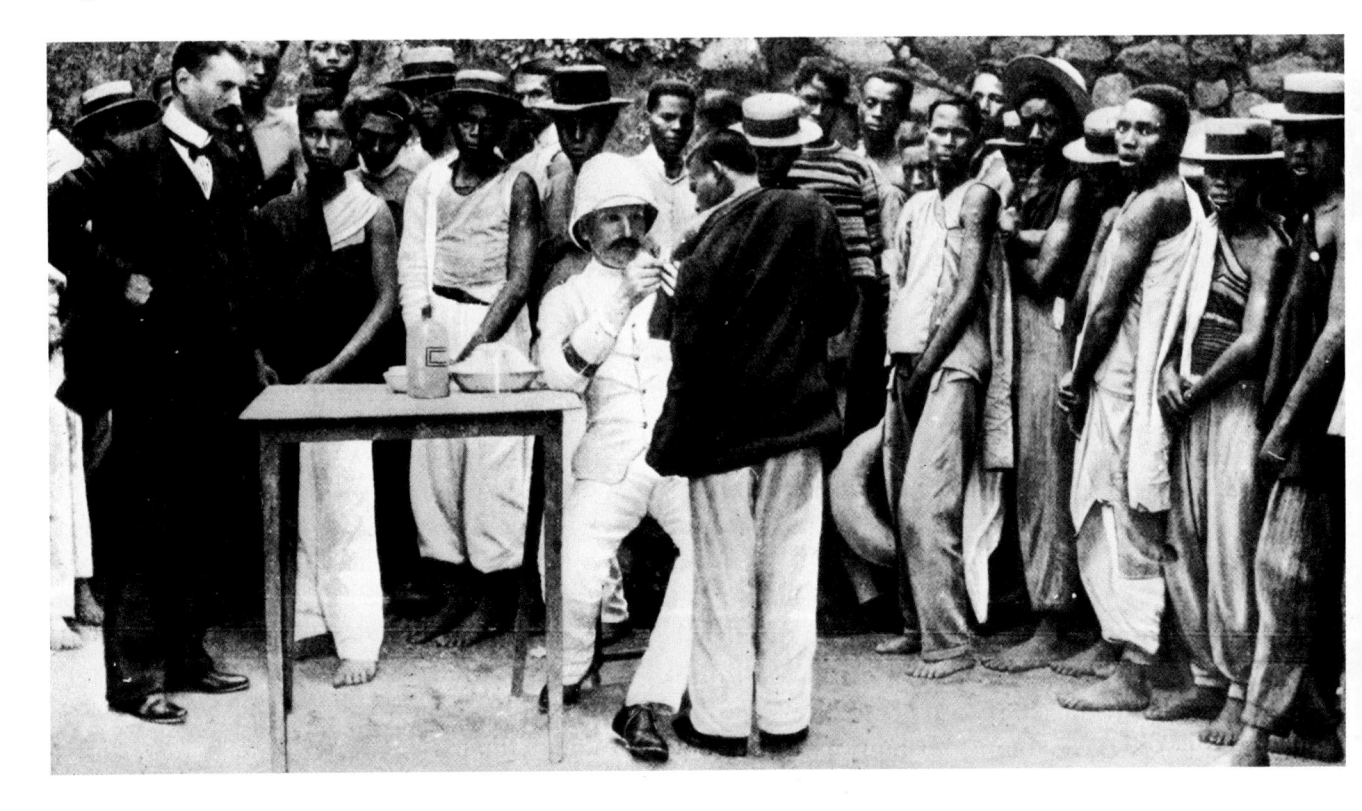

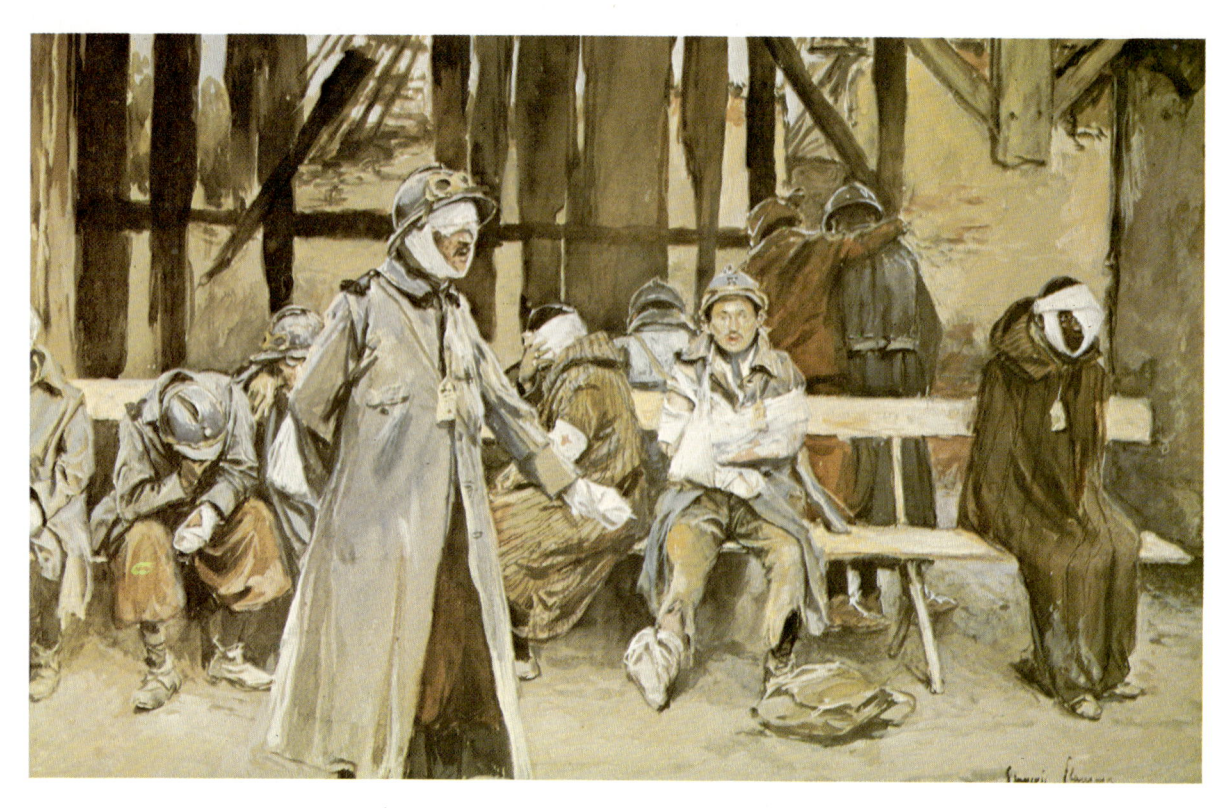

*Abbildung 3353
Verwundeter im Lazarett, 1916.
Aquarell von François Flameng,
1856–1923.
(Paris, Musée de l'Armée)*

In Frankreich hatte man nach Erfahrung in den Balkankriegen und den kolonialen Feldzügen die Gewehrkugel als die Königin der Schlachten dargestellt, und man hatte die Idee entwickelt, daß die als humanitär bezeichneten Kugelverletzungen meistens die operative Enthaltung verdienten, das heißt bei Bedarf und zur Ruhigstellung einen Gipsverband. Dies war die aseptische Doktrin, mit der der Name Ernst von Bergmann (1836–1907) verbunden bleibt. Die Bauchwunden sollten *a minima* behandelt werden, und zwar mit der subpubischen Dränage nach Murphy; den Tetanus hatte man durch präoperative Serotherapie zu vermeiden und die Gasgangrän durch Verwendung von Wasserstoffperoxyd zu bekämpfen.

Die britischen Militärchirurgen glaubten noch an den großen Wert der antiseptischen Verbände, eine optimistische Anschauung, die bald revidiert werden mußte. Die erhöhte Kraft der Feuerwaffen brachte nämlich erhebliche Schäden mit sich; Erde, Kleiderfetzen und Geschosse verursachten außergewöhnlich ernste Infektionen. »In diesem Krieg«, sagte Sir Alfred Keogh, der Chef des englischen Militärsanitätsdienstes, »sind wir zu den Infektionen des Mittelalters zurückgekommen.« Tatsächlich halfen weder Listers Antiseptik noch die neuen Antiseptika (Kampferphenol) von Chlumsky-Payr, die Chininderivate (Rivanol und Pyotakin), das Jodoform und J. Morisons Wismut.

Vergebens suchte man im chemotherapeutischen Rüstzeug das Medikament, von dem Fleming träumte, nämlich ein Mittel, das die Entwicklung infizierender Bakterien zu stoppen vermochte, wie Ehrlichs Salvarsan die Entwicklung der Protozoen der Syphilis verhindert hatte (1909).

2. *Die Biologie der Kriegsverletzung*

Diese Mißerfolge bewiesen, daß man nichts von der Kriegsverletzung kannte; dabei waren erste Studien auf diesem Gebiet durch Desmold (1863) im Sezessionskrieg und durch Klebs (1872) während des Deutsch-Französischen Kriegs angestellt worden. Von diesem Wissen hing das Schicksal von Millionen von Verwundeten ab. Es konnte sich aber nur in den Armeelabors entwickeln und nicht in den Sanitätseinrichtungen an der Front, die den »besseren Teil« des militärischen Gesundheitsdienstes ausmachten. Die Chirurgen von »vorn« akzeptierten deshalb nur unter Schwierigkeiten die Richtlinien der Bakteriologen von »hinten«.

Auf seiten der Briten waren es Sir Almroth Wright (1861–1947) und sein Schüler Alexander Fleming (1881–1955), die dazu einen fundamentalen Beitrag leisteten. Die Schule Wrights, des Apostels der Impfungen, hatte schon immer Vertrauen in die Abwehrkräfte des Körpers gesetzt. Nun aber entdeckte man, daß die Phagozytose bei den Verletzten ihre Rolle schlecht spielt. Wright erklärte diesen Ausfall durch die Bedeutung der Gewebeschäden, die einen guten Nährboden für Mikroben und ein Hindernis für die Phagozyten darstellten. Einerseits mußte man deshalb so viel nekrotisches Gewebe wie möglich chirurgisch entfernen, andererseits aber die natürliche Abwehr des Verletzten begünstigen, indem man die weißen Blutkörperchen mobilisierte; denn der frische Eiter zerstört die Mikrobenkolonien, und diese bakterizide Wirkung ist uneingeschränkt – unter der Voraussetzung allerdings, daß sich genügend Leukozyten finden. Man mußte also ein zytophylak-

Abbildung 3354
Schwesternwachstation.
Zeichnung von E. L. Cousyn,
angefertigt 1917.
(Paris, Musée de l'Armée)

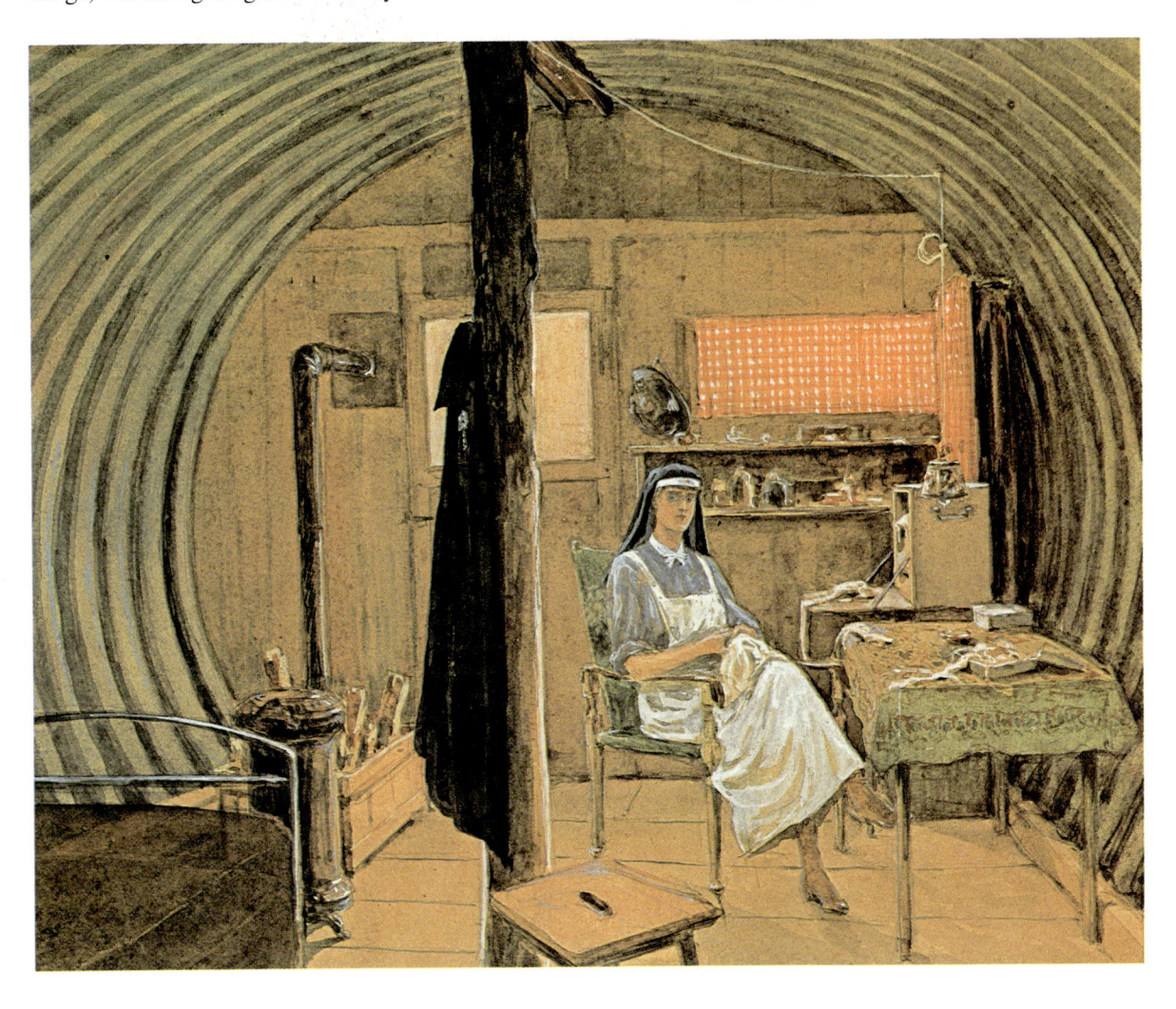

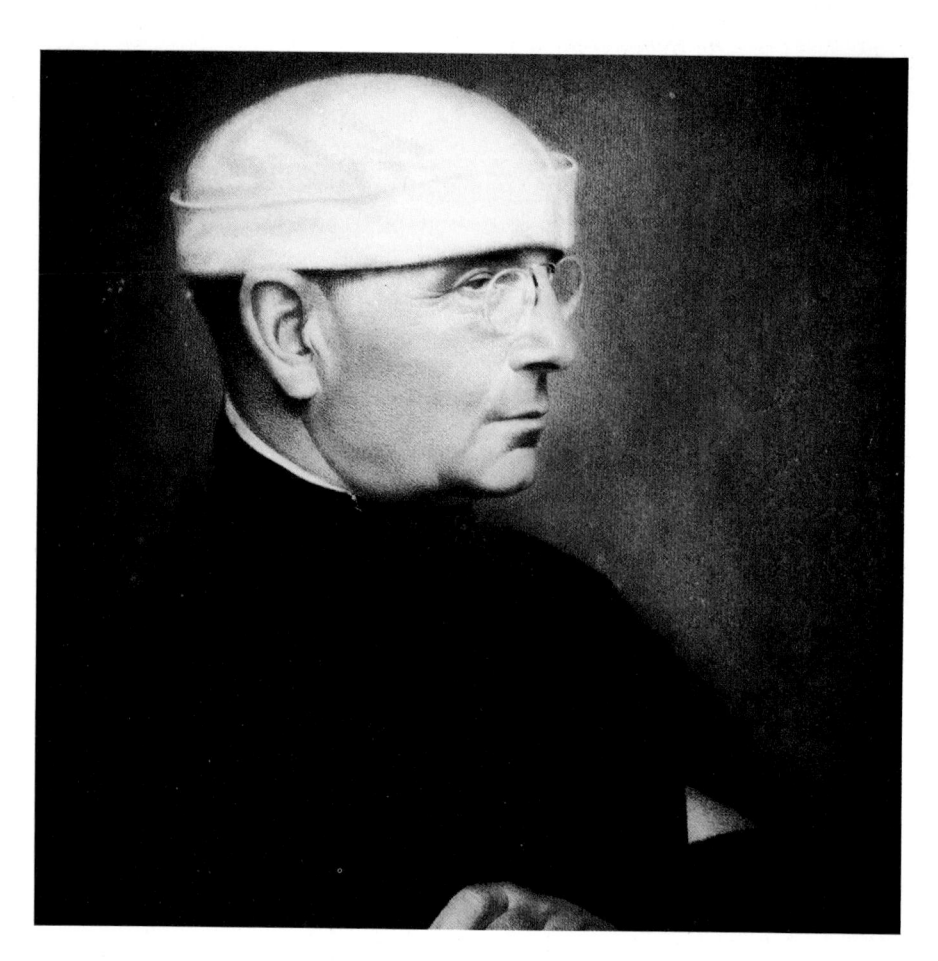

Abbildung 3355
Alexis Carrel, *Porträt von*
W. Langdon-Kihn, angefertigt
1932.
(Sammlung M. de La Mairie)

tisches Mittel finden, das sie mobilisieren konnte: es waren hypertonische Salzlösungen, die die frische Lymphe aus den Wundwänden austreten machte. Fleming zeigte, daß die Dakinsche Lösung, die Carrel als Antiseptikum benutzte, nach zehn Minuten nicht mehr gegen Mikroben wirkte, aber ein starkes Ausschwitzen verursachte, genau wie die hypertonischen Salzlösungen. Er zeigte außerdem in zahlreichen Experimenten, daß alle bekannten Antiseptika unfähig waren, eine zerfetzte Kriegswunde zu sterilisieren. Seiner Meinung nach war es zweifelhaft, ob man eines Tages das richtige Antiseptikum finden würde, welches das Wachstum der Mikrobenfauna hindern könnte, ohne die Gewebe zu zerstören.

Auf seiten der Franzosen wollen wir die Untersuchungen A. Carrels (1915) und seiner Mitarbeiter über die Abkürzung der Behandlung von Kriegsverletzungen festhalten. Diese Gruppe entwickelte ein Röhrensystem, mit dem eine kontinuierliche Instillation von gelöstem Hypochlorit möglich war. A. Carrel benutzte nämlich die alte Lösung von Labarraque (1777–1850), die Dakin durch Zugabe von Borsäure neutralisiert hatte. Die Verheilungskurven von Lecomte de Noüy erlaubten A. Carrel, die Heilungsetappen in einer mathematischen Formel zusammenzufassen. Auf diese Weise kam er dazu, die besten Antiseptika auszuwählen und mit einer sehr geringen Abweichung das Datum der Heilung vorauszusehen. Später stützte sich Lecomte de Noüy auf diese Kurven, um einen fundamentalen Unterschied zwischen der physikalischen und physiologischen Zeit zu bestimmen. Die Arbeiten von Pierre Delbet und Noël Fissinger bestätigten die britischen Arbeiten.

3. *Die chirurgische Behandlung der Kriegsverletzungen*

Im Lichte der neuen Erkenntnisse auf dem Gebiet der Biologie der Wunde praktizierte man erneut die mechanische Abtragung der Wunde durch Exzision der gequetschten und infizierten Gewebe mit dem Skalpell, auf die dann in günstigen Fällen die primäre oder verzögerte Naht folgte. Apostel dieser ab 1915 angewandten Technik waren Hamant, H. M. Gray, Lemaître und Emden. H. Gaudier (1916) zeigte, daß die primäre Naht nur erlaubt war, wenn der Eingriff in den ersten 18 Stunden nach der Verletzung erfolgte; danach war es angemessener, die Wunde offen zu lassen und eine sekundäre Naht nach kontinuierlicher Spülung mit Dakinscher Lösung zu erwägen.

4. *Die Behandlung der Blutungen*

Die Blutung ist nach Langenbeck das Kriterium der Erfahrung eines Armeechirurgen. 1917–1918 fand Toubert eine Schlagaderligatur auf 43 Verletzte und eine Gefäßoperation auf 4 bis 8 andere Operationen. Dies zeigt die Häufigkeit von Gefäßtraumen. Im Ersten Weltkrieg hat man wieder den »arteriellen Stupor« Larreys und Pirogoffs gesehen, das heißt, isolierte Quetschungen der inneren arteriellen Tunica, die eine Thrombose befürchten lassen, oder Quetschungen des periarteriellen Sympathikus, gefolgt von Spasmen und Stillstand des peripheren Pulsschlags ohne völlige Unterbrechung

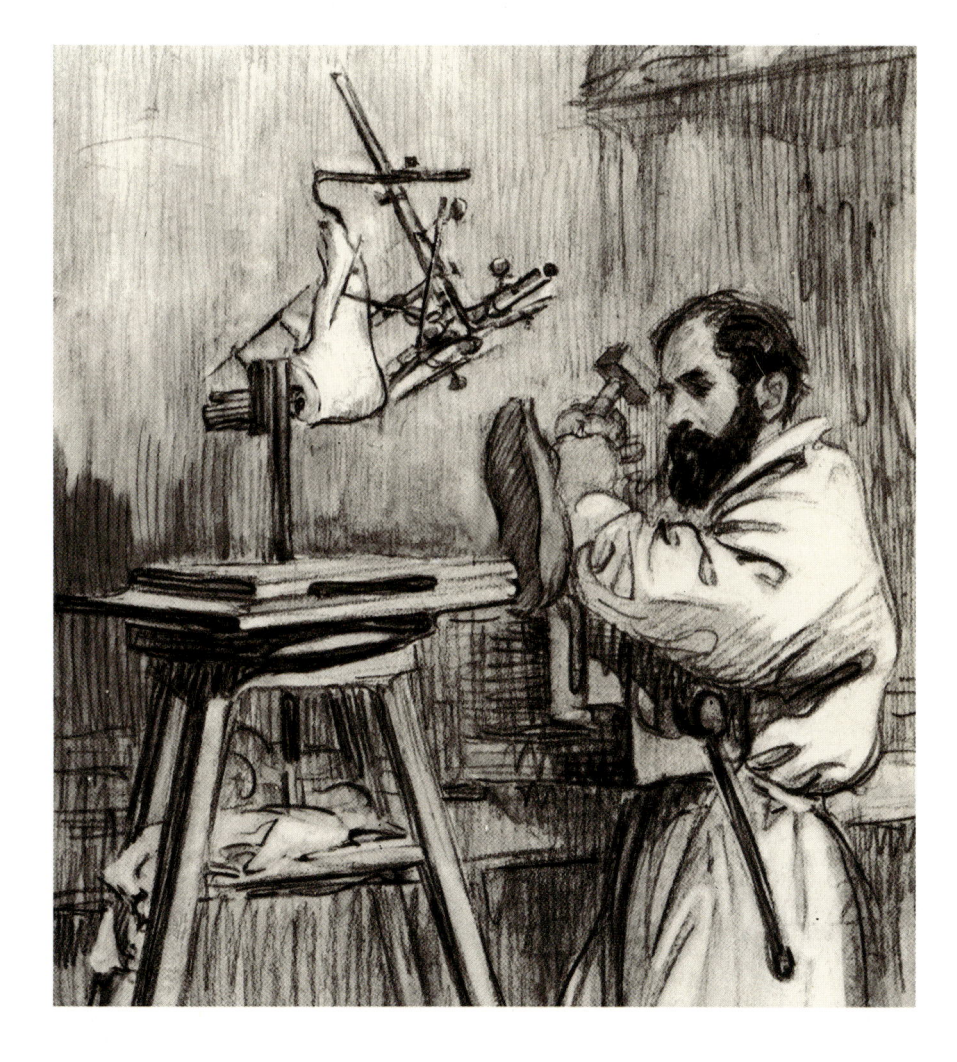

Abbildung 3356
Anfertigung einer Prothese.
Pastellzeichnung von Ferdinand Fargeot, 1917.
(Paris, Musée du Val-de-Grâce)

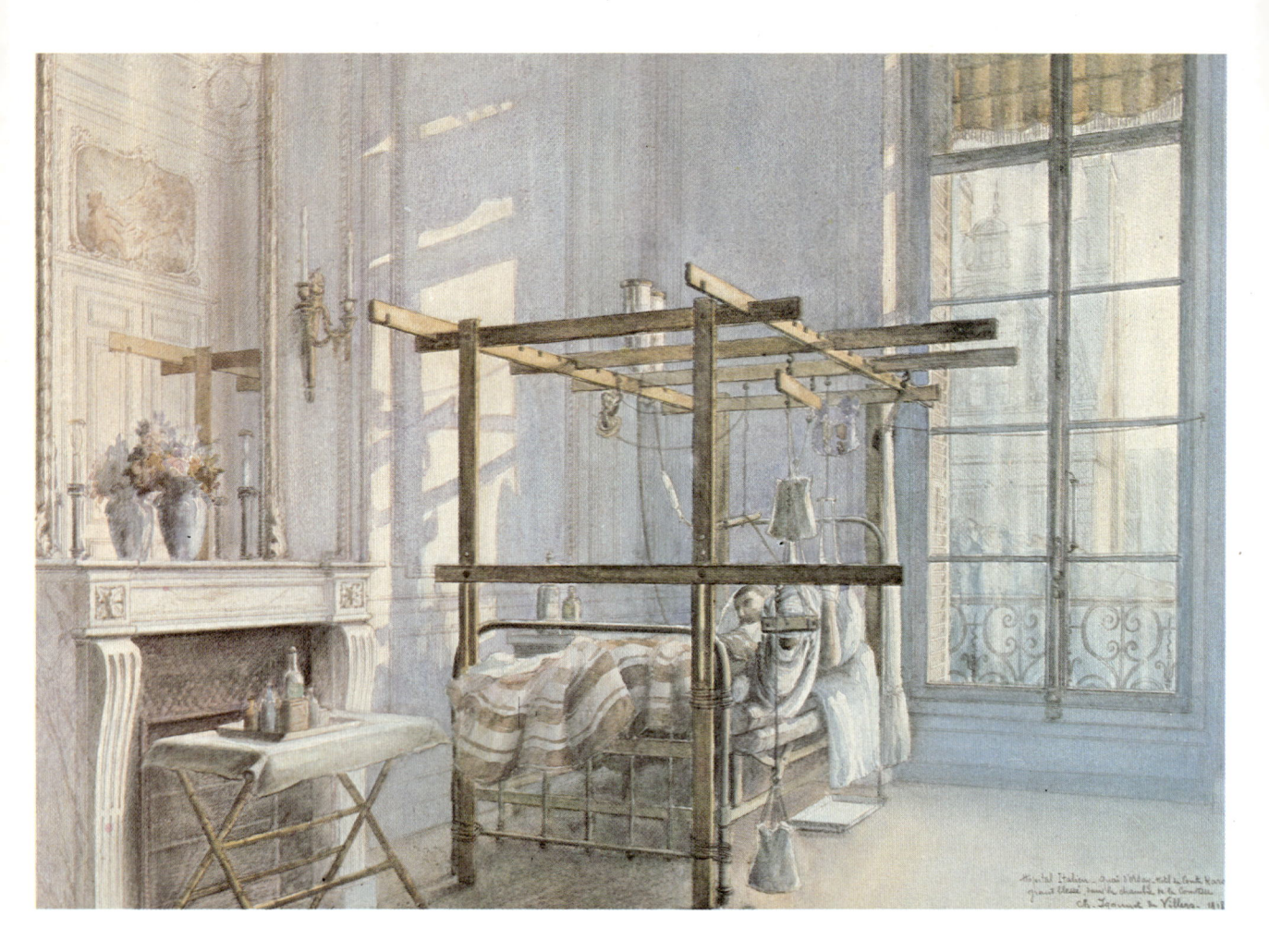

*Abbildung 3357
Italienisches Feldlazarett, eingerichtet im beschlagnahmten Gebäude des Grafen Karolyi am Quai d'Orsay. Schwerverletzter, der im Schlafzimmer der Gräfin versorgt wird.
Aquarell von Villers, 1918.
(Paris, Musée du Val-de-Grâce)*

des Kreislaufs im Bein. Das ist die »segmentäre arterielle Inhibition« von J. Fiolle. Umgekehrt hat man Wunden beobachtet, die alle drei arteriellen Tunicae betrafen, ohne daß es zum geringsten Austritt von Blut kam. Dies sind die »trockenen Wunden«, die sich später durch Aneurysmen und bedeutende Blutungen komplizieren.

Bei den infizierten Wunden ist die Alarmblutung, die Le Dran 1737 beschrieb und die der septischen Chirurgie des 19. Jahrhunderts wohlbekannt war, wiederaufgetaucht. Ein Gerinnsel oder ein schwacher Blutstrahl erscheint dabei in der septischen Wunde und läßt sich wunderbar mit einem einfachen Druckverband aufhalten; einige Tage später jedoch steigt das Fieber, und zur selben Zeit erscheint eine Art Zustand, der sich durch ein allgemeines Unwohlsein, einen bohrenden Schmerz und ein Gefühl, als ob die Wunde angefüllt sei, auszeichnet. Bald macht eine starke Blutung, die sich wiederholen kann, diesem Angstzustand ein Ende. Um diesen Unfall zu vermeiden, ist die therapeutische Richtlinie einfach. Jede diagnostizierte Schlagaderverletzung muß so schnell wie möglich operiert werden, jede Durchschußwunde, die eine Region betrifft, in der normalerweise wichtige Gefäße liegen, erfordert ohne Zögern eine chirurgische Untersuchung. In beiden Fällen ist eine definitive Blutstillung nötig. Der Ligatur, ein Routineverfahren im Ersten Weltkrieg, folgten Unfälle, wenn sie in bestimmten gefährlichen Arterienzonen stattgefunden hatte (Gabelung der Halsschlagadern, axillobrachialer Stamm, iliofemoraler Stamm, untere Kniekehlenarterie). Die Gefäßnaht hatte in die Praxis noch nicht Eingang gefunden, die Amputation war somit obligatorisch.

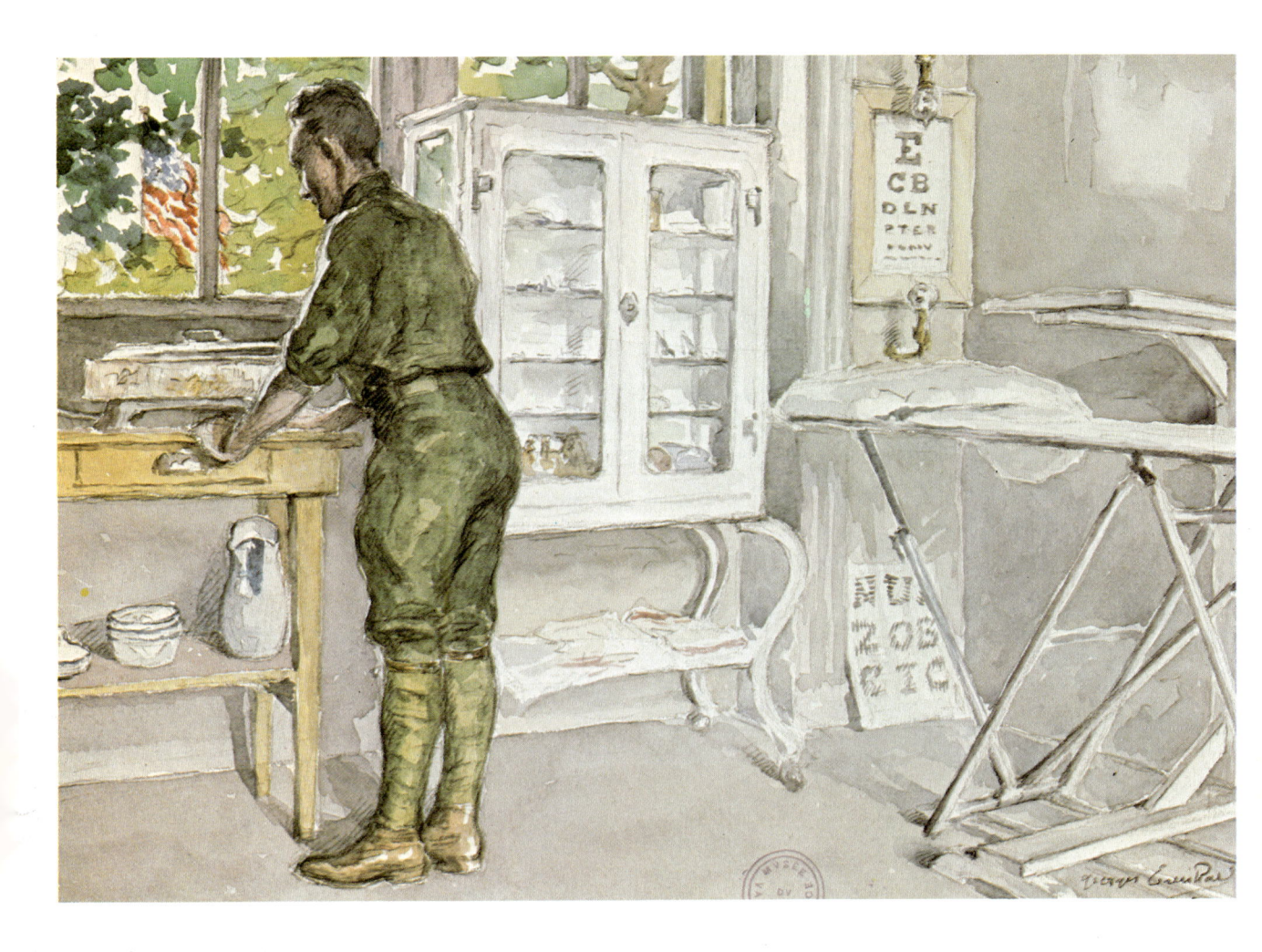

Es gibt jedoch Umstände, in denen jede Operation unmöglich und die Aderpresse nötig ist. Gewiß verursachte dieses Mittel eine Zahl von Amputationen, die man hätte vermeiden können, aber es hat wahrscheinlich mehr Leben gerettet als es Gliedmaßen kostete. Nichtsdestoweniger wird die Aderpresse, wenn sie länger als drei Stunden angelegt bleibt, sehr gefährlich, wie klinische und experimentelle Beobachtungen gezeigt haben.

Die Einführung der Blutübertragung in großem Maßstab in die Armeechirurgie war eine der wichtigsten Errungenschaften des Ersten Weltkriegs. Erinnern wir daran, daß man 1914 das Blut direkt von der Arterie zur Vene übertragen konnte, und zwar mit Hilfe einer Technik, die Carrel (1912–1913) entwickelt hatte. Man hatte außerdem die Möglichkeit, dank der antikoagulierenden Wirkung des Natriumzitrats indirekte Transfusionen zu machen. Jedoch war die Unverträglichkeit noch kein Begriff, und 1925 war es Professor Cruchet in Bordeaux, der die These von der Blutübertragung vom Schaf auf den Menschen aufrechterhielt, allerdings in kleinen Mengen und über den intramuskulären Weg, das muß eingeräumt werden. Tatsächlich war die Entdeckung der Blutgruppen, die ab 1900 Karl Landsteiner (1868–1943) durch Isoagglutination der roten Blutkörperchen machte, praktisch unbekannt

Abbildung 3358
Militäraugenarzt im amerikanischen Hospital von Saint-Nazaire.
Aquarell von Georges Eveillard.
(Paris, Musée du Val-de-Grâce)

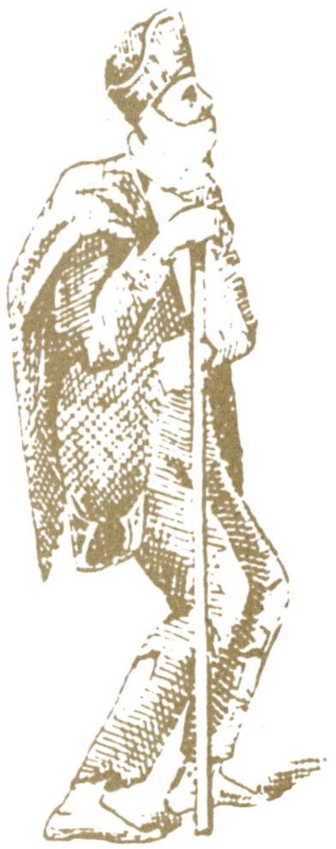

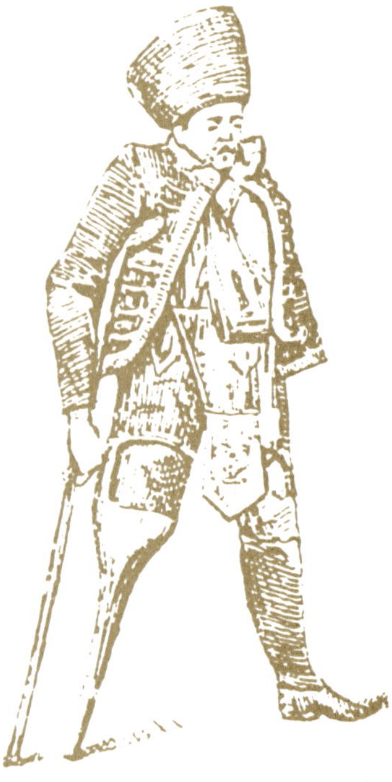

geblieben, und die Unfälle durch Unverträglichkeit beliefen sich auf etwa 3 Prozent. Dieser fundamentale Begriff wurde unter dem Druck der Fakten wiederentdeckt. Ab 1917 führt der militärische Sanitätsdienst Frankreichs die Transfusion von zitratversetztem Blut über den indirekten Weg ein unter dem Einfluß des Chirurgen Emile Jeanbrau und des Physiologen Hedon aus Montpellier.

5. Komplikationen bei Kriegsverletzung

Wir wiederholen die hauptsächlichen Komplikationen: Septikämie, Gasgangrän, Starrkrampf und traumatischer Schock.

Der »Hospitalbrand« trat jetzt nicht wieder auf; zum letzten Mal beobachtete man ihn in der französischen Armee bei den Rückkehrern der Madagaskarexpedition (1895).

Die Gasgangrän, die früher Fabrizius von Hilden, Larrey und Malgaigne unter der Bezeichnung »traumatisches Emphysem« (1845), Maisonneuve als »gangrène foudroyante« (1853) und Velpeau als »érysipèle bronzé« (1855) sowie Salleron im Krimkrieg (1858) beschrieben hatten, tauchte 1914 wieder auf. Man behandelte sie damals durch Amputation mit flacher Sektion ohne jede Naht. W. H. Welch und G. Nuttal (1892) hatten ihre Bakteriologie untersucht; Sacquépée isolierte neben dem septischen Vibrio den *Bazillus perfringens* und den *Bazillus Bellonensis* oder *oedematiens,* den Erreger des »weißen Erysipel«. Nach 1916 wurden die Amputationen seltener, zumal die antigangränöse Serotherapie in Verbindung mit der chirurgischen Behandlung die Sterblichkeit durch Gasgangrän von 16 auf 4 Prozent gesenkt hatte.

Der Tetanus verlor dank der systematischen primären Serotherapie an Bedeutung.

Der Erste Weltkrieg zeigte, daß beim Soldaten, der physisch und ernährungsmäßig hart auf die Probe gestellt wurde, ein Schwächezustand und ein chronischer Schock vor der Verletzung bestand; hinzuzählen muß man den Schock durch die Verletzung selbst und den Schock, der auf der chirurgischen Behandlung beruht.

Mehrere Erklärungen gibt man für dieses Phänomen.

Georges Crile (1850–1934) hat den Schock durch Übertragung des Traumas mit nervösen Stimuli erklärt und davon eine Antischocktechnik abgeleitet. E. Quenu hat ihn als eine traumatische Toxämie mit depressivem Syndrom betrachtet. Man verdächtigte auch die Blutung, aber der völlige Ersatz des Blutverlusts war noch kein Begriff geworden.

6. Die Kriegschirurgie

Wunden am Brustkorb. Nach W. Hewson (1771) hatte D. Larrey darauf gedrungen, daß ein geöffneter Brustkorb genäht und die Traumatopnoe ausgeschaltet würde. Dieses Prinzip ging später unter, wurde jedoch im Sezessionskrieg (Howard und J. S. Billing) und im Ersten Weltkrieg wiederentdeckt, in einem Moment, in dem die Durchschußwunden am Thorax eine Sterblichkeit von 47,7 Prozent aufwiesen. Diese sank im Anschluß daran deutlich. Die Traumatopnoe schrieb Pierre Duval der Insuffizienz aufgrund der Brustfellücke zu; er untersuchte auch den totalen Pneumothorax. Die Lösung lag jedoch in dem Überdruck, auf den man mit dem Gerät von Dennis Jackson (1915), das zum ersten Mal einen geschlossenen Kreis umfaßte, zurückkam. Die Deutschen hatten für die Feldzüge ein Gerät mit differen-

*Abbildungen 3359–62 (oben und gegenüber)
Die Rückkehr vom Rußlandfeldzug. Deutsche Karikaturen von 1813.
(Paris, Bibl. des Arts décoratifs)*

ziertem Druck entwickelt; es wurde eine Gasmaske benutzt, die in eine Überdruckmaske verwandelt worden war. Sie machten im allgemeinen eine frühzeitige pneumoparietale Naht. Die großzügige Tamponierung der Pleurahöhle war den späten Fällen vorbehalten. Sie sollte den offenen Pneumothorax verschwinden lassen, die Bewegung des Mediastinums verhindern, die Blutstillung bewerkstelligen und die Infektion hemmen.

Wunden am Unterleib. Abgesehen von zwei Enterorrhaphien von Baudens (1830, 1936) hielt man sich bei Durchschußwunden am Unterleib zurück, bis 1881 James Marion Sims (1813–1883) für die systematische Laparotomie plädierte, aber diese Methode gab man wegen der schlechten Ergebnisse im Transvaalkrieg (1899–1902) auf. Dagegen erzielte während des russisch-japanischen Kriegs (1904–1905) ein Lazarettzug, der die Verletzten einige Stunden nach dem Kampf aufnahm, mit der Laparotomie einige Erfolge. Enthaltung wurde wieder 1904 geübt und ging mit einer hohen Sterblichkeit einher. Man konnte sie aufgeben, wenn das Ausmaß des traumatischen Schocks mit der Blutdruckmessung beurteilt und dieser durch Blutübertragung bekämpft werden konnte.

Frakturen der Gliedmaßen. Sir Robert Jones ließ die Alliierten (1915) beim Abtransport der Verletzten mit Frakturen unter kontinuierlicher Streckung der Schiene von H. O. Thomas übernehmen, die seit 1860 in Vergessenheit geraten war. Hiram Winnett Orr bestätigte die antiphlogistischen Eigenschaften der Ruhigstellung mit Gips (1917), während man gleichzeitig eine Aufhänge- und eine kontinuierliche Streckungstechnik entwickelte.

Die Amputationen wurden in den letzten Jahren des Kriegs seltener, als man unter günstigen Bedingungen eine echte erhaltende Chirurgie einsetzen konnte. In den ersten Jahren dagegen gab es beträchtliche Mißerfolge, und man vertritt die Meinung, daß in der deutschen Armee die Zahl der Überlebenden hätte höher sein können, wenn man doppelt soviel Oberschenkelbrüche amputiert hätte.

Plastische und wiederherstellende Chirurgie: Sie machte zahlreiche Fortschritte, vor allem auf dem Gebiet der Verletzungen an Kiefer und Gesicht.

Verwundetentransport: Zu vermerken ist die Benutzung eines neuen Transportmittels bei der französischen Armee: des Flugzeugs. Es taucht bei dem Rückzug von Serbien (1916) und dann im französischen Operationsgebiet auf (1917). Zunächst benutzte man Kampfflugzeuge, die später durch Spezialmaschinen ersetzt wurden. Lazarettzüge und -schiffe wurden ebenfalls häufig eingesetzt. Seit dem Grabenkrieg versuchte man, den Chirurgen so nah wie möglich zum Verletzten zu bringen und schuf vorgeschobene chirurgische Posten. Die pferdebespannten Ambulanzen wurden ab 1915 durch motorisierte Ambulanzen ersetzt. 1917 wurden 564 000 Verletzte und Kranke geheilt und kehrten in den Kampf zurück. 1918 belief sich diese Zahl auf 720 000.

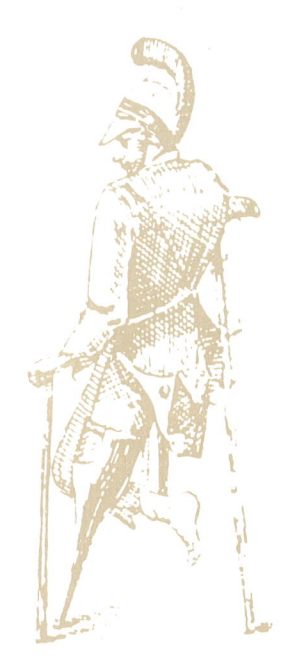

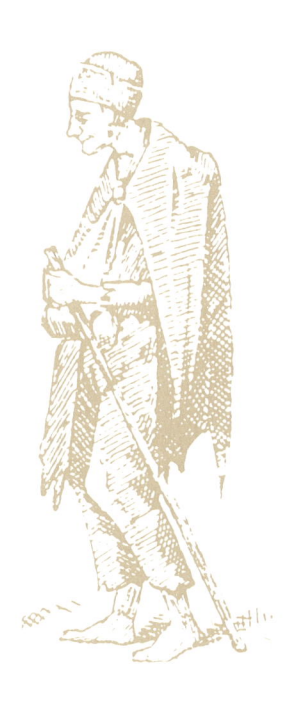

Der Zweite Weltkrieg und die folgenden Kriege

Der Effektivbestand der Armeen betrug ungefähr 110 Millionen Mann, von denen über 8 Millionen fielen. Der Anteil Rußlands und Chinas war besonders hoch. Die Uran-Atombombe im Mai 1945 und die Plutoniumbombe im August 1945 forderten 100 000 zivile Opfer in Hiroschima und 50 000 in Nagasaki.

Die Chirurgie setzte zwei neue Waffen ein, nämlich die Sulfonamidtherapie (1935), die dann vom Penicillin übertroffen wurde, das seit 1939 bekannt

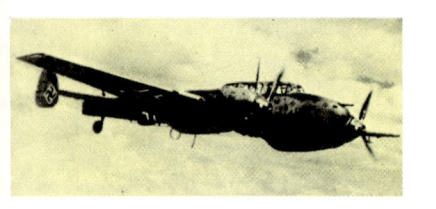

*Abbildung 3363
Deutsches Flugzeug über den
Lofoten, Norwegen. Sommer
1942. Photographie.
(Privatsammlung)*

war, aber industriell erst von 1944 an in England und besonders in den Vereinigten Staaten hergestellt wurde.

Die anderen wichtigen Erwerbungen sind:
– Die allgemeine intravenöse Pentothalnarkose, eventuell gefolgt von der allgemeinen Gasanästhesie mit Luftröhrenintubierung und Curarisierung.
– Die Reanimation und Transfusion. Da der traumatische Schock hypovolämischer Art ist und zumeist mit Blutungen einhergeht, ist die Übertragung von Blut derselben Gruppe und mit demselben Rhesusfaktor die einzige Möglichkeit, Verluste an Blut und Flüssigkeit in großem Maßstab zu ersetzen. Jede schwere Blutung muß daher durch die Injektion einer äquivalenten Menge Blut von einem Spender korrigiert werden, auch wenn die Blutstillung nicht endgültig erfolgen konnte. Dies ist das Prinzip, das man schon 1918 erahnte, das man aber erst 1940 bis 1945 definitiv anwandte.
– Die in sehr großem Umfang durchgeführte Beförderung der Verletzten mit Flugzeugen oder Hubschraubern machte auf dem Gebiet der Logistik große Fortschritte. Auf diese Weise konnte man immer früher chirurgisch eingreifen.
– Die massive Nutzung der Luftwaffe entwickelte beträchtlich die aeronautische Medizin. Das Hauptwerk ihres Begründers Paul Bert, *La pression barométrique,* das 1878 veröffentlicht wurde, legte man 1943 neu auf und übersetzte es in demselben Jahr ins Englische.

Die Kriegsverletzung behandelte man nach der Technik, die man aus dem Ersten Weltkrieg kannte. Die Traumen infolge der Explosion von Minen

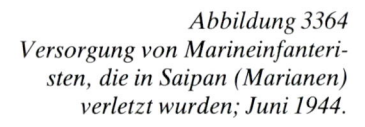

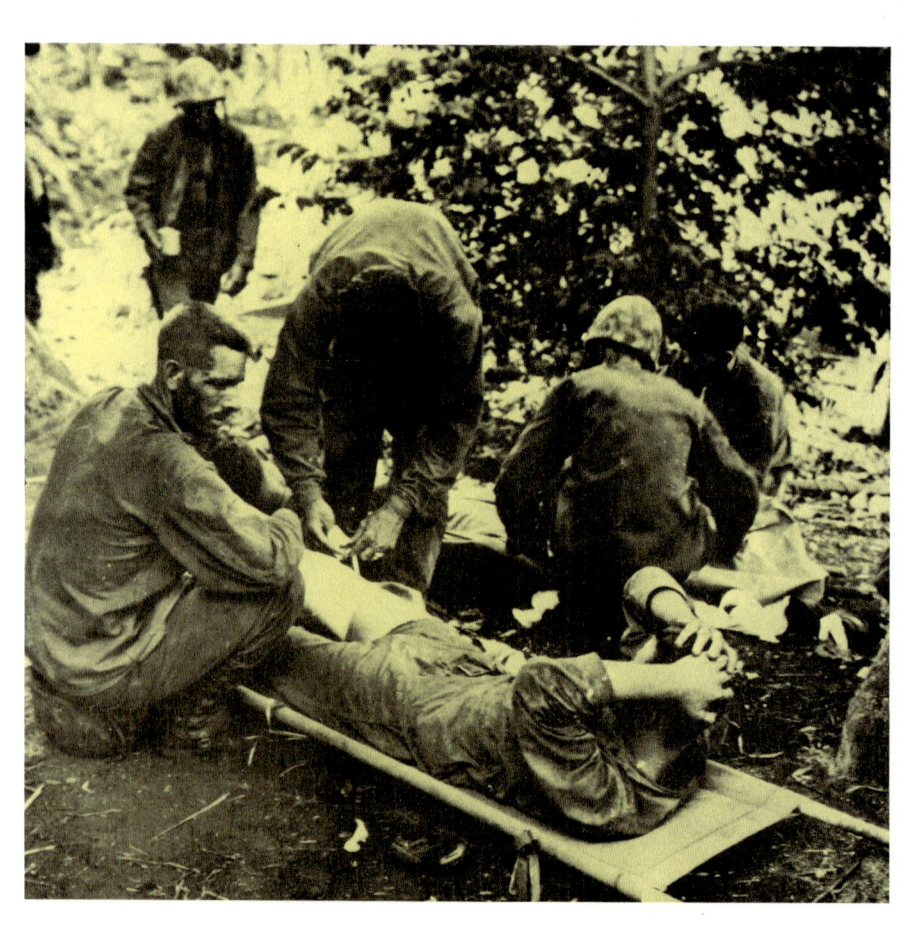

*Abbildung 3364
Versorgung von Marineinfanteristen, die in Saipan (Marianen)
verletzt wurden; Juni 1944.*

2898

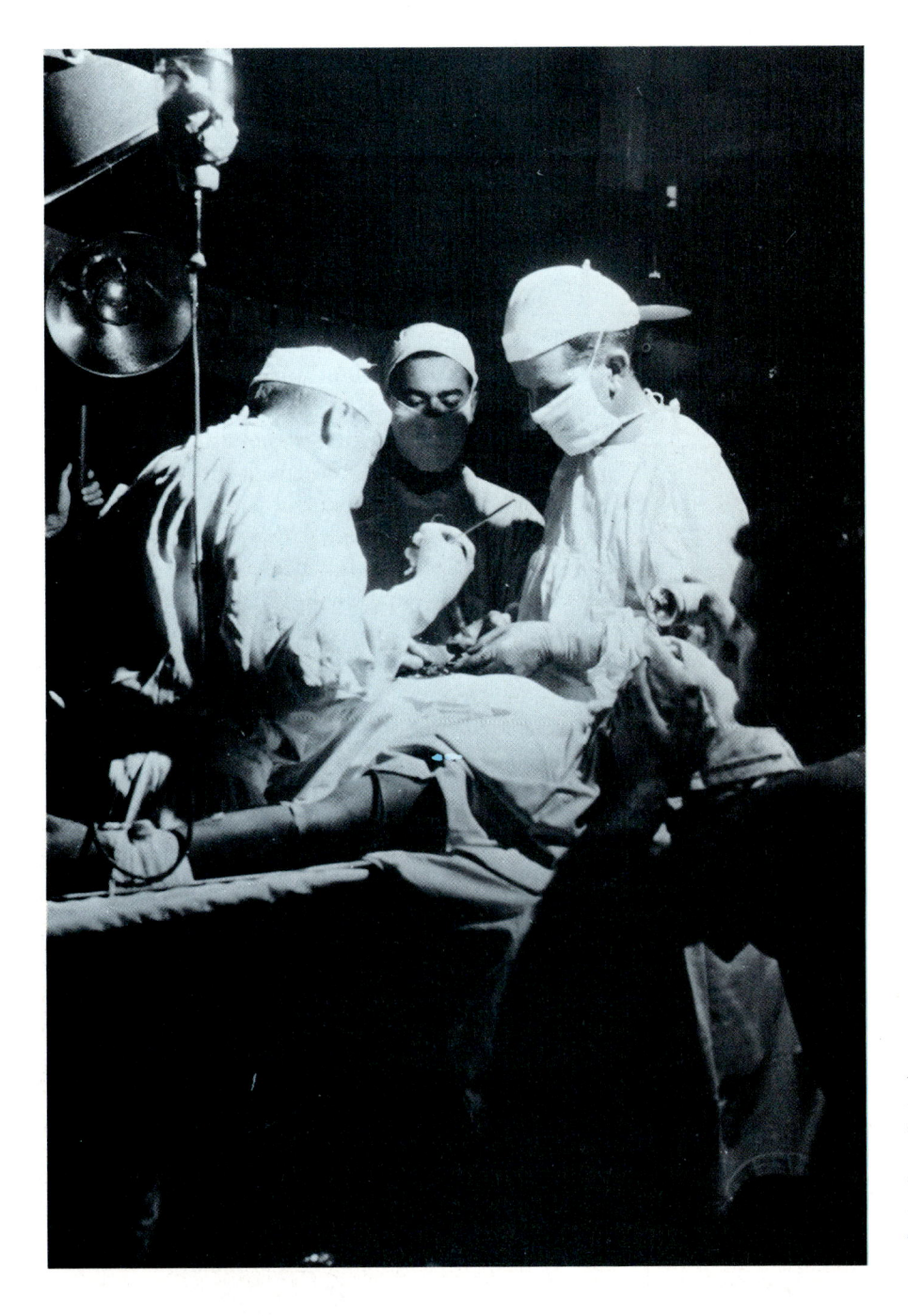

Abbildung 3365
Ein Soldat, der am Bauch von einem Granatsplitter verletzt wurde, wird von einem Militärchirurgen in einem Lazarett operiert, das hinter den amerikanischen Linien in Iwo-Jima im Pazifik liegt (Februar 1945).

ermöglichten es Bywaters und Beall 1941, das Crush-Syndrom zu identifizieren. Die Benutzung von Antibiotika brachte die Aufgabe der Spülungen mit sich und verzögerte die Fristen der primären Naht. In ungünstigen Fällen wurde die offen gelassene Wunde mit Mull tamponiert, und man zog die spätere trockene Naht der Naht mit der Nadel vor.

Im Vietnamkrieg betrug der Prozentsatz der infizierten Kriegsverletzungen in der amerikanischen Armee nur 2,58 Prozent. Dies beruhte auf einer ausgezeichneten Organisation des Verwundetentransports, der Benutzung von Antibiotika, welche die Entwicklung der Infektion blockierten, und der vorsorglichen Ausschneidung vor einer verzögerten oder sekundären Naht.

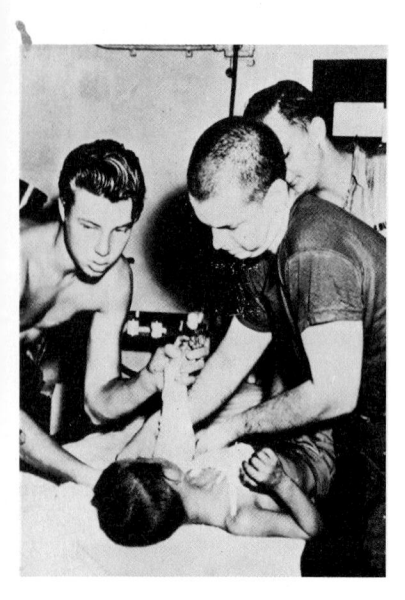

Abbildung 3366
Amerikanische Coastguards versorgen ein japanisches Kind, das während der Schlacht von Saipan im Juli 1944 verletzt wurde.

Abbildung 3367 (gegenüber, links)
»Invalider Oberst im Hôtel des Invalides (1811). Uniformskizzen aus der Zeit von 1807 bis 1814.«
Aquarell, Anfang 19. Jh.
(Paris, Nationalbibliothek, Cab. des Estampes)

Abbildung 3368 (gegenüber, rechts)
»Apotheker (von 1814 bis 1829) und Chirurgen. Bis 1829 behielten die Sanitätsoffiziere die Uniform, die sie während des Kaiserreichs trugen. In dieser Zeit trugen sie Kleidung in Königsblau mit Stickereien. Die den verschiedenen Armeen zugeteilten Chirurgen trugen die Uniform des Korps, ihr Kragen zeigte ihren Grad an.«
Aquarell von Valmont, um 1840.
(Paris, Nationalbibliothek, Cab. des Estampes)

Der traumatische Schock hat sich als ein komplexes Syndrom erwiesen, das eine schwere Anoxie in den Geweben aufgrund von starken Störungen der Mikrozirkulation umfaßt. Es zeigt eine reversible und eine irreversible Phase. Man hat außerdem, wie W. B. Cannon und W. M. Bayliss (1919), D. P. Phemister (1917) und Blalock (1934) es taten, einen Schock vom hämorrhagischen Typ, einen Schock vom neurogenen Typ, einen Schock vom vasomotorischen Typ und einen Schock vom Herztyp unterschieden; schließlich noch einen infektiösen, septischen oder bakteriämischen Schock durch lokale oder allgemeine Infektion.

Hans Selye (1950) hat den Schock in sein allgemeines Adaptationssyndrom eingefügt. Unlängst wies der 1895 geborene A. F. Cournand auf die Anoxie und die Störungen der renalen Zirkulation hin, die auf der funktionellen Dissoziation der kortikalen und medullären Mikrozirkulation beruhen. Wie dem auch sei: die Verringerung oder der Ausfall des Kreislaufs bleiben die Hauptstörungen, die zu korrigieren sind. Abgesehen von der Routinetransfusion, die wesentlich ist, begünstigt die Entwicklung der heutigen Schockbehandlung Kortikoide, niedermolekulare Volumenersatzmittel und herzstärkende Mittel mit peripher gefäßerweiternden Wirkungen, die den Spasmus des Kapillarvenensphinkters aufheben.

Die Behandlung stützt sich auf die Unterscheidung zwischen dem Kollaps durch rasche hämodynamische Dekompensation – durch Blutung zum Beispiel – und dem eigentlichen Schock, der eine kardiovaskuläre Dekompensation mit Spasmus, ein Leck in den peripheren Kapillaren und zelluläre Läsionen umfaßt (R. Deleuze und J. Motin, 1967).

Die Kriegschirurgie

Verletzungen am Brustkorb. Dank der Schließung des Brustkorbs und den Fortschritten in Narkose und Reanimation belief sich die Sterblichkeit in der amerikanischen Armee während des Zweiten Weltkriegs auf 12 Prozent.

Verletzungen am Unterleib. Während des Spanienkriegs (1936–1939) waren die Ergebnisse schlecht ausgefallen. Im Zweiten Weltkrieg betrug in der amerikanischen Armee die globale Sterblichkeit bei operierten Kriegsverletzungen am Unterleib 25 Prozent.

Verletzungen an den Gliedmaßen. Sie haben sich als besonders häufig erwiesen (61 Prozent aller Verletzungen), wahrscheinlich aufgrund der Benutzung von kugelsicheren Westen, die den Rumpf schützten.

Periphere Gefäßverletzungen waren zahlreich, und das Prinzip der Wiederherstellung der arteriellen Achse, ein im Koreakrieg entwickeltes Prinzip, stellte die allgemeine Richtlinie dar, die man durch direkte Naht oder durch Transplantationen realisierte, für die man die Vena saphena benutzte, wenn der vaskuläre Substanzverlust zu groß war. Die Wunden an den oberen Gliedmaßen und im Darmbein- und Oberschenkelbereich haben günstigere Heilresultate ergeben (90 Prozent Erfolge). Dagegen sind bei den Kniekehlenverletzungen große Mißerfolge zu verzeichnen, die Rate beträgt über 50 Prozent.

Der Spanienkrieg hatte die großen geschlossenen Gipsverbände für den Transport von offenen Frakturen auf große Entfernung zur Geltung gebracht. Trueta (1936–1939) kombinierte die Techniken von Orr und Böhler mit guten Ergebnissen. Unter unerfahrenen Händen waren die Resultate im Zweiten Weltkrieg allerdings verheerend.

Militärisches Sanitätswesen in Frankreich

1792 bis 1815

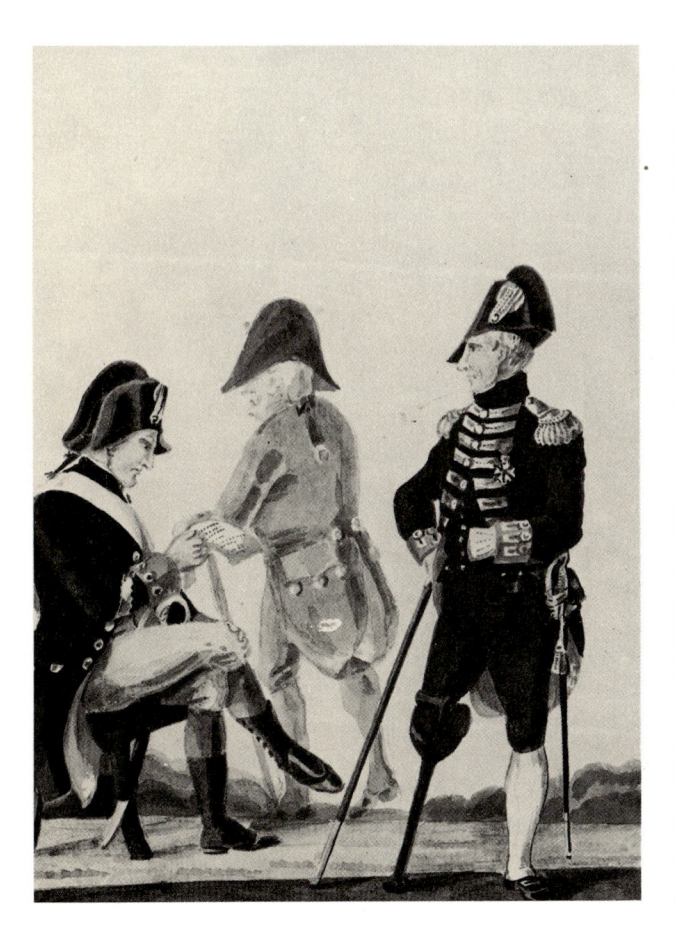

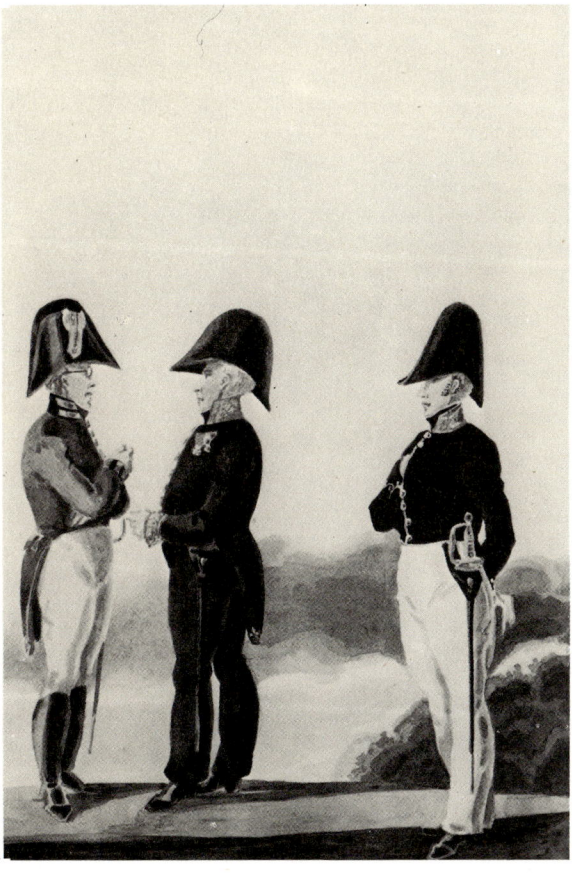

Diese Periode spaltet sich in zwei Unterperioden, die eine von 1792 bis 1795 und die andere von 1795 bis 1815 auf. Im Laufe der drei ersten Jahre mußten fast eine Million Soldaten in die vierzehn sehr mobilen Armeen eingegliedert und die Führung dazu geschaffen werden. Dafür konnte das französische Kriegsministerium nur die 170 Sanitätsoffiziere finden, welche die Reform von 1788 überlebt hatten. Mit dem Dekret vom 1. August 1793 wuchs die Sanitätsgruppe rasch. 1792 wurden es 1400, 1793 dann 2570, 1794 schon 8000 und 1795 schließlich 10000 Mann. Aber die Schaffung eines ständigen Militärarztkorps wurde nur teilweise realisiert.

Einer wie der andere wurde wie ein Frontoffizier behandelt, sowohl unter dem Gesichtspunkt der Hierarchie als auch des Solds (1793). Außerdem trennte man deutlich die drei Funktionen des Sanitätsdienstes, das heißt Verwaltung und Ordnungsdienst der Hospitäler, die den Kriegskommissaren oblag, sowie die medizinisch-chirurgische Versorgung und Ernährung, die den Sanitätsoffizieren oblag; so vermied man Konflikte zwischen Verwaltern und Ärzten. Mit der Überwachung des Ganzen betraute man den Conseil de santé (gegründet 1772), der 1790 wiedereingesetzt wurde.

Die Autonomie, die der Gesundheitsdienst von 1792 bis 1795 erlangt hatte, wurde niemals durch ein Gesetz sanktioniert; die Regelung vom 30. Floreal

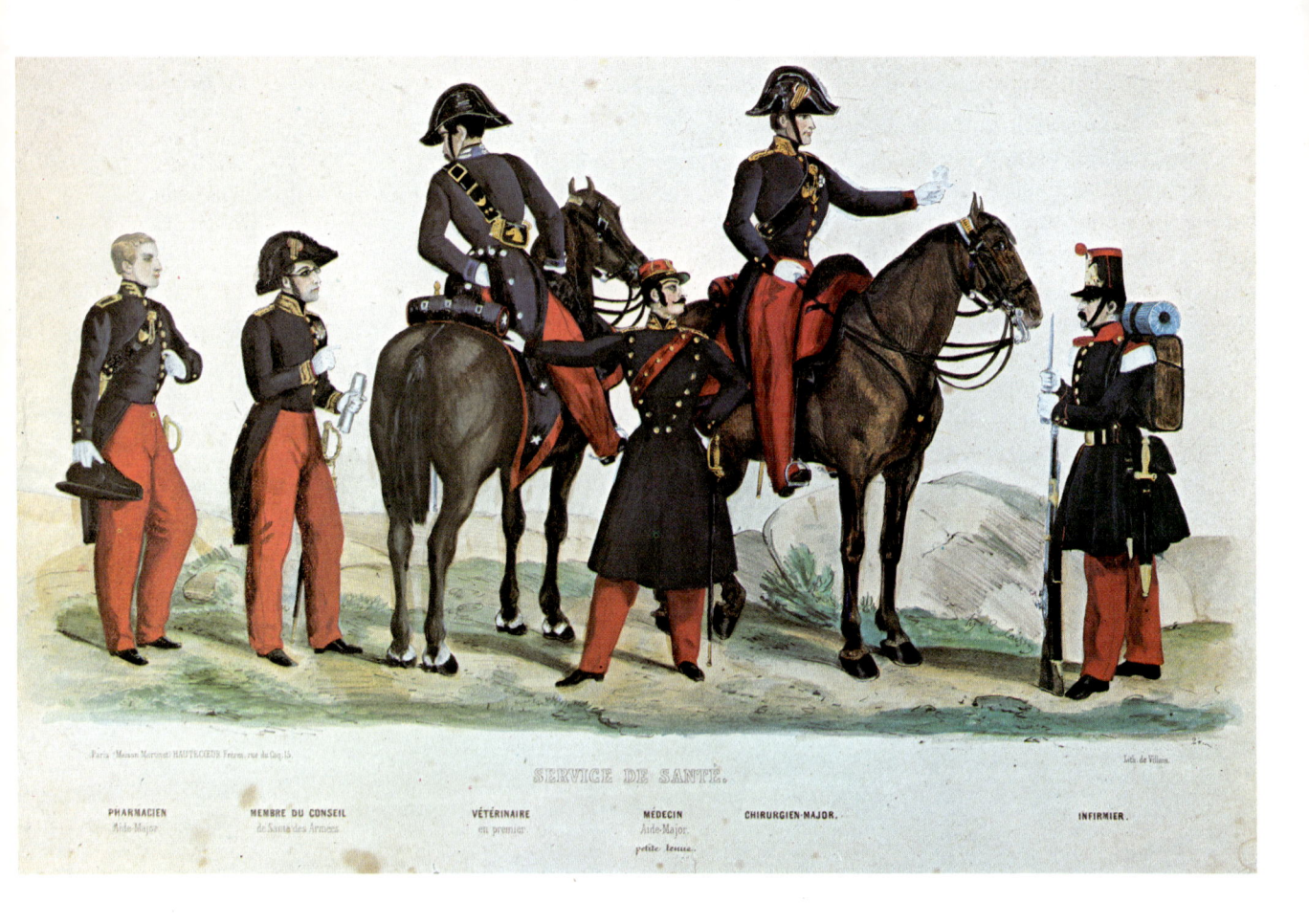

*Abbildung 3369
Sanitätsdienst im 19. Jh. Von links nach rechts sieht man »einen Apotheker, ein Mitglied des Conseil de santé des Armées, einen Oberveterinär, einen Assistenzarzt in Uniform, einen Oberstabschirurgen und einen Sanitäter.« Lithographie von Villain. (Paris, Musée du Val-de-Grâce)*

des Jahres IV (19. Mai 1796) sanktionierte erneut die Aufsicht der Kriegskommissare über den Gesundheitsdienst.

1803 schaffte man den Conseil de santé ab. Die Sanitätsoffiziere wurden in den Rang des technischen Personals zurückversetzt (wie Bäcker, Schuster usw.). Außerdem verringerte das Konsulat von 1798–1799 die Hospitäler, das Personal, den Sold und alle Vorteile, die während der Revolution den Sanitätsoffizieren eingeräumt wurden. Ihre Stärke fiel ungefähr auf die von 1793 zurück, nämlich 2400. Dies war deutlich unzureichend, und 1805 mußte man die verabschiedeten Offiziere wieder zurückholen und sogar die Medizinstudenten einberufen. In den letzten Jahren des Kaiserreichs mußte jedes Departement einen Arzt und vier Chirurgen stellen, die man für den Militärdienst aushob.

Die Sanitätsoffiziere hatten also nicht mehr die Garantien, die ihnen der Konvent zugestanden hatte, und verloren ihren Status als Organ der Armee. Als einfache Beauftragte riskierten sie ihre Kündigung, wenn sie alt oder krank waren, oder die Aushebung als einfache Soldaten, wenn sie jung waren. Auf keinen Fall betrachtete man sie als echte Offiziere, und Percy bat erfolglos für sie um das Recht, Epauletten zu tragen.

In der Regelung des Gesundheitsdienstes während der Feldzüge vom 3. Ventose des Jahres II (2. Februar 1794) gab man die mobilen Ambulanzen von Percy und Larrey auf. Diese Regelung sollte nur teilweise modifiziert werden, und zwar in den Jahren VIII (1800) und XII (1804), 1809 und 1811. Sie unterschied die ständigen Hospitäler auf dem nationalen Territorium einerseits, andererseits die temporären Hospitäler, die in Linienhospitäler – der 1., 2. oder 3. Linie, je nach der Nummer der Evakuierungslinie, zu der sie gehörten – eingeteilt waren, dazu in spezielle und ambulante Hospitäler.

Allein der Gesundheitsdienst der »garde impériale« war organisiert; er umfaßte eine fliegende Ambulanz, eine Divisionsambulanz und eine Stabsquartierambulanz mit Materialdepots und Reservepersonal und stand dem »major général« der Armee, dem »intendant général«, dem »commissaire ordonnateur« und dem Chefchirurgen zur Verfügung. Diese Infrastruktur reichte aber immer noch nicht aus.

Im Falle des Sieges glichen Improvisation und Beschlagnahme aller möglichen privaten Mittel im Feindesland die Schwächen des Gesundheitsdienstes aus, bei Niederlagen oder auf dem Rückzug mußte die Armee ihre Verletzten jedoch zurücklassen. Die konservative Chirurgie wurde mangels Transportmitteln ohnehin unmöglich, und man übertrieb die Amputation. Napoleon kannte diese Mängel, aber er war unfähig, die Intendanz zu reformieren, die den verwaltungstechnischen Teil seines Gesundheitsdienstes darstellte. Mit der Neutralität des Personals und der sanitären Formationen befaßte er sich auch nicht mehr.

Die Verordnungen vom 18. September 1824, vom 1. April 1831 und vom 3. Mai 1832 sanktionieren die Unterordnung des Gesundheitsdienstes unter die Intendanz, aber sie reorganisieren die Militärhospitäler und schaffen das

Abbildung 3370 (unten)
»Die Ankunft der Rekruten. Die Impfung im Regiment.«
Illustration aus dem Petit Journal *vom 29. November 1903. (Paris, Nationalbibliothek, Cab. des Estampes).*

Restauration und Julimonarchie

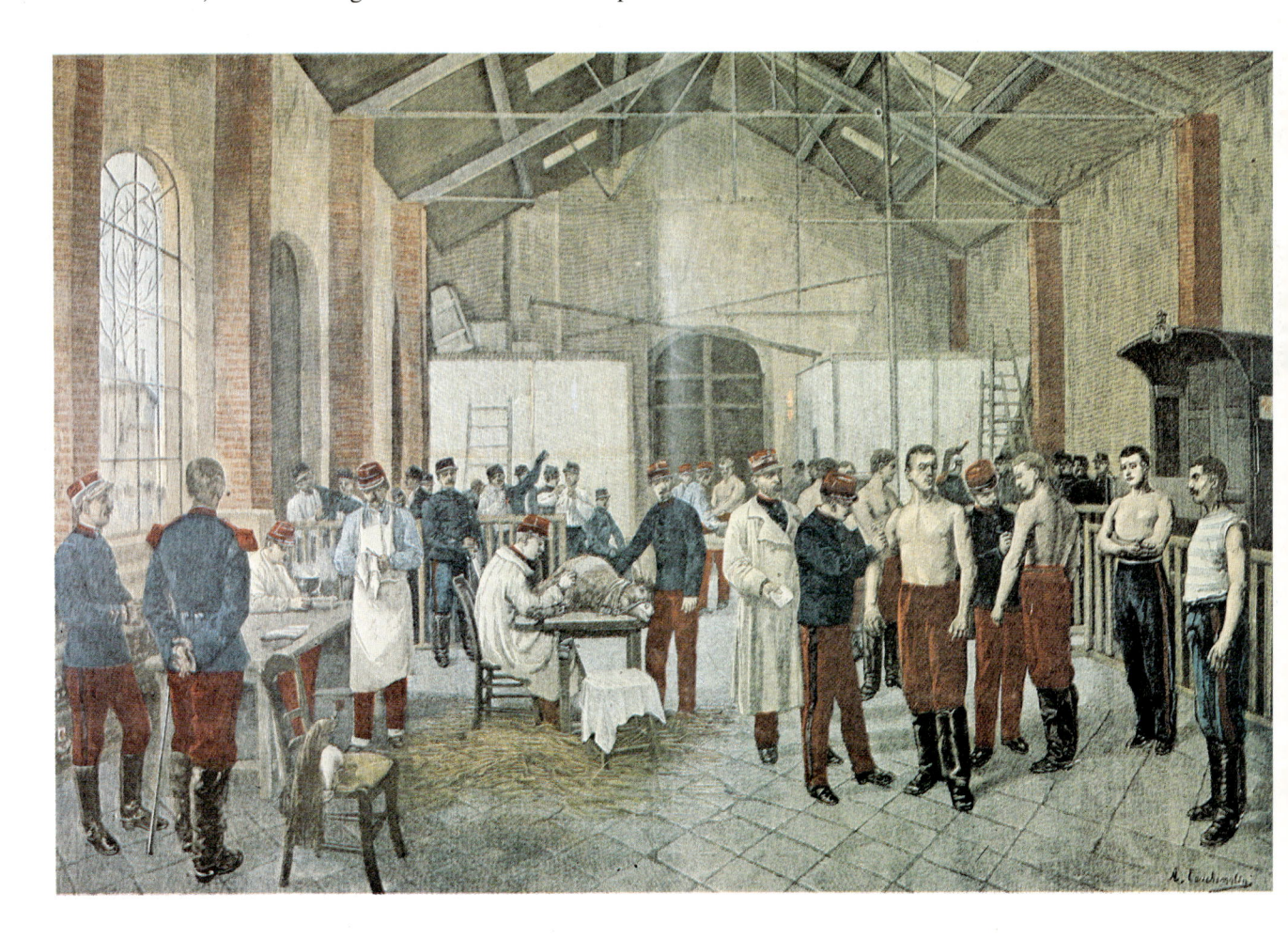

Sanitätskorps, das Larrey seit langem gefordert hatte. Ein Beschluß von 1839 erhöhte noch die Mittel des Gesundheitsdienstes, den Bégin 1849 als zureichend beurteilt. Das französische Reglement diente übrigens den meisten europäischen Armeen als Referenz. Während des Algerienkriegs schuf man tragbare Sitze und Liegen zum Transport der Verletzten.

Unter dem Zweiten Kaiserreich

Die Zahl der Sanitäter erhöhte man 1860 und 1862. Man schloß die Ausbildungs- und Weiterbildungshospitäler (1850) und ersetzte sie durch eine École d'application, die dem Hôpital du Val-de-Grâce angegliedert wurde. 1856 öffnete die Straßburger Schule ihre Pforten.

Diese Organisation, die in einem Krieg wie dem in Algerien, wo es weder geordnete Feldschlachten noch Artillerie gab, korrekt war, verfiel auf der Krim und in Italien und brach 1870–1871 zusammen. Deshalb gab Preußen, das 1855 noch dem französischen Modell treu gewesen war, diese Organisation auf und überdachte noch einmal 1868 seine ganze Organisation dank G. F. L. Stromeyer (1804–1876). Diese Neuorganisation bewirkte die Gleichstellung des Sanitätskorps, die beträchtliche Erhöhung des Personals, die Vermehrung der Ambulanzen und die Schaffung eines weitläufigen Transportsystems, das dem des Sezessionskriegs glich, mit Zügen, die wirklich rollende Lazarette darstellten. Außerdem arbeiteten die besten zivilen preußischen Chirurgen mit dem Sanitätsdienst als Konsiliarchirurgen zusammen. Der Erlaß vom 24. Oktober 1872 stärkte noch diese Verfügungen und die Unabhängigkeit des militärischen Sanitätskorps.

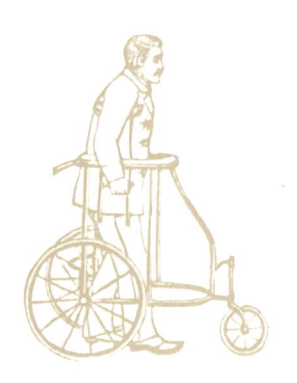

*Abbildung 3371
Stuhl und mechanische Vorrichtungen für Kranke und Verletzte. Wagen mit großen gummibereiften Rädern und Krücken mit verstellbarer Höhe.*

England (seit dem Krimkrieg), Österreich, Rußland und Spanien trafen ähnliche Maßnahmen.

Unter der III. Republik

Anstrengungen zur Neuordnung des militärischen Sanitätsdienstes machte man seit der provisorischen Regierung Gambettas; ab 1873 forderte man die Autonomie für diesen Dienst. Aber man mußte noch bis 1888 und 1889 warten, bis die beiden Gesetze durchgebracht wurden, die endlich – nach allen Ländern Europas – die völlige Autonomie der Militärärzte und -apotheker gegenüber den Verwaltungsoffizieren durchsetzten. Verzeichnen wir außerdem die Schaffung der École d'application du Val-de-Grâce (1870) und der École de Service de santé von Lyon, die 1888 jene von Straßburg ersetzte.

Der Erste Weltkrieg zeigte, daß der militärische Gesundheitsdienst gegenüber der Armeeführung eine absolut untergeordnete Stellung einnahm, die der allgemeinen Leitung des Gesundheitsdienstes, der ihm angegliedert war, keinerlei direkte Verbindung mit der Leitung des Gesundheitsdienstes des Kriegsministeriums erlaubte. Diese allgemeine Leitung, die für die Gesundheit der Armeen verantwortlich war, verbrachte ihre Zeit damit, als Vermittler zwischen dem Oberbefehlshaber und dem Minister zu dienen, ohne jemals sich frei bewegen zu können. Die Schaffung eines Sous-secrétariat d'État au Service de santé, das 1915 Justin Godart bekam, ermöglichte es der Regierung, dem Gesundheitsdienst eine gewisse Freiheit zurückzugeben. Aber man mußte bis zum Herbst 1918 warten, bis der Oberbefehlshaber alle Macht auf dem Gebiet des Gesundheitswesens in die Hände eines »aide-major-général« legte (des »médecin général« Toubert).

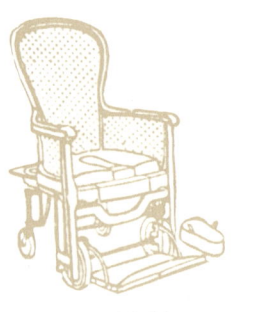

*Abbildung 3372
Rollstuhl.*

Seit dem Zweiten Weltkrieg

Dieser Status wurde im Zweiten Weltkrieg bestätigt. Anschließend war die Struktur des Sanitätsdienstes vom amerikanischen Modell inspiriert. Die

»medizinischen Bataillone« führten im Gesundheitsdienst an der Front fort, was die mobilen Ambulanzen (die »auto-chir«) von 1915 und die fliegenden Ambulanzen Percys und Larreys gewesen waren.

Eine Neustrukturierung der verschiedenen Gesundheitsdienste erfolgte vor kurzem. Der »Service des Forces armées« war bis zum Ende des 19. Jahrhunderts in zwei autonome Dienste geteilt, die jeweils vom Kriegsministerium und vom Marineministerium abhingen; letzteres wurde zum Ministerium der Marine und der Kolonien, dem ab 1858 die Marinetruppen angegliedert wurden.

Da die kolonialen Belastungen immer schwerer wurden, entstand ein vorübergehendes Sanitätskorps, nämlich jenes der Kolonieärzte (1890–1901), das 1902 durch das Sanitätskorps der Kolonialtruppen ersetzt wurde; dies war die neue Bezeichnung der Marinetruppen, die dem Kriegsministerium (der 7. Direktion) unterstellt waren. Die Armee zählte von nun an drei verschiedene Gesundheitsdienste: der Marine, der Truppen des Mutterlandes und der Kolonialtruppen, zu denen 1940 noch der Gesundheitsdienst der Luftwaffe kommt. Heute hat die Schaffung eines einheitlichen Verteidigungsministeriums zu jener eines einheitlichen Sanitätsdienstes der Armee geführt, dessen drei Untersektoren, Luftwaffe, Marine und Landstreitkräfte, noch eine gewisse Autonomie besitzen, bei den letzteren existieren noch nebeneinander, aber in engerem Zusammenhang, ein Gesundheitsdienst des Mutterlandes und einer der Kolonialtruppen, die wieder zu Marinetruppen geworden sind. Diesem Sanitätskorps hat man zwei ausbildende Schulen zugeteilt – Lyon für die Truppen des Mutterlandes, Bordeaux für die Marine und ihre Truppen – und drei »Écoles d'application«, nämlich Val-de-Grâce (Paris), Sainte-Anne (Toulon) und Pharo (Marseille).

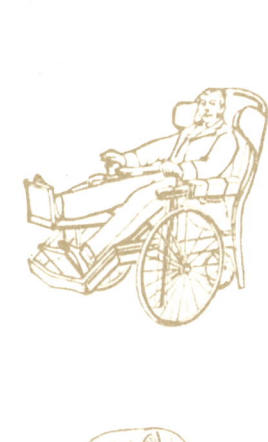

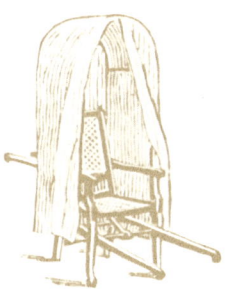

Abbildungen 3373/74 (oben)
»Rollstuhl mit Gummireifen, auf Federn und mit Verdeck« und »verstellbarer Stuhl mit großen Rädern, angetrieben durch zwei Handkurbeln, getrennter Auflagevorrichtung für die Beine.«

Abbildung 3375 (darunter)
Verstellbarer Tragestuhl.
Auszug aus dem Catalogue Dupont, *um 1900.*
(Paris, Ordre national des pharmaciens, Sammlung Bouvet)

Abbildung 3376 (links)
Rückentrage für sitzenden Transport von Verletzten im Gebirge.
Illustration aus Promenades d'un médecin à travers l'exposition (souvenirs de 1889) *von Dr. G. Crouigneau.*
(Paris, Institut national des jeunes sourds)

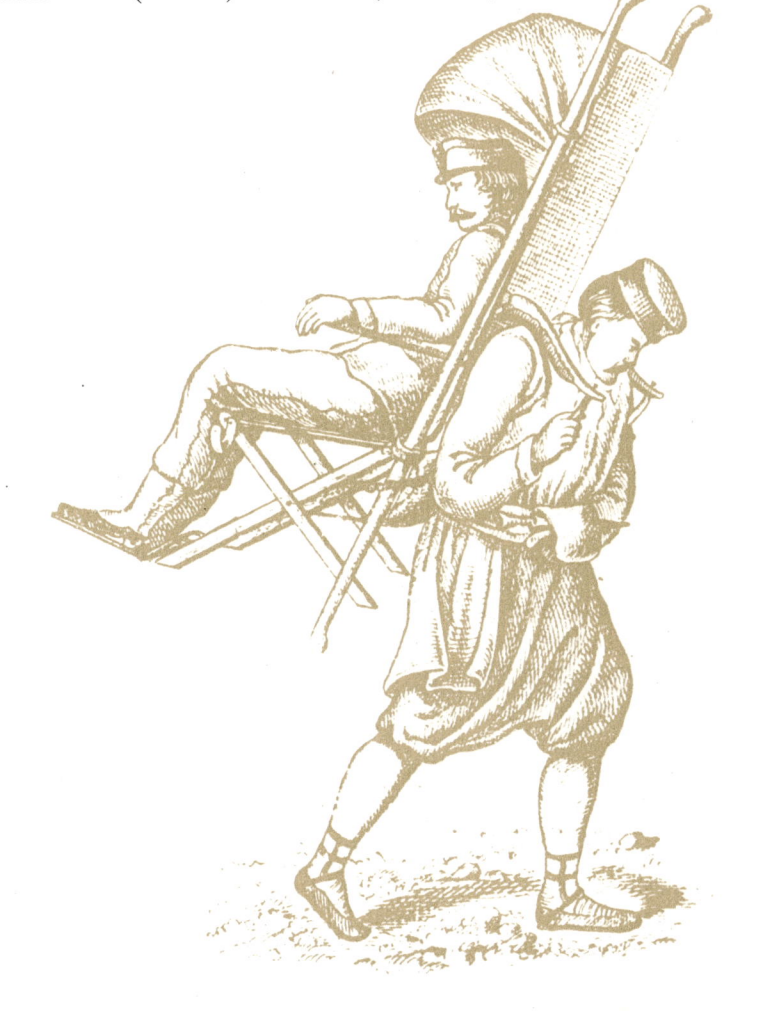

Bibliographie

FORTSETZUNG DER BIBLIOGRAPHIE ZU Bd. 4

WIENER, B. D., *Raspail scientist and reformer,* New York 1968.
WOLFF, E., *Les Précurseurs de l'embryologie expérimentale. C. R. Acad. Sc. (3e centenaire, Zoologie C),* 1967, S. 249—264.

Geschichte der Psychiatrie

ACKERKNECHT, E., *Kurze Geschichte der Psychiatrie.* F. Enke Verlag, Stuttgart 1967.
ALEXANDER, F. G., und SELESNICK, S. T., *Geschichte der Psychiatrie.* Diana Verlag, Konstanz 1969.
AMMAR, S., *En souvenir de la médecine arabe,* Tunis 1975.
BAILEY, P., *Sigmund, the unserene.* Charles C. Thomas, Springfield/Ill. 1965.
BARUK, H., *Essais sur la médecine hébraïque dans le cadre de l'histoire juive,* Paris 1973, 2 Bde;
La Psychiatrie française de Pinel à nos jours, Paris, P.U.F.;
Pinel et son temps. Pinel et notre temps. Histoire des sciences médicales, 1977;
Des hommes comme nous. Souvenirs d'un neuro-psychiatre, Paris, Robert Laffont, 1976;
Traité de psychiatrie, Masson, Paris 1969;
Historique de la Maison nationale de Charenton. Psychiatrie médicale, physiologique et expérimentale, Masson, Paris 1938;
Histoire de l'hôpital psychiatrique, Précis de psychiatrie, Masson, Paris 1950.
BONNAFOUS SERIEUX, *La Charité de Senlis. Une maison d'aliénés et de correction au XVIIIe siècle.* Paris, P.U.F., 1936.
DÖRNER, K., Bürger und Irre. *Zur Sozialgeschichte und Wissenschaftssoziologie der Psychiatrie.* Fischer Taschenbuch Verlag, Frankfurt 1975.
FISCHER-HOMBERGER, E., *Das zirkuläre Irresein* (Zürcher Medizingeschichtliche Abhandlungen Neue Reihe Nr. 53). Juris Druck u. Verlag, Zürich 1968.
FOUCAULT, M., *Wahnsinn und Gesellschaft. Eine Geschichte des Wahns im Zeitalter der Vernunft.* Suhrkamp, Frankfurt 1969.
HOWELLS, J. G. (Ed.), *World History of Psychiatrie.* Baillière Tindall, London 1975.
INABA, *Histoire de la psychologie contemporaine,* Tokio 1977.
JETTER, D., *Zur Typologie des Krankenhauses in Frankreich und Deutschland.* Franz Herner Verlag, Wiesbaden 1971.
JONES, E., *La Vie et l'œuvre de Sigmund Freud,* Paris, P.U.F., 1969.
LEIBBRAND, W., et WETTLEY, A.-M., *Der Wahnsinn, Geschichte der Abendländischen Psychopathologie.* Verlag Karl Alber, Freiburg/München 1961.
MORA, G., und BRAND, J. L. (Eds.), *Psychiatry and its History. Methodological Problems in Research.* Charles C. Thomas, Springfield/Ill. 1970.
PAPADIMETRIOU, *Traité de psychiatrie,* «la Psyché», «Histoire de la psychiatrie», « Séméiologie, diagnostic, thérapeutique». Préface de H. Baruk, Kalliya, 3 Bde.
PARCHAPPE, M., *Des principes à suivre dans la fondation et la construction des asiles d'aliénés,* Masson, Paris 1853.
RAYNIER u. BAUDOUIN, *L'Assistance psychiatrique française,* 8. Aufl. Paris, Le François, 1965
RAYNIER u. LAUZIER, *La Construction et l'aménagement de l'hôpital psychiatrique et de l'asile d'aliénés,* Paris, Peyronnet, 1935.
RIESE, H., *Historical Exploratives in Medicine and in Psychiatry,* New York, Singer Publ., Mayer Gross, 1978.
ROCCATAGLIATA, G., *Storia della psichiatrica antica,* Mailand, Ubrico Hœpli Editore, 1973.
SCHUHL, P. M., *Essais sur la formation de la pensée grecque,* Paris, P.U.F., 1944;
Imageries et réalismes, Paris, P.U.F., 1963.
SEMELAIGNE, R., *Les Pionniers de la psychiatrie française,* Paris, Baillière, 1930—1932.
SERIEUX, P., *L'Assistance des aliénés en France, en Allemagne, en Italie et en Suisse,* Paris, Imprimerie municipale de l'Hôtel-de-Ville, 1903.
SLATER u. ROTH, *Clinical Psychiatry,* London, Baillère Tindall, 1954—1970.
SOUQUES, A., *Étapes de la neurologie dans l'antiquité grecque.* Masson, Paris 1936;
Annales de Thérapeutique psychiatrique. Annales Moreau de Tours. (Histoire de la psychiatrie et de la psychopharmacologie. Colloque international sur la psychiatrie française et les autres psychiatries nationales, Bde. I—V. P.U.F., Paris 1962 ff.

Die Zahnheilkunde vom Mittelalter bis zum 18. Jahrhundert

ALLAINES, C., *Histoire de la chirurgie,* P.U.F.
BESOMBES-DAGEN, *Pierre Fauchard et ses contemporains,* Société des publications médicales et dentaires.
BOISSIER, R., *L'Évolution de l'art dentaire,* éd. Semaine dentaire.
CECCONI, L.-J., *Notes et mémoires pour servir à l'histoire de l'art dentaire en France,* Expérience scientifique.
COHEN, R. A., *The Chapel of St Apolline, Guernesey,* British Dental Journal, 138, n° 4, 1975.
COLMORT BODER, S., *Distillation et thérapeutique du XVIe siècle,* chez Jean Brouaut, *Histoire de la médecine,* Sonderausg. 4, 1961.
DAGEN, G., *Chirurgie générale et chirurgie spéciale en France au XVIIe siècle,* R.H.A.D., Juni 1963.
DE PAIVA BOLEO, J., *L'Évolution du davier à travers les siècles d'après l'iconographie de sainte Apolline.* O medico, n° 585, Lissabon 1962.
DIDIER, G., *Evolution de la réglementation de l'art dentaire et de son enseignement,* Feuillets de l'U.J.C.D., n° 11, p. 4—11, 1963;
Une miniature de sainte Apolline, R.H.A.D., Sonderausg. 1965.
FINOT, A., *Les Médecins des premiers Valois,* Histoire des scienes médicales, t. XI, n° 3, p. 166 à 171, 1977.
FOUGUET, Mme., *Recueil des remèdes faciles et domestiques,* 1698.
GREVE, Chr., *Vom Zahnheilhandwerk zur Zahnheilkunde.* Carl Hanser Verlag, München 1952.
GYSEL, C., *Science dentaire ou médecine dentaire,* Revue belge de médecine dentaire, 17, Nr. 2, 1962;
Philosophie, science, médecine dentaire, profession et polémique, R.B.M.D., 15, 1960;
Généalogie de la céphalométrie, R.B.M.D., 27, Nr. 2, 1972;
De Guy de Chauliac à Bartholomeo Eustachi, Orthodontia Belgica, Bd. 5, 1963;
L'Anatomie et l'archétype du profil facial — Michel-Ange, R.B.M.D., 30, Nr. 4, 1975;
Diemerbroek et les conceptions odontogénétiques au XVIIe siècle, R.B.M.D., 30, Nr. 2, 1975;
L'Orthodontie de B. Eustachi, l'Orthodontie française, 37, 1966;
L'Apport de la Renaissance à l'auxologie dento-faciale, Orthodontia Belgica, 9, 1967;
André Vésale et les historiens de la médecine dentaire, Médecine et hygiene, Genf, 26, 1968.
HAMMER, H., *Die Zahnheilkunde. Ihre Entwicklung vom Handwerk zur Wissenschaft.* Ferdinand Hirt, Kiel 1956.
HOFFMANN-AXTHELM, W., *Die Geschichte der Zahnheilkunde.* Verlag „Die Quintessenz", Berlin 1973.
IRISSOU, L., *Considération sur l'histoire de la pharmacie,* Monspelliensis Hippocrates, Nr. 26, 1964.
LAMENDIN, H., *A propos des remèdes d'hier et d'aujourd'hui: la bouche et les «possesions»,* Cahiers d'odontostomatologie, Bd. 8, Nr. 3.
LANDON, A., *L'Évolution des instruments d'extraction. Période médiévale et arabe,* Revue d'histoire de l'art dentaire, 1964/I.
LÉMERY, N., *Dictionnaire universel des drogues simples,* 1739.
LEONARDO DA VINCI, *Les Carnets de Léonard de Vinci.* Edward Mar Curdy, Paris, Gallimard, 1942, Bd. 2.
MONTROGNON, G., *Du mal de dents et de ses remèdes,* Diss. med. C.D., Paris, Juli 1976.
OUVRIEU, G., *Conceptions des anciens remèdes des maladies des dents,* Cahiers d'odontostomatologie, Bd. VII, Nr. 3 u. 4; Bd. VIII Nr. 2.
PALMA LEAL (Lisbonne), *Rayonnement de l'art dentaire français au Portugal,* Revue d'histoire de l'art dentaire, 1964/I.
PROSKAUER u. WITT, *Bildgeschichte der Zahnheilkunde.* Köln, Dumont, 1962.
RENIER, J., *La Légende de sainte Apolline,* Revue d'histoire de l'art dentaire, Dezember 1963.
SASSIER, P., *L'Art dentaire du Moyen Age au XIXe siècle,* Traité d'histoire de la médecine.
SOUBIRAN, A., *André Vésale, père de l'anatomie moderne, Histoire de la médecine,* Nov. 1964.
SUDHOFF, K., *Geschichte der Zahnheilkunde.* J. A. Barth, Leipzig ^{2}1926; reprogr. Nachdr.: Georg Olms Verlag, Hildesheim 1964.
SVIGNARD, F., *Médecine dentaire populaire et culte de sainte Apolline en basse Bretagne,* Dissertation Chir. dent., Rennes 1974;
Tacuinum sanitatis, XIVe siècle, B.N., Novembr. Acqu. Lat., 1673.

Geschichte der Pflege und Behandlung des alten Menschen

ALBICUS, S., *Vetularius,* Leipzig 1484.
ALLEN, T. H., ANDERSON, E. C., LANGHAM, W. H., *Total Body Potassium and Gross Body Composition in Relation to Age,* J. Gérontol., 15, 1960.
ANGEL, J. L., *The Length of Life in Ancient Greece,* J. Gerontol., 2, 1947.
BACON, R., *De retardandis senectutis accidentibus, et de sensibus conservandis,* Oxford (posth.) 1590.
BAUER, E., *Beiträge zum Studium der Protoplasmahysteresis und der hysteretischen Vorgänge (Zur Kausalität des Alterns),* Arch. mikr. Anat. 101, 1924.
BINET, L. BOURLIÈRE, F., *Précis de gérontologie,* Paris 1955.
BIRREN, J. E. (Hrsg.), *Handbook of Aging and the Individual. Psychological and Biological Aspects,* Chicago 1959;
A Brief History of the Psychology of Aging, The Gerontologist, 1, 1961.
BOGORAS, W. *The Chukchee.* New York, American Museum of Natural History, 1904.
BOURLIÈRE, F., *L'Involution anatomique au cours de la sénescence chez le rat,* Bull. Soc. Zool. France, 71, 1946;
Sénescence et sénilité, Paris 1958;
La Mesure de l'âge biologique chez l'homme, Cahiers de santé publique, 37, Genf, O.M.S., 1969.
BOYD, R., *Tables of the Weights of the Human Body and Internal Organs in the Sane and Insane of Both Sexes at Various Ages, arranged from 2614 post-mortem Examinations,* Philos. Trans. Roy. Soc. London, 151, 1861.
BOY-TEISSIER, J., *Leçons sur les maladies des vieillards,* Paris 1895.
BROWN-SEQUARD, C. E., *Des effets produits chez l'homme par des injections sous-cutanées d'un liquide retiré des testicules frais de cobayes et de chiens,* C. R. Soc. Biol. Paris, 41, 1889.
BRUNTON, T. L., *On the Use of Nitrite of Amyl in Angina pectoris,* Lancet, 1, 1867.
BUFFON, G.-L.-L. de, *De la vieillesse et de la mort,* Histoire naturelle, Paris, Imprimerie royale, 1749.
BURGER, M., *Altern und Krankheit,* Leipzig 1951, 2. Aufl. 1954, 3. Aufl. 1957.
BURNS, A., *Observations on some of the most Frequent and Important Diseases of the Heart,* Edinburgh 1809.
CARREL, A., *On the Permanent Life of Tissues outside the Organism, J. Exp. Med.,* 15, 1912.
CHARCOT, J.-M., *Leçons sur les maladies des vieillards et les maladies chroniques,* Paris 1867.
COHAUSEN, J. H., *Tentaminum physicomedicorum curiosa de vita humana theoreticae et practicae per pharmaciam prolonganda decas,* Cresfeld 1699.
COMFORT, A., *The Biology of Senescence,* London, 1956. 2. Aufl 1964, unter d. Titel *Aging. The Biology of Senescence.*
CORNARO, L., *Trattato de la vita sobria,* Padua 1558;
Sure and Certain Methods of attaining a Long and Healthy Life, with Means of correction a Bad Constitution, London 1704.
COWDRY, E. V., *Problems of Ageing,* Baltimore 1939;
V. Korenchevsky, Father of Gerontology, Science, 130, 1959.
CURTIS, H. J., *Biological Mechanisms of Aging,* Springfield 1966.
CURTIS, H. J., GEBHARD, K. L., *Radiation Induced Aging in Mice.* Proc. 2nd Internat. Conf. on Peaceful Uses of Atomic Energy, 22, Genf 1958.
DEMANGE, E., *Étude clinique et anatomo-pathologique de la vieillesse,* Paris 1886.
DURAND-FARDEL, P., *Traité clinique et pratique des maladies des vieillards,* Paris 1854.
FAILLA, G., *Considerations bearing on Permissible Accumulated Radiation Doses for occupational Exposure; the aging Process and Cancerogenesis,* Radiology, 69, 1957.
FICINO, M., *De triplici vita libri tres,* Venedig 1898.
FULDER, S., *About Ginseng.* Thorsons Press, London 1976.
GAUTIER, E., HENRY, L., *La Population de Crulai, paroisse normande. Étude historique,* Travaux et documents de l'I.N.E.D., Heft 33. Presses universitaires, Paris 1958.
GEIST, L., *Klinik der Greisenkrankheiten,* 2 Bde., Erlangen 1857 bis 1860.
GLEY, E., *Sénescence et endocrinologie,* Bull. Acad. Med. Paris, 87, 1922.
GRMEK, M. D., *On Ageing and Old Age. Basic Problems and Historic Aspects of Gerontology and Geriatrics,* Den Haag, Junk, Monographiae biologicae, 5, 1958.
GRUMAN, G. J., *An Introduction to Litterature on the History of Gerontology,* Bull. Hist. Med., 31, 1957.
GUNDRUM, F., *O produljentu zivota,* Zagreb 1907.
HAMMAR, J. A., *Zur Histogenese und Involution der Thymusdrüse,* Anat. Anz. 27, 1905.
HARRISON, G. A., WEINER, J. S., TANNER, J. M. BARNICOT, N. A., *Human Biology. An Introduction to Human Evolution, Variation, Growth, and Ecology,* 2. Auflage, Oxford University Press, 1977.
HAYFLICK, L., *The Limited in vitro Life-time of Human Diploid Cell Strains,* Exptl. Cell. Res., 37, 1965.
HENRY, L., *Anciennes familles genevoises. Étude démographique: XVIe—XXe siècle, Travaux et documents de l'I.N.E.D.,* Heft 26. Presses universitaires, Paris 1956.

HODGE, C. F., *Changes in Human Ganglion Cells from Birth to Senile Death. Observations on Man and Honeybee,* Journal of Physiology, 17, 1894.
HOWORTH, H. H., *History of the Mongols,* Part IV, London 1927.
HUARD, P., WONG, M., *La Médecine chinoise au cours des siècles,* Paris 1959.

'JFELAND, C. W., *Die Kunst das enschliche Leben zu verlängern,* erlin 1796.
ENKS, A. E., *The Bontoc Igorot,* hnological Survey Publications, anila 1905.
ORENCHEVSKY, V., *Natural elative Hypoplasia of Organs and e Process of Ageing,* J. Path. act., 54, 1942.
ECOMTE DU NOUY, P., *Le emps et la Vie,* Paris, 1936.
EE, R. B., DEVORE, I., *Kalahari 'unter-Gatherers, Studies of the ung San and their Neighbours,* ambridge 1976.
INDEBOOM, G. A., *The Story of Blood Transfusion to a Pope,* Hist. Med., 9, 1954.
OEB, J., *Über den Temperatur-oefficient für die Lebensdauer kalt-lütiger Tiere und über die Ursache es natürlichen Todes,* Pflügers rch. Ges. Physiol., 124, 1908.
ORAND, A., *Quelques considérations sur les causes de la sénilité,* C. R. Soc. Biol. Paris, 57, 1904.
UMIÈRE, A., *Théorie colloïdale le la biologie et de la pathologie,* Paris 1922;
Sénilité et rajeunissement, Paris 1932.
LÜTH, P., *Geschichte der Geriatrie. Dreitausend Jahre Physiologie, Pathologie und Therapie der alten Menschen,* Stuttgart, Ferdinand Enke, 1965.
McCAY, C. M., CROWELL, M. F., MAYNARD, L. A., *The Effect of Retarded Growth upon the Length of Life-span and the Ultimate Body Size,* J. Nutr., 10, 1935.
McCAY, C. M., SPERLING, G., BARNES, L. L., *Growth, Ageing, Chronic Diseases, and Life-span in Rats,* Arch. Biochem., 2, 1943.
McFARLANE-BURNET, *Intrinsic Mutagenesis: a Genetic Approach to Ageing,* Lancaster 1974.
MACLACHLAN, D., *A Practical Treatise on the Diseases and Infirmities of Advanced Life,* London 1863.
MARINESCO, G., *Mécanisme chimico-colloïdal de la sénilité et problème de la mort naturelle,* Revue scientifique, 1, 1914.
METCHNIKOFF, E., *Études biologiques sur la vieillesse,* Ann. Inst. Pasteur, 15, 16, 1901–1902;
Études sur la nature humaine. Essai de philosophie optimiste, Paris 1903.
MILES, W. R., *Measures of Certain Abilities throughout the Life Span,* Proc. Nat. Acad. Sc. U.S.A., 17, 1931.
MINOT, C. S., *The Problem of Age, Growth and Death,* New York 1908.
MORGAGNI, J. B., *De sedibus et causis morborum per anatomen indagatis,* Venedig 1761.
MÜHLMANN, M. S., *Über die Ursache des Alters,* Wiesbaden 1900.
NASCHER, I. L., *Geriatrics,* New York Med. J., 90, 1909;
Geriatrics, The Diseases of Old Age and their Treatment, Philadelphia 1914.
NEEDHAM, J., *La Science chinoise et l'Occident,* Paris 1973.
NEEL, J. V., CHAGNON, N. A., *The Demography of two Tribes of Primitive Relatively Unacculturated American Indians,* Proc. nat. Acad. Sc. U.S.A., 59, 1968.
ORGEL, L. E., *The Maintenance of the Accuracy of Protein Synthesis and its Relevance to ageing,* Proc. Nat. Acad. Sc. U.S.A., 49, 1963.
PACAUD, S., *Le Vieillissement des aptitudes. Déclin des aptitudes en fonction de l'âge et du niveau d'instruction,* Biotypologie, 14, 1953.
PEARL, R., *The Rate of Living,* New York, Knopf, 1928.
PRUS, C.-R., *Recherches sur les maladies de la vieillesse,* Mem. Acad. Roy. Med., 8, 1840.
REVEILLE-PARISE, J.-H., *Traité de la vieillesse hygiénique, médicale et philosophique,* Paris 1853.
RIBBERT, H., *Der Tod aus Altersschwäche,* Bonn 1908.
RÖSSLE, R., *Wachstum und Altern,* München 1923.
RÖSSLE, R., ROULET, F., *Maß und Zahl in der Pathologie,* Pathologie und Klinik in Einzeldarstellungen, Bd. V, Berlin, Aschoff et al., 1932.
RUBNER, M., *Das Problem der Lebensdauer und seine Beziehungen zu Wachstum und Ernährung,* München/Berlin 1908.
RUZICKA, V., *Beiträge zum Studium der Protoplasmahysteresis und der hysteretischen Vorgänge. I. Die Protoplasmahysteresis als Entropieerscheinung,* Arch. mikr. Anat., 101, 1924.
SALZANO, F. M., *Genetic Aspects of the Demography of American Indians and Eskimos,* The Structure of Human Populations, Oxford, G. A. Harrison and A. J. Boyce, 1972.
SAUVY, A., *Les Limites de la vie humaine,* Paris 1961.
SHOCK, N. W. *A Classified Bibliography of Gerontology and Geriatrics,* Ausg. i. 3 Bdn., Stanford 1951–1963, Bd. I, 1951; Bd. II, 1957; Bd. III, 1963.
SIMMONS, L. W., *The Role of the Aged in Primitive Society,* New Haven 1945 (Neuaufl. 1970, Archon Books).
STREHLER, B. L., *Time, Cells and Aging,* New York und London, 1962, 2. Aufl. 1977.
SZILARD, L., *On the Nature of the Aging Process,* Proc. Nat. Acad. Sc. U.S.A., 45, 1959.
UNNA, P. G., *The Histopathology of the Diseases of the Skin,* Edinburgh 1896.
VAN GULIK, R., *Sexual life in Ancient China,* Leiden, 1961.
VAN SWIETEN, G., *Oratio de senum valetudine tuenda,* Wien 1778.
VERZAR, F., *Lectures on Experimental Gerontology,* Springfield 1963.
VILLANOVA, A. de, *De conservanda juventute et retardanda senectute,* Leipzig 1511.
WALFORD, R. L., *The Immunologic Theory of Aging,* Kopenhagen 1969.
WARTHIN, A. S., *Old Age,* New York 1929.
WEISMANN, A., *Über die Dauer des Lebens,* Jena 1882.
WELFORD, A. T., *Skill and Age,* London 1951; 2. erw. Aufl. 1958, u. d. Titel *Ageing and Human Skill.*
ZERBI, G., *Gerentocomia, scilicet de senium cura atque victu,* Rom 1489.

Die Pathologische Anatomie

ACKERNECHT, F. H., *Rudolf Virchow, Doctor, Statesman, Anthropologist,* Madison, The University of Wisconsin Press, 1953.
CARTER, J. R., *A Renascence Role of Anatomic Pathology in Modern Medicine,* Hum. Path., 8, 1977.
FISCHER, W., und GRUBER, G. B., *Fünfzig Jahre Pathologie in Deutschland.* – Georg Thieme, Stuttgart 1949.
FLEXNER, A., *Medical Education. A comparative Study,* New York, The Macmillan Co., 1925.
GRUBER, G. B., *Pathologie und pathologische Anatomie (eine geschichtliche Arbeit),* Zbl. allg. Path. path. Anat., 103, 1962.
GUTHRIE, D., *A History of Medicine,* London, Thomas Nelson and Sons, Ltd., 1945.
KING, L. S., MEEHAN, M. C., *A History of the Autopsy. A Review,* Amer. J. Path., 73, 1973.
KRUMBHAAR, E. B., *Pathology (Clio Medica XIX).* – Hafner Publ. Co., New York 1962.
LONG, E. R., *A History of Pathology,* New York, Dover Publications Inc., 1965.
MAJNO, G. JORIS, I., *The Microscope in the History of Pathology. With a Note on the Pathology of Fat Cells,* Virchows Arch. Abt. A. Path. Anat., 360, 1973.
VIRCHOW, R., *Die Cellularpathologie in ihrer Begründung auf physiologische und pathologische Gewebelehre,* Berlin 1858.

Die Sozialmedizin

BONAMOUR, P., *Le Médecine dans le monde économique,* Paris, Éditions médicales et universitaires, 1974.
BRUNET-JAILLY, J., *Essai sur l'économie générale de la santé,* Paris, Cujas, 1971.
CHADWICK, E., *The General History of Principles of Sanitation,* London, 1889.
CHARBONNEAU, P., *Combat pour la santé,* Paris, Éditions médicales et universitaires, 1977.
DELORE, P., *De la médecine clinique à la médecine sociale,* Paris, Masson, 1961.
DESANTI, E., *Médecine sociale: médecine préventive et logistique médicale,* Paris, Berger-Levrault, 1967.
FISCHER, Alfons: *Geschichte des deutschen Gesundheitswesens.* – Bd. I, Georg Olms, Hildesheim 1963; Bd. II, F. A. Herbig, Berlin 1933.
GALDSTONE, I., *Social Medicine, and the Epidemic Constitution,* Bull. Hist. of Med., Bd. XXV, Nr. 1, Jän.-Febr. 1951.
HATZFELD, H., *Du paupérisme à la sécurité sociale, 1850–1940,* Paris, A. Colin, 1971.
HUARD, P., *l'Émergence de la médecine sociale au XVIIIe siècle,* Concours médical, Nr. 18, Okt. 1958.
LA BERGE, A. F., *Public Health in France, and the French Public Health Movement, 1815–1848; Medical History and Medical Care: a Symposium of Perspectives,* London, Nuffield Provincial Hospitals Trust, 1971.
LESKY, E. (Hrsg.), *Sozialmedizin. Entwicklung und Selbstverständnis* (Wege der Forschung CCLXXIII). – Wiss. Buchges., Darmstadt 1977.
RÖSCH, G., et coll., *Éléments d'économique médicale,* Paris, Flammarion, 1973.
ROSEN, G., *A History of Public Health,* New York, MD Publications, Inc., 1958.
ROSEN, G., *From Medical Police to Social Medicine: Essays on the History of Health Care.* – Science History Publ., New York 1974.
SAND, R., *Vers la médicine sociale,* Paris, Baillière, et Liège, 1948.
SHRYOCK, R.-H., *Histoire de la médecine moderne: facteur scientifique, facteur social,* Paris 1956.
SIGERIST, H. E., *Die Heilkunst im Dienste der Menschheit,* Hippokrates, Stuttgart 1954.
SMITH, F. B., *The people's health.* 1830–1910. – Croom Helm Ltd., London 1979.
SOURNIA, J.-C., *Ces malades qu'on fabrique: la médecine gaspillée,* Paris, Seuil, 1977.
TRISCA, P., *Aperçu sur l'histoire de la médecine préventive,* Paris, Maloine, 1921.

Geschichte der Radiodiagnostik

Bulletins d'information du Centre Antoine-Béclère.
BÉCLÈRE, A., *L'Œuvre et la vie du Dr. Antoine Béclère,* Paris, J.-B. Baillière Ed., 1973.
FEHR, W., *Von der ersten Röntgenröhre zur neuzeitlichen Röntgen-Großanlage.* – C. H. F. Müller AG, Hamburg/München 1938.
GRIGG, E. R. N., *The Trail of the Invisible Light,* Springfield, Charles C. Thomas Ed., 1965.
KRAUSE, P., *Röntgen-Gedächtnis-Heft anläßlich der Enthüllungsfeier des Röntgendenkmals in Lennep am 29. und 30. Nov. 1930.* – Gustav Fischer, Jena 1931.
LAUGIER, A., *De Röntgen à Becquerel: la radiologie a soixante-quinze ans.* Concours médical, 93, 1971.
WENDT, H., *Vom Werden der Röntgenröhren.* – C. H. F. Müller AG, Hamburg 1930.

Geschichte der Radiotherapie

AMALRIC, R., u. VIGNE, J. P., *Le Césium 137 en téléthérapie,* Paris, Gauthier Villars, 1962.
BÉCLÈRE, A., *Antoine Béclère,* Paris, J.-B. Baillière, 1973.
BELOT, J., *La Radiothérapie, ses applications aux affections cutanées,* Paris 1904, Neuaufl. 1905.
BOUCHARD, Ch., *Traité de radiologie médicale,* Paris, G. Steinheil, 1904.
BOUSSARD, D., *Les Accélérateurs de particules,* »Que sais-je«, Paris, P. U. F., 1968.
BRECHER, R. u. E., *The Rays,* Etats-Unis, The Williams and Wilkins Company Baltimore, 1969.
COLIEZ, R. T., et MALLET, L., *Etude de la répartition de l'énergie rayonnante dans les applications curiethérapiques internes,* 1. Internationaler Kongreß für Radiologie, London 1925, British. Jour. of Radiol., September 1926.
DELHERM, L., u. LAQUERRIÈRE, A., *Traité d'électro-radiothérapie,* Paris, Masson et Cie, 1. Aufl. 1938.
DELHERM, L., *Nouveau Traité d'électro-radiothérapie,* Paris, Masson et Cie, 1951.
GRIGG, E. R. N., *The Trail of The Invisible Light,* Charles C. Thomas, Springfield, Illinois, 1965.
GUILLEMINOT, H., *Les Nouveaux Horizons de la science,* Paris, G. Steinheil, 1913. *Inauguration du monument aux victimes des radiations.* Journal de radiologie et d'électrologie, Bd. XX, Nr. 6, Juni 1936, Paris, Masson et Cie.
LEDOUX-LEBARD, R., u. DAUVILLIER, A., *La Physique des rayons X,* Paris, Gauthier Villars, 1921.
MALLET, L., *Curiethérapie,* Paris, J.-B. Baillière et fils, 1930.
PETIT, P., *Rayonnement ultrapénétrant du radium,* Diss. med., Paris, 1908.
PIERQUIN, B., *Précis de curiethérapie,* Paris, Masson et Cie, 1964.
PISSAROFF, A. de, *L'Action des radiations nouvelles (rayons de Röntgen et de Becquerel) sur les êtres vivants,* Diss. med., Paris 1903.
POURQUIER, H., *La Télécobalthérapie – Principe – Dosimétrie. Principales indications en cancérologie.* Paris, Masson et Cie, 1962.
ROCCHIOCCIOLI, C., *Les Isotopes,* »Que sais-je«, Paris, P. U. F., 1964.
SOLOMON, I., *La Radiothérapie profonde,* Paris, Masson et Cie, 1926.

Die ansteckenden Krankheiten

BARIETY, M., et COURY, Ch., *Histoire de la médecine,* Fayard, 1963.
BASTIN, R., *Maladies infectieuses,* Flammarion, »Médecine sciences«, 1971.
Encyclopédie médico-chirurgicale – maladies infectieuses.
BEDESCHI, G., *La Médecine,* Flammarion.
BERNHEIM, S., u. LAURENT, F., *Traité pratique de médecine,* A. Maloine, 1897.
BROUARDEL, GILBERT, *Nouveau traité de médecine et de thérapeutique,* J.-B. Baillière et Fils, 1911.
BULLOCH, W., *The history of bacteriology.* – London 1960.
CLOT-BEY, A.-B., *De la peste,* Fortin, Masson et Cie, 1840.
Précis de pathologie médicale – maladies infectieuses, Masson et Cie, 1947.
DE BORDEU, T., *Recherches sur l'histoire de la médecine,* Auguste Ghio, 1882.
DAREMBERG, C., *Histoire des sciences médicales,* J.-B. Baillière et Fils, 1870.
DECHAMBRE, A., *Dictionnaire-encyclopédique des sciences médicales,* Masson-Asselin, 1877.
DRIGALSKI, W. v., *Männer gegen Mikroben.* – Verlag des Druckhauses Tempelhof, Berlin 1951.
ENRIQUEZ, E., *Nouveau traité de pathologie interne.* Doin et Cie, 1926.
FORD, W. W., *Bacteriology (Clio Medica XXII).* – Hafner Publ. Co., New York 1964.
GILBERT-DREYFUS, *Origines et devenir de la médecine,* Calmann-Lévy, 1968.
KRUIF, P. de, *Mikrobenjäger.* – Orell Füssli, Zürich/Leipzig 1926.
LE CLERC, D., *Histoire de la médecine,* Amsterdam 1723.
ROGER, G.-H., WIDAL, F., TEISSIER, P.-J., *Nouveau traité de médecine – maladies infectieuses,* Masson, 1926.
SCHRADER, H. L., *Und dennoch siegte das Leben. Roman der großen Krankheiten,* Mundus-Verlag, Stuttgart 1954.
TROUSSEAU, A., *Clinique médicale de l'Hôtel-Dieu de Paris,* J.-B. Baillière et Fils, 1882.
ZINSSER, H., *Mikroben machen Geschichte.* – Europ. Buchklub, Stuttgart/Zürich/Salzburg o. J.

Geschichte der Homöopathie

GUMPERT, M., *Hahnemann. Die abenteuerlichen Schicksale eines ärztlichen Rebellen und seiner Lehre, der Homöopathie.* – S. Fischer, Berlin 1934.
HAEHL, R., *Samuel Hahnemann. Sein Leben und Schaffen.* 2 Bde. – Karl F. Haug, Ulm 1922.

NEUMANN, H., *Das Verhältnis der Homöopathie zur naturwissenschaftlichen Medizin in den letzten hundert Jahren im Spiegel der medizinischen Fachpresse.* – Diss. Berlin 1966.

PROKOP, O. u. L., *Homöopathie und Wissenschaft. Eine Kritik des Systems.* – Ferdinand Enke, Stuttgart 1957.

TISCHNER, R., *Das Werden der Homöopathie.* – Stuttgart 1950.

TISCHNER, R., *Samuel Hahnemanns Leben und Lehre.* – Ulm 1959.

TISCHNER, R., *Geschichte der Homöopathie.* – Leipzig 1939.

Gicht und Rheumatismus

CASTIGLIONI, A., *Histoire de la médecine,* Paris, Payot, 1931.

CHARCOT, J.-M., *Œuvres complètes. VII: Maladies des vieillards. Goutte et rhumatisme,* Paris, Lecrosnier et Babe, 1890.

COSTE, F., *Le Rhumatisme,* »Que sais je?« Nr. 780, Paris, Presses universitaires de France, 1958.

COSTE, F., FORESTIER, J., LACAPÈRE, J., *Grands syndromes des rhumatismes des jointures,* la Presse médicale, 39, 1931.

DUMESNIL, R., *Histoire illustrée de la médecine,* Paris, Plon, 1935.

GUTMAN, A. B., *The Past Four Decades of Progress in the Knowledge of Gout, with an Assessment of the Present Status,* Arthritis and Rheumatism, 16, 1973.

LOUYOT, P., et coll., *La Goutte,* Médicorama, n° 152, 154 et 161, Paris, E. P. R. I., 1973.

PEYRON, J.-C., *Les Rhumatismes dégénératifs, hier, aujourd'hui, demain,* Bicolore (Roussel), Nr. 95, 1972.

RAVAULT, P.-P., *Thérapeutiques d'aujourd'hui, thérapeutiques de demain dans le rhumatisme,* Thérapie, 22, Nr. 4/2, 1967.

SEEGMILLER, J. E., *A Tribute to Dr. Alexander B. Gutman,* Arthritis and Rheumatism, 18, Erg.-Bd. zu Nr. 6, 1975.

SÈZE, S. de, *Un siècle de rhumatologie: progrès de nos connaissances en rhumatologie de 1867 à 1967,* L'Actualité rhumatologique 1969 présentée au praticien, Paris, expansion scientifique, 1970; *La Goutte et son histoire,* la Vie médicale, 56, 1975.

SÈZE, S. de, MAITRE, M., *Historique des arthroses,* Revue du rhumatisme, 20, 1953.

Die traditionelle Medizin in Schwarzafrika

BARANGER, P., FILER, M. K., *De l'action protectrice des colliers dans la malaria aviaire. Essai d'ethnographie expérimentale,* Acta tropica, 73, 1951.

BOSMAN, G., *Voyage de Guinée contenant une description nouvelle et très exacte de cette côte où l'on trouve et où l'on trafique l'or, les dents d'éléphant, les esclaves,* Autrecht, Antoine Schouten, 1705.

BOUQUET, A., *Féticheurs et médecines traditionnelles du Congo (Brazzaville),* Paris, Mémoires O. R. S. T. O. M., Nr. 36, 1969.

BOWDICH, T. E., *Mission from Cape Coast castle to Aschantee with a statistical account of other parts of the interior of Africa,* London, J. Murray, 1819.

BRANDL, L., *Ärzte und Medizin in Afrika,* Pfaffenhofen, Afrika Verlag, 1966;
A Short History of Ethnomedicine in Tropical Africa. Ethnomedizin und Sozialmedizin in Tropisch-Afrika, Arbeitsgemeinschaft Ethnomedizin, Hamburg 1975.

CENIVAL, P. de, MONOD, Th., *Déscription de la côte d'Afrique de Ceuta au Sénégal par Valentin Fernandes (1506–1507),* Comité d'études historiques et scientifiques de l'A. O. F., série A, Nr. 6, Paris, Larose, 1938.

CHEVALIER, A., *Michel Adanson, voyageur, naturaliste et philosophe,* Paris, Larose, 1934.

COLLOMB, H., *Psychothérapies traditionnelles en Afrique,* 9. Internationaler Kongreß für Psychotherapie, Oslo, 1973;
Psychiatrie traditionnelle en Afrique, Konferenz von Havanna, März 1974, verl. in *Revista de psiquatria,* Kuba, 1975.

CORRE, Dr. A., *La Matière médicale des Noirs du Sénégal,* Moniteur officiel du Sénégal et dépendances, 6. Juni 1876, 20. Juni 1876.

DORES, M., *A propos de l'intervention d'un médecin au cours d'un traitement traditionnel à Bangui,* Psychopathologie africaine, 7, 1971.

FELKIN, W., *Notes on Labour in Central Africa,* Edinburgh Medical Journal, 29, 1884.

GOYON, J. de, *Variole et vaccination dans le haut Oubangui,* Annales hyg. et médec. colon., 9, 1906.

HARLEY, G. W., *Native African Medicine, with Special Reference to its Practice in the Mano Tribe of Liberia,* 1. Aufl. London 1941, Neuaufl. 1970.

KERHARO, J., *Contribution à l'histoire de Kong,* Tropiques, Nr. 316, 1949;
Note sur deux drogues africaines aux propriétés amoebicides conformées, commun. Symposium amibiase, Dakar, 1969; Bull. Soc. méd. Afr. noire de langue française, 14, 1969;
L'Aromathérapie et la gemmothérapie dans la pharmacopée sénégalaise traditionnelle, J. agric. tropic. botan. appliquée, 28, 1971;
Recherches ethnopharmacognosiques sur les plantes médicinales et toxiques de la pharmacopée sénégalaise traditionnelle, Diss. med., Dakar 1971;
Aperçu historique et ethnopharmacognosique sur les croyances et les pratiques traditionnelles de traitements relatifs à la maladie du sommeil en Afrique de l'Ouest, Bull. Soc. méd. Afr. noire de lang. française, 19, 1974;
Données ethnopharmacognosiques sur quelques traitements africains des troubles mentaux, Afr. méd., 15, 1976.

KERHARO, J., ADAM, J.-G., *La Pharmacopée sénégalaise traditionnelle. Plantes médicinales et toxiques,* Paris, Vigot, 1974.

KERHARO, J., BOUQUET, A., *Sur un traitement africain de différentes affections oculaires,* C. R. Ac. Sc., 226, 1948;
Sorciers, féticheurs et guérisseurs de la Côte-d'Ivoire – Haute-Volta, Paris, Vigot, 1950; *Plantes médicinales et toxiques de la Côte-d'Ivoire – Haute-Volta,* 1 vol., 295 p., Paris, O.R.S.T.O.M., 1950.

KERHARO, J., THOMAS, L.-V., *La Médecine et la pharmacopée des Diola de Basse-Casamance (Sénégal),* Bull. Soc. méd. Afr. noire de langue française, 1962, 7;
Le Wilinwiga des Mossis (Guiera senegalensis), ses usages thérapeutiques indigènes et son application au traitement des diarrhées cholériformes, commun. Société pathol. exot., 1947; *Acta tropica,* Basel, 5, 1948.

KOUADJO-TIÀCOH, G., *La Médecine des guérisseurs noirs de l'Ouest-africain,* Diss. med., Paris 1950.

LA RONCIÈRE, Ch. de, *Histoire de la découverte de la Terre,* Paris, Larousse, 1938.

LAZORTHES, G., *Chronique des sciences de l'homme: les trépanations de la préhistoire, des peuples primitifs, de l'Antiquité et du Moyen Age,* Concours médical, Bd. LXXXIX, Nr. 40, Nr. 42, 1967.

LEBEUF, J.-P., *Notes sur la circoncision chez les Kouroumba du Soudan français, J. Soc. afr.,* 11, 1941.

LESTRADE, A., *La Médecine indigène au Ruanda,* Mém. Acad. roy. sc. col. morales, N-Reihe, 8, Brüssel, 1955.

MAKANG MA MBOG, M., *Essai de compréhension de la dynamique des psychothérapies africaines traditionnelles,* Psychopathologie africaine, 5, 1969.

MARGETTS, E. L., *Sub-incision of the Urethra in the Samburu of Kenya,* East African. Medic. J., 37, 1960.

MEYERHOF, M., *An Early Mention of Sleeping Sickness in Arabic Literatur,* Proceedings Royal Soc. Medicine (section »History of Medicine«), 1937.

NICOD, H., *La Vie mystérieuse de l'Afrique noire,* Paris, Payot, 1948.

SCHWEINFURTH, G., *Im Herzen von Afrika,* 2 Bde., 1874.

STEPHEN-CHAUVET, *La Médecine chez les peuples primitifs,* Paris, Maloine, 1936.

THUNBERG, Ch.-P., *Voyage en Afrique et en Asie. Principalement au Japon pendant les années 1770–1779,* Paris, Fuchs, 1794.

TRILLES, R.-P., *Les Pygmées de la forêt équatoriale,* Paris, Bloud et Gay, 1932.

VERGIAT, A.-M., *Les Rites secrets des primitifs de l'Oubangui,* Paris, Payot, 1936; *Plantes magiques et médicinales des féticheurs de l'Oubangui (région de Bangui), J.A.T.B.A.,* 16, Nr. 2–10, 1969; Nr. 1–9, 1970.

WALKER, A.-R., SILLANS, R., *Rites et croyances des peuples du Gabon,* Paris, Présence africaine, 1962.

Geschichte der Psychoanalyse

ABRAHAM, H., *Karl Abraham. Sein Leben für die Psychoanalyse.* Kindler Verlag, München 1976.

ALEXANDER, F. G., und SELESNICK, S. T., *Geschichte der Psychiatrie.* Diana Verlag, Konstanz 1969.

ANZIEU, D., *L'Auto-analyse de Freud et la découverte de la psychanalyse.* 2 Bde., Presses universitaires de France, Paris 1975.

ASTER, E. v., *Die Psychoanalyse.* Francke Verlag, Bern/München 1959.

CHERTOK, L., und SAUSSURE, R. de, *Naissance du psychanalyste. De Mesmer à Freud.* Payot, Paris 1973.

DOUCET, F., *Forschungsobjekt Seele. Eine Geschichte der Psychologie.* Kindler Verlag, München 1971.

ELLENBERGER, H. F., *Die Entdeckung des Unbewußten.* 2 Bde., Verlag H. Huber, Bern/Stuttgart/Wien 1973.

FREUD, S., *Zur Geschichte der psychoanalytischen Bewegung.* Werner Fritsch Verlag, München 1966.

FREUD, S., *Briefe 1873–1939.* S. Fischer Verlag, Frankfurt 1960.

HIRSCHMÜLLER, A., *Physiologie und Psychoanalyse in Leben und Werk Josef Breuers.* Verlag H. Huber, Bern 1978.

JAPPE, G., *Über Wort und Sprache in der Psychoanalyse.* S. Fischer Verlag, Frankfurt 1971.

JONES, E., *Das Leben und Werk von Sigmund Freud.* 3 Bde., Verlag H. Huber, Bern/Stuttgart 1960–62.

KATZENSTEIN, A./SPÄTE, H. F./THOM, A., (Hrsg.), *Die historische Stellung und die gegenwärtige Funktion der von Sigmund Freud begründeten Psychoanalyse im Prozeß der Formierung einer wissenschaftlich fundierten Psychotherapie.* Bernburg 1981.

LAPLANCHE, J., und PONTALIS, J. B., *Das Vokabular der Psychoanalyse.* Suhrkamp Verlag, Frankfurt 1972.

MITSCHERLICH, A. (Hrsg.), *Entfaltung der Psychoanalyse.* E. Klett Verlag, Stuttgart 1956.

NACHT, S. (Hrsg.), *Traité de psychanalyse,* Bd. 1: »Histoire«. Presses universitaires de France, Paris 1965.

SACHS, H., *Freud, Meister und Freund.* Imago Publ. Co., London 1950.

SCHULTZ, J. H., *Psychotherapie. Leben und Werk großer Ärzte.* Hippokrates Verlag, Stuttgart 1952.

SCHÄFER, M. L., *Der Neurosebegriff. Ein Beitrag zu seiner historischen Entwicklung.* Goldmann Verlag, München 1972.

WHYTE, L., *L'inconscient avant Freud.* Payot, Paris 1971.

WYSS, D., *Die tiefenpsychologischen Schulen von den Anfängen bis zur Gegenwart.* Vandenhoeck & Ruprecht, Göttingen 1961.

DIE PSYCHOLOGIE DES XX. JAHRHUNDERTS, Bde. II u. III: *Freud und die Folgen,* hrsg. v. D. Eicke, Kindler Verlag, Zürich 1976–77.

BIBLIOGRAPHIE Bd. 5

Geschichte der Arbeitsmedizin

a) Weiterführende Literatur

BUESS, H., *Die Erforschung der Berufskrankheiten bis zum Beginn des industriellen Zeitalters.* In: Handbuch der gesamten Arbeitsmedizin, hrsg. v. E. W. Baader, Bd. 2,1, Berlin/München/Wien 1961.

JETTER, D., *Vorläufer und Ansätze zur späteren Arbeitsmedizin* (16. Jahrhundert). Arbeitsmedizin – Sozialmedizin – Arbeitshygiene I/5 (1966) S. 162–165.

JETTER, D., *Grundlagen und Entwicklung der Arbeitsmedizin im 17. Jahrhundert.* Arbeitsmedizin – Sozialmedizin – Arbeitshygiene I/6 (1966) S. 206–209.

JETTER, D., *Bernardino Ramazzini und die Arbeitsmedizin des 18. Jahrhunderts.* Arbeitsmedizin – Sozialmedizin – Arbeitshygiene (1966) S. 243–248.

KOELSCH, F., *Bernardino Ramazzini. Der Vater der Gewerbehygiene* Stuttgart 1912.

KOELSCH, F., *Die Erforschung der Berufskrankheiten von der Wende des 18./19. Jahrhunderts zur Gegenwart.* In: Handbuch der gesamten Arbeitsmedizin, hrsg. v. E. W. Baader, Bd. 2,1, Berlin/München/Wien 1961.

KOELSCH, F., *Lehrbuch der Arbeitsmedizin,* Bd. I, Kap. I, Enke Verlag, Stuttgart 1963.

KOELSCH, F., *Beiträge zur Geschichte der Arbeitsmedizin.* Schriftenreihe der Bayerischen Landesärztekammer, Bd. 8, 1967.

LESKY, E., *Arbeitsmedizin im 18. Jahrhundert* (Quecksilberbergwerk Idria in Krain). Wien 1956.

ROSEN, G., *The history of miners' diseases.* New York 1943.

SCHADEWALDT, H., *Arbeitsmedizin – Geschichte und Ausblick.* Med. Welt 25/9 (1974) S. 386–393.

TELEKY, L., *The history of factory and mine hygiene.* New York 1948.

b) Im Text verwendete Literatur

Abkürzungen:

Acad.S.H.: Histoire de l'Académie des sciences.
Acad.S.M.: Mémoires de l'Académie des sciences.
Annal.H.P.: Annales d'Hygiène publique et de Médecine légale.
Arch.M.P.: Archives des Maladies professionnelles (Masson, Paris).
S.M.T.: Sécurité et Médecine du travail (Revue de l'A.F.T.I., Boîte post., 19, rue Blanche, 75009 Paris).

THORWALD, J., *Histoire de la médecine dans l'Antiquité,* gr. In 8°, 330 S., Hachette, Paris, 1966, S. 92, 95 u. 96.

FURON, R., *La Préhistoire,* In 8°, 188 S., Blanchard, Paris, 1928.

TANQUEREL DES PLANCHES, L., *Traité des maladies du plomb,* In 8°, 2 Bde., 552+552 S., Ferra, Paris, 1839, Bd. I., S. 28.

NICANDRE, *in* TANQUEREL, Bd. I., S. 29.

PLAUTUS, *Aulularia,* 1. Akt.

IUVENAL, *Satiren 2 u. 6.*

MARTIAL, L. XII, *Epigramme LVII.*

PLINIUS, *Naturalis historia,* L. XXXIII, chap. V.

VITRUV, *De architectura,* L. VIII, Kap. VI.

FLACH, J., *Mines au Ier siècle, la table d'Aljusterel,* In 8°, 70 S., Larose, Paris, 1879.

CELSUS, *De re medica,* L.V, Kap. XXVII, 15.

DIOSCORIDES, *in* TANQUEREL, Bd. I, S. 30.

GALIEN, *Traité de la vertu des médicaments simples,* L. IX.

POLLUX, *Onomasticon,* L. VII, Kap. CXXXII.

AETIUS, *Tetrabiblos,* L. IV, sermo IV.

PAULUS v. AEGINA, *in* TANQUEREL, Bd. I, S. 31 u. Bd. II, S. 3 u. 252.

RHAZES, *in* TANQUEREL, Bd. I, S. 32.

LY ABBAS, in TANQUEREL, I, S. 32.

ICENNA, in TANQUEREL, I, S. 33.

IMONIDES, *S.M.T.*, Nov.-. 1972, Nr. 24, S. 269–277.

D. GRMEK, *Arnaud de Villeve et la médecine du travail*, erman, Bulletin de la Société belge ist. de la médecine, Bd. VIII, fasc. Brüssel.

RNAUD DE VILLENEUVE, *M.T.*, Nr. 43, Mai–Juni 1977.

RACELSUS, *Œuvres médicales* rsg. B. GORCEIX), In 8°, 262 S., J.F., Paris.

RICOLA, G., *De re metallica ri XII*, In fol. 502+74 S, Froben, sel 1556, Bd. I, L. VI, S. 172f.

RCHER, A., (1602–1680) *Muns subterraneus*, Amsterdam 1664.

RNEL, J., *De abditis rerum cau*, Sect. v. *De mercuriale*, Bd. II, ip. VII, In 8°, Paris, 1560.

USITANIUS, A., in RAMAZINI, Kap. XXVI, Anm. 1.

RATO, J. in TANQUEREL, l. I, S. 37 u. Bd. II, S. 4.

ALLOPIO, G., in RAMAZZINI, ap. 1.

ERCURIALIS, J., *De arte gymistica*, In 4°, Venedig, 1569, Bd. VI, ap. I.

UVENAL, *Satire VI: Varicosus fiet aruspex*.

erordnungen von CHARLES IX: rchives nationales (3. Bd. Charles X–Y 85, fol. III, hrsg. v. Pierre CALONI, in *Échec au risque*, S.E.F.I., Paris, 1952, S. 136; Kopie von Artiel 17 in: BOISSELIER, J.: *Une uerre contre le risque* (Vie de P. ALONI), In 8°, 276 S., S.C.H. .C., 53–55, rue Desnouettes, 5015 Paris, 1971.

EVI-PROVENÇAL, E., *Le Traité 'IBN ABDUN*, Maisonneuve, Paris, 1947, S. 80.

LEONARDO DA VINCI, *Trattore della pictura*, Mailand 1804, S. 121, 128 u. 107.

GALILEI, *Opere*, Mailand 1811, 3d. XI, S. 558.

SANCTORIUS, *Ars de statica medicina*, Venedig 1614.

BORELLI, in RAMAZZINI, Kap. XXIX.

POTIER, VAN HELMONT, CAESIUS, BECHER, PIGNORIUS, DIEMERBROECK: in RAMAZZINI, hg. Delahays 1855, S. 5, 22, 20, 6, 94 u. 103.

TRANSACTIONS PHILOSOPHIQUES de la Royal Society, Bd. I, April 1665, mines de Fréjus.

WEDEL, ETTMULLER, BORRICHIUS, TOZZIUS, in RAMAZZINI, Kap. I–XXX–XXXVI, I, II.

CITOIS, MILON, LE POIS, RIVIÈRE, RIOLAN, SYDENHAM, STOCKHAUSEN, WEPFER, in TANQUEREL, Bd. I, S. 38, 39, 40 u. Bd. II, S. 4 u. 5.

CARRE, A., *Notes sur l'historique de la médecine du travail et de l'ergonomie dans la marine*, Revue maritime, Nr. 274, März 1970, S. 335–341.

VAUBAN, *S.M.T.*, Nr. 26, S. 83–89, März-April 1973.

LA HIRE, SAUVEUR, AMONTONS, Acad.S.H., 1699, S. 96 u. 112; 1702, S. 95 u. 167: 1703, S. 100; Acad.S.M., 1699, S. 123 u. 153; 1702, S. 261; 1703, S. 126ff.; u. *S.M.T.*, Nr. 25, Januar 1973, S. 29–35.

CAMUS, *S.M.T.*, Nr. 29, S. 31–36, Oktober 1973.

DESAGULIERS, S'GRAVESANDE, MAIRAN, REAUMUR, BOUGUER, *S.M.T.*, Nr. 32, S. 20 bis 27.

HALES, *S.M.T.*, Nr. 15, Mai 1971, S. 123–128.

BELIDOR, *S.M.T.*, Nr. 28, Juli 1973, S. 207–213.

EULER, *S.M.T.*, Nr. 30, März 1974, S. 23–27.

RAMAZZINI, B., *S.M.T.*, Nr. 3, Mai 1969, S. 18–27; u. *Essai sur les maladies des artisans*, 1777.

LINNE, SKRAGGE, BUCHAN, HECQUET, MORGAGNI, JUSSIEU, *S.M.T.*, Nr. 4, S. 23–27, Juli 1969.

TENON, J., *S.M.T.*, Nr. 17, September 1971, S. 205–209.

LE BLANC, BOUCHER, Anm. v. FOURCROY in seiner Übersetzung v. RAMAZZINI, Kap. XXIV u. XLVII.

ZELLER an BAKER, in TANQUEREL, Bd. I, S. 40–47.

TRONCHIN, in M. VALENTIN, *Saturnisme et littérature au siècle des Lumières*, Arch.M.P., 1977.

GARDANNE, *Recherches sur la colique métallique*, In 8°, XII+293 S., Paris, 1768.

HARDY, J., *Colic of Poitou and Devonshire*, London 1778.

PORTAL, A., *S.M.T.*, Nr. 13, Januar 1971, S. 21–26.

GUYTON DE MORVEAU, *S.M.T.*, Nr. 16, Juli 1971, S. 155 bis 160.

TISSOT, A., in VALENTIN, M., *Les Maladies des dirigeants au siècle des Lumières*, Arch.M.P., Bd. 36, Nr. 4–5, April–Mai 1975, S. 295 bis 299.

FOURCROY, A., *S.M.T.*, Nr. 4, Juli 1969, S. 22–27.

POTT, P., *Observations . . . sur le cancer du scrotum . . .*, ins Französische übersetzt, Paris, 1777.

COULOMB, C. A., von G. STEWART GILLMOR, In 8°, 328 S., Princeton University Press, 1971; u. Acad.S.M. (Institut), Bd. II, 1796–1805, S. 380ff. u. *S.M.T.*, Nr. 33, Dezember 1974, S. 19–26.

PRIX DES ARTS INSALUBRES, in M. VALENTIN, *Le Prix de 1783 . . .*, Arch.M.P., Bd. 34, Nr. 4–5, April–Mai 1973, S. 273–280.

PILATRE DE ROZIER, von Clément DUVAL, Konferenz im Palais de la découverte, A 333, In 8°, 28 S., Paris, 1968.

LAVOISIER, A. L., *A Bibliography of the Works of . . .*, von D. I. DUVEEN u. H. S. KLICKSTEIN, In 4°, 2 Bde. 494+178 S., Dawsons, London, 1954–1965; u. *S.M.T.*, Nr. 36, 37, 38, 39, September 1975 bis Mai 1976.

SEGUIN, A., in M. VALENTIN, *L'Homme au travail et au repos de Lavoisier*, Arch.M.P., Bd. 37, Nr. 4–5, 1976, S. 455–461.

JACQUARD, J. M., *S.M.T.*, Nr. 31, April 1974, S. 66–71.

RUMFORD, B. (THOMPSON Graf von), *S.M.T.*, Nr. 27, Mai 1973, S. 141–151.

DAVY, H., Von CROWTHER, übers. von BERA, Hermann, Paris, 1939, In 8°, 224 S; u. *S.M.T.*, Nr. 6, November 1969, S. 22–29.

ALDINI, J., *S.M.T.*, Nr. 20, März 1972, S. 65–71; u. *Art de se préserver de l'action de la flamme*, In 8°, 142 S., Huzard, Paris, 1830.

REGNIER, E., *S.M.T.*, Nr. 42, April 1977, S. 26–31.

ORFILA, M. B., *S.M.T.*, Nr. 8, März 1970, S. 25–29.

PATISSIER, P., *S.M.T.*, Nr. 5, September 1969, S. 13–19.

D'ARCET, J., *S.M.T.*, Nr. 34, Februar 1975, S. 17–25.

VILLERME, L. R., *S.M.T.*, Nr. 1, Januar 1969, S. 31–37; u. Annal. H. P., Bd. XXI, 1864.

SOCIÉTÉ INDUSTRIELLE DE MULHOUSE, *S.M.T.*, Nr. 2, März 1969, S. 23–28.

THACKRAH, C. T., *The Effects of the principal Arts, Trades and Professions on Health and Longevity*, London, 1831.

WALKER, *On the Influence of Trades, Professions, and Longevity*, Med. Gesellsch., New York, 1837.

LEFÈVRE, A., *S.M.T.*, Nr. 11, September 1970, S. 27–33; Arch.M.P., Bd. 33, Nr. 4–5, April 1974, S. 213–216.

BEAUHARNAIS LEUCHTEMBERG, M. de, *S.M.T.*, Nr. 12, November 1970, S. 35–40; u. Arch.M.P., Bd. 33, Nr. 4–5, S. 216–218.

KOPP, E., *S.M.T.*, Nr. 9, Mai 1970, S. 15–20.

TRELAT, U., *S.M.T.*, Nr. 18, November 1971, S. 239–244.

TARDIEU, A., *S.M.T.*, Nr. 22, Juli 1972.

DELPECH, A., *Mémoire sur les accidents des ouvriers employés à la fabrication des chromates*, Baillière, Paris, 1869 (30 S. Ausz. a. d. Annal.H.P., 1868).

BAZIN, E., *Affections cutanées artificielles*, In 8°, 500 S., Delahaye, Paris, 1862.

MAREY, E. J., *La Méthode graphique . . .*, In 8°, XIX+674 S., Masson, Paris, 1878.

DENAYROUZE, A. et L., *Des aérophores et de leurs applications*, Dunod, Paris, 1872; u. *S.M.T.*, Nr. 7, Januar 1970, S. 19–25.

AMAR, J., *Le Moteur humain*, In 8°, 622 S., Dunod, Paris, 1914; u. *S.M.T.*, Nr. 23, Sept. 1972, S. 211 bis 219.

VALENTIN, M., u. *Clemenceau . . . précurseur de la médecine du travail*, in Histoire des sciences médicales, Band. VII, Nr. 3, Juli 1973, S. 245–254; u. *S.M.T.*, Nr. 14, März 1971, S. 85–90.

GILBRETH, F. B., *Étude des mouvements*, Paris, Dunod, 1928.

MURREL, K. F. H., *Adaption du travail à l'homme*, rapport Nr. 335 f. d. O.E.C.E., 1958.

APOLANT, H., et al., *Paul Ehrlich. Eine Darstellung seines wissenschaftlichen Wirkens*, G. Fischer Verlag, Jena 1914.

BOCHALLI, R., *Robert Koch*. Stuttgart 1954.

BOIVIN, A., u. DELAUNAY, A., *L'Organisme en lutte contre les microbes*, Paris, Gallimard, 1946; *Phagocytose et infections*, Paris, Hermann, 1946.

BOIVIN, A., VENDRELY, R., u. TULASNE, R., *La spécificité des acides nucléiques chez les êtres vivants, spécialement chez les bactéries*, Unités biologiques douées de continuité génétique, Paris, C.N.R.S., 1949.

BORDET, J., *Traité de l'immunité dans les maladies infectieuses*, Paris, Masson, 1934.

BULLOCH, W., *The history of bacteriology*. Oxford University Press, London/New York/Toronto 1960.

DAUVILLIER, A., u. DESGUIN, E., *Le Genèse de la vie, phase de l'évolution géochimique*, Paris, Hermann, 1942.

DELAUNAY, A., *Journal d'un biologiste*, Paris, Plon, 1959; *L'Institut Pasteur des origines à aujourd'hui*, Paris, France-Empire, 1962; *L'Immunologie*, Paris, Presses universitaires de France, 1969.

DRIGALSKI, W. v., *Männer gegen Mikroben*. – Verlag des Druckhauses Tempelhof, Berlin 1951.

DUBOS, R., *Pasteur und die moderne Wissenschaft*. Verlag Kurt Desch, München 1960.

ENGELHARDT, A., v., *Emil Behring. Chronik seiner Forschungsarbeit und seines Institutes für experimentelle Therapie*. Verlag Bruno Schultz, Berlin 1940.

FASQUELLE, R., *Les Trois Etapes de la lutte contre les infections*, Paris, Peyronnet, 1955; *Éléments de bactériologie médicale*, Paris, Flammarion, 1974; *Éléments de virologie médicale*, Paris, Flammarion, 1971, 4. Aufl. *Microbiologie médicale*, I. Heft 1958, 2. Heft 1961, Paris, Flammarion; *Éléments d'immunologie générale* (avec Barbier, P., Daguet, G., u. Goullet, P.), Paris, Masson, 1965.

FORD, W. W., *Bacteriology (Clio Medica XXII)*. – Hafner Publ. Co.,

GENSCHOREK, W., *Robert Koch. Leben – Werk – Zeit*. S. Hirzel Verlag, Leipzig 1976.

GINS, H. A., *Krankheit wider den Tod. Schicksal der Pockenschutzimpfung*. G. Fischer Verlag, Stuttgart 1963.

JACOB, F., *La Logique du vivant*, Paris, Gallimard, 1970.

KOELBING, H., *Im Kampf gegen Pocken, Tollwut, Syphilis. Das Leben von Edward Jenner, Louis Pasteur, Paul Ehrlich*. Reihe Gute Schriften, Basel 1974.

KRUIF, P. de, *Mikrobenjäger*. – Orell Füssli, Zürich/Leipzig 1926.

LECHEVALIER, H. A., und SOLOTOROVSKY, M., *Three centuries of microbiology*. Dover Publications, New York 1974.

LWOFF, A., *L'Évolution physiologique*, Paris, Hermann, 1943.

MONOD, J., *La Croissance des cultures bactériennes*, Paris, Hermann, 1942.

RÖTHLIN, O. M., *Edwin Klebs 1834–1913*. Zürich 1962.

SCHRADER, H. L., *Und dennoch siegte das Leben. Roman der großen Krankheiten*, Mundus-Verlag, Stuttgart 1954.

VALLERY-RADOT, R., *Louis Pasteur*, Freudenstadt 1948.

WATSON, J. D., édition française par GROS, F., *Biologie moléculaire du gène*, Paris, Ediscience, 1968.

WOLLMANN, E. L., u. JACOB, F., *La Sexualité des bactéries*, Paris, Masson, 1959.

ZEISS, H., und BIELING, R., *Behring*, Berlin 1941.

Geschichte der Kinderheilkunde

ABT, I. A., u. GARRISON, F. H., *History of Pediatrics*, Philadelphia u. London, Saunders, 1965.

BLOCH, H., *Rev. Thomas Thatcher, . . . first colonial medical pamphleteer*, N.Y. State J. of Med. 1. März 1973, S. 700–702.

BOKAY, J. von, *Geschichte der Kinderheilkunde*, Berlin, Springer, 1922.

BRÜNING, H., *Geschichte der Methodik der Künstlichen Säuglingsernährung*. Stuttgart, 1908.

COURY, Ch., *La Médecine de l'Amérique précolombienne*, Paris, Dacosta, 1969.

DERUISSEAU, L.-G., *L'hygiène du nourrisson dans l'ancienne littérature médicale*, Revue Ciba, Nr. 35.

GHINOPOULO, S., *Pädiatrie in Hellas und Rom*, Jena, Gustav Fischer, 1930.

GRANJEL, L. S., *Historia de la pediatria española*, Salamanca, 1965.

JONCKHEERE, F., *Un chapitre de pédiatrie égyptienne: l'allaitement*, Aesculape, 1955, 36, S. 203–223.

LECA, A.-P., *La Médecine égyptienne au temps des pharaons*, Paris, Dacosta, 1971, S. 337–344.

LEVINSON, A., *Pioneers of Pediatrics*, New York, Froben, 1943.

MEISSNER, Fr. L., *Grundlage der Literatur der Pädiatrik*, Leipzig, 1850.

MUELLERHEIM, K., *Die Wochenstube in der Kunst*, Stuttgart, 1904.

PEIPER, A., *Chronik der Kinderheilkunde*, Leipzig, 1957.

PLOSS, H., *Das Kind in Brauch und Sitte der Völker*, Leipzig, 1911.

RADBILL, S. X., Medicine in XVII Century England, Pediatrics, A. G. Debus, Hrsg. Univ. Calif. Press, s. d.

ROSENTHAL, R., *The Child in Ancient Greece*, Minnesota Medicine, 1936, Bd. XIX, S. 524ff.

RUHRÄH, J., *Pediatrics of the Past*, New York, 1925.

SEGUIN, Ch., *La Médecine infantile chez les Grecs et les Romains*, Diss. med., Paris, 1902.

STILL, G. F., *The History of Pediatrics*, London, 1931.

SUDHOFF, K., *Erstlinge der Pädiatrischen Literatur.* München, 1925.

TROITZKY, W. J., *Hippokrates als Kinderarzt*, Arch. f. Kinderheilk., 29, 223, 1900.

ULLMANN, M., *Die Schrift des Rufus: »De Infantium Curatione«* ..., Mediz. Hist. Journ., 1975, Bd. X. Nr. 3, S. 165–190.

Geschichte der Chirurgie

a) Weiterführende Literatur

BRUNN, W. v., *Geschichte der Chirurgie.* Universitäts-Verlag, Bonn 1948.

BRUNN, W. v., *Kurze Geschichte der Chirurgie.* Julius-Springer-Verlag, Berlin 1928.

GULEKE, N., *Fünfzig Jahre Chirurgie.* Springer-Verlag, Berlin/Göttingen/Heidelberg, 1955.

GADIENT, A., *Die Anfänge der Urologie als Spezialfach in Paris (1800–1850).* Juris-Verlag, Zürich 1963.

GERSUNY, R., *Theodor Billroth.* Wien 1923.

GRIBEL, F., *Die Entwicklung der Wundbehandlung von der Mitte des 18. bis zur Mitte des 19. Jahrhunderts.* Verlag Dr. Emil Ebering, Berlin, 1936.

KILLIAN, H., *40 Jahre Narkoseforschung. Erfahrungen und Erlebnisse.* Verlag der deutschen Hochschullehrer-Zeitung, Tübingen 1964.

KÜSTER, E., *Geschichte der neueren deutschen Chirurgie.* F. Enke Verlag, Stuttgart 1915.

KILLIAN, H., und KRÄMER, G., *Meister der Chirurgie und die Chirurgenschulen im deutschen Raum.* G. Thieme Verlag, Stuttgart 1951.

KILLIAN, H., *Gustav Killian, sein Leben – sein Werk.* Dustri-Verlag, Remscheid 1958.

KEYS, TH., *Die Geschichte der chirurgischen Anästhesie.* Springer-Verlag, Berlin / Heidelberg / New York 1968.

Manninger, W., *Kampf und Sieg der Chirurgie.* Rascher Verlag, Zürich/ Leipzig 1942.

NISSEN, R., und WILSON, R. H. L., *Pages in the history of chest surgery.* Charles C. Thomas, Springfield/Ill. 1960.

SAUERBRUCH, F., *Das war mein Leben.* Wörishofen, 1951.

STEUDEL, J., *Der Verbandstoff in der Geschichte d. Medizin*, o.O.,o.J.

SCHIPPERGES, H., *5000 Jahre Chirurgie.* Franckhsche Verlagshandlung, Stuttgart 1967.

TABANELLI, M., *Lo strumento chirurgico e la sua storia.* »Romagna Medica«, o. O., 1958.

THORWALD, JÜRGEN, *Die Geschichte der Chirurgie.* 2 Bde., Steingrüben Verlag, Stuttgart, 1965.

ZIMMERMANN, L., und VEITH, I., *Great ideas in the history of surgery.* The Williams & Wilkins Co., Baltimore 1961.

b) Im Text verwendete Literatur

ALLAINES, C. Gaudart d', *Chirurgie*, Encyclopaedia universalis, Paris, 1971, Bd. IV, S. 397–400.

ANDROSSOV, P. I., *Nouveaux appareils de chirurgie et leur emploi clinique.* Moskau, Medexport, 1965, 147 S.

BARIETY, M. u. COURY, C., *Histoire de la médecine.* Paris, A. Fayard, 1963, 1 217 S., illustr.

BERNARD, P., *Ollier, créateur de la chirurgie orthopédique (1830 bis 1900)*, Diss. med. Lyon, N. 137, Grenoble, Aujard et Blanchod, 1973.

BERTRAND, P. u. CREYSSEL, J., *Traité de thérapeutique chirurgicale*, Paris, G. Doin, 1951–1952, 2 Bde.

BLONAY, J. de, *1870: Une révolution chirurgicale*, Paris, A. Lesot, 1975, 148 S.

BOUCHET, A., *Les études médicales à Paris au début du XIXe siècle*, la Presse médicale, 1965. Bd. LXXIII, Nr. 42, S 2391–2394;

La médecine en flânant: Joseph Gensoul, Cahiers méd. Lyon, 1967, Bd. XLIII, Nr. 1, S. 59–68;

La supériorité de la chirurgie anglaise au milieu du XIXe siècle et l'essor de la chirurgie moderne, Cahiers méd. Lyon, 1967, Bd. XLIII, Nr. 27, S. 2489–2509;

La médecine en flânant: Léopold Ollier, Cahiers méd. Lyon, 1970, Bd. XLVI, Nr. 34, S. 2775–2780.

BOUISSOU, R., *Histoire de la médecine*, Encyclopédie de poche Larousse, Paris, 1967, 383 S., illustr.

BRETZ, C.-A., *Theodor Billroth, pionnier de la chirurgie moderne, humaniste et musicien*, Histoire de la médecine. 1960, Bd. X, Nr. 1, S. 5–50.

CHEVASSU, M., *René Leriche (1879–1955)*, Histoire de la médecine, 1956, Bd. VI, Nr. 3, S. 3–17.

COROMILAS, G.-P., *Progrès de la chirurgie pendant la seconde moitié du XIXe siècle*, Konferenz f. allgem. Chirurgie, april 1899, Athen, P. D. Sakellarois, 1899.

COURRIER, R., *Notice sur la vie ou les travaux de René Leriche*, Paris, L'Institut, 1958, 114 S.

COURTY, A., *Apprécier l'emploi des moyens anesthésiques en chirurgie*, Diss. med., faculté de médecine de Montpellier. Montpellier, J. Martel aîné, 1849.

DECHAMBRE, A., *Dictionnaire encyclopédique des sciences médicales*, Bd. III, *Amputations*, Paris, Masson, 1865.

DELHOUME, L., *Abrégé chronologique d'histoire de la médecine. Le IXe siècle*, Supp. du Concours médical. 1960, Nr. 8.

DESCOTES, J., u. coll., *Alexis Carrel (1873–1944) pionnier de la chirurgie vasculaire et des transplantations d'organes*, Cahiers médicales Lyon, 1966. Lyon, S.I.M.E.P., 109 S.

DONZELOT, d'ALLAINES, DUBOST, C., u. HEIM de BALSAC, R., *Les principales étapes de la chirurgie du cœur*, Histoire de la médecine, Oktober 1951, 72 S.

DORMONT, J., *Transplantation d'organes*, Encyclopaedia universalis, Paris, 1971, S. 258–261.

DOS SANTOS, J. CID., *From embolectomy to endarterectomy or the fall of a myth*, J. of cardio-vasc. surgery, 1976, Bd. XVIII, Nr. 2, S. 113–128.

DUMESNIL, R., *Histoire illustrée de la médecine*, Paris, Plon, 1935, 264 S.

DUMONT, M., u. MOREL, P., *Histoire de l'obstétrique et de la gynécologie.* Lyon, S.I.M.E.P., 1968, 87 S., illustr.

FARABEUF, L.-H., *Précis de manuel opératoire*, Paris, Masson, 1893–1895, 4. Aufl.

FIGUIER, L., Les Merveilles de la science, Bd. IV: *Ethérisation*, Paris, Furne et Jouvet, 1870, S. 627–697.

FOURMESTRAUX de, *Histoire de la chirurgie française (1790–1920)*, Paris, Masson, 1934, 232 S.

FRANCESCHINI, P., *Pour l'histoire de l'appendicite*, Presse médicale, 1947, Nr. 29, 333 S.

MORIAU, J.-M., *De la suture et de l'emploi des fils de fer*, Diss. med., Montpellier, 1861; Nîmes, Claver-Ballivet, 1861.

OLLIER, L., *Des plaies des veines*, Paris, V. Masson, 1857, 71 S;

Des sutures métalliques, de leur supériorité sur les sutures ordinaires, Paris, V. Masson, 1862, 60 S.;

Des tendances actuelles de la chirurgie, discours prononcé lors de son installation comme chirurgien-major à l'Hôtel-Dieu de Lyon, Lyon, A. Vingtrinier, 1863;

De l'occlusion inamovible comme méthode générale de pansement des plaies, Lyon, A. Vingtrinier, 1873;

De l'organisation de la chirurgie en France, discours d'ouverture du XIe Congrès français de chirurgie (18. Oktober 1886), Lyon, Pitrat aîné, 1887;

La Chirurgie il y a cent ans et la chirurgie aujourd'hui, discours prononcé à la séance solennelle de rentrée de la facultés de Lyon, 3. Novembre 1893, Lyon, A. Storck, 1893.

PASTEUR, L., *La théorie des germes et ses applications à la médecine et à la chirurgie*, Bulletin de l'Académie de médecine, 30. April 1878, Paris, Masson, 1878, 23 S.

PERCY, P.-F., *Dictionnaire des sciences médicales* (Ausz.), 1813 bis 1815.

POINTE, J.-P., *Notice sur l'hôpital de Guy à Londres*, Loisirs médicaux et littéraires, Lyon, C. Savy jeune, 1844.

PROVOST, E., *Léon Le Fort (1829–1893) et les problèmes de la chirurgie française au XIXe siècle*, Le Concours médical, 23. Januar 1960, S. 465–472.

ROCHARD, J., *Histoire de la chirurgie française au XIXe siècle*, Paris, J.-B. Baillière, 1875, 896 S.

SOUBIRAN, A., *Le Baron Larrey, chirurgien de Napoléon*, Paris, Fayard, 1967, 526 S.

LASNIER, F.-M., *Quelques considérations sur l'amputation en général et le traitement des amputés*, Diss. med., Paris, Rignoux, 1856, Nr. 205.

LERICHE, R., *La Chirurgie à l'ordre de la vie*, Paris, O. Zeluck, 1944, 251 S.;

La Philosophie de la chirurgie, Paris, Flammarion, 1951, 252 S.;

Bases de la chirurgie physiologique, Paris, Masson, 1955, 270 S.;

Souvenir de ma vie morte, Paris, Seuil, 1956, 255 S.

MARGOTTA, R., *Histoire illustrée de la médecine*, Paris, Les Deux Coqs d'or, 1968, 308 S.

MARION, J., *Le majorat de l'Hôtel-Dieu ou cent ans d'histoire de la chirurgie lyonnaise*, Lyon chirurgical, 1968, Bd. LXIV, Nr. 1, S. 79–85.

MARK, H.-F., *Les Matières plastiques*, coll. Life, Le Monde des sciences, Amsterdam, Time, 1967, 200 S.

MIKAELOFF, P., *La chirurgie cardiaque, son évolution, son histoire* Cahiers méd., 1975, Bd. I, Nr. 4, S. 259–265.

MONDOR, H., *Dupuytren*, Paris, Gallimard, 1945, 313 S.;

Anatomistes et chirurgiens, Paris, Fragrance, 1949, 531 S.

MONSARRAT, M., *Évolution des idées et des techniques en pathologie et chirurgie vasculaires*, Diss. med. Toulouse, 1977, Société de l'Imprimerie artistique, 171 S., Lavaur, 1977.

SOUPAULT, R., *Chirurgie, mon métier*, Paris, Plon, 1966, 346 S.;

Alexis Carrel, Paris, Les Sept Couleurs, 1972, 299 S.

STAROBINSKI, J., *Histoire de la médecine*, Lausanne, Rencontre, 1965, 112 S.

TOPINARD, P., *Quelques aperçus sur la chirurgie anglaise*, Paris, A. Coccoz, 1860.

Les transplantations d'organes Cahiers méd. Lyon, 1968, B XLIV, Nr. 25, S. 2.451–2.762.

VALETTE, A.-D., *De l'influence de la philosophie sur la marche et l progrès de la chirurgie*, Lyon, Sav 1855, 43 S.;

Clinique chirurgicale de l'Hôt Dieu de Lyon, Paris, J.-P. Baillière 1875, 720 S.

VAULTIER, R., *La médecine militaire en 1870*, La Presse médicale 1957, Nr. 94, S. 2203–2207.

VILLEY, R., *Histoire du diagnost médical*, Paris, Masson, 1976, 219 S

WAKER, K., *The Story of Med cine. Des pratiques anciennes au découvertes les plus modernes.* Au dem Englischen übertragen v. A Mesritz. Verviers, Génard, 1962 378 S.

Geschichte der Tropenkrankheiten

ACKERKNECHT, E. H., *G schichte und Geographie der wichtig sten Krankheiten.* F. Enke Verlag Stuttgart 1963.

BAHR, Sir Ph. MANSON u. A COOCK, A., *The Life and Work o Sir Patrick Manson*, London, Bail lière Tindall and Cassed Ltd, 1927.

BEBEY ETIDI, M., *Le Vainqueu de la maladie du sommeil: Dr. Jamo (1879–1937)*, Paris, 1950.

BLANC, F., und SIGUIER, F. *L'Amibiase*, Paris, Expansion scien tifique française, 1950.

CORRE, A., *Traité des fièvres bi lieuses et typhiques des pays chauds* Paris, Doin, 1883.

DUTROULAU, A.-F., *Mémoire sur la fièvre jaune*, Mémoires de l'Académie de médecine, Paris 1858, Bd. XXII, S. 335–402;

Traité des maladies des Européens dans les pays chauds, Paris, J.-B. Baillière, 1869.

HAESER, H., *Lehrbuch der Geschichte der Medizin*, Bd. 3: *Geschichte der epidemischen Krankheiten.* G. Fischer Verlag, Jena 1882.

HARTER, P., *Précis de léprologie*, Œuvres hospitalières de l'ordre de Malte, 1968.

HÉRELLE, F. d', *Le Choléra: maladie à paradoxe*, Lausanne, Librairie de l'Université, 1964.

HIRSCH, A., *Handbuch der historisch-geographischen Pathologie.* 3 Bde., F. Enke Verlag, Stuttgart 1881–1886.

KELSCH, A., u. KIENER, P. L., *Traité des maladies des pays chauds*, Paris, J.-B. Baillière, 1889.

LE DANTEC, A., *Précis de pathologie exotique (maladies des pays chauds et des pays froids)*, Paris, Doin, 1929, 5. Aufl.

MARCHOUX, E., *Paludisme*, Paris, J.-B. Baillière et fils, 1926.

SCOTT, H. H., *A history of tropical medicine.* 2 Bde., Baltimore 1942.

Geschichte der Tiermedizin im 19. und 20. Jahrhundert

ANDRAL, *La rage vulpine en France. Situation au 31 décembre 1974*, Bulletin de l'Association nciens élèves de l'Institut Pasteur, Nr. 63, 1. Juni 1975.

ARLOING, S., *Le bureau de l'enseignement vétérinaire*, Journal de médicine vétérinaire et de zootechnie, 1889.

BOST, J., *L'histoire des premiers enregistrements cardiographiques, à propos du registre du laboratoire de Chauveau*, Histoire des sciences médicales, Nr. 4, 1976.

BOUTON, *Les Animaux dans le code biblique*, Diss. med., Lyon, 1941.

BRESSOU, Cl., *Histoire de la médecine vétérinaire*, Paris, Presses universitaires de France, 1970;
Les étapes de la médecine vétérinaire, Cahiers de médecine vétérinaire, 1967.

COCHEREAU, Ph., *La Pathologie animale*, Paris, Presses universitaires des France, 1970.

CORNETTE, D., *Essai sur l'évolution du praticien*, Bulletin du Syndicat des vétérinaires français, Nr. 10, 1969, u. Le Praticien vétérinaire, Oktober–November 1969, Nr. 124 bis 125.

ÉCOLE VÉTÉRINAIRE D'ALFORT, *Revue off. ad. Service de Santé*, Paris, 1961; Sonderausg. d. Revue des étudiants des écoles vétérinaires: *Présence vétérinaire*, 1966; *L'Animal et le Vétérinaire*, 1968.

FRÖHNER, R., *Kulturgeschichte der Tierheilkunde*. 3 Bde., Konstanz 1952–1968.

GASSE, H., *Regards sur vingt ans d'action sanitaire*, Rapport général d'activité de la Direction des services vétérinaires, 1975; *Revue d'élevage et de médecine vétérinaire des pays tropicaux*, Nr. 4, 1970.

HAMMER, *Geschichte der Erkennung und Heilung von Geistes- und Seelenkrankheiten bei Tieren*. Verlag Dr. Madaus, Berlin 1928.

HOURS, H., *La Lutte contre les épizooties et l'École vétérinaire de Lyon au XVIIIe siècle*, Paris, Presses universitaires de France, 1957.

KITT, THEODOR, *Der tierärztliche Beruf und seine Geschichte*. F. Enke Verlag, Stuttgart 1931.

LECLAINCHE, E., *Histoire de la médecine vétérinaire*, Toulouse, 1936.

LÉPINE, P., u. GAMET, A., *La prévention de la rage de l'homme, une éthique médicale difficile*, Bulletin Acad. nat. méd., 1974, 158, 191, 193.

MEMMERICKX, M., *Histoire de la médecine vétérinaire belge*, Acad. roy. méd. Belgique, 2. Folge, Bd. V, Nr. 4.

MENESSIER DE LA LANCE, *Essai de bibliographie hippique*, Paris, 1915–1917, 2 Bde.

MILLOUR, S., *Les Saints guérisseurs et protecteurs du bétail en Bretagne*, Diss. med., 1945.

MORNER, P., *La recherche vétérinaire en France*, Cahiers de médecine vétérinaire, 1967.

MORNET u. a., *Les Maladies animales et leurs incidences sur l'économie agricole*, Regards sur la France, Paris, 1972.

MOULE, L., *Correspondance de Bourgelat, fondateur des écoles vétérinaires*, Bulletin Soc. centrale de médecine vétérinaire, Paris, 1911–1919.

NEUMANN, G., *Biographies vétérinaires*, Paris, Hasselin et Houzeau, 1896.

NICOL, L., *L'Epopée pastorienne et la médecine vétérinaire*, Garches, 1974.

PASTEUR VALLERY-RADOT, L., *La Correspondance de Pasteur*, Paris, Flammarion, 1940, Bd. IV.

QUILLERET, J.-L., *La Vie et l'Œuvre de Philippe-Etienne Lafosse, hippiatre, premier adversaire des écoles vétérinaires*, Diss. med. Paris-Alfort, 1966;
Le bicentenaire de l'école vétérinaire de Lyon, Revue de médecine vétérinaire, 1962;
Deuxième centenaire de l'école vétérinaire d'Alfort et hommage à Gaston Ramon, Revue de médecine vétérinaire, 1967.

RAILLET, A., u. MOULE, L., *Histoire de l'école d'Alfort*, Paris, 1908.

SCHRADER, G. W., und HERING, E. (Hrsg.), *Biographisch-literarisches Lexikon der Thierärzte aller Zeiten und Länder*... Stuttgart 1863, Reprint Leipzig 1967.

SENET, A., *Histoire de la médecine vétérinaire*, Paris, Presses universitaires de France, 1958.

SEVILA, H.-J., *L'Art vétérinaire antique. Considération sur l'hippiatrie grecque*, Diss. med. Alfort, 1925.

TINEVEZ, H., *Claude Bourgelat, hippologiste*, Diss. med. Lyon, 1957.

TOMA u. ANORAL, *La rage vulpine. Origine, état actuel, prévisions*, Cahiers de médecine vétérinaire, Mai 1970.

VERLY, S., *Honoré Fragonard, anatomiste, premier directeur de l'école vétérinaire d'Alfort*, Diss. med. Paris-Alfort, 1966;
Vétérinaires des France, Regards sur la France, Sonderausgabe zum 200. Jahrestag de l'École d'Alfort, 1965.

WITTKE, G., *La médecine vétérinaire en évolution*, Le Praticien vétérinaire, Nr. 120, Mai 1969.

Geschichte der Hals-, Nasen- und Ohrenheilkunde

FELDMANN, H., *Die geschichtliche Entwicklung der Hörprüfungsmethoden*. Stuttgart 1960.

GURLT, E. J., *Geschichte der Chirurgie und ihrer Ausübung*. 3 Bde., Berlin 1868.

LESKY, E., *Die Wiener Medizinische Schule im 19. Jahrhundert*. Graz/Köln, 1965.

LINCKE, C. G., *Geschichte der Ohrenheilkunde*. In: Handbuch der theoretischen und praktischen Ohrenheilkunde, von C. G. Lincke, Leipzig 1837.

MATZKER, J., *Zur Geschichte der Oto-Rhino-Laryngologie*. Hippokrates 33 (1962) S. 423–430.

MEYER, H. W., *Geschichte der Ohrenheilkunde*. 2 Bde., Leipzig 1893.

POLITZER, A., *Geschichte der Ohrenheilkunde*. 2 Bde., Stuttg. 1907 und 1913, Reprint Hildesheim 1967.

WODAK, E., *Kurze Geschichte der Vestibularisforschung*. Stuttgart 1956.

Geschichte der Endokrinologie bis 1945

Siehe die Literatur zu »Die großen Konzepte der Physiologie« außerdem:

SCHÖNWETTER, H. P., *Zur Vorgeschichte der Endokrinologie*. Juris Verlag, Zürich 1968.

Geschichte der Lungenheilkunde

AUENBRUGGER, L., *Nouvelle Méthode pour connaître les maladies internes de la poitrine par la percussion de cette cavité*. Migneret, Paris 1808

BARIÉTY, M., COURY, C., *Histoire de la médecine*, Fayard, Paris 1963

BÉCLÈRE, A., *Les Rayons de Roentgen en le diagnostic des affections thoraciques*, Baillière et fils, Paris 1899

BERNARD, Cl. *Introduction à l'étude de la médecine expérimentale*, Baillière et fils, Paris 1865

BERNARD, Et., *Phthisiologues et phthisiologie*, Masson, Paris 1951

BESSOU, P., « Le Centenaire de la mort de Claude Bernard », Rev. méd., Toulouse 1978, 14, 587–598

BAYLE, G. L., *Recherches sur la phthisie pulmonaire*, 1 Bd., Gabon, Paris 1810

BERNARD, E., *Phthisiologues et phthisiologie*, 1 Bd., Masson, Paris 1951

BEZANÇON, F., « Histoire de la tuberculose », Histoire générale de la médecine, Albin Michel, Paris 1949, Bd. III; 185–222

BOCHALLI, Richard, *Die Geschichte der Schwindsucht*. Georg Thieme Verlag, Leipzig 1940

CALMETTE, A., *L'Infection bacillaire et la tuberculose chez l'homme et chez les animaux*, 1 Bd., Masson et cie, Paris 1928 (3. Aufl.)

CASTAIGNE, J., u. GOURAUD, F. X., *La Tuberculose*, 1 Bd., A. Poinat, Paris 1912

COURY, C., *Grandeur et déclin d'une maladie. La tuberculose au cours des âges*, 1 Bd., S. A. Lepetit, Suresnes 1972

DEBRÉ, R., *L'Honneur de vivre. Témoignage*, 1 Bd., Hermann et Stock, Paris 1974

DELARUE, J., *La Tuberculose*, 1Bd., Presses universitaires de France, Paris 1967

DUFOURT, A., *Traité de phthisiologie clinique*, 1 Bd., Vigot frères, Paris 1944

DUMAREST, F., *La Pratique du pneumothorax thérapeutique*, 1 Bd., Masson et cie, Paris 1945 (5 Bde.)

GRANCHER, J., u. HUTINEL, V., « Phtisie pulmonaire », Dictionnaire encyclopédique des sciences médicales, A. Dechambre u. L. Le-

CELSE, A. O., *Traité de la médecine en 8 livres*, Baillière, Paris 1824

DIEULAFOY, G., *Manuel de pathologie interne*, Masson, Paris 1880

FRENCH, R. K., « The Thorax in History », Thorax, 1978, 33, 153 bis 166, 291–306, 439–456, 565–584

GALIEN, *Œuvres anatomique, physiologique et médicale*, Ch. Daremberg, Baillière, Paris 1854

HIPPOCRATE, *Œuvres complètes*, trad. par E. Littré, Baillière, 10 Bde, Paris 1839–1861

JENISEK, M., *Introduction à l'épidémiologie*, Maloine, Paris 1976

KRAUSE, R. M., « Congrès du Mont-Dore sur l'asthme, 1930 », J. Clin. immunol., 1977, 60, 1–7

KROGH, A., « Skand », Arch. physiol., 1908, 20, 178–261, 279–288; « Skand », Arch. physiol., 1910, 23, 248–278.

LAENNEC, R. Th., *Traité de l'auscultation médiate et des maladies des poumons et du cœur*, Asselain, Paris 1879

LAFFONT, J.-G., *Histoire de la pneumologie jusqu'au début du XIXe siècle*, Diss. med. Toulouse Nr. 505, 1978

LICHTENTHAELER, Ch., *Histoire de la médecine*, Fayard, Paris 1978

MOLINA, C., *Immuno-pathologie broncho-pulmonaire*, Masson, Paris 1973

PALMAS-CHASSAIN, J. de, *Contribution à l'étude de l'histoire de la pneumologie du début du XIXe siècle à nos jours*, Diss. med. Toulouse Nr. 109, 1978

PARÉ, A., *Œuvres*, 9. Aufl. Lyon 1633

PONTOPPIDAN, H., WILSON, R. S., RIE, M. A., u. SCHNEIDER, R. C., « Respiratory Intensive Care », Anesthesiol, 1977, 47, 96–116.

RODIN, A. E., « Contributions of W. Osler to our Knowledge of Respiratory Disease », Chest 1978, 74, 85–87

TROUSSEAU, A., *Clinique médicale de l'Hôtel-Dieu*, Baillière et fils, Paris 1877

THORWALD, J., *Histoire de la médecine dans l'Antiquité*, übersetzt von H. Daussy, Hachette, Paris 1966

Geschichte der Tuberkulose

BAISSETTE, G., « La Médecine grecque », Histoire générale de la médecine, Albin Michel, Paris 1936, Bd. I., 129–348

BARIÉTY, M., « Villemin et l'inoculabilité de la tuberculose », Bull. Acad. Nat. Médecine, 1965, 149; 761–767

BARIÉTY, M. et COURY, C., « Histoire de la tuberculose dans la Chine ancienne », Sem. Hop. Paris 1949, 25; 1427–1432;
Histoire de la médecine, 1 Bd., A. Fayard, Paris 1963

reboullet. 2. Reihe, I. Bd. 24; 460–814. Masson et Asselin, Paris 1887

KÜRTEN, H., *Zur Diagnostik, Therapie und Prognostik der Lungentuberkulose im Altertum und Mittelalter*. Georg Thieme Verlag, Leipzig 1936

LAENNEC, R. T. H., *Traité de l'auscultation médiate et des maladies des poumons et du cœur*, 2 Bde., Chaudé, Paris 1826 (2. Aufl.)

LOUIS, P. Ch. A., *Recherches anatomic-pathologiques sur la phthisie*, 1 Bd., Gabon et cie, Paris 1825

MANN, Thomas, *La Montagne magique*, 1 Bd., A. Fayard

MEADE, R. H., *A History of Thoracic Surgery*, 1 Bd., C. Thomas, Springfield 1961

PIERY, H., u. ROSHEM, J., *Histoire de la tuberculose*, 1 Bd., G. Doin, Paris 1931

PREDÖHL, August, *Die Geschichte der Tuberkulose*. J. A. Barth, Leipzig 1888, Reprint Wiesbaden 1966

WAKSMAN, S. A., *The Conquest of Tuberculosis*, University of California Press, Berkeley–Los Angeles 1966

Geschichte des Krebses

GRMEK, M. D., « La Paléopathologie des tumeurs osseuses malignes », Histoire des sciences médicales, 1975–1976, Bd. IX, Nr. 1, S. 21–50

OBERLING, Ch., *Le Cancer*, Gallimard, Paris 1954

ROUSSY, G., LEROUX, R., WOLF, M., *Le Cancer*, Masson et cie, Paris 1929

Aufsätze:

BEAU, G., *Le Cancer*, coll. Microcosme – Le rayon de la Sciene – Éd. du Seuil

CABANNE, F., « Réflexions sur la classification anatomopathologique des tumeurs malignes », Pratique cancérologique, de Malcel Dargent, 2. Aufl., 1969

DARGENT, M., « Les Grandes et les Petites Raisons de la fondation du premier hôpital du cancer par le Chanoine Godinot en 1740 », Cahiers méd. lyonnais. 1969, Nr. 9, S. 989

DENOIX, P., « Ancienneté et universalité du cancer », Clefs pour la cancérologie, Seghers 1974

MATHÉ, G., « Le Cancer à travers les âges et les espèces », Le Cancer, Georges Mathé, Éd. Hachette 1967

PEETERS, E. G., « Aperçu historique », Le Cancer, coll. Marabout Université, Nr. 117, Verviers, Gérard et Cie 1966

Werke:

BÄUMLER, Ernst, *Das maßlose Molekül. Bilanz der internationalen Krebsforschung*. Econ Verlag, Düsseldorf/Wien 1967

BERENBLUM, I., *Cancer Research Today*. Pergamon Press, Oxford 1967

BOUISSOU, R., *Histoire de la médecine*, Encyclopédie Larousse, Paris 1967

COURY, Ch., *La Médecine de l'Amérique précolombienne*, Roger Dacosta, Paris

GERNEZ, L., *Histoire du Cancer*, Bd. 2

HOHLFELD, Rainer, *Praxisbezüge wissenschaftlicher Disziplinen. Das Beispiel der Krebsforschung.* In: G. Böhme et al., Starnberger Studien Nr. 1; Die gesellschaftliche Orientierung des wissenschaftlichen Fortschritts. Suhrkamp Verlag, Frankfurt 1978, S. 131–193

HUARD, P., u. WONG, M., *La Médecine chinoise*, Roger Dacosta, Paris 1959

LECA, A. P., *La Médecine égyptienne au temps des pharaons*, Roger Dacosta, Paris 1971

MAUGH, T. H., und MARX, J. L., *Seeds of Destruction.* The Science Report on Cancer Research. Plenum Press, New York/London 1975

RATHER, L. J., *The Genesis of Cancer. A Study in the History of Ideas*. John Hopkins University Press, Baltimore/London 1978

SHIMKIN, M. B., *Contrary to Nature*, Washington D.C., U.S. Department of Health Education and Welfare 1977

SOUBIRAN, A., u. KEARNEY, J. de. *Le Journal de la médecine*, Kent 1960

THEIL, P., *L'Esprit éternel de la médecine*, 3 Bde., Comp. Gén. de Publ. 1965

THORWALD, J., *Histoire de la médecine dans l'Antiquité*, Hachette 1962

VILLEY, R., *Histoire du diagnostic médical*, Masson, Paris 1976

WELLS, C., *Bones, Bodies and Disease*, Thames and Hudson, London 1964

WOLFF, Jacob, *Die Lehre von der Krebskrankheit von den ältesten Zeiten bis zur Gegenwart.* 4 Bände, Gustav Fischer Verlag, Jena 1906–1928

Geschichte der großen physiologischen Konzepte

BARIÉTY, M., u. COURY, C., *Histoire de la médecine*, Fayard, Paris 1963

BOUCHUT, E., *Histoire de la médecine et des doctrines médicales*, G. Baillière, Paris 1864

DOBY, Tibor, *Discoverers of Blood Circulation. From Aristotele to the Time of Da Vinci and Harvey*. Abelard-Schuman, London/New York/Toronto 1963

FULTON, John F., und WILSON, Leonard G. (Hrsg.), *Selected Readings in the History of Physiology*. Charles C. Thomas, Springfield/III. ²1966

FISHMAN, Alfred P., und DICKINSON, W. RICHARDS (Hrsg.), *Circulation of the Blood. Men an Ideas.* Oxford University Press, New York 1964

HALL, Thomas S., *Ideas of Life and Matter. Studies in the History of General Physiology.* 2 Bände, University of Chicago Press, Chicago 1969

LICHTENTHAELER, Ch., *Histoire de la médecine*, Fayard, Paris 1978

LIEBEN, Fritz, *Geschichte der Physiologischen Chemie.* Franz Deuticke, Leipzig/Wien 1935. Reprint 1970

MÜLLER, J., *Manuel de physiologie*, J. B. Baillière, Paris 1844

ROTHSCHUH, K. E., *Entwicklungsgeschichte physiologischer Probleme in Tabellenform.* Urban u. Schwarzenberg, München 1952

ROTHSCHUH, K. E., *Geschichte der Physiologie.* Springer Verlag, Berlin 1953

ROTHSCHUH, K. E. (Hrsg.), *Von Boerhaave bis Berger. Die Entwicklung der kontinentalen Physiologie im 18. und 19. Jahrhundert mit besonderer Berücksichtigung der Neurophysiologie.* Gustav Fischer Verlag, Stuttgart 1964

ROTHSCHUH, K. E., *Physiologie. Der Wandel ihrer Konzepte, Probleme und Methoden vom 16. bis 19. Jahrhundert.* Alber Verlag, Freiburg/München 1968

ROTHSCHUH, K. E., *Physiologie im Werden.* Gustav Fischer Verlag, Stuttgart 1969

SHRYOCK, R. H., *Histoire de la médecine moderne*, A. Colin, Paris 1956;

Les Princes de la médecine, Le livre contemporain, Paris 1959;

Histoire générale des sciences. Band II: *La science moderne.* Band III: *La Science contemporaine*, Paris, P.U.F.

SPRENGEL, K., *Histoire de la médecine des origines jusqu'au XIXᵉ siècle*, Deterville et Desoer, Paris 1815

Geschichte der Parasitologie

Vgl. auch die Literatur zu den Kapiteln »Geschichte der Mikrobiologie« und »Geschichte der Tropenkrankheiten«

BRUMPT, E., *Précis de parasitologie*, 2 Bde., Masson, Paris 1949

FOSTER, W. D., *A History of Parasitology*, Edinburgh u. London. Livingstone 1965

GALLIARD, H., *Les Maladies parasitaires*, P.U.F. (Que sais-je? Nr. 126), Paris 1970

HARANT, H., «Histoire de la parasitologie», *Conférences Palais de la Découverte*, Reihe D. Nr. 35, 1955

HOEPPLI, R., *Parasites and Parasitic Infections in early Medicine and Science*, University of Malaya Press, Singapore 1959

HUARD, P., u. THEODORIDÈS, J., «Cinq Parasitologistes méconnus», *Biol. Méd. numéro hors-série* 1959, 91 S.

KEAN, B. H., MOTT, K. E., u. RUSSELL, A. J., *Tropical Medicine and Parasitology: Classic Investigations*, 2 Bde., Cornell University Press, Ithaca u. London 1978

THEODORIDÈS, J., «Les Grandes Étapes de la parasitologie», *Clio Medica*, I, 1966, 129–145; 185–208;

«L'Influence de la parasitologie sur le développement de la médecine clinique», *Clio Medica*, 7, 1972, 259–269;

«A propos du centenaire d'Émile Brumpt (1877–1951)», *Clio Medica*, 12, 1977, 269–278

Geschichte der plastischen und wiederherstellenden Chirurgie

Vgl. auch die Literatur zum Kapitel »Geschichte der Chirurgie vom Ende des 18. Jahrhunderts bis zur Gegenwart«

Académie nationale de médecine, Bibliothèque, Paris, *Catalogue de l'Exposition sur l'histoire de l'Académie de médecine, à l'occasion du 150ᵉ anniversaire de sa fondation*, 17–18 avril 1972. Vorbereitung der Ausstellung: Nicole-Genty, G. u. Chapuis. M., Paris

ALBINUS, W., *Atlas du squelette en 1726, muscles*, 1747–1762

ALBUCASIS (11. Jh.), Académie nationale de médecine, Bibliothèque, Paris, *Catalogue de l'Exposition sur l'histoire de l'Académie de médecine à l'occasion du 150ᵉ anniversaire de sa fondation*.

ALLAINES, C. d', *Histoire de la chirurgie*, «Que sais-je?», 2. Auflage, Presses universitaires de France, Paris 1967

AMMON, F. A. von u. BAUMGARTEN, M., *Die plastische Chirurgie nach ihren bisherigen Leistungen kritisch dargestellt*, G. Reimer, Berlin 1842

BELL, Sir C., *The Hand, its Mechanism and Vital Endowments as Evincing Design*, W. Pickering, London 1834

BIESENBERGER, H., *Deformitäten und kosmetische Operationen der weiblichen Brust*, W. Maudrich, Wien 1931

BILLROTH, T., *Die Krankheiten der Brustdrüsen*, F. Enke, Stuttgart 1880. (Deutsche Chirurgie, Lief. 41)

BLANDIN, Ph.-F., «*De l'Autoplastie*», *Gz. méd. de France*, 1836, Bd. 4, S. 141

BLAIR, V.-P., *Surgery and Diseases of the Mouth and Jaws*, C.V. Mosby, St-Louis 1914

BLAIR, V.-P. u. BROWN, J.-B., *Use and Uses of large Splitgraft of intermediate Thickness*, Surg. Gynec. and Obst., 1929, 49, 82–97

BLONDIN, S., *Victor Veau – 8. Dezember 1871–16. Mai 1949.* Festrede vom 19. Januar 1955, Masson, 13 S., Paris

BOURGERY u. BERNARD, C., *Traité complet de l'anatomie de l'homme, comprenant l'anatomie chirurgicale et la médecine opératoire par les docteurs B. et C.-B. et le professeur-dessinateur-anatomiste N.-H. Jacob, avec le concours de Ludovic Hirschfeld*, Gerbe, Léveillé (et al.), L. Guérin, Paris 1866–1867

BOYES, J., *On the Shoulders of Giants – Notable Names in Hand Surgery*, J.-B. Lippincott, Philadelphia, 1976

BRANCA Vater u. BRANCA, A. Sohn, (cf Zeis u. Joseph) (Nr. 187–188 u. 92)

BUNNELL St., *Surgery of the hand*, Joseph H. Boyes, 4. Aufl., Pitman, Montreal 1964

BUNNELL, St., *Surgery of the Hand*, 3. Aufl., J.-B. Lippincott Com., London 1956

BUNNELL, St., «Tendon Transfers in the Hand and Forearm», instructional Course Lectures, The American Academy of Orthopedic Surgeons, Bd. 6, S. 106–112, Ann. Arbor, J.-W. Edwards

BURIAN, F., *The plastic Surgery Atlas*, Butterworths, 3 Bde., London 1967

CAMPER, P., «Décussation du tendon fléchisseur superficiel derrière le fléchisseur profond», Demonstration Anatomico-Pathologicarum, Bd. 1, Brachii Humani, Joann. Schreuder u. Petrum Mortier, Amsterdam 1760

CARPUE, J.-C., *An Account of two Successful Operations for restoring a lost Nose from the Teguments of the Forehead*, London 1816

CARREL, «Technique opératoire des anastomoses vasculaires et transplantation des viscères», *médical*, 1902, S. 859

CELSUS, A., «Dictionnaire des sciences médicales», *Bibliographie méd.*, Panckoucke, Paris 1820

CHAULIAC, G. de, «Grande Chirurgie», 1363

CHOPART u. DESAULT, *Traité des maladies chirurgicales et opérations qui leur conviennent*, Bde. I–II, Paris 1779

COELST, *Revue de chirurgie structive*, Bruxelle 1918–1939

CONSIGLIO, V., *Ricardo di Gustavo Sanvenero-Rosselli*, Zum 24. Kongreß der Italienischen Gesellschaft für plastische Chirurgie, Bari, 13.–15. Oktober 1974

CONVERSE, J.-M., u. LITTLER, J.-W., *Reconstructive plastic Surgery. Principles and Procedures in Correction, Reconstruction and Transplantation*, Bd. I; *General Principles*, John Marquis Converse, J. William Littler. W. B. Saunders, Philadelphia 1964, 393 S.

CONWAY, H., u. STARK, R.-B., *Plastic Surgery at the New York Hospital one hundred Years ago, with bibliographical Notes on Gordon Buck*, P. B. Hoeber, New York 1953

COOK, J., *A Noter of Edinburgh Contributions to plastic Surgery during the nineteenth Century*, 1977

COOPER, P. A., *A Treatise on Dislocations and on Fractures of the Joints*, S. 524, Longman, Hurst. Rus. Orme and Brown, London 1822

CUENDET, S., «Un médecin vaudois: le Dr Jean-Charles Develay, 1784–1854, Lausanne», Imprimerie centrale, 1945, 26 S., a. d. *Revue historique vaudoise*, April–Mai–Juni 1945

CUSHING, H., «Pneumatic Tourniquets with especial Reference to their Use in Craniotomies», *The med. News*, Bd. 84, Nr. 13, New York 1904

DAVIS, J.-St., *Plastic Surgery*, P. Blakiston's Sons and Co, Philadelphia 1919

ÉGINE, P., d', cf Dictionnaire des sciences médicales, Nr. 41

DELPECH, J.-M., «Observations d'opération de rhinoplastie pratiquée avec succès par M. Dieffenbach», Rev. méd. fr. et. étr., 1824

DEMARQUAY, M., *Rapport sur les instruments et les appareils de chirurgie*, Imprimerie centrale des chemins de fer de N. Chaix, Paris 1862 (Exposition universelle de 1862)

DENONVILLIERS, Ch.-P. «Sumary of a Case which Ch.-P. Denonvilliers presented to the Society of Surgery», Paris», *Bull. Chir.* 5, 35–36, 1854–1955

DESAULT, J.-P., cf Dictionnaire des sciences médicales, Nr. 41.

DES CILLEURS, J.-M., *Germain Pichault de la Martinière, chirurgien militaire, chirurgien du Roi*, 1697, 1783, Nachruf von 1939;

Dictionnaire des sciences médicales, *Bibliographie médicale*, Panckoucke, Paris 1822, 7 Bde., 1822–1825;

Dictionnaire universel des noms propres, Société du nouveau Littré, Dictionnaire «Le Robert», Paris 1975

DIEFFENBACH, J.-F., *Chirurgische Erfahrungen, besonders über die Wiederherstellung zerstörter Theile des menschlichen Körpers nach neuen Methoden*, Berlin 1829

DIONIS, P., *Cours d'opérations de chirurgie démontrées au Jardin Royal*, Brüssel 1708

DOYEN, G., *Traité de thérapeutique chirurgicale et de la technique opératoire*, Paris 1910

DUCHENNE de BOULOGNE, G. B. A., *L'Électrisation localisée et de son application à la physiologie, à la pathologie et à la thérapeutique*, G. B. Baillière, Paris 1855

DUCHENNE de BOULOGNE, G. B. A., *Physiologie des mouvements*, 1867, Paris, J. B. Baillière, englische Übersetzung von E. B. Kaplan, W. B. Saunders, Philadelphia 1959

DUFOURMENTEL, L., *La Chirurgie plastique*, éd. médicales Flammarion, Paris 1959

DUFOURMENTEL, L. u. BONNETROY, F., *Chirurgie d'urgence des blessures de la face et du cou*, Maloine, Paris 1918

DUPUYTREN, Baron G., *Leçons orales de clinique chirurgicale faites à l'Hôtel-Dieu de Paris*, G. Baillière, Paris 1832;

«Permanent Retraction of the Fingers, produced by a Affection of the Palmar Fascia», 1834, *Lancet* 11; 222–225;

«De la rétraction des doigts par suite d'une affection de l'aponévrose palmaire, description de la maladie, opération chirurgicale qui convient dans ces cas », *J. Univ. Méd. Chir.*, 5, 352–355, 1831–1832, Paris

DUVAL, M., DENTU, A. Lc. CHAUVEL, J., *Dictionnaire de médecine et de chirurgie*, Paris 1875

ESMARCH, J. F. A. von, «Über Künstliche Blutleere bei Operationen», *Samml. Klin. Vortr.* 58 (chir. 19), 1873, S. 373–384

Allgemeine Anmerkung: Die Angaben der französischen Ausgabe wurden vollständig übernommen. Für den deutschen Leser wurden eine Anzahl Literaturhinweise auf deutsche und angloamerikanische Arbeiten zusätzlich eingefügt.

FORTSETZUNG DER BIBLIOGRAPHIE IN Bd. 6